Inhalt

1	Tipps für die Stationsarbeit	1
2	Ärztliche Arbeitstechniken und diagnostische Verfahren	55
3	Notfälle und Intensivtherapie	109
4	Leitsymptome	177
5	Schmerzsyndrome	241
6	Zerebrovaskuläre Erkrankungen	261
7	Infektionskrankheiten des Nervensystems	299
8	Multiple Sklerose	343
9	Anfälle	357
10	Neuroonkologie	393
11	Pathologie des Rückenmarks	419
12	Extrapyramidale Bewegungsstörungen	443
13	Degenerative Erkrankungen und Entwicklungsstörungen	471
14	Schädigungen des peripheren Nervensystems	491
15	Muskelerkrankungen	555
16	Traumatische Schäden des ZNS	581
17	Neurologische Komplikationen internistischer Erkrankungen	611
18	Affektive Störungen	635
19	Schizophrene Psychosen, schizoaffektive, schizotype und wahnhafte Störungen	665
20	Neurotische Störungen	685
21	Persönlichkeitsstörungen, Verhaltensauffälligkeiten und Psychosomatosen	715
22	Organisch bedingte psychische Störungen	743

·tsetzung ☞

Inhalt

23 Missbrauch und Abhängigkeit von psychotropen Substanzen 765
24 Kinder- und Jugendpsychiatrie 793
25 Schlaf 823
26 Pharmakotherapie 843
27 Referenzbereiche und Differenzialdiagnose pathologischer Laborparameter 905
Index 931

Klinikleitfaden

Neurologie · Psychiatrie

Herausgeber: Prof. Dr. Jürgen Klingelhöfer, Chemnitz;
Dr. Michael Rentrop, München

Unter Mitarbeit von: Prof. Dr. Christian Bischoff, München;
Prof. Dr. Cord-Michael Becker, Erlangen; Dr. Achim Berthele, München;
Dr. Janine Diehl, München; Dr. Arno Dormann, Minden/Magdeburg;
Dr. Thorleif Etgen, München; Dr. Olaf Gregor, Chemnitz;
PD Dr. Malte Kornhuber, Halle/Saale; Dr. Heike Mentrup, Miesbach;
Dr. Rupert Müller, München; Dr. Martina Näher-Noé, Paderborn; Dr. Katja Rebell, München; Dr. Martin Rieger, Berg; PD Dr. Ulrich Roelcke, Aarau, Schweiz;
PD Dr. Dirk Sander, München; Dr. Ulrike Schäfer, Göttingen;
PD Dr. Matthias Spranger, Bremen-Lesum; PD Dr. Thomas R. Tölle, München

Begründer der Reihe: Dr. Arne Schäffler, Augsburg;
Ulrich Renz, Lübeck

3. Auflage

URBAN & FISCHER
München · Jena

Zuschriften und Kritiken an:
Urban & Fischer Verlag, Lektorat Medizin, Karlstraße 45, 80333 München
E-Mail: medizin@urbanfischer.de

Wichtiger Hinweis für den Benutzer

Die Erkenntnisse in der Medizin unterliegen laufendem Wandel durch Forschung und klinische Erfahrungen. Die Autoren dieses Werkes haben große Sorgfalt darauf verwendet, dass die gemachten (therapeutischen) Angaben – insbesondere hinsichtlich Indikation, Dosierung und unerwünschter Wirkungen – dem derzeitigen Wissensstand entsprechen. Das entbindet den Benutzer aber nicht von der Verpflichtung, anhand der Beipackzettel zu überprüfen, ob die dort gemachten Angaben von denen in diesem Buch abweichen, und seine Verordnung in eigener Verantwortung zu treffen.

Geschützte Warennamen (Warenzeichen) werden in der Regel kenntlich gemacht (®). Aus dem Fehlen eines solchen Hinweises kann jedoch nicht geschlossen werden, dass es sich um einen freien Warennamen handelt.

Bibliografische Information Der Deutschen Bibliothek

Die Deutsche Bibliothek verzeichnet diese Publikation in der Deutschen Nationalbibliografie; detaillierte bibliografische Daten sind im Internet über http://dnb.ddb.de abrufbar.

1. Auflage 1997
3. Auflage 2003

03 04 05 06 07 5 4 3 2 1

Projektmanagement: Dr. Barbara Heiden, München
Lektorat: Dr. Sibylle Tönjes, Kiel
Herstellung: Sibylle Hartl, Valley
Grafiken: G. Raichle, Ulm; S. Adler, Lübeck; H. Rintelen, Velbert
Satz: Mitterweger & Partner, Plankstadt
Druck: Clausen & Bosse, Leck
Umschlagillustration: Christian Weiß, München
Umschlaggestaltung: X-Design, Idee & Konzept, München

ISBN 3-437-23140-5

Aktuelle Informationen finden Sie im Internet unter den Adressen:
http://www.urbanfischer.de und **http://www.klinikleitfaden.de**

Vorwort

Die 2. Auflage des Klinikleitfadens Neurologie Psychiatrie hat erfreulicherweise wieder ein so großes Interesse gefunden, dass eine Neuauflage schon nach kurzer Zeit erforderlich wurde. Auch zur 3. Auflage haben wir das Buch vollständig überarbeitet. In die Kapitel wurden neue, klinikrelevante Wissensinhalte eingearbeitet; zahlreiche wertvolle Anregungen aus der Leserschaft wurden berücksichtigt.
Zwei wichtige Themenbereiche wurden in eigenständigen, neu konzipierten Kapiteln abgehandelt: Akute und chronische Schmerzen stellen im neurologischen und psychiatrischen Fachgebiet eine große Herausforderung an den behandelnden Arzt dar. Auch die Schlafmedizin hat in den letzten Jahren eine bedeutende Entwicklung erlebt, was sich in der zunehmenden Zahl von Schlaflaboratorien widerspiegelt. Dieser Entwicklung wollen wir Rechnung tragen, indem wir in dem Kapitel „Schmerzsyndrome" so wichtige Krankheitsbilder wie Kopf- und Gesichtsschmerzen, Neuralgien, neuropathische Schmerzen und in dem Kapitel „Schlaf" Insomnien, Hypersomnien, Restless-legs-Syndrom, Schlaf-Apnoe-Syndrom praxisnah nach aktuellem Wissensstand behandeln.
Auch in der 3. Auflage werden die zwei medizinischen Fachgebiete Neurologie und Psychiatrie gemeinsam dargestellt. Bei zahlreichen Krankheitsbildern – wie z.B. den demenziellen Syndromen oder den Schlafstörungen – besteht ein fließender Übergang zwischen beiden Fachgebie-ten. Darüber hinaus wird die inhaltliche Nähe dieser beiden Nachbardisziplinen auch im Rahmen der Facharztausbildung mit einem jeweils neurologischen und psychiatrischen Abschnitt deutlich.
Dieses Buch entspricht in Aufmachung und Inhalt nicht einem üblichen Lehrbuch, in dem pathophysiologische Zusammenhänge detailliert behandelt werden. Vielmehr war es unser Anliegen, ein Maximum an Informationen und praxisnahen Grundlagen in prägnanter und übersichtlicher Weise zu geben. Das Buch umfasst alle häufigen und wichtigen Erkrankungen und Therapieformen in der Neurologie und Psychiatrie. Daneben wurde Wert auf eine aktuelle Darstellung fächerübergreifender Probleme gelegt. Bei den Erkrankungen wurden in allen Kapiteln durchgehend die ICD-10-Ziffern aufgeführt.
Die Autoren haben mit Freude das große Interesse zur Kenntnis genommen, das dem Klinikleitfaden entgegengebracht wird. Wir danken allen Lesern sehr herzlich, die sich mit Kritik und Verbesserungsvorschlägen an uns gewandt haben und sind auch in Zukunft für jede Anregung dankbar. Wir hoffen, auch mit der 3. Auflage allen in diesem Arbeitsfeld bereits jetzt und zukünftig tätigen Kolleginnen und Kollegen für ihre Arbeit in Klinik und Praxis einen nützlichen Leitfaden zu geben, der sich bei der täglichen Berufsausübung bewähren wird.

Chemnitz/München, im Mai 2003 *Die Herausgeber*

Danksagung

Für die Durchsicht der Manuskripte und hilfreiche, kritische Anregungen danken wir

- Herrn Prof. Dr. Bastian Conrad, Neurologische Klinik der Technischen Universität München
- Herrn Dr. Josef Bäuml, Klinik für Psychiatrie und Psychotherapie der Technischen Universität München
- Herrn Dr. Reinhardt Dachsel, Neurologische Klinik des Klinikums Chemnitz
- Frau Prof. Dr. Helga Gräfin von Einsiedel, Abteilung für Neuroradiologie der Technischen Universität München
- Herrn Prof. Dr. Hans Förstl, Klinik für Psychiatrie und Psychotherapie der Technischen Universität München
- Frau Dr. Ina Knietsch, Neurologische Klinik des Klinikums Chemnitz
- Herrn Prof. Dr. Klaus Sartor, Abteilung für Neuroradiologie der Universität Heidelberg
- Herrn Dr. Jens J. Schwarze, Neurologische Klinik des Klinikums Chemnitz
- Herrn Prof. Dr. Friedrich Specht, Klinik für Kinder- und Jugendpsychiatrie der Universität Göttingen
- Frau Dr. Corinna Stegner, Neurologische Klinik des Klinikums Chemnitz

Für ihre Mitarbeit im Autorenteam der 1. und 2. Auflage des Klinikleitfadens Neurologie · Psychiatrie bedanken wir uns bei Herrn PD Dr. Martin Haupt, Düsseldorf, Herrn Dr. Martin Rieger, Berg, Herrn Dr. Christoph Schwejda, München, und Frau Vera Willig, Heidelberg.

Wir danken Frau Alin Brettschneider, Frau Katja Oelsner und Herrn Roger Claus, Chemnitz, für ihre Organisations- und Schreibtätigkeiten.

Unser besonderer Dank gilt allen Mitarbeitern des Verlags für die gute Zusammenarbeit und die vielen kritischen Anregungen, die in unsere Arbeit eingeflossen sind; insbesondere danken wir Frau Dr. Barbara Heiden für das Projektmanagement, und Frau Dr. Sibylle Tönjes für die Redaktion.

Herrn Dr. Rupert Müller danken wir herzlich für die Mitarbeit an der Herausgabe der psychiatrischen Kapitel dieses Buches.

Herr Dr. Rupert Müller und Herr Dr. Michael Rentrop möchten ihre Beiträge in diesem Buch Herrn Prof. Dr. Hans Lauter widmen, dessen menschliche und fachliche Grundhaltung ihr Verständnis der Psychiatrie geprägt hat.

Autorenverzeichnis

Herausgeber

Prof. Dr. med. Jürgen Klingelhöfer, Klinik für Neurologie, Klinikum Chemnitz, Dresdner Straße 178, 09131 Chemnitz

Dr. med. Michael Rentrop, Psychiatrische Klinik und Poliklinik der Technischen Universität München, Ismaninger Straße 22, 81675 München

Weitere Autoren

Prof. Dr. med. Cord-Michael Becker, Institut für Biochemie, Friedrich-Alexander-Universität Erlangen-Nürnberg, Fahrstraße 17, 91054 Erlangen

Dr. med. Achim Berthele, Neurologische Klinik und Poliklinik der Technischen Universität München, Möhlstraße 28, 81675 München

Prof. Dr. med. Christian Bischoff, Burgstraße 7, 80331 München

Dr. med. Janine Diehl, Psychiatrische Klinik und Poliklinik der Technischen Universität München, Ismaninger Straße 22, 81675 München

Dr. med. Arno Dormann, Medizinische Klinik, Klinikum Minden, Friedrichstraße 17, 32427 Minden und
Medizinische Fakultät, Klinik für Gastroenterologie, Hepatologie und Infektiologie, Otto-von-Guericke-Straße 44, 39120 Magdeburg

Dr. med. Thorleif Etgen, Neurologische Klinik und Poliklinik der Technischen Universität München, Möhlstraße 28, 81675 München

Dr. med. Olaf Gregor, Klinik für Neurologie, Klinikum Chemnitz, Dresdner Straße 178, 09131 Chemnitz

PD Dr. med. Malte Kornhuber, Universitätsklinik und Poliklinik für Neurologie der Martin-Luther-Universität Halle-Wittenberg, Ernst-Grube-Straße 40, 06097 Halle/Saale

Dr. med. Heike Mentrup, Klinik für Psychiatrie, Krankenhaus Agatharied/Hausham, 83714 Miesbach

Dr. med. Rupert Müller, Psychiatrische Klinik und Poliklinik der Technischen Universität München, Ismaninger Straße 22, 81675 München

Dr. med. Martina Näher-Noé, Westfälisches Zentrum für Psychiatrie und Psychotherapie, Malinckrodtstraße 22, 33098 Paderborn

Dr. med. Katja Rebell, Rabenkopfstraße 11, 81545 München

Dr. med. Martin Rieger, Heckscher-Klinik, Abteilung Rottmannshöhe, 82335 Berg

PD Dr. med. Ulrich Roelcke, Neurologische Klinik, Kantonsspital Aarau, 5001 Aarau, Schweiz

PD Dr. med. Dirk Sander, Neurologische Klinik und Poliklinik der Technischen Universität München, Möhlstraße 28, 81675 München

Dr. med. Ulrike Schäfer, Hainholzweg 11, 37085 Göttingen

PD Dr. med. Matthias Spranger, Neurologisches Rehabilitationszentrum für Kinder und Jugendliche, Friedehorst, Rotdornallee 64, 28717 Bremen-Lesum

PD Dr. med. Thomas R. Tölle, Neurologische Klinik und Poliklinik der Technischen Universität München, Möhlstraße 28, 81675 München

Bedienungsanleitung

Der Klinikleitfaden ist ein Kitteltaschenbuch. Das Motto lautet: kurz, präzise und praxisnah. Medizinisches Wissen wird komprimiert dargestellt. Im Zentrum stehen die Probleme des klinischen Alltags. Auf theoretische Grundlagen wie Pathophysiologie oder allgemeine Pharmakologie wird daher weitgehend verzichtet.

- Vorangestellt: Tipps für die tägliche Arbeit und Arbeitstechniken
- Im Zentrum: Fachwissen nach Organsystemen geordnet – wie es dem klinischen Alltag entspricht.
- Zum Schluss: praktische Zusatzinformationen.

Wie in einem medizinischen Lexikon werden gebräuchliche Abkürzungen verwendet, die im Abkürzungsverzeichnis erklärt werden.
Um Wiederholungen zu vermeiden, wurden viele Querverweise eingefügt. Sie sind mit einer Hand ☞ gekennzeichnet.

! Ausrufezeichen: Hilfreiche Zusatzinformationen oder Tipps

Blitz: Notfälle und Sofortmaßnahmen

Bombe: Warnhinweise

Internetadressen

Alle Websites wurden vor Redaktionsschluss im April 2003 geprüft. Das Internet unterliegt einem stetigen Wandel – sollte eine Adresse nicht mehr aktuell sein, empfiehlt sich der Versuch über eine übergeordnete Adresse (Anhänge nach dem „/" weglassen) oder eine Suchmaschine. Der Verlag übernimmt für Aktualität und Inhalt der angegebenen Websites keine Gewähr.
Aktuelle und wichtige Informationen finden Sie auch immer unter www.klinikleitfaden.de.
Die angegebenen Arbeitsanweisungen ersetzen weder Anleitung noch Supervision durch erfahrene Kollegen. Insbesondere sollten Arzneimitteldosierungen und andere Therapierichtlinien überprüft werden – klinische Erfahrung kann durch keine noch so sorgfältig verfasste Publikation ersetzt werden.

Bildnachweis

Prof. Dr. Helga Gräfin von Einsiedel, Neuroradiologische Abteilung, TU München: Abb. 2.14, 2.17, 2.18, 2.19
Prof. Dr. Klaus Sartor, Abteilung für Neuroradiologie, Universität Heidelberg: Abb. 6.3a–d, 6.4a–b, 6.7, 6.8a–b, 6.9, 6.10, 10.2a–b, 10.3, 10.4, 10.5, 11.3a–b, 11.6
Prof. Dr. C.A. Schmidt, Neuroradiologisches Institut, Krankenanstalten Gilead Bielefeld: Abb. 16.1, 16.2
Dr. Thomas Schneider, Klinikum Dorothea Christiane Erxleben, Quedlinburg: Abb. 1.2
Die Zeichnungen und Grafiken wurden von Susanne Adler, Lübeck, Gerda Raichle, Ulm, und Henriette Rintelen, Velbert, erstellt.

Abkürzungsverzeichnis

Symbole

®	Handelsname
↑	hoch, erhöht
↓	tief, erniedrigt
☞	siehe (Verweis)
→	vgl. mit, daraus folgt

A

A.	Arterie
a.p.	anterior-posterior
Abb.	Abbildung
abd.	abductor
ACA	Arteria cerebri anterior
ACC	Arteria carotis communis
ACE	Arteria carotis externa
ACH	Acetylcholin
ACI	Arteria carotis interna
ACM	Arteria cerebri media
ACP	Arteria cerebri posterior
ACTH	Adrenokortikotropes Hormon
ADR	Adduktorenreflex
AEP	Akustisch evozierte Potenziale
AIDS	Acquired Immuno Deficiency Syndrome
Ak	Antikörper
allg.	allgemeine/r/s/n
ALS	Amyotrophe Lateralsklerose
AMA	antimitochondriale Antikörper
Amp.	Ampulle
ANA	antinukleäre Antikörper
Appl.	Applikation (Dosierung)
ant.	anterior
AP	Alkalische Phosphatase
ASL	Antistreptolysin
ASR	Achillessehnenreflex
ASS	Acetylsalicylsäure
AT III	Antithrombin III
Ätiol.	Ätiologie
aut. dom.	autosomal dominant
aut. rez.	autosomal rezessiv
AVK	arterielle Verschlusskrankheit
AZ	Allgemeinzustand

B

BB	Blutbild
bds.	beidseits, beidseitig
BE	Broteinheit, Base Excess
bes.	besonders
BGA	Blutgasanalyse
Bili	Bilirubin
BSG	Blutkörperchensenkungsgeschwindigkeit
BSR	Bizepssehnenreflex
BWK	Brustwirbelkörper
BWS	Brustwirbelsäule
BZ	Blutzucker
bzw.	beziehungsweise

C

C18	Zervikalsegmente 18
Ca	Karzinom
Ca^{2+}	Kalzium
(C)CT	(kraniales) Computertomogramm
chron.	chronisch
CHE	Cholinesterase
Ck	Kreatinkinase
Cl^-	Chlorid
CMV	Zytomegalievirus
CO	Kohlenmonoxid
CRP	C-reaktives Protein
CO_2	Kohlendioxid
Cu^{2+}	Kupfer
CW	continuous wave

D

d	Tag
d.F.	der Fälle
d.h.	das heißt
DD	Differenzialdiagnose
Diab. mell.	Diabetes mellitus
Diagn.	Diagnose
DIC	disseminierte intravasale Koagulopathie
dig.	digitorum
Diff.-BB	Differenzialblutbild
dors.	dorsalis
Drg.	Dragee/s

Abkürzungsverzeichnis

DSA	digitale Subtraktionsangiographie

E

ECD	extrakranielle Dopplersonographie
EEG	Elektroenzephalogramm
EKG	Elektrokardiogramm
E'lyte	Elektrolyte
EMG	Elektromyogramm
E'phorese	Elektrophorese
Erkr.	Erkrankung
Erw.	Erwachsener
evtl.	eventuell
ext.	externa
EZ	Ernährungszustand

F

F	Frauen
flex.	flexor
FSME	Frühsommermeningoenzephalitis

G

GBS	Guillain-Barré-Syndrom
GCS	Glasgow-Coma-Scale
gel.	gelegentlich
GdB	Grad der Behinderung
ggf.	gegebenenfalls
GIT	Gastrointestinaltrakt
GOT	Glutamat-Oxalacetat-Transaminase
GPT	Glutamat-Pyruvat-Transaminase
Gy	Gray
γ-GT	γ-Glutamyl-Transferase

H

h	Stunde
hall.	hallucis
Hb	Hämoglobin
HF	Herzfrequenz
HIV	Human Immunodeficiency Virus
Hkt	Hämatokrit
HN	Hirnnerven
HNO	Hals-Nasen-Ohren
HSMN	Hereditäre sensomotorische Neuropathie
HSV	Herpes-simplex-Virus
HV	Hyperventilation
HWK	Halswirbelkörper
HWS	Halswirbelsäule
HWZ	Halbwertzeit

I

i.a.	intraarteriell
ICD	International Classification of Diseases
ICR	Interkostalraum
i.d.R.	in der Regel
IE	Internationale Einheiten
IgA, IgG, IgM	Immunglobulin A, G, M
i.m.	intramuskulär
Ind.	Indikation/en
inf.	inferior
INH	Isoniacid
insbes.	insbesondere
int.	interna
Intox.	Intoxikation
IQ	Intelligenzquotient
i.S.	im Serum
i.v.	intravenös

J

J.	Jahre

K

K^+	Kalium
KG	Krankengymnastik
Kg	Körpergewicht
KHK	Koronare Herzkrankheit
KI	Kontraindikation
KM	Kontrastmittel
KO	Komplikation
Kps.	Kapsel/n
Krea	Kreatinin

L

L1–5	Lumbalsegmente 1–5
Leuko/s	Leukozyten
Lig.	Ligamentum

Lj/z.	Lebensjahr/-zehnt
LK	Lymphknoten
LP	Lumbalpunktion
LWK	Lendenwirbelkörper
LWS	Lendenwirbelsäule

M

M	Männer
M.	Musculus, Morbus
MAP	Muskelaktionspotenzial/e
max.	maximal
MCH	mittleres korpuskuläres Hämoglobin
MCHC	mittlere korpuskuläre Hämoglobinkonzentration
MCV	mittleres korpuskuläres Volumen
MdE	Minderung der Erwerbsfähigkeit
med.	medialis
MER	Muskeleigenreflexe
Mg^{2+}	Magnesium
mg	Milligramm
Min.	Minute/n
ml	Milliliter
Mon.	Monat/e
MRT	Magnetresonanztomographie
ms	Millisekunde/n
MS	Multiple Sklerose
µg	Mikrogramm

N

N.	Nervus
Na^{+}	Natrium
NAP	Nervenaustrittspunkte
neg.	negativ
NLG	Nervenleitgeschwindigkeit
NNH	Nasennebenhöhlen
NS	Nervensystem
NW	Nebenwirkung

O

o.B.	ohne pathologischen Befund
OP/op.	Operation/operativ

P

Pat.	Patient
path.	pathologisch
PEEP	positive end-expiratory pressure
PET	Positronenemissionstomographie
PNP	Polyneuropathie
PNS	Peripheres Nervensystem
p.o.	per os
poll.	pollicis
pos.	positiv
post.	posterior
postop.	postoperativ
präop.	präoperativ
PRIND	prolongiertes reversibles ischämisches neurologisches Defizit
Progn.	Prognose
PSR	Patellarsehnenreflex
PTT	Partielle Thromboplastinzeit

R

rad.	radialis
rezid.	rezidivierend/e/r
RM	Rückenmark
Rö	Röntgen
RPR	Radiusperiostreflex
RR	Blutdruck nach Riva-Rocci

S

S1-5	Sakralsegmente 1–5
SAB	Subarachnoidalblutung
s.c.	subkutan
Sek.	Sekunde/n
SEP	somatosensible evozierte Potenziale
s.l.	sublingual
SHT	Schädel-Hirn-Trauma
sog.	sogenannte/s/r
Sono	Sonographie
SPECT	Single-Photon-Emissions-Computertomographie
SSEP	somatosensorisch evozierte Potenziale
STP	Stauungspapille
sup.	superior

Supp.	Suppositorium
Sy.	Syndrom
Sympt.	Symptome, Symptomatik
Syn.	Synonym

T

T_3, T_4	Trijodthyronin, Thyroxin
tägl.	täglich
Tbc	Tuberkulose
Tbl.	Tablette/n
TCD	transkranielle Dopplersonographie
TEA	Thrombendarteriektomie
TENS	transkutane elektrische Nervenstimulation
Th1–13	Thorakalsegmente 1–13
Ther.	Therapie
Thrombos	Thrombozyten
TIA	transitorische ischämische Attacke
TPHA	Treponema pallidum Hämagglutinationstest
Tr.	Tropfen
TSH	Thyreoidea Stimulating Hormone
TSR	Trizepssehnenreflex
TZ	Thrombinzeit

U

u.a.	unter anderem
u.U.	unter Umständen

V

V.	Vena
V.a.	Verdacht auf
v.a.	vor allem
VDRL	Veneral Disease Research Laboratory
VEP	visuell evozierte Potenziale
VES	ventrikuläre Extrasystolen
VK	Vitalkapazität
vs.	versus

W

Wo.	Woche/n
WS	Wirbelsäule
WW	Wechselwirkung

X

X-rez.	X-chromosomal rezessiv

Z

z.B.	zum Beispiel
Z.n.	Zustand nach
ZNS	Zentralnervensystem
ZVD	Zentraler Venendruck
ZVK	Zentraler Venenkatheter

Tipps für die Stationsarbeit

1

Inhalt

Jürgen Klingelhöfer _ Heike Mentrup

2 **1.1 Neurologische Anamnese und Untersuchung**
2 1.1.1 Anamnese
3 1.1.2 Inspektion
3 1.1.3 Untersuchung des Kopfes
3 1.1.4 Untersuchung der Hirnnerven
9 1.1.5 Untersuchung der Muskulatur
10 1.1.6 Untersuchung der Reflexe
15 1.1.7 Nervendehnungszeichen
15 1.1.8 Untersuchung der Sensibilität
17 1.1.9 Untersuchung der Koordination
19 1.1.10 Primitivreflexe
20 1.1.11 Untersuchung vegetativer Funktionen
21 **1.2 Psychiatrische Untersuchung**
21 1.2.1 Psychiatrisches Untersuchungsgespräch
25 1.2.2 Neuropsychologische Untersuchung
27 1.2.3 Neuropsychologische und psychologische Testverfahren
31 1.2.4 Der ausländische Patient
32 1.2.5 Der psychiatrische Notfallpatient
33 **1.3 Rechtliche Aspekte der medizinischen Behandlung**
33 1.3.1 Die Geschäftsfähigkeit des Patienten
34 1.3.2 Einwilligung
36 1.3.3 Aufklärungspflicht
36 1.3.4 Schweigepflicht
36 1.3.5 Betreuung
38 1.3.6 Unterbringung
41 **1.4 Der Neurologe als Gutachter**
42 1.4.1 Arten von Gutachten
43 1.4.2 Besonderheiten einzelner Rechtsgebiete
48 1.4.3 Hinweise für den ärztlichen Gutachter
50 1.4.4 Minderung der Erwerbsfähigkeit

Suizidalität ☞ 3.8.3, Verwirrtheit ☞ 3.8.1, Kontrastmittelallergie ☞ 2.3.8.

1.1 Neurologische Anamnese und Untersuchung

Die neurologische Untersuchung beginnt mit dem Eintreten des Pat. in das Untersuchungszimmer. Eigenes „Untersuchungsschema" zurechtlegen, beibehalten und damit grob orientierenden Überblick über alle Funktionsbereiche des NS verschaffen. Je nach Klinik und Anamnese die Untersuchung vertiefen oder erweitern. Zunächst einfache aber repräsentative Untersuchungen wählen. Beispielsweise

- Hirnnerven (☞ 1.1.4): Stirnrunzeln, Augen zusammenkneifen, Wangen aufblähen, Pfeifen (N. facialis); fingerperimetrische Gesichtsfeldprüfung, Fingerfolgeversuch (Nn. oculomotorius, trochlearis, abducens), Pat. „Aahh" sagen lassen (Nn. glossopharyngeus, vagus); Zunge herausstrecken (N. hypoglossus).
- Sensibilität (☞ 1.1.8): Von kranial nach kaudal mit den Fingerspitzen den Körper bestreichen, in etwa Dermatomen folgen, Seitenvergleich, Pallästhesie mit Stimmgabel prüfen.
- Reflexe (☞ 1.1.6): Von kranial nach kaudal vorgehen: BSR, RPR, TSR, PSR, ASR, Pyramidenbahnreflex (Babinski).
- Kraftprüfung (☞ 1.1.5): Orientierend proximale und distale Muskelgruppen im Seitenvergleich.

Die Untersuchung ist umfangreich, zeitaufwändig und erfordert die Mitarbeit des Pat. Daher Pat. erst ausziehen lassen, wenn unbedingt nötig, warmen Raum wählen, Decke bereithalten. Vorgehen genau erklären. Während des Gesprächs auf Orientiertheit, Stimmungslage und Merkfähigkeit (☞ 1.2.1) achten. Orientierende psychiatrische und internistische Untersuchung gehören dazu.

1.1.1 Anamnese

! 80 % aller neurologischen Diagn. werden bei der Anamnese gestellt. Am Anfang steht die Anamnese aktueller Erkr. (ggf. Fremdanamnese).

- Beginn, evtl. Auslöser.
- Art und Schweregrad der Symptome z.B. Ausprägung, Beeinträchtigung von Schlaf oder Arbeit.
- Lokalisation, Verteilungsmuster, Prodromi (z.B. Aura), Begleitsymptome.
- Zeitlicher Verlauf: Beginn perakut, akut, subakut oder schleichend.
- Eigenanamnese: Kinderkrankheiten, relevante Vorerkr.
- Familienanamnese: Erkrankte Blutsverwandte (v.a. degenerative Erkr.).
- Sozialanamnese: Beruf, familiäre Situation.
- Medikamente, Genussmittel: Antikoagulanzien, Schlafmittel, Antihypertensiva, Insulin, „Pille" , Schmerz- oder Beruhigungsmittel, Nikotin, Alkohol.
- Fremdanamnese: Immer bei Bewusstseinsstörungen oder Anfallsleiden.

! Bereits während der Anamnese auf Sprache (Dysarthrie, Wortfindungsstörungen, Paraphasien), Mehr- und Minderbewegungen (Dystonien, Tics, Paresen) und Fehlhaltungen (WS, Kopfschiefhaltung) achten. Nach der Anamnese Verdachtsdiagn. mit DD durchdenken. Nicht durch vorgefasste Meinung Risiko der unvollständigen Untersuchung eingehen!

1.1.2 Inspektion

- Mimik, Gestik.
- Fehlhaltungen: Kopfschiefhaltung (z.B. Tortikollis ☞ 12.5.1), begleitende Augenfehlstellungen beachten; Schultertiefstand, Scapula alata, Skoliose, zervikale und lumbale Steilstellung der WS (z.B. Schonhaltung bei Bandscheibenschaden ☞ 14.3.7), Beckenschiefstand (mit Trendelenburg-Zeichen).
- Bewegungsauffälligkeiten: Dystonien ☞ 12.5, Tremor ☞ 12.1.1, andere unwillkürliche Bewegungen. Bei Unterbrechbarkeit durch Ablenkung V.a. psychogene Ursache.
- Gangprüfung (☞ 4.8): Normal-, Zehen-, Hacken-, Blind- und Seiltänzergang, einbeiniges Hüpfen. Paresen, Gleichgewichtsstörungen; Schrittlänge, Flüssigkeit der Bewegungen, Mitbewegung der Arme, Schwanken, Seitenabweichung. Psychogenes Schwanken wird meist vom Pat. selbst aufgefangen.
- Haut: z.B. Café-au-lait-Flecke, Fibrome, Schweißneigung, trophische Störungen.
- Muskeln: Atrophien, Faszikulationen, Hartspann der lumbalen Rückenmuskulatur, Tonus.

1.1.3 Untersuchung des Kopfes

- Kopfform und -größe: Achten auf Z.n. kindlichem Hydrozephalus, Akromegalie, Dysmorphien.
- Traumafolgen: z.B. Prellmarken, OP-Narben, knöcherne Impressionen, Liquorrhö.
- Einschränkung der aktiven und passiven Beweglichkeit: Nackensteife (z.B. Meningismus ☞ 4.10.2), Rigor (z.B. Parkinson ☞ 12.2), Dystonie (z.B. Tortikollis ☞ 12.5.1), Arthrose der HWS (z.B. Muskelverspannung), psychogen (z.B. aktiver muskulärer Widerstand).
- Kalottenklopfschmerz: Lokal z.B. bei Knochenprozess, diffus z.B. bei Meningitis.
- NNH-Klopfschmerz z.B. bei Sinusitis.
- Nervenaustrittspunkte: Von N. trigeminus und Okzipitalnerven schmerzhaft z.B. bei Meningitis (☞ 7.3.1) oder Sinusitis.
- Auskultation: Aa. carotides und subclaviae.

1.1.4 Untersuchung der Hirnnerven

N. olfactorius (I)

Mit aromatischen Geruchsstoffen (Kaffee, Zimt, Anis, Teer) seitengetrennt bei geschlossenen Augen prüfen. Kontrolle mit Trigeminusreizstoffen (Ammoniak, Essig), die auch bei Anosmie erkannt werden müssen; Ausschluss einer psychogenen Ursache.

!
- Normale Geschmackswahrnehmung schließt Anosmie aus!

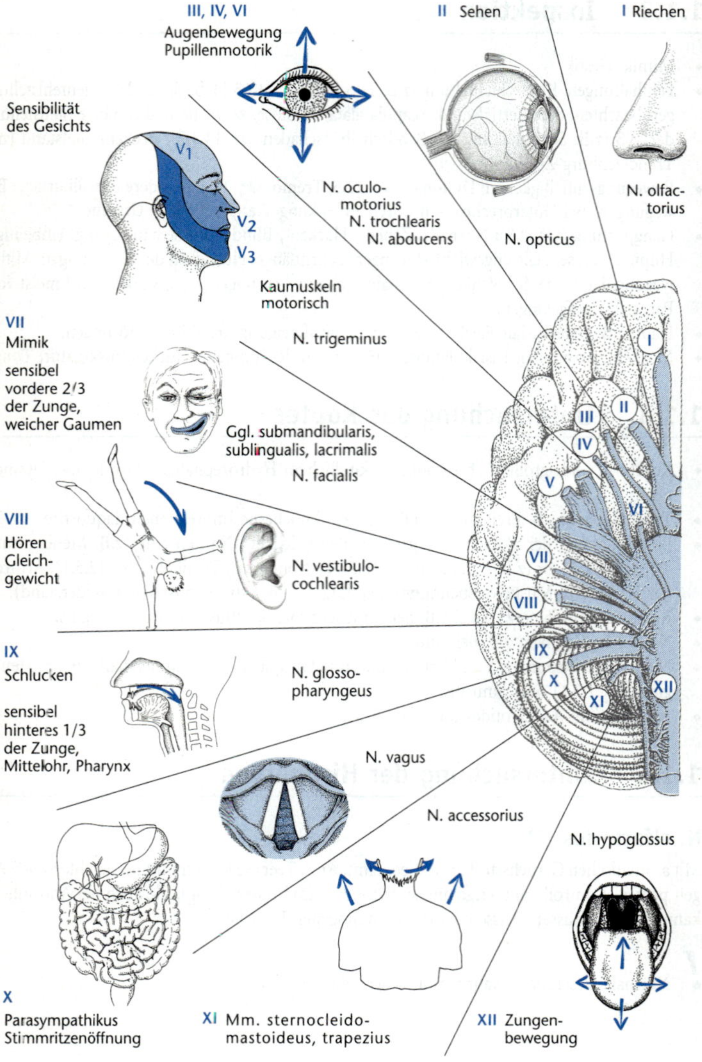

Abb. 1.1 Funktion der Hirnnerven

N. opticus (II)

Visusprüfung Augen getrennt prüfen. Orientierend vorlesen oder Finger zählen lassen. Zur Refraktionsprüfung Visustafel in Leseabstand halten und kleinste erkannte Zeile notieren.

Fingerperimetrische Gesichtsfeldprüfung Pat. auf Bewegungen der seitlich gehaltenen Hände des Untersuchers reagieren lassen. *Schreiben lassen*: Bei homonymen Gesichtsfeldausfällen wird nur eine Hälfte des Blattes benutzt (Gesichtsfelddefekte ☞ 4.1.2)

Direkte Spiegelung des Augenhintergrundes

- Normale Papille: Scharfe Begrenzung, rötlich-gelbe Farbe (vital).
- STP (☞ Abb. 1.2): Unscharf begrenzt, erhaben (Prominenz wird ophthalmoskopisch in Dioptrien gemessen), später radiäre Blutungen.
- Optikusatrophie: Temporales Abblassen der Papille.
- Optikusneuritis: Normale Papille!
- Hypertensive oder diabetische Retinopathie: Lumeneinengung der Netzhautgefäße, Hämorrhagie, diffuses Netzhautödem.

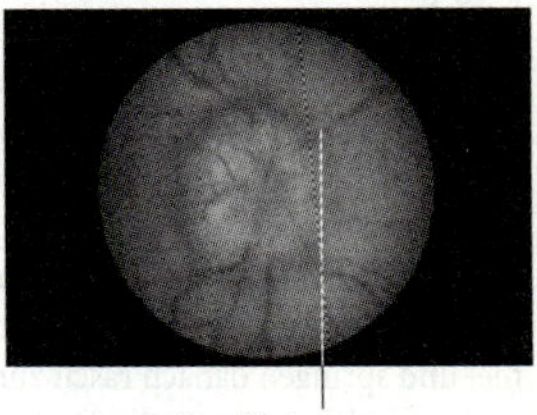

Abb. 1.2 Stauungspapille

! Durch Weitstellen der Pupillen Maskierung einer Anisokorie möglich!

N. oculomotorius (III), N. trochlearis (IV), N. abducens (VI)

Diplopie Anamnestische Doppelbilder als Hinweis auf einen paralytischen Strabismus.

Lidspalten Seitengleich, enger bei Ptose, weiter bei Fazialisparese. Auf Exophthalmus oder Enophthalmus achten.

Stellung der Bulbi

- Konjugiert geradeaus.
- Blickparesen: Lähmung der Blickzielbewegung zu einer Seite.
- Strabismus paralyticus mit Angabe von Doppelbildern bei Augenmuskellähmungen mit Auseinanderweichen der Doppelbilder bei Bewegung in Richtung des paralytischen Muskels.
- Konvergenzparese bei Akkommodation

Motilitätsuntersuchung Pat. soll dem Finger des Untersuchers in horizontaler und vertikaler Richtung folgen. Auf konjugierte Bewegung der Bulbi achten, nach Doppelbildern fragen (Augenmuskellähmungen ☞ 4.1.3).

Pupillen Normalerweise seitengleich mittelweit, rund und prompt/ausgiebig auf Licht und Konvergenz reagierend. Licht von der Seite an die Pupille heranführen, um das andere Auge nicht zu beleuchten. Wechselbelichtungstest: Alternierende Belichtung beider Augen führt jedes Mal zur Miosis. Bei afferenter Pupillenstörung (z.B. Optikusatrophie) Erweiterung des belichteten Auges, das zuvor durch die konsensuelle Lichtreaktion des anderen Auges verengt war. Prüfung der Miosis bei Konvergenz (Schielen auf die Nasenspitze). Anisokorie ☞ 4.1.4; Mydriasis, Miosis ☞ 4.1.4; Horner-Sy. ☞ 4.1.5. Entrundung *DD:* Augen-OP (häufig), Glasauge, Trauma.

Nystagmus (☞ 4.1.7).

Rhythmische, gerichtete Zuckungen der Augen, meist mit schneller und langsamer Komponente. Physiologisch ist der rasch erschöpfliche Endstellnystagmus

Registrierung: Schon beim Augenspiegeln und beim Untersuchen der Augenmotilität beachten. Anschließend unter Ausschalten der Fixation (mit Frenzelbrille). Ggf. Elektronystagmographie (☞ 2.2.6).

Beurteilung: Spontanes Auftreten, durch Lagerung oder Blickrichtung provozierbar, Richtung (angegeben durch die schnelle Komponente), Dauer (erschöpflich – unerschöpflich), Ausgiebigkeit (feinschlägig – grob), Symmetrie (synchron – dissoziiert).

Provokation: Durch rasche passive Kopfbewegungen (z.B. Drehstuhl) oder rasches Hinlegen und Aufrichten (Lagerungsprüfung) sowie ggf. thermische Prüfung (Spülung der äußeren Gehörgänge bei um 30° rekliniertem Kopf erst mit warmem, dann kaltem Wasser und Auswertung mit Frenzelbrille oder Elektronystagmographie).

Untersuchung des physiologischen optokinetischen Nystagmus (OKN): Drehtrommel langsam vor dem Pat. drehen, Augen beobachten. Die Augen folgen langsam den Objekten der Drehtrommel und springen danach rasch zurück. Bei Läsion eines Parietallappens ist der OKN vermindert oder ausgefallen, wenn die Drehtrommel in diese Richtung gedreht wird. Nachweis des OKN schließt Blindheit aus (*DD:* Psychogene Blindheit).

N. trigeminus (V)

Motorische Überprüfung Palpation der Mm. masseter und temporalis bei festem Kieferschluss. Bei einseitiger Parese des M. pterygoideus weicht der Unterkiefer beim Öffnen des Mundes zur betroffenen Seite ab.

Masseterreflex (MER): Mund leicht und entspannt geöffnet. Der Schlag auf den dem Kinn aufliegenden eigenen Finger führt zum Kieferschluss. Wichtig zur Diagn. hoher Halsmarkläsionen mit gesteigerten Extremitätenreflexen und normal bis schwachem Masseterreflex.

Sensible Überprüfung Bei peripheren Läsionen Sensibilitätsstörung entsprechend dem Ausbreitungsgebiet der drei Trigeminushauptäste; bei zentralen Läsionen perioral zwiebelschalenförmig entsprechend der zentralen Repräsentation im Nucleus tractus spinalis V in der Medulla oblongata.

Nervenaustrittspunkte: Durch kräftigen Fingerdruck auf Schmerzhaftigkeit prüfen.

Kornealreflex Mit ausgezogener Watte von seitlich den Rand der Kornea berühren (☞ Abb. 1.5). Lidschluss bds. vergleichen und nach der Berührungsintensität fragen. Reflektorischer Lidschluss fehlt bei Fazialisparese.

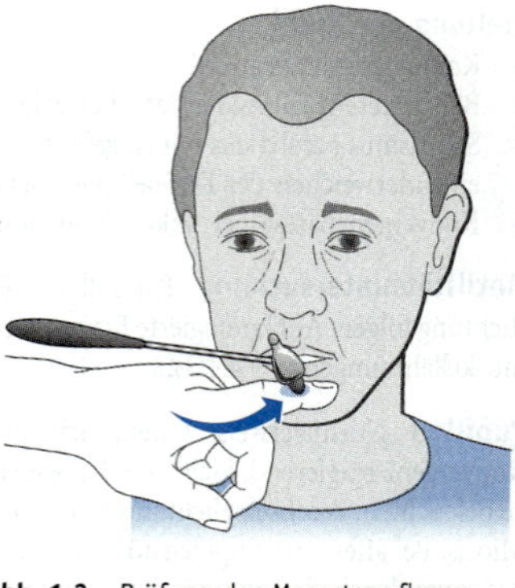

Abb. 1.3 Prüfung des Masseterreflexes

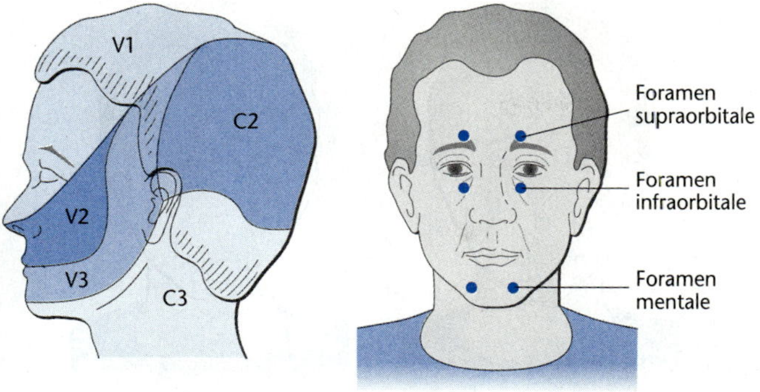

Abb. 1.4 Sensible Trigeminusversorgungsgebiete der Gesichtshaut und Trigeminus-Austrittspunkte

N. facialis (VII)

! Keine Seitendifferenzen bei beidseitiger Fazialisparese!

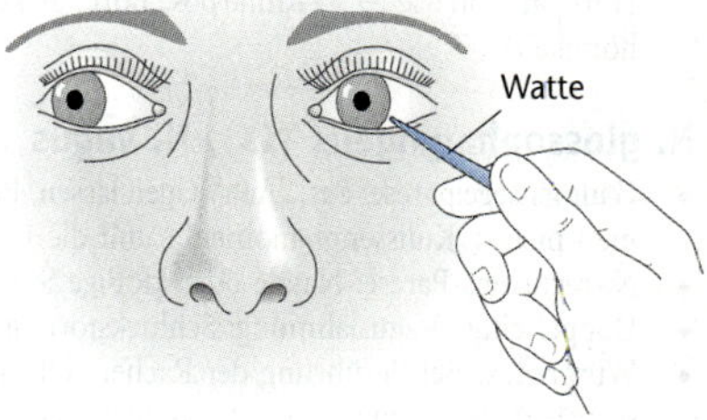

Abb. 1.5 Prüfung des Kornealreflexes

Befunde

- Hyperakusis, Geschmacksstörung, evtl. verminderte Speichel- und Tränensekretion.
- Glabellareflex (☞ 1.1.6) bei bds. Fazialisparese.
- Inspektion: Gesichtsasymmetrie, Lidspalte unterschiedlich weit, Stirn- oder Nasolabialfalten verstrichen.
- Mimik: Stirnrunzeln, Augen zusammenkneifen (Wimpern sind in der Regel nicht mehr sichtbar), Zähne zeigen, Pfeifen, mimische Minderbewegung und Dysarthrie beim Sprechen. Wichtige *DD:* Hypomimie, z.B. bei Parkinson-Krankheit (☞ 12.2).

Differenzialdiagnosen Periphere und zentrale Lähmung: Stirnast ist bei zentraler Lähmung nur minimal betroffen (☞ 4.2.2).

N. vestibulocochlearis (VIII)

- Nystagmusprüfung (☞ oben).
- Tinnitus.
- Gleichgewichtsprüfung: Stand- und Gangversuche (☞ 1.1.9).
- Orientierende Hörprüfung: Flüstern, Rascheln.
  - Weber-Versuch: Stimmgabel auf die Scheitelmitte aufsetzen. Bei Mittelohrschäden hört Pat. den Ton im kranken, bei Innenohrschwerhörigkeit im gesunden Ohr lauter.

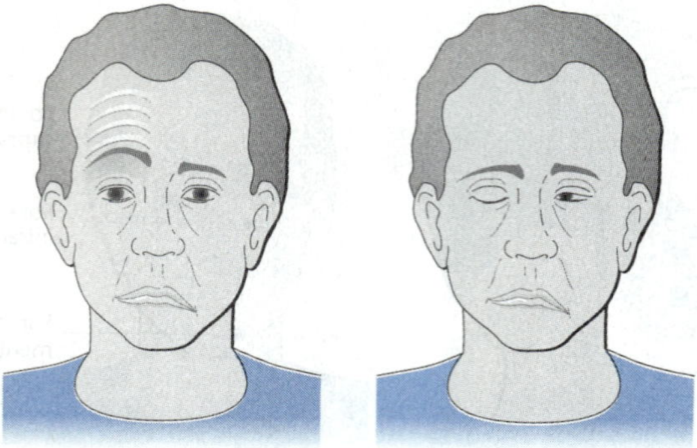

Abb. 1.6 Stirnrunzeln und Lidschluss bei Fazialisparese links

- Rinne-Versuch: Stimmgabel erst auf das Mastoid setzen (Knochenleitung) und nach Verklingen des Tons vor das Ohr halten. Luftleitung sollte länger gehört werden als Knochenleitung. Hört Pat. Ton wieder → Rinne pos.; hört Pat. keinen Ton → Rinne neg. (bei Mittelohrschwerhörigkeit).

N. glossopharyngeus (IX), N. vagus (X)

- Gaumensegelparese: Pat. „Aah" sagen lassen. Bei einseitiger Parese hebt sich der weiche Gaumen nicht („Kulissenphänomen") und die Uvula verzieht sich zur gesunden Seite.
- N.-recurrens-Parese: Nasale oder kloßige Stimme, Heiserkeit.
- Doppelseitige Vaguslähmung: Schluckstörung, Aphonie (Aspirationsgefahr!).
- Würgreflex: Bei Berührung der Rachenhinterwand mit Wattestäbchen; evtl. einseitig abgeschwächt. Nicht zuverlässig, kann auch bei Gesunden fehlen.
- Gleichzeitig auf Tonsillen (z.B. Rötung, Hypertrophie), Zahnstatus, Zungenbelag, Fötor, Beweglichkeit des Kehlkopfes und Struma achten.

N. accessorius (XI)

- Schulterrelief: Auf Asymmetrie durch Atrophien untersuchen (z.B. Scapula alata).
- Kraftprüfung des M. sternocleidomastoideus (Kopfdrehung zur Gegenseite) und M. trapezius (Schulter hoch ziehen, Arme über dem Kopf zusammenführen).

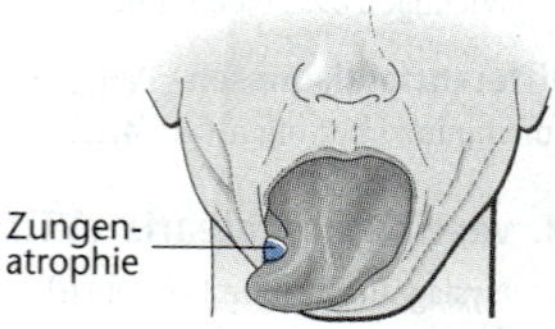

Abb. 1.7 Abweichen und Atrophie der Zunge bei Hypoglossusparese rechts

N. hypoglossus (XII)

Bei Läsion weicht die Zunge beim Herausstrecken zur kranken Seite ab → z.B. einseitige Zungenatrophie, Faszikulationen, Dysarthrie.

1.1.5 Untersuchung der Muskulatur

Inspektion

- Abnorme Haltung oder Lage einer Extremität: z.B. „ausgeflossen“ wirkendes, außenrotiertes paretisches Bein.
- Vernachlässigung oder Minderbewegung einer Extremität oder Körperhälfte.
- Physiologische Mitbewegungen: z.B. Schwingen der Arme beim Gehen.
- Hyperkinesen, Bewegungsunruhe: z.B. Tremor, Chorea, Athetose, Ballismus, Tics.
- Atrophien: Auf kleine Handmuskeln, Daumen- und Kleinfingerballen achten.
- Faszikulationen: Unregelmäßige Zuckungen wechselnder Muskelfasergruppen, evtl. durch Hammerschlag auf den Muskelbauch provozierbar.
- Fibrillieren: Zuckungen von Einzelfasern; nur an der Zunge mit bloßem Auge zu erkennen.
- Myokymie: Muskelwogen; Kontraktionen wechselnder Muskelfasergruppen; länger anhaltend als Faszikulationen.

Muskelfunktion

- Kraftprüfung: Gegen Schwerkraft und Widerstand des Untersuchers; nur bei freier Beweglichkeit der Gelenke (Kontrakturen) und Schmerzfreiheit (schmerzbedingte Minderinnervation) beurteilbar.
- Muskulärer Widerstand: Passives, unterschiedlich schnelles Durchbewegen in verschiedenen Gelenken, Tonus z.B. schlaff, hypoton, federnd (z.B. Klappmesserphänomen bei Spastik ☞ 4.4), wächsern (Rigor ☞ 4.4), Kontraktur.
- Feinmotorik: Imitation von Klavierspielen, Knöpfen lassen, rasches Pendeln der Beine. Verlangsamung oder Ungeschicklichkeit weist auf leichte, oft zentrale Lähmung hin. *DD:* Parkinson-Krankheit, Apraxie (☞ 4.16.2).

Tab. 1.1 Einteilung der groben Kraft

	Kraftgrad
Normale Kraft	5
Bewegung gegen leichten Widerstand	4
Anheben des Gliedmaßenabschnittes gegen die Schwerkraft	3
Bewegung nur unter Aufhebung der Schwerkraft	2
Muskelkontraktionen sichtbar, jedoch keine Bewegung	1
Keine Muskelaktivität	0

Paresen

Bei V.a. periphere Parese müssen die Funktionen aller Muskeln des betroffenen Nervs isoliert und die Bewegung (Beugung – Streckung, Abduktion – Adduktion, Supination – Pronation) aller großen Gelenke (Schulter, Ellenbogen, Hand, Finger, Hüfte, Knie, Fuß) orientierend geprüft werden. Dazu können junge, kräftige Pat. Kniebeugen machen oder auf einen Stuhl steigen und auf einem

Bein hüpfen. **Cave:** Händigkeit beachten. Ein etwas schwächerer rechter Arm bei einem Rechtshänder bedeutet eine Parese.

Latente Parese

- Armvorhalteversuch: Pat. steht mit 90° nach vorn gehaltenen Armen, Handflächen nach oben, Augen geschlossen → Absinken eines Armes und Pronation bei Parese.
- Beinvorhalteversuch: Pat. liegt auf dem Rücken, Beine sind in Hüft- und Kniegelenken rechtwinklig gebeugt → Absinktendenz, Schweregefühl bei Parese.

Psychogene Lähmung Pat. bei der Untersuchung ablenken (z.B. gleichzeitig Rechenaufgabe), auf spontane Bewegungen achten, Verdacht besteht bei:

- Pat. macht keinen Versuch einer Bewegung.
- Gleichzeitige Innervation von Agonist und Antagonist oder anderen Muskelgruppen.
- Plötzliches Nachgeben bei der Prüfung.
- Artistische Bewegungen bei der Gangprüfung, um Parese zu demonstrieren.
- Auffallende Diskrepanz zwischen Ausmaß der angeblichen Lähmung und fehlender Atrophie bzw. erhaltenen MER.
- Häufig liegt einer psychogen anmutenden Lähmung eine leichtere organische Störung zugrunde.

1.1.6 Untersuchung der Reflexe

Muskeleigenreflexe

Physiologisch, monosynaptisch. Führen zur Kontraktion eines Muskels.

Durchführung Pat. entspannt und bequem lagern. Reflexhammer locker aus dem Handgelenk gegen die Sehne oder den eigenen Finger auf der Sehne schwingen lassen (☞ Abb. 1.9). Bei nicht sicher auslösbaren Reflexen Muskelkontraktion palpieren; Bahnungsversuche:

- Armeigenreflexe: Kräftig die Zähne zusammenbeißen lassen.
- Beineigenreflexe: Jendrassik-Handgriff, bei dem Pat. die Finger verhakt und kurz vor dem Hammerschlag kräftig zieht (☞ Abb. 1.9).

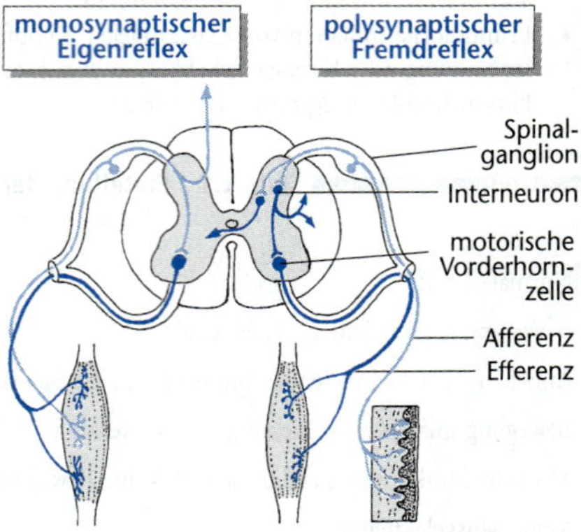

Abb. 1.8 Schema des mono- und polysynaptischen Reflexbogens

Bewertung

- Physiologisch: Individuell verschieden starke Ausprägung.
- Pathologisch: Seitenunterschiede, Unterschied zwischen Arm- und Beinreflexen, Unterschied zwischen Extremitäten- und Masseterreflex, Verbreiterung von Reflexzonen.

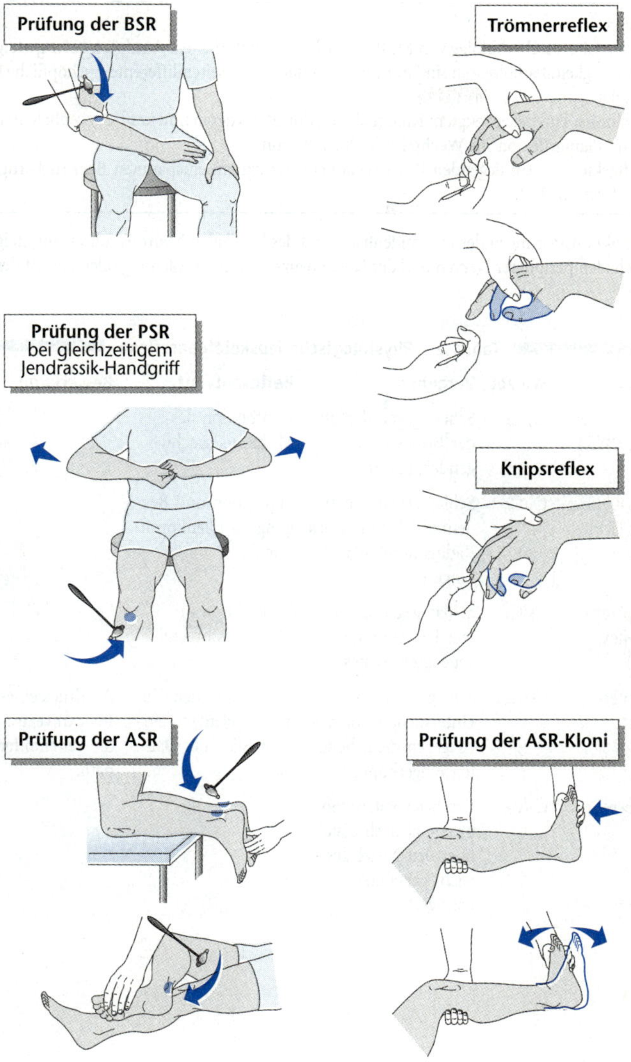

Abb. 1.9 Reflexprüfung

Klonus
Wiederholte, rasche Abfolge von MER, die sich selbst unterhalten. Ausdruck einer gesteigerten Reflextätigkeit. Pathologisch sind nur unerschöpfliche und seitendifferente erschöpfliche Kloni.
Testung:
Fußklonus: Fuß bei gebeugtem Knie ruckartig dorsal flektieren und kräftig gegenhalten: rhythmische Plantarflexion im Wechsel mit Dorsalflexion.
Patellarklonus: Am liegenden Pat. Patella bei gestrecktem, entspannten Bein ruckartig nach kaudal verschieben.

! Funktionsstörungen der Pyramidenbahn und des kortikalen Neurons führen zur Steigerung, Schäden peripherer Nerven und der Nervenwurzel zu Abschwächung oder Verlust der MER.

Tab. 1.2 Physiologische Muskeleigenreflexe

MER	Wurzel	Vorgehen	Reflexantwort	Bemerkung
Bizepssehnenreflex (BSR)	C_5/C_6	Schlag gegen den auf der Bizepssehne liegenden Finger	Kontraktion des M. biceps brachii	
Radiusperiostreflex (RPR)	C_5/C_6	Schlag gegen den auf dem distalen Ende des Radius liegenden Fingers	Supination und Beugung im Ellenbogengelenk	
Trizepssehnenreflex (TSR)	C_7/C_8	Schlag gegen die distale Trizepssehne des gebeugten Armes	Kontraktion im M. triceps brachii	
Trömnerreflex	C_7/C_8	Schlag der Finger des Untersuchers von volar gegen die gebeugten Fingerkuppen	Beugung in den Fingerendgelenken, einschließlich des Daumens	Ausdruck eines hohen Reflexniveaus. Nur die Seitendifferenz ist path.
Knippsreflex	C_7/C_8	Rasches Gleiten von proximal nach distal über den Nagel des leicht gebeugten Mittelfingers		

Tab. 1.2 Fortsetzung

MER	Wurzel	Vorgehen	Reflexantwort	Bemerkung
Patellarsehnenreflex (PSR)	L_3–L_4	Knie leicht anheben, auf Entspannung des M. quadriceps achten, Schlag auf die Patellarsehne	Kontraktion des M. quadriceps	Verbreiterung der Reflexzone auf die Schienbeinkante bei Pyramidenbahnschädigung. Bei lebhaftem Reflexniveau auch prüfbar durch Hammerschlag auf den Finger des Untersuchers auf dem Oberrand der Patella
Adduktorenreflex	L_2–L_4	Schlag auf die distale Adduktorensehne	Adduktion in der Hüfte	Bei lebhaftem Reflexniveau oder Pyramidenbahnschädigung Kontraktion der Hüftadduktoren der Gegenseite
Tibialis-posterior-Reflex	L_5	Schlag auf die Sehne des M. tibialis posterior unterhalb des medialen Malleolus	Supination und Inversion des Fußes	Nur bei hohem Reflexniveau auslösbar
Achillessehnenreflex	S_1/S_2	Bei leicht gebeugten Knien den Fuß dorsal flektieren, Schlag auf die Achillessehne	Plantarflexion	Gleichzeitig auf Kloni achten
Rossolimo-Reflex	S_1/S_2	Schlag von plantar gegen die Zehenballen	Plantarflexion der Zehen	Entspricht Trömnerreflex an der Hand

! Maskierte Reflexsteigerung bei gleichzeitiger Polyneuropathie!

Fremdreflexe

Physiologisch, polysynaptisch. Sensible Reizung führt zur Kontraktion der dem betreffenden Dermatom zugeordneten Muskeln (z.B. Kremasterreflex).

Tab. 1.3 Physiologische Fremdreflexe

Fremdreflex	Wurzel	Vorgehen	Reflexantwort	Bemerkung
Bauchhautreflex	Th_6–Th_{12}	Kräftiges Bestreichen des Bauches von lateral zur Mittellinie in drei Etagen mit Holzstäbchen	Kontraktion der ipsilateralen Bauchmuskulatur mit Verziehung der Bauchdecke zur bestrichenen Seite	Ausfall weist auf Schädigung der Pyramidenbahn; hilfreich bei Höhenlokalisation von RM-Läsionen
Kremasterreflex	L_1/L_2	Bestreichen der Oberschenkelinnenseite	Kontraktion des M. cremaster und Hebung des gleichseitigen Hodens	Bei Angabe von perianalen Sensibilitätsstörungen und V.a. Kauda- oder Konussyndrom
Analreflex	S_3–S_5	Bestreichen der Perianalregion am seitwärts liegenden Pat.	Kontraktion des Schließmuskels	Nur Seitendifferenz path.
Glabellareflex		Schlag auf die Glabella	Lidschluss. Bei mehrfachem Wiederholen oft erschöpfend	Bei extrapyramidalen Erkr. Typischerweise nicht habituierbar

Pyramidenbahnzeichen und pathologische Mitbewegungen

Enthemmungsreflexe bei geschädigter Pyramidenbahn. Beim Erw. immer pathologisch! Zeichen einer Schädigung des 1. motorischen Neurons und/oder der Pyramidenbahn. Immer mehrmals und verschiedene Auslösemöglichkeiten prüfen.

Tab. 1.4 Pyramidenbahnzeichen

Reflex	Durchführung	Reflexantwort
Babinski, Chaddock	Bestreichen der lateralen Plantarseite oder Außenkante des Fußes von der Ferse im Bogen in Richtung Großzehe mit einem spitzen Gegenstand	Tonische Dorsalflexion der Großzehe bei gleichzeitiger Plantarflexion und Spreizung der anderen Zehen (Fächerphänomen). Beim Gesunden erfolgt eine Plantarflexion der Großzehe. Stumme Sohle (keine Reflexantwort) nur bei Seitendifferenz path.
Oppenheim	Kräftiges Bestreichen der Schienbeinvorderkante	
Gordon	Zusammenpressen der Wadenmuskulatur	

Tab. 1.5 Pathologische Mitbewegungen

Name	Durchführung	Mitbewegung
Wartenberg	Pat. und Untersucher haken Finger zusammen und ziehen beide kräftig	Adduktion des Daumens. Inkonstantes Zeichen, kommt auch bei Gesunden vor
Strümpell	Liegender Pat. beugt Knie gegen den Widerstand des Untersuchers	Dorsalflexion der Großzehe
Orbicularis-oris-Reflex	Klopfen oberhalb des Mundwinkels	Vorwölbung der Lippen (Läsion kortikopontiner Bahnen)

1.1.7 Nervendehnungszeichen

Tab. 1.6 Nervendehnungszeichen

Zeichen	Durchführung	Positiv bei
Lasègue	Gestrecktes Bein passiv in Rückenlage anheben: Lumbale Schmerzen mit Ausstrahlung in das angehobene Bein. Angabe des Beugewinkels, bei dem Schmerzen auftreten	Wurzelreizung L_4/L_5 oder Meningitis
Umgekehrter Lasègue	In Bauchlage passiv im Kniegelenk beugen: Pat. hebt Hüfte auf der betroffenen Seite an	Wurzelreizung L_3/L_4
Kernig	In Rückenlage Hüfte und Knie 90° beugen, dann das Knie strecken: Lumbale Schmerzen	Wurzelreizung L_5/S_1 oder meningeale Reizung
Brudzinski	Passive Kopfbeugung nach vorn: Pat. zieht Bein an	Meningeale Reizung, Meningitis
Lhermitte	Passive Kopfbeugung nach vorn: Kribbelnde Dysästhesien in Armen und Rücken	Chron. Entzündungen, raumfordernde Prozesse des Halsmarks, MS

1.1.8 Untersuchung der Sensibilität

Anamnese

Missempfindungen

- Parästhesien: z.B. „Ameisenlaufen“ , „Kribbeln“.
- Dysästhesie: Quälende Missempfindung.

- Hyperästhesie: Gesteigerte Empfindung von Berührungsreizen.
- Hyperpathie: Lang anhaltende, unangenehme Empfindung.
- Hypästhesie: Taubheitsgefühl („wie beim Zahnarzt“).

Schmerzen

- Art, Dauer.
- Hypalgesie, Analgesie: Schmerzunempfindlichkeit.
- Hyperalgesie: Verstärkte Schmerzempfindung auf adäquate Reize.
- Allodynie: Schmerzempfindung auf inadäquate Reize.
- Auslösemechanismen: z.B. Schmerzverstärkung durch Husten, Niesen oder Pressen.

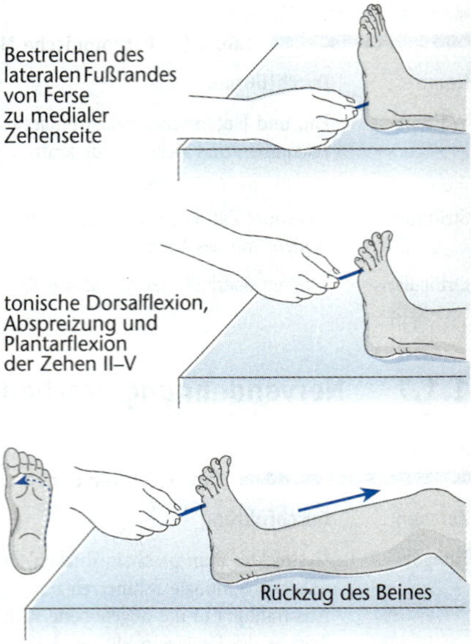

Abb. 1.10 Babinski-Zeichen

Untersuchung

Pat. soll Augen schließen und sich auf die Fragestellungen konzentrieren. Immer Seitenvergleich beachten. Grenzen und Niveau (bei Querschnitt) eines hypästhetischen Areals genau vermerken.

Berührung: Bei geschlossenen Augen mit Wattetupfer oder Fingerkuppe durch Bestreichen prüfen.

Schmerz: Mit abgebrochenen Holzstäbchen (keine Nadeln: Infektions- und Verletzungsgefahr!) Spitz-Stumpf-Diskrimination in unregelmäßiger Folge prüfen.

Temperatur (Thermhyp- oder -anästhesie): Mit zwei Reagenzgläsern, gefüllt mit Eis und heißem Wasser, in unregelmäßiger Abfolge prüfen (v.a. wichtig bei Angabe von Hypalgesie).

Vibration (Pallhyp- oder -anästhesie): 128-Hz-Stimmgabel auf Knochenvorsprünge (z.B. Handgelenke, Patella, Malleolus medialis, Hallux) aufsetzen. Messung in Achteln anhand der aufsteckbaren Skalen. Zur Unterscheidung von Druck und Vibration zwischendurch auch die nicht vibrierende Stimmgabel aufsetzen. Der isolierte Ausfall der Vibrationsempfindung ist immer pathologisch!

Bewegung: Zeigefinger oder Großzehe lateral anfassen, rasch und definiert nach oben bzw. unten bewegen. Richtung angeben lassen.

Stereognosie: Erkennen von auf die Haut geschriebener Zahlen oder kleiner aufgelegter Gegenstände (Münzen, Schlüssel). Gelingt dies nicht, liegt eine Astereognosie vor.

Zweipunktdiskrimination: Prüfen des räumlichen Auflösevermögens mit einem Tastzirkel; in gemischter Reihenfolge ein oder zwei simultane Reize setzen. Bei zentraler Sensibilitätsstörung sind die Schwellenwerte erhöht.

Neglekt: Simultane Sensibilitätsprüfung beider Körperseiten. Bei leichter zentraler Störung wird der Reiz auf der kranken Seite nicht wahrgenommen (Extinktionsphänomen), obwohl er bei getrennter Prüfung erkannt wird.
Kraftempfindung: Pat. Gewichte im Seitenvergleich schätzen lassen.

Bewertung

- Intakte Berührungsempfindung, fehlendes Schmerz- und Temperaturempfinden → *Dissoziierte Sensibilitätsstörung* (z.B. bei Syringomyelie, Tabes dorsalis, Brown-Séquard-Sy. ☞ 11.1).
- Unempfindlichkeit für alle Qualitäten mit Grenzen, die sich keinem Dermatom oder Nervenversorgungsgebiet zuordnen lassen. Häufig exakte Begrenzung in der Mittellinie, Analgesie selbst für stärkste Schmerzreize ohne gleichzeitige Störung der Temperaturwahrnehmung, Angabe von schweren Sensibilitätsstörungen ohne gleichzeitige sensible Ataxie oder Feinmotorikstörung → Hinweise auf *psychogene Sensibilitätsstörung.* **Cave:** Häufig liegt ein organisches Grundproblem vor, das psychogen ausgeweitet wird!

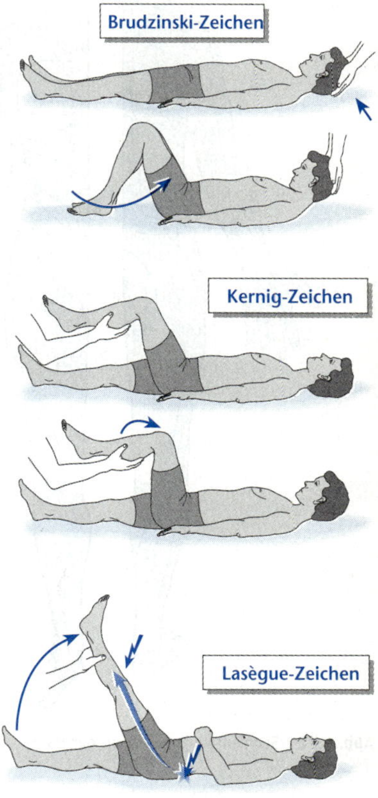

Abb. 1.11 Brudzinski-, Kernig- und Lasègue-Zeichen

1.1.9 Untersuchung der Koordination

Zeigeversuche

! Auf Zielsicherheit, Flüssigkeit der Bewegung, Intentionstremor und Ataxie achten!

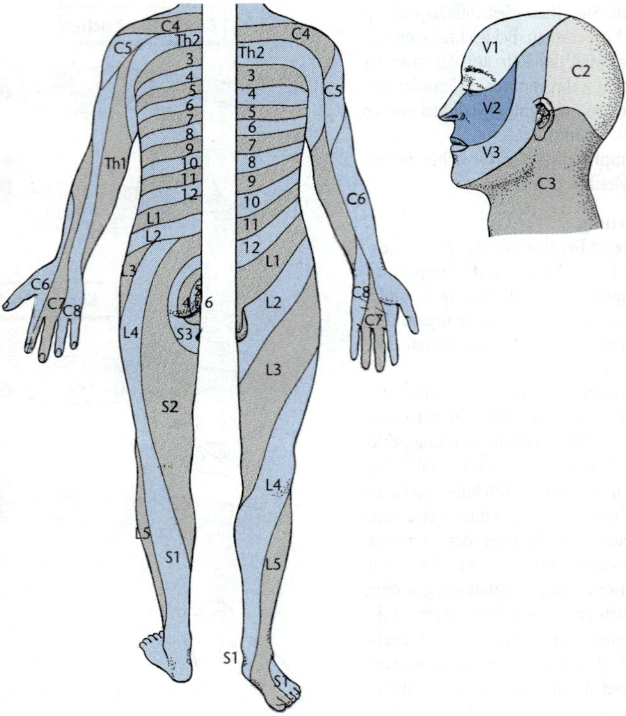

Abb. 1.12 Segmentale Innervation der Haut

Finger-Nase-Versuch: Im weiten Bogen erst mit offenen, dann mit geschlossenen Augen den Zeigefinger zur Nasenspitze führen.
Finger-Folge-Versuch: In weitem Bogen beide Zeigefingerspitzen berühren lassen. Pat. soll im Wechsel auf eigene Nasenspitze und auf den Finger des Untersuchers deuten. Position des Fingers rasch ändern.
Knie-Hacken-Versuch: Ferse des einen Beines auf Patella des anderen setzen und die Schienbeinkante herunterfahren lassen.
Bárány-Zeige-Versuch: Pat. senkt mit offenen Augen den gestreckt gehobenen Arm, bis der Zeigefinger auf Höhe des Untersuchers ist. Wiederholung mit geschlossenen Augen. Abweichen zur kranken Seite bei einseitigen vestibulären und zerebellären Läsionen.

Diadochokinese

Rasche alternierende Bewegungen

Durchführung Schnell abwechselnd mit Handrücken und Handflächen auf eine Unterlage klopfen oder Hände schnell im Wechsel supinieren und pronieren.

Bewertung Dys- oder Bradydiadochokinese bei Kleinhirnläsionen, extrapyramidalen Störungen, zentralen Paresen und Störungen der Tiefensensibilität.

Rebound-Phänomen

Durchführung Pat. drückt die nach vorn gestreckten Arme gegen den Widerstand des Untersuchers nach oben.

Bewertung Bei plötzlichem Nachlassen des Gegendrucks schlagen bei Pat. mit Kleinhirnläsionen die Arme nach oben aus (= path. Rebound), der Gesunde federt durch Innervation der Antagonisten schnell ab (= Rebound). **Cave:** Pat. kann dabei nach hinten kippen.

Romberg-Versuch

Indikation Zur DD sensible und zerebelläre Ataxie.

Durchführung Pat. steht mit geschlossenen Füßen zunächst mit offenen, dann mit geschlossenen Augen.

Bewertung Positiv bei unsicherem Stand nach Schließen der Augen → *sensible Ataxie.* Fallneigung zur Seite ohne Parese gibt Hinweis auf ipsilaterale Schädigung des Gleichgewichtorgans oder Kleinhirns (☞ 13.2). Bei unsystematischem Schwanken mit Rechenaufgabe ablenken.

Unterberger-Tretversuch

Durchführung Pat. mit geschlossenen Augen etwa 1 Min. auf der Stelle treten lassen.

Bewertung Bei einseitigen vestibulären oder zerebellären Störungen Drehung um die Körperachse zur kranken Seite (> 45°). Dreimal wiederholen.

Gangprüfung

Normal-, Blind-, Seiltänzergang: Mind. 10 Schritte. Auf Flüssigkeit der Bewegung, Mitbewegung der Arme, Seitenabweichung, Schwanken, normale oder breite Führung der Beine achten.
Einbeinhüpfen: Sehr sensitive Methode zur Prüfung leichter Paresen oder Koordinationsstörungen.

1.1.10 Primitivreflexe

Syn.: Instinktbewegungen. Zeichen einer generalisierten, fortgeschrittenen organischen Hirnschädigung (Demenz ☞ 22.2, arteriosklerotische Enzephalopathie ☞ 6.2.2).

Handgreifen: Hakeln nach ruckartigem Bestreichen der Handinnenflächen des Pat. mit den eigenen Fingerspitzen.

Gegenhalten bei ruckartiger passiver Streckung des gebeugten Armes: Pat. lassen sich aus dem Liegen hoch ziehen.
Orales Greifen: Mundöffnung, Saugen oder Hinwendung bei perioraler Berührung (Saugreflex).
Palmomentalreflex: Bei Bestreichen des Daumenballens von proximal nach distal mit einer Nadel Kontraktion des ipsilateralen M. triangularis (Kinnmuskulatur).
Pathologisches Lachen und Weinen: Enthemmungsphänomen angeborener Ausdrucksbewegungen. Nicht situationsangepasst, spontan oder nach unspezifischen Stimuli, häufig auch abrupter Wechsel zwischen Lachen und Weinen; keine affektive Beteiligung des Pat. → Bei Demenz und zentralen Bewegungsstörungen (Pseudobulbärparalyse, Chorea, Athetose).

! Der Palmomentalreflex ist schon frühzeitig bei atrophischen Hirnprozessen nachweisbar (Alkoholenzephalopathie, Parkinson-Krankheit), der Greif- und Saugreflex nur bei schwerer Hirnschädigung.

1.1.11 Untersuchung vegetativer Funktionen

- Stuhl- und Urinanamnese: Unwillkürlicher Abgang bei Krampfanfall (☞ 9.1), Retention bei spinalen Läsionen (☞ 11), Inkontinenz bei MS (☞ 8).
- Zeichen vegetativer Labilität: Schweißneigung (Delir ☞ 22.1, Hyperthyreose), Dermographismus.

Minor-Schweißversuch

Indikationen Lokalisationsdiagn. bei RM-Erkr. (Schädigung der zentralen Sympathikusleitung).

Durchführung Pat. trinkt 1 l heißen Lindenblütentee und nimmt ASS 1 g p.o. ein (z.B. Aspirin®). Danach zu untersuchende Körperregion mit Tinktur bestreichen (1,5 % Iodi puri, 8,5 % Olei rhicini, 90 % reines Ethanol). Nach Trocknen der Tinktur mit Kartoffelstärkepuder bestreuen und den Pat. 20 Min. unter Lichtkasten legen.

Bewertung Dunkle Verfärbung der Stärke (durch Iod-Stärke-Reaktion) zeigt Schweißsekretion an. Erfolgt keine ausreichende Schweißbildung, Test wiederholen. Statt Erwärmung Pilocarpin 0,01 g auftragen (pharmakogene Schweißsekretion).

Ninhydrintest

Indikationen
- Schäden peripherer Nerven oder des zervikalen Grenzstranges.
- *DD* Wurzel- und Plexusschaden (Schweißsekretion bei Plexusschaden gestört, bei Wurzelschaden oder spinaler Läsion nicht).
- Differenzierung zwischen prä- und postganglionärem Horner-Sy. (☞ 4.1.5).

Durchführung Zu untersuchende Körperregion des Pat. (Hand, Fuß oder Stirn) auf Schreibmaschinen- oder Löschpapier drücken, Umrisse einzeichnen. Papier mit 1 % Ninhydrin in Azeton tränken und trocknen lassen.

Bewertung Violettverfärbung durch Reaktion von Aminosäuren des Schweißes mit Ninhydrin. Bezirke ohne Schweißsekretion bleiben weiß.

Kardiale Diagnostik

Zur Synkopenabklärung (☞ 9.2.1), vegetative Mitbeteiligung bei PNP oder GBS (☞ 14.5.1).

Schellong-Test **Durchführung:** RR- und Pulsmessung im Liegen, dann Pat. rasch aufstehen lassen und erneut mehrmals RR und Puls messen.
Bewertung: Positiv (= pathologisch) bei Abfall des systolischen RR um > 30 mmHg bzw. $RR_{systol.}$ im Stehen < 80 mmHg.

Karotisdruckversuch **Durchführung:** Massage des Karotissinus für max. 5 Sek.
Bewertung: Positiv bei RR-Abfall um < 30 mmHg, **Cave:** Asystolie!

EKG Bestimmung der RR-Interpeaklatenzen. Frequenzstarre bei tiefer Einatmung weist auf Schädigung des autonomen Reflexbogens (z.B. bei GBS, PNP) hin.

1.2 Psychiatrische Untersuchung

Zur psychiatrischen Untersuchung gehören Anamnese, psychopathologischer Befund, körperliche Untersuchung, ggf. Laboruntersuchungen (z.B. Drogenscreening) und psychologische Tests. Auf Emotionen achten, die der Pat. entgegenbringt (Übertragung konflikthafter Einstellungen) und die er beim Untersucher hervorruft (Gegenübertragung).

1.2.1 Psychiatrisches Untersuchungsgespräch

Beginn der therapeutischen Beziehung und Behandlung, dient dem Aufbau eines Arbeitsbündnisses zwischen Arzt und Pat. Wichtig sind Zeit, Geduld und eine ungestörte Gesprächssituation.

Gesprächsführung

Grundlagen Uneingeschränkte, teilnahmsvolle Zuwendung des Untersuchers, keine Äußerung von Kritik. Vertrauensvolles Gespräch. Ggf. Hilfestellung durch offene Fragen, unterstützende Bemerkungen oder direktes Ansprechen von Gefühlen. Zunächst möglichst freie Gesprächsführung, dann gezielte Exploration. Vorschläge des Arztes zur Diagnose, Anbieten von Information und Aufklärung über Erkrankung, Therapievorschläge.

! Zu vermeiden sind:

- **Passive Suggestivfragen:** Pat. spürt Erwartungen/Vorurteile des Arztes, dadurch kann die Antwort vorweggenommen werden.
  Aktive Suggestivfragen: Nicht stellen, wenn Zweifel am hinterfragten Sachverhalt bestehen. Ist sich der Untersucher jedoch seiner Unterstellung sicher, kann eine aktive Suggestivfrage dem Pat. ggf. helfen, ein fälliges Geständnis zu machen (z.B. bei Alkoholabhängigkeit).

Durchführung

Hinweise auf psychopathologische Symptome

- Gestik, Mimik, Haltung, Gang bei Antriebs-, Affektstörungen und Sinnestäuschungen (z.B. Unruhe, Apathie, Grundstimmung, Reaktion auf Affekte).
- Sprache und Gesprächsführung bei Affekt- und Denkstörungen, z.B. Sprechgeschwindigkeit, Logik, Zusammenhang, Inhalt des Gesagten (z.B. gesteigertes Selbstwertgefühl, wahnhafte Interpretationen), Ausdrucksweise.
- Lückenhafte Erzählungen, Konfabulationen und Perseveration (Festhalten an alten Begriffen/Themen, die nicht mehr in den Gesprächszusammenhang passen) bei Störung der Gedächtnisfunktion.

Vervollständigung der Anamnese

- Unstrukturiertes Interview: Pat. soll Thema selbst wählen und frei über Beschwerden, Sorgen und Ängste erzählen; überwiegende Frageform: Offene Fragen.
- Strukturiertes Interview: Untersucher bestimmt Gesprächsrichtung. *Ind.:* Hinweise auf psychopathologische Symptome zur Eingrenzung der Symptomatik und Exploration der Symptome, fließender Übergang in psychopathologische Befunderhebung. Überwiegend gezielte offene und Alternativfragen, d.h. Pat. hat zwei Antwortmöglichkeiten. Evtl. Anwendung kommerziell erhältlicher strukturierter klinischer Interviews zur Diagnosestellung (☞ 1.2.2).
- Aktuelle Erkr.: Beginn, Auslöser, Symptome, bisherige Ther., Motivation zur Ther., Erwartungen an Ther.
- Vorerkr.: Körperlich und psychisch, evtl. Ther., Medikamenteneinnahme (was hat früher geholfen), Suizidversuche in der Vorgeschichte.
- Suchtanamnese: Nikotin, Alkohol, Drogen, Medikamente.
- Patientenbiographie: Geburtsverlauf, frühkindliche Erkr., Beziehung zu Eltern und Geschwistern.
- Sexualität: Erste sexuelle Kontakte, Fantasien, Neigungen.
- Familie: Psychische und körperliche Erkr. bei Verwandten.
- Sozialanamnese: Aktuelle Lebenssituation, Schule/Beruf, Ehe/Familie, Kriminalität.
- Fremdanamnese: Angehörige, Freunde, Hausarzt (V. a. nach Suizidversuch. Einwilligung des Pat. einholen).
- Konfliktklärung: Bei Hinweisen auf intrapsychische Konflikte oder äußere Belastungssituationen auslösende Lebensumstände genauer beleuchten. Verstärkende und abschwächende Faktoren, Folgen für Pat.
- Krankheitsmodell des Pat.: Erklärung des Pat. für seine Beschwerden, Einstellung des Pat. dazu. Frage nach seinem globalen Empfinden (soll Pat. anhand einer visuellen Analogskala angeben).

Konfliktarten

- **Normale Konflikte:** Lösung oder Entschärfen durch Aussprachen, Interessenausgleich oder Kompromisse möglich.
- **Antinomische Konflikte:** Unaufhebbare Gegensätze der Impulse und Bedürfnisse, z.B. Zölibat.
- **Tragische Konflikte:** Unaufhebbare Gegensätze in existenziellen Bereichen, z.B. Gesundheit.

Forts. ▶

- **Neurotische Konflikte:** Reaktion auf Situationen mit unangepassten Verhaltensweisen, die der Mensch in der Jugend erworben hat.
- Häufige Konfliktbereiche sind Partnerwahl, Bindungsverhalten, Beziehung zu den eigenen Kindern, Verluste durch Tod oder Trennung, Herkunftsfamilie, Arbeitsbereich, Besitz, soziokultureller Bereich.

Psychopathologische Befunderhebung

Dokumentation mittels des AMDP-System zur standardisierten Befunderhebung.

! Bei Bewusstseinsstörungen oder mangelnder Fähigkeit (z.B. bei Aphasie) oder Bereitschaft des Pat. zum Gespräch, schriftliche Dokumentation des aktuellen Zustands und Fremdanamnese erheben!

Tab. 1.7 Übersicht

Störung	Exploration und Hinweise	Mögliche Befunde
Bewusstseinslage	Reaktion des Pat. auf Ansprache, Aufforderungen und Schmerzreize	Quantitativ: Somnolenz, Sopor, Koma (☞ 3.1.2) qualitativ: Bewusstseinseinengung, -verschiebung (☞ 4.19.1)
Orientierung (falsch informiert, verwirrt, desorientiert)	Nach Namen, Datum, Ort und Situation fragen	Fehlende oder falsche Angaben zu Zeit, Ort, Person, Situation (☞ 4.19.2)
Aufmerksamkeit und Gedächtnis (☞ 4.19.2, verlangsamt, fehlend)	Befolgt Pat. Anweisungen, versteht er reale und abstrakte Gedankeninhalte. Nachsprechenlassen von Zahlenreihen. Pat. soll sich von Beginn bis Ende der Untersuchung 3 Wörter merken. Nacherzählen von Fabeln, Sprichwort erklären lassen	Konzentrationsstörung, Auffassungsstörung, Störung des Kurz- und Langzeitgedächtnisses (antero- oder retrograde Amnesie, Paramnesien ☞ 4.19.2), lückenhafte Erzählungen, Konfabulationen
Formales Denken (☞ 4.19.3, Tempo, Inhalt und Denkziel)	Sprechgeschwindigkeit, Ausdrucksweise, Sprache und Gesprächsführung, logische Zusammenhänge, Unterbrechungen des Gedankenablaufs	Gehemmt, verlangsamt, umständlich, eingeengt, Gedankenabreißen, Perseveration, Ideenflucht, Neologismen, Vorbeireden, gesperrt, zerfahren oder inkohärent
Befürchtungen, Zwang (☞ 4.19.5)	Muss der Pat. manche Dinge immer wieder tun bzw. Gedanken immer wieder denken, auch wenn er weiß, dass das unsinnig ist, hat er vor manchen Dingen besonders große Angst (z.B. ernsthaft krank zu sein)	Phobie (Agoraphobie, Klaustrophobie, Akrophobie), Hypochondrie, Zwangsdenken (Zwangsideen, -vorstellungen, -gedanken, -fragen, grübeln, -erinnerungen, Befürchtungen), Zwangshandlungen (z.B. Zählzwang, Waschzwang)

Tab. 1.7 Fortsetzung

Störung	Exploration und Hinweise	Mögliche Befunde
Wahn ☞ 4.19.3 (z.B. Beziehungs-, Verfolgungs-, Eifersuchts-, Größen-, Verarmungs- und hypochondrischer Wahn)	Hat der Pat. den Eindruck, etwas „Unheimliches“ sei im Gang, fühlt er sich durch Gesten und Andeutungen Anderer besonders angesprochen, stellt man ihn auf die Probe, will man ihm übel mitspielen, fühlt er sich verfolgt, glaubt er, nicht da oder nicht lebendig zu sein, hat er eine besondere Aufgabe, unerhörte Fähigkeiten	Wahnstimmung, Wahnwahrnehmung, Wahneinfall, systematisierter Wahn
Wahrnehmung und Sinnestäuschungen (☞ 4.19.6)	Wendet sich der Pat. lauschend ab oder macht abwehrende Handbewegungen? Hört Pat. Stimmen oder Geräusche, auch wenn er allein ist? Nimmt Pat. unangenehme Gerüche wahr? Berichtet er von Visionen?	Halluzinationen (optisch, akustisch, olfaktorisch, coenästhetisch, taktil), Illusionen
Ich-Erleben (☞ 4.19.7)	Hat Pat. Veränderungen an sich oder der Umgebung bemerkt oder ein Entfremdungsgefühl? Glaubt er, sein Denken werde beeinflusst? Gehören ihm seine Gedanken? Sind die Ereignisse inszeniert oder von außen gemacht?	Depersonalisation, Derealisation, Gedankenausbreitung, Gedankenentzug, -enteignung, Gedankeneingebung, Fremdbeeinflussung, Transitivismus (Pat. schreibt seine Erlebnisse anderen zu)
Stimmung, Affektivität, affektive Resonanz (☞ 4.19.8)	Fühlt der Pat., kann er weinen, wechselt die Stimmung rasch, haben sich die Interessen gewandelt oder sind sie verloren gegangen? Zukunftsvorstellungen, berufliche und private Pläne	Angst, depressive oder bedrückte Stimmung, Gefühl der Gefühllosigkeit, Affektarmut, Parathymie, Misstrauen, Affektlabilität, -inkontinenz, Starrheit, Ambivalenz, Dysphorie, Euphorie
Antrieb (☞ 4.19.9) und Psychomotorik	Fällt es dem Pat. schwer, alltägliche Dinge zu erledigen, unternimmt er mehr als üblich, ist er innerlich unruhig?	Antriebsarmut, Hemmung, Mutismus, Stupor, Antriebssteigerung, motorische Unruhe, Logorrhö, Ambitendenz, Stereotypien, Automatismen

Tab. 1.7 Fortsetzung

Störung	Exploration und Hinweise	Mögliche Befunde
Suizidalität (☞ 3.8.3)	Immer Suizid ansprechen! Latent: Bestehen passive Suizidgedanken (Wollen Sie morgens nicht mehr aufwachen?). Akut: Bestehen konkrete Suizidpläne, -vorbereitungen, kreisen die Gedanken um Selbstmord, kann Pat. noch an etwas anderes denken, sind Dritten gegenüber Andeutungen gemacht worden	Latent oder akut

Wahn
Bei V.a. Wahn behutsame Befunderhebung! Evtl. empfindet der Pat. den Untersucher als Gegner! Steht er seinen eigenen Ideen sehr kritisch gegenüber, kann ein offenes Gespräch unmöglich sein. Wahn wird meist nicht an der objektiven Unrichtigkeit der Behauptungen des Pat. erkannt, sondern an den mit hohem Gewissheitsgrad vorgetragenen Begründungen.

1.2.2 Neuropsychologische Untersuchung

Tab. 1.8 Neuropsychologische Untersuchungen

Untersuchte Bereiche	Untersuchung	Befund
Orientierung (☞ 1.2.1)	Nach Namen, Datum, Ort, Umständen des Aufenthalts fragen	Falsche oder keine Angaben zu Zeit, Ort, Situation, Person
Wahrnehmung	Perimetrie, Explorationsdias, Lesen, Farbtafeln, Objekt- und Gesichtererkennungstests	Zerebrale Sehstörung (z.B. Hemianopsie, Farb-, Objekt-, Gesichteragnosie, visuelle Reizerscheinungen und Illusionen)
Räumliche Leistungen	z.B. Linienhalbierung, Messung der subjektiven Vertikalen, Zeichnen von (dreidimensionalen) Objekten (Uhr mit Uhrzeit, Haus), Benennen von Gliedmaßen, räumliches Zurechtfinden in örtlicher Umgebung	Visuell räumliche, räumlich-konstruktive Störungen, Körperschemastörungen, topographische Orientierungsstörung
Neglekt (visuell, akustisch, somatosensorisch, multimodal)	Beobachtung (Anstoßen, Übersehen von Personen und Gegenständen), Lesen, Ansprechen, Berührung, Doppelsimultanstimulation	Vernachlässigung einer Raum- und Körperhälfte

Tab. 1.8 Fortsetzung

Untersuchte Bereiche	Untersuchung	Befund
Aufmerksamkeit	Reizzuwendung in standardisierten Tests ☞ 1.2.1, 1.2.3	Gerichtete Aufmerksamkeit ↓, (Ablenkbarkeit ↑), Verarbeitungsgeschwindigkeit ↓, Belastbarkeit ↓
Gedächtnis	Anamnese (Eigen- und Fremdanamnese), Testaufgaben ☞ 1.2.1, 1.2.2	Amnesie anterograd: Arbeits-, Kurzzeit-, Langzeitgedächtnis ↓; prospektives Gedächtnis ↓, retrograd: Autobiographisches und semantisches Altgedächtnis ↓
Planen und Problemlösen	Testaufgaben, Tagesplanung ☞ 1.2.2	Handlungsabläufe können nicht (richtig) beschrieben werden, mangelnde Kontroll- und Umstellungsfähigkeit
Sprache (☞ 4.16.1)	Prüfung von Spontansprache, Benennen, Lesen, Schreiben, Textverständnis (Aachener Aphasietest ☞ 1.2.2)	Broca-, Wernicke-, Globalaphasie, amnestische, transkortikale Aphasien; Sprachfluss ↓ , -anstrengung ↑ , Paraphasien (semantisch = Wort-, phonematisch = Lautverwechslung), Wortfindung ↓, Sprachverständnisstörung
Rechnen	Rechenaufgaben (Grundrechenarten)	Akalkulie
Praxie (☞ 4.16.2)	Imitation bedeutungloser Gesten, Durchführen einfacher Handlungen (z.B. Papierlochen)	Ideomotorische, ideatorische Apraxie (Einzelbewegungen können nicht mehr richtig durchgeführt, bzw. nicht zu einem Bewegungsablauf zusammengestellt werden)
Krankheitseinsicht	Anamnese	Anosognosie: mangelnde oder fehlende Einsicht in krankheitsbedingte Beeinträchtigungen

1.2.3 Neuropsychologische und psychologische Testverfahren

! Nur bei anamnestischen Hinweisen auf eine bestimmte Störung indiziert, keinesfalls routinemäßig!

Untersuchung der Aufmerksamkeit

Zahlenverbindungstest (ZVT) **Ind.:** Messung der kognitiven Leitungs- und Verarbeitungsgeschwindigkeit (z.B. nach Hirnschäden).
Durchführung: Auf 4 Din-A4-Matrizen unregelmäßig verteilte Zahlen von 1–90 sollen so schnell wie möglich (Zeit wird gestoppt) in aufsteigender Reihenfolge miteinander verbunden werden.
Beurteilung: Eingeschränkte Aussagekraft bei motorischen Defiziten des rechten Arms bei Rechtshändern bzw. des linken Arms bei Linkshändern, bei visuellen Wahrnehmungsstörungen (z.B. Hemianopsie) und Aphasien. Objektiver Test mit guter Reliabilität und Validität.

Aufmerksamkeitsbelastungstest d2 **Ind.:** Prüfung von visueller Aufmerksamkeit und Konzentrationsfähigkeit. Erfassung organisch bedingter Leistungseinbußen.
Durchführung: Markierung speziell gekennzeichneter Buchstabenkombinationen unter Zeitdruck. Weitgehend unabhängig von intellektueller Kapazität und Bildungseinflüssen.
Beurteilung: Altersabhängige Normwerte.

Trailmaking-Test Version B (TMTIB) **Ind.:** Untersuchung der Verarbeitungsgeschwindigkeit und der geteilten Aufmerksamkeit.
Durchführung: Möglichst schnelles Verbinden der Zahlen 1–13 und der Buchstaben A–L in alternierender Reihenfolge (1–A, 2–B, ...). Doppelte Belastung des Arbeitsgedächtnisses durch Zahlenreihe und Buchstabenfolge.
Beurteilung: Normative Daten, objektiver Test mit guter Reliabilität und Validität.

Untersuchung des Gedächtnisses

Selektiver Reminding-Test **Ind.:** Selektiver Erinnerungstest zur Quantifizierung der verbalen Lern- und Gedächtnisleistung. Nicht anwendbar bei Störungen der Sprachrezeption und -expression. Voraussetzung sind ausreichende Deutschkenntnisse. Screening-Verfahren zur Aufdeckung verbaler mnestischer Einbußen. Diagnostik demenzieller Erkr., Überprüfung der Gedächtnisleistung nach Hirnverletzungen.
Durchführung: Erinnerung an 10 vorgesprochene Worte, wobei im 1. Durchgang alle 10, in den folgenden 4 Durchgängen nur die jeweils nicht erinnerten Worte vorgesprochen werden. Nach 15 Min. erneutes Abfragen.
Beurteilung: Objektiver Test mit guter Reliabilität und Validität. Alters- und bildungsabhängige Bewertung. Nach 5 Durchgängen < 5 Wörter Beeinträchtigung des verbalen Gedächtnisses. Nach 15 Min. < 3–4 Wörter unterdurchschnittliches verbales Langzeitgedächtnis.

Wechsler Memory Scale (WMS) **Ind.:** Prüfung kurzfristiger Behaltensleistungen.
Durchführung: 7 Untertests: Fragen zu Orientierung, „mental control“ (z.B. Rückwärtszählen), „logical memory“ (z.B. freie Reproduktion von Textinformationen), Nachsprechen von Zahlenreihen, Reproduktion geometrischer Muster, Lernen von Wortpaarassoziationen.
Beurteilung: Altersabhängige Normwerte.

Demenzdiagnostik

Umfassende Testbatterien und Skalen für kognitive und nichtkognitive Funktionen, z.B. Kombination der Folgenden:

Mini-Mental-State (MMS) **Ind.:** Erstdiagn., Verlaufskontrolle unter Ther.
Durchführung: Überprüfung von Orientierung, Merkfähigkeit, Aufmerksamkeit, Zahlenverständnis, Erinnerungsfähigkeit und Sprache.
Beurteilung: Insgesamt können 30 Punkte erreicht werden; < 22 Punkte: Hinweis auf mäßige, < 10 Punkte schwere Demenz.

Global Deterioration Scale (GDS) **Ind.:** Globale Einschätzung des Demenzschweregrades; Erstdiagn., Verlaufskontrolle unter Ther.
Durchführung: Im Wesentlichen konzipiert zur Abstufung kognitiver Störungen vom gesunden älteren Menschen bis hin zu schwerer Demenz bei Alzheimer-Krankheit.
Beurteilung: (Skala) 1 = normal, 4 = beginnende, 7 = schwerste Demenz.

Hachinski-Ischämie-Skala **Ind.:** Erstdiagn., Verlaufskontrolle unter Ther.
Durchführung: Beurteilung neurologischer und psychiatrischer Störungen zur Unterscheidung zwischen vaskulärer und degenerativer Demenz (☞ 22.2).
Beurteilung: (Skala) < 4 = primär degenerative Demenz, 5–6 = Mischform, > 7 = vaskuläre Demenz.

Activities of Daily Living (ADL) **Ind.:** Beurteilung der Unabhängigkeit im tägl. Leben.
Durchführung: Fragen nach Körperpflege, Haushaltsführung, allgemeine Hilfsbedürftigkeit.

Syndrom Kurz Test (SKT) **Ind.:** Schweregrad- und Verlaufsbeurteilung bei Demenz.
Durchführung: 9 Untertests (Gegenstände benennen und reproduzieren; Zahlen lesen, ordnen und zurücklegen; Symbole zählen; Interferenz; Gegenstände reproduzieren und wiedererkennen), Zeitbedarf pro Untertest etwa 60 Sek., Umrechnung der Sekunden in Standardwerte.
Beurteilung: Diagnose einer Demenz ab 25 Punkten.

Untersuchung des Problem lösenden Denkens

Modified Card Sorting Test **Ind.:** Untersuchung von Kategorisierung und Konzeptbildung, Umstellungsfähigkeit.
Durchführung: 48 Antwortkarten werden 4 Vorlagen nach den Kategorien Farbe, Form und Anzahl zugeordnet, ohne dass ein Hinweis auf die Kategorie erfolgt. Pat. erhält nur Rückkopplung über Richtigkeit der Zuordnung. Änderung der Zuordnungsregeln werden in fester Folge angekündigt.
Beurteilung: Auswertung nach Anzahl der gefundenen Kategorien, der Gesamt- und der perseverativen Fehler.

Word Fluency Tests **Ind.:** Untersuchung der formal lexikalischen und semantischen Wortflüssigkeit.
Durchführung: Innerhalb einer bestimmten Zeit sollen möglichst viele Wörter mit einem vorgegebenen Anfangsbuchstaben oder zu einer vorgegebenen semantischen Kategorie (z.B. Supermarkt) gefunden werden.

Turm von Hanoi **Ind.:** Untersuchung des komplexen Planens und Problemlösens, der Strategieentwicklung und -veränderung.
Durchführung: Eine räumliche Anordnung von 4 Scheiben soll nach bestimmten Regeln aus einem vorgegebenen Ausgangszustand in einen erwünschten Zielzustand transferiert werden.
Beurteilung: Optimale Lösung sind 15 Züge, gute Problemlöser nähern sich der optimalen Lösung nach 4–5 Durchgängen; schlechte Problemlöser brauchen im Schnitt 28 Züge. Störungen des Arbeitsgedächtnisses für räumliche Information wirken sich leistungsmindernd aus.

Untersuchung der Intelligenz

Hamburger-Wechsler-Intelligenztest-Serie für Erw. (HAWIE) oder für Kinder (HAWIK) **Ind.:** Beurteilung des Arbeitsverhaltens und Beobachtung der Versuchsperson unter Stress, Untersuchung der verbalen und nonverbalen Intelligenz unter Zeitdruck.
Durchführung: Fragen zum allgemeinen Wissen und Verständnis, Reproduktion vorgesprochener Zahlenreihen, rechnerische Denkaufgaben, Finden von Gemeinsamkeiten, Definition von Begriffen, Zuordnung von Zahlen zu bestimmten Symbolen, Bilder zu einer sinnvollen Geschichte ordnen, Ergänzen unvollständiger Bilder unter Zeitdruck, Legen von Mosaiken und Figuren unter Zeitdruck.
Beurteilung: Bestimmung des Intelligenzquotienten, normal 80–120.

Progressiver Matrizentest von Raven **Ind.:** Rückschlüsse auf logisch kombinatorisches Denken, Erfassen räumlicher Beziehungen, Unterscheiden und Vergleichen.
Durchführung: In geometrischen Figuren müssen Lücken passend ausgefüllt werden. Test ist sprachfrei, daher auch mit fremdsprachigen Pat. durchführbar.
Beurteilung: Altersabhängige Normwerte.

Untersuchung der Sprache

Aachener Aphasietest **Ind.:** Unterscheidung hirngeschädigter Pat. in aphasische und nicht aphasische Pat., Differenzierung verschiedener Aphasieformen.
Durchführung: 6 Untertests:
- Spontansprache: Semistandardisiertes Interview, Beurteilung von Kommunikationsverhalten, Artikulation, Prosodie, automatisierter Sprache, semantischer, phonematischer und syntaktischer Struktur.
- Token-Test: Pat. zeigt und ordnet unterschiedliche, farbige geometrische Formen nach Anweisung; Maß für den Schweregrad der Störung.
- Nachsprechen: Pat. spricht Laute, einsilbige Wörter, Lehn- und Fremdworte, zusammengesetzte Wörter und Sätze nach.
- Schriftsprache: Pat. liest laut, setzt Laute, Wörter und Sätze nach Diktat zusammen, schreibt nach Diktat.
- Benennen: Objekte, Farben, Situationen und Handlungen (durch einfache oder zusammengesetzte Nomina, Sätze).
- Sprachverständnis: Überprüfung des auditiven und des Leseverständnisses für Wörter und Sätze.

Beurteilung: Zufrieden stellende Reliabilität und Validität.

Störungsbezogene psychiatrische Untersuchungsverfahren

Strukturiertes klinisches Interview für DSM-IV (SKID-I und SKID-II) Achse I: Psychische Störungen/Achse II: Persönlichkeitsstörungen **Ind.:** Schnelle und valide Diagnosestellung nach DSM-IV bei Pat. mit psychischen Erkr. auf Achse I (affektive Störungen, psychotische Störungen, Störungen durch psychotrope Substanzen, Angststörungen, somatoforme Störungen, Essstörungen und Anpassungsstörungen) und Achse II (Persönlichkeitsstörungen).
Durchführung: SKID-I mit freiem Interviewteil (Durchführungsdauer etwa 10 Min.) und strukturiertem Interviewteil (Durchführungsdauer etwa 50 Min.). SKID-II mit Screeningfragebogen zu den Merkmalen der Persönlichkeitsstörungen und nachfolgendem Interview, von dem nur noch Fragen zu den Items gestellt werden müssen, die im Screening mit „ja" beantwortet wurden.

Untersuchung affektiver Störungen

Hamilton-Depressions-Skala (HAMD) **Ind.:** Verlaufs- und Therapiekontrolle bei Depression, Überschätzung depressiver Symptomatik durch neurologische Beschwerden.
Durchführung: Untersucher beurteilt die Schwere depressiver Symptome eines Pat. (Niedergeschlagenheit, Schuldgefühl, Suizidalität, Schlafstörungen, Antriebsverhalten, Angst, Zwänge und Vitalstörungen) auf einer drei- bis fünffach gestaffelten Skala.
Beurteilung: (Score) Ab 10 Punkten leichte, ab 20 Punkten mittelschwere, ab 30 Punkten schwere Depression.

Hamilton-Anxiety-Scale (HAMA) **Ind.:** Unterscheidung von Angstsymptomen und neurologischen Beschwerden.
Durchführung: Beurteilung der Zustandsangst eines Pat. (psychische und somatische Symptome).
Beurteilung: (Score) Ab 10 Punkten erhöhte Zustandsangst.

Untersuchung bei Schizophrenie

Positive und Negative Syndromskala (PANSS) **Ind.:** Diagnostik und Einordnung schizophrener Symptome.
Durchführung: Einordnung der schizophrenen (positiven und negativen) Symptome anhand einer 30-Punkte-Liste zu einem Störungsprofil auf 4 Skalen.

Untersuchung der Persönlichkeit

Minnesota Multiphasic Personality Inventory (MMPI) **Ind.:** Erfassen hervorstechender Persönlichkeitseigenschaften, v.a. für Gruppenuntersuchungen geeignet.
Durchführung: Fragebogen mit Feststellungen, die Pat. jeweils mit „richtig" , „falsch" oder „ich weiß nicht" beantwortet. Zusammenfassung von Fragengruppen zu Skalen (Depression, Schizophrenie, Hypochondrie, Hysterie, Psychopathie, Paranoia, Psychasthenie, Hypomanie, Maskulinität, Feminität, soziale Introvertiertheit), aus deren Punktzahl ein Testprofil gezeichnet werden kann.
Beurteilung: Objektivität ausreichend gewährleistet.

Münchner Persönlichkeitstest (MPT) **Ind.:** Einschätzung von Persönlichkeitsveränderungen postmorbide.
Durchführung: Untersuchung der Persönlichkeitseigenschaften Extraversion, Neurotizismus, Frustrationstoleranz, Rigidität, Schizoidie, jeweils in einer Selbst- und Fremdbeurteilungsform.
Beurteilung: Prozentrangplätze für 5 Skalen, Validitätsunsicherheit v.a. für die Skalen Extraversion und Rigidität.

Untersuchung von Abhängigkeit

Münchner-Alkoholismustest (MALT) **Ind.:** Erfassen eines chron. Alkoholabusus (☞ 23.2.1).
Durchführung: Untersucher und Pat. beurteilen anhand einer Liste Symptome („trifft zu/trifft nicht zu"), die auf einen chron. Alkoholkonsum hindeuten. Die Beurteilung des Untersuchers wird bei der Auswertung mehr berücksichtigt.
Beurteilung: (Score) Bei 6–10 Punkten Alkoholgefährdung, ab 11 Punkten Alkoholismus.

Trierer Alkoholismusinventar (TAI) **Ind.:** Erfassen und Einschätzen des Schweregrades eines chron. Alkoholabusus (☞ 23.2.1).
Durchführung: Pat. beurteilt seine Trinkgewohnheiten und -folgeerscheinungen. Zusammenfassung nach den Skalen Schweregrad, soziales Trinken, süchtiges Trinken, Motive, Schädigung, Partnerprobleme durch den Alkoholabusus oder als Grund dafür.

Untersuchung dissoziativer Störungen

Strukturiertes klinisches Interview für dissoziative Störungen (SKID-D) **Ind.:** Diagnostik und Schweregradeinschätzung dissoziativer Störungen.
Durchführung: Am DSM-IV orientierte Interviewfragen zur Erfassung der dissoziativen Hauptsymptome, Dauer zwischen 40 und 150 Min.

Untersuchung von Essstörungen

Strukturiertes Inventar für anorektische und bulimische Essstörungen nach DSM-IV und ICD-10 (SIAB) **Ind.:** Erfassung und Differenzierung von Essstörungen und der häufig auftretenden Komorbiditäten (Angst, Depression, Alkohol- und Drogenprobleme).
Durchführung: Screening durch Fragebogen zur Selbstauskunft (SIAB-S), Interview aus 87 Fragen durch Experten (SIAB-EX). Getrenntes Erfassen des Zeitraums Pubertät bis 3 Mon. vor der Untersuchung sowie der letzten 3 Mon. Dauer etwa 18 Min. für SIAB-S und 50 Min. für SIAB-EX.

1.2.4 Der ausländische Patient

Bei Unkenntnis der Landessprache ist die psychiatrische Untersuchung stark erschwert, ggf. mithilfe eines Dolmetschers möglich. Meist Exploration durch direkte Fragen nötig, um Missverständnisse zu vermeiden, auch bei Verständigung in einer dritten Sprache (z.B. Englisch).
Gute Kenntnisse des kulturellen Hintergrunds sind zur richtigen Einordnung von Symptomen und Problemen nötig. Ausländische Pat. sind durch die Sprachbarriere und die kulturelle Entwurzelung vermehrt belastet.
Zur objektiven Beurteilung bestimmter Funktionen sprachfreie, psychometrische Testverfahren heranziehen, z.B. progressiver Matrizentest nach Raven.

1.2.5 Der psychiatrische Notfallpatient

Bewusstseinsstörungen, Suizidalität (☞ 3.8.3), akute psychotische Symptomatik, akute Angst, Erregung (☞ 3.8.1), Delir (☞ 22.1), neuropharmakogene Notfälle.

! Ein sehr gefährlicher und häufiger Fehler ist es, bei einer vermeintlich psychiatrischen Notfallsituation eine ernste therapierbare somatische Erkr. zu übersehen (z.B. Aggressivität oder Verwirrtheit aufgrund einer Hypoglykämie)!

Vorgehen

- Orientierung über Bewusstsein, Vitalfunktionen.
- Bei bewusstseinsgestörten Pat. ☞ 3.1, bei Kontaktfähigkeit groben psychopath. Befund erheben (☞ 1.2.1).
- Zu beachten:
  - Ruhig bleiben, beim Pat. möglichst Vertrauen erwecken.
  - Mit allen Beteiligten sprechen, Fremdanamnese trägt oft wesentlich zur Diagn. bei oder ist sogar einzige Informationsquelle.
  - Mit Pat. möglichst alleine reden. **Cave:** Nicht bei aggressiven Pat.
  - Uneingeschränktes Akzeptieren und Ernstnehmen von Sorgen, Befürchtungen, Wahnvorstellungen oder Fehlinterpretationen des Pat.
- Körperliche Untersuchung: Besonders auf mögliche somatische Ursachen achten!
  - Verletzungen (z.B. Erregungszustand bei subduralem Hämatom).
  - Hinweise auf Intoxikation (z.B. Nadeleinstiche, Stupor bei Morphinintox.).
  - Neurologische Herdzeichen (z.B. Verwirrtheitszustand bei Schlaganfall).
  - Herz- oder Ateminsuff. (z.B. Verwirrtheit bei Hypoxie).
  - Metabolische Störungen.

Psychiatrische Indikation zur notfallmäßigen stationären Einweisung

- Selbst- oder Fremdgefährdung.
- Desorientiertheit.
- Nicht zu dämpfende, panikartige Angst, Erregungszustand.
- Stupor.
- Bei Verweigerung des Pat. und Erfüllung der entsprechenden Voraussetzungen Zwangsunterbringung (☞ 1.3.6).

1.3 Rechtliche Aspekte der medizinischen Behandlung

1.3.1 Die Geschäftsfähigkeit des Patienten

Fähigkeit, selbstständig rechtlich wirksame Handlungen und Geschäfte zu tätigen und bindende Erklärungen abzugeben. Sie ist Voraussetzung für den Abschluss eines rechtlich bindenden Behandlungsvertrages zwischen Arzt und Pat. Voraussetzung ist die freie Willensbestimmung (Fähigkeit der freien Willensbildung und -äußerung).

! Bei Notfällen besteht in jedem Fall Behandlungspflicht!

Einteilung

Unbeschränkt geschäftsfähig: Jeder Volljährige (in Deutschland ab 18 J.).
Beschränkt geschäftsfähig: Kinder zwischen 7 und 18 J. Eltern müssen zustimmen. Zustimmung kann bei risikoarmen Behandlungen ohne stationären Aufenthalt (z.B. Nähen einer Platzwunde) i.d.R. vorausgesetzt werden.
Geschäftsunfähig sind Kinder < 7 J. und Bewusstlose, sowie

- Pat. mit länger dauernder Störung der Geistestätigkeit (ab mehreren Wo.), die eine freie Willensbestimmung ausschließt (z.B. Korsakoff-Sy. nach schwerem, chron. Alkoholmissbrauch). Bei kurzfristigen Störungen (z.B. Blutalkoholkonzentration ab ~3‰, Drogen, hohes Fieber) bleibt der Pat. geschäftsfähig. Nur die Willensäußerungen, die in diesem Zustand abgegeben werden, sind mit ihren rechtlichen Konsequenzen unwirksam.
- Pat., die generell nicht in der Lage sind, Entscheidungen von vernünftigen Erwägungen abhängig zu machen; nicht bedingt durch reine Willensschwäche oder leichte Beeinflussbarkeit (§104 BGB).

Rechtliche Konsequenz fehlender Geschäftsfähigkeit Die Willenserklärung (z.B. Einwilligung zu medizinischem Eingriff) des Pat. und damit der Behandlungsvertrag zwischen Arzt und Pat. ist rechtlich unwirksam; nur der gesetzliche Vertreter kann rechtlich wirksame Erklärungen abgeben.

Gesetzliche Vertreter bei fehlender oder beschränkter Geschäftsfähigkeit

Minderjährige: In der Regel die Eltern gemeinsam. Ansonsten der Vormund des Kindes.
Erw. (§1896 BGB): Ein Betreuer (☞ 1.3.5) ersetzt seit 1.1.1992 Pfleger bzw. Vormund für einen geschäftsunfähigen Erw.

1.3.2 Einwilligung

Rechtsgrundlage für eine ärztliche Maßnahme. Jede Verletzung der physischen oder psychischen Integrität des Pat. ist eine Körperverletzung, die strafrechtliche und zivilrechtliche Folgen (z.B. Schmerzensgeldansprüche) haben kann.

! Auch bei Blutentnahmen, Injektionen oder der Gabe von Medikamenten muss der Pat. einwilligen!

Bedeutung einer Einwilligung

- Einverständnis mit einer medizinischen Maßnahme (z.B. medikamentöser oder operativer Ther.).
- Zustimmung zur Gefahr und Verzicht auf Schadenersatz im Fall einer Schädigung, über deren Risiko zuvor aufgeklärt wurde; nicht bei Behandlungsfehlern.
- Ausschluss von Strafbarkeit für die Therapiemaßnahmen (bzw. Komplikationen), in die der Pat. eingewilligt hat (bzw. über die er aufgeklärt wurde). Pat. muss gegenüber dem Arzt einwilligen, der den Eingriff vornimmt.

Voraussetzungen für die rechtliche Wirksamkeit einer Einwilligung

- Sie wurde nicht unter Täuschung, Drohung oder Zwang erteilt.
- Sie erfolgte in Kenntnis der Tragweite und Folgen, d.h. nach entsprechender, rechtzeitiger Aufklärung.
- Die ärztliche Maßnahme dient dem therapeutischen Wohl des Pat. (Schutzmaßnahmen sind zulässig, wenn der Pat. andere gefährdet).

! **Voraussetzungen für einen Eingriff ohne Einwilligung**

Betrifft Pat., die nicht in den Eingriff einwilligen können (z.B. bewusstlose Pat.) oder dürfen (z.B. betreute Pat.).

- Der Eingriff ist nicht aufschiebbar (z.B. bei Lebensgefahr). Werden zusätzliche, aufschiebbare Maßnahmen vorgenommen (z.B. elektive Appendektomie bei Übernähung eines rupturierten Magenulkus), ist der gesamte Eingriff unzulässig und somit strafbar.
- Nach ärztlicher Einschätzung würde der Pat. seine Einwilligung in den Eingriff nach entsprechender Aufklärung erteilen.

Bei Minderjährigen gilt außerdem:

- Gefährden Eltern Leben oder Gesundheit eines Kindes durch die Ablehnung einer medizinisch notwendigen Behandlung (z.B. OP, Bluttransfusion), kann die Entscheidung der Eltern durch eine vorläufige Anordnung des Vormundschaftsgerichts gemäß §1846 BGB (☞ 1.3.6, Unterbringung Minderjähriger) ersetzt werden.
- Dringend erforderliche lebensrettende Maßnahmen sind ohne Entscheidung des Vormundschaftgerichtes zulässig.

Tab. 1.9 Zur Einwilligung berechtigte Personen abhängig vom Alter des Patienten

Alter	Psychische/ physische Besonderheiten	Zur Einwilligung berechtigte Personen
< 7 J.		Gesetzlicher Vertreter (Eltern, Elternteil, Vormund). Bei komplikationsträchtigen Eingriffen beide Elternteile, ausgenommen ein Elternteil ist allein personensorgeberechtigt
7–18 J.	Eingriff ist aufschiebbar und hat möglicherweise weit reichende Konsequenzen; Minderjähriger kann Bedeutung und Tragweite nicht erfassen, ist bewusstlos oder sonst nicht in der Lage, seinen Willen zu äußern	Gesetzlicher Vertreter (☞ oben)
	Minderjähriger ist aufgrund seiner geistigen und sittlichen Reife in der Lage, die Bedeutung und Tragweite des vorgesehenen Eingriffs zu erfassen (Beurteilung durch den Arzt)	Minderjähriger selbst; in Zweifelsfällen und bei aufschiebbaren Behandlungen immer vorher Einverständnis der Eltern einholen
> 18 J.	Pat. ist in der Lage, Bedeutung und Konsequenzen des Eingriffs zu erfassen	Pat. selbst
	Pat. kann Bedeutung und Konsequenzen der ärztlichen Maßnahme nicht erfassen oder nicht nach dieser Einsicht handeln (großer Ermessensspielraum des Arztes)	
	Aufschiebbarer Eingriff	Gerichtliche Entscheidung
	Nicht aufschiebbarer Eingriff	Initial Behandlung im Rahmen des Handelns ohne Einwilligung (☞ oben), danach gerichtliche Entscheidung
	Pat. steht unter Betreuung für Aufgabenbereich „ärztliche Maßnahmen“	Betreuer
	Pat. ist bewusstlos oder sonst nicht in der Lage seinen Willen zu äußern	Initial Behandlung im Rahmen des Handelns ohne Einwilligung, danach Entscheidung des Betreuers bzw. des Gerichts

1.3.3 Aufklärungspflicht

! Die Aufklärung über alle relevanten Umstände der vorliegenden Erkr. und ihrer Ther. (mit typischen Risiken) ist Grundvoraussetzung für die rechtliche Wirksamkeit der Einwilligung (☞ 1.3.2).

- Der Umfang richtet sich nach Dringlichkeit und Sachkundigkeit des Pat., seinem Bildungsgrad und bestehenden Wahlmöglichkeiten; in jedem Fall Aufklärung über typische Risiken unabhängig von der Komplikationsrate.
- Aufklärung bei geplanten Eingriffen mind. 2 Tage vorher. **Cave:** Keinesfalls erst nach der Prämedikation aufklären!
- Das Aufklärungsgespräch möglichst mehrfach führen (evtl. auch mit Angehörigen).
- Schriftliche Dokumentation des Aufklärungsgesprächs mit Unterschrift des Pat. und evtl. Zeugen (späteres Beweismittel!).

! Besonders sorgfältig muss die Aufklärung bei Anwendung neuer Behandlungsmethoden, zweifelhafter OP-Ind., diagn. Eingriffen oder bei erhöhtem Misserfolgsrisiko erfolgen.

1.3.4 Schweigepflicht

! Der Arzt muss über alle Tatsachen schweigen, die er vom Pat. im Rahmen der Arzt-Pat.-Beziehung erfährt (prinzipiell auch gegenüber Angehörigen).

Bruch der Schweigepflicht

- Im gerichtlichen Verfahren ist der Arzt nicht verpflichtet, über Lebenssachverhalte auszusagen, die ihm im Rahmen der Arzt-Pat.-Beziehung bekannt geworden sind, wenn er nicht durch den Pat. von der Schweigepflicht entbunden wurde.
- Eine Verletzung der Schweigepflicht kann mit Freiheitsstrafe bis zu einem Jahr oder Geldstrafe geahndet werden.
- Im Zusammenhang mit gerichtlichen Gutachten ☞ 1.4.

1.3.5 Betreuung

Ein Betreuer ist ein von Amts wegen bestellter gesetzlicher Vertreter für Aufgaben, die der Betreute nicht selbst besorgen kann; Abstufungen sind möglich.

Voraussetzung *Pat. ist infolge einer Krankheit oder Behinderung nicht in der Lage, seine Angelegenheiten selbst zu besorgen.*

- Psychisch (konkretisiert durch fachpsychiatrisches Gutachten): z.B. affektive Störung, Schizophrenie, seelische Störungen als Folge einer somatischen Erkr., organisch bedingte psychische Störungen (z.B. nach Hirnverletzungen), Abhängigkeitserkr., Psychopathien.
- Geistige oder seelische Behinderung: z.B. bleibende psychische Beeinträchtigungen aufgrund vorangegangener psychischer Krankheiten.

- Körperliche Behinderung: Nur wenn ein Pat. trotz geistiger Wachheit kaum in der Lage ist, seinen Willen zu äußern (z.B. bei Aphasie nach Schlaganfall).

! Selbsthilfe oder Vorsorgemaßnahmen (z.B. Organisation einer häuslichen Pflege) haben generell Vorrang vor Anordnung einer Betreuung.

Vorgehen bei Antrag auf Betreuung

Beispiel für einen Antrag auf Einrichtung einer Betreuung
Antrag auf Einrichtung einer Betreuung (an das zuständige Vormundschaftsgericht)

Betr.: Herrn/Frau .... geb. .... wohnhaft ....

Ich beantrage für den/die oben Genannten die Einrichtung einer Betreuung mit folgenden Wirkungskreisen: z.B. Aufenthaltsbestimmung, Zuführung zu ärztlicher Behandlung, Vermögenssorge

Bei Herrn/Frau .... liegt folgende Erkrankung vor: ....

Der/Die Betroffene ist aus diesem Grunde nicht mehr in der Lage, seine/ihre Angelegenheiten in den genannten Wirkungskreisen selbst zu besorgen. Eine Verständigung über Sinn und Zweck der Betreuung ist mit ihm/ihr nicht möglich, da ihm/ihr die Einsicht in seine Erkrankung und die Notwendigkeit ihrer Behandlung fehlt.

Der/Die Betroffene hat folgende nähere Verwandte: ....

Als Betreuer wird vorgeschlagen: .... (ggf. Begründung)

Behandelnder Arzt oder Angehörige stellen schriftlichen Antrag (Diagn., Begründung der Notwendigkeit) auf Betreuung nach §1896 BGB beim zuständigen Vormundschaftsgericht, d.h. bei Deutschen beim Vormundschaftsgericht des Wohnortes, bei Ausländern beim für die Klinik zuständigen Vormundschaftsgericht.
Das Vormundschaftsgericht leitet ein Verfahren ein und hört Betroffenen (ggf. auch Angehörige) in möglichst vertrauter Umgebung an. Es lässt ein ärztliches Gutachten (i.d.R. psychiatrisch) mit der Frage erstellen, ob der Pat. Aufgaben nicht mehr selbstständig erledigen kann und wenn ja welche, entscheidet über Erfordernis einer Betreuung und bestellt einen Betreuer für die entsprechenden Aufgabenbereiche (z.B. Vermögenssorge, Sorge für Gesundheit und Zustimmung zu ärztlichen Maßnahmen, Vertretung gegenüber Behörden, Regelung von Wohnungsangelegenheiten, Aufenthaltsbestimmung, Rentenangelegenheiten).
Besteht eine Betreuung für den Aufgabenbereich „Aufenthaltssorge“, kann der Betreuer für den Betreuten eine Unterbringung (☞ 1.3.6) anregen.

! Vor ärztlichen Maßnahmen, die mit Lebensgefahr oder einem hohen Risiko einhergehen, muss neben der Zustimmung des Betreuers immer auch die des Vormundschaftsgerichtes eingeholt werden. Ausnahme: Die ärztliche Maßnahme ist so dringend, dass mit dem Aufschub Gefahr verbunden wäre.

1.3.6 Unterbringung

Zwangsweises Festhalten eines Pat. gegen seinen Willen in einem psychiatrischen Krankenhaus oder an einem anderen geeigneten Ort nach öffentlichem, Zivil-, oder Strafrecht. Letztes Mittel, wenn der Pat. sich nicht von der Notwendigkeit der Aufnahme überzeugen lässt. Dauert an, bis Gefahr für Pat. oder Dritte beseitigt wurde.

! Die gerichtliche Entscheidung über Unterbringung des Pat. muss innerhalb von längstens 24 h nach Einweisung vorliegen.

Öffentlich rechtliche Unterbringung

In jedem Bundesland landesrechtlich unterschiedlich geregelt. Schnellste Form der Unterbringung.

Immer im akuten Notfall, v.a. nachts und am Wochenende.

Voraussetzungen

- Pat. ist psychisch krank oder wegen Geistesschwäche oder Sucht psychisch gestört und
- Pat. stellt eine erhebliche Gefahr für sich selbst (Suizid- oder Selbstverstümmelungsgefahr) oder für die Allgemeinheit (schwere Straftaten) dar.

Vorgehen Arzt oder andere Person benachrichtigt das Landratsamt (ist dieses nicht erreichbar die Polizei) formlos (telefonisch) und beantragt die Unterbringung. Sind die Voraussetzungen für die Unterbringung erfüllt, können das Landratsamt oder die Polizei die vorläufige Unterbringung eines Pat. nach PsychKG (je nach Bundesland) in eine geschlossene Anstalt verfügen, wenn eine einstweilige Anordnung durch das Vormundschaftsgericht zeitlich nicht mehr rechtzeitig ergehen kann (z.B. nachts). In jedem Fall beantragt das Landratsamt/die Polizei innerhalb von 24 h die Unterbringung nach PsychKG (je nach Bundesland) beim Vormundschaftsgericht.
Der Arzt nimmt gegenüber dem Vormundschaftsgericht schriftlich Stellung über die Voraussetzungen der Unterbringung.
Ein Richter hört Pat. so rasch wie möglich an (Wochenende: Richterlicher Notdienst) und trifft eine einstweilige Entscheidung über die Unterbringung.
Das Vormundschaftsgericht beantragt ein ärztliches Gutachten, führt eine erneute Patientenanhörung durch und holt die ihm erforderlich erscheinenden Informationen ein. Auf dieser Grundlage trifft Vormundschaftsgericht die endgültige Entscheidung über Unterbringung des Pat. Besteht für den Pat. keine Gefahr mehr, wird die Unterbringung vom Vormundschaftsgericht aufgehoben.

! Bei der Einweisung durch die Polizei oder das Landratsamt und bei der gerichtlichen Unterbringung hat das jeweilige psychiatrische Krankenhaus Aufnahmepflicht und wenn ein solches nicht erreichbar ist, auch andere Krankenhäuser.

Beispiel für einen Antrag auf Unterbringung
Antrag auf Unterbringung in einem psychiatrischen Krankenhaus
Ärztliche Bescheinigung

Herr/Frau .... geb. .... wohnhaft................................ wurde heute von uns psychiatrisch untersucht. Er/Sie hat die Wahnvorstellung, von der Mafia mit dem Tod bedroht zu werden, hört Stimmen, die ihn/sie zum Suizid auffordern. Heute hat er/sie in der Wohnung seiner/ihrer Eltern zweimal versucht aus dem Fenster zu springen.

Herr/Frau .... ist demnach als geisteskrank und selbstgefährdet anzusehen. Seine/ihre sofortige Unterbringung in einer geschlossenen Abteilung ist zwingend notwendig. Die Voraussetzungen für seine/ihre Unterbringung nach dem Unterbringungsgesetz sind aus ärztlicher Sicht gegeben.

Zivilrechtliche Unterbringung

V.a. zur medizinischen Behandlung.

Voraussetzungen Pat. ist psychisch krank oder wegen Geistesschwäche oder Sucht psychisch gestört, und bedarf der Untersuchung seines Gesundheitszustandes, einer Heilbehandlung oder eines ärztlichen Eingriffs, die jeweils die Unterbringung erfordern und Pat. willigt wegen seiner psychischen Krankheit in die Unterbringung nicht freiwillig ein.

Vorgehen Antrag durch Arzt oder andere Person beim zuständigen Vormundschaftsgericht (in dessen Bezirk der Pat. seinen Wohnsitz hat, bzw. das eine bereits bestehende Vormundschaft oder Betreuung angeordnet hat) auf Unterbringung des Pat. In Eilfällen Antrag auf vorläufige Anordnung einer Unterbringung bei dem Gericht, in dessen Bezirk die Klinik liegt.
Arzt nimmt gegenüber dem Vormundschaftsgericht schriftlich Stellung über die Voraussetzungen der Unterbringung.
Richter hört Pat. so rasch wie möglich an (Wochenende: Richterlicher Notdienst) und trifft eine einstweilige Entscheidung über die Unterbringung.
Vormundschaftsgericht beantragt ärztliches Gutachten, führt erneute Patientenanhörung durch und holt die ihm erforderlich erscheinenden Informationen ein. Auf dieser Grundlage trifft Vormundschaftsgericht die endgültige Entscheidung über Unterbringung des Pat.

Zivilrechtliche Unterbringung Minderjähriger

Zur Heilbehandlung Auf Antrag der Eltern (des gesetzlichen Vertreters ☞ 1.3.2) nach vorheriger Zustimmung des Familiengerichts gemäß §1631b BGB. Sind die Eltern nicht erreichbar oder mit der Maßnahme nicht einverstanden, kann der Arzt eine einstweilige Anordnung zur Unterbringung eines Minderjährigen nach §1846 BGB beim zuständigen Gericht beantragen. Unterbringungsähnliche Maßnahmen (z.B. Fixierung) sollten durch das Familiengericht genehmigt werden.

Bei akuter Gefahr Eltern/Der gesetzliche Vertreter können das Kind bei Suizidgefahr oder Gefahr von Straftaten vorläufig ohne Einschaltung des Gerichtes in eine geschlossene Anstalt bringen. (Dieser Weg ist für die Eltern schneller als eine öffentlich rechtliche Unterbringung.) **Cave:** Andere Personen müssen eine Unterbringung nach öffentlichem Recht beantragen.

Der Arzt muss in diesem Fall das Gericht unverzüglich, d.h. bei nächtlicher Einlieferung am nächsten Tag (Wochenende: Richterlicher Notdienst) benachrichtigen und die Unterbringung des Kindes nach §1631b BGB beantragen.
Die Unterbringung ist bis zur Entscheidung des Vormundschaftgerichtes aufrecht zu erhalten, es sei denn, es besteht aus medizinischer Sicht keine akute Gefahr mehr für den Minderjährigen.

Zivilrechtliche Unterbringung eines unter Betreuung stehenden Erwachsenen

Auf Antrag des Betreuers; nur mit vorheriger Genehmigung des Vormundschaftsgerichts nach §1906 BGB möglich. In folgenden Ausnahmefällen kann der Betreuer den Betreuten selbst in eine geschlossene Anstalt bringen:

- Bei akuter Selbstgefährdung aufgrund einer psychischen Krankheit oder geistigen oder seelischen Behinderung (s.o.) *oder*
- ärztliche Behandlung des Betreuten ist unverzüglich erforderlich, ohne dass er aufgrund seiner Krankheit oder geistigen oder seelischen Behinderung (s.o.) die Notwendigkeit der Behandlung einsieht.

Eine Entscheidung des zuständigen Gerichts über die Unterbringung ist dann unverzüglich, d.h. bei nächtlicher Einlieferung am nächsten Tag (Wochenende: Richterlicher Notdienst) zu beantragen.

! Ärztliche Maßnahmen gegen den Willen des Betreuten (bzw. Betreuers für den Bereich „ärztliche Maßnahmen") sind rechtlich nur zulässig, wenn sie dem Schutz von Leben und Gesundheit des Betreuten dienen. Ansonsten muss das Vormundschaftsgericht über die ärztliche Maßnahme entscheiden.

Zivilrechtliche Unterbringung eines nicht betreuten Erwachsenen gemäß §1846 BGB

! Kann nur durch das Vormundschaftsgericht angeordnet werden. Bei akuter Selbst- oder Fremdgefährdung daher immer öffentlich rechtliche Unterbringung.

Die Unterbringung muss so dringend sein, dass aus zeitlichen Gründen die vorherige Bestellung eines Betreuers (Aufgabenbereiche: „Aufenthaltsbestimmung", „ärztliche Maßnahmen") für den Pat., der als gesetzlicher Vertreter den Maßnahmen zustimmt, nicht möglich ist. Ist die Dringlichkeit nicht gegeben, zuerst Antrag auf Einrichtung einer Betreuung (☞ 1.3.5).
Wegen Dringlichkeit immer Antrag des Arztes auf einstweilige Anordnung einer Unterbringung nach §70h FGG, §1846 BGB. Ist für den Arzt absehbar, dass die Unterbringung länger (> 4–6 Wo.) dauern wird, sollte gleichzeitig der Antrag auf Betreuung des Pat. gestellt werden (☞ 1.7.5). Ggf. wird das Gericht auch von sich aus ein Verfahren zur Bestellung eines Betreuers für den Pat. einleiten.

Strafrechtliche Unterbringung

Im Vorfeld eines Strafverfahrens Antrag auf Unterbringung nach §§ 81, 126a StPO durch den Staatsanwalt zur Erstellung eines medizinischen Gutachtens oder zur einstweiligen Unterbringung, wenn dringende Gründe dafür sprechen, dass der Beschuldigte eine Straftat im schuldunfähigen Zustand oder im Zustand verminderter Schuldfähigkeit (☞ 1.3.1) begangen hat.

Nach Abschluss des Strafverfahrens im Rahmen des Strafvollzugs nach §§63, 64, 67a StGB, wenn im Strafurteil eine Unterbringung des Verurteilten ausgesprochen wurde. I.d.R. in geschlossener Abteilung eines psychiatrischen Landeskrankenhauses.

1.4 Der Neurologe als Gutachter

Ein Gutachten ist eine schlussfolgernde beurteilende Prüfung (Auftrag notwendig). Viele Gutachten werden im Rahmen der in Deutschland vorhandenen oder möglichen sozialen Absicherung erstellt.

Tab. 1.10 Versicherungswesen in Deutschland

Sozialversicherung	Privatversicherung	Soziales Entschädigungsrecht
Krankenversicherung (Pflichtversicherung, öffentlich rechtlicher Träger) Gesetzliche Unfallversicherung Arbeitslosenversicherung Rentenversicherung	Krankenversicherung Unfallversicherung Lebensversicherung Private Rentenversicherung Haftpflichtversicherung	Bundesversorgungsgesetz (BVG) Soldatenversorgungsgesetz (SVG) Zivildienstgesetz (ZDG) Häftlingshilfegesetz (HHG) Infektionsschutzgesetz (IfSG) Gesetz über die Entschädigung für Opfer von Gewalttaten (OEG)

Gutachtenanforderung

Erfolgt durch Träger der Kranken-, gesetzlichen Unfall-, Rentenversicherung, Private Versicherungsgesellschaften, Versorgungsamt, Arbeitsamt, Sozial-, Amts-, Land- oder Oberlandesgericht.

Gutachter

Ein **Sachverständiger** (vom Gericht bestellt) ist gesetzlich verpflichtet, sein Urteil als Gutachten zu formulieren. Eine Entbindung ist lediglich bei Befangenheit, verwandtschaftlichen Beziehungen oder zeitlicher Überlastung möglich.

Behandelnder Arzt: Gutachterliche Äußerung (in einem Streitverfahren auf Wunsch des Pat. oder dessen Rechtsanwalt) nur in begründeten Ausnahmefällen (wegen Gefahr der Befangenheit). Er wird i.d.R. ohnehin zu einer sachverständigen Zeugenaussage aufgefordert. Pat. kann die Behörde auffordern, eine solche Auskunft einzuholen bzw. die Behandlungsunterlagen anzufordern.

Gutachtenerstellung

Die Gutachtenerstellung erfolgt i.d.R aufgrund der klinischen Untersuchung. Eine Gutachtenerstellung nach Aktenlage kann ausreichend sein, falls der Sachverhalt klar beurteilbar ist oder eine weitere Untersuchung keine neuen Gesichtspunkte bringt (aufgrund spezifischer Fragestellung). Bei Gutachten für Privatpersonen in einem Streitverfahren immer vollständige Akteneinsicht fordern. Pat. hat die Möglichkeit, ein Gegengutachten von einem Arzt eigener Wahl anfertigen zu lassen.

Notwendige Entscheidungen durch Versicherungsträger oder Gericht, nicht durch den Gutachter (nur sachverständige Beurteilungsvorschläge). Gutachten deshalb in einer dem medizinischen Laien verständlichen Sprache formulieren.

! Streitigkeiten im Bereich der Sozialversicherung werden durch Sozialgerichte bzw. höhere Instanzen entschieden; im Bereich der Privatversicherung durch Klageverfahren bei den Amts-, Land- und Oberlandesgerichten.

Apparative Zusatzuntersuchungen

Z.B. Labor, EEG, Dopplersono, NLG, EMG, Rö, CCT, MRT; Umfang und Notwendigkeit ergeben sich aus der Fragestellung. Bei isolierten Verletzungsfolgen, z.B. der unteren Extremitäten, ist es u.U. gerechtfertigt, nur diese sehr detailliert zu untersuchen und sich zum Rumpf bzw. zur oberen Extremität nur kursorisch zu äußern.

- Rö-Bilder, CT und MRT der letzten 6–12 Mon. sollten berücksichtigt werden, um zusätzliche Strahlenbelastungen und Sachkosten zu vermeiden. Unfallbilder bzw. eine Verlaufsserie sind bei bestimmten Fragestellungen obligat, insbes. bei der Begutachtung von SHT und HWS-Verletzungen.
- Fremdröntgenbilder in den Aktenunterlagen nennen und bei den Rö-Befunden auflisten. Einzelbefundung ist ggf. nicht erforderlich. Es kann kursorisch auf die evtl. Fremdröntgenserien eingegangen werden. Bei speziellen Fragestellungen ist jedoch auch eine Einzelbefundung, z.B. der Erstaufnahmen gerechtfertigt.

Ärztliche Schweigepflicht

In **Sozialversicherung** und Sozialgerichtsbarkeit gesetzlich geregelt. Angeschriebener Arzt ist verpflichtet, Auskunft über Schlussfolgerungen und zugrunde liegende Fakten zu erteilen.
Privatversicherung: Entbindung von der Schweigepflicht durch den Versicherten bei Anerkennung der Versicherungsbedingungen.
Haftpflichtversicherung und Zivilprozesse: Schriftliche Entbindung des Arztes von der Schweigepflicht muss vorliegen. Im Zweifelsfall vor der gutachterlichen Untersuchung nochmals schriftlich bestätigen lassen.

! Erfährt der Arzt während der Untersuchung Tatsachen von dem Pat., die nicht mit dem Gutachtenauftrag in Zusammenhang stehen, so unterliegen diese wieder der Schweigepflicht.

Hinweis auf Betrugsversuch

- V.a. Simulation oder Aggravation soll geäußert werden, möglichst begründen.
- Ablenkungsmanöver bei der Untersuchung (um objektive Befunde zu erhalten) sind ebenso statthaft wie die Beschreibung vermeintlich unbeobachteten Verhaltens (z.B. beim Verlassen der Klinik).

1.4.1 Arten von Gutachten

Ärztliches Attest

Bescheinigung über einen Tatbestand oder Gesundheitszustand. Wird i.d.R. vom behandelnden Arzt ausgestellt, z.B. Arbeitsunfähigkeitsbescheinigung (AU), Attest zur Vorlage beim Versorgungsamt, Attest zur Erlangung von Krankentagegeld.

Formulargutachten

Erleichtern und Beschleunigen die Erstellung eines Gutachtens.

- Meist von den behandelnden Ärzten erstellt; begrenzte Aussagefähigkeit; geeignet für erste ärztliche Berichte, Verlaufskontrollen und evtl. die Abschlussbegutachtung unkomplizierter Fälle; nicht geeignet für schwierige medizinische Fragestellungen, Zusammenhangsbegutachtungen sowie bei wissenschaftlich zu begründenden Aussagen.
- Regelfall in der gesetzlichen Unfallversicherung, z.B. erstes Rentengutachten, zweites Rentengutachten zur Rentennachprüfung, zweites Rentengutachten zur ersten Dauerrente. Häufig in privater Unfallversicherung.
- Regelung im Ärzteabkommen, hauptsächlich auf chirurgischem, unfallchirurgischem und orthopädischem Fachgebiet angewandt.

Freie Gutachten

Klärung des ursächlichen Zusammenhangs zwischen einer Gesundheitsstörung und z.B. einem Unfallereignis bzw. seinen Folgen. Gutachtenform der Wahl bei abschließenden Begutachtungen zur Festlegung des Dauerschadens, wissenschaftlich begründeten Gutachten und Gerichtsgutachten.

Zusatzgutachten anderer Fachgebiete

Evtl. aufgrund der Aktenlage oder der Befunde erforderlich. Gutachter sollte zuvor die Genehmigung des Auftraggebers einholen. Nach Eingang des Zusatzgutachtens (z.B. Neuroradiologie, Neuropsychologie) erstellt er ein zusammenfassendes Gutachten.

1.4.2 Besonderheiten einzelner Rechtsgebiete

Es können hier nur wenige Gesichtspunkte einzelner Rechtsgebiete angerissen werden. Eine Vertiefung ist durch das Studium der Spezialliteratur unbedingt erforderlich.

Gesetzliche Unfallversicherung

Träger

- Gewerbliche Berufsgenossenschaften: Nach Gewerbe- bzw. Industriezweigen gegliedert.
- Bundesausführungsbehörde für Unfallversicherung: Zuständig z.B. für Bundesunternehmen, Technisches Hilfswerk, Rotes Kreuz, Strafgefangene.
- Bundesanstalt für Arbeit: Zuständig für Arbeitslose und Teilnehmer an Reha-Maßnahmen bei bestimmten Tätigkeiten.
- Gemeindeunfallversicherungsverbände: Zuständig für ihre Beschäftigten, für Kindergartenkinder, Schüler und Studenten, für Hilfeleistende bei Unfällen.

Versicherter Personenkreis Beschäftigte aufgrund eines Arbeits-, Dienst- und Lehrverhältnisses, Selbstständige auf Antrag, Hilfeleistende bei Unfällen, Personen bei ehrenamtlicher Tätigkeit, Zeugen bei Gerichtsterminen, Entwicklungshelfer, Hilfeleistende im Rahmen von Straftaten, Blut/-Organspender, Kindergartenkinder, Schüler, Studenten, Arbeitslose, Sozialhilfeempfänger und Teilnehmer an Reha-Maßnahmen bei bestimmten Tätigkeiten, Eigenheimbauer und Mithelfende.

Versicherte Risiken

- Arbeitsunfall: Unfall, den ein Versicherter bei einer versicherten Tätigkeit erleidet. Der Wegeunfall gilt als Arbeitsunfall. Der Kausalzusammenhang zwischen der versicherten Tätigkeit und dem Unfall sowie zwischen dem Unfall und einem eingetretenen Gesundheitsschaden muss zumindest mit Wahrscheinlichkeit vorliegen.
- Berufskrankheit: In der Berufskrankheitenverordnung aufgeführte Erkr.

Minderung der Erwerbsfähigkeit (MdE)

Abstrakte Bestimmung des körperlichen Schädigungsgrades ohne Berücksichtigung der speziellen beruflichen Tätigkeit.

MdE-Bemessung: Die (auf den allgemeinen Arbeitsmarkt zu beziehende bzw. nach Ausschöpfung aller Erwerbsmöglichkeiten noch vorhandene) MdE ergibt sich aus der Differenz der Werte: Individuelle Erwerbsfähigkeit des Verletzten vor dem Arbeitsunfall (mit 100 % anzusetzen) und Ausmaß der nach dem Unfall verbliebenen Erwerbsfähigkeit. Mehrfache von einem Arbeitsunfall herrührende Verletzungsfolgen sind mit einer einheitlichen MdE zu bewerten. Die Sätze der Einzelschäden werden nicht addiert.

Leistungen der gesetzlichen Unfallversicherung

Heilbehandlung, Pflege, Pflegegeld

Berufshilfe: Maßnahmen zur Erhaltung bzw. Umgestaltung des Arbeitsplatzes, Berufsfindung, Umschulung, Fortbildung.

Übergangsgeld: Solange der Versicherte infolge eines Arbeitsunfalles arbeitsunfähig ist und die gesetzliche Lohnfortzahlung abgelaufen ist. Es endet mit Zahlungsbeginn einer Verletztenrente. Zahlung auch während Berufshilfemaßnahmen.

Verletztenrente: Wenn über die 13. Wo. nach dem Arbeitsunfall hinaus eine entschädigungspflichtige MdE ab 20% vorliegt. Liegt jedoch aus einem anderen Unfall eine andere MdE von mind. 10% vor und beträgt die Summe aus beiden Unfällen mind. 20%, so wirkt eine 10%ige MdE als Stützrente und beide kommen zur Auszahlung. Eine MdE unter 10% ist nicht messbar (= 0%). Jeder Unfall wird gesondert bewertet und ggf. gesondert berentet. Die Vollrente beträgt 2/3 des maßgeblichen Jahresarbeitsverdienstes, eine Höchstrente wird von Jahr zu Jahr festgeschrieben. Eine Verletztenrente wird normalerweise zunächst als vorläufige Rente gewährt. Beginn mit dem Wiedereintritt der Arbeitsfähigkeit oder mit dem Tag nach dem Unfall bei Kindergartenkindern, Schülern, Studenten oder wenn Arbeitsunfähigkeit nicht eingetreten ist oder aber nach Abschluss der Heilbehandlung bzw. der Berufshilfemaßnahmen, wenn Arbeitsfähigkeit nicht wieder eintritt.

Dauerrente: Muss spätestens 2 J. nach dem Unfall festgelegt werden. Eine vorläufige Rente wird automatisch zur Dauerrente, wenn nicht rechtzeitig eine Neufeststellung erfolgt. Vorläufige und Dauerrenten können nur verändert werden, wenn eine wesentliche Änderung, d.h. um mind. 10%, eingetreten ist. Lediglich bei der Feststellung der ersten Dauerrente kann eine freie Einschätzung der MdE erfolgen. Ein Nachweis einer wesentlichen Veränderung ist in diesem Fall nicht erforderlich.

Hinterbliebenenversorgung: z.B. Witwenrente, Waisenrente.

Private Unfallversicherung

Schützt Versicherte vor finanziellen Folgen eines Unfalls im Versicherungszeitraum und entsprechend den vertraglich vereinbarten Leistungen. Gutachten im Rahmen der privaten Unfallversicherung unterscheiden sich in Form und Inhalt nicht wesentlich von denen der gesetzlichen Unfallversicherung.

Träger Privatrechtlich organisierte Versicherungsgesellschaften:

Versicherter Personenkreis Im Versicherungsvertrag genannte Personen. Geisteskranke, Blinde, Epileptiker und andauernd Arbeitsunfähige sind nicht versicherungsfähig.

Versicherte Risiken Unfälle, die dem Versicherten während der Vertragsdauer zustoßen. Als Unfall gilt, wenn der Versicherte durch ein plötzlich von außen einwirkendes Ereignis unfreiwillig einen Gesundheitsschaden erleidet. Abweichend von der gesetzlichen Unfallversicherung sind auch durch willentliche oder plötzliche Kraftanstrengung hervorgerufene Muskel- oder Sehnenzerrungen und -zerreißungen sowie Verrenkungen versichert; ebenso Infektionen, wenn diese durch eine Verletzung hervorgerufen wurden.

Nicht versicherte Risiken z.B. Berufskrankheiten, Unfälle im Zusammenhang mit Krieg, Verbrechen, Krampf- und Schlaganfällen, Heilmaßnahmen, Vergiftungen, Infektionskrankheiten, Schäden durch Strahlen, Temperatur, Licht, Witterungseinflüsse.

Leistungen je nach Versicherungsvertragsgestaltung
Heilkosten, Zahlung bei Todesfall.
Tagegeldversicherung: Berücksichtigung der „Beeinträchtigung im Berufsleben", also der speziellen beruflichen Tätigkeit des Versicherten und des Verletzungsmusters. Entsprechend erfolgt eine Abstufung (prozentuale Arbeitsunfähigkeit), während eines stationären Aufenthaltes ist i.d.R. eine 100%ige berufliche Beeinträchtigung anzunehmen.
Invaliditätsversicherung: Einschätzung nach abstrakten Werten der „Gliedertaxe" (z.B. Arm-, Bein-, Hand-, Fußwert). Verletzungsfolgen am Rumpf, der WS und am Becken werden mit einem Prozentwert entsprechend dem individuellen Invaliditätsgrad unter Berücksichtigung des Berufes eingeschätzt.
Der Wert der Gliedertaxe bezieht sich auf die verletzte Gliedmaße. Die MdE der gesetzlichen Unfallversicherung drückt einen prozentualen Schädigungsgrad bezogen auf die gesamte Person aus. Eine Umrechnungsformel zwischen MdE und Gliedertaxe ist nicht sinnvoll und nicht anwendbar. Die Einschätzung bei teilweiser Gebrauchsminderung einer Gliedmaße erfolgt in Bruchteilen, z.B. $^1/_2$ Beinwert, $^1/_{10}$ Armwert, $^1/_{20}$ Fußwert.
Die dauernde Beeinträchtigung der Arbeitsfähigkeit (Invalidität) muss nach 1 J. bzw. 15 Mon. durch den Versicherten geltend gemacht werden bzw. ärztlich festgestellt sein. Die abschließende Einschätzung eines Dauerschadens muss längstens 3 J. nach dem Unfallereignis erfolgen.
Bei der Mitwirkung von unfallunabhängigen Krankheiten oder Gebrechen wird die Leistung gekürzt, wenn der Mitwirkungsanteil dieser Krankheiten, der Vorschaden, mind. 25% beträgt. Er ist prozentual zu berücksichtigen. Üblich sind u.a. Mitwirkungsanteile von 25%, 50% und 75% (kleiner, mittlerer, großer Mitwirkungsfaktor).

Formel zur Berechnung der Auszahlungssumme einer Invaliditätsversicherung: Vorschaden × Bewertung × Versicherungssumme = Auszahlung.

Gesetzliche Rentenversicherung

Sichert den Lebensunterhalt des Versicherten und seiner Hinterbliebenen im Alter, bei vorzeitiger Berufs- oder Erwerbsunfähigkeit und im Todesfall. Ferner gewährt sie medizinische und berufliche Rehabilitationsmaßnahmen.

Träger Landesversicherungsanstalten (Rentenversicherung der Arbeiter), Bundesversicherungsanstalt für Angestellte (BfA), Bundesknappschaft (Rentenversicherung der Beschäftigten im Bergbau).

Leistungen Reha-Maßnahmen, Berufsunfähigkeits-, Erwebsunfähigkeitsrente, Altersruhegeld, Hinterbliebenenrente.

Sozialrecht – Begrifflichkeiten

Arbeitsunfähigkeit Der Versicherte kann auf absehbare Zeit die bisherige oder eine ähnliche Tätigkeit überhaupt nicht oder nur mit Gefahr der Verschlimmerung der Erkr. ausüben („Teil-Arbeitsfähigkeit“ oder „Schon-Arbeitsfähigkeit“ gibt es nicht). Verweisung des Versicherten auf eine ähnliche bzw. gleichartige Tätigkeit ist möglich. Die Arbeitsunfähigkeit ist auch dann beendet, wenn freiwillig eine andersartige (fremde) Tätigkeit aufgenommen wird.

Berufsunfähigkeit (BU) Liegt vor, „wenn die Erwerbsfähigkeit auf nicht absehbare Zeit (sonst Arbeitsunfähigkeit) durch Krankheit oder andere Gebrechen, oder Schwäche der körperlichen und geistigen Kräfte auf weniger als die Hälfte derjenigen eines körperlich und geistig Gesunden mit ähnlicher Ausbildung und gleichwertigen Kenntnissen und Fähigkeiten unter Berücksichtigung des Berufsbildes herabgesunken ist“. Erst wenn neben dem bisherigen Beruf auch entsprechende Verweistätigkeiten nicht mehr ausgeführt werden können.

Erwerbsunfähigkeit (EU) Liegt vor, „wenn infolge Krankheit oder anderer Gebrechen, oder Schwäche der körperlichen oder geistigen Kräfte auf nicht absehbare Zeit eine Erwerbstätigkeit in gewisser Regelmäßigkeit nicht mehr ausgeübt werden kann, oder nicht mehr als nur geringfügige Einkünfte durch Erwerbstätigkeit erzielt werden können“. Das „Herabsinken der Erwerbsfähigkeit“ steht in keinerlei Beziehung z.B. zur MdE der gesetzlichen Unfallversicherung oder gar zum GdB (Grad der Behinderung) im Schwerbehindertenrecht.

- Ein Erwerbsunfähiger ist immer auch berufsunfähig. BU wird zu EU, wenn aufgrund der Arbeitsmarktsituation nicht damit gerechnet werden kann, dass der Pat. Arbeit in einem anderen als dem bislang ausgeübten Beruf finden kann.
- Pat. haben nach Feststellung einer BU oder EU durch den Arzt keinen Anspruch auf Krankentagegeld mehr (Ausnahme: Bis max. 3 Mon. nach Eintritt der BU oder EU, wenn zunächst Arbeitsunfähigkeit vorlag). Pat. rechtzeitig informieren, um eine Rente wegen BU oder EU zu beantragen.

Sozialgericht

Tab. 1.11 Beweisfragen im Sozialgerichtsverfahren

Fragen	Bei Beantwortung zu berücksichtigen
• Welche Krankheiten oder andere Gebrechen oder Schwächen der körperlichen und geistigen Kräfte liegen vor? Welche körperlichen und geistigen Funktionen werden dadurch beeinträchtigt? • Welchen Einfluss auf die Leistungsfähigkeit haben diese Gesundheitsstörungen? • Welche Tätigkeiten sind ohne unmittelbare Gefährdung der Gesundheit – sei es auch nur mit Einschränkungen – noch möglich und welche sind zu vermeiden? • Bis zu welcher Höchstdauer je Arbeitstag können die noch möglichen Tätigkeiten ohne unmittelbare Gefährdung der Gesundheit ausgeführt werden? Ganzschichtig (~8 h); halbschichtig bis unter ganzschichtig (Stundenzahl); 2 h bis unter halbschichtig; weniger als 2 h täglich? • Sind besondere Arbeitsbedingungen unerlässlich (z.B. betriebsunübliche Pausen, ggf. in welchen Abständen und wie lange; besonders gestaltetes Arbeitsgerät)? • Bedingen die Gesundheitsstörungen Beschränkungen des Arbeitsweges (z.B. hinsichtlich der Zeitdauer, der Art des Verkehrsmittels)?	• Schwere, mittelschwere, leichte körperliche Arbeiten mit Heben und Tragen von Lasten bis zu wie viel kg • Dauerndes überwiegendes Stehen, Gehen, Sitzen • Gleichförmige Körperhaltung (welche), häufiges Bücken, Treppensteigen, Arbeiten auf Leitern und Gerüsten; Akkord-, Fließband-, Schicht-, Nachtarbeit • Arbeiten in Kälte, unter Wärmeeinfluss, unter Einwirkung von Staub, Gasen und Dämpfen, Nässe, Arbeiten im Freien • Besondere Beanspruchung des Gehörs oder des Sehvermögens, Publikumsverkehr, Arbeiten an Schreibmaschinen • Besondere geistige Beanspruchung (welcher Art?), erhöhte bzw. hohe Verantwortung

! In Gutachten bei Rentenstreitsachen ist keine Aussage zu machen über eine Berufs- oder Erwerbsunfähigkeit. Das Leistungsvermögen ist festzustellen bzw. bestimmte Tätigkeitsmerkmale sind auszuschließen. BU- und EU-Renten können auf Zeit (2 J., in Ausnahmen auch 4 J.) gewährt werden, wenn die Dauer des Krankheitszustandes nicht endgültig beurteilbar ist.

Schwerbehindertenrecht

Behinderung Im Sinne des Schwerbehindertengesetzes (SchwbG) regelwidriger körperlicher, geistiger und seelischer Zustand, der nicht nur vorübergehend (= 6 Mon.) einen Grad der Behinderung (GdB) von mind. 10% bedingt. Regelwidrig ist ein Zustand, der von dem für das Lebensalter typischen abweicht. Normale Alterserscheinungen bedingen somit keinen GdB!

Schwerbehinderte Personen, die körperlich, geistig oder seelisch behindert sind und aufgrund dessen in allen Lebensbereichen, nicht nur im allgemeinen Erwerbsleben, einen GdB von mind. 50 % aufweisen.

Rechtsgrundlage Gesetz zur Sicherung und Eingliederung Schwerbehinderter in Arbeit, Beruf und Gesellschaft (SchwbG). Feststellung durch die Versorgungsämter. Durchführung des Schwerbehindertengesetzes: Hauptfürsorgestellen der Länder, Bundesanstalt für Arbeit und deren nachgeordnete Arbeitsämter.

Grad der Behinderung (GdB) Prinzipiell unabhängig vom ausgeübten Beruf. Aus dem GdB ist nicht auf die Leistungsfähigkeit bzw. auf Leistungsvoraussetzungen in anderen Rechtsgebieten zu schließen. Die Anerkennung von Berufs- oder Erwerbsunfähigkeit oder das Vorliegen von Dienst- oder Arbeitsunfähigkeit erlauben keinen Rückschluss auf den vorliegenden GdB.

Ermittlung des Gesamt-GdB Eine rechnerische Ermittlung ist nicht zulässig. Maßgebend sind die Auswirkungen der einzelnen Behinderungen in ihrer Gesamtheit unter Berücksichtigung ihrer gegenseitigen Beeinflussung und Beziehung. Ein Vergleich mit feststehenden GdB-Werten der entsprechenden Tabellen ist bei der Gesamtwürdigung anzustellen. Ausgangspunkt bei der Ermittlung der Gesamt-GdB ist die führende GdB. Auch mehrere leichte Einzel-GdBs von 10% bedingen normalerweise keinen höheren Gesamt-GdB. Auch eine Einzel-GdB von 20% führt nicht regelhaft zu einer Erhöhung des führenden GdB.

Merkzeichen im Schwerbehindertengesetz

„G" : Erhebliche Beeinträchtigung der Bewegungsfähigkeit im Straßenverkehr In seiner Beweglichkeit im Straßenverkehr erheblich beeinträchtigt ist, wer infolge einer Einschränkung des Gehvermögens, auch durch innere Leiden oder infolge von Anfällen oder Störungen der Orientierungsfähigkeit, nicht ohne erhebliche Schwierigkeiten oder nicht ohne Gefahren für sich oder andere, Wegstrecken im Ortsverkehr zurücklegen kann, die üblicherweise noch zu Fuß zurückgelegt werden können (etwa 2000 m).

- Die Voraussetzung gilt als erfüllt, wenn ein GdB von mind. 50% im Bereich der unteren Extremität und/oder der LWS vorliegt.
- Bei einem GdB von 40% möglich, wenn sich die Behinderung auf die Gehfähigkeit besonders auswirkt, z.B. einer neurologisch bedingten Seh- oder Koordinationsstörung.

„aG" : außergewöhnliche Gehbehinderung Personen, die sich wegen der Schwere ihres Leidens dauernd nur mit fremder Hilfe oder nur mit großer Anstrengung außerhalb ihres Kraftfahrzeuges bewegen können. Hierzu zählen u.a. Pat mit Querschnittlähmung, spastischen Lähmungen anderer Ursache (z.B. MS), Muskeldystrophie und andere Schwerbehinderte, die nach versorgungsärztlicher Feststellung, auch aufgrund von Erkr., dem vorstehenden aufgeführten Personenkreis gleich zu setzen sind (z.B. Herzschäden und Krankheiten der Atmungsorgane, sofern die Einschränkung der Herzleistung oder Lungenfunktion für sich alleine eine MdE von wenigstens 80% bedingt).

1.4.3 Hinweise für den ärztlichen Gutachter

Vorbereitende Begutachtungsarbeiten

- Eingang des Gutachtenauftrags prüfen: Im Hinblick auf die von der Verwaltung bezweckte Sachaufklärung, medizinisch gutachterliche Bedenken geltend machen.
- Prüfung des Gutachtenauftrags: Fragen verständlich und präzise, vollständig und geeignet? Notwendige Spezialuntersuchungen? Zusatzgutachten?
- Bei ausländischen Pat. Prüfung, ob ein Dolmetscher zugezogen werden muss.

Durchführung der Untersuchung

Allgemeine Gutachterpflichten: Die Interessen der Beteiligten wahren. Neutralität gegenüber der zu untersuchenden Person, damit nicht das Gefühl entsteht, der Arzt sei voreingenommen.
Befragung der zu untersuchenden Person nur informativ. Bei unklaren oder widersprüchlichen Angaben keine „wahrheitserforschende Erkundungen" zulässig (Verbot inquisitorischer Fragen).
Aufklärung und Beratung vor Untersuchungseingriffen: Gutachter muss die allgemein erforderliche Selbstbestimmungs- und Risikoaufklärung vor körperlichen Untersuchungen vornehmen.
Schweigepflicht des Gutachters: Spezielle Begutachtungsergebnisse dürfen nicht schon bei der Untersuchung bekannt gegeben werden.

Aufbau eines Gutachtens

- Auftraggeber, Datum des Gutachtenauftrags, Aktenzeichen.
- Name des Begutachteten, Geburtsdatum, Anschrift, ggf. Identifikation z.B. durch Personalausweis.
- Ort und Zeitpunkt der Gutachtenuntersuchung und Gutachtenerstattung.
- Auflistung der Aktenunterlagen und Fremdröntgenbilder.
- Vorgeschichte nach Aktenlage. Nur auf relevanten Akteninhalt eingehen. Knapp und präzise. Benennung der entsprechenden Seiten und Akten in Klammern, um ein rasches Auffinden zu ermöglichen.
- Allgemeine weitere Anamnese, soziale Anamnese, ggf. berufliche Tätigkeit und Ausbildung.
- Klagen und Beschwerden, Wiedergabe in wörtlicher Rede nach Angabe des Untersuchten.
- Untersuchungsbefunde, körperliche, klinische, neurologische und psychiatrische Untersuchung, ggf. testpsychologische Untersuchung, Beurteilung in für den Laien verständlicher Form.
- Apparative Diagn. (z.B. Rö, CT, MRT): Zunächst Begründung der neu angefertigten oder alten angeforderten Röntgenbilder, CT, MRT und knappe, interpretierende Beurteilung.
- Laborchemische Untersuchungen: Jeweils aktuelle Werte den Normwerten gegenüberstellen (z.B. Antiepileptikaspiegel innerhalb des therapeutischen Bereiches).
- Zusammenfassung und Beurteilung: Wichtigster Teil des Gutachtens. Soll in sich schlüssig sein. Relevante Daten aus der Vorgeschichte sowie relevante Untersuchungsbefunde sollen hier kurz wiederholt und zu der gutachterlichen Fragestellung in Bezug gesetzt werden. Normalerweise wörtliche Wiederholung der Fragestellungen des Gutachtens und direkt anschließend knappe, präzise und allgemein verständliche Beantwortung. Immer unmittelbare und erschöpfliche Beantwortung der Gutachterfragen.

! Zu beachten ist:

- Einzelne Begutachtungsschritte müssen methodisch nachzuvollziehen und in ihrer Schlüssigkeit kritisch bewertbar sein. Feststellungen und Beurteilungen deshalb vollständig und lückenlos wiedergeben.
- Äußerungen des Begutachteten klar von objektiven Untersuchungsergebnissen unterscheiden.
- Angaben über Beschwerden („Klagen" des Verletzten) sind nicht nur sinngemäß, sondern weitgehend wörtlich wiederzugeben.
- Reine Verdachtsdiagn. dürfen nicht als sichere Befunde missverständlich sein. Gutachterliche Aussagen objektiv sachlich und in distanzierter Form. Vermeiden subjektiv gefärbter oder mit Tendenz versehener Formulierungen.

Gutachtenbeispiel: Traumatische Armplexusparese

Name des Versicherten: .... Geboren am: ....

Unfall vom: .... Auftrag von: ....

Aktenzeichen: .... Untersuchung am: ....

Auf Ihre Veranlassung haben wir den o.g. Pat. am .... untersucht und erstellen das nachfolgende fachneurologische Gutachten zur Feststellung der Minderung der Erwerbsfähigkeit/Berufsunfähigkeit durch die Folgen des o.g. Unfalls. Zur Vorgeschichte wird auf den Akteninhalt verwiesen. Jetzige Klagen nach eigenen Angaben: Er könne seinen Arm nicht mehr bewegen, habe Sensibilitätsstörungen und zudem Schmerzen in der Schulter.
Untersuchungsbefund: XX-jähriger Pat. in gutem, altersentsprechendem Allgemein- und Ernährungszustand (Größe und Gewicht angeben).

- Hirnnervenstatus
- Motorik: Paresegrad der einzelnen Armfunktionen (z.B. Schulterelevation 0/5, Schulterabduktion 0/5)
- Reflexstatus
- Koordinative Leistungen
- Sensibilität (z.B. Hypästhesien im Bereich der Schulterwölbung)

Zusatzuntersuchungen: z.B. Elektroneurographie, Elektromyographie, sensorisch evozierte Potenziale der Nn. medianus und ulnaris bds., Röntgenaufnahmen.
Beurteilung: Als Folge des angeschuldigten Ereignisses liegt bei dem Pat. eine obere Armplexusparese rechts vor. Die Funktion des Arms ist deutlich eingeschränkt, es besteht eine Atrophie der Oberarm- und Schultermuskulatur. Der Pat. kann seinen Beruf als Schreiner nicht mehr ausüben. Bezüglich der allgemeinen Erwerbsfähigkeit besteht eine Minderung auf 40%.

1.4.4 Minderung der Erwerbsfähigkeit

Tab. 1.12 MdE bei Hirnnervenschäden

Nerv	Grad der MdE	Nerv	Grad der MdE
N. olfactorius	0–15 v.H.	N. trigeminus (sensibel)	0–20 v.H.
N. oculomotorius	10–30 v.H.	N. facialis	10–30 v.H.
N. trochlearis	10–20 v.H.	N. recurrens	10–20 v.H.
N. abducens	10–20 v.H.	Doppelbilder	20 v.H.

Tab. 1.13 MdE bei Gesichtsneuralgien und echter Migräne

Gesichtsneuralgien		**Echte Migräne**	
	Grad der MdE	**Verlaufsform**	**Grad der MdE**
Leicht	0–10 v.H.	Leicht	0–10 v.H.
Mittelgradig	20–30 v.H.	Mittelgradig	20–40 v.H.
Schwer	40–60 v.H.	Schwer	50–60 v.H.
Besonders schwer	70–80 v.H.		

Tab. 1.14 Gesamt-MdE bei Hirnschädigungen

Leistungsbeeinträchtigung	**Grad der MdE**
Gering	30–40 v.H.
Mittelschwer	50–60 v.H.
Schwer	70–100 v.H.

Tab. 1.15 MdE bei einzelnen Symptomen

	Grad der MdE		**Grad der MdE**
Organisch bedingte psychische Störungen		***Zentrale vegetative Störungen als Ausdruck eines Hirndauerschadens***	
Leicht	40–50 v.H.	Leicht	30 v.H.
Mittelgradig	50–70 v.H.	Mittelgradig, vereinzelt Synkopen	40 v.H.
Schwer	70–100 v.H.	Häufige Synkopen oder schwere Auswirkungen auf AZ	50–60 v.H.
Koordinations- und Gleichgewichtsstörungen zerebellärer Ursache	40–100 v.H.		
Hirnpathologische herdbedingte Ausfälle (z.B. Aphasie, Apraxie)		***Zentral bedingte (Teil-)Lähmungen***	
Leicht	30–40 v.H.	Leicht	30 v.H.
Mittelgradig	50–70 v.H.	Mittelgradig	40–60 v.H.
Schwer	80–100 v.H.	Fast vollständig bis vollständig	70–80 v.H.

Tab. 1.15 Fortsetzung

	Grad der MdE		Grad der MdE
Zerebrale Anfälle		***Gehirnerschütterung, wenn Folgen mindestens 6 Mon. dauern***	
Selten	50–60 v.H.	Im ersten Jahr	10–20 v.H.
Mittlere Häufigkeit	60–80 v.H.	Im zweiten Jahr	0–10 v.H.
Häufig	90–100 v.H.		
Nach 2 J. Anfallsfreiheit und weiterhin notwendiger Medikation	20 v.H.		
Lernbehinderung, geistige Behinderung		***Psychische Behinderungen im Kindesalter***	
Legasthenie	10–30 v.H.	Verhaltensstörungen	30–80 v.H.
Intelligenzmangel in Abhängigkeit vom Intelligenzquotienten, Persönlichkeitsentwicklung, sozialer Eingliederungsmöglichkeit	30–100 v.H.	Autismus infantum	100 v.H.
Down-Sy.	100 v.H.		
Schizophrenie oder affektive Störung		***Neurosen und abnorme Persönlichkeitsentwicklungen***	
Im floriden Stadium	50–100 v.H.	Leicht	0–20 v.H.
Residualzustand je nach sozialen Anpassungsschwierigkeiten	0–100 v.H.	Stärker behindernde Störungen	30–40 v.H.
Affektive Störung mit kurzen, häufig rezid. Phasen	30–50 v.H.	Schwer	50–100 v.H
Schädigung des Halsmarks		***Schädigung des Brust-/Lendenmarks/ der Kauda***	
Komplett	100 v.H.	Komplett	80–100 v.H.
Unvollständig, mit Blasen- und Mastdarmlähmung	80–100 v.H.	Unvollständig, mit Blasen- und Mastdarmlähmung	60–80 v.H.
Unvollständig, ohne Blasen- und Mastdarmlähmung	30–60 v.H.	Unvollständig, ohne Blasen- und Mastdarmlähmung	30–60 v.H.
		Spinale Blasenlähmung	20–100 v.H.
		Potenzstörung	20–80 v.H.
		Spinale Mastdarmlähmung	20–30 v.H.

Tab. 1.16 MdE bei peripheren Nervenschäden

Armplexus	Grad der MdE	Beinplexus	Grad der MdE
Globale Lähmung	65–75 v.H.	Globale Lähmung	70 v.H.
Obere Lähmung	25–40 v.H.	Plexus lumbalis	40 v.H.
Untere Lähmung	45–75 v.H.	Plexus sacralis	60 v.H.
N. accessorius	15–20 v.H.	N. obturatorius	10 v.H.
N. suprascapularis	10–15 v.H.	N. femoralis	
		Mit Beteiligung der Hüftbeuger	40 v.H.
N. thoracicus longus	20–30 v.H.	Ohne Beteiligung der Hüftbeuger	30 v.H.
N. axillaris	20–35 v.H.	N. cutaneus femoris lateralis	5 v.H.
N. musculocutaneus	20–25 v.H.	N. gluteus superior	15–25 v.H.
N. radialis		N. gluteus inferior	15–25 v.H.
Hohe Lähmung (mit Beteiligung des M. triceps)	25–35 v.H.	N. ischiadicus	
Mittlere Lähmung (mit Beteiligung der radialen Handstrecker)	20–30 v.H.	Obere Lähmung	50 v.H.
Ramus profundus	15–20 v.H.	Untere Lähmung	40 v.H.
N. medianus	30–35 v.H.	N. peroneus communis	25–30 v.H.
Distale Lähmung	25–30 v.H.	N. peroneus profundus	25 v.H.
N. ulnaris		N. tibialis	
Mittlere Lähmung	20–25 v.H.	Proximal	30 v.H.
Untere Lähmung	15–20 v.H.	Distal	15 v.H.
N. medianus + N. ulnaris	50–60 v.H.	Tibialis-anterior-Sy.	20 v.H.
N. radialis + N. medianus	50–60 v.H.	Kompartmentsy. aller Unterschenkellogen	50 v.H.
N. ulnaris + N. radialis	40–50 v.H.		
Volkmann-Kontraktur	50–60 v.H.		

Ärztliche Arbeitstechniken und diagnostische Verfahren

2

Inhalt

Jürgen Klingelhöfer _ Christian Bischoff

56	**2.1**	**Liquoruntersuchungen**
56	2.1.1	Liquorgewinnung
57	2.1.2	Liquordiagnostik
62	**2.2**	**Apparative Verfahren**
62	2.2.1	Elektroenzephalographie (EEG)
67	2.2.2	Evozierte Potenziale
74	2.2.3	Elektroneurographie
79	2.2.4	Elektromyographie (EMG)
82	2.2.5	Sympathische Hautantwort
82	2.2.6	Elektronystagmographie
83	2.2.7	Doppler- und Duplexsonographie
90	**2.3**	**Bildgebende Verfahren**
90	2.3.1	Röntgen-Nativ-Diagnostik
93	2.3.2	Computertomographie
96	2.3.3	Kernspintomographie (MRT)
98	2.3.4	Zerebrale Angiographie
101	2.3.5	Myelographie
102	2.3.6	Hirn- und Liquorszintigraphie
102	2.3.7	Emissionscomputertomographie
104	2.3.8	Kontrastmittelallergie
106	**2.4**	**Biopsien**

2.1 Liquoruntersuchungen

2.1.1 Liquorgewinnung

Indikationen Entzündliche Erkr. des ZNS, SAB, entzündliche Radikulopathie, Meningeosis carcinomatosa et lymphomatosa.

Vorsicht bei erhöhtem Hirndruck (☞ 3.2), Blutgerinnungsstörungen und Antikoagulanzienther. (Quick < 50 %, PTT > 40 Sek., Thrombos < 30.000/μl), infektiöse Hauterkr. oder Abszesse im Bereich der Punktionsstelle.

Vorbereitung Pat. aufklären, in seltenen Fällen Prämedikation Midazolam 2,5–5 mg i.v. (z.B. Dormicum®), Atropin 0,5 mg i.v.; Spiegelung des Augenhintergrundes zum Ausschluss einer STP als Hinweis auf erhöhten Hirndruck. Bei klinischem V.a. erhöhten Hirndruck (☞ 3.2) erst CCT.

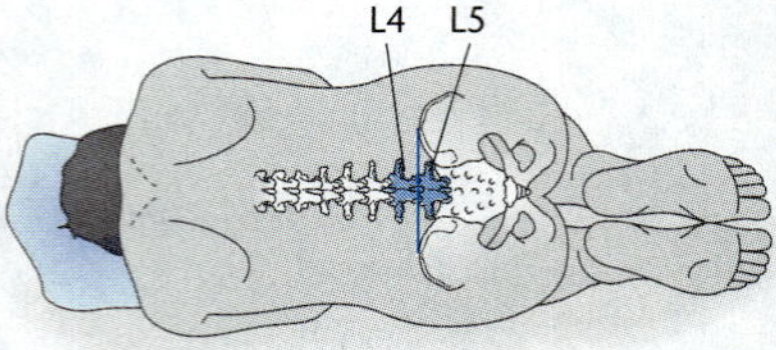

Abb. 2.1 Orientierung am liegenden Pat. zur Liquorpunktion

Venöse Blutentnahme zur Bestimmung von Gerinnungsparametern (**Cave:** Gerinnungsstörung!), gleichzeitig BZ, Gesamtprotein, Albumin, Immunglobuline, Laktat (Glukoseröhrchen!), evtl. Serologie zur späteren Interpretation der Liquoruntersuchung. 3 sterile Röhrchen mit Nr. 1, 2, 3 beschriften; bei V.a. Meningitis zusätzlich Laktatröhrchen.

Durchführung

Lagerung Möglichst entspannte Rückenmuskulatur und weitgehend ausgeglichene Lendenlordose. Daher im Liegen in Embryohaltung, Rücken an der Bettkante; im Sitzen Kopfbeugung und gekrümmte LWS. Ein Helfer sollte den Pat. an den Schultern nach vorne halten.
Haut 3 × großflächig desinfizieren (strenge Asepsis). Ggf. Lokalanästhesie z.B. mit Lidocain (z.B. Xylocain®).

Punktion I.d.R. lumbal zwischen den Dornfortsätzen der LWK 4 und 5 oder LWK 3 und 4 (Verbindungslinie der Beckenkämme). *Subokzipitalpunktion (Zisternalpunktion):* Zwischen Hinterhauptsschuppe und zweitem Halswirbel. Bei entzündlichen oder tumorösen Prozessen an der lumbalen Punktionsstelle. Ggf. unter Bildwandlerkontrolle. Während der Punktion Gesprächskontakt zum Pat. halten.
Exakt in der Mittellinie mit leicht nach kranial geneigter Nadelspitze eingehen (dünne, möglichst atraumatische Spinalnadel mit Mandrin). Nach Durchstechen des straffen Ligamentum interspinale und Überwinden des etwas federnden Durawiderstandes Mandrin zurückziehen, sodass der Liquor langsam abtropfen kann. Tropft kein Liquor ab, Nadel mit Mandrin langsam weiter vorschieben.

- Liquordruckmessung mittels Steigrohr am liegenden Pat. (normal 6–18 cmH_2O) bei Normaldruckhydrozephalus, Pseudotumor cerebri, Sinusvenenthrombose, SAB.
- Standarduntersuchung: 3 Portionen Liquor zu je 2–4 ml in die 3 Röhrchen (Reihenfolge beachten) abtropfen lassen.

Nadel herausziehen, Punktionsstelle komprimieren, steriles Pflaster.

Nachbehandlung 24 h Bettruhe bei traumatischer Nadel (sonst Gefahr einer Liquordrainage durch den Stichkanal und dadurch entstehende Kopfschmerzen); 4 h bei atraumatischer Nadel.

! Gibt der Pat. einen blitzartig ins Bein einschießenden Schmerz an, hat die Nadel beim Vorschieben eine Nervenwurzel berührt. Zurückziehen der Nadel. Nach Richtungskorrektur erneut vorschieben.

Komplikationen

- Postpunktioneller Kopfschmerz: v.a. im Nacken, evtl. mit Erbrechen, Verschlimmerung beim Aufrichten und Stehen, Besserung im Liegen. *Ther.:* Pat. liegen lassen, evtl. parenterale Flüssigkeitszufuhr (z.B. 2 × 500 ml NaCl 0,9 %).
- HN-Funktionsstörung: Selten. Hörminderung, N. abducens oder N. trigeminus betroffen.
- Lähmungserscheinungen: Selten bei intraspinalen Raumforderungen.
- Bakterielle Meningitis: Sehr selten.
- Chron. subdurale Hämatome: Sehr selten bei wiederholten Lumbalpunktionen.

2.1.2 Liquordiagnostik

Verfahren

Inspektion: Normal wasserklar, path. trüb, blutig, xanthochrom.
Pandy-Test: 3–4 Tr. Liquor in 2 ml Pandy-Reagens (1 % Karbollösung). *Ind.:* Nachweis von denaturiertem Liquoreiweiß (starke Trübung).
Bestimmung der Zellzahl: Unmittelbar nach LP, spätestens innerhalb von 60 Min. Leukozyten in der Fuchs-Rosenthal-Kammer mit einem Rauminhalt von 3,2 µl zählen (daher früher Angabe in $^1/_3$ Zellen); Erys dürfen nicht mitgezählt werden.
Histologie: Zytologische Untersuchung, Immunzytologie, Berliner-Blau-Färbung (bei V.a. SAB), Bakteriennachweis (Gramfärbung, Bakterienkultur).

Weitere Bestimmungen Glukose und Laktat, Gesamteiweiß, Albumin und IgG.

- Albuminquotient: $Albumin_{Liquor} / Albumin_{Serum} \times 1000$ zur Erfassung einer Schrankenstörung (leicht bei Werten > 8, mittelschwer bei Werten > 14, schwer bei Werten > 20).
- IgG-Index: Erhöht bei intrathekaler IgG-Produktion. Genauere Beurteilung der intrathekalen IgG-Synthese anhand des Reiberschemas (☞ Abb. 2.2).

  $(IgG_{Liquor}/IgG_{Serum})/(Albumin_{Liquor}/Albumin_{Serum}) < 0{,}7$
- Oligoklonale Banden mittels isoelektrischer Fokussierung (sensitive Methode zum Nachweis einer intrathekalen IgG-Produktion). *Ind.:* V.a. entzündliche ZNS-Erkr.
- IgA und IgM zur Differenzierung entzündlicher ZNS-Erkr.

In Speziallabors:
Aktivierte B-Lymphozyten (in der Frühphase entzündlicher ZNS-Erkr.), spezifische Ak, β_2-Mikroglobulin, Lysozym, Neuronen-spezifische Enolase, Interferone, Kupfer, Coeruloplasmin, Transferrin, ACE, Tumormarker.

Tab. 2.1 Färbungen

Gramfärbung	Färbung nach May-Grünwald-Giemsa
• Luftgetrocknetes Präparat (1 Tr. Liquor) hitzefixieren (3 × durch Flamme ziehen). • 30–60 Sek. in Kristallviolettlösung eintauchen, danach mit Leitungswasser abspülen. • 30–60 Sek. in Iodlösung eintauchen, danach mit Leitungswasser abspülen. • 30–60 Sek. mit Alkohol entfärben bis dieser klar bleibt, danach mit Leitungswasser abspülen. • 10–30 Sek. in Karbofuchsin/Safranin eintauchen, mit destilliertem Wasser abspülen, Präparat trocknen lassen. • Gramneg. Bakterien sind rot, grampos. blau.	• Bei zytologischer Untersuchung. • Präparat 7 Min. in May-Grünwald-Lösung (unverdünnt) eintauchen. • Präparat waschen. • 20–25 Min. in Giemsa-Lösung eintauchen. • Präparat waschen und trocknen.

Befunde

- Pleozytose: Entzündliche Erkr., Zellzahl leicht ↑ bei Tumoren, Traumen, Hirninfarkt oder als „Reizpleozytose“ (bis zu 40 Zellen/mm^3) bis etwa 2 Wo. nach LP.
- Schrankenstörung (Albuminquotient ↑): Unspezifisch. Häufig bei Meningitiden, GBS, Meningealkarzinose, diab. PNP, Hirntumor, -infarkt, Stoppliquor bei spinalem Kompressionssy.
- Intrathekale IgG-Produktion: Bei entzündlichen ZNS-Erkr., z.B. MS, Meningitis, Enzephalitis, Neurolues, Neuroborreliose.
- Oligoklonale Banden: Pos. bei MS, Neuroborreliose, Meningitis, Enzephalitis (v.a. HIV-Infektion, Herpes simplex), Neurolues, Polyradikulitis, Hirntumor.
- Intrathekale IgA- und IgM-Synthese: Pos. bei einigen entzündlichen ZNS-Erkr. (☞ 7).

Tab. 2.2 Beurteilung des lumbal entnommenen Liquors

Parameter	Normalbefund	Pathologischer Befund	Differenzialdiagnosen
Farbe	Wasserklar	Sanguinolent, xanthochrom, trüb	SAB, Meningitis, Enzephalitis, Meningeose
Zellzahl	< 5 Zellen/µl	Pleozytose > 5 Zellen/µl	
Differenzialzellbild	~2/3 Lymphozyten, ~1/3 Monozyten, vereinzelt ein Makrophage oder Granulozyt	Verschiebung der Zellverhältnisse, transformierte Lymphozyten, Plasmazellen, Granulozyten, Erythro-, Sidero-, Makrophagen, Ependym- oder Tumorzellen	Entzündliche Veränderungen, Meningeose, Blutung
Eiweiß	Gesamtweiß 200–400 (–530) mg/l, Albumin ≤ 340 mg/l, IgG ≤ 40 mg/l, IgA ≤ 6 mg/l, IgM ≤ 1 mg/l	Gesamtprotein ↑, autochthone Antikörperproduktion	Entzündliche Reaktion, metabolische Störung
Glukose	45–75 mg/dl (2,5–4,2 mmol/l) bzw. ~50 % des Serumwertes	Erhöhte oder verminderte Glukosekonz.	Entzündliche Reaktion
Laktat	10–20 mg/dl (1,2–2,1 mmol/l)	Erhöht	TBC, bakterielle Meningitis

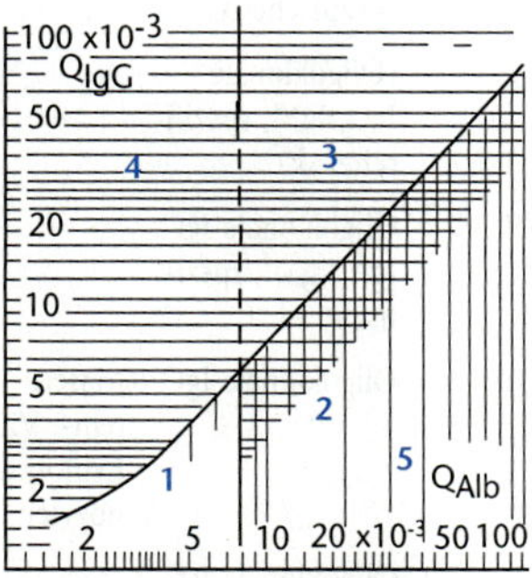

Liquor/Serum-Quotientendiagramm für IgG

1 Normalbereich
2 Reine Schrankenstörung ohne lokale IgG-Synthese
3 Schrankenfunktionsstörung mit zusätzlicher IgG-Synthese im ZNS
4 Reine IgG-Synthese im ZNS ohne Schrankenfunktionsstörung
5 In diesem Bereich finden sich aus empirisch gesichertem Zusammenhang keine Werte, bzw. sind auf Fehler bei der Blutentnahme oder auf Analytikfehler zurückzuführen

Abb. 2.2 Reiberschema

Tab. 2.3 Wichtige Liquorbefunde (nach Reiber)

Erkrankung	Zellzahl/µl	Aktivierte B-Lymphozyten	Quotient Albumin x 10^3	Lokale Ak-Synthese	Sonstige
Eitrige Meningitis (☞ 7.3.1)	> 300	+	> 20	(Oligoklonale IgG, IgA)	Bakterien, Neutrophile ↑, Glukose ↓, Laktat ↑
Akute virale Meningitis (☞ 7.4.1)	< 300	+	< 20		Mononukleäres Zellbild
Mykotische Meningitis (☞ 7.6)	< 300				Mononukleäres Zellbild, Glukose ↓
Tuberkulöse Meningitis (☞ 7.3.6)	< 300	+	> 20		Kultur, Spezialfärbung, Glukose ↓
Tuberkulöse Enzephalitis (☞ 7.3.6)	< 30			Oligoklonale IgG, IgA	Glukose ↓
HSV-Enzephalitis (☞ 7.4.2)	< 30		~ 20	(Oligoklonale IgG), IgM	Monozyten, Makrophagen
VZ-Enzephalitis (☞ 7.4.5)	< 300			(Oligoklonale IgG), IgM	
Masern-, Mumps-Meningoenzephalitis (☞ 7.4.7)	< 300			(Oligoklonale IgG, IgA, IgM, spezifische Ak)	
FSME (☞ 7.4.3)	< 30			(Oligoklonale IgG, IgM, spezifische Ak)	
Lyme-Borreliose (☞ 7.3.8)	< 30		> 20	Oligoklonale IgG, IgA, IgM!, spezifische Ak	
MS (☞ 8)	< 30	+	< 10	Oligoklonale IgG	Masern-, Röteln-, VZV-Ak, Lympho-, Monozyten
Chron. Meningoenzephalitis	< 30	+	< 20	Oligoklonale IgG	
Neurosyphilis (☞ 7.3.7)	n, < 300	+		Oligoklonale IgG, spezifische Ak	TPHA

Tab. 2.3 Fortsetzung

Erkrankung	Zellzahl/µl	Aktivierte B-Lymphozyten	Quotient Albumin x 10^3	Lokale Ak-Synthese	Sonstige
SSPE (☞ 7.4.7)	n	+		Oligoklonale IgG, spezifische Ak	Masern-Ak
HIV-Enzephalitis (☞ 7.4.8)				Spezifische Ak	
VZ-Polyradikulitis	n, < 30	+		Spezifische Ak	
Hirnabszess (☞ 7.3.4)	< 300			IgA	Mononukleäre und neutrophile Zellen
Parasitosen des ZNS (☞ 7.7)	< 30				Eosinophile
GBS (☞ 14.5.1)	< 30		< 20, > 20		Bei para- und postinfektiöser Form Zellzahl/ml < 300
Diab. PNP (☞ 14.4.4)			< 20		
Alkoholische PNP (☞ 23.2.2)			< 10		
ALS (☞ 13.1.1)	n		< 10		
Alzheimer-Krankheit (☞ 22.2.1)	n		< 10		
Blutungen (☞ 16.2)			< 10–> 20		Erythro-, Siderophagen
Primärer Hirntumor (☞ 10)			< 10–> 20		Tumorzellen
Meningeose (☞ 10.6.12)	< 30		> 20		Tumorzellen
Leukose	< 30				β_2-Mikroglobulin
Non-Hodgkin-Lymphom				IgM	Tumorzellen

Angaben in Klammern beziehen sich auf einen späteren Zeitpunkt (Kontrollpunktion), n = normal, VZ = Varizella zoster

2.2 Apparative Verfahren

2.2.1 Elektroenzephalographie (EEG)

Registrierung bioelektrischer Potenzialschwankungen („elektrische Aktivität") des Gehirns von der Kopfhaut oder der Dura mithilfe von Oberflächen- oder implantierten Elektroden (Aktivität tiefer Neuronenverbände).

Indikationen

- Epilepsiediagnostik und Verlaufskontrolle.
- Beurteilung und Dokumentation der Gehirntätigkeit im Koma.
- Diffuse oder umschriebene (herdförmige) zerebrale Prozesse, z.B. bei Stoffwechselerkr., Entzündungen (Meningoenzephalitis, Abszess), Intoxikationen, SHT, Tumoren, Zirkulationsstörungen.
- Diagn. des dissoziierten Hirntodes (☞ 16.3.3).

Technik

Elektroden Festgelegte anatomische Punkte des Schädels werden durch gedachte Linien verbunden und in Abschnitte von 10 bzw. 20 % (10-20-System) der jeweiligen Länge eingeteilt. Bis zu 24 Oberflächenelektroden werden an den Schnittpunkten des entstehenden (reproduzierbaren!) Gitternetzes angelegt (☞ Abb. 2.3).

Ableitungen

- Bipolar: Zwischen 2 benachbarten Elektroden; *Vorteile:* Rasches Auffinden von Herden durch Phasenumkehr, wenig 50-Hz-Artefakte; *Nachteile:* Amplitude nur beschränkt verwertbar, Kurvenform durch Elektrodenabstand beeinflusst.
- Unipolar (Bezugsableitungen): Bezugselektrode meist Vertexelektrode; *Vorteile:* Amplitude verwertbar, Elektrodenabstände weniger kritisch; *Nachteile:* Keine ideale Referenzelektrode, mehr 50-Hz-Artefakte.

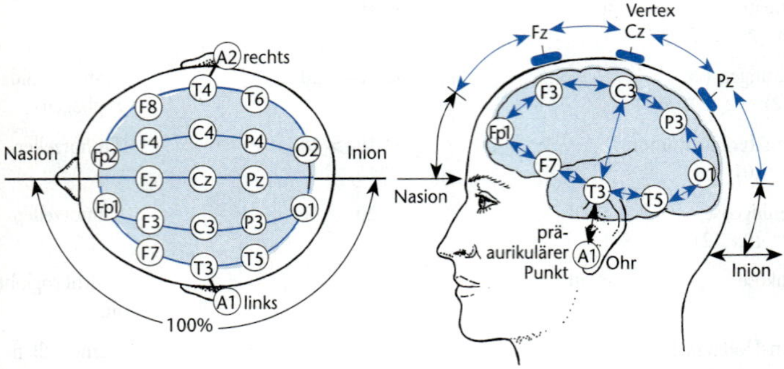

Abb. 2.3 Elektrodenposition im 10-20-System

Sonderformen

Schlaf-EEG und Polysomnographie: Simultane Ableitung von EEG, Muskelaktivität (EMG), Augenbewegung (EOG), Atmung und ggf. anderen Parametern während der Nacht. Meist in Komb. mit Infrarot-Video-Monitoring. *Ind.:* Schlafepilepsie, Schlafstörungen, Schlaf-Apnoe-Sy., Narkolepsie (☞ 9.2.2).

Langzeit-EEG: Kontinuierliche Aufzeichnung des EEG mit einem transportablen Rekorder (analog Langzeit-EKG) oder simultan mit Videoaufzeichnung. *Ind.:* DD epileptische oder psychogene Anfälle, Erfassen seltener Krampfaktivität, prächirurgische Epilepsiediagn.

Provokationsverfahren

Indikationen Verdeutlichung von Anfallspotenzialen und/oder Herdbefunden.

Kontraindikationen Deutlich sichtbare Zeichen erhöhter zerebraler Erregbarkeit im Ruhe-EEG (Gefahr der Anfallsauslösung!).

Durchführung

- Hyperventilation (HV): Abatmen von CO_2 mit Alkalose und Verminderung der Hirndurchblutung.
- Photostimulation: Intermittierende Lichtreize unterschiedlicher Frequenz.
- Schlafentzug.
- Seltener eingesetzt werden medikamentöse (z.B. Hypnotika, Sedativa, Bemegrid) oder physikalische (Valsalva-, Bulbusdruckversuch) Provokationsverfahren.

Tab. 2.4 Effizienz der verschiedenen Provokationsverfahren bei Epilepsien

Anfallstyp	HV	Photostimulation	Schlafentzug	Schlaf	Unter Bemegrid (Eukraton®)
BNS-Krämpfe	(-)	(-)	(-)	+	(-)
Myoklonisch astatische Anfälle	(+)	(+)	(+)	+	(-)
Absencen	++	++	++	(+)	+
Impulsiv-petit-mal	+	+	++	(+)	+
Komplex partielle Anfälle	(+)	(+)	(+)	++	+
Fokale Anfälle	(+)	(+)	(+)	+	+
Grand mal					
Aufwach-GM	++	+	++	+	+
Schlaf-GM	(+)	(+)	(+)	++	+
Diffuser GM	+	+	(+)	+	+

++ besonders effektiv, + ausreichend effektiv, (+) weniger effektiv, (-) nicht indiziert

EEG-Auswertung

Beschreibung der Grundtätigkeit Vorherrschende Wellenformen, Regelmäßigkeit, Ausprägungsgrad (gut, mäßig, gering), Amplituden (☞ Abb. 2.4):
- Alpha-Wellen: 8–12 Hz, Amplitude 20–100 µV.
- Beta-Wellen: 13–30 Hz, kleinere Amplitude als Alpha-Wellen.
- Theta-Wellen: 4–7 Hz.
- Delta-Wellen: 0,5–3 Hz.

Beschreibung abnormer EEG-Tätigkeiten Verteilung (fokal, generalisiert), Häufigkeit (diskontinuierlich, kontinuierlich, in Gruppen oder Serien), besondere Wellenfomen (spike-waves, triphasische Welle ☞ Abb. 2.4).

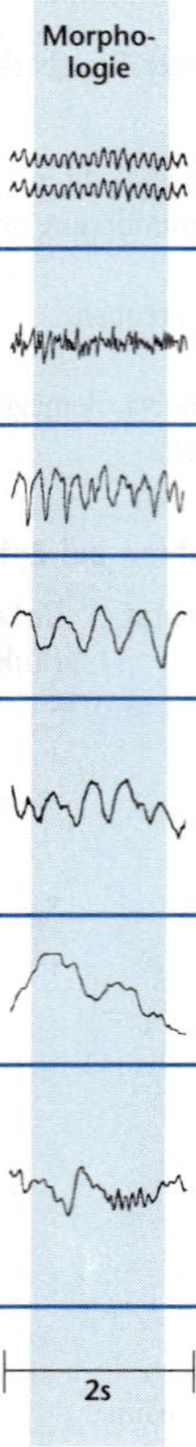
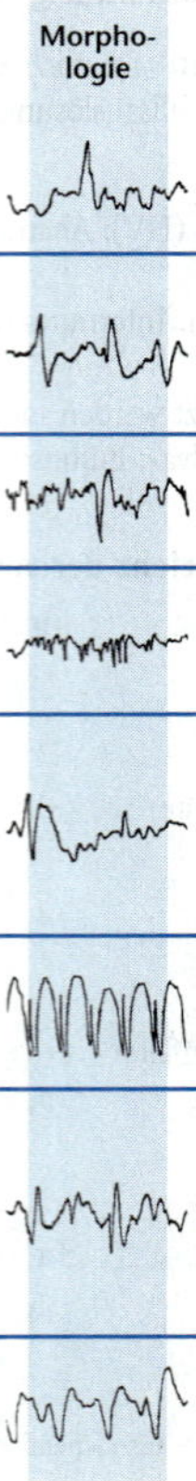

Bezeichnung	Morphologie	Definition	Bezeichnung	Morphologie	Definition
1 Alpha-Rhythmus		regelmäßige Folge von 8 bis 12 Wellen/Sek.	8 steile Wellen steile Potenziale		markante stumpfe steile Einzelwellen
2 Beta-Rhythmus		regelmäßige Folge von 13 bis 30 Wellen/Sek.	9 Sharp wave scharfes Potential		scharfe und steile Welle von 80–250 ms Dauer, Anstieg meist steiler Abfall
3 Theta-Rhythmus		regelmäßige Folge von 4 bis 7 Wellen/Sek.	10 Spikes Spitze		scharfe und steile Welle unter 80 ms Dauer
4 Delta-Rhythmen		regelmäßige Folge von 0,5 bis 3 Wellen/Sek.	11 Polyspikes multiple Spitzen		kompakte Serie von Spikes
5 Delta-Aktivität		unregelmäßige Folge polymorpher 0,5 bis 3 Wellen/Sek.	12 Spike/wave-Komplex Spitze-Welle-Komplex		Komplex aus einem Spike und einer langsamen Welle
6 Sub-Delta-Welle		Welle von über 1000 ms Dauer	13 rhythmische Spikes and waves		Folge regelgermäßiger Spike-wave-Komplexe ca. 3 Sek.
7 Spindel		in der Amplitude regelmäßig auf- und abschwellende 10 bis 14 Wellen/Sek.	14 Sharp and Slow waves		Folge von Komplexen aus Sharp waves und langsamen Wellen von 500 –1000 ms Dauer oft rhythmisch
2s			15 Triphasische Wellen		hohe steile Wellen mit drei Phasen

Abb. 2.4 Wichtige Graphoelemente des EEG

Normalbefund und Normvarianten **Normalbefund:** Beim wachen und entspannten Erwachsenen mit geschlossenen Augen überwiegt ein regelmäßiger Alpha-Grundrhythmus mit max. Ausprägung okzipito-parietal, der sich durch Augenöffnen (Berger-Effekt) oder durch geistige Tätigkeit blockieren lässt (Alpha-Blockade mit Übergang in unregelmäßige Beta-Aktivität).
Beta-EEG: Ausschließlich oder überwiegend Beta-Wellen über 13/Sek. (meist 16–22/Sek.); häufig in Spindeln und Gruppen auftretend; Amplitude 20–30 µV; überwiegend fronto-präzentral; Dauerbefund bei etwa 8 % der Bevölkerung; Zunahme mit dem Alter, F > M (30. Lj. 12 %, 40.–50. Lj. 17 %, 60.–80. Lj. 20 %). **Cave:** Amplitude > 50 µV ohne Blockierung bei Augenschluss ist ein Hinweis auf pharmakogene Ursache (Barbiturate, Tranquilizer).
Flaches oder Niederspannungs-EEG: Hirnaktivität < 20 µV; fast keine Alpha-Wellen außer (nicht obligat) nach Augenschluss für 2–3 Sek., im Tiefschlaf Angleich an normales EEG.
Unregelmäßiges EEG: Frequenzschwanken des Grundrhythmus > 2–3/Sek. und Amplitude; häufige Beta- (14–15/Sek.) und Theta-Wellen (5–7/Sek.); bei etwa 15 % der Bevölkerung; Übergänge zur leichten Allgemeinveränderung.

Tab. 2.5 Einteilung der Schlafstadien nach Rechtschaffen und Kales

Schlafstadium	EEG	Augenbewegung im EOG	Tonische Aktivität im EMG
Wach (Augen zu)	Rhythmische Alpha-Wellen (8–13 Hz)	Langsam und schnell	Relativ hoch
Stadium I (Einschlaf- und frühes Leichtschlafstadium)	Niederamplitudig, gemischtfrequent mit vorherrschender Aktivität bei 2–7 Hz; Vertexwellen, flache Theta-Wellen (5–7 Hz), paradoxe Weckreaktion	Langsam (slow eye movements, SEM)	Leicht abnehmend
Stadium II (Leichtschlaf)	Niederamplitudig, gemischtfrequent; größere Theta-Wellen, < 20 % Delta-Wellen (s.u.); K-Komplexe, Spindeln (14–15 Hz), Vertexwellen zu Beginn	Zu Beginn SEM, sonst keine	Vermindert
Stadium III (Tiefschlaf, slow-wave-sleep, SWS)	Unregelmäßige, hohe Delta-Wellen (< 2 Hz) mit hoher Amplitude (> 75 µV) mind. 20 %, max. 50 % der Epoche, alternierend mit Theta-Wellen; K-Komplexe, Schlafspindeln (11–13 Hz)	Keine	Auf niedrigem Niveau
Stadium IV (Tiefschlaf, slow-wave-sleep, SWS)	Hohe Delta-Wellen während mind. 50 % der Epoche, Schlafspindeln noch möglich	Keine	Auf niedrigem Niveau

Tab. 2.5 Fortsetzung

Schlafstadium	EEG	Augenbewegung im EOG	Tonische Aktivität im EMG
REM	Ähnlich Stadium I, jedoch keine Vertexwellen. Kurze Phasen mit Alpha-Aktivität	Schnell (rapid eye movement, REM)	Supprimiert
Movement-Time	Bewegungen über mind. die halbe Epoche, gestörtes EEG und EOG		

Pathologische Befunde (☞ Abb. 2.4).

Allgemeinveränderungen: Diffuse, kontinuierliche Verlangsamung der Grundaktivität oder Dysrhythmie (aus der Hintergrundaktivität hervortretende Gruppen von langsameren mitunter höher gespannten Wellen), Kurvenabflachung.

Herdbefunde

- Fokale langsame Wellen: Regional dominieren Theta- oder Delta-Wellen.
- Fokale Abflachung: Amplituden des Alpha-Grundrhythmus ↓, evtl. in Verbindung mit fokalen langsameren Wellen.
- Fokale Dysrhythmien.
- Alpha-Verminderung: Leichtestes Anzeichen einer lokalen Hirnschädigung ist die reduzierte Ausprägung und Amplitude des Alpha-Rhythmus.
- Alpha-Aktivierung: Sehr selten; Amplitude ↑, Verlangsamung und fehlende Blockierbarkeit des Alpha-Rhythmus, im Schlaf-EEG einseitige Verminderung von Schlafspindeln.

Epilepsietypische Potenziale

- Spikes: Spitze Potenziale < 80 ms.
- Sharp waves: Steile Wellen, 80–200 ms.
- Spike-waves: Regelmäßige 3/Sek. spike-waves bei Absencen (☞ 9.1.3).
- Polyspike-wave-Potenziale: Charakteristisch für Impulsiv-petit-mal (☞ 9.1.5).
- Hypsarrhythmie: Unregelmäßige, hochgespannte und langsame Wellen mit wechselnder Lokalisation und eingestreuten spikes und/oder sharp waves; bei BNS-Anfällen (☞ 9.1.5).

Spezifische Potenzialformen

- Triphasische Wellen: Bei metabolischen Entgleisungen (hepatisches Koma, Urämie).
- Periodische Komplexe: Creutzfeldt-Jakob-Erkr. (☞ 7.5.1), temporal: Herpes-simplex-Enzephalitis (Radermecker-Komplexe, ☞ 7.4.2).

2.2.2 Evozierte Potenziale

*Elektrische Antwortpotenziale (in den entsprechenden Reiz verarbeitenden Regionen des Gehirns), die durch Reizung eines Sinnesorgans oder afferenter Nervenfasern ausgelöst werden. Diese sehr kleinen Spannungsschwankungen werden über Oberflächen- oder Nadelelektroden an der Schädelkalotte abgeleitet (mehrere Messdurchgänge). Die Potenziale haben mehrere Gipfel (Peaks), die nach Polarität (***p***ositiv Auslenkung nach unten, oder*** **n**egativ* *Auslenkung nach oben) bezeichnet und durchnummeriert oder nach ihrer durchschnittlichen erwarteten Latenz (in ms) benannt werden.*

Visuell evozierte Potenziale (VEP)

Indikationen Bei allen Störungen der Sehbahn von der Retina bis zum primär visuellen Kortex!

- Demyelinisierende Erkr.: Optikusneuritis, MS, Neurolues, AIDS.
- Hereditäre Erkr.: Aut.-dom. Optikusatrophie, Lebersche Optikusatrophie.
- Kompression oder Verletzung der vorderen Sehbahn: Tumoren im Bereich der Orbita oder des Chiasmas, endokrine Orbitopathie, SHT, Optikustrauma.
- Störungen der zentralen Sehbahn: Vaskuläre Prozesse, Tumoren, kortikale Blindheit.
- Toxische oder ischämische Schädigungen: Tabak-Alkohol- oder Myambutolamblyopie, ischämische Optikusneuropathien (z.B. Arteriosklerose, Arteriitis cranialis, Kollagenosen), retinale Ischämien.
- Augenerkr.: Makulopathien, Uveitis, Papillenveränderungen (STP, Drusenpapillen, Pseudopapillitis), Glaukom.

Technik Erregung der Sehrinde durch rasche rhythmische Änderung der Lichtintensität, z.B. durch ein Schachbrettmuster, das in schnellem Wechsel eine Kontrastumkehr zeigt, oder durch eine intermittierende Flickerlichtreizung. Die Reizung der Photorezeptoren führt zu Antwortpotenzialen über dem visuellen Kortex, die mit Elektroden nach Mittelung von 64–128 Durchgängen abgeleitet werden ☞ Abb. 2.5 (Ableitung immer mit Ausgleich einer Sehstörung).

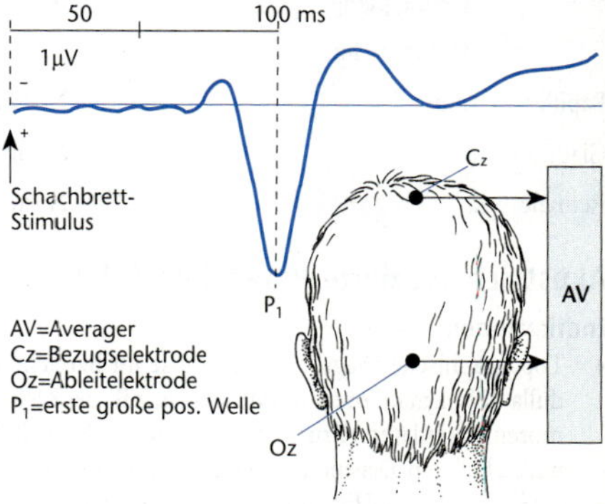

Abb. 2.5 Beispiel einer Ableitung visuell evozierter Potenziale und Position der Ableitelektrode

Normalbefunde Latenz und Amplituden der einzelnen VEP sind abhängig von der Reizstärke und der Art des Stimulus (z.B. Kontrastumkehr, Mustergröße oder Flickerlichtreizung). Die Latenzen der einzelnen pos. Potenzialspitzen betragen im Durchschnitt 40, 65, 100 und 180 ms, die der neg. Peaks 50, 75 und 140 ms. Klinische Verwendung findet v.a. die P100-Komponente (P2-Latenz).

Tab. 2.6 Wichtige VEP-Befunde

Erkrankung		Latenz P100	Amplitude
MS (☞ 8) akut		Normal bis ↑	↓↓, Formverplumpung
Optikusneuritis im fortgeschrittenen Stadium		↑↑	↓↓, Formverplumpung
Leukodystrophie (☞ 13.2.4)		↑	↓
Vaskuläre und toxische Optikusschäden		Normal bis ↑	↓↓
Vit-B_{12}-Mangel (☞ 17.9)		↑↑	Normal
Friedreich-Ataxie (☞ 13.2.5)		Normal bis ↑	↓↓
Spastische Spinalparalyse (☞ 13.1.2)		Normal bis ↑	↓
Neurale Muskelatrophie (☞ 15.5)		Normal	Normal bis ↓
Parkinson-Krankheit (☞ 12.2)		↑	Normal
Neurolues (☞ 7.3.7)		Normal bis ↑	↓↓
Raumfordernde Prozesse mit Druck auf Sehnerven und Chiasma		↑	↓↓
Psychogene Blindheit		Normal	Normal
STP	Geringgradig	Normal	Normal
	Höhergradig	↑	Normal
Papillitis, Uveitis		Normal	↓↓
Glaukom		Normal bis ↑	Normal
Retinale Erkr.		Normal	↓↓

Akustisch evozierte Potenziale (AEP)

Indikationen

- Topographische Diagn. path. Prozesse im Bereich von Kochlea, N. acusticus, kaudaler Medulla oblongata, Pons und Mittelhirn, z.B. bei Kleinhirnbrückenwinkel- und Hirnstammtumoren, vaskulären Hirnstammprozessen, MS, Fehlbildungen der hinteren Schädelgrube, spinozerebellären Degenerationen, Friedreich-Ataxie, Meningitiden oder SHT.
- Audiometrisches Hilfsmittel (v.a. bei Kindern): DD von Schalleitungs- und Schallempfindungsstörungen, objektive Hörschwellenbestimmung, Abgrenzung einer psychogenen Hörstörung.
- Progn. im Koma.
- Intraoperatives Monitoring.

Technik Klicklaute, Druck- oder Sogimpulse werden über Kopfhörer einseitig dargeboten, das andere Ohr wird durch Rauschen vertäubt. Die Antwortpotenziale werden über dem Mastoid nach einer Mittelwertbildung von 1000 bis 2000 Reizen abgeleitet. Die AEP enthalten physiologischerweise 5–7 markante pos. Potenzialspitzen, die sich neuronalen Strukturen im Verlauf der Hörbahn zuordnen lassen.

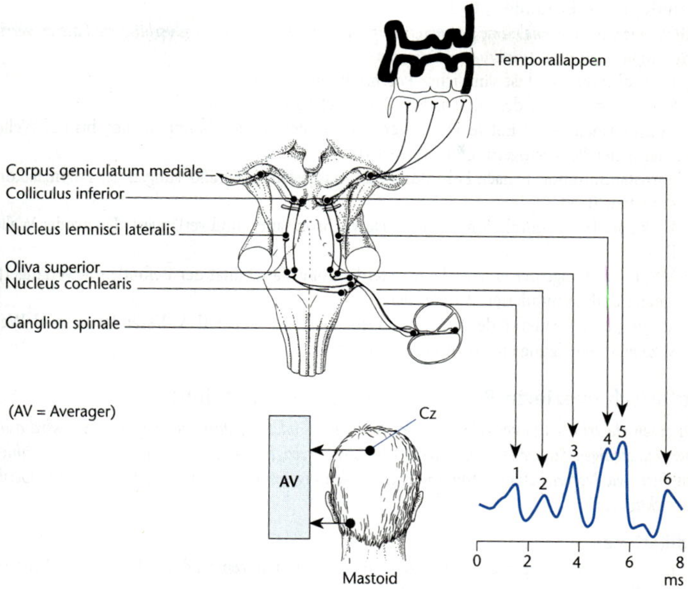

Abb. 2.6 Ableitung akustisch evozierter Potenziale

Beurteilungskriterien und Normalbefund

Tab. 2.7 Normalbefunde im AEP

Wellenbezeichnung	Latenz	Amplitude	Topologie des Generatorortes	Beurteilung
I	1–2 ms	270 nV	Kochlea und N. VIII	Einzelne Komponenten bezüglich Form, absoluter Latenz sowie Latenzen zwischen den einzelnen Wellen im Seitenvergleich. Verhältnis der Amplituden zweier Wellen (Amplitudenquotient Welle V/I: Normal > 1)
II	2–3 ms	190 nV	Medulla oblongata	
III	3–4 ms	280 nV	Untere Brücke	
IV	4–5 ms	340 nV	Obere Brücke	
V	5–6 ms	370 nV	Mesenzephalon	
VI	6–8 ms		Dienzephalon	
VII	8–10 ms		Hörstrahlung	

Pathologische Befunde im AEP

Ausfall einzelner oder mehrerer Potenzialkomponenten, Deformierungen, verlängerte Latenz, verringerte Amplituden und Amplitudenquotienten.

- Innenohrerkr.: Verlust sämtlicher Potenzialkomponenten.
- Störung im Verlauf des N. acusticus: Nur Welle I vorhanden.
- Akustikusneurinom: Entweder völliger Verlust aller Potenzialkomponenten bis auf Welle I oder generelle Verzögerung der Wellen II–V.
- Hirnstammtumor: Je nach Lokalisation z.T. ausgestanzte Veränderungen der Potenzialkomponenten II–V.
- Vaskuläre Hirnstammläsion: Zeitliche Desynchronisation und verlängerte Latenz der Wellen II–V.
- MS: Je nach Lage der entzündlichen Herde große Variabilität der Befunde mit verlängerter Latenz und verminderten Amplituden.
- Meningitis: Bei Miterkr. des N. acusticus Störungen der Wellen II–V; Veränderungen ab Welle V zeigen Beteiligung subkortikaler Areale an.

Motorisch evozierte Potenziale (Magnetstimulation)

Um einen elektrischen Leiter (Doppel-, Schmetterlings- oder kreisförmige Magnetspule) wird durch einen kurzzeitigen Stromfluss ein magnetisches Feld erzeugt, das seinerseits in elektrisch leitfähigen Geweben (wie Nerven) einen Strom induziert. Ableitung des Muskelsummenpotenzials mit Oberflächenelektroden.

Indikationen

- Leitungsverzögerungen der Pyramidenbahn: MS, andere zentral demyelinisierende Prozesse, zervikale Myelopathie, intraspinale Raumforderungen.
- Affektion des 1. Motoneurons bei ALS (hohe Reizschwelle, niedrige Amplitude).
- Wurzelkompressionssy.
- Plexusläsionen, andere proximale Läsionen peripherer Nerven.
- Stimulation tief liegender peripherer Nerven, z.B. N. radialis; N. ischiadicus.
- V.a. psychogene Lähmung.

Kontraindikationen Herzschrittmacher, manifestes Anfallsleiden, Metallteile in der Nähe des Untersuchungsortes, Kochleaimplantate, instabile Fraktur, Schwangerschaft bei lumbaler Wurzelstimulation.

Tab. 2.8 Obere Normgrenze für mit der Magnetstimulation ausgelöste Muskelantworten

Muskel	M. biceps brachii	M. extensor carpi radialis	M. interosseus dorsalis manus	M. vastus medialis	M. tibialis anterior	M. extensor digitorum brevis
GL (ms)	13,7	18,2	25,2	27,1	37,4	48,8
R/L-D.	1,5	1,6	]1,6	2,4	2,1	3,0
PML (ms)	9,1	11,5	18,4	16,0	20,5	29,3
R/L-D.	1,6	1,3	]1,4	2,2	2,0	2,6
ZML (ms)	7,1	8,6	9,3	18,1	20,9	23,2
R/L-D.	1,6	1,5	]1,6	2,4	2,2	2,9

Kortikale Reizung mit der 1,3- bis 1,5-fachen Intensität der Reizschwelle in Muskelruhe, Ableitung unter leichter tonischer Anspannung des Muskels. Obere Normgrenze der Latenzen = Mittelwert + 2,5 Standardabweichungen. R/L-D. = Rechts-Links-Differenz. GL = Gesamtlatenz nach transkranieller Reizung

Technik

Ableitung Von fast allen Muskeln (einschließlich mimischer Muskulatur und Zunge) möglich.

Stimulation

- Transkraniell: Reizung des Motorkortex über dem Vertex bzw. lateral davon.
- Paravertebral: Reizung der Nervenwurzel bei ihrem Durchtritt durch das Foramen intervertebrale.
- Plexus: Reizung der Plexusfasern über dem Erb-Punkt bzw. den Mm. glutei.
- Nervenstimulation: Reizung der peripheren Nerven an den für die Elektrostimulation typischen Stellen.

Leitungszeit

- Peripher motorisch (PML) nach Wurzelstimulation.
- Zentral motorisch (ZML): Differenz der Leitungszeit nach transkranieller und paravertebraler Stimulation oder mithilfe der F-Wellen-Untersuchung (☞ 2.2.3) nach der Formel: ZML = transkranielle Leitungszeit – [(F-Wellen-Leitungszeit zwischen Reiz und M-Antwort + distal motorische Latenzzeit/2) – 1 ms].

Vorteile Weniger schmerzhaft als die Elektrostimulation, hohe Eindringtiefe (Nervenwurzel, Motokortex, proximale HN am Austritt aus dem Hirnstamm).

Nachteile Geringe Fokalität der Reizung. Keine selektive Erregung. Bei peripherer Stimulation mitunter keine und bei paravertebraler Stimulation nur selten max. Muskelsummenpotenziale, sodass keine Beurteilung der axonalen Komponente bzw. eines Leitungsblocks möglich ist. Hohe Artefaktrate bei der peripheren Stimulation durch lokale Muskelkontraktionen.

Somatosensibel evozierte Potenziale (SSEP)

Indikationen

- Diagn. und Lokalisation von Erkr. der somatosensiblen Leitungsbahnen des peripheren NS, des RM und des sensiblen Kortex.
- Höhenlokalisation von Läsionen durch Komb. verschiedener Ableitorte (fraktionierte SSEP): Bei RM-Prozessen (z.B. spinale Raumforderungen, zervikale Myelopathie, Querschnittssy., Wurzelausrisse) und höher gelegenen Schädigungen in Hirnstamm, Thalamus und kaudaler Postzentralregion.
- Objektivierung von Sensibilitätsstörungen bei V.a. psychogene Genese.
- Nachweis einer Hinterstrangschädigung des RM bei MS, Vit.-B_{12}-Mangel (funikuläre Myelose), Tabes dorsalis, Friedreich-Ataxie, zervikale Myelopathie.
- Lokalisation peripherer Nervenverletzungen (Plexus, Hinterhorn, Nervenwurzel).
- Radikulopathien.
- Intensivmedizin: Hilfsmittel bei der Prognose schwerer Hirnschädigungen.
- Intraop. Monitoring (z.B. Skoliose-OP).

Technik **Reiz:** Erregung kutaner Rezeptoren z.B. durch elektrische Stimulation der Haut (Dermatomstimulation) oder Reizung gemischter peripherer Nervenstämme (z.B. N. medianus, N. tibialis).

Ableitorte: Auf der Schädelkalotte (kortikale SSEP) über dem kontralateralen sensiblen Kortex (Postzentralregion) oder über dem RM (spinale SSEP).

Wichtige Ableitpunkte

- N. medianus: Erb-Punkt, zervikal (HWK 7 und HWK 2), kortikal (postzentral).
- N. tibialis: Lumbosakral (LWK 5), lumbal (LWK 1), zervikal (HWK 1), kortikal (postzentral).

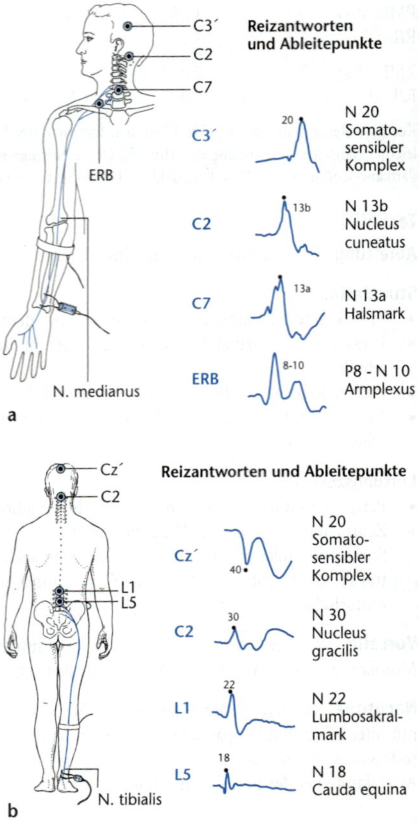

Abb. 2.7 a und b Ableitung somatosensibel evozierter Potenziale des N. medianus **a)** bzw. N. tibialis **b)**

Beurteilungskriterien und Normalbefunde **Kriterien:** Latenz einzelner Wellen und zwischen Potenzialkomponenten an verschiedenen Ableitorten, Amplituden absolut und im Seitenvergleich, Form und Fehlen von Potenzialanteilen.

N. medianus (☞ Abb. 2.7a): Triphasisches Potenzial am Erb-Punkt nach 9,3–11 ms, bei der zervikalen Ableitung neg. Peak nach 12,5–14,5 ms (N13a und N13b), kortikal neg. Potenzial nach 18–20,5 ms (N20).

N. tibialis (☞ Abb. 2.7b): Im Bereich der Cauda equina nach 17,2–19,6 ms neg. Welle (N18), lumbosakral nach 20–23,3 ms (N22), zervikal nach 32,2–35,6 ms (N30), in kortikaler Ableitung deutlich pos. Peak nach 37–40,8 ms (P40). Amplitudenquotienten N22/N18 bei 1,1–6,6; P40/N22 bei 0,85–27,3.

Pathologische Befunde Latenz ↑, Amplitude ↓, Verlust und Deformierung von Potenzialanteilen sowie Veränderungen der Amplitudenquotienten.

- Demyelinisierende Prozesse: Latenz ↑, im Extremfall Ausfall des entsprechenden Potenzials, normalerweise Amplitude nur gering ↓.
- Axonale Prozesse: Amplituden ↓ und weitgehend unveränderte Latenz.
- Armplexusläsionen: Amplitudenquotient Erb/N13a-Potenzial ↓, Latenz ↑.
- Wurzelkompression: Latenz absolut ↑ oder path. Seitendifferenzen.
- Spinale Raumforderung: Oberhalb der Raumforderung Latenz ↑ und Amplituden ↓.
- Hinterstrangschädigungen: Latenz ↑ nach Medianus- und Tibialisstimulation, spinale Leitungszeit ↑, Amplituden ↓.
- Zervikale Myelopathie: Latenz ↑ und Deformierungen zervikaler Potenzialkomponenten, in den kortikalen Ableitungen Latenz gering ↑.
- Thalamusläsionen: Deformierungen bis hin zum Ausfall kortikaler Potenzialkomponenten bei unauffälligen zervikalen Ableitungen.
- MS: Sehr variable Befunde. Typisch ist eine vermehrte Latenz der zervikalen und kortikalen Potenziale z.T. mit Potenzialdeformierung, path. Seitendifferenzen; spinale bzw. zentrale Leitungszeiten ↑.
- Chorea Huntington: Amplituden ↓.
- Großhirnprozesse: Einseitiger Ausfall oder Latenz ↑, Amplituden einzelner Komponenten des kortikalen Primärkomplexes ↓.
- Epilepsie: Überhöhte kortikale Reizantworten z.B. bei Myoklonusepilepsie (☞ 9.1) „giant potential" (Riesenpotenzial).

Tab. 2.9 SSEP bei schweren zerebralen ischämischen Hirnschädigungen

Verlaufsbeobachtung des SSEP-Befundes, bei Stimulation N. medianus	Prognose
Vollständiger bilateraler Verlust (P15 + N20) des Skalp-SSEP	Sehr ungünstig, i.d.R. Exitus
Hochgradige Deformierung der SSEP (nur P15 erhältlich) bzw. unilateraler Verlust	Ungünstig, bei Überleben schwerer Defekt wahrscheinlich
SSEP bilateral erhalten mit leichter Deformierung einzelner Potenzialkomponenten bzw. Verlängerung der zentralen Leitungszeit (N13–N20)	Quod vitam günstig; restitutio ad integrum zweifelhaft
Unauffällige SSEP	Insgesamt günstig; restitutio ad integrum zu erwarten

2.2.3 Elektroneurographie

Ableitung und Analyse elektrisch ausgelöster Potenziale peripherer Nerven und Muskeln i.d.R. mit Oberflächenelektroden. Dient der Bestimmung motorischer und sensibler NLG. MSP = Muskelsummenpotenzial, SNAP = sensibles Nervenaktionspotenzial.

Motorische und sensible NLG

Indikationen

- Lokalisationsdiagn. und Verlaufsuntersuchungen peripherer Nervenläsionen.
- Nachweis eines Leitungsblocks.
- Differenzierung von PNP:
  - Primär demyelinisierende PNP: NLG deutlich ↓ bei meist normalen Amplituden.
  - Primär axonale PNP: Amplituden ↓ bei meist normaler NLG.
  - Bei längerem Verlauf der PNP kommt es zu einer NLG-Verlangsamung und einer Amplitudenabnahme des Muskelsummenpotenzials.
- Differenzierung proximaler Nervenläsionen:
  - Radikuläre Sy.: Motorische NLG allenfalls gering ↓, Amplitude des MSP ↓. Normale sensible NLG, da die afferenten Fasern präganglionär unterbrochen sind.
  - Plexusläsionen: Sensible NLG ↓ und Amplitude des SNAP ↓, im schwersten Falle Verlust des SNAP.

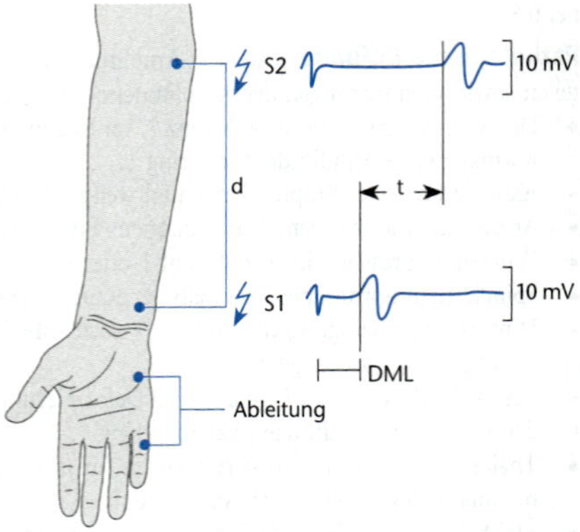

Abb. 2.8 Prinzip der Ableitung der Nervenleitgeschwindigkeit (Beispiel der motorischen NLG); NLG = d/t, S1/S2 = Reizorte

Technik

Motorische NLG Reizung eines Nervs an mind. 2 Punkten mit elektrischen Impulsen, die so stark sein müssen, dass alle Axone simultan erregt werden und dadurch ein MSP von max. Amplitude ausgelöst wird.

Sensible NLG

- Orthodrom: Nach Reizung der Haut distal des Ableitortes, z.B. am Zeh oder Finger mit Ringelektroden wird das SNAP mit Oberflächen- oder selten mit Nadelelektroden vom Nervenstamm abgeleitet.
- Antidrom: Bestimmung entgegen der physiologischen Reizleitungsrichtung mit Stimulation des Nervenstamms proximal und Ableitung eines Potenzials mittels Oberflächenelektroden distal über dem Nerven oder dem sensiblen Versorgungsgebiet des Nerven.

Beurteilungskriterien

Motorische NLG

- Distal motorische Latenzzeit (DML, terminale Überleitungszeit): Zeit zwischen distalem Reiz und Beginn der Muskelantwort (M-Antwort).
- Amplitude und Konfiguration des MSP.
- Motorische NLG nach der Formel: NLG (m/Sek.) = Distanz zwischen distalem und proximalem Reizort (mm) / Differenz der Latenz zwischen der distalen und proximalen Stimulation (ms).
- Verhältnis der Amplituden des Muskelsummenpotenzials (MSP) nach distaler und proximaler Stimulation.

Sensible NLG NLG (m/Sek.) = Distanz zwischen Reiz- und Ableitelektrode (mm)/Latenzzeit (ms). Amplitude des sensiblen Nervenaktionspotenzials (SNAP). **Cave:** Mit zunehmender Distanz zwischen Reiz und Ableitort nimmt die Amplitude des SNAP physiologisch ab.

! Bei Läsion gemischter peripherer Nerven kann die sensible NLG eher vermindert sein als die motorische NLG.

Normalbefunde (☞ Abb. 2.9).

Tab. 2.10 Obere Grenzwerte der distal motorischen Latenzzeiten (DML)

Nerv	Ableitstrecke	DML
N. medianus	Handgelenk – Thenar (7 cm)	4,2 ms
N. ulnaris	Handgelenk – Hypothenar (7 cm)	3,8 ms
N. radialis	Oberarm – Handextensoren (10 cm)	3,9 ms
N. peroneus	Unterschenkel – Fußrücken (7 cm)	5,6 ms
N. tibialis	Malleolus internus – medialer Fußrand (10 cm)	6,0 ms

Pathologische Befunde

! Zur genauen Eingrenzung umschriebener Nervenläsionen ist ein „Inching" möglich. Dabei wird der Nerv sukzessiv im Abstand von jeweils 1 cm erregt. An der geschädigten Stelle deutlicher Latenz- oder Amplitudensprung (bei Karpaltunnelsy., Sulcus-ulnaris-Sy.).

Umschriebene Verlangsamung der NLG: Bei Nervenkompressionssy.
Generalisierte Verlangsamung der NLG: Bei diffusen Schädigungen des peripheren NS (z.B. demyelinisierende PNP) NLG < 40 m/Sek. an den unteren Extremitäten. Bei angeborenen PNP meist einheitliche Verlangsamung der NLG, bei erworbenen demyelinisierenden PNP mitunter unterschiedliches Nervenbefallsmuster.
Leitungsblock (Neurapraxie): Amplitude oder Fläche der M-Antwort bei proximaler Stimulation < 50 % der Antwort bei distaler Stimulation. *Ätiol.:* Demyelinisierende Schädigung ohne axonale Degeneration bei lokalen Nervendruckschädigungen oder entzündlichen Prozessen (akute Druckschädigung, GBS, chron. entzündliche Polyradikulitis). Ein multifokaler Leitungsblock ist Zeichen einer akuten oder chron. entzündlichen Neuropathie.

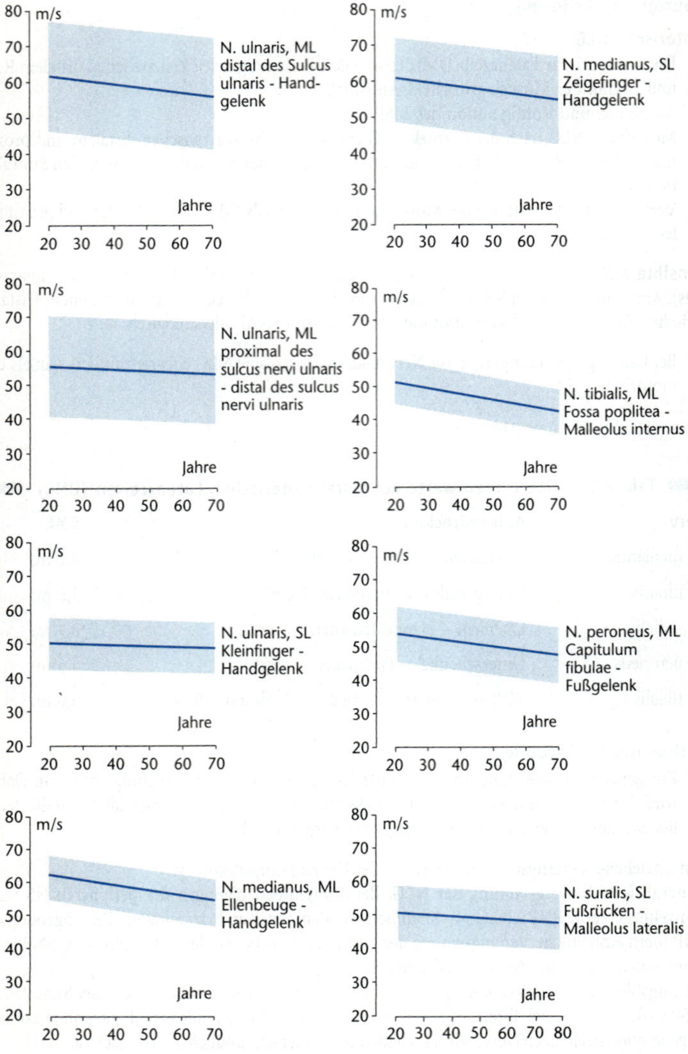

Abb. 2.9 Referenzwerte der wichtigsten Nerven (ML = motorische NLG, SL = sensible NLG)

Generalisierte Amplitudenabnahme des MSP: Bei axonalen Läsionen, dabei häufig auch dick myelinisierte Fasern betroffen → NLG gering ↓.

F-Welle

MSP (im Vergleich zur M-Antwort Amplitude ↓ und Latenz ↑), das bei distaler elektrischer Stimulation durch eine Spiegelung der antidrom fortgeleiteten Erregung im α-Motoneuron ausgelöst wird.

Kennzeichen Amplitude 1–5 % der M-Antwort, variable Konfiguration, Latenzzeitvariationen um einige ms. Beurteilt wird die kürzeste F-Wellenlatenz bei 10–20 Stimuli, die Spanne zwischen der kürzesten und der längsten Latenz (Chronodispersion) und die Häufigkeit des Auftretens (Persistenz).

Indikationen Untersuchung der proximalen Abschnitte des peripheren Nerven (Plexusläsionen) und v.a. generalisierter Veränderungen (PNP).

Tab. 2.11 Normwerte der F-Welle

Latenz (ms) der F-Welle (Mittelwert ± Standardabweichung)					
Körpergröße (cm)	**M. soleus**	**M. extensor digitorum brevis**	**M. flexor hallucis brevis**	**M. abductor pollicis brevis***	**M. abductor digiti minimi***
147–160	29,4 ± 2,3	46,2 ± 3,2	47,2 ± 3,6		
163–175	32,6 ± 2,1	49,3 ± 3,8	50,6 ± 3,7		
178–193		52,8 ± 4,2	55,4 ± 4,2		
Vom Handgelenk				26,6 ± 2,2	27,0 ± 2,0
Vom Ellenbogen				22,4 ±1,6	23,0 ± 1,6

* Max. Seitendifferenz der Latenz jeweils 2 ms. Werte nach Stöhr, M., Bluthardt, M.: Atlas der klinischen Elektromyographie und Neurographie, Kohlhammer, Stuttgart 1983

H-Reflexe

MSP mit konstanter Latenz, das bei submaximaler Stimulation des N. tibialis in der Kniekehle ausgelöst und vom M. soleus abgeleitet wird (entspricht MER).

Kennzeichen Bei geringer Stimulationsintensität tritt eine H-Antwort auf, bevor eine M-Antwort ausgelöst wird. Bei steigender Intensität nimmt die Amplitude der H-Antwort zunächst zu, bei weiterer Steigerung der Stromstärke aber wieder ab. Die Latenz ist konstant und 1–5 ms kürzer als die der F-Welle.

Indikation Wurzelkompression S1, PNP.

Technik Stimulation des N. tibialis in der Fossa poplitea und Ableitung vom M. soleus mit steigenden Stimulationsintensitäten.

Repetitive Nervenstimulation

Wiederholte supramaximale elektrische Nervenstimulation mit Aufzeichnung der M-Antworten zur Beurteilung der Endplattenfunktion (neuromuskuläre Transmission).

Indikationen Myasthenia gravis (optimale Stimulationsfrequenz 2–5 Hz), Lambert-Eaton-Sy. (optimale Stimulationsfrequenz 20–30 Hz).

Technik Ableitung des MSP mit Oberflächenelektroden i.d.R. von einem proximalen Muskel (Mm. deltoideus, trapezius, nasalis oder orbicularis oculi). Supramaximale elektrische Stimulation des versorgenden peripheren Nerven mit Sequenzen von 5–10 Stimuli und Frequenzen zwischen 2 und 30 Hz.

Befunde **Myasthenia gravis:** Bei einer 3-Hz-Stimulation Amplitudenabnahme des 2.–5. MSP um mehr als 8 % im Vergleich zum Ausgangswert.
Präsynaptische Transmissionsstörungen (Lambert-Eaton-Sy.): Bei höherfrequenten Reizserien (10–30 Hz) Inkrement, d.h. Zunahme der abnorm niedrigen Ausgangsamplitude (meist unter 2 mV) um mehr als 150 %. Für den Pat. weniger belastend ist Vergleich der Amplitude des MSP bei einmaliger Stimulation vor und nach einer tonischen Muskelaktivierung.

Reflexuntersuchungen

Blinkreflex (Orbicularis-oculi-Reflex)

Ableitung des MSP des M. orbicularis oculi nach einer elektrischen oder mechanischen Stimulation im Bereich des N. supraorbitalis.
Ind.: Trigeminusaffektion, Hirnstammprozess.
Technik: Einseitige Stimulation des Ramus supraorbitalis n. trigemini und simultane Ableitung der motorischen Antworten vom M. orbicularis oculi beidseits mittels Oberflächenelektroden.
Befunde: 2 Antwortkomplexe. Unilaterale R1-Komponente auf der Seite des Reizes und bilaterale R2-Antwort, die mit einem Augenschluss verbunden ist. Konfiguration, Amplitude und Latenz der beiden Komponenten im Seitenvergleich beurteilen. Pathologische Befunde:
- Periphere Fazialisparese (☞ 5.2.2): Ausfall oder Amplitudenreduktion aller Komponenten ipsilateral zur Schädigung.
- Läsionen des ersten Trigeminusastes (☞ 5.1.7): Ausfall oder Verzögerung bzw. Amplitudenreduktion der Antworten, die bei Stimulation des affizierten Trigeminusastes ausgelöst werden.
- Medulläre und pontine Läsionen (z.B. MS, Ischämie, Tumor): Unterschiedliche Veränderungen der R1- und R2-Komponenten ipsi- und kontralateral.

Tab. 2.12 Normwerte (ms) des Blinkreflexes (Mittelwert ± Standardabweichung)

Blinkreflex	Latenz [ms]	Obere Normgrenze [ms]	Seitendifferenz der Latenz [ms]	Obere Normgrenze [ms]
R1	11,4 ± 0,9	13,3 (14)	0,3 ± 0,6	1,5
R2 ipsilateral	31,6 ± 3,2	38,1 (40)	0,3 ± 1,9	4,3 (5)
R2 kontralateral	32,4 ± 3,0	38,5 (40)	0,5 ± 2,1	5,0

Werte nach Stöhr, M., Bluthardt, M.: Atlas der klinischen Elektromyographie und Neurographie, Kohlhammer, Stuttgart 1983

Masseterreflex

Myostatischer Reflex, dessen afferente und efferente Fasern durch die motorische Wurzel des N. trigeminus verlaufen.

Ind.: Einseitige Läsionen des N. trigeminus, Hirnstammläsionen, Fazialisparese.

Technik: Auslösung durch Schlag mit einem Triggerhammer auf zwei Finger, die auf die Kinnspitze aufgelegt werden. Die Muskelantwort wird mit Oberflächen- oder Nadelelektroden bilateral vom M. masseter simultan aufgezeichnet.

Normalbefunde: Mittlere Latenz 8,4 ms (6–10,5 ms), max. Seitendifferenz 1,5 ms.

2.2.4 Elektromyographie (EMG)

Die Nadelelektromyographie wird zur Differenzierung neurogener und myogener Prozesse sowie deren Lokalisation und Dynamik durchgeführt. MAP = Muskelaktionspotenzial, SNAP = sensibles Nervenaktionspotenzial.

Indikationen Traumatische Nervenläsionen (☞ 14), Nervenwurzelläsion (☞ 14.3), Differenzierung von PNP (☞ 14.4), Myopathien (☞ 15), Myositiden, myotone Störungen (☞ 15.6), Vorderhornerkr. (spinale Muskelatrophie, ALS, ☞ 13.1.1). *KI:* Blutgerinnungsstörungen, Behandlung mit Antikoagulanzien.

Technik Hautdesinfektion, Einstich einer dünnen (0,3–0,6 mm), konzentrischen Nadelelektrode in den entspannten Muskel. Beurteilung der elektrischen Einstichaktivität (fehlt bei Kompartmentsy., ☞ 14.1.8), Beurteilung der Aktivität in Muskelruhe (Spontanaktivität), Aufforderung, den Muskel gering zu innervieren (Beurteilung des MAP). Am Ende max. willkürliche Muskelkontraktion (Interferenzmusteranalyse).

Beurteilungskriterien

Keine Aktivität bei völliger Entspannung des Muskels.

Pathologische Spontanaktivität: Bei neurogenen und myopathischen Prozessen in Muskelruhe:

- Fibrillationspotenziale und pos. scharfe Wellen: Streng rhythmische Entladung biphasischer bzw. triphasischer Potenziale von kurzer Dauer.

- Faszikulationen: Plötzlich entstehende, unwillkürliche Entladung einer motorischen Einheit mit unregelmäßiger Entladungsfrequenz und Konfiguration.
- Pseudomyotone Entladungen: Repetitive Entladung einer motorischen Einheit mit gleich bleibender Frequenz (5–100 Hz) und Amplitude, Beginn bei Nadelverschiebung, abruptes Ende.
- Myotone Salven: Bei allen Formen einer Myotonie, repetitive Entladung einer Muskelfaser mit ab- oder anschwellender Frequenz und Amplitude bei Nadeleinstich, Bewegung oder willkürlicher Muskelkontraktion.

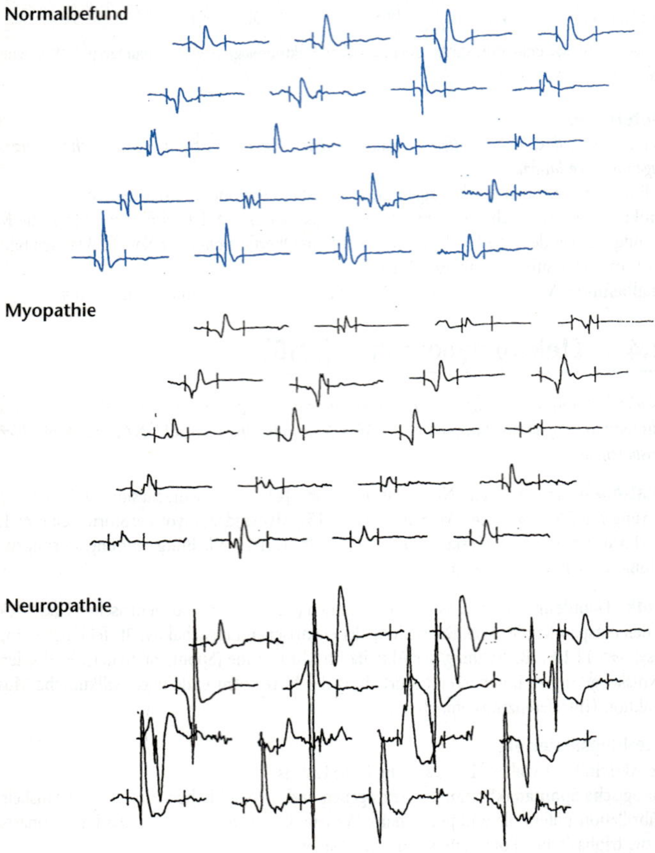

Abb. 2.10 EMG: MAP aus dem M. tibialis anterior (Normalbefund, Myopathie und Neuropathie)

Beurteilung der MAP: Bei geringer Innervation des Muskels hinsichtlich Dauer, Amplitude, Konfiguration und Zahl der Phasen (Zahl der Durchgänge durch die Nulllinie plus 1).
Quantitative Elektromyographie: Registrierung und Auswertung von mind. 20 motorischen Einheiten, die an mind. 3 verschiedenen Einstichstellen registriert werden.
Interferenzbild: Elektrische Aktivierung des Muskels (mehrere motorische Einheiten an der Nadelspitze) während max. Innervation:

- Gesunde: Komplettes Interferenzbild ohne Darstellung der Grundlinie.
- Path. Prozesse: Lichtung bis zum Einzelentladungsmuster.
- Periphere neurogene Prozesse: Hohe Entladungsfrequenz einzelner motorischer Einheiten mit erhöhter Maximalamplitude.
- Myopathien: Bereits bei geringer Kraftentfaltung frühzeitige Rekrutierung vieler Einheiten mit niedriger Amplitude.

Pathologische Befunde

Neurogene Störungen: Häufig typische Trias aus (1) path. Spontanaktivität in Form von Fibrillationen und pos. scharfen Wellen, (2) verbreiterten, polyphasischen und hochamplitudigen MAP sowie (3) Lichtung des Interferenzbildes. Bei komplett denervierten Muskeln massive path. Spontanaktivität und Verlust der Willkürpotenziale.
Myopathien: Bei akuten myositischen Prozessen lebhafte path. Spontanaktivität. Bei den meisten Myopathien kommen neben normalen auch verkürzte MAP (< 5 ms) mit niedriger Amplitude (< 150 μV) vor. Interferenzmuster: Frühzeitig dichte Rekrutierung bei deutlicher Amplitudenminderung.
Myotone Störungen: Bei allen myotonen Störungen typisches „sturzkampfbomberartiges“ Geräusch bei Nadelverschiebung und bei Willkürinnervation.

Tab. 2.13 Pathologische EMG-Befunde

Diagnose	Spontanaktivität	MAP-Aussehen	Variation eines MAP	Interferenzbild
Subakute inkomplette neurogene Läsion (< 10 Tage)	Keine	Normal	Keine	Gelichtet
Subakute komplette Denervation (> 10 Tage)	+ bis +++	Keine MAP	Keine	Keine Entladung
Subakute inkomplette neurogene Läsion (> 10 Tage)	++ bis +++	Polyphasisch, verlängert	Möglich	Gelichtet
Frühe Reinnervation	Keine bis ++	Kurz, polyphasisch, klein	Vorhanden	Gelichtet
Chron. neurogene Läsion	Keine oder +	Verlängert, hochamplitudig	Keine	Gelichtet

Tab. 2.13 Fortsetzung

Diagnose	Spontan-aktivität	MAP-Aussehen	Variation eines MAP	Interferenz-bild
Akute Myositis	++ bis +++	Kurz, polyphasisch	Möglich	Evtl. gelichtet, schnelle Rekrutierung
Chron. Myopathie	Keine oder +	Polyphasisch, kurz und lang	Keine	Gelichtet
Myasthenie	Keine	Normal	Vorhanden	Dicht

2.2.5 Sympathische Hautantwort

Verfahren zur Erfassung von vegetativen sudomotorischen Funktionsstörungen.

Indikationen PNP mit Affektion vegetativer Fasern (bes. Diab. mell.), traumatische Nervenläsion mit Unterbrechung der vegetativen Fasern, Systemerkr. mit Beteiligung autonomer Fasern.

Technik Messung der Potenzialdifferenz (Handinnenfläche-Handrücken bzw. Fußsohle-Fußrücken) mit Oberflächenelektroden vor und nach einem physiologischen Reiz (tiefes Einatmen), einer Schreckreaktion (lautes, unerwartetes Geräusch) oder einem elektrischen Schmerzreiz.

Befunde
- Änderung des Oberflächenpotenzials an der Hand etwa 1,5 Sek. nach dem Reiz. Nach wiederholtem Reiz kann es zu einer Habituation (Abnahme der Amplitude oder vorübergehend fehlende Auslösbarkeit) kommen.
- Path. ist ein Fehlen der Antwort. Latenzzeitveränderungen und Amplituden werden i.d.R. nicht berücksichtigt.

2.2.6 Elektronystagmographie

Augenbewegungen verursachen messbare Potenzialänderungen im umgebenden Gewebe (Elektrookulogramm), da sich die Kornea gegenüber der Retina elektropos. verhält. Dadurch qualitative und quantitative Analyse spontaner und provozierter Nystagmusformen (☞ 4.1.7).

Indikationen
- Periphere und zentral-vestibuläre Störungen (☞ 4.12.3): Registrierung physiologischer Nystagmusformen, optokinetische und kalorische Prüfung im Seitenvergleich.
- Differenzierung von Hirnstamm-, Kleinhirn- und Großhirnprozessen. Spontannystagmus, andere path. Nystagmusformen (☞ 4.1.7).
- Bestimmung der Geschwindigkeit rascher Augenbewegungen (Sakkaden).

Kontraindikationen Bei Pat. mit Trommelfell-OP bzw. -defekten keine kalorische Labyrinthprüfung mit Wasser. **Cave:** Bei entzündlichen Veränderungen ist die kalorische Prüfung sehr schmerzhaft.

Technik
- Binokuläre Ableitung der Potenzialänderungen mit Oberflächenelektroden am äußeren Augenwinkel zur Erfassung vertikaler Nystagmusformen.
- Ableitung über Ober- und Unterlid zur Erfassung vertikaler Nystagmusformen und Differenzierung von Lidartefakten.
- Innerhalb eines Blickwinkels von 30° sind Bulbusbewegungen bis auf 1–2° genau quantitativ bestimmbar.

Normalbefunde
- Rucknystagmus: Regelmäßige langsame und entgegengerichtete reflektorische schnelle Augenbewegungen nach kalorischem, rotatorischem oder optokinetischem Reiz (☞ 4.1.7).
- Erschöpflicher Endstellungsnystagmus bei extremen Augenbewegungen.

2.2.7 Doppler- und Duplexsonographie

Die Ultraschalluntersuchung der Strömungsverhältnisse in Gefäßen basiert auf dem Dopplereffekt, der eine Frequenzverschiebung von z.B. Schall- oder Lichtwellen bei einer relativen Bewegung zwischen Sender und Empfänger beschreibt.

Continuous-wave-Dopplersonographie (CW-Doppler)

Beschallung der extrakraniellen Gefäße (ACC, ACE, ACI, A. supratrochlearis, A. subclavia, A. vertebralis) mit 4- und 8-MHz-Sonden, die kontinuierlich (continuous wave) Ultraschallwellen aussenden und die von den Blutkörperchen reflektierten Schallwellen empfangen. Ggf. zusätzlich Spektralanalyse (FFT) des Frequenzspektrums.

Indikationen und Beurteilung der extrakraniellen Dopplersonographie (ECD)

Tab. 2.14 Indikationen der ECD in absteigender Bedeutung

++	Fokale neurologische Symptomatik (TIA, „minor stroke“)
++	Akuter Schlaganfall (erste 4–6 h)
++	Unilaterale Sehstörung (z.B. Amaurosis fugax)
++	Supraaortisches Strömungsgeräusch
+	Blutdruckdifferenz von $\geq$ 20 mmHg an den Armen
+	Periphere arterielle Verschlusskrankheit und/oder multiple vaskuläre Risikofaktoren vor größerer OP

- Path. Strömungsrichtungen in A. supratrochlearis, A. vertebralis.
- Stenosen oder Verschlüsse der direkt beschallbaren Hirn versorgenden Gefäße: Im Stenosebereich Strömungsbeschleunigung, dahinter poststenotische Turbulenzen. Erfasst werden Stenosen ab 50–60 % (hämodynamisch relevant).
- Hochgradige Strömungshindernisse im nicht zugänglichen (intrakraniellen) Abschnitt der ACI: Charakteristische Veränderung der Strömungsprofile in der proximalen Karotisstrombahn (peripherer Strömungswiderstand ↑↑).
- Proximaler Verschluss der ACI: Kein Internasignal und Verminderung der diastolischen Strömungsgeschwindigkeit der ACC im Vergleich zur Gegenseite. Darüber hinaus meistens Strömungsumkehr in der A. supratrochlearis.
- Dissoziierter Hirntod (☞ 16.3.3): Feststellung des zerebralen Kreislaufstillstandes.

Subclavian-steal-Effekt
Bei einer Stenose der A. subclavia vor Abgang der A. vertebralis Veränderungen der Durchströmung der ipsilateralen A. vertebralis
- Grad I: Systolische Entschleunigung.
- Grad II: Pendelströmung.
- Grad III: Vollständige Strömungsumkehr der A. vertebralis.

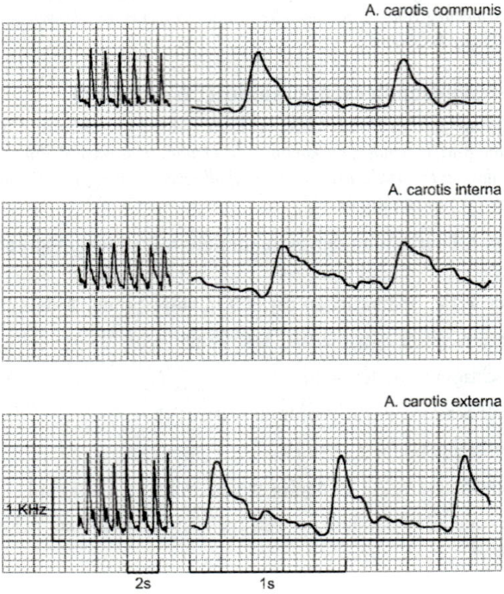

Abb. 2.11 Dopplersonographie der extrakraniellen A. carotis (Normalbefunde)

Technik

! Die Untersuchung erfolgt grundsätzlich im Seitenvergleich. Wichtig ist die Differenzierung zwischen ACI und ACE.

A. supratrochlearis Aufsetzen der 8-MHz-Sonde am medialen Augenwinkel.

A. carotis
- ACC: Möglichst weit proximal mit steil nach kranial gerichtetem 4-MHz-Schallkopf aufsuchen und kontinuierliches Verschieben der Sonde nach distal bis zur Bifurkation.
- ACI: Darstellung bis unterhalb der Mandibula, Abgang dorsal des Externa-Abgangs nahezu in 90 % d.F., davon in etwa 20 % dorsomedialer Abgang.
- ACE: Meist ventral und in etwa 20 % d.F. ventrolateral der ACI, zuverlässige Erkennung durch „Rückschlageffekt" bei oszillierender Kompression der A. temporalis superficialis.
- Unterschiedliche Pulsatilität von ACI und ACE: Verlässlich nur bei nicht stenosiertem Gefäß.

A. vertebralis Darstellung des Abgangs von der A. subclavia mit nach medial und kaudal gerichteter und etwa 2 QF oberhalb der Klavikula positionierter Sonde. Hinter dem Mastoid Ableitung des Strömungssignals der Atlasschlinge der A. vertebralis.

Konventionelle und farbkodierte Duplexsonographie

Indikationen
- Abklärung unklarer dopplersonographischer Befunde und ther. Konsequenzen bei Karotisstenosen und -verschlüssen (Ausdehnung arteriosklerotischer Veränderungen, Morphologie).
- Ursachenabklärung bei TIA, „minor stroke" und „vertebrobasilärer Insuff." (Differenzierung zwischen Hypoplasie, Verschluss, Knickschleifenbildung, Stenose einer A. vertebralis), Abklärung pulsierender Halstumoren.
- Diagn. extrakranieller Vaskulitiden: Diffuse Verbreiterung des Grenzzonenreflexes („Intima - Media - Komplex") > 1 mm.
- Nachweis von Dissektionen, arteriosklerotischen Plaques als Emboliequelle, Ausschluss arteriosklerotischer Plaques vor Karotiskompression, Kontrolle nach gefäßchirurgischen Eingriffen.

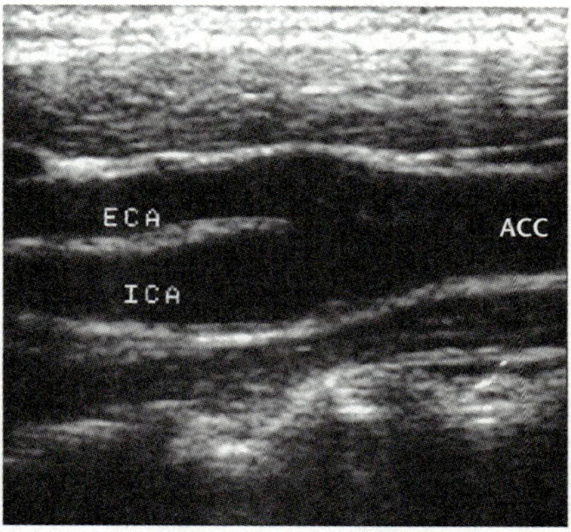

Abb. 2.12 Duplexsonographie der Karotisbifurkation: Teilungsstelle der Arteria carotis communis (ACC) in die A. carotis interna (ICA) und externa (ECA)

Tab. 2.15 Dopplersonographie bei Stenose und Verschluss der ACI

Stenose				**Verschluss**	
Lokale Stenose	**Geringgradig < 50 %**	**Mittelgradig 50–70 %**	**Hochgradig 70–90 %**	**Subtotal > 90 %**	**Total 100 %**
Indirekte Kriterien					
A. supratrochlearis	Strömungssignal unauffällig		Meist path.	Fast immer path., im Seitenvergleich ↓↓ (v.a. Diastole), Nullfluss oder retrograde Strömung	
ACC	Strömungssignal unauffällig		Häufig Strömungsgeschwindigkeit ↓	Strömungsgeschwindigkeit ↓ (v.a. Diastole)	
Direkte Kriterien im Stenosebereich					
	Meist unauffällig, allenfalls Aufhebung der physiologischen Frequenzminderung im Bulbusbereich als unsicherer Hinweis	Systolische und diastolische Amplituden ↑↑ (> 50 %) im Vergleich zum unstenosierten Gefäß, beginnende Turbulenzen	Ausgeprägte Turbulenzen bei massiver Strömungsbeschleunigung mit „systolische Spitzenumkehr" bzw. inverse Frequenzanteile (Frequenzanalyse)	Meist sehr hochfrequente, zischende Turbulenzen („Dampfkessel") mit nur noch geringem pulsatilem Strömungsanteil, bei Pseudookklusion evtl. kein eindeutiges Strömungssignal ableitbar	ACI in allen drei Beschallungsebenen nicht darstellbar, evtl. Nachweis eines „Stumpfsignals"
Systolische Spitzenfrequenz	< 4 kHz	> 4 kHz	> 7 kHz	Variabel	Keine
Poststenotisch	Unauffällig	Unauffällig	Systolische Strömungsgeschwindigkeit ↓, Ablösungsphänomene („Schritte im Kies")	Meist nicht ableitbar, Strömungsgeschwindigkeit ↓↓	Keine

Tab. 2.15 Fortsetzung

Stenose				Verschluss	
Lokale Stenose	**Geringgradig < 50 %**	**Mittelgradig 50–70 %**	**Hochgradig 70–90 %**	**Subtotal > 90 %**	**Total 100 %**
Fehlbefunde	Regelmäßig, Methode überfordert: Duplex	Beim Geübten selten; falsch pos. Befunde bei medialer Gefäßabbiegung	Sehr selten, evtl. Probleme bei überlagernden Stenosen der ACE	Verwechslung mit Verschluss möglich, ansonsten kaum Fehlbefunde	Bei strikter Beachtung der Kriterien kaum Fehlbefunde

Geräte **Konventionelles Gerät:** Schnittbild-(B-Bild-) und Dopplersonographie, dadurch simultane Darstellung hämodynamischer (Strömungsgeschwindigkeit) und morphologischer (Gefäßwand) Parameter und Möglichkeit der winkelkorrigierten Strömungsgeschwindigkeitsmessung. Im Vergleich zum CW-Doppler daher zuverlässigere Untersuchungsergebnisse, v.a. bei Lagevarianten, Gefäßanomalien (z.B. Schlingen- und Knickbildungen) und Gefäßstenosen.
Farbkodierte Duplexsonographie: B-Bild und überlagerte zweidimensionale farbkodierte Darstellung der Strömung in Echtzeit. Bietet zusätzliche Vorteile bei anatomisch varianten Gefäßverläufen, kleinem Gefäßkaliber, der Abgrenzung von Lumen und Gefäßwand v.a. bei irregulär konfigurierten Stenosen, Plaques niedriger Echodichte und schlechten Beschallungsbedingungen sowie bei der Differenzierung filiformer Stenosen und Verschlüsse. Möglichkeit der transkraniellen Anwendung mittels 2-MHz-Sektorschallkopf.

Technik

- In 3 longitudinalen Schnittebenen (frontal, lateral, dorsal) und in der transversalen Ebene, bei der die Abbildungsebene um 90° zur Gefäßachse gedreht ist.
- Parameter zur morphologischen Beschreibung von Stenosen:
  - Oberfläche der Stenose: Gut/mäßig/schlecht abgrenzbar – nicht sichtbar; regelmäßige – gering/massiv unregelmäßige Kontur; durchgehend – gering/ massiv unterbrochen.
  - Binnenechos der Stenose: Echoreich – echoarm – nicht sichtbar; homogen – inhomogen; feines – grobes Echomuster.
  - Besonderheiten: Schallschatten, Nischenbildung (Länge × Tiefe in mm).

Tab. 2.16 Zuverlässigkeit sonographischer Verfahren bei Stenosen der extrakraniellen ACI

Stenose	Keine (Normalbefund)	Geringgradig	Mittelgradig	Hochgradig	Verschluss
Doppler			(+)/+	++	+
B-Bild	+	+	+	(+)	(+)
Duplex, konventionell	+	+	+/++	++	+
Duplex, farbkodiert	++	++	++	++	++

(+): 55–70 %, + : 75–90 %, ++ : > 90 % richtige Befunde

Transkranielle Doppler- und Duplexsonographie (TCD)

Nicht invasive Darstellung der Perfusionsverhältnisse intrakranieller Gefäßabschnitte.

Indikationen

- Stenosen und Verschlüsse intrakranieller Hirnarterien.
- Darstellung der intrakraniellen Kollateralversorgung (z.B. über den Ramus communicans anterior) bei extrakraniellen Stenosen oder Verschlüssen der ACI.
- Untersuchung der zerebralen „Vasomotorenreserve" (Diamox®-CO_2-Test) bei extrakraniellen Stenosen der ACI.
- Nachweis persistierender zerebraler Embolisation durch Detektion von „HITS" (High Intensity Transient Signals) bei der Ursachenklärung (rezid.) TIA und Schlaganfälle.
- Nachweis eines kardialen Rechts-Links-Shunts (z.B. offenes Foramen ovale) als mögliche Ursache paradoxer Embolien in Verbindung mit tiefer Beinvenenthrombose durch i.v.-Gabe nicht lungengängiger KM (z.B. Echovist®) mit/ohne Valsalva-Manöver.
- Intraop. Monitoring während Karotis- oder Herz-OP zur Beurteilung von Veränderungen der zerebralen Hämodynamik und zum Nachweis von Emboli.
- Nicht invasive Verlaufskontrolle und Diagn. des Vasospasmus nach SAB.
- Erhöhter intrakranieller Druck: Verlaufskontrollen, z.B. Beurteilung der medikamentösen Ther. oder Beatmungsparameter.
- Hirntoddiagn.: Nachweis des irreversiblen zerebralen Kreislaufstillstandes.
- Erkennen der zuführenden Gefäße bei Angiomen und Diagnose von Karotis-Sinus-cavernosus-Fisteln.
- Migräneanfälle: Beurteilung hämodynamischer Veränderungen (z.B. Strömungsbeschleunigung infolge Vasokonstriktion).
- Beurteilung funktioneller Aspekte der Hämodynamik (z.B. bei gezielter kortikaler Stimulation durch sprachliche, räumliche oder visuelle Aufgaben).

Ausrüstung

- Spezielle Sonde mit akustischer Linse zur Fokussierung des Ultraschalls. Relativ niedrige Sendefrequenz (meist um 2 MHz) und hohe Sendeleistung.

- Einsatz eines „gepulsten" Dopplers mit selektiver Beschallung bestimmter Tiefenbereiche zur Gefäßdifferenzierung sowie Spektrumanalyse zur Abgrenzung schwacher Dopplersignalanteile. Darstellung komplexer Strömungsmuster und winkelkorrigierte Messung von Strömungsgeschwindigkeiten mittels TCD.
- Bei schlechten Beschallungsbedingungen ggf. Echo-KM (z.B. Levovist®).

Technik Die Zuordnung des Dopplersignals zu einem bestimmten Gefäßabschnitt erfolgt anhand der Sondenposition, der Tiefe und Richtung des Ultraschallstrahls, der Strömungsrichtung und des Frequenzspektrums.

- Durch physiologische Dünnstellen („Knochenfenster") der Temporalschuppe, Schädelöffnungen und das Foramen occipitale magnum können die Segmente des Karotissyphons, die Abschnitte des Circulus arteriosus Willisii, die ACM einschließlich ihrer Trifurkation und die intrakraniellen Abschnitte der A. vertebralis sowie die A. basilaris beschallt werden.
- Durch submandibuläre Beschallung kann vom Kieferwinkel ausgehend der noch extradurale, aber bereits in der Schädelbasis verlaufende Abschnitt der ACI erfasst werden.

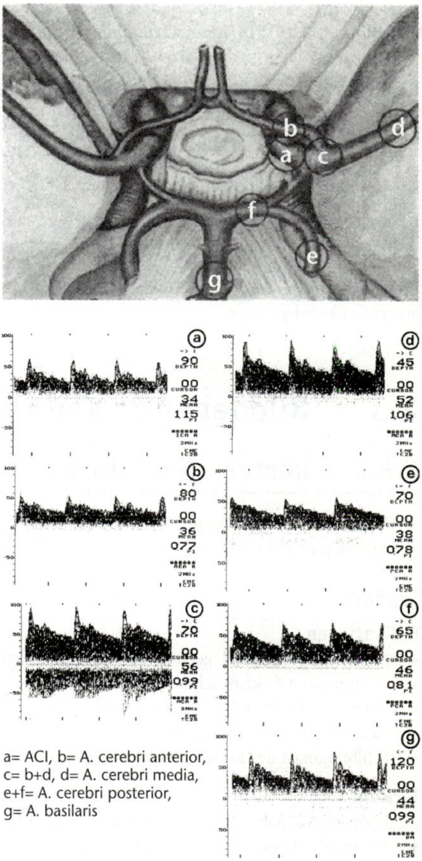

a= ACI, b= A. cerebri anterior, c= b+d, d= A. cerebri media, e+f= A. cerebri posterior, g= A. basilaris

Abb. 2.13 TCD-Ableitung der Hirnbasisarterien (Normalbefunde)

- Wesentliche Parameter zur Beurteilung: Mittlere Strömungsgeschwindigkeit (in cm/Sek.) und Pulsatilität (Verhältnis von systolischer zu enddiastolischer Geschwindigkeit).

Tab. 2.17 Differenzierung der Hirnbasisarterien bei transtemporaler bzw. transnuchaler Beschallung

Gefäß	Tiefe (mm)	Strömungsrichtung	Mittlere Strömungsgeschwindigkeit (cm/Sek.)
A. cerebri media	35–55	Zur Sonde hin	60 ± 12
A. cerebri anterior	70–80	Von der Sonde weg	50 ± 12
A. cerebri posterior	65–75	Meist zur Sonde hin	40 ± 11
A. basilaris	> 90	Von der Sonde weg	40 ±10

Bei winkelkorrigierter Strömungsgeschwindigkeitsmessung (s.o.) ergeben sich je nach Gefäß meist um 10–30 % höhere Geschwindigkeitswerte.

2.3 Bildgebende Verfahren

2.3.1 Röntgen-Nativ-Diagnostik

! Die konventionelle Röntgen-Nativ-Diagn. liefert nur indirekte Hinweise auf path. Veränderungen an Gehirn und RM.

Schädel

Indikationen

- Frakturen (wenn CCT geplant, kann u.U. auf Nativröntgen verzichtet werden).
- Plasmozytom („Schrotschussschädel").
- Osteomyelitis: Initial fleckige Destruktionen mit Sequestern, später Randsklerosen und Verkleinerung der zerstörten Bezirke.
- Fehlbildungen des kraniozervikalen Übergangs.

Technik

- Übersichtsaufnahme grundsätzlich in 2 Ebenen (p.a. und seitlich).
- Nasennebenhöhlen bei V.a. Sinusitis (Verschattung, Spiegelbildung).
- Aufnahme nach Stenvers (Schläfenbein) bei V.a. Akustikusneurinom (Erweiterung des Porus acusticus internus).
- Aufnahme nach Schüller bei V.a. Mastoiditis (diffuse Verdichtung, verminderter Luftgehalt der Zellen).
- Aufnahme nach Towne bei V.a. Läsionen der Temporalschuppe.

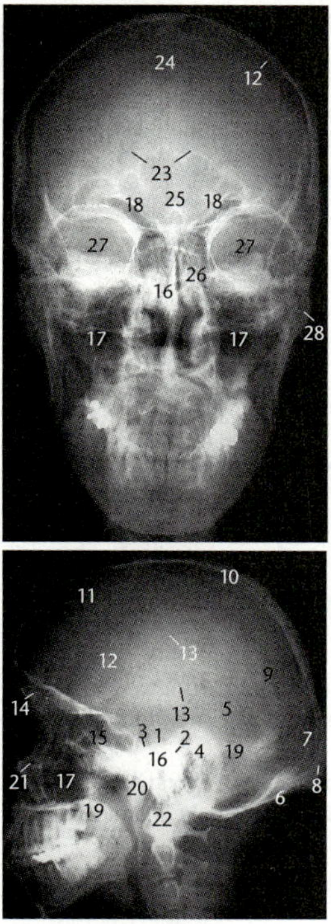

1 Sella turcica
2 Dorsum sellae
3 Tuberculum sellae
4 Clivus
5 Sutura squamosa
6 Squama occipitalis
7 Protuberantia occipitalis int.
8 Protuberantia occipitalis ext.
9 Sutura lamboidea
10 Os parietale
11 Os frontale
12 Sutura coronalis
13 Sulcus a. menigea media
14 Os nasale
15 Siebbein
16 Keilbeinhöhle (Sinus sphenoidalis)
17 Oberkieferhöhle (Sinus maxillaris)
18 Sinus frontalis
19 Proccessus coronoidius
20 Caput mandibulae
21 Spina nasalis anterior
22 Dens axis
23 Sutura lambdoidea
24 Sutura sagittalis
25 Stirnhöhlenseptum
26 Knöchernes Nasenseptum
27 Orbita
28 Arcus zygomaticus

Abb. 2.14 Röntgen-Nativaufnahmen des Schädels

Tab. 2.18 Messlinien zur Beurteilung des kraniozervikalen Übergangs

Messlinie	Verbindung zwischen	Normalbefund
Chamberlain-Linie	Hartem Gaumen (dorsaler Rand) und Foramen magnum (dorsaler Rand)	Linie 1 ± 3,6 mm oberhalb von Atlas und Dens axis
Digastrische Linie	Beiden Incisurae mastoideae	Linie oberhalb des Dens axis
Bimastoidlinie	Beiden Spitzen der Processus mastoidei	Linie ~7 mm unterhalb der Spitze des Dens axis, kreuzt das Atlantookzipitalgelenk
McRae-Linie	Vorderem und hinterem Rand des Foramen occipitale magnum	Oberhalb der Spitze des Dens axis
McGregor-Linie	Oberem Hinterrand des harten Gaumens und unterstem Punkt der Okzipitalschuppe	Densspitze überragt Linie um max. 5 mm

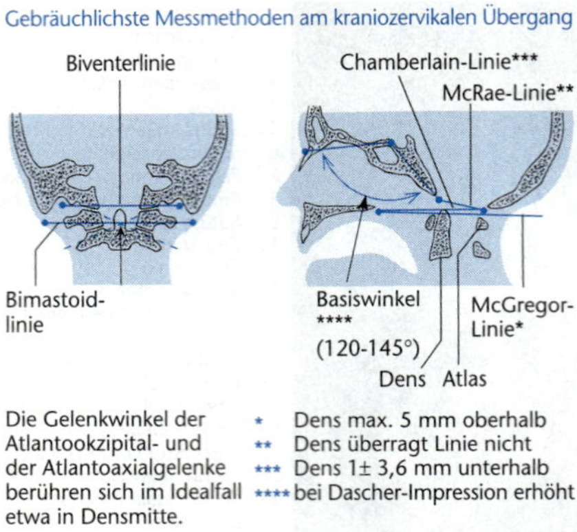

Abb. 2.15 Messlinien zur Beurteilung des kraniozervikalen Übergangs im Röntgenbild

Wirbelsäule

Indikationen

- Knöcherne Anomalien: Spina bifida, Blockwirbel, basiläre Impression, Klippel-Feil-Sy., Halb- bzw. Keilwirbel, Schmetterlingswirbel, Halsrippe, persistierendes Os odontoideum, ossäre Hypo- und Aplasien, Skoliose.
- Frakturen, Verschmälerung der Zwischenwirbelräume, Spondylolysen, Spondylolisthesen.
- Hinweise auf degenerative, entzündliche oder dysraphische Veränderungen.
- Tumoren und Metastasen.

Technik

- Untersuchungen immer in 2 Ebenen.
- Bei Untersuchung der HWS zusätzlich Schrägaufnahmen zur Beurteilung der Foramina intervertebralia, der Bogenwurzeln und der Wirbelgelenke.
- Aufnahmen durch den geöffneten Mund zur Beurteilung des Dens axis.
- Ante- und Retroflexionsaufnahmen zur Untersuchung der Beweglichkeit der verschiedenen WS-Abschnitte (Wirbelgleiten).

Beurteilung von WS-Röntgenaufnahmen **Stellung und Haltung:** Segmentale Fehlstellungen, z.B. Steilstellung, dorsales Klaffen des Diskusraumes, abnorme Stellung mehrerer Wirbel oberhalb eines gelockerten Segmentes (Günz-Zeichen). Abschnittsfehlstellungen, z.B. Kyphose, Skoliose.

Lage der Wirbel zueinander: z.B. Wirbelverschiebungen, Drehgleiten, intersegmentale Dystopie.

Röntgenmorphologie: Form der Intervertebrallöcher, Spinalkanal, Wirbel (Normal- bzw. Fehlform: Harmonisch, z.B. Hoch-, Flach-, Keil-, Teil-, Schmetterlings-, Fisch-, Kasten-, Block-, Tonnenwirbel, oder dysharmonisch, z.B. Erosion, Defekt, Einbruch, Abbruch, Auftreibung) und Wirbelstruktur (z.B. Verdichtung, erhöhte Transparenz).

Umgebungsveränderungen: z.B. Raumforderungen, Einblutungen.

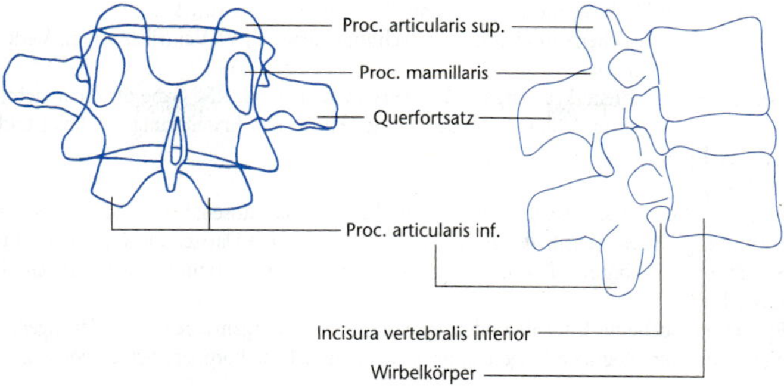

Abb. 2.16 Schema der Röntgen-Nativaufnahme eines Wirbelkörpers in 2 Ebenen

2.3.2 Computertomographie

Schichtbildverfahren, das auf der Messung von Röntgenstrahlen-Absorptionswerten von Gewebestrukturen mithilfe hochempfindlicher Detektoren beruht. Maß der Dichte sind die Houndsfield-Einheiten (HE). Die Hirn- und RM-Substanz erscheinen grau, Liquor schwarz (= hypodens) und Knochen weiß (= hyperdens) im Vergleich zur normalen Hirndichte.

Tab. 2.19 Houndsfield-Einheiten

Gewebe	Einheiten (HE)
Fett	–120 bis –80
Wasser	0
Liquor	10
Hirngewebe	30–40
Blut (flüssig)	40–50
Blut (geronnen)	50–100
Knochen, Kalk	> 500

Kraniale Computertomographie (CCT)

Indikationen

- DD und Lokalisation des Schlaganfalls: Minderperfusion mit hypodensem Areal nach etwa 24 h, Frühzeichen (verstrichene Sulci; Verlust der Basalganglienabgrenzbarkeit schon nach 2–4 h), hyperdense Media, intrakranielle Blutung ist prim. hyperdens.

- Hirntumoren: Nachweis in über 95 % ab einer Tumorgröße von 1–2 cm.
- Hirnödem: Verstrichene Rindenfurchenzeichnung, eingeengtes Ventrikelsystem, Verlegung der basalen Zisternen.
- Gefäßmalformationen: V.a. Angiome, Aneurysmen auch bei KM-Gabe oft nicht sichtbar.
- Atrophische Prozesse: Volumenminderung der Hirnrinde, Erweiterung der Sulci und des Ventrikelsystems.
- Hydrozephalus.
- Entzündliche Prozesse: Abszesse, Enzephalitiden, MS, Parasitosen; bei disseminierten Veränderungen geringere Sensitivität als das MRT jedoch bessere Darstellung von Verkalkungen.
- SHT: Epi- und subdurale Blutung, intrazerebrale Hämatome mit und ohne Hirnödem, Frakturnachweis.
- Epilepsien: Suche nach fokalen oder disseminierten hirnorganischen Veränderungen.
- Neuroophthalmologische Fragestellungen: Evtl. zusätzliche koronare Schichtebenen.

Technik

- Standard: Transversale Aufnahmen mit einer Schichtdicke von 8 mm parallel zur Orbito-Meatal-Linie. Unterschiedliche Fenster zur Weichteil- und Knochendarstellung.
- 4 mm Schichtdicke: Bei Prozessen der hinteren und der mittleren Schädelgrube, bei Pat. mit psychomotorischen Anfällen sowie bei Kleinkindern.
- KM-CT: z.B. Gefäßveränderungen, Tumoren. KM-Anreicherung (Enhancement) bei Störung der Blut-Hirn-Schranke.

Befunde

KM-Verhalten häufiger Läsionen

- Enhancement: Frischer Infarkt (meist 1 Wo. bis 2 Mon. nach dem Infarktereignis); Tumoren, insbes. Metastasen, Gliome, Meningeome, Lymphome; Entzündungsherde (MS); Granulome; Angiome, Aneurysmen.
- Kein Enhancement: Alter Hirninfarkt; alte Blutung; Astrozytom; Behçet-Krankheit, Traumafolge.
- Ring-Enhancement: Gliom; Hirnabszess; subakutes intrakranielles Hämatom; Parasitose.

Ischämischer Infarkt

- Akute Phase (1. Wo.): Absorptionswerte im infarzierten Gebiet vom 1. Tag an meist isodens, dann bis Ende der 1. Wo. leicht hypodens (10–30 HE). Bei großen Infarkten oft raumfordernde Wirkung!
- Subakute Phase (2.–5. Wo.): Absorptionswerte vermindern sich (0–20 HE) und die Raumforderung bildet sich zurück; z.T. in der 2.–3. Wo. nach dem Ereignis nicht hypo- sondern isodenser Bereich („fogging-effect„), Darstellung nur mit KM.
- Alter Infarkt: Hypodens

Verkalkungen

- Nativ-CCT: Hyperdense Darstellung, nehmen kein KM auf.
- Physiologisch: Plexus chorioideus, Dura, Pinealisdrüse.
- Path.: Intraventrikulär (Plexuspapillom, AV-Fehlbildungen), intrazerebral (Oligodendrogliome, Pinealome, Ependymome, AV-Fehlbildungen, alte Blutungen), extrazerebral (Meningeome, Epidermoide, Aneurysmen, Kraniopharyngeome), kongenitale Toxoplasmose, tuberöse Hirnsklerose, Zystizerkose.

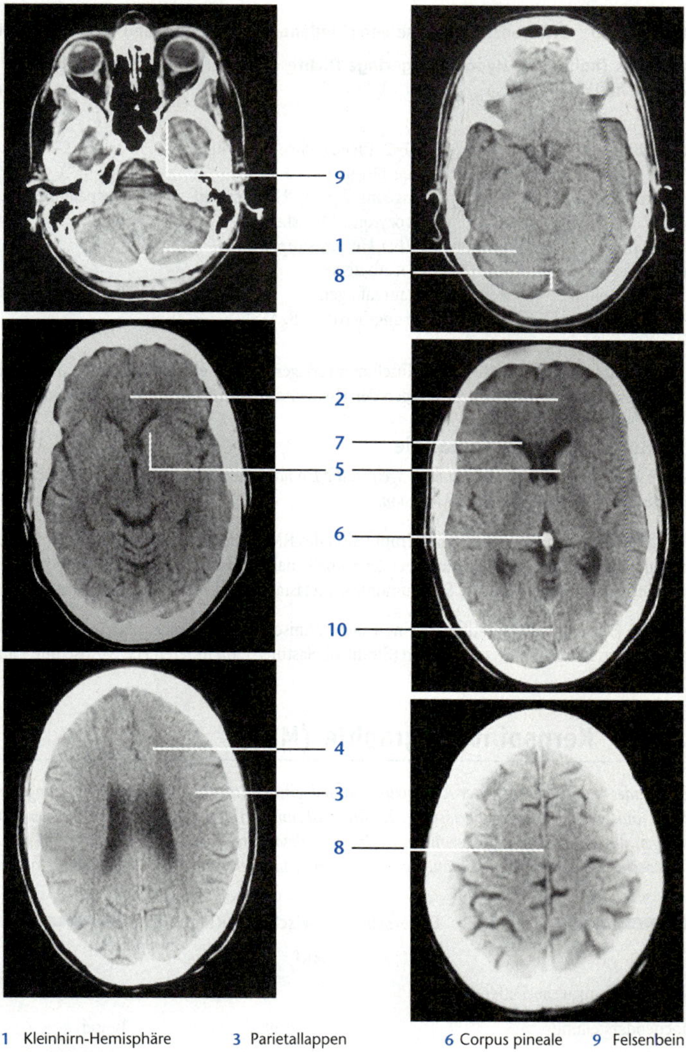

1 Kleinhirn-Hemisphäre
2 Frontallappen
3 Parietallappen
4 Corpus callosum
5 Nucleus caudatum
6 Corpus pineale
7 Vorderhorn
8 Falx cerebri
9 Felsenbein
10 Okzipitallappen

Abb. 2.17 Kraniale Computertomographie (Normalbefund)

Tab. 2.20 Differenzialdiagnose verschiedener Läsionen anhand ihrer Dichte

Hyperdens (hohe Dichte = hell)	Hypodens (geringe Dichte = dunkel)	Isodens (gleiche Dichte wie Hirngewebe)
Frische Blutung (< 3 Wo.) Verkalkungen, Knochen Meningeome, Medulloblastome, Oligodendrogliome	Infarkte (ab 1–2 Tagen), chron. subdurales Hämatom, alte Blutung (> 3 Wo.) Kraniopharyngeom, Zysten, Hypophysenadenom, Astrozytom, Metastasen Enzephalitis (bei Herpes simplex ab 4. Tag, v.a. temporal), Abszess Fett, Luft, Traumafolgen Demyelinisierungsherde (z.B. MS)	Infarkte: 2.–4. Wo. („fogging") Plexuspapillom

! Immer auf indirekte Zeichen, wie Mittellinienverlagerungen, Verdrängung bzw. Kompression des Ventrikelsystems, Verstreichungen der Hirnwindungsfurchen, dense media sign, achten!

Spinale Computertomographie

Die Darstellung path. Knochenveränderungen ist die Domäne des CT! Im Gegensatz zum MRT aber nur indirekte Hinweise auf eine RM-Läsion.

Indikationen Bandscheibenvorfall (Impression des RM, fehlende Abgrenzbarkeit der Nervenwurzeln im Recessus lateralis), Trauma, enger Spinalkanal, zervikale Myelopathie, Tumoren (Meningeome, Neurinome, Gliome, Schwannome), Metastasen und Fehlbildungen, Abszesse.

Technik Zur Höhenlokalisation ist eine exakte klinisch-neurologische Diagn. notwendig, da max. 4 Höhen untersucht werden sollten (Strahlenbelastung!). Im unteren HWS-Abschnitt häufig Artefakte.

2.3.3 Kernspintomographie (MRT)

Bildgebendes Verfahren mit guter Abgrenzung physiologischer Strukturen path. Veränderungen von Gehirn und RM ohne Strahlenbelastung. Kontrastdiskriminierung und Sensitivität sind dem CCT überlegen, bessere Erkennung disseminierter Prozesse. Besondere Vorteile aufgrund der Darstellung in unterschiedlichen Ebenen. Domäne der Diagn. prim. und sek. intraspinaler Raumforderungen.

Tab. 2.21 Unterschiede zwischen MRT und CT

	MRT	CT
Weichteil-Hirngewebe-Differenzierung	Gut	Schlechter
Knochendarstellung	Schlecht	Besser
Gefäßdarstellung	Besser ohne KM	Besser mit KM

Indikationen

- Tumoren und Fehlbildungen von Gehirn und RM (bei hoher Sensitivität).
- Kontusionen, subdurale und epidurale Hämatome.
- Disseminierte entzündliche Prozesse (MS, Borreliose) sind im „T_2-gewichteten" Bild besser als im CCT zu erkennen.
- Leukoenzephalopathien, Systemdegenerationen.
- Fokussuche bei epileptischen Prozessen (v.a. bei unauffälligem CCT).
- Früher Nachweis von enzephalitischen Prozessen (bei der Herpes-simplex-Enzephalitis sind erste Veränderungen nach etwa 12 h, im CCT erst nach 4 Tagen nachweisbar).
- Diffusionsgewichtete Sequenzen zum Frühnachweis einer Ischämie.
- Eisensequenz zum Nachweis stattgehabter Blutungen.

Kontraindikationen Schrittmacher oder ferromagnetisches Material im Körper.

!
- Bei klinischem Tumorverdacht und unauffälligem CT immer Ind. für MRT.

Technik Schichtaufnahmen in transversaler, koronarer und sagittaler Ebene. „Paramagnetisches KM" (Gadolinium DPTA) zeigt analog zum CT Störungen der Blut-Hirn-Schranke durch eine Gadolinium-Anreicherung (Enhancement) im T_1-gewichteten Bild (z.B. bei frischen MS-Herden).

Befunde

Tab. 2.22 Intensität verschiedener Strukturen im MRT

Struktur	T_1-Bild	T_2-Bild	Struktur	T_1-Bild	T_2-Bild
Liquor	↓ (dunkel)	↑ (hell)	Frische Ischämie	=	↑
Schädelkalotte	↓	↓	Ältere Ischämie	↓	↑
Kopfhaut	↑	=	Akute Blutung	=	↓
Luft	↓ (schwarz)	↓ (schwarz)	Subakute/chron. Blutung	↑	↑
Fettgewebe	↑	↑	Demyelinisierung	↓	↑
Ödem	↓	↑	Eisenablagerungen	=	↓
Maligner Tumor	↓	↑	Zyste, Hygrom	↓	↑
Meningeom	=	=			

Alle Angaben bezogen auf die Dichte des Hirngewebes.

! Merke

- Die meisten path. Veränderungen weisen eine T_2-Relaxationsverlängerung auf und können im T_2-betonten Bild besonders gut erkannt werden.
- T_1-Wichtungen zum Nachweis von Liquorzirkulationsstörungen, Kontusionsherden und frischen Blutungen, zerebralen und spinalen Fehlbildungen.
- T_2-Wichtungen zum Nachweis von Infarkten, Entzündungsherden (einschließlich MS) und Tumoren.

2.3.4 Zerebrale Angiographie

Röntgenologische Darstellung extra- und intrakranieller Hirngefäße nach intravasaler KM-Applikation.

Indikationen Aneurysmen, Gefäßmalformationen, stenosierende Gefäßprozesse, Sinusvenenthrombose, Vaskulitis, Tumor (Tumorgefäße, Verlagerung normaler Gefäße).

Kontraindikationen

- Gerinnungsstörung (Quick < 50 %), Niereninsuff. (Krea > 4,1 mg/dl).
- Hyperthyreose: Bei dringlicher Ind. und latenter bzw. manifester Hyperthyreose Hemmung der Iodaufnahme in die Schilddrüse durch Natriumperchlorat (z.B. Irenat®) möglich, 1 h vor Untersuchung sowie an den ersten 3 folgenden Tagen je 60 Tr.; bei manifester Hyperthyreose evtl. zusätzlich 10 mg Carbimazol 1 h vor und für 3 Tage nach Untersuchung.
- KM-Allergie: Prämedikation und Angiographie unter Anästhesiebereitschaft, wenn unbedingt erforderlich (☞ 2.3.8).

Technik

KM-Appl. i.d.R. mithilfe der transfemoralen Kathetertechnik. Beurteilung der arteriellen, kapillären und venösen Phase.

Konventionelle (Blattfilm)-Technik mit großformatigen Aufnahmen meist gleichzeitig in 2 Ebenen.

Digitale Subtraktionsangiographie (DSA): Knöcherne Nativaufnahmen vor KM-Gabe. Die Aufnahme wird vom später angefertigten Angiogramm „subtrahiert", sodass gleich bleibende Strukturen (z.B. Knochen) sich auslöschen.

- Vorteile: Einsparung von KM und fehlende Knochenüberlagerung.
- Sonderform: Venöse DSA mit i.v. KM-Appl. über eine Armvene, dadurch geringere Komplikationsrate (keine arterielle Punktion!) bei schlechterer Gefäßdarstellung.

Karotisangiographie (☞ Abb. 2.18): Gefäßdarstellung in den über dem Tentorium cerebelli liegenden Hirnanteilen. Darstellung der ACI, ihrer großen Äste Aa. cerebri anterior und media sowie deren Aufzweigungen. In 10–15 % geht auch die A. cerebri posterior aus der ACI ab.

Vertebralisangiographie (☞ Abb. 2.19): Darstellung der beiden Aa. vertebrales, der 3 Zerebellararterienpaare, der unpaaren A. basilaris und ihrer Endaufzweigungen, der beiden Aa. posteriores; v.a. von Gefäßen der hinteren Schädelgrube, zum kleineren Teil aber auch des Mittelhirns und des basalen Okzipitallappens.

Durchführung

- Pat. aufklären (KM-Appl., mögliche KO siehe unten).
- Kontrolle der Gerinnung (Quick, PTT, Thrombozyten).
- Prämedikation, z.B. Diazepam 5 mg (z.B. Valium®) und Atropin 1 mg i.m.
- Ausrasieren der Leiste, Desinfektion der Einstichstelle.
- Punktion der A. femoralis, seltener A. brachialis oder A. axillaris, Vorschieben des Katheters bis in die Gefäße des Aortenbogens und Injektion eines wasserlöslichen KM unter Bildwandlerkontrolle, Anfertigung der Röntgenaufnahmen.
- Nach der Angiographie für 30 Min. manuelle Kompression der Punktionsstelle, anschließend 24 h Bettruhe mit einem Sandsack auf der Punktionsstelle.
- Regelmäßige Kontrolle auf Nachblutung, Fußpulse!

Komplikationen Selten (1–2 %) abhängig von der Erfahrung des Untersuchers. Vorübergehende oder bleibende neurologische Herdsymptome (Amaurosis fugax, Sensibilitätsstörung, Paresen) durch Ablösung arteriosklerotischer Plaques, Links-Herz-Dekomp., KM-Allergien (☞ 2.3.8).

MR-Angiographie

Darstellung des Blutflusses in einem Gefäß mithilfe der MRT-Technik. Im Gegensatz zur konventionellen zerebralen Angiographie kein KM erforderlich.

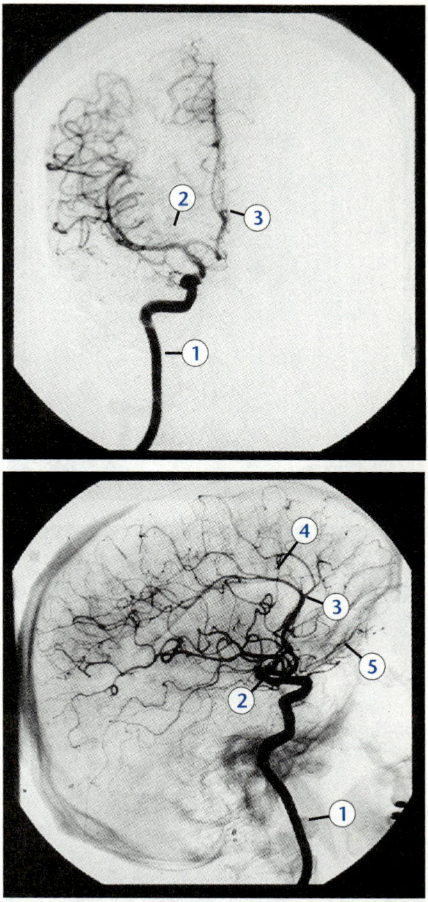

1 A. carotis int.
2 A. cerebri media
3 A. cerebri ant.
4 A. pericallosa
5 A. ophthalmica

Abb. 2.18 Karotisangiographie (Normalbefund)

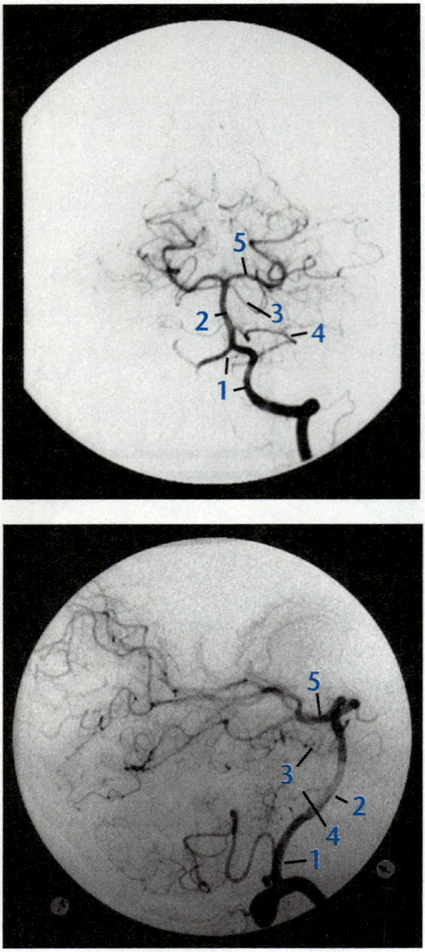

1 A. vertebralis
2 A. basilaris
3 A. cerebelli sup.
4 A. cerebelli inf. ant.
5 A. cerebri post.

Abb. 2.19 Vertebralisangiographie (Normalbefund)

Indikationen V.a. Angiome, AV-Fehlbildungen, Gefäßverschlüsse, Thrombosen, Dissektionen.

Nachteile

- Das Gefäßlumen selbst wird nicht dargestellt, nur der Blutfluss im Gefäß.
- Kleinere Gefäße können nicht dargestellt werden (z.B. pontine Äste).
- Die exakte Lokalisation und die Morphologie eines Aneurysmas mit seinen Beziehungen zu nachbarschaftlichen Strukturen sind nicht ausreichend gut beurteilbar.

2.3.5 Myelographie

Injektion eines wasserlöslichen, iodhaltigen, nicht ionischen KM in den spinalen Subarachnoidalraum. Verfolgung der KM-Verteilung unter Durchleuchtung sowie Dokumentation der intraspinalen Verhältnisse durch Röntgenaufnahmen.

Indikationen

! Trotz nicht invasiver Verfahren (spinales CT und MRT) ist die Myelographie v.a. zur präop. Diagn. und beim akuten Querschnitt wichtig, da mit ihr anhand des KM-Stopps indirekt auf das Ausmaß des Querschnitts geschlossen werden kann und eine Höhenlokalisation möglich ist.

- Lokalisation raumfordernder intraspinaler Prozesse, z.B. Tumoren (partielle oder totale Unterbrechungen der KM-Säule), Blutungen.
- Diskusprolaps, Protrusion, Hernie (Impression, partieller oder vollständiger KM-Stopp bei Totalprolaps), Einengung der Wurzeltaschen, Wurzelausriss.
- Darstellung von Spinalstenosen, Fehlbildungen, Gefäßmalformationen.
- Entzündliche arachnoidale Verklebungen, epidurale Abszesse.

Kontraindikationen Hyperthyreose, KM-Allergie (☞ 2.3.8), Niereninsuff. (Krea > 4,1), Gerinnungsstörung.

Technik

- Punktion lumbal, sehr selten subokzipital oder zwischen HWK 1 und HWK 2 unter Bildwandlerkontrolle.
- Injektion von 10–15 ml eines iodhaltigen, wasserlöslichen KM.
- Pat. immer auf die Seite der vermuteten Läsion legen.
- Gezielte Aufnahmen in a.p.-Strahlengang sowie Funktionsaufnahmen; anschließend Bauchlage und weitere a.p.- und seitliche Aufnahmen.

Beurteilungskriterien Einengungen und Erweiterungen des Subarachnoidalraumes, Konturunregelmäßigkeiten, KM-Stopp, Verlagerungen und Volumenänderungen des RM; mangelnde oder fehlende Füllung der Wurzeltaschen, zystische Wurzeltaschen; Darstellung path. Venen.

Myelo-Computertomographie

Spinales CT nach einer Myelographie zur gezielten Darstellung path. Prozesse, da aufgrund der unterschiedlichen Dichten Myelon, Duralsack, Nervenwurzeln, ossäre und paravertebrale Strukturen besser abgegrenzt werden können.

2.3.6 Hirn- und Liquorszintigraphie

Hirnszintigraphie

Mittels Radioiosotopen Darstellung von raumfordernden Prozessen im ZNS. Angesichts der weiten Verbreitung von CCT und MRT nur noch selten durchgeführt.

Indikationen

- Statisches Szintigramm zum Nachweis von Meningeomen und Glioblastomen (Astrozytome und Oligodendrogliome sind häufig nicht darstellbar). In Komb. mit CCT und MRT daher zur Tumorartdiagn. geeignet.
- Sequenzszintigramm zur Darstellung zerebraler Durchblutungsstörungen.

Technik I.v. Injektion von ^{99m} Tc-Pertechnetat. Aufzeichnung der Aktivität über dem Kortex mittels Gammakamera oder Szintillationszähler. Bei Störungen der Blut-Hirn-Schranke Isotopenanreicherung im path. veränderten Gewebe.

Liquorszintigraphie

Nuklearmedizinisches Untersuchungsverfahren zum Nachweis einer Liquorzirkulationsstörung. Heute meist durch CCT nach lumbaler KM-Appl. (CT-Zisternographie) ersetzt.

Indikationen

- Nachweis von Störungen der Liquorzirkulation und -resorption: Path. zisternoventrikulärer Reflux bei Normaldruckhydrozephalus, verlängerte Nachweisdauer des Tracers bei Resorptionsstörungen.
- Diagn. offener Hirnverletzungen bei V.a. Liquorrhö mit extrakraniellem Abfluss des radioaktiv markierten Liquors aus einer Liquorfistel (Nase, Ohr).

Technik Lumbale (oder subokzipitale) Injektion eines Tracers, der wie Liquor zirkuliert und resorbiert wird (z.B. ^{169}Ytterbium- oder ^{111}Indium-DTPA). Aufzeichnung mit Gammakamera oder Szintillationszähler.

2.3.7 Emissionscomputertomographie

Weiterentwicklung der Isotopenverfahren mit computerisierter Auswertung zur Darstellung lokaler und globaler hämodynamischer und metabolischer Prozesse.

Single-Photonen-Emissionscomputertomographie (SPECT)

Indikationen

- ^{99m}Technetium-markiertes Hexamethylpropylenaminoxim (^{99m}Tc-HMPAO) zur Messung der regionalen Hirndurchblutung. Mögliche Anwendungen:
  - Neurodegenerative Erkr. (z.B. Alzheimer-Krankheit, Pick-Krankheit): Typisches Muster von Neuronenuntergängen.
  - Zerebrovaskuläre Erkr.: Bestimmung der dilatatorischen Reservekapazität.

- Epilepsien (iktual und interiktual): Erkennung eines epileptischen Fokus.
- Enzephalitiden (v.a. Herpesenzephalitis): Darstellung der entzündlichen Hyperämie.
- Vaskulitiden: Darstellung kortikaler Perfusionsausfälle.

Verfahren

- ^{201}Thallium und ^{99m}Tc-MIBI (Methoxyisobutylisonitril): Aufnahme in maligne Tumorzellen und Abschätzung des Malignitätsgrades.
- ^{123}Iod-Benzamid (IBZM): Untersuchung der freien postsynaptischen Dopamin-2-Rezeptoren, die bei Parkinson-Krankheit im Gegensatz zur Multisystematrophie und progressiven supranukleären Lähmung (PSP, Steele-Richardson-Olszewski-Sy.) nicht signifikant vermindert sind.
- ^{123}Iod-Iomazenil: Darstellung der Benzodiazepinrezeptoren.
- ^{123}Iod-FP-CIT (Ioflupane, Datscan): Darstellung des präsynaptischen Dopamin-Reuptakes zur Differenzierung zwischen essenziellem Tremor (Reuptake normal), Parkinson-Krankheit und Multisystematrophien (Reuptake vermindert).

Technik Injektion eines radioaktiv markierten Pharmakons (Tracer), das sich aufgrund seiner chemischen Eigenschaften in einem bestimmten Organ oder einer Organregion anreichert und dort ein Photon (Gammastrahlung) aussendet. Messung der Verteilung des Pharmakons in der zu untersuchenden Region mithilfe einer rotierenden Gammakamera.

Positronen-Emissionscomputertomographie (PET)

Indikationen

- Basalganglienerkr.: Frühe Differenzialdiagnose der Parkinson-Krankheit durch ^{18}F-Fluorodopa, frühe Diagnose einer Multisystemdegeneration oder einer Chorea Huntington (FDG und Dopaminrezeptorliganden).
- Demenzielle Sy.: Sensitiver Nachweis eines geminderten Glukoseverbrauchs betroffener Hirnregionen durch FDG.
- Präop. Epilepsiediagn.: Lokalisation des Fokus bei Temporallappenepilepsien.
- Neuroonkologie: Beurteilung der biologischen Aggressivität von Hirntumoren (Korrelation zwischen Ausmaß der FDG-Aufnahme und Aggressivität), Erkennen einer malignen Entdifferenzierung eines Gliomrezidivs (FDG), postoperativer Nachweis von Tumorresten bei malignen Gliomen und Differenzierung zwischen Strahlennekrose und Tumorrezidiv (FDG-markierte Aminosäuren), zuverlässige Abgrenzung von Toxoplasmose und Lymphomen bei Immundefizienz (FDG).

Technik Injektion kurzlebiger Positronen emittierender Radionuklide, z.B. $^{15}CO_2$. Die emittierten Positronen verbinden sich nach kurzer Wegstrecke mit einem Elektron, wodurch eine Strahlung entsteht, die gemessen und räumlich zugeordnet werden kann.
Ein Großteil der PET-Untersuchungen betrifft den Glukosestoffwechsel mit ^{18}F-Fluordesoxyglukose (FDG). Die Anwendung anderer Radiopharmaka (Rezeptorliganden, Aminosäuren usw.) ist auf Zentren mit einem eigenen Zyklotron beschränkt.

2.3.8 Kontrastmittelallergie

Risikopatienten

Bekannte Allergien oder Allergiebereitschaft Unverträglichkeitsreaktion bei früherer KM-Untersuchung, polyvalente Allergien (z.B. Heuschnupfen, atopisches Ekzem, Asthma), hyperreagibles Bronchialsystem (Asthma, chron. obstruktive Bronchitis, α_1-Antitrypsinmangel).

Andere KM-Risiken

- Latente Hyperthyreose: Gefahr der Thyreotoxikose (Screening: TSH basal).
- Schilddrüsen-Ca: Radioiodther. nach Untersuchung monatelang unmöglich. **Cave:** Schilddrüsendiagn. (z.B. TSH, fT_4/T_3) unbedingt vor KM-Applikation.
- Herzinsuff.: Gefahr des Lungenödems durch zusätzliche Volumenbelastung.
- Plasmozytom: Akutes Nierenversagen häufig. Bei dringlicher Ind. auf gute Hydrierung achten.
- Niereninsuff.: KM ist kontraindiziert bei Krea $> 4,1$ mg/dl.
- Hämodialysepat.: Durch hyperosmolares KM Gefahr der Überwässerung mit kardialer Dekompensation, daher Kurzdialyse unmittelbar nach KM-Untersuchung.

Leichte Unverträglichkeit

Klinik Unruhe, Hitzegefühl, Juckreiz, Übelkeit, Erbrechen, Urtikaria, Rötung, Ödem der Haut und Schleimhaut.

Therapie RR messen, EKG-Kontrolle, O_2 (3-6 l/Min.), H_1/H_2-Blocker als Kurzinfusion in 50 ml NaCl 0,9 % über 3–5 Min., bei anhaltenden Beschwerden Dexamethason 40 mg i.v. (z.B. Fortecortin® Mono).

Schwere Unverträglichkeit, Allergie

Klinik Angstgefühl, Hitze, Schweißausbruch, Blässe, Schüttelfrost, Exanthem, Dyspnoe (als Bronchospasmus oder Glottisödem), RR-Abfall, evtl. Krampfanfälle, Bewusstlosigkeit.

Therapie Bei schwerer Unverträglichkeit permanente RR- und EKG-Kontrolle, O_2 (3–6 l/Min.), H_1/H_2-Blocker als Kurzinfusion in 50 ml NaCl 0,9 % über 3-5 Min., Dexamethason 120 mg i.v. (z.B. Fortecortin®). Bei Schock sofort Notfallmaßnahmen, Anästhesie verständigen, zusätzlich Volumensubstitution (Plasmasteril® und Ringerlaktat), ggf. Reanimation (☞ 3.1.1).

Tab. 2.23 Prophylaxe und Therapie bei V.a. Kontrastmittelallergie

- Vor jeder KM-Untersuchung großlumigen Zugang in eine periphere Vene!
- Notfallmedikamente bereithalten.
- Allergieanamnese oder vorangegangene leichte Unverträglichkeitsreaktion: Nicht ionisches KM bevorzugen. Evtl. H_1- und H_2-Blocker (→ 1). Bei Einsatz ionischer KM obligat H_1/H_2-Blocker (→ 1) oder orale Glukokortikoide (→ 3).
- Bekannter schwerer KM-Zwischenfall: KM-Appl. nur bei absoluter, vitaler Ind.! Obligat sind die Verwendung nicht ionischer KM und H_1/H_2-Blocker (→ 1) + i.v. Glukokortikoide (→ 2).

		Substanz (Beispielpräparat)	Dosis			Applikation	
1.	**H_1-Blocker**	Dimetinden (Fenistil ®)	12 mg (> 90 kg)	8 mg (45–90 kg)	4 mg (< 45 kg)	Mind. 30 Sek. Injektionsdauer pro 4 mg. **Cave:** Sedierung	Alternativ Kurzinfusion in 50 ml NaCl 0,9 % in 3–5 Min. KM-Appl. frühestens 15–20 Min. später
	H_2-Blocker	Ranitidin (z.B. Sostril®)	600 mg (> 90 kg)	400 mg (45–90 kg)	200 mg (< 45 kg)	200 mg in 10 ml NaCl 0,9 %, Injektionsdauer mind. 2 Min.	
2.	**Glukokortikoide i.v.**	Triamcinolon (z.B. Volon® A solubile)	200 mg			15 Min. vor KM-Appl. langsam i.v.	
		Dexamethason (z.B. Fortecortin®)	40 mg				
3.	**Glukokortikoide p.o.**	Methylprednisolon (z.B. Urbason®)	32 mg			Alle 12 h sowie 2 h vor KM-Appl.	

2.4 Biopsien

Gewebeentnahme zur licht-, elektronenmikroskopischen, (enzym-)histochemischen sowie immunologischen Untersuchung.

Nervenbiopsie

Indikationen Abklärung von PNP, v.a. zum Nachweis einer vaskulären Genese, z.B. bei Immunvaskulitiden, wie Panarteriitis nodosa, rheumatoide Arthritis, SLE, Riesenzellarteriitis, Thrombangitis obliterans, Wegener-Granulomatose, Churg-Strauss-Sy., Sjögren-Sy. oder einer Amyloidose.

Technik Exzision eines mind. 3 cm langen Nervenabschnittes in Lokalanästhesie, meist aus dem rein sensiblen N. suralis unmittelbar oberhalb des Malleolus lateralis. Vor Entnahme Fixation des Nervenabschnitts in situ z.B. an einem Holzstäbchen, damit das Biopsat nicht durch den Zug längs orientierter elastischer Fasern schrumpft. Nach Entnahme vorsichtige Dehnung um 2–4 mm. Anschließend Fixierung in 3,9%iger Glutaraldehydlösung. Plastik- und Paraffineinbettung des Präparats zur licht-, phasenkontrast- oder elektronenmikroskopischen Untersuchung.

Muskelbiopsie

Vorzugsweise mittelgradig befallener Muskel. Bei hochgradig paretischen oder atrophischen Muskeln histologisch oft nur Fett und Bindegewebe nachweisbar, bei leicht betroffenen Muskeln nur uncharakteristische Befunde.

Indikationen

! Muskelfaserveränderungen und entzündliche Prozesse können lichtmikroskopisch nachgewiesen werden. Differenzierung von neurogenen und myogenen Prozessen kann elektronenoptische und enzymhistochemische Untersuchungen (besonders bei V.a. mitochondriale Myopathie) erforderlich machen.

- Myopathien (disseminierte Degeneration einzelner Muskelfasern) auch zur enzymhistochemischen Klassifikation.
- Myositis (entzündliche zelluläre Infiltrate).
- Selten zur DD myopathisches – neurogenes Sy. (feldförmig gruppierte Muskelfaseratrophie).
- V.a. Panarteriitis nodosa, V.a. Stoffwechselerkr. (Glykogenspeicherkrankheiten ☞ 15.7.1), V.a. ALS (☞ 13.1.1, nur bei unklaren Fällen!).

Technik

- Keine Stelle wählen, an der zuvor elektromyographische Untersuchungen bzw. Injektionen erfolgt sind (Fehlbefunde).

Lokalanästhesie mit 1%igem Lidocain ohne Adrenalinzusatz, bei Kleinkindern u.U. Vollnarkose. Entnahme von 3–4 Gewebeproben z.B. aus den Mm. quadriceps femoris, biceps brachii oder deltoideus (proximale Prozesse), den Mm. gastrocnemius, tibialis anterior oder extensor carpi radialis (distale Prozesse) bzw. den Mm. peroneus brevis oder intercostales (Untersuchungen an den Endplatten), dabei möglichst atraumatische Behandlung der Biopsate.

- Präparate 1 und 2: Jeweils etwa 2,5 cm langes Muskelfaserbündel. Vor Entnahme Fixation in situ an einem Holzstäbchen zur Aufrechterhaltung der Muskeleigenspannung. Nach Entnahme vorsichtige Streckung um 2–3 mm und Fixation in 6%igem Glutaraldehyd (für Phasenkontrast- und Elektronenmikroskopie) bzw. 4%igem neutralen Formalin (für Paraffinschnitte).
- Präparate 3 und 4: Jeweils etwa 2 cm langes Gewebestück, keine Fixation bzw. Dehnung, Tiefkühlung in flüssigem Stickstoff für histochemische und eventuelle biochemische Untersuchungen.

Notfälle und Intensivtherapie

3

Jürgen Klingelhöfer _ Dirk Sander _ Martina Näher-Noé

110	**3.1**	**Akute Bewusstseinsstörung und Bewusstlosigkeit**
110	3.1.1	Atem- und Kreislaufstillstand
112	3.1.2	Bewusstseinsstörungen und Koma
120	3.1.3	Folgezustände
120	**3.2**	**Hirndruck**
120	3.2.1	Klinik
123	3.2.2	Ätiologie
123	3.2.3	Diagnostik
125	3.2.4	Therapie
127	**3.3**	**Akutbehandlung des Kopfschmerzes**
127	3.3.1	Diagnostik und Differenzialdiagnosen
130	3.3.2	Akuttherapie
132	**3.4**	**Akutbehandlung zerebraler Anfälle**
132	3.4.1	Allgemeinmaßnahmen
132	3.4.2	Therapie prolongierter Anfälle
134	3.4.3	Therapie in Abhängigkeit von der Epilepsieform
135	**3.5**	**Akute Lähmung**
135	3.5.1	Guillain-Barré-Syndrom
135	3.5.2	Akute myasthene und cholinerge Krise
137	3.5.3	Dyskaliämische Lähmung
137	**3.6**	**Akute Muskeltonussteigerung**
137	3.6.1	Akinetische Krise (Parkinson-Krise)
138	3.6.2	Akute Dyskinesie
138	3.6.3	Tetaniesyndrom
139	3.6.4	Tetanus
141	3.6.5	Malignes neuroleptisches Syndrom
141	3.6.6	Zentrales anticholinerges Syndrom
142	3.6.7	Maligne Hyperthermie
143	3.6.8	SIADH (Syndrom der inadäquanten ADH-Freisetzung)
144	3.6.9	CSWS (cerebral salt waste syndrome, zerebrales Salzverlustsyndrom)
144	**3.7**	**Vergiftungen**
145	3.7.1	Leitsymptome und ihre Differenzialdiagnosen
148	3.7.2	Diagnostik bei Vergiftungen
150	3.7.3	Giftelimination
153	3.7.4	Therapie ausgewählter Vergiftungen
169	**3.8**	**Psychiatrische Notfallsituationen**
169	3.8.1	Akute Erregung und Verwirrtheit
170	3.8.2	Stupor
170	3.8.3	Suizidalität
173	**3.9**	**Psychopharmakogen bedingte Notfälle**

SHT ☞ 16.1, dissoziierter Hirntod ☞ 16.3.3, Hirntoddiagnostik ☞ 16.3.3, Delir ☞ 22.1, akuter Querschnitt ☞ 11.1, Ventrikelshunt ☞ 13.5.3, KM-Allergie ☞ 2.3.8, subdurales Empyem ☞ 7.3.4, Wernicke-Enzephalopathie ☞ 17.3

3.1 Akute Bewusstseinsstörung und Bewusstlosigkeit

3.1.1 Atem- und Kreislaufstillstand

Klinik

- Pulslosigkeit (A. carotis, A. femoralis).
- Bewusstlosigkeit 6–12 Sek. nach Sistieren der O_2-Zufuhr zum Gehirn.
- Atemstillstand, Schnappatmung bei prim. Kreislaufstillstand nach 15–40 Sek.
- Weite, lichtstarre Pupillen (nach 30–90 Sek.).
- Grauzyanotische Hautfarbe (unsicheres Zeichen).
- Gestaute Halsvenen, Atemnot, arrhythmischer Puls und verlangsamte Nagelbettfüllung sprechen für einen kardiogenen Schock.

Reanimation nach der ABCD-Regel

(A)temwege frei machen Fremdkörper aus dem Mund-Rachen-Bereich entfernen, Kopf überstrecken und Unterkiefer nach vorn und oben ziehen (= Esmarch-Handgriff, ☞ Abb. 3.1).

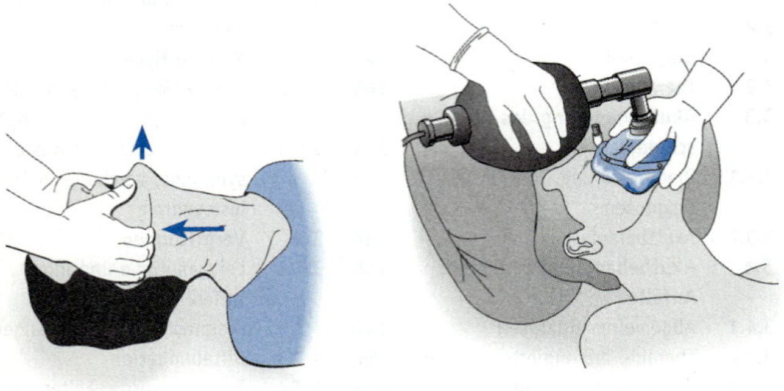

Abb. 3.1 Esmarch-Handgriff und Maskenbeatmung

(B)eatmung

Sauerstoff: 6–8 l/Min. über eine Nasensonde.

Verfahren: Ggf. Mund-zu-Mund-, Mund-zu-Nase- oder Maskenbeatmung (Ambu-Beutel, ☞ Abb. 3.1) mit 100 % O_2. Beatmungserfolg kontrollieren (Atembewegung, Rückgang der Zyanose, symmetrisches Atemgeräusch).

Intubation: Großzügige Ind. bei komatösen Pat., um eine zusätzliche hypoxische Schädigung des Gehirns zu vermeiden. Genaue Beachtung von Atemmuster, Schleimhautfärbung, Blutgasen, aber auch klinischer Symptome, wie Tachykardie oder Einsatz der Atemmuskulatur.

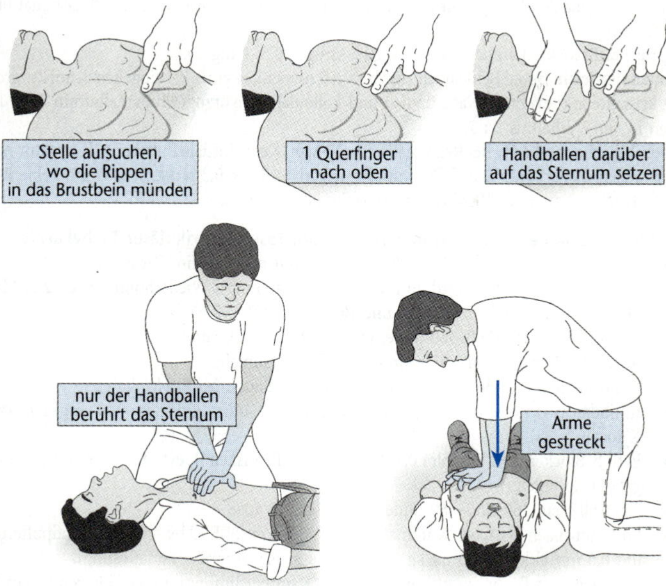

Abb. 3.2 Herzdruckmassage

Kontrollierte Beatmung: Bei path. Atemform oder Ruhedyspnoe, Hypoxämie ($pO_2 < 80$ mmHg), akute Hyperkapnie ($pCO_2 > 45$ mmHg), einer Vitalkapazität < 1,0 l oder Bewusstlosigkeit mit Schluckstörung ohne Schutzreflexe.

- **Ziel:** $pO_2 = 100$ mmHg und $pCO_2 = 35–40$ mmHg.

(C)irkulation Initial 2 × langsam beatmen, dann

Extrathorakale Herzdruckmassage

- Lagerung: Flache Lagerung auf harter Unterlage.
- Druckpunkt: Unteres Sternumdrittel, bei Kindern Brustbeinmitte (☞ Abb. 3.2). Massagefrequenz: Erw. 100/Min.; Kinder 100/Min., Druck mit einer Hand; Säuglinge 120/Min., Druck mit 2 Fingern; keine Unterbrechung der Herzdruckmassage > 7 Sek.
- Beatmung im Wechsel: 15 : 2 (bei einem und zwei Helfern); Beatmungsfrequenz 20/Min.
- Palpation der A. femoralis zum Überprüfen der suffizienten Herzdruckmassage durch Helfer.
- EKG-Ableitung sobald verfügbar ohne Unterbrechung der Beatmung zur DD von Herzrhythmusstörungen (Kammerflimmern, Asystolie) und zur Therapiekontrolle.

(D)rugs **Adrenalin** (z.B. Suprarenin®): Bei allen Formen des Herzkreislaufstillstandes sinnvoll. *Dos.:* 1 mg (1 mg mit 9 ml NaCl 0,9 % verdünnen) fraktioniert i.v. oder über Endotrachealtubus

(3fache Dosis) alle 2–3 Min., nicht intrakardial injizieren, nicht zusammen mit Bikarbonat über einen Zugang.

Atropin: Bei Bradykardie oder AV-Block III° Atropin 0,5–1 mg i.v.

Volumenausgleich: Initial Beine hoch lagern. Nach Ausschluss eines kardiogenen Schockes großzügig kristalloide (bevorzugt NaCl 0,9 %) und kolloidale (bevorzugt Humanalbumin 5 %) Lösungen i.v. im Verhältnis 2 : 1.

Natriumbikarbonat 8,4 %: Bei Reanimation > 20 Min. Keine initiale Pufferung, Korrektur nach BGA erwägen: Bedarf an $NaHCO_3$ in mmol = negativer BE × 0,3 × kg × 2. Wenn keine BGA verfügbar, frühestens nach 10 Min. 0,5 mmol/kg über 10 Min.

Stufenschema bei Kammerflimmern oder pulsloser ventrikulärer Tachykardie

- Defibrillieren: 3-er Serie 200–200–360 Joule mit max. 1 Min. Pause.
- Adrenalin 1 mg 1 : 10 verdünnt i.v. (z.B. Suprarenin®). Wiederholung nach 2–3 Min.
- Oxygenierung durch Intubation und Beatmung mit 100 % O_2.
- Defibrillieren: 360–360–360 Joule, max. 1 Min. Pause, *dann*
- Adrenalin 1 mg i.v. oder Vasopressin 40 U i.v. einmalig.
- Defibrillieren: 360–360–360 Joule, max. 1 Min. Pause, *bei Erfolglosigkeit*
- Amiodaron 150–300 mg i.v. (z.B. Cordarex®) oder Lidocain 100 mg i.v. (z.B. Xylocain® 2%).
- Evtl. β-Blocker, z.B. Pindolol 0,1–0,5 mg i.v. (z.B. Visken®), evtl. KCl 5 mmol als Bolus, ggf. wiederholen.
- Defibrillieren: 360–360–360 Joule, max. 1 Min. Pause.
- Pufferung nach BGA, bei Reanimation > 20 Min. (Ziel: BE –3 bis –5), evtl. Blindpufferung mit 0,5 mmol/kg (= 0,5 ml/kg einer 8,4%igen Natriumbikarbonatlösung).
- Propafenon (z.B. Rythmonorm®) bei rezid. Kammerflimmern unter Lidocaindauerinfusion als Bolus 1 mg/kg i.v. *oder* Sotalol 10 mg i.v. (z.B. Sotalex®).

3.1.2 Bewusstseinsstörungen und Koma

Sicherung der Vitalfunktionen: ABCD-Regel, Reanimation ☞ 3.1.1, Pat. initial nicht unbeaufsichtigt lassen.

Anamnese Bei Bewusstseinsgestörten oft nur Fremdanamnese möglich:

- Prodromi, akuter oder schleichender Beginn (akuter Beginn am ehesten bei vaskulärer Genese, z.B. Schlaganfall).
- Vorerkrankungen (Diab. mell., SHT, zerebrales Anfallsleiden).
- Medikamente, Drogen, Alkohol, soziale Situation (evtl. Intoxikation, Entzugserscheinungen).
- Psychische Auffälligkeiten (evtl. Intoxikation; Suizidalität; katatoner, depressiver oder dissoziativer Stupor).

Untersuchung

Äußere Zeichen

- Blutiger Speichel, Zungenbiss, Urinabgang oder Stuhlabgang (→ V.a. Krampfanfall).
- Opisthotonus (→ V.a. Meningoenzephalitis, Tetanus, Psychogenität).
- Minderbewegung einer Halbseite (→ V.a. zerebrale Läsion).
- Herpetiforme Bläschen im Ohr (→ V.a. Varicella-Zoster-Infektion).

- Kopfverletzungen (→ V.a. traumatische Hirnläsion).
- Venöse Einstichstellen (→ V.a. Drogenabusus).

! Bei suggestiven äußeren Zeichen oder Symptomen auch an andere Ursachen denken – Beispiele:
- Eine Kopfverletzung muss nicht immer die Ursache zerebraler Störungen sein, sondern kann auch deren Folge sein (z.B. Sturz mit Kopfplatzwunde nach Hirninfarkt).
- Ein Krampfanfall bei einem Epileptiker kann ausnahmsweise auch einmal eine „neue" Ursache haben.

Hirnstammreflexe

Der Ausfall von Hirnstammreflexen signalisiert bei Bewusstseinstrübungen tiefes Komastadium bzw. direkte oder indirekte Hirnstammschädigung:

Kornealreflexe: Beidseitiger Ausfall spricht für Hirnstammschädigung, einseitige Abschwächung kann Seite einer Hemisymptomatik anzeigen.

Okulozephaler Reflex: Passive Kopfbewegung horizontal und vertikal führt zu gegenläufigen konjugierten Bulbusbewegungen. Wird vom wachen Patienten unterdrückt („negativ"); bei Sopor „positiv", in tieferen Komastadien wieder Ausfall („negativ") als Ausdruck einer Mittelhirn- und Hirnstammläsion.

Würgreflex (Afferenz N. IX, Efferenz N. X.): Spatel an Rachenhinterwand löst reflektorisches Würgen und Anhebung des Gaumensegels aus. Ausfall im Koma: Hirnstammschädigung (Medulla oblongata); Ausfall auch bei peripherer Hirnnervenläsion (z.B. beim Guillain-Barré-Sy.). **Cave:** Bei Ausfall besteht Aspirationsgefahr!

Hustenreflex: Endotrachealer Absaugkatheter führt zu Hustenreflex. Ausfall bei Schädigung der Medulla oblongata (Bulbärhirnsy.).

! Merke
- Ausfall der Hirnstammreflexe bedeutet Wegfall der Schutzreflexe, daher Intubationsbereitschaft und intensive Überwachung!
- Bei Bewusstlosen mit Hirndruck kann die Auslösung des Würgreflexes zu massivem Erbrechen mit Aspirationsgefahr führen! Intubationsbereitschaft!

Spontane Augenstellung und -bewegungen

Divergente Bulbi: < 15° Achsendivergenz ursachenunabhängig im Koma durch reduzierten Muskeltonus möglich. Bei ausgeprägter Divergenz im Koma meistens Schädigung der Hirnnervenbahnen oder -kerne im Hirnstamm, sonst evtl. auch der Augenmuskeln oder der peripheren Augenmuskelnerven.

Skew deviation: Vertikale Divergenz der Bulbi (stehen in unterschiedlicher Höhe) bei Hirnstammläsion.

Spontanes Hin- und Herpendeln der Bulbi: „Schwimmende Bulbi" unspezifisch bei oberflächlichen Komastadien.

Konjugierte Blickwendung nach einer Seite: Zeigt zerebrales Geschehen an.
- Blick zum Herd der Großhirnläsionen.
- Blick weg vom Herd der Reizung im Großhirn (z.B. epileptisch) oder Läsion im Hirnstamm.

Spontane Vertikalbewegungen: z.B. ocular bobbing = schnelle konjugierte Abwärtsdeviation mit langsamer Rückdrift: Läsion im Bereich Mittelhirn/Brücke.
Nystagmus: Bei Bewusstseinsgetrübten meist Blickrichtungsnystagmus (in Richtung des Blickes schlagend): Zentral-vestibuläre Läsion, z.B. Hirnstammischämie oder -blutung.

Diagnostik

Akutdiagnostik

- Labor: Initial BB, BZ, Krea, GPT, CK, E'lyte, Blutgruppe, Kreuzprobe, Quick, PTT, Thrombozyten, ggf. Blutgase und pH.
- Intox.-Verdacht: Asservieren von Blut (EDTA, Serum), Magensaft, Urin.

Weiterführende Diagnostik

- CCT: z.B. Ischämie, Blutung, Hirnödem, Mittellinienverlagerung, Hydrozephalus, Fraktur.
- Liquorpunktion: z.B. Entzündung, Blutung. Ggf. Laktatspiegel im Liquor und neuronenspezifische Enolase im Serum (Schweregrad und Progn. des Komas).
- EEG: Grad der Allgemeinveränderung, Herdbefund, Anfallsäquivalente.
- ECD und TCD: z.B. Dissektion, Basilaristhrombose.
- Ggf. Angiographie: Aneurysmanachweis, V.a. Basilaristhrombose.

Therapie

- Unklares Koma: Glukose 20–50 g i.v. und/oder Thiamin 100 mg i.v. (z.B. Benerva®) langsam unter RR- und Pulskontrolle (Wernicke-Enzephalopathie ☞ 17.3). *NW:* Anaphylaktische Reaktion! (☞ 26.9).
- Vital bedrohliche Hirndruckentwicklung: Bolusinjektion von 100 ml Mannit 20 % i.v. (z.B. Osmofundin®).
- Status epilepticus ☞ 3.4.2.

Bei erhöhtem Hirndruck Einklemmungsgefahr, daher vor Lumbalpunktion CCT!

Einteilung der Bewusstseinsstörungen

- Somnolenz: Pat. schläfrig, Augenöffnen auf lauten Anruf, Befolgen einfacher Aufgaben (z.B. nicht paretischen Arm heben, Mund öffnen).
- Sopor: Pat. tiefschlafähnlich, nur durch stärkere Schmerzreize kurzzeitig erweckbar.
- Koma: Pat. nicht erweckbar, Augen meist geschlossen.

! Schmerzreaktion der Extremitäten fehlt auch bei Plegie oder Anästhesie. Pupillomotorik ist auch gestört bei lokaler Läsion des N. oculomotorius oder N. opticus. Cave: Glasauge!

Tab. 3.1 Glasgow-Coma-Scale (GCS)

Neurologische Funktion		Bewertung
Augen öffnen	Spontan öffnen	4
	Öffnen auf Ansprechen	3
	Öffnen auf Schmerzreiz	2
	Keine Reaktion	1
Verbale Reaktion	Orientiert	5
	Verwirrt, desorientiert	4
	Unzusammenhängende Worte	3
	Unverständliche Laute	2
	Keine verbale Reaktion	1
Motorische Reaktion auf Schmerzreize	Befolgt Aufforderung	6
	Gezielte Schmerzabwehr	5
	Massenbewegungen	4
	Beugesynergien	3
	Strecksynergien	2
	Keine Reaktion	1

Die Summe ergibt den Coma-Score, der eine standardisierte Einschätzung des Schweregrades ermöglicht (☞ 3.2).

Tab. 3.2 Beurteilung des Komagrades

Coma-Score	Zustand des Pat.	Grad
6–8	Gezielte Abwehr auf Schmerz, Pupillomotorik (☞ 4.1.4) intakt, okulozephaler Reflex (☞ 3.2.1) positiv	I
5–6	Ungerichtete Abwehr auf Schmerz, Massenbewegungen, Bulbi divergent	II
4	Keine Abwehr, Streck- und Beugesynergismen, Muskeltonus erhöht, okulozephaler Reflex negativ, Pupillenreaktion abgeschwächt	III Mittelhirnsy.
3	Keine Schmerzreaktion, Muskeltonus schlaff, Ausfall der Hirnstammreflexe in kranio-kaudaler Richtung (Lichtreaktion der Pupillen – Kornealreflex – Würgreflex), Pupille weit und reaktionslos	IV Bulbärhirnsy.

Differenzialdiagnosen

Differenzialdiagnosen anhand typischer Konstellationen

Postparoxysmal (☞ 9.1): Zungenbiss, Einnässen, tiefe forcierte Atmung, motorische Unruhe, sich rückbildende Paresen oder auch fortbestehende fokal-motorische Anfälle. *Diagn.:* EEG.
Ischämie: Basilaristhrombose (z.B. Hirnstammreflexe, HN-Ausfälle, Tetraparese), großer kortikaler Infarkt (z.B. Hemiparese, Spastik, Pyramidenbahnzeichen, Blickwendung). *Diagn.:* Dopplersono, CCT, Angiographie.
Raumforderung mit Einklemmung: Supratentoriell mit Hemiparese und/oder Aphasie. Langsamer Beginn mit asymmetrischen HN-Ausfällen (Fazialis-, Augenmuskelparese) in kraniokaudaler Ausbreitung. Infratentoriell mit akutem Beginn (Nystagmus, Fazialis- und Augenmuskelparesen), Strecksynergismen und frühen Kreislaufregulationsstörungen. *Diagn.:* CCT, MRT.
Zerebrale Hypoxie: Nach Herzstillstand oder Schock akuter Beginn mit symmetrischen schlaffen Lähmungen und kranio-kaudaler Verschlechterung, Cheyne-Stokes- oder Kussmaul-Atmung. *Diagn.:* Anamnese (z.B. Rhythmusstörungen), RR, Auskultation (z.B. Herzgeräusch); BGA, CK und LDH i.S., EKG (z.B. Infarktzeichen), CCT (z.B. Aufhebung der Mark-Rinden-Grenze).
Posttraumatisch oder Blutung: SHT (☞ 16.1), auch selten Eintrübung durch intrazerebrale Blutung (☞ 6.3), SAB (☞ 6.3.2), epidurales (☞ 16.2.1) oder subdurales Hämatom (☞ 16.2.2). *Diagn.:* Rö-Schädel, CCT.
Intoxikationen (☞ 3.7): Miosis bei Morphinintoxikazion, Alkoholfötor, Medikamentenverpakkungen, Injektionsspuren, Anhalt für Suizidversuch. *Diagn.:* Analyse von Magensaft, Blut und Urin.
Metabolisch (Diab. mell., Leberversagen, Urämie, Addison-Krankheit): Beginn mit Verwirrtheit und Apathie, langsame Komaentwicklung, keine HN-Ausfälle. Reizerscheinungen wie Krampfanfälle, Asterixis, Myoklonien oder flapping tremor. *Diagn.:* z.B. kaltschweißig, Fötor, Ikterus, Caput medusae. BZ, Krea, E'lyte, Ammoniak, Leberenzyme.
Enzephalitis: Vorher Kopfschmerzen, Fieber, delirantes Sy., Anfälle. *Diagn.:* LP (sofortige Zellzahlbestimmung: Pleozytose), EEG, MRT.
Psychogen: Augenlider flattern oder werden zugekniffen (Bell-Phänomen bei passivem Augenöffnen), okulozephaler Reflex unterdrückt, keine path. Reflexe, kein Ausfall von Hirnstammreflexen.

Differenzialdiagnosen anhand der Klinik

Tab. 3.3 Differenzialdiagnosen anhand der Klinik

	Befund	Mögliche Ursachen
Haut	Zyanose, Exsikkose, Schwitzen	Hypoglykämie, Hyperthyreose
	Heiße trockene Haut	Thyreotoxisches Koma
	Ikterus und andere Leberhautzeichen	Coma hepaticum
	Schmutzig braune Haut	Coma uraemicum
	Gesichtsrötung	Hypertonie, Coma diabeticum, Sepsis
	Blässe	Schock, Hypoglykämie
	Petechien	Meningitis (☞ 7.3.1), Sepsis
	Osler splits	Bakterielle Endokarditis
	Blasenbildung	Barbiturate (☞ 26.2.4)
	Drucknekrosen	Intoxikationen (☞ 3.7)
Temperatur	Hypothermie	Alkohol-, Barbituratintox., Hypothyreose
	Hyperthermie	Hitzschlag, cholinerges Sy., malignes neuroleptisches Sy. (☞ 3.6.5), maligne Hyperthermie (☞ 3.6.7), Thyreotoxikose, Meningitis (☞ 7.3.1), Sepsis, Herpes-simplex-Enzephalitis (☞ 7.4.2), Delir (☞ 22.1)
Foetor	Geruch nach Alkohol	Alkoholvergiftung (☞ 3.7)
	Azeton/Obst	Coma diabeticum
	Leberartig	Coma hepaticum
	Harn	Coma uraemicum
	Aromatisch	Intox. mit Drogen, zyklischen Kohlenwasserstoffen (☞ 3.7)
	Knoblauch	Intox. mit Alkylphosphaten (☞ 3.7)
Atmung	Hypoventilation	Verlegung der Atemwege, Myxödem, zentral dämpfende Substanzen
	Hyperventilation	Mittelhirnläsion, Thyreotoxikose
	Kussmaulatmung (groß, tief)	Bei metabolischer Azidose z.B. durch ketoazidotisches oder urämisches Koma
	Cheyne-Stokes Atmung (periodisch ab- und zunehmende Atemtiefe)	z.B. bei Hirndrucksteigerung, Morphinintox., CO-Vergiftung (☞ 3.7)

Tab. 3.3 Fortsetzung

	Befund	Mögliche Ursachen
Augen	Miosis	Sympatholytika, Parasympathomimetika, Morphine, Ponsblutung
	Mydriasis	Parasympatholytika, Alkohol, Kokain, Einklemmung
	Anisokorie mit eingeschränkter/fehlender Lichtreaktion	Raumforderung, wie Hirnblutung (☞ 6.3), Hirntumor (☞ 10.6), ischämischer Insult (☞ 6.2)
	Anisokorie mit normaler Pupillomotorik	Intoxikation (☞ 3.7)
Motorik	Hemiparese unter Einschluss des Gesichtes	Hirninfarkt (☞ 6.2), -kontusion (☞ 16.1), -blutung (☞ 6.3); -tumor (☞ 10.6); Abszess (☞ 7.3.4); sub- oder epidurales Hämatom (☞ 16.2.1, 16.2.2)
	Rigor	Akinetische Krise (☞ 12.2)
	Stereotype Wälzbewegungen	Subkortikale Läsion
	Hyperkinesen	Metabolisch oder toxische Hirnschädigung
	Muskelfaszikulieren	Alkylphosphatintox. (☞ 3.7)
	Tonuserschlaffung	Barbiturate, Tranquilizer, pontines/bulbäres Sy.
Weitere	Hirnstammbeteiligung	Basilaristhrombose, Trauma, intraparenchymale Blutung; Wernicke-Enzephalopathie (☞ 17.3); Tumoren; zentrale pontine Myelinolyse (☞ 17.5.2)
	Multiple fokale Symptome	Multiple Infarkte; Enzephalitis; traumatischer oder hypoxischer Hirnschaden; Sinusvenenthrombose
	Meningismus	Meningitis (☞ 7.3.1); Enzephalitis (☞ 7.3.1); SAB (☞ 6.3.2); Meningeosis carcinomatosa (☞ 10.6.12), HWS-Trauma (☞ 16.4.6), Tetanus (☞ 3.6.4)

! Fehlende Schmerzreaktion, Bulbusfehlstellungen, Zungenbiss oder Einnässen schließen ein psychogenes Koma nicht aus.

Differenzialdiagnosen anhand des Alters **Alte Menschen:** Exsikkose, Hypoglykämie, hyperosmolares Koma, chron. subdurales Hämatom, Intoxikationen. z.B. durch Schlafmittel.
Jugendliche: Intoxikationen (Medikamente, Alkohol, suizidal, ☞ 3.7), Drogen (Cannabis, Opiate, Kokain, ☞ 3.7), postiktualer Dämmerzustand, diab. ketoazidotisches Koma, bakterielle Meningitis (☞ 7.3.1), Hitzschlag, SAB (☞ 6.3.2).

Differenzialdiagnosen anhand der zeitlichen Entwicklung des Komas **Schlagartig:** Hirnblutung (hypertensive Massenblutung, intrazerebrale Hämatome, SAB), zerebrale Ischämie durch arterielle (Basilaristhrombose, Luftembolie, embolischer Hirninfarkt, ☞ 6.2) und venöse Durchblutungsstörungen (Hirnvenen-, Sinusvenenthrombose, venöse Infarkte), epileptische Anfälle (Grand mal, ☞ 9.1.3, Temporallappenanfälle ☞ 9.1.4), Kreislaufstörungen (RR-Abfall, Herzrhythmusstörungen, Karotissinussy., Lungenembolie), Hypoglykämie, Intoxikation. (☞ 7.3).
Subakut innerhalb von Stunden: Vaskulär (epidurales Hämatom, ☞ 16.2.1, hypertensive Enzephalopathie, Kontusion, ☞ 16.1, Hirninfarkt, ☞ 6.2, Hydrozephalus occlusivus, ☞ 13.5.2), viral bzw. bakteriell (Meningitis, Herpes-simplex-Enzephalitis, Sepsis, ☞ 7.1), metabolisch bzw. endokrin (hyperosmolares oder ketoazidotisches Koma, Alkoholentzugsdelir, endokrines Koma), oder toxisch (zentrale pontine Myelinolyse, ☞ 17.5.2, Sedativa, CO, Drogen, Hypnotika, ☞ 26.2.4).
Protrahiert innerhalb von Tagen: Vaskulär (progredienter Hirninsult, subdurales Hämatom, intrazerebrale Blutung, ☞ 6.3), raumfordernd (Ödeme), viral bzw. bakteriell (Enzephalitis, bakterielle Meningitis, ☞ 7.3.1), metabolisch bzw. endokrin (metabolisches Koma, endokrines Koma, E'lytstörungen, Entzugsdelir, Hyperglykämie, Hypothyreose, Hypopituitarismus), kreislaufbedingt (Blutverluste, Anämie, Hypoventilation), toxisch (Wernicke-Enzephalopathie, zentrale pontine Myelinolyse, ☞ 17.5.2), Sedativa, CO, Schwermetalle, Neuroleptika, Thymoleptika, Hypnotika und psychiatrisch (Katatonie).

Differenzialdiagnosen anhand der Grund- und Begleiterkrankungen **Alkoholiker:** Alkoholintoxikation (☞ 3.7), chron. subdurales Hämatom (☞ 16.2.3), Unterkühlung, postiktualer Dämmerzustand, alkoholische Ketoazidose, Hyponatriämie, Methanolintoxikation, eitrige (☞ 7.3.1) oder tuberkulöse Meningitis (☞ 7.3.6), akute Wernicke-Enzephalopathie (☞ 17.3), Hypoglykämie, SHT (☞ 16.1), hepatisches Koma, Delir (☞ 22.1).
Diabetiker: Hypoglykämie, hyperosmolares Koma, ketoazidotisches Koma, Sepsis, eitrige Meningitis (☞ 7.3.1).
Schwangerschaft: EPH-Gestose, postiktualer Dämmerzustand, Puerperalsepsis, Fruchtwasserembolie.
Postop.: Narkoseüberhang, Hypothermie, Hyponatriämie, Hypoxie, dekomp. NNR-Insuff., intrakranielle Blutung (☞ 6.3), Aspiration, Luftembolie.
Malignom oder Immunsuppression: Ciclosporinenzephalopathie (☞ 10.4.4), Hydrozephalus, Hyperkalzämie (☞ 17.5.3), Hyponatriämie (☞ 17.5.1), Meningitis (Pilze ☞ 7.6, Tbc ☞ 7.3.6), Menigealkarzinomatose (☞ 10.6.12), Enzephalitis (Zytomegalie, ☞ 7.4.6), progressive multifokale Leukenzephalopathie (☞ 7.4.3), Methotrexat- oder Strahlenenzephalopathie (☞ 10.4.3), iatrogene NNR-Insuff.
Psychiatrische Vorerkr.: Hysterisches Koma, depressiver Stupor, Katatonie (☞ 19.2).

3.1.3 Folgezustände

Apallisches Sy. (☞ 16.3.2): Pat. wach ohne Kontaktfähigkeit, keine visuelle Fixierung, Atmung und Kreislauf intakt.
Akinetischer Mutismus: Keine Spontanmotorik oder verbalen Äußerungen, aber Wachheit bei intakter Pyramidenbahn. *Ätiol.:* Ausgedehnte Demyelinisierung (subakut sklerosierende Panenzephalitis), CO-Vergiftung (☞ 3.7), Hydrocephalus occlusivus (☞ 13.5.2).
Locked-in-Sy. (☞ 16.3.2): Tetraplegie mit Parese der kaudalen HN bei erhaltenem Bewusstsein, Wahrnehmung intakt. Manchmal Kommunikation über Augenbewegungen oder Lidschluss möglich. *Ätiol.:* Schädigung von Pyramidenbahn und extrapyramidalen Systemen rostral des Hirnstamms durch Basilaristhrombose, Hirnstammblutungen oder -kontusion, selten bei Miller-Fisher-Sy. (☞ 14.5.1).

3.2 Hirndruck

3.2.1 Klinik

Akute Drucksteigerung

(ICD-10 G93.5)
Phase 1: Initial Kopfschmerzen, Übelkeit, Nüchternerbrechen, Nackensteife, psychische Veränderungen, wie Verwirrtheit, Desorientiertheit, Verlangsamung. *DD:* Delir (☞ 22.1), demenzielles Sy. (☞ 22.2), Somnolenz.
Phase 2: Zunehmende Bewusstseinsstörung (Sopor), Massen- und Wälzbewegungen, ungerichtete Schmerzabwehr, Bulbusdivergenz oder „schwimmende Bulbi", Hirnstammreflexe erhalten, Störungen der Atmung (z.B. Hyperventilation, Tachypnoe) möglich.
Phase 3: Koma, ein- oder beidseitige path. motorische Muster (Beuge- oder Strecksynergismen), Pupillenstörung (Anisokorie, Abschwächung der Lichtreaktion ein- oder beidseitig), andere Hirnstammreflexe teilweise gestört, path. Atmung (Cheyne-Stokes, Tachypnoe).
Phase 4: Koma, keine oder Reste path. motorischer Reaktionen oder Spontanbewegungen, beidseitig weite, lichtstarre Pupillen, zunehmendes Erlöschen aller anderen Hirnstammreflexe, schwere Atemstörung (Maschinenatmung, Schnappatmung bis Atemstillstand).

Einklemmung (Herniation)

Entspricht Phase 3 und 4 und geht mit charakteristischem Hirnstammsy. einher.

Transtentorielle Herniation Diffuse supratentorielle Volumenzunahme, z.B. durch ein Hirnödem mit „Einklemmung" mediobasaler Anteile des Temporallappens in den Tentoriumschlitz („obere Einklemmung"). Initial dienzephales Sy.:
- Verhaltensänderung und Vigilanzminderung: Konzentrationsschwäche, Orientierungslosigkeit, Eintrübung.
- Horner-Sy.: Ptosis, Miosis, Enophthalmus, ein- oder doppelseitig.
- Langsame Augenbewegungen, evtl. Cheyne-Stokes Atmung, enthemmter okulozephaler Reflex (☞ 3.2.1), spontane Massen- und Wälzbewegungen, gezielte Abwehr von Schmerzreizen.

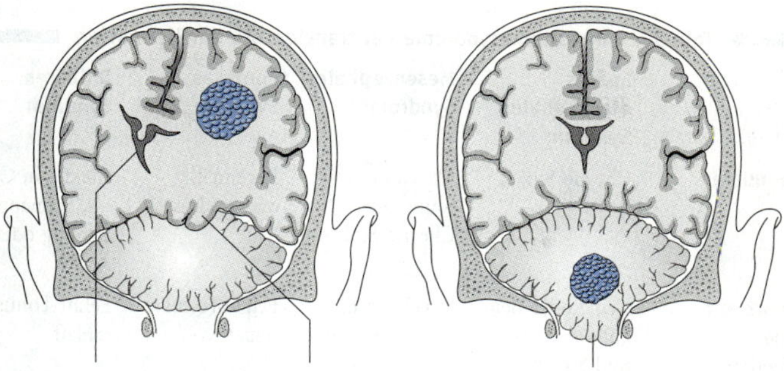

Abb. 3.3 Untere und obere Einklemmung

Bei umschriebenen supratentoriellen Prozessen (z.B. epidurales Hämatom) zunächst ipsilaterale Symptomatik:

- Okulomotorische Symptome: Initial Reizmiosis, dann einseitige Mydriasis (wichtiges Frühsymptom!) mit erloschener Lichtreaktion (innere Okulomotoriuslähmung), später auch komplette Okulomotoriusparese (Bulbusabweichung nach außen unten, Ptose, max. weite, lichtstarre Pupille).
- Ipsilaterale Hemiparese durch Druck auf kontralateralen Pedunculus cerebri (hier verläuft die noch ungekreuzte Pyramidenbahn der Gegenseite!) durch das Tentorium cerebelli, später auch bilaterale Parese.

Herniationen in der hinteren Schädelgrube

- Seltener, bei Raumforderungen in der hinteren Schädelgrube.
- Herniation von Anteilen des Kleinhirns in den Tentoriumschlitz von unten.
- Herniation der Kleinhirntonsillen in das Foramen occipitale magnum (Hypotonie, unregelmäßige Atmung).

Tab. 3.4 Hirnstammsyndrome bei transtentorieller Herniation

	Spätes dienzephales Syndrom	**Mesenzephales Syndrom**	**Pontines Syndrom**	**Bulbäres Syndrom**
Atemmuster	Cheyne-Stokes	Maschinenatmung oder Cheyne-Stokes	Regelmäßig oder ataktisch	Ataktisch, Cluster, Schnappatmung oder Apnoe
Antwort auf Schmerzreize im Gesicht	Keine oder Beugung der Arme und Streckung der Beine	Streckung der Arme und Beine	Fehlt, Tonus schlaff	Fehlt, Tonus schlaff
Babinski-Zeichen	Positiv	Positiv	Positiv	Fehlt
Pupillenweite	Eng, isokor	Mittelweit, anisokor, evtl. entrundet	Mittelweit, anisokor, evtl. entrundet	Weit, entrundet
Lichtreflex	Prompt, gering	Fehlt oder träge	Fehlt	Fehlt
Kornealreflex[1]	Erhalten	Erhalten	Erschöpflich oder fehlt	Fehlt
Okulozephaler Reflex[2]	Puppenkopfphänomen	Dyskonjugiert	Fehlt	Fehlt
Vestibulookulärer Reflex[3]	Tonisch, konjugiert	Tonisch, konjugiert oder tonisch, dyskonjugiert	Fehlt	Fehlt
Hustenreflex	Auslösbar	Auslösbar	Auslösbar	Schwach bis fehlend
Vegetative Symptome	–	Hyperthermie, Tachykardie, Hypertonie	Hyperthermie, Tachykardie	Hypothermie, Hypotonie, Rhythmusstörungen

[1] Kornealreflex: Reflektorischer Lidschluss bei Berührung der Kornea.
[2] Okulozephaler Reflex („Puppenkopfphänomen"): Bei passiver Kopfdrehung Bewegung der Augen in entgegengesetzte Richtung.
[3] Vestibulookulärer Reflex: Tonische, konjugierte Blickwendung zur Seite des kalt gespülten (30 °C) Ohres.

Chronische Drucksteigerung

- Diffuse Kopfschmerzen: Verstärkt bei Husten und Pressen, oft bei Lagewechsel, z.B. Bücken oder Aufrichten, am Morgen ausgeprägter.
- Nausea und Erbrechen: Nüchtern, im Schwall.
- Psychische Veränderungen: Zunehmende Antriebsminderung, Konzentrations- und Orientierungsstörung, Gähnen.
- Singultus.
- Augensymptome: Doppelbilder durch Läsion des N. abducens, Visus ↓, STP, falls nicht schon vorher eine Optikusatrophie bestand.
- Fokale Zeichen: z.B. motorische und sensible fokale Anfälle, Hemiparese, supra- und infraorbitale Trigeminusaustrittspunkte druckschmerzhaft.

3.2.2 Ätiologie

- Vasogenes Hirnödem: Störung der Blut-Hirn-Schranke, z.B. durch Tumor, Metastasen, Meningitis, Enzephalitis, Hirnabszess, hypertensive Krise, Trauma.
- Zytotoxisches Hirnödem: Prim. Zellschädigung mit sek. (nach 3–4 Tagen) Störung der Blut-Hirn-Schranke, z.B. bei ischämischem Hirninfarkt; Hypoxie (z.B. Reanimation, subakute Enzephalitis, SHT), Hyperkapnie, Urämie, selten durch Medikamente (z.B. Ovulationshemmer oder Tetrazykline) bzw. tox. Substanzen (z.B. Insektizide).
- Venöse Abflussbehinderung: Sinusvenenthrombose (☞ 6.5).
- Hydrozephalus (☞ 13.5).
- Intrakranielle Raumforderung: Blutung, Tumor, Metastase, Abszess (bei Polyradikulitis und Neurinomen Eiweiß im Liquor ↑).
- Pseudotumor cerebri („benign intracranial hypertension"): Häufig junge, adipöse Frauen mit Kopfschmerzen, STP und Doppelbildern.

3.2.3 Diagnostik

Sofortmaßnahmen, Anamnese und klinischer Befund (☞ 3.1.1).

Klinische Untersuchung **Neurologische Untersuchung:** Bewusstseinslage, Pupillen, Augenstellung, Hemisymptomatik, Hirnstammsy.
Augenhintergrund spiegeln: STP erst nach Tagen; bei akuter Drucksteigerung ohne Aussage.

CCT und MRT

- **Sedierung:** Falls erforderlich, kurz wirksame Medikamente, z.B. Midazolam 2,5–10 mg i.v. (z.B. Dormicum®). Falls Narkose erforderlich, Analgosedierung, z.B. Fentanyl 0,05–0,1 mg i.v. (z.B. Fentanyl®), dann z.B. Etomidat 0,15–0,3 mg/kg i.v. (z.B. Hypnomidate®) zur Einleitung, Nachinjektion von Etomidat bis max. 80 mg i.v. Ggf. Komb. mit Muskelrelaxanzien, z.B. Vecuronium 0,08–0,1 mg/kg i.v. (z.B. Norcuron®). *KI:* Myasthenia gravis, Adipositas per magna, Leberversagen.
- **Kriterien für erhöhten Hirndruck:** Mittellinienverlagerung, kortikale Sulkuszeichnung ↓, Verengung der Seitenventrikel (ein- oder beidseitig), Nachweis eines Hydrozephalus internus, Verlagerung des Hirnstamms nach kaudal bei sagittaler Darstellung im MRT, verstrichene

basale Zisternen. **Cave:** Bei fehlender Abgrenzbarkeit von Cisterna ambiens und Cisterna laminae quadrigeminae in 80 % apallisches Sy. oder Tod.

Liquorpunktion Nur (einzige „legale“ Ausnahme) bei V.a. akute bakterielle Meningitis, zuvor Senkung des Hirndruckes mit Mannit 100 ml i.v. „im Schuss“ (z.B. Osmofundin®).

! Liquorpunktion niemals bei V.a. akute Hirndrucksteigerung (klinische Zeichen s.o.) wegen Einklemmungsgefahr, Atemstillstand!

Hirndruckmessung Bei GCS < 8 (☞ 3.1.2), Auftreten klinischer Symptome der Phase 2 (s.o.), raumfordernden Veränderungen im CCT/MRT oder V.a. chron. oder intermittierenden Hirndruck.

Intrakranielle Druckmesser

- Direkt epidural: Über Bohrlochtrepanation implantiert.
- Ventrikulär: Einlegen einer Ventrikeldrainage in den Seitenventrikel. *Vorteil:* Ablassen von Liquor möglich, *Nachteil:* Invasiver Eingriff, erhöhtes Infektionsrisiko.
- Parenchymatös: Invasiver, höhere Genauigkeit. **Cave:** Intrazerebale Blutung.

Tab. 3.5 Vorgehen in Abhängigkeit vom Hirndruck

ICP/CPP (mmHg)	Bezeichnung	Prozedere
< 15	Normal	
15–20	Kritischer Bereich	Immer konservative Ther. und Kontrolle
20–30/60–70	Path.	Versuch der Drucksenkung (☞ 3.2.4), bei Misserfolg der konservativen Ther. (Hirndruck weiter > 20 mmHg) OP
30–40/50–60	Hochgradig path.	
40–50/40–50	Lebensbedrohlich	Möglichst sofort OP wegen Gefahr der weiteren Progredienz
> 50/< 40	Letal, wenn länger als 15–30 Min.	

ICP = intrakranieller Druck; CPP = zerebraler Perfusionsdruck (arterieller Mitteldruck – mittlerer ICP)

! **Weitere Therapieindikationen**

- Auftreten von Plateau-Wellen (A-Wellen): Plötzlicher Druckanstieg auf ein Plateau über 50 mmHg, nach etwa 5 Min. spontan langsamer Druckabfall.
- Amplitudenvergrößerung der Hirndruckkurve: Drohende Dekomp. und nachfolgender rascher Hirndruckanstieg.

3.2.4 Therapie

Nicht medikamentöse Therapie

Lagerung Kopf- und Oberkörperhochlagerung um 15–30°; bei instabilen Kreislaufverhältnissen oder CPP < 70 mmHg Flachlagerung wegen Gefahr der Verschlechterung der zerebralen Perfusion bei (orthostatischem) Blutdruckabfall.
Kein Lagern oder Absaugen, das nicht unbedingt notwendig ist (Hirndruck ↑). Kein seitliches Abknicken des Kopfes wegen möglicher Kompression einer Jugularvene (akuter Hirndruckanstieg!).

Basistherapie

- Ausreichende pulmonale Ventilation (pO_2 > 90 mmHg, ggf. frühzeitige Intubation), Flüssigkeits- und E'lytbilanzierung (Hypo- oder Hypernatriämie fördern Hirnödem).
- Arterieller Mitteldruck zwischen 80 und 110 mmHg, jedoch mind. 50 mmHg über mittlerem Hirndruck.
- Fieber senkende Maßnahmen, z.B. Paracetamol 500–1000 mg p.o. oder rektal (z.B. ben-u-ron®) zur Vermeidung eines gesteigerten zerebralen Stoffwechsels.

Moderate kontrollierte Hyperventilation **Ind.:** SHT, Hirntumor, Enzephalitis.
Vorgehen: Intubation, pCO_2 auf 30–35 mmHg senken, Atemfrequenz etwa 20/Min., niedriges Atemzugvolumen. Hyperventilation nur kurzfristig durchführen, z.B. bei akuter neurologischer Befundverschlechterung. Längere Hyperventilation z.B. nach SHT nur bei unzureichender Senkung des ICP durch Analgosedierung, Liquordrainage und Osmother.

! Merke

- Hyperventilation nicht abrupt beenden, Gefahr der reaktiven Hirndrucksteigerung.
- Bei ischämischem Insult und Hypoxie evtl. Drosselung der Hirndurchblutung.
- Eine prophylaktische Hyperventilation ist kontraindiziert.

Milde Hypothermie Temparatursenkung auf 33–34 °C durch physikalische und/oder medikamentöse Maßnahmen. Pos. Effekte bei SHT und malignem Mediainfarkt nachgewiesen.

Medikamentöse Therapie

! Keine Inhalationsnarkotika, da Hirndrucksteigerung!

Adäquate Analgosedierung

Analgesie

- Paracetamol: Bei leichten Schmerzen max. 3 × 500–1000 mg tägl. p.o. (z.B. ben-u-ron®).
- Pethidin: Bei stärkeren Schmerzen 25–100 mg langsam über 1–2 Min. i.v. (z.B. Dolantin®), alle 3–4 h wiederholbar, max. Tagesdosis 500 mg. *KI:* Überempfindlichkeit, akute hepatische Porphyrie, MAO-Hemmer. NW: Übelkeit, Erbrechen, Alpträume, Halluzinationen, selten epileptische Anfälle.

Langzeitsedierung/-analgesie bei intubierten Patienten Initial Midazolam 0,1–0,2 mg/kg in 10–20 Min. i.v. (z.B. Dormicum®), Erhaltungsdosis 0,1–0,3 mg/kg/h je nach Sedierungstiefe (*NW:* Atemdepression, pCO_2-Anstieg) und Fentanyl initial 0,05–0,1 mg i.v., dann je nach Schmerzintensität (*NW:* Übelkeit, Erbrechen, Atemdepression, Bradykardie, Bronchospasmus).

Osmotherapie Bei zytotoxischem Hirnödem.

- Mannit: 4–6 × 125 ml tägl. über 10 Min i.v. (z.B. Mannitol® 20 %) für max. 3 Tage, ggf. mit Furosemid (z.B. Lasix®) kombinieren. Vorsicht wegen Rebound-Effekt. *KI:* Niereninsuff.
- Glyzerin: 0,5–1 g/kg p.o. 1 : 1 mit Zitronensaft und H_2O (z.B. Glycerol® 85 %) oder 500–1000 ml tägl. i.v. über mind. 3–4 h (z.B. Glycerosteril® 10 %). *NW:* Hohe Volumenbelastung, Herzinsuff. mit Lungenödem, BZ-Anstieg, Hämolyse. *KI:* Darmatonie.
- Sorbit: Als Kurzinfusion 6–(max.)12 × 0,5–0,75 g/kg tägl. i.v. (Sorbitol® 40 %). *NW:* BZ-Anstieg. *KI:* Fruktoseintoleranz.
- Überwachung: Serumosmolalität (320–340 mosmol/l), Flüssigkeitsbilanz (ausgeglichen, nicht negativ!), ZVD, BB, E'lyte, Krea.

Glukokortikoide Bei vasogenem Hirnödem (keine Wirkung bei ischämischem Insult). Dexamethason initial z.B. 40 mg i.v. dann 3–4 × 4–8 mg tägl. i.v. (z.B. Fortecortin®) unter Magenschutz z.B. mit Famotidin 40 mg tägl. p.o. (z.B. Pepdul®). Höhere Initialdosis bei SHT (Glukokortikoide umstritten!), z.B. Dexamethason 100–200 mg tägl. i.v. über 3 Tage unter Magenschutz, über wenige Tage absteigend (z.B. 48 mg – 24 mg – 12 mg – 0).

Tris-Puffer (THAM-Köhler 3M®) Nur bei (posttraumatischer) therapieresistenter Hirndruckerhöhung. Wirksam über zerebrale Vasokonstriktion. Testdosis von 1 mval/kg in 100 ml Glukose 5 % über 20 Min. i.v.; wenn Hirndrucksenkung > 10–15 mmHg weitere Infusion mit 3 mval/kg/24 h. *Überwachung:* Stündlich BGA → BE < +6; pH < 7,55. *NW:* Atemdepression (deshalb kontrollierte Beatmung), Nephro-, Hepatotoxizität.

Hypnotika Bei Hirndruck konstant > 25 mmHg, Therapieresistenz. *KI:* Nicht intubierte Pat. Thiopental 200–1000 mg i.v (z.B. Trapanal®) als Testdosis zur Beurteilung des Hirndruck senkenden Effektes (> 5 mmHg) über 30 Min., nur wenn Anstieg des CPP erreicht wird 0,5–2 g i.v. über 10–15 Min. über getrennten Zugang. Bei erneutem Hirndruckanstieg kontinuierlich 3–5 mg/kg/h. Dos. nach Blutspiegel und Hirndruck senkendem Effekt. *Ziel:* Komatiefe entsprechend einem EEG mit Burst-suppression-Muster (☞ 2.2.1). *NW:* Atemdepression, prolongierte Hypotonie, neg. inotrope Wirkung, erhöhte Infektionsneigung, v.a. pulmonal.

Operative Therapie

Ventrikeldrainage bei Hydrocephalus occlusivus (☞ 13.5.2).

Trepanation bei Kleinhirnblutungen oder -infarkten mit starker raumfordernder Wirkung und Verlegung des Aquäduktes; raumfordernden großen Mediainfarkten (Ind. wird derzeit in kontrollierten Studien untersucht). *KI:* Moribunde Pat., fortgeschrittenes Malignom.

3.3 Akutbehandlung des Kopfschmerzes

3.3.1 Diagnostik und Differenzialdiagnosen

Diagnostik

- Anamnese und klinische Untersuchung.
- CCT: z.B. intrakranielle Blutung.
- Liquorpunktion: z.B. Entzündung, SAB.
- Labor: BB, E'lyte, Gerinnungsstatus, BSG, BZ.
- Zerebrale Angiographie: Bei V.a. SAB, Sinusvenenthrombose. **Cave:** Nicht bei Vasospasmus, daher vorher transkranieller Doppler.

Tab. 3.6 Differenzialdiagnosen bei Kopfschmerz (☞ Abb. 4.8, 4.9)

Beginn und Dauer	Charakter und Lokalisation	Begleitsymptome	Diagnostik, Besonderheiten	Diagnose
Anfallsartig wiederholter akuter Kopfschmerz				
Stunden bis Tage anhaltend	Pulsierender Schmerz, meist einseitig oder einseitig beginnend, frontotemporal betont	Übelkeit, Erbrechen, Lichtscheu, Lärmempfindlichkeit, vegetative Symptome (Schwitzen, Tachykardie, Diarrhö), evtl. mit Aura (Flimmerskotom, Lichtblitze) oder neurologischen Herdzeichen	v.a. F, frühes Manifestationsalter. *Diagn.:* EEG mit unspezifischen Allgemeinveränderungen, Dopplersono; neurologische Untersuchung o.B.	Migräne (☞ 5.1.1; Akutther. ☞ 3.3.2)
Meist nachts, 15–180 Min. Dauer, phasenweise auftretend mit monatelangen Remissionen	Heftiger, stechender Schmerz, streng einseitig periorbital	Ipsilateral: Tränenfluss, Rötung von Auge, Stirn, Wange, verstopfte Nase	v.a. M im mittleren Alter. *Diagn.:* Charakteristische Klinik	Cluster-Kopfschmerz (Bing-Horton-Sy. ☞ 5.1.4)
Oft nach physischem oder psychischem Stress	Charakteristischer, heftiger, diffuser Kopfschmerz	Schwindel, Übelkeit, Erbrechen, Sehstörungen, Verwirrtheit, evtl. Angina-pectoris-Anfall	*Diagn.:* RR-Messung, internistische und neurologische Untersuchung	Hypertensive Krise

Tab. 3.6 Fortsetzung

Beginn und Dauer	**Charakter und Lokalisation**	**Begleitsymptome**	**Diagnostik, Besonderheiten**	**Diagnose**
	Stirnkopfschmerz, einseitig	z.T. Erbrechen und konjunktivale Injektion, Pupille mydriatisch und lichtstarr	V.a. im Alter von > 40 J. *Diagn.:* Intraokuläre Druckerhöhung	Glaukomanfall
Schlagartig auftretender Kopfschmerz				
Plötzlich einsetzend	Stärkster Kopfschmerz, meist okzipital betont	Übelkeit, Erbrechen, Meningismus; manche Pat. unmittelbar komatös, meist jedoch initial keine oder nur leichte Bewusstseinstrübung, evtl. Herdsymptome, Hypertonus, Tachy- oder Bradykardie	*Diagn.:* LP nach CCT: Blutiger Liquor, nach Zentrifugation xanthochromer (gelber) Überstand (nicht bei artifizieller Blutung). Funduskopie (papillennahe Blutungen), Dopplersono (Vasospasmus), Angiographie	SAB (☞ 6.3.2; Akutther. ☞ 3.3.2)
Oft Tage bis Wo. prodromaler morgendlicher Kopfschmerz	Meist halbseitig	Übelkeit, Erbrechen, Bewusstseinsstörung, zerebrale Anfälle, neurologische Herdsymptome. Im EKG Veränderungen wie bei Myokardinfarkt möglich	*Diagn.:* CCT, ggf. Angiographie, Funduskopie, internistische und neurologische Untersuchung	Intrazerebrale Blutung (☞ 6.3)
Subakute, länger dauernde Kopfschmerz				
Meist andauernd	Diffus	Meningismus, Lichtscheu, Erbrechen, evtl. Herdsymptomatik, Fieber	*Diagn.:* Liquor, EEG, CCT, MRT	Meningitis, Enzephalitis (☞ 7.3.1; Akutther. ☞ 3.3.2)

Tab. 3.6 Fortsetzung

Beginn und Dauer	Charakter und Lokalisation	Begleit-symptome	Diagnostik, Besonderheiten	Diagnose
Tage andauernd	Diffus	Infekt in Anamnese, kein Meningismus, meist keine fokalen Ausfälle		Postinfektiös
Meist über Tage zunehmend	Diffus	Übelkeit, Erbrechen, Fieber, Meningismus, Anfälle häufig mit postparoxysmalen Paresen, Bewusstseinsstörungen	*Diagn.:* CCT, MRT mit KM, Angiographie, EEG, Liquor, Gerinnung mit AT III, Protein C und S, APC-Ratio, Antiphospholipid-Ak	Sinusvenenthrombose (☞ 6.5; Akutther. ☞ 3.3.2)
	Abhängig von der Kopflage	Nervenaustrittspunkte druckschmerzhaft	*Diagn.:* Rö-NNH (Spiegelbildung)	Sinusitis
Chronischer, meist diffuser Kopfschmerz				
Dauerkopfschmerz	Meist diffus, dumpf, drückend, lageabhängig, selten lokalisiert	Evtl. Erbrechen, Hirndrucksymptomatik (☞ 3.2.1), fokale neurologische Ausfälle	*Diagn.:* CCT mit KM, Rö-Schädel, EEG, Liquor	Intrakranielle Raumforderung (☞ 10.2.2)
Stunden bis Tage andauernd, Maximum morgens	Diffus	Hypertonus, intermittierend neurologische Ausfälle		Hypertonie
		Belastungs- und Konfliktsituationen		Depressive Verstimmung (☞ 20.1)
Chronischer lokalisierter Kopfschmerz				
Andauernd	Oft temporal	Druckdolente Temporalarterie (oft verdickt und pulslos), hohes Alter		Arteriitis temporalis (☞ 6.6)

3.3.2 Akuttherapie

Migräne ☞ 5.1.1

Entzündlich bedingter Kopfschmerz

Akute eitrige Meningitis ☞ 7.3.1, virale Meningitis ☞ 7.4, Enzephalitis ☞ 7.3.1.

Allgemeine Therapie

- Intensivtherapie.
- Vitalfunktionen: Stabilisieren von Atmung; Kreislauf, E'lythaushalt.
- Isolation: Bei Meningokokken und Haemophilus influenzae bis 24 h nach Therapiebeginn (80 % der eitrigen Meningitiden werden bei Erw. durch Meningo- und Pneumokokken verursacht.)
- Fieber senkende Maßnahmen physikalisch und medikamentös, z.B. Paracetamol max. 3 × 500–1000 mg tägl. p.o. (z.B. ben-u-ron®).
- Prophylaxe: Dekubitus, Pneumonie, Thrombose und Ulkus.
- Analgetika bei Bedarf, z.B. Paracetamol max. 3 × 500–1000 mg tägl. p.o. (z.B. ben-u-ron®) oder Buprenorphin 3–4 × 0,2–0,4 mg s.l. oder 0,3–0,6 mg tägl. i.v. (Temgesic®).
- Sedativa, z.B. Diazepam 5–10 mg i.v. (z.B. Valium®). **Cave:** Verschleierung einer Bewusstseinstrübung.
- Antiepileptika bei Bedarf (☞ 9.1.2), Ggf. Hirndrucksenkung (☞ 3.2.4).

Antibiotikatherapie

! Erst Liquorpunktion und Blutkultur, dann unverzüglich Antibiotika!

Tab. 3.7 Therapie abhängig von Lebensalter und Prädisposition

Alter	Erreger (Häufigkeit)	Antibiotikum, tägl. Dosis i.v.**
1 Mon.–6 J.	Haemophilus influenzae (50 %)	Cefotaxim 4 × 25 mg/kg (z.B. Claforan®) *oder* Ceftriaxon 1 × 80 mg/kg (z.B. Rocephin®) *alternativ* Ampicillin 6 × 60 mg/kg (z.B. Binotal®)
	Meningokokken (20%)	Penicillin G 6 × 0,04 Mega/kg (z.B. Penicillin Grünenthal®) *alternativ* Cefotaxim 4 × 25 mg/kg (z.B. Claforan®) *oder* Ceftriaxon 1 × 80 mg/kg (z.B. Rocephin®)
	Unbekannt	Cefotaxim 4 × 25 mg/kg (z.B. Claforan®)
	Unbekannt + Vorerkr. (Abwehrschwäche, Immunsuppression)	Cefotaxim 4 × 25 mg/kg (z.B. Claforan®) *und* Fosfomycin 3 × 75 mg/kg (z.B. Fosfocin®)

Tab. 3.7 Fortsetzung

Alter	Erreger (Häufigkeit)	Antibiotikum, tägl. Dosis i.v.**
	Unbekannt + traumatische oder nosokomiale Meningitis (neurochirurgische Pat., SHT, postop. oder im Krankenhaus erworbene Meningitis)	Cefotaxim 4 × 15–25 mg/kg (z.B. Claforan®) *und* Fosfomycin 3 × 75 mg/kg (z.B. Fosfocin®) *und* Gentamicin 3 × 1,5 mg/kg, intraventrikulär* 1 × 1–2 mg tägl. (z.B. Refobacin®)
6–14 J.	Meningo- (50 %), Pneumokokken (20 %)	☞ oben 1 Mon. – 6J., Meningokokken
	Unbekannt, ggf. mit Vorerkr./traumatische/nosokomiale Meningitis	☞ oben 1 Mon. – 6J.
> 14 J.	Pneumo- (50 %), Meningokokken (30 %)	Penicillin G 6 × 5 Mega (z.B. Penicillin Grünenthal®) *alternativ* Cefotaxim 3 × 2 g (z.B. Claforan®) *oder* Ceftriaxon 1 × 2 g (z.B. Rocephin®)
	Listerien (2–10 %)	Ampicillin 4 × 2 g (z.B. Binotal®) oder Trimethoprim 3 × 160 mg + Sulfamethoxazol 3 × 800 mg (z.B. Eusaprim®)
	Unbekannt + keine Prädisposition oder Vorerkr.	Cefotaxim 3 × 2 g (z.B. Claforan®) *oder* Ceftriaxon 1 × 2 g (z.B. Rocephin®)
	Unbekannt + Vorerkr. (Konsumierende Erkr., Alkohol, Abwehrschwäche, Immunsuppression, septische hirnferne Vorerkr.)	Cefotaxim (oder Ceftriaxon) 3 × 2 g (z.B. Claforan®) *und* Fosfomycin 3 × 5 g (z.B. Fosfocin®) und Ampicillin 4 × 2 g (z.B. Binotal®)
	Unbekannt + nosokomiale Meningitis (neurochirurgische Pat., postop. oder im Krankenhaus erworbene Meningitis)	Cefotaxim (oder Ceftriaxon) 3 × 2 g (z.B. Claforan®) *und* Fosfomycin 3 × 5 g (z.B. Fosfocin®) *und* Gentamicin 3 × 100 mg. intraventrikulär*: 5–10 mg tägl. (z.B. Refobacin®)

* Nur bei klinisch schweren Fällen mit Koma oder Nachweis einer Ventrikulitis und fehlender Besserung unter i.v. Antibiotikather.

** Bei uneingeschränkter Nierenfunktion

Chirurgische Therapie

- Sofortige Sanierung des Primärherds bei fortgeleiteter Meningitis oder Shuntinfektion.
- Sofortige Punktion bei subduralem Empyem.
- Ventrikeldrainage bei Hydrozephalus.

3.4 Akutbehandlung zerebraler Anfälle

3.4.1 Allgemeinmaßnahmen

Keinen Zungenkeil einführen, da Zungenbiss i.d.R. zu Beginn des Anfalls erfolgt und durch die tonische Verkrampfung der Kiefermuskulatur die gewaltsame Öffnung des Mundes zur Verletzung von Zähnen und Gaumen führen kann.
Beim einzelnen Anfall Allgemeinmaßnahmen ausreichend, bei einer Anfallsserie oder Status zusätzliche medikamentöse Ther. erforderlich.

Vorgehen

! Sinnlos bzw. obsolet bei unkomplizierten Grand-mal sind Bisskeile, Intubation, Relaxation, Beatmung oder krampfhaftes Festhalten des Pat. sowie medikamentöse Behandlung.

- Pat. vor Selbstgefährdung schützen (z.B. weiche Kopfunterlage, gefährliche Gegenstände entfernen).
- Schlipse und enge Kragen, welche die Atmung behindern, entfernen bzw. öffnen.
- Stabile Seitenlage, falls möglich, spätestens nach Abklingen der motorischen Entäußerungen; intravenösen Zugang legen.
- Atemwege frei halten, bis Pat. in Ruhe das Bewusstsein vollständig wiedererlangt hat.
- Fremdanamnese: Epilepsie, Trauma, Fieber, Alkohol, Medikamente, Drogen.
- Ind. zur stationären Einweisung (Rettungswagen anfordern):
  - Über Pat. ist nichts bekannt.
  - Erstmaliger Anfall.
  - Pat. als Anfallspat. bekannt, jetzt Änderung des Anfallstyps bzw. erstmaliger Anfall nach längerem anfallsfreien Intervall.
  - Atemstörungen, die den Anfall überdauern. Abklärung und Überwachung auf einer Wachstation (z.B. Intox., metabolische Erkr.). Atmungs-, RR-Kontrolle, evtl. O_2-Sättigung, bei Bedarf Sauerstoff (6 l/Min.).

! Wird man als Notarzt zu einem Anfallspat. gerufen, so gilt: Krampft der Pat. beim Eintreffen, ist von einem prolongierten Anfall oder einem Status epilepticus auszugehen. Vorgehen ☞ 3.4.2.

3.4.2 Therapie prolongierter Anfälle

Anfallsserie

Mehrere unmittelbar aufeinander folgende Anfälle mit zwischenzeitlicher Wiedererlangung des Bewusstseins.

Akuttherapie

- Glukose 20 %: Möglichst proximale Zufuhr, initial 100 ml i.v. (Anfall kann hypoglykämisch bedingt sein). Bei Alkoholabusus zudem 100 mg Vit. B_1 (z.B. Benerva®). **Cave:** Anaphylaktische Reaktion möglich (☞ 26.9).

- Lorazepam 4–8 mg i.v. oder 0,1 mg/kg (Tavor®) *oder*
- Clonazepam 1–2 mg langsam i.v. (z.B. Rivotril®) *oder*
- Diazepam 10–20 mg langsam i.v. (z.B. Valium®) oder rektal (z.B. Diazepam Desitin Rectal Tube®).
- Ambu-Beutel bereitlegen, Zahnprothesen entfernen.
- EEG-Überwachung, falls möglich (achtkanalig, davon 1 Kanal zur EKG-Registrierung).
- Labor: Medikamentenspiegel, Harnstoff, E'lyte, Glukose, BB, CK.

Status epilepticus

(ICD-10 G41) Serie von Anfällen (> 15 Min.) ohne zwischenzeitliches Wiedererlangen des Bewusstseins (Letalität 10 %).

Einteilung

- Konvulsiver Status epilepticus: Grand-mal-Status (*ICD-10 G41.0*) .
- Nonkonvulsiver Status epilepticus: Absence-Status (*ICD-10 G41.1*), komplex fokaler Status (*ICD-10 G41.2*), einfach fokaler Status.
- Myoklonischer Status.

Allgemeines Vorgehen

- Verletzungsschutz, Lagerung (Luftwege frei halten), Diagnose des Status.
- Anfallsunterbrechung (☞ 3.4.3), bei generalisiertem tonisch klonischen Status sofort.
- Fremdanamnese: z.B. Epilepsie, Alkohol, Drogen, Medikamente, Diab. mell., Kopfschmerz, Fieber, Infekt.
- Klinische Untersuchung: Reaktion auf Ansprache, Paresen, Hirnnervenausfälle, Meningismus, Temperatur, BZ.
- Neurologische Untersuchung: Ursachensuche (z.B. Meningitis, Enzephalitis, Tumor, Epilepsie, Hypoglykämie). Alternativ bei unvollständiger Diagn. oder Unklarheit (Therapieresistenz bei psychogenen Anfällen oder kleine epileptische Anfälle) Anfall abwarten und EEG, CT durchführen.

Psychogene Anfälle (☞ 9.2.3)

Ein psychogener Anfall ist Ausdruck einer psychischen Erkr. (Konversionsstörung) und tritt bevorzugt bei jüngeren Pat. (10 % der Anfallspat.) auf. Er kann mit einem epileptischen Anfall verwechselt und irrtümlich als solcher therapiert werden. Der psychogene Anfall wird dabei nicht durchbrochen → wiederholte Medikamentenapplikation mit Gefahr der Überdos. (zunehmende Sedierung, Hypotension).

Diagnose bei längerer Dauer, unkontrollierten Extremitätenbewegungen, wie Seitwärtsdrehen des Rumpfes, Hin- und Herschlagen des Kopfes und des Beckens, intakter Pupillenreaktion, normalem Untersuchungsbefund, Therapieresistenz, psychischen Auffälligkeiten.

3.4.3 Therapie in Abhängigkeit von der Epilepsieform

Fokaler Status

Status einfacher fokaler Anfälle ohne Bewusstseinsstörung, Epilepsia partialis continua und beim Status komplexer fokaler Anfälle mit Bewusstseinsstörung (psychomotorischer Status).

Benzodiazepine Initial langsam Lorazepam 4–8 mg i.v. oder 0,1 mg/kg (Tavor®) oder Diazepam 10 mg i.v. (z.B. Faustan®) oder Clonazepam 2 mg i.v. (z.B. Rivotril®).

Phenytoin Anschließend 250 mg i.v. in 10 Min. (z.B. Phenhydan®), ggf. Schnellaufsättigung (Dos. s.u.).

Grand-mal-Status

Glukose 20 % Initial 100 ml i.v. (Anfall kann hypoglykämisch bedingt sein).

Benzodiazepine **Lorazepam** 4–8 mg i.v. oder 0,1 mg/kg (Tavor®) mit 2 mg/Min, *Vorteil:* Längste ZNS-Wirkdauer aller Benzodiazepine!
Diazepam: Langsam mit 0,4 ml/Min. i.v. (z.B. Valium®), bis der Anfall aufhört. Gesamtdos. von 2–5 mg für Säuglinge, 5–10 mg für Kleinkinder, 10 mg für Schulkinder und 20 mg für Erw. Rektal in gleicher Dos. möglich. *KO:* Atemdepression.
Clonazepam: Alternativ zu Diazepam langsam 1–2 mg i.v. (z.B. Rivotril®). *KO:* Atemdepression. *Clonazepamaufsättigung:* Wenn keine Unterbrechung mit Einzeldosis bis zu insgesamt 5 × 2 mg in Abständen von mehr als 10 Min. langsam i.v.
Valproatschnellaufsättigung: Hohe Dosis notwendig. Initial 900–1000 mg i.v., weiter bis mind. 2400 mg Tagesgesamtdosis (z.B. Orfiril®). *Vorteil:* Gute Verträglichkeit.
Phenytoinschnellaufsättigung: Phenytoin 750 mg in 500 ml NaCl 0,9 % innerhalb von 30 Min. unter EKG- und RR-Monitoring (z.B. Phenhydan® Infusionskonzentrat). **Cave:** Nicht direkt nach Wirkung dosierbar, da Wirkungseintritt erst nach 15–20 Min; isolierter i.v.-Zugang notwendig. *NW:* Schlechte Gewebeverträglichkeit (Venenreizung, Nekrosen) bedingt begrenzte Infusionsgeschwindigkeit. *KI:* Kardiale Überleitungsstörungen (hochgradiger AV-, SA-Block); hepatische Porphyrie.
Intubation und Phenobarbital: Weiter bestehender Anfall 30 Min. nach Statusbeginn. Phenobarbital 200 mg langsam i.v. (z.B. Luminal®); danach Perfusor mit 600 mg auf 50 ml NaCl 0,9 % mit 1–2 ml/h.
Thiopental-Natrium: Keine Statusunterbrechung nach 1 h → Thiopental-Natrium initial 200–250 mg/1–2 Min. i.v. (z.B. Trapanal®); danach als Infusion (12,5 g auf 250 ml NaCl 0,9 %) 12–18 ml/h = 600–900 mg/h oder Perfusor (5 g in 50 ml NaCl 0,9 %) 6–9 ml/h, weitere Narkoseführung, ggf. Dosisreduktion unter EEG-Monitoring.

Absence-Status

- EEG-Ableitung notwendig vor Akutbehandlung.
- Initial Benzodiazepine (siehe Grand-Mal-Status).
- Valproatschnellauffsättigung: s.o.

3.5 Akute Lähmung

3.5.1 Guillain-Barré-Syndrom

(ICD-10 G61.0)

Klinik (☞ auch 14.5.1).
Initial häufig grippaler Infekt, dann Schmerzen und Parästhesien der unteren Extremitäten, von kaudal nach kranial aufsteigende symmetrische Paresen (MER ↓), Beteiligung von Rumpf- und Atemmuskulatur (in 25 % d.F.), HN und vegetativem NS. Gefährdung durch vegetative kardiale Mitbeteiligung mit Frequenzstarre, Tachykardie, Bradyarrhythmie, RR-Regulationsstörungen bis zum Herzstillstand. Entwicklung der Symptome innerhalb weniger Tage, Max. nach 4–8 Wo.

Diagnostik
- Liquor: Zytoalbuminäre Dissoziation (nach 1 Wo.), d.h. normale Zellzahl, aber hochgradige Eiweißerhöhung.
- Neurographie: NLG ↓↓ (< 70 %) und/oder der Amplituden (< 80 %), Verzögerung der F-Wellen, jeweils initial in bis zu 15 % d.F. normal.

Therapie **Intensivmedizinische Überwachung** bei rascher Verschlechterung mit EKG-Monitoring (z.B. AV-Block, Arrhythmie), BGA, Vitalkapazität, Restharnbestimmung.
Intubation und Beatmung: Bei Vitalkapazität < 25 % des Normwertes (normal: Bei *M* 25 ml × Körpergröße in cm; bei *F* 20 ml × Körpergröße in cm).
Plasmapherese: Bei Gehstrecke < 5 m oder herabgesetzter Vitalkapazität v.a. bei drohender Beatmungspflichtigkeit; wenn Erkrankungsgipfel noch nicht erreicht oder Erkrankungsbeginn nicht länger als 4 Tage zurückliegt.
7S-Immunglobuline: 0,4 g/kg tägl. i.v. oder 25 g tägl. i.v. über 5 Tage (z.B. Venimmun®) als Alternative zur Plasmapherese.
Passagerer Herzschrittmacher: Frühzeitig, absolut indiziert bei path. Sinusbradykardie, Bradyarrhythmia absoluta, AV-Block II° und III°, bifaszikulärem Block.
Weitere Ther. ☞ 14.5.1.

3.5.2 Akute myasthene und cholinerge Krise

Myasthenia gravis ☞ 15.3.1.

Schweregrade

I Okuläre Myasthenie (Ptose, Doppelbilder).
IIa Leichte generalisierte Form.
IIb Schwere generalisierte Form mit Beteiligung der fazio-pharyngealen und Atemmuskulatur.
III Akute und schnell progrediente generalisierte Form mit Beteiligung der Atemmuskulatur.
IV Spätform mit generalisierter Symptomatik, die sich innerhalb von 2 Jahren aus Typ I u. II entwickeln kann.
V Defektmyasthenie.

Klinik **Gemeinsame Symptome:** Muskuläre Symptome: Schwäche, Atemstörung, Schluck-, Kau-, Sprechstörung, Schwitzen, Unruhe.

Myasthene Krise: Weite Pupillen, Blässe, Tachykardie, Hypotonie, Hyporeflexie.

Cholinerge Krise: Enge Pupillen, Augentränen, gerötete Haut, Verschleimung, Durchfall, Bradykardie, Speichelfluss, Bauchkrämpfe, Erbrechen, zerebrale Symptome (Kopfschmerzen, Unruhe, Angst, Benommenheit, Verwirrtheit, Bewusstlosigkeit, Krampfanfälle).

Diagnostik **Anamnese:** Myasthenie, Symptom verstärkende Medikamente (☞ 15.3.1), Infektion, Impfung.

Tensilon-Test: 10 mg = 1 ml Edrophoniumchlorid (Tensilon®). Zunächst 0,2 mg i.v. in 15 Sek.; treten keine NW (Speichelfluss, Bronchialkonstriktion, Bradykardie) auf, den Rest spritzen; schlagartige Besserung für 10–15 Min. Antidot: 0,5–1 mg Atropin i.v. (bereithalten!).

Tab. 3.8 Therapie der myasthenen und cholinergen Krise

Therapie	Myasthene Krise	Gemischte Krise	Cholinerge Krise
Immer Intensivüberwachung mit regelmäßiger Bronchialtoilette (Aspirationsgefahr!) und Ernährung über Magensonde; bei Ateminsuff. Intubation und Beatmung.			
Cholinesterasehemmer	Initial Pyridostigmin 1–3 mg i.v. (Mestinon®); anschließend Dauerinfusion mit 12 mg, max. 24 mg tägl. in 500 ml Laevulose i.v. je nach Ansprechen der Atem- und Schlundmuskulatur (Atemstoß, Zungenmotilität, Schluckakt)	Absetzen, „drug holiday" für 4 Tage	Absetzen, „drug holiday" für 4 Tage
Prednisolon (z.B. Decortin®)	1 g in 500 ml NaCl 0,9 % mit 1 Amp. KCl 7,45 % über 5 Tage bei bereits intubierten Pat. und gleichzeitiger Immunsuppression (sofern keine KI vorliegt). Anschließend Reduktion auf 75 mg tägl. p.o. für 10 Tage, dann weitere Reduktion um 25 mg jeden 2. Tag	Hoch dosiert, mit 1,5 mg/kg (sofern keine KI vorliegt)	
Plasmapherese	Mittels Immunadsorptionssäule und semiselektiver Adsorption der Ak (3–4/Wo., jeweils 2–3 l)	3–4 Separationen/Wo., als Alternative zu Glukokortikoiden; v.a. bei maschineller Beatmung	Keine Plasmapherese
Immunglobuline	z.B. Intraglobin® 0,4 g/kg i.v. jeweils nach Plasmapherese	7S-Immunglobulin	
Thymektomie	Evtl. anschließend		

Tab. 3.8 Fortsetzung

Therapie	Myasthene Krise	Gemischte Krise	Cholinerge Krise
Sedierung		Bei leichter Form Promethazin 3 × 25 mg (z.B. Atosil®)	
Atropin			1–2 mg i.v., ggf. wiederholen, bis max. 2–6 mg alle 4 h

3.5.3 Dyskaliämische Lähmung

(ICD-10 G72.3) ☞ *15.7.5. Beginn meist im Kindes- und Jugendalter.*

Ätiologie Aut.-dom. vererbt. Hypokaliämisch mit K^+-Einlagerung in die Muskelzellen, hyperkaliämisch als K^+-Verlust des Muskels und kompensatorische Na^+-Aufnahme.

Klinik Reversible, episodische Lähmung mit schlaffen, meist proximal betonten Lähmungsattacken, v.a. in Ruhe nach vorangegangener körperlicher Anstrengung.

Diagnostik K^+-Spiegel während der Attacke. Im EKG Dyskaliämie-Zeichen.

Therapie
- Hypokaliämische Lähmung: Kalium 1 mval/kg p.o. (z.B. Kalinor®) oder 20 mmol/h i.v. **Cave:** K^+ ist extrem Venen reizend, daher nur über Infusomat geben!
- Hyperkaliämische Lähmung: i.d.R. keine Akutmaßnahmen erforderlich, evtl. Bewegung.
- Schwere Attacke: 500 ml Glukose 20 % mit 30 IE Altinsulin i.v. oder 10 ml Kalzium 10 % i.v. und/oder 2 Hübe Salbutamol (z.B. Sultanol® Dosier-Aerosol).

3.6 Akute Muskeltonussteigerung

3.6.1 Akinetische Krise (Parkinson-Krise)

(ICD-10 G20) ☞ *12.2. Häufig Folge einer Unterbrechung oder Wirkungsabschwächung der Medikation, z.B. durch akute zusätzliche Erkr., Infektionen, Diarrhö, OP.*

Klinik
- Pat. liegen unbeweglich und steif im Bett, weitgehend unfähig zur Kontaktaufnahme.
- Fehlende Nahrungs- und Flüssigkeitsaufnahme, Exsikkose.
- Anstieg der Körpertemperatur auf bis zu 40 °C, vitale Gefährdung durch Aspirationspneumonie, Thrombose oder Embolie; Dekubitus mit sek. Infektion.

Therapie

- Intensivüberwachung: Bilanzierte Flüssigkeits- und E'lytsubstitution, Magensonde.
- L-Dopa Kapselinhalt mit Flüssigkeit verabreichen oder 125 mg in 225 ml Glukose 5 % lösen und über 30–120 Min. infundieren (z.B. Madopar®).
- Amantadinsulfat 1–6 × 0,2 g tägl. i.v. (z.B. PK Merz®), Infusionsgeschwindigkeit 500 ml in 3 h. *KI:* Niereninsuff.
- Fieber senkende Maßnahmen: Physikalisch (z.B. Wadenwickel) und medikamentös, z.B. Paracetamol max. 3 × 1 g tägl. p.o. (z.B. ben-u-ron®).
- Lisurid 0,3–1,2 mg/12 h in 500 ml Ringerlösung (z.B. Dopergin®). *NW:* Übelkeit mit Erbrechen, daher zusätzlich Domperidon hoch dosiert 3–4 × 30 mg tägl. p.o. (z.B. Motilium®).
- Apomorphin: Bei KI gegen Volumenbelastung, ggf. mehrmals tägl. 1–10 mg s.c. (z.B. Apomorphin Woelm®). *NW:* RR ↓, Bradykardie, Übelkeit mit Erbrechen, daher zusätzlich Domperidon (z.B. Motilium®). Subkutane Apomorphinpumpe 4(–10) mg/h.

3.6.2 Akute Dyskinesie

(ICD-10 G24.0) Häufigste Ursache ist eine Frühreaktion auf Neuroleptika (auch nach Dosissteigerung), ebenfalls bei Depotpräparaten (z.B. Imap®) und Antiemetika, z.B. Metoclopramid (z.B. Paspertin®) sowie Sedativa.

Klinik Dyskinesen bzw. Krämpfe v.a. von Augenlidern, Zunge, Schlund, z.T. tortikollisartig.

Diagnostik Anamnese Weg weisend (!), im Zweifelsfall schlagartige Besserung nach Biperiden.

Therapie Biperiden 2,5–5 mg langsam i.v. (z.B. Akineton®). Meist schlagartige Besserung, ggf. Wiederholung nach 30 Min., bei Wirksamkeit für etwa 48 h p.o. *KI:* Engwinkelglaukom, Prostatahypertrophie. Bei KI gegen Biperiden Clonazepam 0,5–1 mg i.v. (z.B. Rivotril®) oder Diazepam 5–10 mg i.v. (z.B. Valium®).

3.6.3 Tetaniesyndrom

(ICD-10 R29.0) Häufigste Form ist die Hyperventilationstetanie.

Ätiologie E'lytentgleisung (K^+, HPO_4^{2-} oder HCO^{3-} ↑ oder Ca^{2+}, Mg^{2+}, oder H^+ ↓) z.B. durch Hyperventilation (respiratorische Alkalose → ionisiertes Ca ↓), Hypoparathyreoidismus als KO einer Strumektomie, Vitamin-D-Mangel; schwere Infektionen; Pankreatitis; Hyperemesis; Intox. (z.B. CO ☞ 3.7); Schwangerschaft, Stillzeit.

Klinik

- Prodromi: Parästhesien (meist perioral), Atembeklemmung, Gliederschmerzen, pelziges Gefühl der Haut.
- Im Anfall: Angst, Spasmen der Arm- und Beinmuskulatur („Karpopedalspasmen", von distal nach proximal), Pfötchenstellung der Hände, Spitzfußstellung, „Fischmaulstellung" des Mundes, Kopfschmerzen, thorakale Schmerzen, Benommenheit, Schwindel, Sehstörung, kurze Bewusstseinsstörung.

- Selten: Angina pectoris (wichtigste DD!), Laryngospasmus, viszerale Tetanie.
- Eine lebensbedrohliche Ausbreitung der Muskeltonuserhöhung nach proximal auf den gesamten Körper einschließlich Bronchus- und Larynxmuskulatur ist möglich.

Diagnostik

! Bei Hyperventilationstetanie ist nur die freie Kalziumkonz. verändert (wird nur von wenigen Laboratorien bestimmt).

- Trousseau-Test (Provokation bei latenter Tetanie): Pfötchenstellung der Hand nach 1 Min. Hyperventilation und anschließendem Aufpumpen der RR-Manschette am Oberarm auf arteriellen Mitteldruck für 3 Min.
- Chvostek-Zeichen: Muskelzucken nach Beklopfen des N. facialis.
- Labor: Serum-E'lyte (Normo- oder Hypokalzämie), Mg^{2+}, HPO_4^{2-}, Amylase, Gesamteiweiß, Parathormon, BGA (pCO_2 ↓). Freies Ca^{2+} zur weiteren Abklärung (Hyperparathyreoidismus, akute Pankreatitis, hypomagnesiämische Tetanie) und Ausscheidung von cAMP im Urin nach Parathormongabe.
- EKG: QT-Veränderungen.

Therapie

Normokalzämische Tetanie (Hyperventilationstetanie)

- Rückatmung der Ausatemluft über Plastikbeutel oder die vorgehaltene, gewölbte Hand; Beruhigung des Pat. (Suggestion ist ebenso wirksam wie jede andere Ther.) und Aufklärung über die Harmlosigkeit der Erkr.
- Diazepam falls Rückatmung nicht ausreichend (in Ausnahmefällen), z.B. 2–5 mg langsam i.v. (z.B. Valium®), kein Ca^{2+} (psychische Fixierung!).

Hypokalzämische Krise

- Ca^{2+}-Glukonat 10 % 20–40 ml über 10–15 Min. i.v. **Cave:** Nicht bei digitalisierten Pat.! Bei Persistenz weitere langsame Infusion von Ca^{2+}-Glukonat 10 % (z.B. in Glukose 5 %), bis Trousseau-Test negativ ist.
- Klärung der Ursache: Bei Vitamin-D-Mangel Gabe von 2000–3000 IE tägl. p.o. für 6–12 Wo. unter regelmäßiger Kontrolle des Kalziumspiegels.

Hypomagnesiämische Tetanie 5–10 ml 10%ige Magnesiumlösung langsam i.v. (z.B. Magnorbin® 10 %). Langfristig 300–600 mg tägl. p.o.

3.6.4 Tetanus

(ICD-10 A35) Infektionserkr. durch Toxin von Clostridium tetani.

Ätiologie Verletzungen und Kontamination mit Erde, Staub oder Gartenprodukten bei Bagatellverletzungen; Verbrennungen, Bisse. Inkubationszeit zwischen wenigen Stunden und 30 Tagen (je kürzer, desto schwerer der Krankheitsverlauf).

Klinik Initial Kopf- und Kieferschmerzen, motorische Unruhe, Tachykardie, Schweißneigung, Schluckstörungen, Erbrechen, HN-Lähmung. Charakteristisch: Nackensteifigkeit, Trismus („Kiefersperre", häufigstes Symptom!), Opisthotonus, Risus sardonicus.
Innerhalb weniger Tage bei erhaltenem Bewusstsein meist Generalisation der Muskelspasmen, die durch jegliche Innervation und äußere Reize ausgelöst werden; Gefahr der Atemlähmung, hohe Letalität.

Diagnostik

- Anamnese: v.a. Verletzungen, Impfstatus.
- Reflexe: Ausfall des inhibitorischen Kieferöffnungsreflexes des M. masseter, Enthemmung des Orbicularis-oculi-Reflexes.
- EMG: Aufgehobene oder verkürzte „silent period" nach elektrischer Nervenstimulation; Daueraktivität, dichtes Interferenzmuster bereits bei akustischen Stimuli oder Bewegung.
- Liquor unauffällig.

Differenzialdiagnosen

- Initialstadium der akuten Meningitis (☞ 7.3.1) bei Tetanus unauffälliger Liquorbefund!
- Strychnin- oder E605-Intox. (☞ 3.7): Miosis!
- Pharmakogene Hyperkinesen: Besserung durch Biperiden (z.B. Akineton®).
- Fokale Frühdyskinesie (lokaler Pseudotetanus): Besserung durch Biperiden (z.B. Akineton®).

Therapie

- Intensivbetreuung: Überwachung vitaler Funktionen in einem abgedunkelten und möglichst ruhigen Zimmer, evtl. Beatmung.
- Wundexzision und Drainage nach lokaler Infiltration der Wunde mit Antitoxin.
- Toxinneutralisation: Möglichst frühzeitig Tetagam® i.m., initial 5000–10000 IE (20–40 ml), an den folgenden Tagen je 3000 IE. Wirksamkeit intrathekaler Appl. noch nicht erwiesen.
- Antibiose: Penicillin G 1 Mio. IE i.v. alle 6 h, alternativ Doxycyclin 2 × 100 mg p.o (z.B. Vibramycin®) oder i.v. (z.B. Vibravenös®) über 10 Tage.
- Spasmolyse und Sedation: z.B. Chlorpromazin 200–300 mg tägl. p.o. (z.B. Atosil®) ohne Gefahr der Atemdepression. Alternativ oder zusätzlich Benzodiazepine oder Barbiturate. Bei Therapieresistenz nicht depolarisierende Relaxanzien, z.B. Pancuronium initial 2–6 mg i.v., Nachinjektionen von 0,5–1,5 mg und maschinelle Beatmung.
- Flüssigkeits- und E'lytsubstitution in ausreichender Menge.
- Pneumonie- und Aspirationsprophylaxe: Häufige Bronchialtoilette, bei Ateminsuff. frühzeitig Intubation und Beatmung, sorgfältige Lagerung, Sondenkost oder Umstellung auf parenterale Ernährung.
- Dekubitusprophylaxe.

Prognose Letalität 40–60 %, Rückbildung der Paresen nur unvollständig. Nach jahrelangem Verlauf selten erneute Verschlechterung durch progrediente Muskelatrophie.

3.6.5 Malignes neuroleptisches Syndrom

(ICD-10 Y49) Gefährliche Komplikation einer neuroleptischen Behandlung (v.a. ausgeprägte Dopamin-D_2-Antagonisten, z.B. Benperidol (Gliaminon®), Haloperidol (z.B. Haldol®) bei < 1‰ der Pat.

Klinik Rigor, Stupor (bis zum Koma), Fieber > 40 °C, vegetative Störungen (labiler RR, Tachykardie, Tachy-/Dyspnoe).

Diagnostik CK meist ↑, häufig E'lytentgleisung, Leukozytose, metabolische Azidose, Myoglobinämie, Myoglobinurie. Symptomatik steht in einem engen zeitlichen Zusammenhang zur Neuroleptika-Gabe.

Differenzialdiagnosen
- Akute febrile Katatonie bei schizophrenen Pat. (☞ 19): Fast identische Symptomatik, psychiatrisches Konsil, da gegensätzliche Ther.
- Akinetische Krise (☞ 3.6.1), maligne Hyperthermie (☞ 3.6.6).
- Enzephalitis (☞ 7.1).

Therapie Absetzen aller Neuroleptika, Intensivüberwachung.
- Symptomatische Behandlung: Kühlung, Rehydrierung, Ausgleich des Säure-Basenhaushalts, Stabilisierung des kardiovaskulären Systems.
- Dantrolen (z.B. Dantamacrin®) nur als Behandlungsversuch! 50 mg p.o. bis max. 2,5 mg/kg tägl. oder initial 2,5 mg/kg i.v. über 15 Min., Erhaltungsdosis 7,5 mg/kg tägl. i.v., max. Dosis 10 mg/kg tägl. **Cave:** Gewebeschädigend, daher streng i.v.

3.6.6 Zentrales anticholinerges Syndrom

(ICD-10 F05) ☞ 22.1. Zentrale und periphere Symptome der Intoxikation bzw. Überdosierung durch anticholinerg wirksame Substanzen.

Ätiologie Atropin, Antihistaminika (z.B. Promethazin), Neuroleptika (meist trizyklische Verbindungen, wie Clozapin), anticholinerg wirkende Parkinsonmedikamente (z.B. Biperiden, Trihexyphenidyl), tri- und tetrazyklische Antidepressiva, (z.B. Saroten, Doxepin), Spasmolytika (z.B. Butylscopolamin). Besonders häufig bei Kombination mehrerer anticholinerg wirksamer Pharmaka, bei älteren oder hirnorganisch vorerkrankten Pat. (v.a. bei Alzheimer-Demenz) oder zusätzlicher Exsikkose.

Pathophysiologie
- Zentral: Relative Verminderung der zentralen ACH-Konzentration im Verhältnis zu anderen Neurotransmittern (Dopamin, Serotonin, Norepinephrin).
- Peripher: Kompetitiver Antagonismus der Substanzen am ACH-Rezeptor.

Klinik
- Zentral: Delirantes Sy. mit Minderung der Aufmerksamkeit bis zur Bewusstseinsstörung, Halluzinationen, psychomotorische Störungen, Schlafstörungen, Hyperkinesen, Tremor, Myoklonien, Tachypnoe.

- Peripher: Tachykardie, Hyperthermie, Obstipation, trockene gerötete Haut, verminderte Speichel-/Schweißsekretion, Harnretention, Mydriasis, Akkommodationsstörung.

Komplikationen Herzrhythmusstörungen, Krampfanfälle.

Diagnostik (Ausschlussdiagnostik) Anamnese (Medikamentenanamnese, Kombination mehrerer anticholinerg wirksamer Medikamente beachten), Klinik (s.o.), Labor, EKG, CCT, Liquoruntersuchung, EEG.

Differenzialdiagnosen Intoxikationen mit anderen Stoffen, Entzugssymptome, andere Medikamentenunverträglichkeiten, akute schizophrene Psychose, metabolische Störungen.

Therapie Anticholinerg wirkende Medikamente absetzen; EKG-Monitoring, Flüssigkeits-/E'lytsubstitution, Bilanzierung, Ernährung, evtl. Benzodiazepine bei psychomotorischer Unruhe.

Physostigmin
(Anticholium® 2 mg/Amp.)
Ind.: Schwere Symptomatik (z.B. Koma, Delir, Halluzinationen, Krampfanfälle).
KI: Asthma bronchiale, COPD, KHK, pAVK, Überleitungsstörungen im EKG, Bradykardie, mechanische Obstruktion im GI-Trakt, entzündliche Darmerkrankung, Schwangerschaft.
Dos.: Testdosis 0,5 mg i.v., bei fehlender cholinergen Nebenwirkungen 1–2 mg über 10 Min i.v.. Bei fehlender Wirkung erneuter Versuch nach etwa 15 Min. Bei Erfolg Fortführung mit 2 mg/h i.v.. Max. Tagesdosis 12 mg.

Prognose Bei rechtzeitiger Behandlung gut.

3.6.7 Maligne Hyperthermie

(ICD-10 T88.3) Schwere, akute Rhabdomyolyse bei prädisponierten Pat. (aut.-dom. vererbte Myopathie) oder hypermetabolische Krise durch Allgemeinanästhesie mit Inhalationsnarkotika (z.B. Halothan®) und/oder depolarisierenden Relaxanzien, wie Suxamethonium (z.B. Pantolax®), oder eine Lokalanästhesie (z.B. Lidocain®).

Klinik Initial meist Tachykardie und Tonuserhöhung der Skelettmuskulatur, dann dramatischer Anstieg der Körpertemperatur (bis 45 °C), zunehmende Herz-Kreislaufstörungen, Rigor, E'lytentgleisung, Gefahr eines Hirnödems, Nierenversagen.

Therapie **Sofortmaßnahmen:** Zufuhr von Triggersubstanzen (z.B. Halothan®) beenden, neues Narkosegerät, Atemminutenvolumen auf das Vierfache des Ausgangswertes und Frischgaszufuhr auf 100 % O_2 erhöhen.
Dantrolen 2,5 mg/kg als Schnellinfusion über etwa 15 Min. (z.B. Dantamacrin®), bei fehlender Besserung mehrfach wiederholen, Erhaltungsdosis 7,5 mg/kg/24 h.
Temperatursenkung: Wadenwickel, Kühlpackungen, Abdecken mit nassen Tüchern, Eiswasserbad, Paracetamol 500–1000 mg alle 8 h p.o. (z.B. ben-u-ron®), Metamizol 0,5–1 g langsam i.v. (z.B. Novalgin®). *NW:* Allergische Reaktion mit Agranulozytose.
Intensivüberwachung mind. 24 h.
Natriumbikarbonat 8,4 %: 2 mmol/kg als Infusion, dann abhängig von BGA.

Kontrolle der Urinausscheidung: Furosemid 20–40 mg i.v. (z.B. Lasix®), wenn trotz Mannit (3 g in jeder Dantrolenflasche à 20 mg) keine Diurese von > 1,5 ml/kg/h erreicht wird.
Heparinisierung (Bolus: 5000 IE i.v.; Erhaltungsdosis 1000–1400 IE/h) v.a. bei erst spät erkannten Episoden, da dann manifeste Gerinnungsstörungen zu erwarten sind.

Prognose Vitale Gefährdung (2/3 letal)!

3.6.8 SIADH (Syndrom der inadäquanten ADH-Freisetzung)

Synonym: Schwartz-Bartter-Syndrom. Iso- oder hypervolämische Hyponatriämie (< 134 mmol/l) durch erhöhtes Plasma-ADH oder erhöhte renale Sensitivität auf ADH mit der Folge erhöhter Wasserretention. Besteht eine Dehydratation, so liegt ein „zerebrales Salzverlustsy." vor (s.u.).

Ätiologie Paraneoplastisch (v.a. kleinzelliges Bronchial-Ca, Pankreas-Ca, Lymphome), ZNS-Erkr. (SAB, Enzephalitis, Trauma, Hirntrauma, Hirntumor, GBS), selten pulmonale Ursachen, Hypothyreose, Medikamente (z.B. Phenotiazine, Carbamazepin, Oxcarbazepin, Morphin, Barbiturate).

Klinik

- Bei plötzlicher Entwicklung und ausgeprägter Hyponatriämie < 120 mmol/l Übelkeit, Inappetenz, Erbrechen, Kopfschmerz, Muskelkrämpfe, Apathie, Somnolenz, Koma.
- Bei langsamer Entwicklung und Hyponatriämie zwischen 120–130 mmol/l evtl. nur wenig Beschwerden.

Diagnostik

- Hyponatriämie < 134 mmol/l.
- Urinosmolalität > Serumosmolalität (Serumosmolalität meist < 260 mosmol/l, Urinosmolalität > 300 mosmol/l).
- Urin-Na^+ erhöht (Na^+-Ausscheidung > 25 mmol/l bei normaler Zufuhr).
- Plasma-ADH meist normal bis erhöht.
- Abgrenzung vom CSWS (s.u.): Im Gegensatz zum CSWS verminderte Urinmenge, pos. Flüssigkeitsbilanz.

Therapie

- Problematisch ist die Zufuhr von iso- oder hypertonen NaCl-Lösungen, da das zugeführte Natrium sofort wieder ausgeschieden wird. Daher grundsätzlich (wenn unter Intensivbedingungen möglich) Flüssigkeitsrestriktion auf 500–1000 ml tägl. Bei SAB und erhöhtem ICP sind unter der Flüssigkeitsrestriktion zerebrale Ischämien zu befürchten. Daher milde Flüssigkeitsrestriktion auf etwa 1,5 l tägl. in Kombination mit NaCl-Substitution und Diuretikagabe (z.B. NaCl 10 % 1 ml/h i.v. + Furosemid 4 × 20 mg tägl. i.v.). **Cave:** Bei zu schneller Na^+-Korrektur (> 10 mmol tägl.) Gefahr von Myelinolysen.
- Nicht eindeutig belegt sind Empfehlungen von Demeclocyclin 300–1200 mg tägl. p.o. (Ledermycin®) und Lithium 300 mg tägl.; Plasmaspiegel 0,3 –0,6 mmol/l). Für Phenytoin liegen widersprüchliche Daten vor.

3.6.9 CSWS (cerebral salt waste syndrome, zerebrales Salzverlustsyndrom)

Renaler Salzverlust (Na^+-Ausscheidung > 50 mmol/l) bei intrakranieller Erkrankung, der zu Hyponatriämie (< 134 mmol/l) und Verminderung des EZV (Volumenmangel) führt.

Ätiologie Ungeklärt; am häufigsten bei SAB; SHT, Hirntumoren, Meningeosis neoplastica.

Klinik Prinzipiell wie bei SIADH (☞ 3.6.8). Wegen der begleitenden Hirnerkrankung meistens als „Labordiagnose" auffällig.

Diagnostik Im Gegensatz zur SIADH vermindertes EZV und Polyurie.

Therapie Bei Hyponatriämie und Dehydratation: Volumen- und Natriumsubstitution, Fludrocortison 0,05–0,1 mg tägl. p.o. (Astonin H®), evtl. zusätzlich hypertone NaCl-Lösung (z.B. NaCl 10 %).

3.7 Vergiftungen

Abhängigkeit und Sucht ☞ 23
Insgesamt in Deutschland etwa 200 000 Vergiftungen/J.; Intoxikationen häufigste Ursache des nichttraumatischen Komas. Typische Situationen sind Suizidversuch, versehentliche Einnahme (v.a. durch Kinder), Kontakt im häuslichen Bereich (z.B. Hobbybastler, Gärtner), seltener am Arbeitsplatz (gesetzliche Regelungen, Arbeitsschutzbestimmungen, MAK-Werte). Häufigste Ursache (80 %) sind Medikamente, v.a. Benzodiazepine, Barbiturate, Antidepressiva, Antiepileptika, Analgetika, Digitalispräparate, L-Dopa, β-Blocker, seltener Pflanzenschutzmittel und Haushaltsgifte, Reizgase und Autoabgase (CO) sowie gewerblich-chemische Substanzen (Benzole, Farbverdünner), sehr selten Strychnin, Arsen, Zyankali. Häufigster Giftaufnahmemodus ist peroral (80 %), seltener inhalativ (15 %) oder perkutan (5 %).

! Iatrogene Intox. durch aufeinander folgende Gabe von Beruhigungsmitteln durch Haus-, Notarzt und Klinikpersonal.

3.7.1 Leitsymptome und ihre Differenzialdiagnosen

Wegen der Vielzahl tox. Sustanzen sind differenzialdiagn. nur komplexe Symptomkonstellationen hilfreich. Neben neurologisch-psychiatrischen Symptomen differenzialdiagnostisch wichtig Wirkung auf GIT, Lunge, Herzkreislaufsystem (☞ Tab. 3.9). Auch auf Foetor ex ore und Hautläsionen (Einstichstellen, Blasenbildung bei Hypnotikaintoxikation, Verätzungen bei Säuren und Laugen) achten.

Neurologische und psychiatrische Leitsymptome

- Psychopathologische Symptome:
  - Psychomotorische Erregung, paranoide Gedanken und/oder Größenideen sowie Halluzinationen → z.B. Amphetamine, Anticholinergika, Cannabis, Kokain, Digitalis, Ethanol, LSD, organische Lösemittel, Phencyclidin.
  - Anticholinerges Sy. (☞ 3.6.6) → z.B. Anticholinergika, trizyklische Antidepressiva, Neuroleptika, ☞ 18.6.3 und 19.1.7.
- Epileptische Anfälle (☞ 9.1): Häufiges Symptom auf dem Höhepunkt der Intox. (z.B. trizyklische Antidepressiva und Neuroleptika, Diphenhydramin) aber auch bei Abfall der Wirkspiegel (z.B. „Entzugskrampfanfälle“ bei Ethanol).
- Störungen der Extrapyramidal- und Pyramidalmotorik. Dabei differenzialdiagnostisch Gegenüberstellung Hyper-/Hyporeflexie hilfreich.
- Bewusstseinstrübung (☞ 3.1): Schläfrigkeit ohne plausible Erklärung, unvollständige Orientierung oder eingeschränkte Aufmerksamkeit (nur für einige Sekunden) auf die Außenwelt.
- Koma ☞ 3.1.
- Hyperthermie: Differenzialdiagnostisch abgrenzbar von Hypothermie (z.B. Barbiturate), gelegentlich jedoch auch je nach Intoxikationsstadium Hyper- oder Hypothermie möglich (z.B. trizyklische Antidepressiva, Neuroleptika).
  - Zentral bedingt → z.B. trizyklische Antidepressiva, Neuroleptika.
  - Erhöhter Metabolismus → z.B. Salizylate.
  - Muskuläre Hyperaktivität → z.B. Amphetamine, LSD.
- Muskelschwäche in Relation zum Intoxikationsgrad besonders ausgeprägt bei Substanzen mit Muskel relaxierender Wirkung, Störung der neuromuskulären Übertragung (z.B. Benzodiazepine, Botulinustoxin).
- Polyneuropathie (☞ 14.4).

Tab. 3.9 Ausgewählte Vergiftungssymptome

Gruppe	Symptom	Atropin	Botulismus	Strychnin	Arsen	Blei	Quecksilber	Zyanid	CO_x	CO	Org. Lösungsmittel	Aromate	Benzin	Thallium	Alkylphosphate	Methanol	Halluzinogene	Nikotin	Kokain	Amphetamin	Opioide	Ethanol	Phenylzyklidin	Theophyllin	Clonidin	Digitalis	β-Blocker	Paracetamol	Salizylate	Antidepressiva	Neuroleptika	Diphenhydramin	Barbiturate	Benzodiazepine
NS	Psychomotorische Erregung	×	×		×	(×)	(×)			×	×	×	×		×		×	×	×	×	(×)	(×)	×	(×)	(×)	(×)	(×)		×	×		(×)		(×)
	Epileptische Anfälle		×		(×)	(×)	×	(×)	×	×	×	×	×	×	×	×	×	×	×	×	×	×	×	(×)					(×)	×	(×)	(×)		
	Hyperreflexie	(×)		×	×					(×)	×	×			×		(×)		(×)	(×)			(×)	(×)						×	×		(×)	
	Hypo-/Areflexie		(×)				(×)			×	×		(×)								×	×	(×)		(×)								×	×
	Bewusstseinstrübung	(×)	×		(×)	(×)	(×)	(×)	×	×	×	×	×	(×)	×	×		×	(×)		×	×			(×)		(×)	(×)	(×)	×	×	(×)	×	×
	Koma	(×)	(×)		(×)	(×)	(×)	(×)	×	×	×	×	(×)		×	×		×	(×)		×	×			(×)		(×)	(×)		×	×	(×)	×	×
	Atemlähmung	×	×	×	×				×		×	×	×		×	×	×	×	(×)		×	×	(×)		(×)		(×)			×	×	(×)	×	×
	Hypothermie					(×)	×														×	×			×					×	(×)		×	
	Hyperthermie	×									×						×		×	×			×						×	×	×	×		
	Muskelschwäche		×	×							×			×		×		×									(×)							×
	Polyneuropathie		(×)		×	×	×	×			×	×	×	×		(×)					×	×								(×)				
GIT	Übelkeit, Erbrechen	×	×		×	×	×			×	×		×	×	×	×	×	×		×	×		×	×	×	×	×	×			(×)		×	
	Durchfall	×				×	×	×				×	×		×			×						(×)										
	Speichelfluss	(×)	(×)				×	×							×																(×)			
	Mundtrockenheit	×	×	×																×					×		×			×	(×)	×		

Tab. 3.9 Fortsetzung

Gruppe	Symptom	Atropin	Botulismus	Strychnin	Arsen	Blei	Quecksilber	Zyanid	CO_x	CO	Org. Lösungsmittel	Aromate	Benzin	Thallium	Alkylphosphate	Methanol	Halluzinogene	Nikotin	Kokain	Amphetamin	Opioide	Ethanol	Phenylzyklidin	Theophyllin	Clonidin	Digitalis	β-Blocker	Paracetamol	Salizylate	Antidepressiva	Neuroleptika	Diphenhydramin	Barbiturate	Benzodiazepine
GIT	Abdominalschmerz					×	×						×	×	×	×		×										×	×					
	Ikterus	(×)				×									×													×						
Lunge	Bronchokonstriktion														×												×	(×)						
	Lungenödem												×		(×)						×								×				×	
	Dyspnoe								×	×	×		(×)	×	×						(×)	×				×			×				(×)	
Herz	Hypotonie					(×)	(×)								(×)		×				×			×	×	×	×			×	×	(×)	×	(×)
	Hypertonie			×	×		(×)			×				(×)			×	×	×	×			×									(×)		
	Bradykardie	(×)					(×)								×	×	×	×			×				(×)	×	×			×	(×)		×	
	Tachykardie	×			×	(×)	(×)	×		×	×			×	×	×	×	×	×	×	(×)	×	×	×		×				×	×	×		
	VES										×				×						(×)		(×)			×		×		×	×		×	
	AV-Block														×						(×)		(×)		×	×	×			×	(×)		×	
Augen	Miosis														×		(×)	×			×				×								×	
	Mydriasis	×	×	×	×					×				×			(×)		×	×		×	×				×			×	×	×		(×)
	Sehstörung	(×)	×	(×)		×					×	×		(×)		×		×			×					×						×		

× = typisches Symptom (×) = gelegentliches Symptom

Differenzialdiagnosen

- Koma anderer Ursachen: z.B. Meningoenzephalitis (☞ 7.3.1), Hirnmassenblutung (☞ 6.3), Hypoglykämie, Mischintox. (☞ 3.7).
- Schädelhirntrauma (☞ 16.1): v.a. bei bewusstlosen Pat. immer ausschließen.
- Schizophrene Psychosen (☞ 19): Auch Mischbilder möglich (z.B. anticholinerges Sy. bei Intox. mit Neuroleptika oder Antidepressiva bei vorbestehender psychotischer Symptomatik).

3.7.2 Diagnostik bei Vergiftungen

! Jede plötzlich eingetretene Gesundheits- und/oder Bewusstseinsstörung muss auch an eine Intox. denken lassen! Klassische Vergiftungssituationen sind das unklare Koma oder die unspezifische chron. Befindlichkeitsstörung.

Obligate Diagnostik

- Inspektion oder Anamnese der häuslichen Umgebung: Tbl., Tablettenröhrchen und -schachteln, Speisereste, Flaschen, Gläser. Proben asservieren.
- Fremdanamnese wenn möglich: „5 W": Was, Wie, Wieviel, Wann, Warum? Auch nach psychiatrischen Vorerkr. fragen (hohes Risiko suizidaler Handlungen und akzidenteller Intox. bei schizophrenen und affektiven Psychosen, Suchterkr.) **Cave:** In etwa 50 % werden aus Unwissenheit falsche Angaben über Medikamente oder Umstände gemacht.
- Kleidung des Pat. betrachten: Verschmutzungen, Ätzflecken, Verklebungen mit der Haut.
- Körperliche Untersuchung: Ausschluss von Trauma (☞ 16), Fieber, Meningismus („sleep-like coma"), fokalen neurologischen Defiziten.
- Einschätzen der Komatiefe (☞ 3.1).

! **Faustregel für akute Intoxikation am Arbeitsplatz**
Bei unbekannten Dämpfen berücksichtigen, dass diese ätzend für die Schleimhäute sein können, die O_2-Aufnahme reduzieren und auch noch nach Stunden Bewusstseinstrübungen hervorrufen können.

„Unklares Koma" in der Notaufnahme

Diagnostik

- Sicherung der Vitalfunktionen entsprechend der ABCD-Regel (☞ 3.1.1).
- Intensivmonitoring: Bewusstseinsgrad, Pupillenreaktion, EKG, ZVK, Urinausscheidung, Magensonde, Temperatur, Blutgase, Laborwerte.
- Labordiagnostik: BB, BZ, Na^+, K^+, Krea, Quick, PTT, BGA, Leberwerte, Ammoniak, Laktat, ChE, Cortisol.
- Toxikologie: Proben von Mageninhalt, Blut, Urin, Stuhl und Inhalt von Gläsern und Flaschen für toxikologischen Nachweis asservieren. Unverzüglicher Transport in toxikologisches Labor. Schnelltests (z.B. Teststreifen für die häufigsten Drogen oder Benzodiazepine im Urin) vor standardisierten (semi-) quantitativen Verfahren (z.B. EMIT für Medikamente oder Drogen im Urin) und spezialisierter quantitativer und hochempfindlicher Analytik (z.B. Gaschromatographie und Massenspektrometrie für Medikamente, Atomabsorptionsspektrometrie für Schwermetalle). Schadstoffanalytik in der Luft mit Prüfröhrchen z.B. von Dräger.

- Apparative Diagn.: Rö-Thorax und Abdomenübersicht (Tablettenkonglomerate als runde Fremdkörper in Ösophagus oder Magen), CCT, Oberbauch-Sonographie, Herzecho; EEG.
- Giftelimination ☞ 3.7.3.
- Spezifische Ther. (evtl. auch mit Antidot) nach Diagnosesicherung.

Tab. 3.10 Laborwertveränderungen und mögliche Ätiologie

Wert	Ätiologie
BZ ↑	Aceton, Acetylen, Eisen, Koffein, LSD, Theophyllin
BZ ↓	Alkohol, orale Antidiabetika, β-Bocker, Insulin, Salizylate
K^+ ↑	α-Adrenergika, β-Blocker, Digitalis, Fluorid, Lithium
K^+ ↓	Adrenalin, Barium, β-Adrenergika, Koffein, Theophyllin
Metabolische Azidose (Kussmaul-Atmung)	Acetylene, Alkohole, β-Adrenergika, Colchizin, Formaldehyd, INH, Koffein, Kohlenmonoxid, Salizylate, Theophyllin, Zyanide

Unspezifische chronische Befindlichkeitsstörungen

Diagnostik

- Anamnese: Immer Arbeitsplatz, Essgewohnheiten und Hobbies erfragen.
- An eine Intox. denken bei PNP (☞ 14.4), akuter Polyneuritis, Myelopathie, Mononeuropathie, Myopathie (☞ 15), Tremor, ständigen Kopfschmerzen, chron. Hautreizungen oder Reizungen der Schleimhäute und Augen, Parästhesien, Verfärbungen an Zahnrändern, perioral und an Fingernägeln, ständiger Müdigkeit, Einschränkungen der intellektuellen Leistungsfähigkeit (Enzephalopathie), Schlafstörungen, Haarausfall.
- Bei PNP, Polyneuritis, Mononeuropathie oder Myopathie: NLG und EMG, evtl. Biopsie zur Abklärung des Schädigungstyps (☞ 2.4).
- Sicherung der Diagnose durch toxikologische Analyse.

Tab. 3.11 Giftinformationszentren

Ort	Telefon	Fax	E-Mail
Berlin Landesberatungsstelle	030/19240	030/32680721	Berlintox@giftnotruf.de
Berlin Virchow-Klinikum	030/45053 -555, (-565)	030/45053 -915	Giftinfo@charite.de
Bonn Uni-Kinderklinik	0228/287 -3211, (-3333)	0228/287 -3314	ukkbib2@mailer.meb.uni-bonn.de
Erfurt Gemeinsames GIZ	0361/730730	0361/7307317	shared.ggiz@t-online.de
Freiburg Uni-Kinderklinik	0761/19240	0761/2704457	giftinfo@kkl200.ukl.uni-freiberg.de

Tab. 3.11 Fortsetzung

Ort	Telefon	Fax	E-Mail
Göttingen GIZ Nord	0551/19240 und 383180	0551/3831881	giznord@giz-nord.de
Homburg/Saar Uni-Kinder-klinik	06841/19240	06841/168-314	kigift@med-rz.uni-sb.de
Mainz Med. Uni-Klinik	06131/19240	06131/176605	Mail@giftinfo.uni-mainz.de
München Toxikol. Abt. TU	089/19240	089/41402467	
Nürnberg Med. Klinik Krhs. Nord	0911/3982451	0911/3982999	

Rote Liste
Die Rote Liste enthält Informationen zu NW, Wechselwirkungen, Intoxikationssymptomen, Therapie von Intox., Herstellerangaben und die Telefonnummern der Hersteller (teilweise mit Notfalltelefonnummern) sowie ein aktuelles Verzeichnis der Telefonnummern von Informationszentren für Intox., toxikologischen Laborzentren und mobilen Gegengiftdepots.

3.7.3 Giftelimination

Primäre Giftelimination

Entfernung tox. Substanzen vor der Resorption.

Vorgehen

- Intensive Überwachung der Vitalfunktionen.
- Verringerung der Resorption: Induziertes Erbrechen, Magenspülung, induzierte Diarrhö, Darmspülung, Adsorbenzien, Dekontamination der Körperoberfläche.
- Beschleunigung der Elimination: Forcierte Diurese, Hämofiltration, Dialyse, Unterbrechung des enterohepatischen Kreislaufes, Blutaustauschtransfusion, Hämoperfusion.

Induziertes Erbrechen **Ind.:** Wache, ansprechbare, kooperative Pat. weniger als 2 h nach oraler Gifteinnahme, auch nach spontanem Erbrechen.
KI: Schläfrige oder bewusstlose Pat., Z.n. epileptischem Anfall, Intox. mit Schaumbildnern, Säuren, Laugen, organischen Lösungsmitteln, Petroleum, Lampenöl.

Durchführung

Kinder: Etwas Wasser oder Saft trinken lassen und anschließend Rachenwand mechanisch reizen. Auf möglichst ruhige Umgebung ohne Ablenkung achten. **Cave:** Zur Induktion des Erbrechens nie den eigenen Finger, sondern immer Hilfsmittel verwenden, z.B. Guedel-Tubus.

Erwachsene: 1 Glas lauwarmes Wasser mit 1–2 Esslöffeln Kochsalz trinken lassen und Rachenhinterwand mechanisch reizen.

Ipecacuanha-Sirup: Wirkung durch lokal irritativen Effekt bei gleichzeitiger Erregung des Brechzentrums. Erw. und Kinder ab 3 J. 30 ml (Kinder bis 1 J.: 5 ml; 1–1,5 J.: 10 ml, 1,5–2 J.: 15 ml, 2–3 J. 20 ml) Ipecacuanha-Sirup trinken lassen. Anschließend 10 ml/kg Wasser nachtrinken lassen.

Magenspülung **Ind.:** Wache Pat., bei denen induziertes Erbrechen kontraindiziert oder nicht erfolgreich ist, bewusstseinsgetrübte Pat., komatöse Pat. bereits bei V.a. Intoxikation.

KI: V.a. Magen- oder Ösophagusperforation, manifeste Herz- oder Ateminsuffizienz. Bei Bewusstseinstrübung nur nach Intubation. Vorsicht bei Intox. mit Säuren, Laugen, Strychnin, Benzol, Petroleum und Detergenzien (Aspirationsgefahr).

Durchführung

- Ind. zur Intubation großzügig stellen, i.v. Zugang, evtl. Prämedikation mit 0,5 mg Atropin i.v., kein Atropin bei ausgeprägtem anticholinergen Sy.
- Stabile Linksseitenlage (Intubationsgerät beachten). Kopf tief, Gebissprothesen entfernen, Beißkeil.
- Wachen Pat. auffordern, beim Vorschieben des angefeuchteten Magenschlauchs aktiv zu schlucken, bis etwa 50 cm vorschieben. **Cave:** Keine Anästhesie der Rachenhinterwand mit Lidocaingel wegen Aufhebung der Schutzreflexe. Lagekontrolle (mit Magenspritze Luft einblasen und gleichzeitig über dem Epigastrium auskultieren → Blubbern).
- Trichter auf das proximale Schlauchende setzen und unter Pat.-Niveau halten („Aushebern"). Herausfließenden Mageninhalt für toxikologische Untersuchungen sammeln. Dann Trichter über Pat.-Niveau anheben und etwa 200–500 ml handwarmes Wasser in den Magen ein- und anschließend in den Eimer abfließen lassen. Vorgang 20–40 Mal wiederholen, bis Spülflüssigkeit klar zurückfließt und eine Gesamtmenge von 15–20 l Wasser erreicht ist, bei Intox. mit Alkylphosphaten oder Paraquat mind. 100 l Wasser.
- Anschließend enterale Giftelimination: Suspension aus 10 g Kohle, 20 ml Glaubersalz und 50 ml Liquidepur® (Extr. Fruct. Sennae) durch noch liegenden Magenschlauch oder anschließend gelegte Magensonde applizieren. Fortführung mit Kohle und Glaubersalz im Wechsel.
- Den Magenschlauch beim Zurückziehen abklemmen oder mit einem Finger verschließen (Aspirationsgefahr!).

! Merke

- Genaue Flüssigkeitsbilanz: Einfuhr (in Litern) muss gleich Ausfuhr sein!
- Bei Ingestion fettlöslicher Gifte vor Magenspülung 200 ml Paraffin geben, bei Schaumbildnereinnahme Vorbehandlung mit Dimeticon-Siliciumdioxid 1–5 Teelöffel = 40–200 Tropfen (z.B. Sab simplex®).

Hemmung der Resorption **Ind.:** Adsorption fett- und wasserlöslicher Gifte. Ind. wird zunehmend großzügiger gestellt.
KI: Vergiftungen, die mit spezifischen oralen Antidota behandelt werden, Säuren- oder Laugeningestion, organische Lösungsmittel.
Durchführung: Kohle 10 g, bei Intox. einmalig 0,5–1 g/kg oder initial 10 g und alle 4 h erneut 10–20 g p.o. oder per Magensonde (z.B. Kohle-Pulvis®) für etwa 24 h bzw. bis Stuhl schwarz. Paraffin nur bei fettlöslichen Giften, 100–200 ml.

! Kohle bindet Gifte nur reversibel und wirkt gleichzeitig obstipierend, daher immer in Komb. mit einem Laxans, z.B. Natriumsulfat (Glaubersalz) geben.

Induzierte Diarrhö **Natriumsulfat (Glaubersalz):** *Ind.:* Bei Kohlegabe. *KI:* Intox. mit Neuroleptika, trizyklischen Antidepressiva oder Atropin. *Dos.:* 10–20 g in 200–300 ml Wasser p.o. oder über Magensonde.
Hyperosmolare Lösung: (Sorbit Braun 40®), 40 ml alle 2 h bei Substanzen, die zu Darmatonie führen können wie Neuroleptika, trizyklischen Antidepressiva oder Atropin.
Darmspülung mit Ringerlösung (50–100 ml/Min.) bei Intox. mit Paraquat oder Knollenblätterpilzen.

Unterbrechung des enterohepatischen Kreislaufs **Ind.:** Intox. mit Digitoxin, Carbamazepin, Phenobarbital, Phenylbutazon, Phenothiazinen, trizyklischen Antidepressiva, Propoxyphen, Phenprocoumon, Thallium.
Durchführung: Colestyramin 3 × 4 g p.o. für 3–5 Tage (Quantalan®).

Chemische Veränderung **Ind.:** Säuren, Bariumchlorid.
Durchführung: Antazida (z.B. Maaloxan®) zur Pufferung von Säuren. Natriumsulfat (☞ oben) zur Umwandlung von Bariumchlorid in unresorbierbares Bariumsulfat.

Tab. 3.12 Weitere Möglichkeiten der primären Elimination

Art der Intox.	Elimination
Kutan	Abwaschen mit Seife und viel fließendem Wasser
Rektal	Hohe Einläufe (tägl. mit Sorbitlösung 40 %) und forcierte Darmentleerung (s.o.)
Subkutan oder intramuskulär	Abbinden proximal der Biss- oder Injektionsstelle, Umspritzen dieser Stelle mit Adrenalin (0,5 mg in 20 ml NaCl 0,9 %), Antidotgabe, Kühlung, Ruhigstellung
Inhalation	Entfernung aus der Vergiftungszone. Hyperventilation beim wachen Pat. durch Zugabe von CO_2 über Atemmaske, beim intubierten Pat. durch PEEP-Beatmung

Sekundäre Giftelimination

Sekundäre Elimination umfasst alle Maßnahmen der Entfernung bereits resorbierter Gifte.

! Indikation

Eingenommene Dosis ist potenziell letal (s.o.), Gefahr irreversibler Schäden, tiefes Koma.

Forcierte Diurese **Ind.:** Nierengängige Gifte (Barbiturate, ASS, Amphetamine, Meprobamat, Lithium) sowie bei Hämolyse und Rhabdomyolyse (☞ 15.7.4).
KI: Schocksymptomatik, Niereninsuff., Herzinsuff., Hirnödem.

Durchführung

- Venenverweilkanüle, ZVK, Blasenkatheter, stündliche Urinbilanzierung, ständige Kontrolle von ZVD (Überwässerung), BGA, E'lyten, Krea.
- Infusion von 500 ml Glukose 5 % und 500 ml NaCl 0,9 % im Wechsel jeweils über 1 h, zusätzlich 20 mmol KCl und 20 mmol NaCl pro 1 l Infusionslösung.
- Furosemid nach ZVD und Ausscheidung.
- Bei Vergiftungen mit sauren Barbituraten oder Salizylaten zusätzlich Natriumkarbonat in die Infusionslösung geben (z.B. 500 ml Glukose 5 % + 45 mmol $NaHCO_3$+ 15 mmol $KHCO_3$ stündlich = Alkalidiurese). Dabei regelmäßig Urin-pH messen (Sollwert > 7,5) und ggf. (unter gleichzeitiger Beachtung der BGA) „nachpuffern".

Hämodialyse **Ind.:** Schwere Intox. mit über Austauschharze eliminierbaren Giften, z.B. Amphetaminen, Methanol, Lithium.
KI: Hämorrhagische Diathese, hypovolämischer Schock.

Hämoperfusion
Effektiver als Hämodialyse, weil auch lipophile Substanzen erfasst werden
Ind.: Schwerste Intox.
KI: Hämorrhagische Diathese und Thrombozytopenie.

Plasmapherese Bei Giften mit hoher Plasmaeiweißbindung, z.B. Barbituraten, Digitoxin, Salizylaten, Diazepam, Phenprocoumon, Phenylbutazon.

Austauschtransfusion Bei Vergiftung mit Blutgiften, z.B. CHE-Hemmern und Stoffen mit hoher Plasmaeiweißbindung.

3.7.4 Therapie ausgewählter Vergiftungen

Tab. 3.13 Therapiemaßnahmen bei Intoxikationen

Substanz	Vitalfunktionen	Spezielle Blutentnahme	Gefährliche Dosis	Erbrechen induzieren	Magenspülung	Kohle	Abführmittel	Spezielle Maßnahmen	Antidot (A) / Medikamente (M)	Bemerkungen
Ethanol	ggf. sichern	Ethanolspiegel, BZ, BGA, E'lyte	> 300 g letal	+	+			Hypothermieschutz, ggf. Glukoseinfusion, Hämodialyse bei schwerer Atem- und Kreislaufdepression	M: Physostigmin, Haloperidol A: Naloxon	
Alkylphosphate (z.B. E605)	Sichern, dabei Selbstschutz beachten, evtl. Intubation und Beatmung mit PEEP, 100 % O_2	CHE, BGA	Ab 5 mg/kg letal	+ sofort nach Einnahme	Schon bei Verdacht, > 30 l	+	+	Evtl. Dekontamination der Haut, **Cave:** Selbstschutz; Hämoperfusion indiziert	M: Atropin (primär), Substitution von ChE A: Obidoxim	Unbedingt überwachen, da verzögerte Giftwirkung möglich!
Antidepressiva	ggf. sichern	Plasmaspiegel	Variabel	Meist nicht möglich	Unbedingt bei toxischen Dosen	+	+	Bei schweren Vergiftungen perorale Darmspülung, ggf. Hämoperfusion	A: Evtl. Colestyramin	Magen-Darm-Atonie
Barbiturate	Sichern, frühzeitig Intubation	Plasmaspiegel	Variabel	Meist nicht möglich	+	+	+	Forcierte Diurese bei lang wirksamen B., Hämoperfusion bei Plasmaspiegel > 50 mg/l!	M: evtl. Colestyramin	Pat. kann fälschlich für tot gehalten werden, Magen-Darm-Atonie!
Benzodiazepine	Sichern, ggf. Intubation		Variabel	+	+, unbedingt bei > 20 Tbl.	+	+	Hypothermieschutz, evtl. Plasmapherese	A: Flumazenil (jeweils nur kurz wirksam!)	Häufig Mischintoxikation

Tab. 3.13 Fortsetzung

Substanz	Vitalfunktionen	Spezielle Blutentnahme	Gefährliche Dosis	Erbrechen induzieren	Magenspülung	Kohle	Abführmittel	Spezielle Maßnahmen	Antidot (A) / Medikamente (M)	Bemerkungen
Botulismus	Sichern, ggf. Intubation			+ im Frühstadium					A: Antitoxin so früh wie möglich	
Digitalis		Serumspiegel (wiederholt), E'lyte		+, so schnell wie möglich	+, großzügige Ind.	+	+	Ggf. Herzdruckmassage, Schrittmacher	A: Digitalisantidot M: Colestyramin	
Diphenhydramin		CK	25 mg/kg sind letal	+	+	+	+	Forcierte Diurese bei drohender Rhabdomyolyse	A: Physostigmin	Rhabdomyolyse möglich
Lithium	Sichern	Li-Serumspiegel, E'lyte						Ausgleich des Wasser- und E'lytverlustes, Hämodialyse bei Spiegel > 3000 µmol/l, ggf. forcierte Diurese		KO noch nach 2 Wo. möglich
Methanol	Ggf. Sichern	Methanolspiegel	> 5 ml	+, sofort nach Einnahme	+			Hämodialyse bei Einnahme > 15 ml	M: Ethanol	Mind. 4 Tage überwachen
Neuroleptika		Ggf. Plasmaspiegel	Variabel	+	+	+	+	Hämoperfusion	A: Biperiden bei extrapyramidalen Symptomen, evtl. Physostigmin bei anticholinergem Sy.	Magen-Darm-Atonie

Tab. 3.13 Therapiemaßnahmen bei Intoxikationen

Substanz	Vitalfunktionen	Spezielle Blutentnahme	Gefährliche Dosis	Erbrechen induzieren	Magenspülung	Kohle	Abführmittel	Spezielle Maßnahmen	Antidot (A) / Medikamente (M)	Bemerkungen
Opioide	Sichern		Morphin > 100 mg i.v. letal, Heroin > 60 mg i.v. letal	+, bei oraler Einnahme (sehr selten)					A: Naloxon M: Glukokortikoide bei tox. Lungenödem	
Organ. Lösungsmittel	Ggf. Intubation				Paraffin vor Magenspülung					
Paracetamol		Serumspiegel, wenn > 4 h	> 150 mg/kg	+	+	+	+	Evtl. Forcierte Diurese	A: N-Acetylcystein > 4 h	
Petroleum, Lampenöl				KI	(+)					
Reizgase	Sichern, großzügige Ind. zur Intubation							Ggf. Sedierung	M: Glukokortikoide	Überwachen bis zum Abklingen der Symptome, progrediente Symptomatik möglich
Salizylate	Sichern	Plasmaspiegel (wiederholt)	> 100 mg/ kg					Volle'lytlösung, E'lytausgleich, evtl. Hämodialyse, bei Retardpräparaten perorale Darmspülung		Tbl. können Konglomerate bilden

Tab. 3.13 Fortsetzung

Substanz	Vitalfunktionen	Spezielle Blutentnahme	Gefährliche Dosis	Erbrechen induzieren	Magenspülung	Kohle	Abführmittel	Spezielle Maßnahmen	Antidot (A) / Medikamente (M)	Bemerkungen
Säuren, Laugen				KI	Unter gastroskopischer Kontrolle	KI		Mehrere Liter Wasser trinken lassen	M: Prednisolon ab 3. Tag	Perforationsgefahr
Schaumbildner	Meist stabil, auf Aspirationsgefahr achten		Geringe Mengen wegen Aspiration	KI	Nach Dimeticongabe				A: Dimeticon	
Zyanide, Blausäure	Sichern, Selbstschutz beachten	Zyanid- und Thiocyanatspiegel	Zyanidspiegel > 1 mg/ml, Thiocyanat > 60 mg/ml		+, mit Kaliumpermanganat	+	+	Evtl. Dekontamination der Haut, **Cave:** Selbstschutz, Hämodialyse	A: 4-DMAP, Natriumthiosulfat	Kein Antidot bei Mischintox.

Acetylsalicylsäure (ASS)

(ICD-10 T39.0) In Schmerzmitteln, Antirheumatika, Antipyretika, Thrombozytenaggregationshemmern. Intox. oral, selten i.v.

Klinik Übelkeit, blutiges Erbrechen, Magenschmerzen, Teerstuhl. Ohrensausen, Schwindel, Unruhe, Verwirrtheit, Somnolenz. Metabolische Azidose, Hypoglykämie, Hyperthermie, Schwitzen, Exsikkose, Lungenödem.

Diagnostik Anamnese oder sichtbare rheumatische Folgeerscheinungen mit Gelenkdeformitäten, wiederholte Bestimmung der Plasmaspiegel (verspätete Peak-Werte). Kontrolle von BZ und E'lyten.

Therapie Magenspülung, danach Kohle, forcierte Diurese, Hämodialyse, Temperaturüberwachung, Ausgleich des Säure-Basen-Haushalts und der E'lytstörungen.

Amphetamine und ähnlich wirkende Sympathomimetika

(ICD-10 T43.6). Bei Drogenabhängigen (Amphetamin, Metamphetamin, Methylphenidat), früher Verwendung als Appetitzügler, heute Zulassung nur noch in Einzelfällen bei Narkolepsie oder kindlichem Hyperaktivitätssyndrom. Intox. oral, i.v.

Klinik Sympathomimetische Wirkung mit Hypertonie, Hyperthermie, Tachykardie, Arrhythmie, Tachypnoe, Mydriasis, Mundtrockenheit , Rhabdomyolyse, motorische Unruhe, organische Psychosen, Aktivitätssteigerung mit Logorrhö, Bewegungsstereotypien, Tremor, Nystagmus, Schlaflosigkeit, epileptische Anfälle, Delir (☞ 22.1), Angst.

Komplikationen Zerebrale Infarkte und Herzinfarkte, intrazerebrale und subarachnoidale Blutungen.

Diagnostik Schnelltest, EMIT im Urin, wegen Mischintox. bei Drogenabhängigen auch Screening auf andere Drogen.

Therapie **Giftelimination:** Induziertes Erbrechen bis 2 h nach Einnahme, dann Magenspülung, Kohle und Natriumsulfat, forcierte Diurese, ggf. Hämodialyse (☞ 3.7.3).
Symptomatische Therapie: Sedierung. Ther. von epileptischen Anfällen (☞ 3.4.2), Physostigmin bei ausgeprägtem anticholinergen Sy. 1–4 mg langsam i.v. (Anticholium®), β-Blocker bei Tachykardie und Hypertonie, z.B. Metoprolol 1–5 mg i.v. (z.B. Beloc® zoc).

Tri- und tetrazyklische Antidepressiva

(ICD-10 T43.0) Zur Ther. depressiver Erkr., Angst-, Zwangs- und Schlafstörungen sowie chron. Schmerzsy. Intox. oral, i.v.

Klinik **Periphere anticholinerge Wirkung:** Mydriasis, Mundtrockenheit, Miktions- und Akkommodationsstörungen.
Herz: Tachykardie, Erregungsausbreitungs- und Erregungsleitungsstörung mit Verlängerung von PQ-, QRS- und QT-Zeit, AV-Block, z.T. auch tox. Myokardschäden mit Extrasystolen.
ZNS: Pyramidenbahnzeichen, Ataxie, epileptische Anfälle, Erregungszustände, Delir, Atemdepression.

Diagnostik EKG, ggf. EKG-Monitoring, Schnelltest und (semi-)quantitative Analytik im Urin.

Therapie **Giftelimination:** Magenspülung, anschließend Kohle, Hämoperfusion, Colestyramin 3 × 4 g p.o. für 3–5 Tage (Quantalan®)
Symptomatische Ther.: Bei Herzrhythmusstörungen ggf. Herzschrittmacher, evtl. Physostigmin 1–4 mg langsam i.v. (Anticholium®).

Baclofen

(ICD-10 T42.8) Spastik lösendes Medikament (präsynaptischer GABA-B-Agonist) bei Pat. nach ZNS- oder Rückenmarksschäden (z.B. in Baclofen®, Lioresal®). Intox. oral oder intrathekal (z.B. fehlerhafte Abgabe über externes oder implantiertes Pumpensystem).

Klinik Anfangs Unruhe, dann zunehmende Müdigkeit, Somnolenz bis Koma, Ateminsuff., Schluckstörungen, Muskelschwäche, Bradykardie.

Diagnostik z.B. implantierte Pumpe oder Port am Unterbauch tastbar, schlaffe Paresen bei zuvor bestehender Spastik.

Therapie **Orale Aufnahme:** Magenspülung mit Kohle, Physostigmin 1–4 mg langsam i.v. (Anticholinum®).
Intrathekale Applikation: Pumpenreservoir (18–50 ml) entleeren. Punktion genau in der Mitte, senkrecht einstechen. Einige Pumpenmodelle sind extern programmierbar und können abgestellt werden. Liquor abpunktieren (20 ml) und mit gleicher Menge NaCl 0,9 % ersetzen.

Barbiturate

(ICD-10 T42.3) In Antikonvulsiva, bei Anästhesien, nur noch selten in Schlafmitteln. Intox. oral, i.v.

Klinik Verwaschene Sprache, Koordinationsstörung, Ataxie, Nystagmus, Kopfschmerz, Schwindel, Störung der Aufmerksamkeit und des Gedächtnisses, Bewusstseinstrübung, evtl. Koma, zentrale Ateminsuff., Hypoventilation (Hauptgefahr!), Hyporeflexie entspricht dem Ausmaß der ZNS-Depression, selten Pyramidenbahnzeichen (pos. Babinski), muskuläre Hypotonie. Initial Miosis, im Spätstadium hypoxiebedingt weite Pupillen, Magen-Darm-Atonie.
Bei schwerer Intox. Schock, Hypothermie, Hautblasen an abhängigen Stellen bei längerem Liegen.

Komplikationen

- Akutes respiratorisches Distresssy. mit Hypoxie und respiratorischer Azidose.
- Protrahierte Symptome bei unzureichender Giftelimination mit disseminierter intravasaler Koagulopathie (☞ 4.5.4).
- Irreversibler Schock, akutes Nierenversagen, metabolische Azidose, disseminierte Gewebsnekrosen.

Diagnostik Nachweis der Substanz oder ihrer Metaboliten in Serum oder Urin (z.B. mit EMIT). Im EEG Veränderungen parallel zum Intoxikationsgrad durch Verlangsamung bis zum „burst and suppression“-Muster mit periodischen steilen Komplexen gefolgt von flacher Aktivität.

Therapie **Kurz wirkende Barbiturate** (z.B. Hexobarbital): Bei rascher Metabolisierung keine schwerwiegenden Intox. bekannt, forcierte Diurese wirkungslos. Dosen bis zu 11 g wurden überlebt.

Alle übrigen akuten Intox.: Prim. Giftelimination mittels Magenspülung und Kohle auch bei länger zurückliegender Giftaufnahme (einige Tage), da Verweildauer durch Magen-Darm-Atonie stark verlängert. Colestyramin 3 × 4 g p.o. für 3–5 Tage (Quantalan®).

Hämoperfusion mit XAD-4 und Clearance von 200–300 ml/Min. zur sek. Giftelimination bei Blutspiegel > 50 mg/l.

Tab. 3.14 Erfolg der forcierten Diurese mit Harnalkalisierung

Nachgewiesen	Negativ	Umstritten
• Lang wirkende Barbiturate: Barbital, Desoxyphenobarbital, Metbarbital, Methylphenobarbital, Phenobarbital, Phenylmethylbarbitursäure • Mittellang wirkende Barbiturate: Allobarbital, Aprobarbital, Blutobarbital	Amobarbital, Butallylonal, Pentobarbital, Propallylonal, Secobarbital	Butabarbital, Brallobarbital, Cyclobarbital, Cyclopentobarbital, Heptabarbital

! Merke

- Intubation und Beatmung bereits bei mäßiggradiger Hypoxie.
- FIO_2 während der Beatmung möglichst niedrig halten.
- Bei Absinken des pO_2 PEEP-Beatmung.
- Sek. Giftelimination (☞ 3.7.3) bei schweren Vergiftungen (bei Plasmaspiegel >100 mg/l zwingend).
- Glukokortikoide verstärken die Intox.!

Benzodiazepine

(ICD-10 T42.4) In Schlafmitteln, Antikonvulsiva, Myolytika, Tranquilizern. Intox. oral, rektal, i.m., i.v.

Klinik Schläfrigkeit, selten bis zum Koma, gehobene Stimmungslage, Schwindel, Nystagmus, Ataxie, Dysarthrie, muskuläre Hypotonie und Hyporeflexie, Atemdepression. Paradoxe Reaktionen mit Unruhe v.a. bei Kindern oder im Senium.

Diagnostik Nachweis von Benzodiazepinmetaboliten in Urin (Schnelltest, quantitativ) oder Serum.

Therapie Giftelimination: Bei wachem Pat. induziertes Erbrechen oder Magenspülung, danach Kohle und Abführmaßnahmen.

Flumazenil als Antidot (Anexate®)

Ind.: Diagn. bei V.a. Benzodiazepinintox. Vermeiden einer sonst notwendigen Intubation zur Magenspülung bei bewusstlosen Pat.

KI: Strenge Indikationsstellung in Schwangerschaft, Stillzeit und bei Kindern < 15 J. wegen mangelnder Erfahrung.

Dos.: Initial 0,2 mg i.v., 0,1 mg/Min. bis Pat. wach, Gesamtdosis etwa 1 mg, bei Leberinsuff. Dosisreduktion.

NW: Übelkeit, Erbrechen, RR- und Frequenzschwankungen, epileptische Anfälle (selten).

! Halbwertszeit von Flumazenil ist mit 50 Min. deutlich kürzer als die der Benzodiazepinderivate, somit häufig erneutes Auftreten von Intoxikationserscheinungen. Daher weitere Überwachung des Pat. nötig, keine Entlassung bei subjektivem Wohlbefinden nach Antidotgabe!

Blei (Pb)

(ICD-10 T56.0) Metallisch im Bergbau, Bleischmelzen, organisch in Autowerkstätten. Intox. akut oral, pulmonal oder kutan.

Klinik **Metallisches Blei:** Hirnödem mit Schwindel, Kopfschmerzen, Übelkeit, Erbrechen, Benommenheit, Delir, Koma.

Organisches Blei: Enzephalopathie mit Kopfschmerzen, Delir, epileptischen Anfällen, Tremor, Hypotonie, Bradykardie, Hypothermie, Übelkeit, Erbrechen.

Chron. Bleivergiftung: Motorische Mono- oder PNP (☞ 14.4.5), typische „Blei-Fallhand" (N. radialis); Enzephalopathie mit Kopfschmerzen, Schlafstörungen, Myoklonien, Alkoholintoleranz, Demenz; abdominelle Koliken, Anämie, ikterisches „Bleikolorit", Bleisaum am Zahnfleisch, Hypertonus, Nephropathie, Arthralgien, Porphyrinurie.

Diagnostik Basophile Tüpfelung der Erythrozyten, δ-ALA-Ausscheidung im Urin erhöht, Bestimmung der Bleikonz. in Blut und Urin, Liquor (Eiweißerhöhung), NLG, EMG (PNP).

Therapie Magenspülung, Kohle bzw. Dekontamination der Haut. EDTA je nach Bleikonz. 10–20 mg/kg tägl. i.v. für 5 Tage (z.B. Calcium Vitis®, **Cave:** Nephritis) zur Bleikomplexierung im Extrazellurärraum kombiniert mit D-Penicillamin 250–2000 mg tägl. p.o. (z.B. Metalcaptase®), das Blei auch im Intrazellulärraum bindet.

Botulinustoxin

(ICD-10 A05.1) Systemische Vergiftung durch Neurotoxin (präsynaptische Blockierung der ACH-Freisetzung an peripheren Nervenendigungen). Bei Lebensmittelvergiftung durch Clostridium botulinum (unsachgemäß konservierte oder ungekühlt anaerob aufbewahrte Gemüse, Früchte und Fleischwaren). Selten iatrogen (ICD-10 T48.1) nach intramuskulärer Injektion (Botox®) bei Torticollis, spasmodischer Dysphonie oder Spastik (injizierte Mengen bei Blepharospasmus zu gering für systemische Reaktionen).

Klinik

- Wirkbeginn sehr variabel (6 h bis 8 Tage), meist nach 18–36 h.
- ZNS: Pat. meist bewusstseinsklar, Dysphagie, Dysarthrie, allgemeine Muskelschwäche, Schwindel, Atemarbeit erschwert bis zur peripheren Atemlähmung.
- Auge: Mydriasis, Ptosis, fehlende Lichtreaktion, Doppelbilder, Akkomodationsstörung.
- GIT: Mundtrockenheit, Übelkeit, Erbrechen, abdominelle Krämpfe, eher Obstipation, Meteorismus.

Diagnostik Typische Klinik (meist ist die ganze Familie durch gemeinsames Essen betroffen). Pat.-Serum im Tierversuch toxisch, Antigenspezifität durch Neutralisationstest an Mäusen. Liquor meist normal, allenfalls Eiweiß leicht erhöht.

Therapie

! Alle gefährdeten Personen müssen ausreichend lange beobachtet werden.

Giftelimination: *Prim. Giftelimination* mit induziertem Erbrechen nur im Frühstadium, Laxanziengabe. *Antitoxin* schon bei Verdacht. Je früher, desto wirksamer. Bei fraglicher Exposition muss die Antitoxingabe gegen das Risiko einer anaphylaktoiden Reaktion auf Pferdeserum abgewogen werden. Polyvalentes Antitoxin 500 ml initial und 250 ml nach 4–6 h i.v. je nach Klinik (z.B. Botulismus-Antitoxin Behring®).

Symptomatische Ther.: Frühzeitige Beatmung bei respiratorischer Partialinsuff., BGA-Kontrolle möglichst 1- bis 2-stündlich, kontinuierliche Pulsoxymetrie.

! Nach iatrogener Botox®-Gabe vorwiegend leichte bulbäre Symptome für wenige Tage oder Wo.: Beobachtung genügt.

Cannabis

(ICD-10 T40.7) Tetrahydrocannabinol in Haschisch, Marihuana. Intox. pulmonal, oral; v.a. bei unerfahrenen Konsumenten und bei Drogenkurieren und Transport von Rauschmitteln in Kondomen oder Luftballons in Magen, Vagina oder Rektum („body packer").

Klinik Übelkeit, Erbrechen, Appetitsteigerung, Mundtrockenheit, Konjunktivitis, Mydriasis, Tachykardie, Blässe, Schwindel, Fieber, Ataxie, Halluzinationen, Erregungszustände, Somnolenz, Panik, Depersonalisationserlebnisse, Suizidgefahr.

Diagnostik Substanznachweis im Urin bis zu 10 Tage nach Einnahme möglich (z.B. mit EMIT-Test), wegen Mischintox. bei Drogenabhängigen auch Urindiagn. auf andere Drogen.

Therapie Beruhigendes Gespräch („talking down"). Bei stärkerer Angstreaktion Diazepam 5–10 mg p.o. oder i.v. (z.B. Valium®).

Carbamazepin

(ICD-10 T42.1) Antikonvulsivum, zur Schmerzther. bei Neuralgien, Phasenprophylaxe (schizo-)affektiver Psychosen. Intox. oral.

Klinik Ataxie, Blickrichtungsnystagmus, Blickfolgestörungen, Hyper- oder Hyporeflexie, Myoklonien, Atemdepression, epileptische Anfälle, Bewusstseinsstörung bis zum Koma. Herzrhythmusstörungen. Bei schwerer Intox. Leber- und Nierenschäden.

Diagnostik Serumspiegel von Carbamazepin und Carbamazepinepoxid, EKG (Herzrhythmusstörungen), EEG.

Therapie Giftelimination mittels Magenspülung, anschließend Kohle, Hämoperfusion, Colestyramin 3 × 4 g p.o. für 3–5 Tage (Quantalan®).

Ethanol

(ICD-10 T51.0; F10.0 bei akuter Intox. oder Alkoholnachwirkung, pathologischem Rausch, Trunkenheit). Alkoholische Getränke, Lösungsmittel, Desinfektionsmittel. Intox. akut oder chron. oral, selten pulmonal; ☞ *auch 23.2.*

Klinik **ZNS:** Minderung der Urteils- und Kritikfähigkeit, Konzentrations- und Koordinationsstörung (Nystagmus, Gangunsicherheit), Dysarthrie, Verlangsamung, ggf. Bewusstlosigkeit, Atemdepression, „Filmriss".
Vegetativum: Initial Hypertonie, Tachykardie, Akkommodationsstörungen, Mydriasis, Vasodilatation mit Hautrötung und Hypothermie bei gleichzeitig gestörter Thermoregulation (erhöhte Wärmeabgabe mit Folge der Unterkühlung).
Blut: Hypoglykämie; Polyurie durch gehemmte ADH-Sekretion, zuerst metabolische Azidose, bei Ateminsuff. auch respiratorische Azidose

Tab. 3.15 Vergiftungsstadien in Abhängigkeit von der Blutalkoholkonzentration (BAK)

Exzitationstadium	Rededrang, Enthemmung, beim Ansteigen des Blutalkoholspiegels	BAK < 2 ‰
Hypnotisches Stadium	Benommenheit, verstärkte psychomotorische Unruhe	
Narkotisches Statium	Desorientiertheit, illusionäre Verkennung, Vigilanzstörungen	BAK > 2 ‰
Asphyktisches Stadium	Tod durch Atemlähmung und Kreislaufversagen	

Diagnostik

- Alkoholbestimmung als Schnelltest Bestimmung des Atemalkoholgehalts, genauer durch Blutabnahme (**Cave:** Keine Hautdesinfektion mit alkoholhaltigen Mitteln).
- BB, BZ, Blutgase, E'lyte; Urin (U-Status auf Ketone, Analyse auf Mischintox. mit anderen psychotropen Substanzen).
- EEG: Allgemeine Verlangsamung des Grundrhythmus.
- Bei V.a. SHT Rö. Schädel in 2 Ebenen, CCT.

Differenzialdiagnosen

- „Alkoholische Ketoazidose": Hypoglykämie häufig bei Alkoholikern nach mehrtägiger Nahrungskarenz (Erschöpfung der Glykogenspeicher bei zusätzlicher Störung der Glukoneogenese in der Leber durch Alkohol), begleitet von Übelkeit und Erbrechen. *Diagn.:* Typischerweise niedrige oder fehlende Blutalkoholkonzentration, Ketonkörper im Urin. *Ther.:* Re-

hydratation, Glukose, Kaliumausgleich, Vit. B_1 (☞ 17.9) zur Prophylaxe eines Wernicke-Sy., Pufferung nur bei pH < 7,2.
- Wernicke-Enzephalopathie (☞ 17.3).
- Idiosynkratische Alkoholintox. (path. Rausch): Psychische Erregung und Aggressivität mit Neigung zu Gewalttaten nach dem Genuss einer relativ geringen Alkoholmenge, i.d.R. auf dem Boden eines vorbestehenden Hirnschadens. Außerdem Störungen des Bewusstseins, der Motorik, Desorientiertheit, paranoid-halluzinatorische oder manische Symptome, Amnesie, Angst, Suizidalität. Abklingen mit Terminalschlaf. *Ther.:* ☞ Ethanolintox., ggf. Sedierung mit Diazepam 5–10 mg p.o. oder i.m (z.B. Valium®).
- Alkoholrausch mit zusätzlichem SHT (☞ 16.1).
- Intox. durch Sedativa, Anxiolytika und Hypnotika (☞ 3.7), Mischintox.
- Hepatische Enzephalopathie u.a. bei Alkoholabhängigkeit (☞ 17.2).
- Andere neurologische Erkr., z.B. zerebelläre Ataxie (☞ 13.2) oder MS (☞ 8).

Therapie

Giftelimination Bei ansprechbarem Pat. induziertes Erbrechen (☞ 3.7.3), bei bewusstlosen Pat. Stabilisierung der Vitalfunktionen, bei respiratorischer Insuff. Intubation und Beatmung, Magenspülung. Bei schwerer Atem- und Kreislaufdepression Hämodialyse.

Symptomatische Therapie
- Infusionsther.: Bei Volumenmangel Glukose 5 % 100–200 ml/h evtl. unter ZVD-Kontrolle, bei Hypoglykämie 50 ml Glukose 20 %.
- Azidoseausgleich mit Natriumbikarbonat 8,4 %.
- Physostigmin 2 mg langsam i.v. (Anticholium®), bei Wirksamkeit 1–4 mg alle 20 Min. nachspritzen oder Dauerinfusion 50 ml mit 5 ml/h (EKG-Monitor).
- Haloperidol: Bei Exzitation 5–10 mg langsam i.v. (z.B. Haldol® ☞ 19.4.1).

Halluzinogene

(ICD-10 T40, weitere Klassifikation nach der Substanz T40.8 LSD, T40.9 sonstige) Vorkommen: Drogenabhängige (LSD, Mescalin und Psylocybin). Intox. oral.

Klinik ☞ 23.3.6. Dosisabhängig häufiger atypische Wirkung mit „Horrortrip“ (Panikreaktionen, psychotische Episoden mit quälenden, meist optischen Halluzinationen und Depersonalisationserlebnissen). Auch nach Absetzen sind akute Halluzinationen als Flash-back-Phänomene möglich, meist reaktiv ausgelöst. Depressive oder ängstlich agitierte Störungen. **Cave:** Akute Selbstgefährdung.

Therapie Beruhigendes Zureden („talking down“), evtl. Sedation mit Diazepam 5–10 mg p.o. oder i.m. (z.B. Valium®).

Kokain

(ICD-10 T40.5) Bei Drogenkonsumenten, Drogenkurieren. Intox. pulmonal, nasal, oral, i.v.

Klinik Initial sympathische Erregung: Tachykardie, Arrhythmie, Hypertonie, Tachypnoe, Hyperthermie und Schwitzen oder Schüttelfrost, Vasospasmen, Angina pectoris, Mydriasis, Kopfschmerz, Tremor, Hyperreflexie, Übelkeit oder Erbrechen. Häufig als KO epileptische Anfälle.

Psychische Erregung, Euphorie, Größenideen, Angst, optische und taktile Halluzinationen: Pat. fühlen Käfer krabbeln, empfinden Staub oder Kristalle auf der Haut. Maniforme und delirante Symptome oder wahnhafte Störungen mit Aggressivität. Später zentrale Dämpfung, Bewusstseinsstörung, Cheyne-Stokes-Atmung bis hin zum Atemstillstand.

Komplikationen Herzinfarkt, intrazerebrale und subarchanoidale Blutung (Hypertoniefolge).

Diagnostik Anamnese, Nachweis des Metaboliten Benzoylegonin im Urin, wegen Mischintox. bei Drogenabhängigen auch Screening auf andere Drogen.

Differenzialdiagnosen
- Akute hyperthyreote Krise: T_3, T_4, TSH.
- Atropinintox., anticholinerges Sy.: Mundtrockenheit, Darmparalyse.
- Manische Episode (☞ 18.1.2): Keine Arrhythmie (außer Sinustachykardie), Tachypnoe, Mydriasis.
- Amphetamin- und Phencyclidinintox.: Kein Benzoylegonin im Urin.

Therapie
- Frei halten der Atemwege, Sauerstoff, ggf. Intubation und Beatmung.
- I.v. Zugang und Volle'lytlösung (z.B. Ringerlösung) i.v.
- Überwachung von Atmung, Puls, RR, EKG, Körpertemperatur.
- Diazepam: Bei Unruhe, Erregung, epileptischen Anfällen 10–20(–40) mg fraktioniert i.v. (z.B. Valium®).
- β-Blocker: Bei Tachykardie, supraventrikulären Extrasystolen z.B. Propranolol 1 mg i.v. alle 5 Min. bis max. 8 mg Gesamtdosis (z.B. Dociton®).
- Lidocain: Bei ventrikulären Extrasystolen 50–100 mg i.v. (Xylocain® 2 %).
- Nifedipin: Bei Hypertonie 10–20 mg p.o. (z.B. Adalat®).
- Bei Hyperthermie kalte Wadenwickel, Stammkühlung.

Prognose Vergiftungen mit sehr hohen Dosen können rasch letal enden. Bei Überleben der ersten Stunde nach Intox. bessere Prognose.

Lithium (Li)

(ICD-10 T43.8) In Psychopharmaka (Behandlung, Phasenprophylaxe affektiver Psychosen). Intox. oral akut oder chron. (geringe therapeutische Breite!).

Klinik **Akut:** Dysarthrie, Myoklonien, Ohrensausen, Sehstörungen, zerebelläre Ataxie, Verwirrtheit, grobschlägiger Tremor, Hyperreflexie, Schwindel, Bewusstseinstrübung, Übelkeit, Erbrechen, Diarrhö oder Obstipation, renaler Diab. insipidus.
Chron.: Epileptische Anfälle, organisch bedingte psychische Störung, zerebelläre Ataxie, Nystagmus, Hyperkinesien, symmetrische sensomotorische PNP, Strumabildung.

Diagnostik Im Verlauf mehrfach Lithium-Plasmaspiegel (erste Intoxikationssymptome können bereits bei Plasmaspiegeln > 1,2 mmol/l auftreten), E'lytkontrolle inkl. Ca^{2+}, Mg.

Therapie Infusionen von NaCl 0,9 %, Hämodialyse, ggf. forcierte Diurese, Überwachung der Vitalfunktionen.

! KO können noch nach 2 Wo. aufgrund eines verzögerten Austritts von Lithium aus Gewebszellen auftreten. Deshalb mehrfach Spiegelbestimmungen und Hämodialysen notwendig.

MAO-Hemmer

(ICD-10 T43.1) In Parkinsonmitteln, Antidepressiva. Intox. oral.

Klinik Besondere tox. Wirkung bei Komb. eines irreversiblen, nicht selektiven MAO-Hemmers mit aminhaltigen (speziell tyraminhaltigen) Substanzen (z.B. Rotwein, Käse) mit hypertensiver Krise, Pyramidenbahnzeichen, Bewusstseinstrübung. Sonst eher Hypotonie, Schwindel, Herzrhythmusstörungen, epileptische Anfälle, Halluzinationen.

Therapie Magenspülung, danach Kohle, Blutdruckkontrolle.

Prognose Bei nicht vorgeschädigtem Herz gut.

Neuroleptika

(ICD-10 Klassifikation nach chemischer Substanzklasse: T43.3 Phenothiazine, T43.3 Butyrophenone und Thioxanthene, T43.5 sonstige) Zur Ther. psychotischer Symptomatik; auch Metoclopramid (Paspertin®). Intox. oral, i.v., i.m.

Klinik **Akut:** Tachykardie, Hypothermie, Hypotonie, Mydriasis, epileptische Anfälle, Delir, extrapyramidalmotorische Symptome (z.B. Parkinsonoid). Herzrhythmusstörungen (AV-Block), Leberfunktionsstörungen.
Chron.: Tardive Dyskinesien, Parkinsonoid, Akathisie. Selten Agranulozytose, cholestatische Hepatose.

! Bei Intox. mit atypischen Neuroleptika auch atypische Klinik (meist) ohne das Leitsymptom einer extrapyramidalen Symptomatik:
Clozapin: Ausgeprägte anticholinerge Symptome (☞ 3.6.6), Delir, Tachykardie, orthostatische Dysregulation, Müdigkeit, epileptische Anfälle und (auch in ther. Dos.) erhöhtes Agranulozytoserisiko.
Risperidon: Unruhe, Schlaflosigkeit, Kopfschmerzen, orthostatische Dysregulation, gelegentlich auch extrapyramidalmotorische Symptome.
Olanzapin: Orthostatische Dysregulation, Müdigkeit..

Diagnostik Serumspiegel, EKG, EEG

Differenzialdiagnosen
- NW bei ther. Dos. Frühdyskinesie (extrapyramidalmotorische Symptomatik mit Zungen-Schlund-Krämpfen, okulogyren Krisen, Tortikollis; Ther. ☞ 19.1.6) oder malignes neuroleptisches Sy. (generalisierte Muskelrigidität, Hypertonie, Hyperthermie, Tachykardie, CK-Anstieg, Tod; Ther. ☞ 3.6.5 und 19.4.1).
- Agranulozytose, andere allergische Reaktionen.
- Verschlechterung der vorbestehenden psychotischen Symptomatik (z.B. katatoner Stupor).

Therapie Giftelimination mittels Magenspülung und Gabe von Kohle, Hämoperfusion; Physostigmin: Bei anticholinergem Sy. 1–4 mg langsam i.v. (Anticholinum®); Kontrolle von Blutdruck und EKG.

Opioide

(ICD-10 T40.0 Opium, T40.1 Heroin, T40.2 sonstige Opiate, T40.3 Methadon, T40.4 synthetische Betäubungsmittel) In morphinhaltigen Schmerzmitteln. Drogenabhängige. Massive, oft tödliche Intox. bei Drogenkurieren, die Heroin in Kondomen verpackt im Magen oder vaginal transportieren. Bei Platzen der Kondome rasche Resorption. Intox. oral, i.v., seltener pulmonal.

Klinik Analgetische, euphorisierende und zentral dämpfende Wirkung.

- ZNS: Nach initialer Euphorie zunehmende Apathie, dysphorische Verstimmung, Aufmerksamkeits- und Gedächtnisstörungen, verwaschene Sprache, Eintrübung bis Koma; Hirndruckzeichen, zerebrale Krampfanfälle, Areflexie, Pyramidenbahnzeichen.
- Auge: Miosis (Stecknadelkopfpupille!), bei schwerer Hypoxie und RR-Abfall jedoch Mydriasis (postanoxisches Hirnödem)!
- Lunge: Respiratorische Insuff. durch zentrale Atemlähmung, Sekretstau bei erloschenem Hustenreflex, tox. Lungenödem bei Heroin.
- Kardiovaskulär: Tachykardie, Arrhythmie, Hypotonie.
- GIT: Übelkeit, Erbrechen, Darmatonie.
- Hypothermie.

Diagnostik Einstichstellen! Nachweis von Opiaten in Serum und Urin (z.B. drug test opiates), wegen Mischintox. bei Drogenabhängigen auch Screening auf andere Drogen.

Therapie **Giftelimination:** Bei erhaltener Atmung Opiatantagonist Naloxon 0,4–2 mg i.v. (Narcanti®). Wiederholung nach 3 Min. bis zu 3 × (**Cave:** Vor Naloxongabe Pat. wegen Erbrechen in Bauchlage fixieren). Bei Opiatabhängigkeit Entzugssy. durch Naloxon! Mittel der 2. Wahl Physostigmin 1–4 mg langsam i.v. (Anticholium®). Nach oraler Aufnahme Magenspülung bei ansprechbaren Pat.

Symptomatische Ther.: Bei Lungenödem Glukokortikoide, wie Methylprednisolon 250 mg i.v. (z.B. Urbason® ☞ 26.5.1), O_2 (2–6 l/Min.) über Nasensonde, ggf. Beatmung mit PEEP.

Phenytoin

(ICD-10 T42.0) In Antikonvulsiva, Antiarrythmika. Intox. oral, i.v.

Klinik **Akut:** Übelkeit, Unruhe, Ataxie, Blickrichtungsnystagmus, Blickfolgestörungen, Areflexie, Verwirrtheit, Halluzinationen, Bewusstseinstrübung bis zum Koma.

Chronisch: PNP, Kleinhirnatrophie, Choreoathetose, allergische Reaktionen, megaloblastäre Anämie.

Diagnostik Blutspiegel, Anamnese einer Epilepsie (Narben auf der Zunge).

Therapie Giftelimination mittels Magenspülung, anschließend Kohle, Hämoperfusion.

Thallium (Tl)

(ICD-10 T56.8). Saatgutbeize, Hochofenzement, Streichhölzer, Textilimprägnierungen, Suizidversuch. Intox. akut oral, chron. oral, kutan oder pulmonal.

Klinik

Akut

- GIT: Übelkeit, Erbrechen, Diarrhö, spastische Obstipation, Koliken.
- Peripheres NS: Distal betonte, z.T. aufsteigende PNP (☞ 14.4.5), gelegentlich Optikusatrophie.
- ZNS: Enzephalopathie mit Schlafstörungen, epileptischen Anfällen, Myoklonien, psychischen Störungen, neurologischen Herdsymptomen, Bewusstseinsstörung, Kleinhirnatrophie mit Ataxie.
- Allg.: Tachykardie, hypertone Krisen, Nephropathie, Leberschädigung, Haarausfall.

Chron.: Leistungsschwäche, Müdigkeit, Schlafstörungen, Reizbarkeit, Gliederschmerzen, PNP, Haarverlust, Mees-Nagelbänder, brüchige Nägel, Schädigung der Schweiß- und Talgdrüsen mit Anhidrosis und Akne.

Diagnostik In den ersten Tagen Nachweis von Thallium im Vollblut oder Urin, später noch in den Haaren; Nierenwerte, Leberwerte; NLG, EMG.

Therapie Giftelimination mittels Magenspülung und anschließend Kohle, Hämodialyse, bei schwererer Intox. Hämoperfusion, Berliner Blau bei akuter Vergiftung 3 g sofort, ansonsten 12 × 500 mg tägl. p.o. über 4–5 Wo. (Eisen-II-hexacyanoferrat, Antidotum Thallii Heyl®). Symptomatische Therapie.

Valproinsäure

(ICD-10 T42.6) In Antikonvulsiva. Intox. oral.

Klinik

- ZNS: Schläfrigkeit, Bewusstseinstrübung bis zum leichten Koma, Tremor, Verwirrtheit, Halluzinationen, Atemdepression.
- Leber: Hepatotoxizität, akuter Leberzellzerfall ohne vorherige Enzymentgleisung (selten v.a. bei Kindern schon in ther. Dos. schwerwiegende Leberschädigung ☞ 9.1.2).

Diagnostik Serumspiegel, GPT, GOT, γ-GT, AP, Bili. **Cave:** Leberenzyme können bei akutem Zerfall noch unauffällig sein.

Therapie Giftelimination mittels Magenspülung, anschließend Kohle, Hämodialyse, Hämoperfusion, Infusionsther. mit Glukose 5 %.

3.8 Psychiatrische Notfallsituationen

3.8.1 Akute Erregung und Verwirrtheit

(ICD-10 F20.2)

Ätiologie Häufig durch Intox. (Alkohol, Drogen, Medikamente ☞ 3.7), nach epileptischem Anfall (☞ 9.1), bei beginnendem Delir (☞ 22.1, Alkoholentzug), Korsakow-Sy. (☞ 17.3), Alkoholhalluzinose (☞ 22.3.4), in Zusammenhang mit Narkoseein- oder -ausleitung und nach längerer Beatmung, bei E'lytentgleisung, Exsikkose, Hypoglykämie, Hyperglykämie, Hyperthyreose, Anämie, entzündlichen ZNS-Erkr. (☞ 7), akuter schizophrener Psychose, akuter Manie; im Rahmen eines Impulsdurchbruchs bei Persönlichkeitsstörung (histrionisch, dissozial, emotional instabil), Angstneurose (meist Erregung, selten Verwirrtheit; ☞ 20.2).
Als paradoxe Reaktion auf Psychopharmaka (z.B. Benzodiazepine, bei älteren Menschen auch trizyklische Antidepressiva).
Als nächtliche Verwirrtheit bei älteren Menschen durch RR-Abfall und zerebrale Hypoxie sowie verminderte Orientierungsfähigkeit im Dunkeln und bei Demenz.

Klinik Vermehrter Bewegungsdrang, Aggression, situationsinadäquate Handlungen mit selbst- oder fremdzerstörerischen Tendenzen, Angst, Panikgefühle, innere Unruhe oder Wahnerleben möglich.

Diagnostik

- Im Akutstadium kaum möglich!
- Nach Sedierung Ausschluss bzw. Nachweis der oben genannten Erkr.
- Labor: BB (z.B. Anämie, Leukozytose), Exsikkose, E'lyte. Bei Intoxikationsverdacht Blut- und Urinanalyse.
- CCT bei Progredienz (z.B. chron. subdurales Hämatom, Tumor).

Therapie

- Beruhigung: Verbal (Verständnis zeigen), Grenzen aufzeigen (evtl. Anwesenheit mehrerer Pflegekräfte), medikamentöse Hilfe anbieten. Zu forsches Auftreten vermeiden, da es Aggressivität steigern kann.
- Ggf. stationäre Einweisung, je nach Situation auch Unterbringung (☞ 1.3.6).
- Diazepam 5–10 mg i.v. oder i.m. (z.B. Valium®); alternativ orale Gabe von schnell wirksamen Benzodiazepinpräparaten, z.B. Lorazepam 1–2,5 mg (z.B. Tavor Expidet ®). **Cave:** Bei älteren Pat., vorbestehenden Intox.
- Haloperidol: Bei V.a. psychotischen Erregungszustand 5–10 mg i.m. oder i.v. (z.B. Haldol®)
- Chlorprothixen 50 mg i.m. (z.B. Truxal®), falls kein ausreichender Erfolg evtl. nach 30 Min. wiederholen.
- Internistische Basisther.: Flüssigkeits- und E'lytausgleich, Bilanzierung.
- Behandlung der Grunderkr.

3.8.2 Stupor

(ICD-10 R40.1)

Ätiologie Affektive Störung (melancholischer Stupor) und Schizophrenie (katatoner Stupor); als akute febrile (perniziöse) Katatonie bei Schizophrenie.

Klinik Fehlen körperlicher oder psychischer Aktivitäten, starres und ausdrucksloses Gesicht, häufig Rigor, Pat. bewusstseinsklar ohne Reaktion auf Kommunikationsversuche (Mutismus), Fieber und vegetative Symptome. Selten lebensbedrohliche Symptome, wie Hyperthermie, Exsikkose, E'lytverschiebung, Tachykardie, Hypertonie.

Diagnostik

- Fremdanamnese: Psychiatrische Grunderkr., Medikamenteneinnahme.
- Körperliche und neurologische Untersuchung.
- Labor: E'lyte, BZ, Transaminasen, CK, Temperatur.
- Hilfreich: Diazepam 5–10 mg über 5–10 Min. i.v. (z.B. Valium®) oder Lorazepam 2 mg p.o. (Tavor® Expidet), um Stupor zu unterbrechen, dann häufig DD möglich.

Differenzialdiagnosen Malignes neuroleptisches Sy. (☞ 3.6.5), Intox. mit Halluzinogenen (☞ 3.7.3), akinetische Krise bei Parkinson-Sy. (☞ 3.6.1), akute Enzephalitis (☞ 7.3.1), Frontalhirnläsion (☞ 22.3.6), Z.n. epileptischem Anfall (☞ 9.1), hepatische Enzephalopathie (☞ 17.2), diab. Ketoazidose, dissoziative Störungen (☞ 20.5).

Therapie

- Akutbehandlung: Versuch mit 1–2,5 mg Lorazepam (z.B. Tavor® Expedit).
- Stationäre Einweisung in psychiatrisches Krankenhaus mit ärztlicher Begleitung.
- Intensivmedizinische Betreuung, Kontrolle und Stabilisierung der Vitalfunktionen.
- Gesicherte depressive Erkr. (☞ 18): Amitriptylin (z.B. Saroten®) oder Clomipramin 50–75 mg (z.B. Anafranil®) in 500 ml NaCl 0,9 % i.v.
- Gesicherte schizophrene Erkr. (☞ 19): Bei Ansprechen auf Lorazepam Weitergabe in Komb. möglichst mit atypischem Neuroleptikum, wie Risperidon 2–6 mg tägl. p.o. (z.B. Risperidal®), Olanzapin 10–20 mg tägl. p.o. (Zyprexa®) oder Amisulprid 400–800 mg tägl. p.o. (Solian®) für die folgende Zeit.

! Vor Neuroleptikagabe Ausschluss eines malignen neuroleptischen Sy. (☞ 3.6.5) mit fast identischer Symptomatik!

3.8.3 Suizidalität

(ICD-10 Z91.5) Suizid ist die absichtliche Selbstschädigung mit tödlichem Ausgang. Parasuizid ist eine absichtliche Selbstschädigung oder Beschädigung ohne tödlichen Ausgang. Suizidrate: 25/100 000 Einwohner (im Alter ansteigend), Suizidversuche 10 × häufiger (hohe Dunkelziffer).

! Die größte akute Gefahr für einen psychisch kranken Menschen ist das Suizidrisiko!

Ätiologie In 90 % psychische Krankheit oder Krise, z.B. Depression ($^1/_3$ d.F.), Persönlichkeitsstörung, Schizophrenie. Auslöser z.B. neg. Lebensereignisse, Trennung vom Partner, Schwierigkeiten am Arbeitsplatz. Fraglich genetische Faktoren.

Tab. 3.16 Risikofaktoren für einen akuten Suizidversuch

Suizidhinweise	◆ Frühere Parasuizide. ◆ Suizide in Familie und Umgebung. ◆ Direkte oder indirekte Suiziddrohungen. ◆ Äußerung konkreter Vorstellungen zu Vorbereitungen oder Versuch eines Suizids.
Kritische Situationen	◆ Beginn oder Abklingen depressiver Phasen. ◆ Versündigungs- oder Schuldwahn. ◆ Biologische Krisenzeiten (z.B. Pubertät, Gravidität). ◆ Abhängigkeitserkr. (☞ 23). ◆ Unheilbare Krankheit.
Verhaltensauffälligkeiten	◆ „Unheimliche Ruhe" nach Gespanntheit oder Suiziddrohung (Pat. ist nur scheinbar entlastet). ◆ Ängstlich agitiertes Verhalten. ◆ Schuld- oder Insuffizienzerleben. ◆ Affekt- oder Aggressionsstau. ◆ Selbstvernichtungs- oder Katastrophenträume. ◆ Zunehmende Einengung von persönlichen Möglichkeiten (Hoffnungslosigkeit), zwischenmenschlichen Beziehungen (Rückzug), individuellen Werten (Lebensbejahung).
Äußere Verhältnisse	◆ Familiäre Zerrüttung in der Kindheit. ◆ Berufliche und finanzielle Probleme. ◆ Fehlende Aufgabenbereiche und Lebensinhalte. ◆ Verlust oder prim. Fehlen mitmenschlicher Kontakte. ◆ Liebesenttäuschungen, Ehescheidungen. ◆ Fehlen einer tragfähigen religiösen Bindung. ◆ Emigration.

Maßnahmen

Allgemeine Regeln zum Umgang

- Respekt vor Selbstbestimmung zum Ausdruck bringen: z.B. „Ich verstehe Ihren Wunsch, sich das Leben zu nehmen, aber gibt es nicht noch einen anderen Weg aus Ihrer momentanen Situation (Depression, Verlusterlebnis)?"
- Versuch eines kurzfristigen „Vertrages": z.B. „Versprechen Sie mir, dass Sie sich hier auf Station (oder in den nächsten 24 h) nichts antun!"

Forts. ▶

- Gesprächskontakt aufrecht erhalten, Krise nicht bagatellisieren, eigene Gefühle mitteilen, aber auch Distanz schaffen. Kein Erfolgszwang, Dirigismus oder Zeitdruck.
- Aggressives Verhalten „nutzen" („gegen etwas leben"). Pat. bewusst machen, dass darin eine Kraft liegt, die auch positiv, zur Bewältigung der Krise oder Krankheit, genutzt werden kann.
- Aktivieren, ermutigen, nach neuen Werten suchen.
- Familie einbeziehen.

Tab. 3.17 Maßnahmen bei Eigengefährdung

Kategorie der Suizidgefährdung	Maßnahmen
Unmittelbares Bevorstehen einer Suizidhandlung **extreme Suizidalität**	Unterbringung in einer 24-h-Überwachungseinrichtung (einschließlich Überwachung beim Gang zur Toilette), Sitzwache, evtl. Fixierung; sofort Antrag auf Unterbringung bei Gericht („ohne schuldhaftes Verzögern"); potenzielle Suizidwerkzeuge in Verwahrung nehmen; kein Ausgang; häufig Gesprächsangebote
Andauernde Suizidgedanken mit konkreter Ausgestaltung und drängendem Todeswunsch **akute Suizidalität**	Unterbringung in einer Überwachungseinrichtung mit häufiger (15–30 Min.) Sichtkontrolle; potenzielle Suizidwerkzeuge in Verwahrung nehmen; begrenzter Ausgang in Begleitung des Pflegepersonals; Krisenintervention
Suizidgedanken oder konkretes Vorhaben bestehen, aber durch Kontakt oder Zuwendung relativierbar **manifeste Suizidalität**	Unterbringung auf einer geschlossenen Station, evtl. auch Wachbereich; kontinuierliche Kontrolle; potenzielle Suizidwerkzeuge in Verwahrung nehmen; kein Ausgang ohne Begleitung des Pflegepersonals
Suizidgedanken, zugleich aber Distanzierung von konkretem Handeln. Pat. ist ablenkbar **latente Suizidalität**	I.d.R. offene psychiatrische Station ohne besondere Kontrollvorkehrungen; Ausgang evtl. auch nur mit Begleitung (z.B. Angehörige), häufige Beobachtung und Verhaltensdokumentation.

Krisenintervention

Eine Krise bezeichnet einen Zustand, der sich bei Bedrohung eines wichtigen Lebensziels einstellt und die aktuellen Bewältigungsmechanismen eines Individuums überfordert. Krisenintervention ist gekennzeichnet durch den raschen Beginn, das intensive Engagement des Helfers, die Methodenflexibilität und die aktive Einbeziehung des Umfelds.

Vorgehen Regelmäßige, bedarfsorientierte Sitzungen: 1–10 à 30–40 Min. Ruhige Atmosphäre, keine Unterbrechungen, Fokussieren des Hauptproblems.

Ziele Stützung und Entlastung des Pat., Symptomreduktion, Problemanalyse, Erarbeiten möglicher Zukunftsperspektiven. Klärung der Weiterbetreuung (z.B. Sozialarbeiter, Telefonseelsorge, Arbeitskreis Leben in Behandlungsplan einbeziehen).

Verfahren

- Bei Persönlichkeits- und neurotischen Störungen Bahnung einer Psychother.
- Bei Depressionen und Schizophrenien Komb. von psychother. und psychopharmakologischer Behandlung.

Pharmakotherapie bei Suizidpatienten

- Pharmakogene Depression bei chron. neuroleptischer Behandlung möglich, insbesondere bei Gabe klassischer hochpotenter NL.
- Antidepressiva: Prim. erhöhtes Suizidrisiko durch zunächst antriebssteigernde, dann antidepressive Wirkung; evtl. zunächst zeitlich begrenzte Kombination mit sedierender Medikation (z.B. Benzodiazepinpräparate).
- Zurückhaltung bei der Verordnung von Psychopharmaka nach Medikamentenintox. in suizidaler Absicht. **Cave:** Verordnung tri- und tetrazyklischer Antidepressiva. Neuere Präparate, wie SSRI bergen ein wesentlich geringeres Intoxikationsrisiko.
- Bei ambulanten Pat. mit erhöhtem Suizidrisiko oder chron. Suizidalität Kleinstpackungen sedierender Medikamente verschreiben.
- In Zeiten akuter oder extremer Suizidalität kann eine großzügige medikamentöse Sedierung unter stationärer psychiatrischen Bedingungen helfen, Zeit in der Behandlung zu gewinnen und die Gefahr einer Selbsttötung minimieren. Geeignet sind Benzodiazepine (z.B. Diazepam) und niederpotente Neuroleptika (z.B. Chlorprothixen).
- Bei schweren depressiven Episoden mit anhaltender extremer oder akuter Suizidalität ist eine Elektrokrampfther. (☞ 18.6.4) als Ultima Ratio zu erwägen.

3.9 Psychopharmakogen bedingte Notfälle

Medikamentenanamnese

- Fremdanamnese.
- Wiederholt gezielt nachfragen, evtl. Handelsnamen geläufiger Präparate nennen (z.B. Valium®, Haldol®, „Spritzen, die alle 1–3 Wo. gegeben werden").
- Tablettenschachteln zeigen lassen, Einnahmemenge und -zeitraum eingrenzen.

Tab. 3.18 Unerwünschte Psychopharmakawirkungen

Substanz	Klinik	Maßnahmen
Neuroleptika, v.a. niedrigpotente	Harnverhalt, Ileus, Glaukomanfall	Neuroleptikum absetzen oder deutlich reduzieren, Carbachol 0,25 mg tägl. s.c./i.v. (z.B. Doryl®)
	Delir (nach Tagen, ☞ 22.1)	Neuroleptikum absetzen oder deutlich reduzieren, Clomethiazol initial 600–800 mg p.o. (z.B. Distraneurin®), bei nicht erreichter Sedierung nach 30–60 Min. wiederholen. Für 3–5 Tage 200–(max.) 800 mg alle 2–3 h p.o., Intensivüberwachung

Tab. 3.18 Fortsetzung

Substanz	**Klinik**	**Maßnahmen**
Neuroleptika, v.a. hochpotente	Parkinsonoid (medikamentös bedingtes Parkinson-Sy.) nach Wo. bis Mon.	Neuroleptikum absetzen, deutlich reduzieren oder umstellen; Biperiden 5 mg tägl. i.v. (z.B. Akineton®), 1–3 × 4 mg tägl. p.o.
	Akathisie, v.a. bei Haloperidol (z.B. Haldol®) und Fluphenazin (z.B. Dapotum®, Lyogen®), nach Wo. bis Mon.	Neuroleptikum absetzen, deutlich reduzieren oder umstellen; akut Diazepam 1–3 × 2–10 mg p.o. (z.B. Valium®), in Ausnahmefällen auch i.v. Propanolol 3 × 10 mg tägl. p.o. (z.B. Dociton®)
	Frühdyskinesien (10–30 %, v.a. bei Butyrophenon) Latenz: Stunden bis Tage	Biperiden 5 mg tägl. i.v., 1–3 × 4 mg tägl. p.o. (z.B. Akineton®)
	Zerebraler Anfall	Clonazepam 1–3 × 2 mg tägl. p.o. (z.B. Rivotril®), alternativ Diazepam oder Phenytoin
	Malignes neuroleptisches Sy. (nach Wo., dann zunehmende Symptomatik innerhalb 24–72 h, ☞ 3.6.5)	Neuroleptikum absetzen, symptomatische Behandlung, Dantrolen 2,5 mg/kg i.v. als Kurzinfusion, Erhaltungsdosis 7,5 mg/kg tägl. i.v. → Intensivstation!
Antidepressiva (trizyklische mehr als tetrazyklische, ☞ 18.6.3)	Zerebrale Anfälle (durch schnelle Dosissteigerung)	☞ 9.1.2, Antidepressivum absetzen, Clonazepam 1–3 × 2 mg tägl. (z.B. Rivotril®)
Irreversible MAO-Hemmer (z.B. Tranylcypromin ☞ 18.6.3)	Hypertensive Krisen, z.B. durch Diätfehler (tyraminhaltige Speisen) oder durch Kombination mit Antidepressiva (z.B. Clomipramin®)	MAO-Hemmer absetzen, Diät einhalten, Antihypertensiva, z.B. Phentolaminmesilat, 5 mg tägl. i.v. (Regitin®), stationäre Aufnahme
Reversible MAO-Hemmer (z.B. Moclobemid ☞ 18.6.3)	Zentrales Serotoninsy. durch Komb. mit Antidepresssiva	MAO-Hemmer absetzen und ggf. Methysergid 2–6 mg tägl. p.o. (z.B. Deseril®)

Tab. 3.18 Fortsetzung

Substanz	Klinik	Maßnahmen
Lithium (☞ 18.6.3)	Erbrechen, Durchfall, Ataxie, Reflexsteigerung, z.T. Krampfanfälle, Tremor, Bewusstseinsstörungen, akutes Psychosy. bei > 1,6 mmol/l i.S. bzw. bei geringeren Spiegeln und Kalium-Natriummangel. *Serumspiegel:* 1,6–3 mmol/l: Ernsthafte Intox. > 3 mmol/l: Letale Intox.	Lithium absetzen, bei schwerer Intox. (> 1,6 mmol/l) stationäre Aufnahme, Flüssigkeitszufuhr, ggf. Hämodialyse
	Zerebraler Anfall	Clonazepam 1–3 × 2 mg tägl. (z.B. Rivotril®), stationäre Aufnahme, Flüssigkeitszufuhr, Hämodialyse
Benzodiazepine	Zerebraler Entzugskrampfanfall	Clonazepam 1–3 × 2 mg tägl. (z.B. Rivotril®), Erhaltungsdosis in ausreichendem Maße ansetzen, vorsichtig reduzieren unter antikonvulsivem Schutz, z.B. Carbamazepin 1–3 × 200 mg tägl. (z.B. Tegretal®)
	Entzugsdelir (☞ 22.1)	Delirther. wie oben ausgeführt

! **Merke**

- Vorsicht mit Pharmaka in der Akutsituation, da sie die Problematik verstärken können.
- Im Zweifelsfall alle Medikamente absetzen, ausreichende Flüssigkeitszufuhr sicherstellen, stationäre Behandlung einleiten.
- Wenn überhaupt, möglichst medikamentöse Monother. (bei Komb. mehrerer Psychopharmaka Gefahr der Kumulation von NW).

Leitsymptome

4

Inhalt

Jürgen Klingelhöfer _ Heike Mentrup _ Michael Rentrop

178 **4.1 Augensymptome**
178 4.1.1 Leitsymptome
179 4.1.2 Visusverlust und Gesichtsfeld-defekte
180 4.1.3 Störungen der Augenmotorik
185 4.1.4 Störungen der Pupillomotorik
186 4.1.5 Horner-Syndrom
187 4.1.6 Ptosis
188 4.1.7 Nystagmus
191 4.1.8 Stauungspapille
192 **4.2 Andere Hirnnervensymptome**
192 4.2.1 Anosmie und Hyposmie
192 4.2.2 Fazialisparese
194 4.2.3 Symptome der kaudalen Hirnnerven
195 4.2.4 Dysarthrie
196 **4.3 Muskelschwäche**
198 **4.4 Spastik und Rigor**
199 **4.5 Tremor**
201 **4.6 Myoklonus**
202 **4.7 Zerebelläre Funktions-störungen**
203 **4.8 Gangstörungen**
206 **4.9 Sensibilitätsstörungen**
206 4.9.1 Reizsymptome
206 4.9.2 Ausfallsymptome
208 **4.10 Kopfschmerz**
208 4.10.1 Differenzialdiagnosen
209 4.10.2 Meningismus
210 4.10.3 Postpunktionelle Kopf-schmerzen
211 **4.11 Andere Schmerzsyndrome**
211 4.11.1 Rücken- und Rumpfschmerzen
213 4.11.2 Armschmerzen
215 4.11.3 Beinschmerzen
217 **4.12 Schwindel**
217 4.12.1 Physiologischer Reizschwindel
218 4.12.2 Peripher vestibulärer Schwindel
219 4.12.3 Zentral-vestibulärer Schwindel
220 4.12.4 Nicht vestibulärer Schwindel
220 **4.13 Tinnitus**
221 **4.14 Blasenstörungen**
224 **4.15 Schweißsekretionsstörungen**
225 **4.16 Neuropsychologische Symptome**
225 4.16.1 Aphasien
226 4.16.2 Apraxien, neuropsychologische Symptome
227 **4.17 Verwirrtheit**
228 **4.18 Transiente globale Amnesie (amnestische Episode)**
230 **4.19 Psychiatrische Leitsymptome**
231 4.19.1 Bewusstseinsstörungen
232 4.19.2 Aufmerksamkeits- und Gedächtnisstörungen
232 4.19.3 Denkstörungen
235 4.19.4 Angst
235 4.19.5 Zwang
235 4.19.6 Sinnestäuschungen
236 4.19.7 Ich-Störungen
237 4.19.8 Störungen der Affektivität
238 4.19.9 Antriebs- und psychomotorische Störungen
239 4.19.10 Andere Symptome und Störungen

4.1 Augensymptome

4.1.1 Leitsymptome

Tab. 4.1 Primäres Vorgehen bei Augensymptomen

Patientenangaben	Fragen nach	Hinweis auf	Untersuchung
Sehstörung, „Schleiersehen“	• *Lokalisation:* Ein- oder beidseitig, Verschwinden der Symptome bei Abdecken eines Auges • *Verlauf:* Akut, langsam progredient • *Indirekte Hinweise:* Anstoßen an Türrahmen, Anrempeln • *Begleitsymptome:* Augenschmerzen, endokrine Ausfälle (Potenz, Amenorrhö, verminderter Bartwuchs)	Gesichtsfelddefekt, Visusverlust (☞ 4.1.2)	Gesichtsfeld, Visus, Spiegelung des Augenhintergrunds
Doppelbilder	• Wie lange, wann max., beim Blick in welche Richtung • Horizontal oder diagonal versetzt • *Begleitsymptome:* z.B. Hängen des Augenlides, Lichtempfindlichkeit • *Begleiterkr.:* Schlaganfall, MS, Epilepsie, Diab. mell.	Augenmuskellähmung (☞ 4.1.3)	Okulomotorik, Abweichen der Bulbi von ihrer Parallelstellung
Lichtempfindlichkeit	Seit wann, gleichzeitige Doppelbilder	Pupillomotorikstörungen (☞ 4.1.4)	Pupillenweite, direkte und konsensuelle Lichtreaktion
Tränensekretionsstörung	Seit wann	Fazialisparese (☞ 4.2.2)	N. VII; Schirmer-Test

4.1.2 Visusverlust und Gesichtsfelddefekte

Differenzialdiagnosen des Visusverlustes

Plötzlicher einseitiger Visusverlust

- Vaskuläre Ursachen: z.B. arteriosklerotisch; embolisch bei Arteriitis cranialis, oft passager als Amaurosis fugax (Thromboembolie in die A. ophthalmica) .
- Retrobulbärneuritis (☞ 8.1.1) z.B. bei MS.
- Bei STP und Pseudotumor cerebri (☞ 3.2.2): transiente Verdunklung (für Sekunden).
- Trauma.

Plötzlicher beidseitiger Visusverlust z.B. bei Basilarisinsuff. (Sehrindenläsion), beidseitiger Retina-Ischämie (selten) oder nach Trauma.

Langsam progredienter Verlust

- Okulär: z.B. Makuladegeneration.
- Metabolisch: z.B. Diab. mell.
- Vitamin-B_{12}-Mangel.
- Toxisch: z.B. Methylalkohol.
- Degenerative Erkr.: z.B. Leukodystrophie.
- Kompression des N. opticus durch Tumoren, chron. Hirndruck.

! Eine Amaurosis fugax kann einem manifesten Schlaganfall vorangehen!

Differenzialdiagnose von Gesichtsfelddefekten

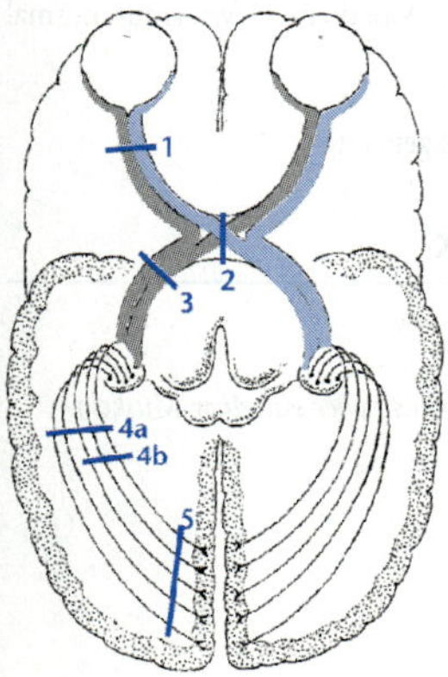

Abb. 4.1 Sehbahn mit Läsionsorten

Tab. 4.2 Differenzialdiagnosen der Gesichtsfeldausfälle

	Läsionsort	Erkrankung
1	N. opticus	MS (Retrobulbärneuritis, ☞ 8.1.1), Gliom des N. opticus, Tbc, Sarkoidose, ischämische Neuropathie, Orbitopathie, Kompression durch Orbitatumoren
2	Chiasma opticum	Hypophysentumor (☞ 10.6.11), Meningeom (☞ 10.6.3), Aneurysma (☞ 6.4.1), Kraniopharyngeom (☞ 10.6.10); infektiös: Tbc, Sarkoidose
3	Tractus opticus	Hirntumoren (☞ 10.6), Ischämie (kleine Läsion verursacht großen Gesichtsfelddefekt)
4a	Sehstrahlung komplett	Ischämie: ACM-Verschluss (☞ 6.2); Blutung (☞ 6.3), Tumoren (☞ 10.6), Abszess
4b	Sehstrahlung inkomplett	Embolien, Blutung
5	Sehrinde Okzipitallappen	Ischämie: ACP-Verschluss (☞ 6.2); bilateraler ischämischer Infarkt: kortikale Blindheit; bei bilateralem Infarkt im Versorgungsgebiet der ACP Erhalt eines Röhrensehens möglich, da ggf. Okzipitalpol bds. durch ACM mitversorgt wird.

Differenzialdiagnosen der Sehstörung

- Migräne (☞ 5.1.1) → Flimmerskotome.
- Psychogen → Pupillenreaktion und Fundus normal, optokinetischer Nystagmus normal (Drehtrommel), VEP normal.
- Störungen der Augenmotorik ☞ 4.1.3.
- Dekompensierter latenter Strabismus immer abklären (Augenarzt).

4.1.3 Störungen der Augenmotorik

Augenmuskellähmungen

Läsion der peripheren Augenmuskelnerven, der zentralen Kerngebiete oder einzelner Muskeln.

Tab. 4.3 Lähmung der Augenmuskeln

Nervenläsion	Augenmuskeln	Klinik	Maximale Doppelbilder
N. oculomotorius			
Peripher, äußere N.-III-Lähmung	M. levator palpebrae, M. rectus sup., M. rectus med., M. rectus inf., M. obliquus inf.	*Ophthalmoplegia externa*: Ptosis, evtl. Ausfall einzelner Muskeln; bei Ausfall aller Muskeln Blick nach unten außen	Diagonal beim Blick nach oben innen
Autonome Fasern, innere N.-III-Lähmung	M. ciliaris, M. sphincter pupillae	*Ophthalmoplegia interna*: Mydriasis, Akkommodationsstarre, lichtstarre Pupillen	Keine Doppelbilder
Komplett, innere und äußere N-III.-Lähmung		Kombinierte Symptome	Diagonal beim Blick nach oben innen
Kerngebiet (zentral)	Wie komplette N.-III-Parese, aber meist nicht voll ausgeprägt	Fakultativ zusätzlich Trochlearis- und Fazialisparese, Nystagmus, Hemiparese, Ataxie, Sensibilitätsstörung	
N. abducens			
Peripher	M. rectus lateralis	Ausgleichskopfdrehung zur kranken Seite	Horizontal beim Blick zur paretischen Seite
Kerngebiet (zentral)	M. rectus lateralis	Meist gleichzeitig ipsilaterale periphere Fazialisparese	
N. trochlearis			
Komplett	M. obliquus sup.	Ausgleichskopfdrehung zur paretischen Seite; tritt selten isoliert auf	Diagonal beim Blick nach unten innen

Merke

- Bei jungen Pat. immer an MS denken, stets Myasthenia gravis ausschließen (Tensilon®-Test, ☞ 15.3.1).
- Bei gleichzeitiger kompletter Ptose klagen die Pat. nicht über Doppelbilder.

Tab. 4.4 Ursachen von Augenmuskellähmungen

	N. oculomotorius	N. trochlearis	N. abducens	Kombinierte Parese
Gemeinsame Ursachen	Diab. mell., MS (☞ 8), Hirnstammischämie, -blutung oder -trauma, Wernicke-Korsakow-Sy. (☞ 17.3), Myasthenia gravis (☞ 15.3.1), Muskeldystrophie (☞ 15.5), Myositis (☞ 15.4), Hyperthyreose, okuläre Raumforderung			
Häufigste Ursachen	Diab. mell.; Nervenkompression durch Aneurysma, Hirndruck, Trauma; vaskuläre Genese	Trauma (v.a. SHT), Diab. mell., Tumoren der hinteren Schädelgrube	Vaskuläre Genese, Tumoren, entzündliche Erkr., subklinoidales ACI-Aneurysma, Hirndruck	Fissura-orbitalis-sup.-Sy., Sinus-cavernosus-Sy., Tolosa-Hunt-Sy. (☞ 5.8.7), GBS (☞ 14.5.1), Miller-Fisher-Sy. (☞ 14.5.1)
Weitere Ursachen	Basale Meningitis (☞ 7.3.4), Gefäßmissbildungen (☞ 6.4), Tumoren, Herniation	Mastoiditis	Basale Meningitis (☞ 7.3.4), Basilarisaneurysma (☞ 6.3.2), SAB (☞ 6.3.2)	

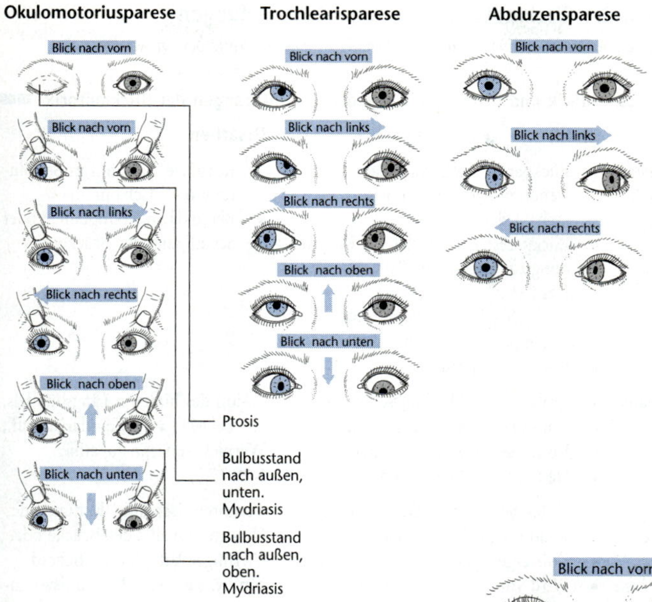

Abb. 4.2 Okulomotorius-, Trochlearis- und Abduzensparese, jeweils rechtsseitig

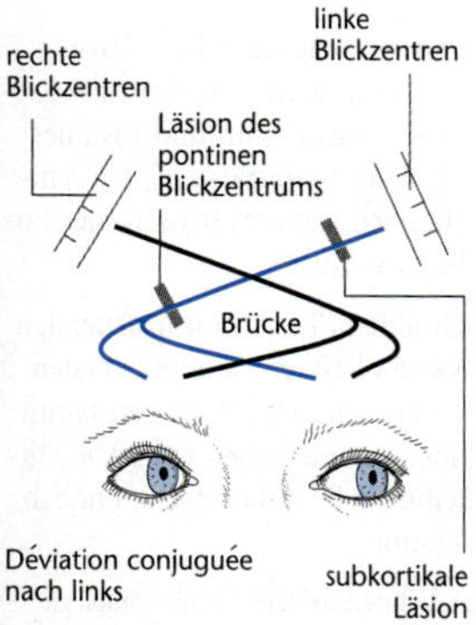

Abb. 4.3 Horizontale Blickparese nach rechts

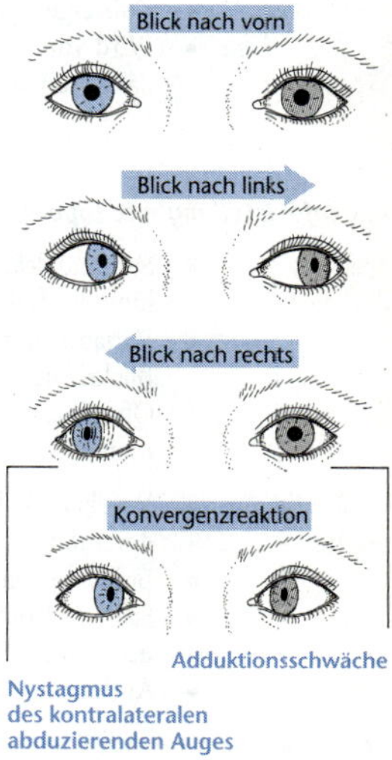

Abb. 4.4 Internukleäre Ophthalmoplegie links

Störungen der Blickmotorik und Augenfehlstellungen

Die Augen können nicht konjugiert, d.h. gleichsinnig in eine Richtung bewegt werden.

Tab. 4.5 Klinik und Differenzialdiagnosen bei Störungen der Blickmotorik

Typ	Klinik	Ursachen
Horizontale Blickparese[1], „déviation conjuguée"	• Blickparese nach kontralateral, Kopfwendung zur gleichen Seite, Pat. „schaut den Herd an" • Blickparese nach ipsilateral, Kopfwendung zur Gegenseite, Pat. „schaut vom Herd weg" • Grobschlägiger Nystagmus (☞ 4.1.7) in die paretische Richtung • Halbseitenlähmung	• Kortikale Läsion (große Blutung oder Ischämie) • Bei fokalem Krampfanfall oder Schädigung der Brücke
Internukleäre Ophthalmoplegie	• Ipsilaterale Adduktionsschwäche • Kontralateraler Nystagmus nach lateral • Konvergenzreaktion erhalten • Häufig auch doppelseitig	Läsion des hinteren Längsbündels, z.B. bei MS (☞ 8), Basilarisinsuff., Wernicke-Enzephalopathie (☞ 17.3)
Vertikale Blickparese[2]	• Unfähigkeit der willkürlichen Blickwendung nach oben oder unten • Konvergenzparese • Wird vom Pat. oft nicht bemerkt, da keine Doppelbilder auftreten	Tumoren, Ischämie, Blutung oder Herdenzephalitis der Brücke oder Vierhügelplatte, Steele-Richardson-Sy. (☞ 12.2.3), Multisystematrophie. Bei vielen geriatrischen Pat. Blickparesen nach oben ohne Krankheitswert
Augenfehlstellung mit topographischer Bedeutung		
Skew deviation	• Supranukleäre vertikale Divergenzstellung der Bulbi • Variabel in Abhängigkeit von der Blickrichtung • Oft mit anderen Störungen der Okulomotorik	Läsion pontomedullärer Hirnstamm ipsilateral, ponto-mesenzephaler Hirnstamm und rostrales Mittelhirn kontralateral, z.B. entzündlich, Tumor, toxisch metabolisch, vaskulär
Ocular tilt reaction	• Vertikale Bulbusdivergenz = skew deviation • Bulbusverrollung • Seitliche Kopfneigung zum tief stehenden Auge, z.T. auch Körperneigung • Auslenkung der visuellen Vertikalen	Otolithen, Läsion im ipsilateralen Vestibulariskern, kontralateralen pontomesenzephalen Hirnstamm oder paramedianen rostralen Mittelhirn z.B. vaskulär, entzündlich, Tumor

[1] *Eineinhalb-Sy.:* Horizontale Blickparese nach ipsilateral und ipsilaterale internukleäre Ophthalmoplegie.
[2] *Parinaud-Sy.:* Vertikale Blickparese nach oben mit Konvergenzschwäche, träge reagierenden Pupillen und manchmal retraktorischem Nystagmus.

4.1.4 Störungen der Pupillomotorik

! Ein-, später beidseitig weite und lichtstarre Pupillen sind das sicherste Zeichen für eine obere Hirnstammeinklemmung. Die Seite der weiten Pupille stimmt nicht sicher mit der Lokalisation der Raumforderung überein.

Einseitige Störung, Anisokorie

Klinik Eine Pupille ist weiter als die andere. Wichtig ist die Entscheidung, welche Pupille path. verändert ist (zu eng oder zu weit)

Diagnostik Untersuchung der Pupillen (☞ 1.1.4).

! Eine Anisokorie kann auch eine angeborene Normvariante oder medikamentös durch Augentropfen verursacht sein. Cave: Glasauge!!

Differenzialdiagnosen

- Horner-Sy. (☞ 4.1.5): Häufigste Ursache für Miosis, Ptosis.
- Intrakranielle Raumforderung (Tumor ☞ 10.6, Blutung ☞ 6.3, Abszess ☞ 7.3.4): Häufigste Ursache für Mydriasis, fokal neurologische Zeichen (zusätzlich Paresen, Aphasien); Hirndruckzeichen (☞ 3.2.1).
- Migräne (☞ 5.1.1): Mydriasis, Kopfschmerzen, Flimmerskotom.
- Medikamentös: Mydriatika, Atropin, auch Kosmetika oder atropinhaltige Pflanzen.
- Glaukomanfall: Mydriasis.
- Iritis, Iridozyklitis: Miosis, konjunktivale Injektion.
- Enzephalitis: Mydriasis, Bewusstseinsstörung, Fieber (☞ 7.3.1).
- Adie-Sy.: Pupillotonie (sehr träge auf Licht reagierende Pupille), häufig assoziierte Areflexie.

Beidseitige Störung

Ätiologie

- Medikamentös: Beidseitige Miosis durch Opiate; Parasympathomimetika, z.B. Eserin, Pilocarpin.
- Intrakranielle Drucksteigerung: Beidseitige Mydriasis mit Bewusstseinsstörung als Zeichen der Einklemmung (☞ 3.2.1).
- Zerebraler Krampfanfall (☞ 9.1): Beidseitige Mydriasis.
- Intoxikationen: Beidseitige Mydriasis z.B. durch Botulismus, Methylalkohol, Pilzintox., Atropin, Scopolamin, Kokain, Zyankali (☞ 3.7).
- Glaukom mit Erblindung.

Pupillenstarre

Tab. 4.6 Klinik und Differenzialdiagnosen der Pupillenstarre

Typ	Direkte Lichtreaktion	Konsensuelle Lichtreaktion	Konvergenzreaktion	Ursache und Diagnostik
Reflektorische P. *	Fehlt	Fehlt	Erhalten	Pathognomonisch für Lues, Tabes dorsalis (☞ 7.3.7), zusätzlich Muskelhypotonie, sensible Ataxie, Doppelbilder und Nystagmus
Absolute P.	Fehlt	Fehlt	Fehlt	Ein-/ oder bds. Schädigung des N. oculomotorius durch Druck, Alkoholismus (☞ 23.2), Drogenmissbrauch (Transaminasen, Urinanalyse), Z.n. SHT (☞ 16.1, Anamnese, CT), Lues (Serologie), und Botulismus (Heiserkeit, Doppelbilder)
Amaurotische P.	Fehlt	Erhalten	Erhalten	Bei einseitiger Erblindung durch z.B. Herpes zoster ophthalmicus, Glaukom oder Netzhauterkr.

* Robertson-Pupillen: Meist beidseitige, reflektorische Pupillenstarre und miotische, entrundete Pupillen

4.1.5 Horner-Syndrom

Ätiologie Schädigung der Sympathikusbahn zum Auge.

Klinik

- Miosis: Parese des M. dilatator pupillae.
- Ptosis: Parese des M. tarsalis sup.
- Enophthalmus: Durch verengte Lidspalte vorgetäuscht.
- Evtl. ipsilaterale Schweißsekretionsstörung, v.a. des Gesichts.

Diagnostik

- Anamnese: Atembeschwerden, Thoraxschmerzen, Hals-OP, Lungenerkr., Karotispunktion, Trauma mit HWS-Distorsion, Heiserkeit.
- Untersuchung: Palpation des Halses (Lk, Struma, Raumforderung).
- Apparative Diagn.: Rö-Thorax (z.B. Lungenprozess), ECD (z.B. Karotis-Dissektion), CT, MRT (z.B. Ischämie im Halsmark, Blutung, Raumforderung).

Differenzialdiagnosen **Zentrale Läsion:** z.B. Ischämie, Blutung oder Raumforderung in Hypothalamus, Mittelhirn, Formatio reticularis, Medulla oblongata.

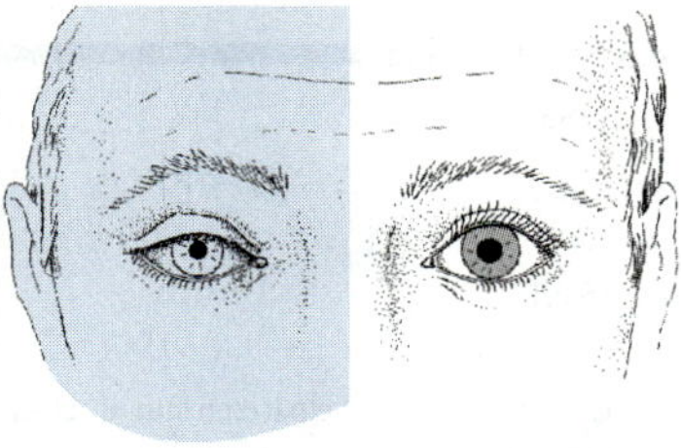

Abb. 4.5 Horner-Syndrom

Periphere Läsion von prä- oder postganglionären Fasern entlang der ACI, z.B. durch:
- Halsprozess: z.B. Karotisdissektion ☞ 6.2.3, Karotispunktion, Lk-Metastasen, Struma.
- Zervikalen spinalen Prozess: z.B. Tumor, Ischämie, Blutung auf Höhe C_8–Th_2; zusätzlich Querschnittsymptomatik (☞ 11.1.1).
- Lungenprozess: z.B. Pancoast-Tumor, Mediastinaltumor; zusätzlich Dyspnoe, Thoraxschmerzen.

Tab. 4.7 Differenzierung des Horner-Syndroms durch Augentropfen

Substanz	Periphere Läsion	Zentrale Läsion
Kokain (2%)	–	Mydriasis (nach 30 Min.)
Adrenalin (0,1%)	Mydriasis (nach 30 Min.)	–

4.1.6 Ptosis

Tab. 4.8 Mögliche Ursachen und Differenzialdiagnosen

Verdachtsdiagnose	Typische Befunde
Kongenitale Ptosis	Lebenslang bestehend, uni- oder bilateral → Anamnese! Kongenitale Myasthenia gravis ausschließen (☞ 15.3.1)
Horner-Syndrom	☞ 4.1.5; keine isolierte Ptosis
Okulomotoriusparese (☞ 4.1.3), Läsionen im Kerngebiet des N III (= nukleär, z.B. Moebius-Sy.)	Kaudale Mittelhirnläsion durch Ischämie, Blutung, Trauma, Enzephalitis, Tumor, Aneurysma, Wernicke-Enzephalopathie → MRT, (CCT); Diab. mell.
Okuläre Myasthenia gravis	☞ 15.3.1 ; fluktuierende Symptomatik
Okulopharyngeale Muskeldystrophie (☞ 15.5.2)	Im Erwachsenenalter langsam progrediente, bilaterale Ptosis, (oft nur leichte) Dysphagie; z.T. Augenmuskelparesen. Keine Beteiligung der Extremitätenmuskulatur → Anamnese! Muskelbiopsie

Tab. 4.8 Fortsetzung

Verdachtsdiagnose	Typische Befunde
Kearns-Sayre-Sy.	☞ 15.7.2
Myotone Dystrophie (Curschmann-Steinert)	☞ 15.6.1
Lambert-Eaton-Sy.	Ptosis und Augenmuskelparesen nur in etwa 50% der Fälle ☞ 15.3.2
Botulismus	☞ 3.7
Kongenitales Fibrosesy. (supranukleäre Fehlbildung?)	Bilateral mit Augenmuskelparesen (meist Heberschwäche) und Kopfheberschwäche → Anamnese, Klinik!
Denervierung M. tarsalis superior (= inkomplettes Horner-Sy. ☞ 4.1.5)	Geringe unilaterale Ptosis; passagere Besserung auf Gabe von Phenylephrin-10%-Augentropfen
Kontralateraler, kortikaler Prozess (z.B. Ischämie, Angiom)	Klinik (fokal neurologische Symptome) → MRT, (CCT)
Marcus-Gunn-Syndrom (angeborene Innervationsanomalie)	Ptosis mit Hebung des Lides bei Mundöffnung bzw. Verschiebung des Unterkiefers zur Gegenseite → Klinik!
Raumforderung in der Orbita (z.B. Tumoren, Meningoenzephalozele)	Klinik, MRT

Pseudoptosis

Funktionell. Verstrichene Deckfalte, das Oberlid hängt > 2 mm über den oberen Limbus (meist bei älteren Pat.).

Ätiologie

- Aponeurotische/senile Ptosis (Defekt/Desinsertion der Aponeurose des M. levator palpebrae).
- Oberlidtumoren, Oberlidödem.
- Volumenverlust der Orbita (z.B. Enukleation, Mikrophthalmus, Z.n. Blow-out-Fraktur).

Klinik Lidretraktion, Retraktionssy.

Diagnostik Anamnese. Klinik (Innervation des M. orbucularis oculi beachten → sichere Aktivierung?).

4.1.7 Nystagmus

Klinik Unwillkürliche Augenbewegung mit langsamer Blickfolge- und rascher Einstellbewegung, z.B. beim Blick aus dem fahrenden Zug (normaler optokinetischer Nystagmus). Schnelle Komponente gibt Richtung an.
Formen: Horizontal, vertikal, dissoziiert, konjugiert, mit rotatorischer Komponente (zentrale Ursache), spontan, nur bei Blickrichtungsänderung, in Ruhe, nur nach Lagerungsprovokation.

Begleitsymptome: Hörstörung, Gangunsicherheit, Ataxie, Schwindel, andere HN-Störungen und Meningismus.

! Bei seitendifferentem und unerschöpflichem Nystagmus immer nach einer Ursache suchen. Subtiler Hinweis auf eine Störung der Blickfolgebewegung sind sichtbare Blicksakkaden oder eine fehlende Suppression des vestibulo-okulären Reflexes.

Diagnostik (☞ auch 1.1.4)

- Frenzel-Brille: Ausschaltung der Fixation verdeutlicht den Nystagmus.
- Nystagmographie: Bestimmung von Form und Frequenz des Nystagmus.
- Thermische Vestibularisprüfung: Bei V.a. periphere Störung.
- Audiogramm: Hörstörung.
- MRT: Tumor, Demyelinisierungsherd, Ischämie oder Blutung im Hirnstamm.

Tab. 4.9 Differenzialdiagnosen des Nystagmus

Typ	Nystagmus	Ursachen	Bemerkung
Physiologischer optokinetischer Nystagmus	Langsame Folgebewegung und rasche Neueinstellung	Physiologisch	Abschwächung oder Fehlen ist path.; Hinweis auf kontralaterale okzipitale Großhirnläsionen
Erschöpflicher Endstellnystagmus	In Extremstellung der Bulbi	Physiologisch	Unerschöpflicher oder seitendifferenter N. ist path.
Kongenitaler Nystagmus	Richtungswechselnd, pendelnd, durch Fixation verstärkt	Unterschiedliche Erbgänge	Oft mit Albinismus, Strabismus oder Amblyopie kombiniert
Muskelparetischer Nystagmus	In Funktionsrichtung des paretischen Augenmuskels	HN-Ausfall	Mit Lähmungsschielen und Doppelbildern
Horizontaler, unerschöpflicher Endstellnystagmus	In Extremstellung der Bulbi, aber unerschöpflich	Medikamente, z.B. durch Phenytoin	Mit anderen Kleinhirnsymptomen, z.B. Ataxie
Blickrichtungsnystagmus	Meist langsam, grobschlägig, evtl. seitenwechselnd, verstärkt bei Blick zur erkrankten Seite	Zentrale Ursache, z.B. MS (☞ 8): Sakkadierung der Blickfolgebewegung; Läsionen von Hirnstamm oder Kleinhirn (Ischämie, Blutung, Entzündungen oder Tumoren in der hinteren Schädelgrube); Wernicke-Enzephalopathie (☞ 17.3)	Oft mit rotatorischer Komponente und zentralen Begleitsymptomen (HN-Ausfälle, Ataxie, Paresen)

Tab. 4.9 Fortsetzung

Typ	Nystagmus	Ursachen	Bemerkung
Horizontalnystagmus zur Seite der Läsion von Nerv oder Labyrinth	Seitenkonstant, horizontal	Benigner paroxysmaler Lagerungsschwindel (☞ 4.12)	Bei abrupten Kopfbewegungen
		Neuronitis vestibularis (☞ 4.12.2)	Mit Drehschwindel, keine Hörstörung
		Menière-Krankheit (☞ 4.12.2)	Drehschwindelattacken, Hypakusis, Übelkeit, Erbrechen
		Traumatische oder entzündliche Labyrinthläsion	Mit Übelkeit, Erbrechen, Drehschwindel, Hörstörungen, Tinnitus
Vertikaler Nystagmus		Kleinhirnerkr.	Mit Ataxie, Dysarthrie
See-saw-Nystagmus	Vertikales Pendeln mit rotatorischer Komponente	Zwischenhirnläsionen, z.B. durch Ischämie oder Blutung	
Retraktorischer Nystagmus	Rhythmische Retraktion der Bulbi	Parinaud-Sy. (☞ 4.1.3)	Vertikale Blickparese nach oben
Opsoklonus	Wechselnd rasche, repetitive Augenbewegungen in alle Richtungen (v.a. horizontale Sakkaden)	Kleinhirnläsionen, z.B. bei MS, Enzephalitis oder paraneoplastisch	Ansprechen auf Kortikoide
Ocular bobbing	Rasche Blickbewegung nach unten mit langsamer Rückstellbewegung	Ponsläsionen, z.B. bei MS, Ischämie und Blutung	Meist mit Ausfall aller horizontalen Blickbewegungen
Konvergenz-Retraktions-Nystagmus	Konvergenznystagmus und Retraktionsnystagmus gleichzeitig oder nacheinander auftretend	Bilaterale dorsale Mittelhirnläsion, z.B. durch Tumor, vaskulär, MS, Trauma	Oft in Komb. mit vertikaler Blickparese, Pupillenstörung und Lidretraktion; skew deviation, ocular tilt reaction, Konvergenzspasmus. Bds. Mydriasis mit guter Akkommodationsreaktion (besser als Lichtreaktion)

Tab. 4.9 Fortsetzung

Typ	Nystagmus	Ursachen	Bemerkung
Fixations-Pendel-Nystagmus	Durch Fixation nicht unterdrückbarer kleinamplitudiger Pendelnystagmus	Hirnstamm- und Kleinhirnläsionen, z.B. bei MS, Ischämie, Kearns-Sayre-Sy.	Wahrnehmung von Scheinbewegungen = Oszillopsien. Oft mit Rumpfataxie, Kopfhaltetremor, seltener mit internukleärer Ophthalmoplegie, skew deviation, okulärem Myoklonus
Fixationnystagmus	Durch Fixation nicht unterdrückbarer Vertikalnystagmus	Läsion im Bereich der pontomesenzephalen Haube, paramedian medullär oder des Kleinhirns (Flokkulus) z.B. bei MS, Wernicke-Enzephalopathie, Tumor, vaskulär, kraniozervikaler Übergangsanomalie, toxisch, metabolisch	Mit Stand- und Gangsicherheit, Oszillopsie, Fallneigung, Vorbeizeigen
Periodisch alternierender Nystagmus	Richtungswechselnder horizontaler Spontan- und Fixationsnystagmus	Läsion im Bereich des Vestibulozerebellums oder der Vestibulariskerne pontomedullär	mit Oszillopsie

4.1.8 Stauungspapille

Klinik und Diagnostik Visusverlust, Hirndruckzeichen (☞ 3.2.1), Meningismus, evtl. Ataxie oder endokrinologische Ausfälle. Abgrenzung gegen Papillitis oft schwierig.
Spiegelbefund: Vorwölbung der Papille und der daraus hervorgehenden Gefäße in den Augeninnenraum, häufig mit streifigen Blutungen. Das Ausmaß wird in Dioptrien angegeben, die beim indirekten Augenspiegeln zum Scharfstellen des Papillenrandes benötigt werden.

! Bei rasch zunehmender intrakranieller Raumforderung kann eine STP fehlen.

Differenzialdiagnosen

- Intrakranielle Raumforderung: z.B. Blutung, ischämischer Infarkt, Tumor; *Klinik:* Mit Bewusstseinsstörung, Hemi- oder Tetraparese und Aphasie.
- Hypophysentumoren (☞ 10.6.11): Bitemporale Hemianopsie.

- Pseudotumor cerebri: Benigne Hirndrucksteigerung/Hirnödem unklarer Genese; betrifft v.a. jüngere Frauen; *Klinik:* Kopfschmerzen, Bewusstseinsstörungen.
- Lokale raumfordernde Orbitaprozesse mit Abflussbehinderung: z.B. Venenthrombose oder Orbitatumoren.

4.2 Andere Hirnnervensymptome

4.2.1 Anosmie und Hyposmie

Klinik Störung bzw. Verlust der Fähigkeit, Geruchsstoffe wahrzunehmen, Störung der Geschmackswahrnehmung.

Diagnostik Untersuchung mit Riechproben (☞ 1.1.4), *Anamnese:* Trauma, Medikamente, Rhinorrhö, Anfallsweise oder chron., Begleitsymptome (z.B. Anfallsäquivalente).

Differenzialdiagnosen

- Rhinitis, Sinusitis: Rhinorrhö, NNH klopfschmerzhaft.
- Frontale Kontusion (☞ 16): Antriebsstörung; Anamnese
- Temporallappenanfälle (☞ 9.1): auch als Aura; mit Nesteln und Bewusstseinsstörung.
- Frontobasales Meningeom (☞ 10.6.3): NAP druckschmerzhaft, STP, Antriebsstörung.
- Selten: Siebbeintumoren, psychogen, medikamentös (Aminoglykoside, Penicillamin).

4.2.2 Fazialisparese

Klinik

! Wenn bei einer Gesichtslähmung Stirnrunzeln noch möglich ist, liegt eine vorwiegend zentrale Lähmung vor. Hinweis auf zerebrale Ischämie, Blutung oder Hirntumor!

Lähmung der Gesichtsmuskulatur mit verstrichenen Stirnfalten, vergrößerter Lidspalte, Lagophthalmus, hängendem Unterlid und Mundwinkel, verstrichener Nasolabialfalte. Lidschluss nicht möglich, Mund kann nicht gespitzt oder breit gezogen werden (☞ 1.1.4).
Bell-Phänomen: Pupille verschwindet sichtbar nach oben beim Versuch, die Augen zu schließen.

Mögliche Begleitsymptome

- Tränensekretionsstörung: Schirmer-Test.
- Geschmacksstörung in den vorderen zwei Drittel der Zunge.
- Ohrenschmerzen, Hyperakusis: Hörprüfung, Stapediusreflexprüfung (HNO-Konsil).

Komplikationen *„Krokodilstränen“* (unwillkürliche Tränensekretion bei Innervation der Gesichtsmuskulatur); < 10% d.F. sind mit kosmetisch entstellenden Kontrakturen (Gesichtsasymmetrie) verbunden, die eine plastische OP erfordern; Synkinesien; *Hemispasmus facialis:* Behandlung mit Botulinustoxin möglich.

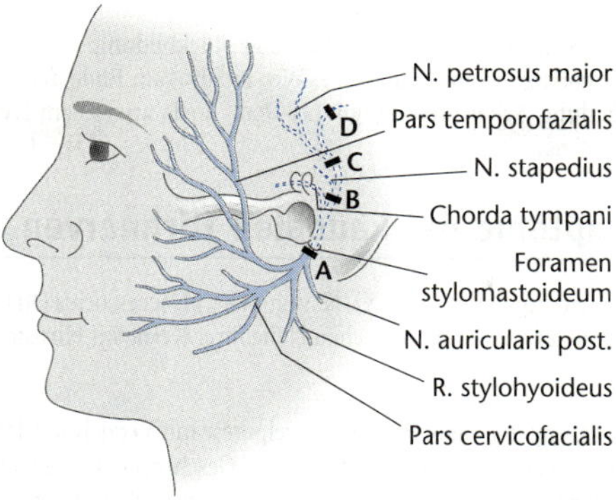

Abb. 4.6 Läsionen im Verlauf des N. facialis: A: Schlaffe Lähmung der mimischen gleichseitigen Gesichtsmuskulatur; B: Zusätzliche Störung der Geschmacksempfindung in den vorderen $^2/_3$ der Zunge; C: Zusätzliche Hyperakusis; D: Zusätzliche verminderte Tränen- und Speichelsekretion

Differenzialdiagnosen

Einseitige periphere Lähmung

- Idiopathisch (in 80%).
- Entzündlich: Herpes zoster oticus (☞ 7.4.2) mit Ohrenschmerzen; Neuroborreliose (☞ 7.3.8); Mastoiditis (Fieber, Druckschmerz); Parotitis (Schwellung, keine Geschmacksstörung).
- Iatrogen: Trauma, OP, lokales Hämatom.
- Tumoren (☞ 10.6): Kleinhirnbrückenwinkeltumor (Nn. trigeminus, vestibulocochlearis beteiligt); Meningeom, Neurinom oder Parotistumor im Verlauf des N. facialis.
- Melkerson-Rosenthal-Sy.: Granulomatöse Entzündung mit Schwellung der Oberlippe, rezid. Paresen und Faltenzunge.

Beidseitige periphere Lähmung: GBS (☞ 14.5.1), basale Meningitis (v.a. bei Tbc), Meningeosis carcinomatosa (☞ 10.6.12), Neuroborreliose (☞ 7.3.8).

Therapie **Glukokortikoide:** Bei hochgradiger Parese oder starken Schmerzen nach Ausschluss einer entzündlichen Genese (LP) Prednison 1 mg/kg p.o. für 5–15 Tage (z.B. Decortin®), dann über 5 Tage ausschleichen. Bei Herpes zoster oticus für 7 Tage Aciclovir 3 x 5 mg/kg tägl. i.v. (z.B. Zovirax®), begleitend Glukokortikoide, z.B. Prednisolon 150 mg tägl. i.v. (z.B. Decortin® H), langsam über 2 Wo. reduzieren

Uhrglasverband: Bepanthen®-Augensalbe bei inkomplettem Lidschluss, um die Kornea vor dem Austrocknen zu bewahren.

Mimische Bewegungsübungen mehrmals tägl. vor dem Spiegel.

Tarsorrhaphie bei fehlendem Lidschluss, frühestens nach 6 Mon.

Prognose

- Bei inkompletter Schädigung in 85% vollständige Rückbildung.
- Bei kompletter Schädigung am Ende der 1. Wo. in 50%, am Ende der 2. Wo. in 0–5% vollständige Rückbildung. Schlechtere Progn. bei Diab. mell., arteriellem Hypertonus oder Tränensekretionsstörung.

4.2.3 Symptome der kaudalen Hirnnerven

! Störungen des N. glossopharyngeus (IX), N. vagus (X), N. accessorius (XI) und N. hypoglossus (XII) treten wegen der engen anatomischen Nähe ihrer Kerne im Hirnstamm häufig gemeinsam auf.

Klinik **Nn. glossoharyngeus, vagus:** Gaumensegelparese mit Verziehung der Uvula bei Innervation („Aaah"), Kulissenphänomen, Schluckstörungen, Geschmacksstörung im hinteren Zungendrittel, Sensibilitätsstörungen des weichen Gaumens und der Rachenhinterwand, abgeschwächter Würgreflex.
N. recurrens: Leise, raue Stimme (aus N. vagus).
N. accessorius: Atrophische Paresen der Mm. sternocleidomastoideus und trapezius: Schwierigkeit beim Anheben des Kopfes im Liegen und bei der Armhebung über 90°, z.B. beim Kämmen. Parese der Schulterhebung und Kopfdrehung.
N. hypoglossus: Verminderung der Zungenbeweglichkeit, einseitige Zungenatrophie, Abweichen der Zunge beim Herausstrecken zur kranken Seite

Tab. 4.10 Differenzialdiagnose Bulbär- und Pseudobulbärparalyse

	Bulbärparalyse	Pseudobulbärparalyse
Läsion	Motorische HN-Kerne in der Medulla oblongata; IX–XII, evtl. auch VII 2. motorisches Neuron	Supranukleär im Bereich der kortikobulbären Fasern oder des Hirnstamms (nur bei bds. Schädigung) 1. motorisches Neuron
Klinik	Atrophien, Faszikulationen	Keine Atrophien und Faszikulationen, verlangsamte, alternierende Zungen- und Lippenbewegungen, häufig Spastik der Extremitäten; Affektinkontinenz
Häufigste Ursachen	Degenerativ: ALS (progressive Bulbärparalyse)	Multiple Ischämien bei Hirnarteriensklerose
Weitere Ursachen	Poliomyelitis, Ischämie, Aneurysmen, Tumoren der hinteren Schädelgrube	Lues cerebri, MS, multiple Metastasen
	Fehlbildungen: Arnold-Chiari-Sy.(☞ 11.7.4), Klippel-Feil-Sy. (☞ 11.7.2). Raumforderungen im Verlauf der HN; Polyneuritis cranialis (☞ 14.5); Creutzfeldt-Jakob-Krankheit (☞ 7.5.1); paraneoplastisch; Thyreotoxikose; Myasthenia gravis (☞ 15.3.1); Myelitis, pontine Myelinolyse (☞ 17.5.2).	

! Iatrogene, periphere Schädigung einzelner HN durch Tonsillektomie (IX), neck dissection, Karotis-TEA und Schilddrüsen-OP (IX, X), Lk-Exstirpation (XI), Intubation oder Laryngoskopie (X), OP von Zungengrundtumoren (XII).

4.2.4 Dysarthrie

Tab. 4.11 Formen der Dysarthrie

Typ	Klinik	Ätiologie
Bulbär	Näselnde, verwaschene und tonlose Stimme; Zungenatrophie mit Faszikulationen, Gaumensegelparese evtl. mit Schluckstörung, andere HN-Lähmungen	MS (☞ 8), Hirnstammtumoren, spinale Muskelatrophie (☞ 15.2.2), ALS (☞ 13.1.1), Myasthenie (☞ 15.3.1)
Pseudobulbär	Kloßige Sprache, Hemiparese, Hemihypästhesie, Hemianopsie	Kortikale Ischämie (☞ 6.2), Blutung (☞ 6.3), Raumforderung ☞ (3.2.2)
Zerebellär	Kloßige, bellende, laute Sprache bei Kleinhirnwurmstörung (mit Gang- und Standataxie) oder monoton, abgehackt, skandierend, jede Silbe einzeln betonend bei Kleinhirnhemisphärenläsion (mit Zeigeataxie und Intentionstremor)	MS (☞ 8), Kleinhirnischämie, -blutung (☞ 6), -tumoren, -degenerationen (☞ 13.2), Alkohol und Medikamente
Extrapyramidal	Leise, verwaschen, nuschelnd, hyperkinetisch, ataktisch	Parkinson-Krankheit (☞ 12.2), Chorea (☞ 12.3), Dystonien (☞ 12.5), Wilson-Krankheit (☞ 12.4)

Differenzialdiagnosen

- Broca-Aphasie (☞ 4.16.1): Sprachstörung mit vermehrter Sprachanstrengung und verminderter Sprachproduktion, Paraphasien.
- Bukkofaziale Apraxie (☞ 4.16.2): Falsche Mund- und Zungenbewegungen, dadurch gleichzeitige Kau- und Schluckstörung.
- Stottern.
- Psychogene Sprachstörung: Aphone Sprache bei phonischem Husten.

4.3 Muskelschwäche

Zentrale Lähmung: Läsion des ersten (kortikalen) Motoneurons und seines Axons in Capsula int. und Pyramidenbahn.
Periphere Lähmung: Läsion des zweiten (α-)Motoneurons in Hirnstamm und RM mit seinem Axon (HN III-XII oder peripherer Nerv), motorischer Endplatte oder Muskel.

Anamnese **Dynamik:** Akut (z.B. Trauma, Ischämie, Blutung) oder chron. (z.B. Tumor, PNP). **Verlauf:** Progredient (z.B. Tumoren, PNP, hereditäre Muskelerkr.), stationär (z.B. Trauma, Z.n. perinatalem Hirnschaden) oder fluktuierend (z.B. MS, Myasthenia gravis).
Ausmaß: Systemisch (z.B. PNP, Myopathien, ALS) oder fokal (z.B. Ischämie, Blutung, Tumor).
Begleitsymptome: Schmerz (z.B. SAB, Bandscheibenvorfall), Wesensänderung (z.B. Hirntumoren), Frakturen (z.B. Trauma), Sensibilitätsstörung, zerebelläre oder neuropsychologische Symptome (z.B. MS, Ischämie, Blutung oder Tumoren), Krampfanfälle (z.B. Tumoren, Gefäßmissbildung, Sinusvenenthrombose).
Risikofaktoren: Hereditär oder vaskulär (z.B. Nikotin, Alkohol, Hypertonus, Diab. mell., Hypercholesterinämie oder Schwermetallexposition).

Klinik

Tab. 4.12 Klinische Differenzierung zwischen zentraler und peripherer Lähmung

	Zentral	Peripher
Lähmung	Bei Läsion oberhalb der Pyramidenbahnkreuzung kontralateral, unterhalb davon ipsilateral. Betroffen sind Gelenkfunktionen, nicht einzelne Muskeln	Lähmung einzelner Muskeln oder Muskelgruppen, die von einem Nerven oder Segment versorgt werden
Muskeltonus	Erhöht; Spastik (☞ 4.4), v.a. in Beinstreckern und Armbeugern; initial aber oft schlaff	Vermindert, schlaffe Lähmung
Faszikulationen, sicht- und fühlbar	Keine	Bei gleichzeitiger Lähmung beweisend für Läsion des 2. Neurons oder seines Axons
MER	Gesteigert mit Kloni	Vermindert oder erloschen
Babinski-Zeichen	Positiv	Negativ
Muskelatrophie	Zunächst keine, später wenig Inaktivitätsatrophie	Ausgeprägt. 80% Muskelschwund in 4 Mon.
Begleitsymptome	Aphasie (☞ 4.12.1), Apraxie (☞ 4.12.2), Hemianopsie	Schmerzen, trophische Störungen

Diagnostik

Zentrale Parese: Kraniales oder spinales CT oder MRT, CT- oder MR-Angiographie oder kraniale DSA, Myelographie, LP bei V.a. MS (☞ 8) oder andere entzündliche ZNS-Erkr.
Periphere Parese: Immer EMG und NLG; spinales CT, Myelographie, MRT bei Plexus- oder Wurzelläsionen. LP bei V.a. GBS (☞ 14.5.1) und Motoneuronerkr., Tensilon-Test bei V.a. Myasthenia gravis (☞ 15.3.1), Nerven- und Muskelbiopsie bei unklarer PNP (☞ 14.4).

Tab. 4.13 Lokalisatorische Differenzialdiagnose der zentralen und der peripheren Lähmung

Symptome	Lokalisation der Läsion	Differenzialdiagnosen
Lokalisatorische Differenzialdiagnose der zentralen Lähmung		
Spastische Hemiparese, meist mit Sensibilitätsstörung	Kontralateral kortikale, beinbetont (ACA) oder brachiofazialbetont (ACM)	Ischämie (☞ 6.2), Tumor (☞ 10.6), Blutung (☞ 6.3), Trauma (☞ 16), MS (☞ 8), Abszess (☞ 7.3.4)
Mit Aphasie	Meist linkshirnig	
Rein motorisch	Capsula interna	
Spastische Hemiparese mit Augenmotilitätsstörungen, Nystagmus, Ataxie und HN-Ausfällen	Kontralateral im Hirnstamm	Ischämie (☞ 6.2), Blutung (☞ 6.3), MS (☞ 8), Tumor (☞ 10.6)
Tetraparese mit Vigilanz- und Pupillenstörungen	Hirnstamm	Ischämie (z.B. Basilaristhrombose, ☞ 6.2.2), Blutung
Paraparese mit Blasenstörung, aber ohne sensibles Niveau oder spinale Automatismen (Mantelkantensy.)	Sulcus interhemisphaericus mit Druck auf mediale Kante des Kortex beidseits	Meningeom, beidseitiges Subduralhämatom
Querschnittsy. ohne HN-Ausfälle oder Vigilanzstörungen, spinale Automatismen, Blasen-/Mastdarmstörungen	Hals- oder Brustmark	Trauma (☞ 16), Ischämie (☞ 6.2), MS (☞ 8), Bandscheibenvorfall (☞ 14.3.7), Blutung (☞ 6.3), Tumor (☞ 10.6), zervikale Myelopathie (☞ 14.3.5)
Lokalisatorische Differenzialdiagnose der peripheren Lähmung		
Rein motorische Lähmung ohne segmentale Grenzen	α-Motoneuron im RM	Spinale Muskelatrophie (☞ 15.2.2), ALS (☞ 13.1.1)
Sensibel und motorisch mit segmentalem Ausfall	Wurzel	Bandscheibenvorfall (☞ 14.3.7)

Tab. 4.13 Fortsetzung

Symptome	Lokalisation der Läsion	Differenzialdiagnosen
Sensibel und motorisch entsprechend dem Verteilungsgebiet der Faszikel, Schweißsekretion intakt	Plexus	Trauma (☞ 16), Tumor (☞ 10.6)
Sensibel und motorisch, entsprechend dem Versorgungsgebiet eines Nerven, Schweißsekretionsstörung	Peripherer Nerv	Raumforderung, Trauma, PNP (☞ 14.4), Mononeuritis multiplex (☞ 14.4.1)
Ermüdbarkeit mehrerer Muskeln, oft nur der Augenmuskeln	Motorische Endplatte	Myasthenia gravis (☞ 15.3.1), Lambert-Eaton-Sy. (☞ 15.3.2)
Mehrere Muskeln betroffen, Progredienz, Heredität, evtl. Entzündungszeichen	Muskel	Myopathien (☞ 15), Myositis (☞ 15.4)

Nicht neurologische Differenzialdiagnosen

- Hysterisch: Häufigste Manifestation einer Hysterie in der Neurologie! Keine Reflexänderungen, keine Atrophien, Lähmungsmuster neurologisch nicht erklärbar. Häufig andere Zeichen einer Hysterie.
- Endokrine Störungen z.B. Hyper- oder Hypothyreose (☞ 4.7).
- E'lytstörungen z.B. Hyper- oder Hypokaliämie.

4.4 Spastik und Rigor

Ätiologie

Spastik: Läsion des 1. motorischen Neurons zunächst mit schlaffer Lähmung, Spastik erst nach 3–4 Wo.

- Gehirn: z.B. ischämischer Insult, Blutung, infantile Zerebralparese, MS.
- Rückenmark: Trauma, vaskulär, zervikale Myelopathie.
- Motoneuronerkr.: z.B. ALS, spastische Spinalparalyse.

Rigor: Erkr. des extrapyramidalen Systems (Basalganglien); v.a. M. Parkinson, Neuroleptika-NW.

Klinik und Diagnostik

Tab. 4.14 Klinische Unterscheidung zwischen Spastik und Rigor

	Spastik	Rigor
Muskeltonus	In Ruhe normal, beim ruckartigen passiven Durchbewegen einschießend; Klappmesserphänomen (plötzlicher Tonusverlust)	In Ruhe ↑, gleichmäßige Tonuserhöhung bei passiver Bewegung (wie Bleirohr), wächserne Bewegung, bei ruckartigen Bewegungen z.T. Zahnradphänomen
Verteilung der Tonussteigerung	Flexoren der Arme, Extensoren der Beine	Flexoren stärker als Extensoren an allen Extremitäten
Unwillkürliche Bewegungen	Evtl. spinale Automatismen	Vorhanden, z.B. Chorea, Ballismus, Dystonie, Tremor
MER	↑	Normal
Babinski-Zeichen	Positiv	Neg.
Lähmung	Vorhanden	Nicht vorhanden

4.5 Tremor

Kriterien zur Beschreibung eines Tremors
- Frequenz: Niedrig- (lt 4 Hz), mittel- (4–7 Hz), hochfrequent (> 7 Hz).
- Tremorarten:
  - Ruhetremor.
  - Aktionstremor: Haltetremor, kinetischer Tremor (einfach bei ungerichteten Bewegungen und Intentionstremor bei zielgerichteten Bewegungen), isometrischer Tremor
- Bewegungsamplitude: Grob- oder feinschlägig.
- Lokalisation.

Klinik und Diagnostik

- Anamnese, Fremd- (Familien)anamnese.
- Neurologischer Status.
- Neurophysiologie: Polygraphisches EMG, Mehrkanal-EEG, MEP, Long-loop-Reflex.
- Bildgebung: MRT (CCT); SPECT.
- Labor: Endokrinologische und/oder immunologische Untersuchungen.
- Klinischer Test bei Ruhetremor: Patient sitzt, Arme liegen auf Unterlage auf. Evtl. kognitive Aufgabe zur Provokation einer Tremor-Verstärkung.
- Klinischer Test bei Aktionstremor: Einwärtsdrehung der Arme (Haltetremor), ungerichtete Beugung und Streckung (Bewegungstremor), Finger-Nase-, Finger-Finger- oder Knie-Hacken-Versuch.

Klinische Tremorsyndrome

Physiologischer Tremor Kommt bei allen (gesunden) Personen vor. Frequenz 8–13 Hz, proximal < distal, oft nur bei psychischer Erregung sichtbar. Amplitude ↑ bei Kälte.

Essenzieller Tremor Hereditär, Haltetremor Kopf und Hände. In klassischer Form als bilateraler symmetrischer Haltetremor und/oder als isolierter Kopftremor. Abnahme nach Alkoholgenuss (in 50–70%) z.T. mit Intentionstremor (≥ 20%) und leichter Gangataxie.
Ther.: Propanolol 30–320 mg tägl. p.o. (z.B. Dociton®), Primidon 125–500 mg tägl. p.o. (z.B. Mylepsinum®) oder Kombination beider Substanzen, Tiefenhirnstimmulation im Thalamus (Vim), Gabapentin 1800–2400 mg tägl. p.o. (Neurontin®).

Primärer orthostatischer Tremor I.d.R. idiopathisch. Subjektive Standunsicherheit (selten auch Gangunsicherheit), z.T. mit Stürzen aus dem Stand bei unauffälligem neurologischen Befund.
Diagn.: EMG der Beinmuskulatur: 13- bis 18-Hz-Tremor (diagn. beweisend).
Ther.: Versuch mit Gabapentin 1200–2400 mg tägl. p.o. (Neurontin®), L-Dopa 125–750 mg p.o. oder Primidon 125–500 mg tägl. p.o. (z.B. Mylepsinum®).

Aufgaben- und positionsspezifischer Tremor Bei spezialisierten, übertrainierten Tätigkeiten, z.B. Schreib- und Stimmtremor
Ther.: Bei erfolgsloser Propanololther. Versuch mit Botulinumtoxin.

Dystoner Tremor Meist fokal beginnender Tremor mit irregulärer Amplitude, Frequenz < 7 Hz, nur 1 Extremität/ Körperteil betroffen, das auch Zeichen einer Dystonie zeigt; Sistieren in Ruhe.
Ther.: Versuch mit Botulinumtoxin, Trihexyphenidyl 3–15 mg tägl. p.o. (z.B. Artane®), Propanolol 120–240 mg tägl. p.o. (z.B. Dociton®).

Tremor beim Parkinson-Syndrom
Einteilung
- Typ I: Klassischer Ruhetremor > 4 Hz, u.U. mit posturalem oder kinetischen Tremor gleicher Frequenz. Sistieren beim Übergang Ruhe – Aktion. Gelegentlich Latenz bis Auftreten eines Parkinson-Syndroms, dann Diagnose einer „benignen tremor-dominanten Parkinson-Krankheit“.
- Typ II: Ruhe- und Haltetremor unterschiedlicher Frequenz (Differenz > 1,5 Hz).
- Typ III: Reiner Halte- und Aktionstremor, i.d.R. > 5 Hz.

Ther.: (☞ 12); L-Dopa und/oder Dopaminagonisten, Anticholinergika, Amantadin, Propanolol, Clozapin.

Zerebellärer Tremor Intentionstremor < 5 Hz, u.U. mit posturalem Tremor oder niederfrequentem Wackeltremor (= Titubation). Symptomatisch nach Kleinhirnläsion.
Ther.: Versuch mit Primidon (z.B. Mylepsinum®).

Holmes-Tremor (rubraler Tremor) Ruhe- und Intentionstremor < 4,5 Hz, u.U. mit posturalem Tremor. Symptomatisch mit Latenz von bis zu 2 J. nach Läsion nigrostriataler dopaminerger Bahnen und des zerebellothalamischen Systems.

Gaumensegeltremor Symptomatisch bei zerebellären oder Hirnstammläsionen, dann i.d.R. mit anderen neurologischen Symptomen; essenziell mit Ohrklicken.

Medikamentöser oder toxininduzierter Tremor Unterschiedliche Phänomenologie. Sonderformen: Tardiver Tremor (v.a. 3–5 Hz Haltetremor nach Langzeit-Neuroleptika-Therapie).

Tremor bei peripherer Neuropathie Selten, v.a. bei demyelinisierenden Formen (Gammopathie ☞ 14., chron. GBS ☞ 14.)

Psychogener Tremor Kombination von Ruhe- und Aktionstremor, beim Muskeltonustest deutlich spürbare Koaktivierung der Antagonisten.

4.6 Myoklonus

Kurze (20–150 ms), unwillkürliche und plötzlich auftretende Muskelkontraktionen (< 200 ms). Positiver Myoklonus mit Bewegungseffekt oder negativer Myoklonus mit Inhibition tonischer Muskelaktivität (Asterixis).

Kriterien zur Beschreibung eines Myoklonus
- Lokalisation: (Multi)fokal, segmental, generalisiert.
- Zeitliche Abfolge: (Ar)rhythmisch, oszillierend.
- Auftreten und Dauer: Spontan, aktionsinduziert, reflektorisch; vereinzelt – kontinuierlich, anfallsartig; lokal, sich ausbreitend.
- Myoklonus-Arten:
  - Kortikaler M.: Aktivität von Neuronen im motorischen Kortex.
  - Retikulärer M.: „Generator" im Bereich der Formatio reticularis.
  - Spinaler M.: Bewegungsinitiierung auf spinaler Ebene.
- EMG-Muster: Antagonistenverhalten, Ruheaktivität, Entladungsdauer.

Diagnostik und klinische Tests
- Anamnese, Fremd- (Familien)anamnese, Neurostatus.
- Polygraphisches EMG, EEG-EMG-Simultanableitung, Medianus-SEP (Riesen-SSEP?).
- Kraniales MRT (zur Erkennung symptomatischer Ursachen).
- Labor inkl. BB, CRP, BSG, E'lyte, Leber- und Nierenwerte, Ammoniak, CK, Cu, Coeruloplasmin, Laktat.
- Liquorstatus.

Charakteristische Myoklonus-Syndrome
- Physiologischer M.: Angst-/Schreck-, Einschlaf-/Aufwach-Myoklonie.
- Essenzieller M.: Aut.-dom. oder sporadisch, gutartig, nur geringe Progredienz.
- Epilepsie-assoziierter M.: Fokale Epilepsie, fokal motorische Anfälle, M.-Epilepsien: Ramsay-Hunt-Sy., mitochondriale Enzephalopathie (z.B. MERRF).
- Symptomatischer M.:
  - Systemdegeneration: Wilson-Krankheit, Chorea Huntington, Parkinsonsyndrome, Alzheimer-Krankheit u.a.
  - Metabolische Enzephalopathie: Nieren-/Leberinsuffizienz, Hypoglykämie.
  - Infektiös-entzündlich: Enzephalitiden, wie Herpes simplex, Mumps, HIV, Creutzfeldt-Jakob-Krankheit u.a.

- Fokale ZNS-Läsion: z.B. Ischämie, Blutung, Tumor, Trauma.
- Sonderform: Lance-Adams-Sy.: Nach zerebraler Hypoxie, Kloni an Extremitäten und Gesicht, Manifestation als Aktionsmyoklonus.

- Startle-Erkr. - familiäre Hyperekplexie: Path. gesteigerte Erregbarkeit physiologischer (Schreck-) Reflexe mit Myoklonien, hereditär.

Therapie

- Keine Ther. bei benignen Myoklonien.
- Bei sekundären Formen Behandlung der Grundkrankheit.
- Symptomatischer empirischer Therapieversuch:
  - Valproinsäure initial 300 mg tägl. auf max. 4000 mg tägl. steigern (z.B. Ergenyl®); Spiegel kontrollieren
  - Clonazepam initial 2 × 0,5 mg tägl., auf max. 6–10 mg tägl. steigern (z.B. Rivotril®).
  - Primidon einschleichend max. 500–700 mg tägl. (z.B. Mylepsinum®).
  - 5-Hydroyxytryptophan initial 4 × 100 mg tägl., auf max. 3000 mg tägl. steigern (Levothym®) oder Piracetam 3 × 2400 mg tägl. (z.B. Nootrop®) oder Levetiracetam initial 2 × 500 mg tägl., auf max. 3000 mg tägl. steigern (Keppra®) bei posthypoxischen (kortikalen) Myoklonien.
- Kombinationstherapie mit den genannten Medikamenten.

4.7 Zerebelläre Funktionsstörungen

Störung der Bewegungskoordination durch Läsion des Kleinhirns bzw. der afferenten und efferenten Bahnen.

Ätiologie

- Intoxikation: z.B. Alkohol, Phenytoin, Carbamazepin.
- Degenerative Erkr. (☞ 13): z.B. Friedreich-Ataxie.
- Atrophie: z.B. chron. Alkoholabusus, paraneoplastisch.
- Umschriebene Läsionen: Tumor (☞ 10.6), Blutung (☞ 6.3), Abszess (☞ 7.3.4), Ischämie (☞ 6.2); MS (☞ 8).

Klinik

Leitsymptom Ataxie

Extremitätenataxie: Dysmetrische, meist hypermetrische, über das Ziel hinausschießende Zielbewegungen (Finger-Nase-, Knie-Hacken-Versuch ☞ 1.1.9) → Schädigung der Kleinhirnhemisphären.

Stand- und Gangataxie (☞ 1.1.9): Breitbasiger Gang mit Abweichung und Fallneigung zur betroffenen Seite; Seiltänzergang und Romberg-Ausgangsstellung sind nicht möglich → Schädigung der Kleinhirnhemisphären.

Rumpfataxie: Fallneigung zur betroffenen Seite, sodass kein gerades Sitzen möglich ist → Schädigung des Kleinhirnwurmes.

Spinale („sensible") Ataxie: Störung des Vibrations- und Lageempfindens (Tiefensensibilität).
- Metabolisch/toxisch: z.B. PNP (☞ 14.4), funikuläre Myelose (☞ 14.4.4).
- Entzündlich: z.B. Tabes dorsalis.

Tab. 4.15 Differenzierung zerebelläre und spinale Ataxie

	Zerebellär	Spinal
Visuelle Kontrolle	Unverändert	Verbessert
Romberg-Versuch	Negativ	Positiv
Begleitsymptome	Gerichtete Fallneigung, Makrographie	Hypästhesie, Pallhypästhesie, MER ↓

Weitere Kleinhirnsymptome

- Dysdiadochokinese: Störung der Feinmotorik, insbes. bei raschen antagonistischen Bewegungen (☞ 1.1.9).
- Muskelhypotonie mit abgeschwächten MER.
- Dysmetrie: Überschießende Zielbewegung (☞ 1.1.9).
- Fehlendes Rebound-Phänomen ☞ 1.1.9.

Charcot-Trias bei MS (bei 15% d.F.)
- Intentionstremor (☞ 4.5).
- Nystagmus (☞ 4.1.7): In geringerer Ausprägung sakkadische Blickfolgebewegungen.
- Skandierendes Sprechen: Abgehackter Sprachfluss mit deutlicher Betonung jeder einzelnen Silbe.

4.8 Gangstörungen

Tab. 4.16 Klinik und Ätiologie der Gangstörungen

Typ	Klinik	Ätiologie
Zerebellär ataktisch	Breitbasiger Gang mit unregelmäßiger Schrittfolge und Schwanken zur erkrankten Seite; Standunsicherheit, Romberg-Versuch neg. (☞ 1.1.9)	MS (☞ 8); Tumoren, Blutungen und Ischämien des Kleinhirns; toxisch (Alkohol); Kleinhirndegeneration (☞ 13.2) und paraneoplastisch (☞ 10.6.6)
Sensibel ataktisch	Abrupte Schritte unterschiedlicher Länge. Beine werden unterschiedlich hoch angehoben, oft mit hörbarem Auftritt; Romberg-Versuch pos.	PNP (☞ 14.4), MS (☞ 8), Vit.-B_{12}-Mangel (☞ 17.9), Tabes dorsalis (☞ 7.3.7), Friedreich-Ataxie (☞ 13.2.5); spinale Tumoren mit Hinterstrangsymptomatik (☞ 11.1.1)

Tab. 4.16 Fortsetzung

Typ	Klinik	Ätiologie
Hemispastischer Wernicke-Mann-Gang	Bein ist steif, Fuß supiniert, lateraler Fußrand schleift auf dem Boden. Spielbein wird außen um das Standbein geschwungen (Zirkumduktion). Arm ist gebeugt, schwingt nicht mit. Evtl. bilateral, bei spastischer Paraparese 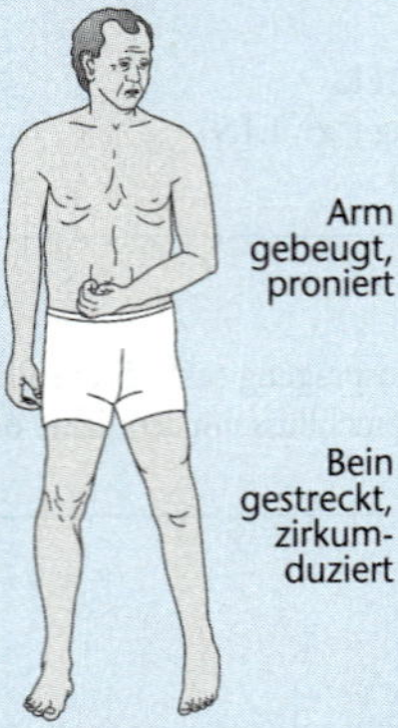 **Abb. 4.7** Wernicke-Mann-Gangbild	Intrakranielle Ischämie (☞ 6.2) und Blutung (☞ 6.3), MS (☞ 8), Hirntumoren (☞ 10.6) und spinale Raumforderung (☞ 11.5)
Gebundener Gang	Beine sind steif, leicht in den Knien gebeugt, die Schritte kurz und schlurfend. Oberkörper ist vornübergebeugt. Arme leicht gebeugt, schwingen nicht mit	Parkinson-Sy. (☞ 12.2), Alter
Steppergang	Gleichmäßige Schrittlänge mit hängender Fußspitze. Knie werden stark angehoben, damit Fußspitze nicht schleift. Hörbares Auftreten	Einseitig bei Läsion des N. peroneus (☞ 14.1.8) und Poliomyelitis (☞ 11.4.3), beidseits bei Charcot-Marie-Tooth-Sy. (☞ 14.4.9), spinaler Muskelatrophie (☞ 15.2.2) oder Muskeldystrophie (☞ 13.1.3)

Tab. 4.16 Fortsetzung

Typ	Klinik	Ätiologie
Watschelgang (Trendelenburg)	Zum Standbein geneigter Oberkörper, Absinken der Hüfte zum Spielbein durch mangelnde Fixierung (Schwäche der Mm. glutei med.). Verstärkt beim Treppensteigen und Aufstehen	Wurzelläsion L_5 (meist Bandscheibenvorfall, ☞ 14.3.7), Muskeldystrophie (☞ 15.5), Kugelberg-Welander-Krankheit (☞ 13.1.3) und Hüftdysplasien
Torkeln	Unregelmäßige Schritte, Stürze werden durch Ausgleichsmanöver verhindert	Alkohol- oder Sedativaintoxikation
Gangstörung bei Normaldruckhydrozephalus	Breitbasiger, langsamer, kleinschrittiger, schlurfender, am Boden klebender Gang; steife Körperhaltung, Körperdrehung en bloc. Kein Rigor, Tremor oder Ataxie	Hydrozephalus (☞ 13.5)
Frontale Gangstörung	Breitbasiger, langsamer, kleinschrittiger, zögernder, schlurfender, am Boden klebender Gang. Gebeugte Körperhaltung. Initial Verbesserung durch Hilfe, später zunehmende Schrittverkürzung bis zur Gangunfähigkeit	Bilaterale frontale Infarkte (☞ 6.2), Alzheimer-Krankheit (☞ 22.2.1)
Dystoner Gang	Langsamer, unsicherer Gang; überlagerte choreoathetotische/dystone Bewegungen (Plantarflexion, Dorsalflexion, Inversion, Drehungen von Becken und Rumpf)	Chorea Huntington und andere Choreaformen (☞ 12.3), Dystonien (☞ 12.5), Wilson-Kankheit (☞ 12.4)
Psychogene Gangstörung	Häufig werden oben genannte Bewegungsstörungen imitiert. Das Bein wird nachgeschleift oder nach vorn geschoben. Gang wie auf Stelzen. Häufig gute Beweglichkeit im Bett (☞ 1.1.9)	Histrionische Persönlichkeit (☞ 21.1.7)

4.9 Sensibilitätsstörungen

4.9.1 Reizsymptome

Parästhesie: Brennen, Kribbeln, „Ameisenlaufen“, pelziges Gefühl, Wärme- und Kältemissempfindung. Radikuläre oder nervale Ausbreitung, bei längerem Bestehen auch atypische Ausdehnung (z.B. Schulterschmerz bei Karpaltunnelsy.) → meist keine Durchblutungsstörung, sondern neurogen bedingt: Nerv- oder Wurzelirritationen (☞ 14.3), PNP (☞ 14.4), funikuläre Myelose (☞ 14.4.4), sensibler Jackson-Anfall (☞ 9.1).
Hoffmann-Tinel-Zeichen: Beklopfen der Nervenläsion führt zu elektrisierenden Missempfindungen im Versorgungsgebiet des geschädigten Nerven (z.B. Karpaltunnelsy. ☞ 14.1.6).
Neuralgie: Wellenförmiger, attackenweiser, „heller“, reißender/ziehender Schmerz. Provokation durch Dehnung oder Druck von Nerv oder Wurzel (z.B. Husten, Niesen oder Pressen bei Wurzelkompression, ☞ 14.3) → z.B. Trigeminusneuralgie (☞ 5.1.7).
Hyperpathie: Unangenehmer, oft brennender Schmerz bei leichten Berührungen. Einsetzen des Schmerzes mit Latenz, Ausbreitung auf benachbarte Hautareale. Oft kombiniert mit Hypästhesie → partielle Nerven- (☞ 14.1), ischämische Hinterstrang- (☞ 11.3) oder Thalamusläsionen.
Kausalgie: Dumpfer, brennender, schlecht abgrenzbarer, bei Berührung verstärkter, heftiger Schmerz. Trophische Veränderungen. Häufig betroffen sind Nn. medianus und tibialis wegen hohem Anteil vegetativer Fasern → partielle Nervenläsionen (☞ 14.1).
Stumpfschmerz: Symptomatik wie bei Kausalgie, oft kombiniert mit Hyperpathie. *Ätiol.:* Narbenneurom durch Fehlaussprossung regenerierender Nervenfasern (☞ 5.2.3).
Phantomschmerz: Hartnäckige, quälende Schmerzen durch Übererregbarkeit der kortikalen Repräsentation des amputierten Gliedes (☞ 5.2.3).

4.9.2 Ausfallsymptome

Verminderung oder Auslöschung von Berührungs- (Hyp- oder Anästhesie), Temperatur- (Thermhypästhesie oder -anästhesie) oder Schmerzempfindung (Hyp-oder Analgesie), Tasterkennen (Stereoästhesie) und der Tiefensensibilität, Vibrationsempfinden (Pallhyp-oder -anästhesie), Lage- und Bewegungsempfinden (Gelenkstellung und -bewegung).

Tab. 4.17 Läsionslokalisation bei sensiblen Ausfallsymptomen

Läsionsort	Klinik	Ätiologie
Peripherer Nerv	Hypästhetisches Areal ist wegen Überlappung der Schmerzfasern größer als hypalgisches und gibt Versorgungsgebiet exakter an. MER und Muskeltonus ↓, Schweißsekretionsstörung. Reizsymptome, motorische Ausfälle, trophische Störungen, begrenzt auf das Versorgungsgebiet	Trauma (☞ 14.1), Kompression (☞ 14.1), Kompartmentsy. (☞ 14.1.1)
Hinterwurzel	Segmentale Hypästhesie oder -algesie (Dermatome ☞ 1.1.8). Erhöhung des spinalen Drucks (Husten, Niesen, Pressen) führt zu Reizsymptomen (Schmerzen, Hyperpathie). Bei isolierter Wurzelschädigung fällt wegen Überlappung mit Nachbarsegmenten nie das komplette Segment aus	Bandscheibenvorfall (☞ 14.3.7), Neurinom (☞ 10.6.9), degenerative Knochenveränderungen
Hinterstränge	Reizdiskrimination, Tasterkennen und Vibrationsempfindung beeinträchtigt, häufig Par- oder Hypästhesien. Sensible Ataxie, Romberg-Versuch pos.	A.-spinalis-post.-Sy. (☞ 11.3.1), Tabes dorsalis (☞ 7.3.7), funikuläre Myelose (☞ 14.4.4)
Tractus spinothalamicus	Kontralateral dissoziierte Sensibilitätsstörung: verminderte Empfindlichkeit für Temperatur und Schmerz bei erhaltener Berührungsempfindlichkeit	Brown-Séquard-Sy. (☞ 11.1.1), A.-spinalis-ant.-Sy. ☞ 11.3.1)
Hirnstamm	Ataxie oder Lähmung; meist in Kombination mit HN-Ausfällen. Häufig gekreuzte Sy. (☞ 3.2.1). Sensibilitätsstörungen perioral und an den Händen	Blutung (☞ 6.3), Ischämie (☞ 6.2), Tumoren (☞ 10.6), Basilaristhrombose (☞ 6.)
Thalamus	Kontralateral sind alle Sensibilitätsqualitäten betroffen; zusätzlich Hyperpathie, Choreoathetose, Ataxie, evtl. Hemianopsie, Thalamusschmerz. „Thalamushand“: Finger in den Grundgelenken gebeugt, in Interphalangealgelenken überstreckt	Ischämie (☞ 6.2), Blutung (☞ 6.3), Tumor (☞ 10.6)
Kortex	Hemihypästhesie, Feinmotorikstörung, Dysdiadochokinese. Diskrimination, Tasterkennen, einfache Berührungsempfindlichkeit oft intakt. Keine Schmerzen	Ischämie (☞ 6.2), Blutung (☞ 6.3), Tumor (☞ 10.6)

4.10 Kopfschmerz

4.10.1 Differenzialdiagnosen

Neurologische Ursachen

Akute, stärkste Kopfschmerzen

- Intrakranielle Blutung (☞ 6.3): Übelkeit, Erbrechen, Bewusstseinsstörung, Hemiparese, Aphasie .
- SAB (☞ 6.3.2): Meningismus (☞ 4.10.2), HN-Ausfälle, Bewusstseinsstörung.
- Meningitis (☞ 7.3.1): Meningismus (☞ 5.8.4), Fieber, Desorientiertheit, Verwirrtheit.
- Sinusvenenthrombose (☞ 6.5): Krampfanfälle, bilaterale fokale neurologische Zeichen, evtl. Fieber.

! Bei diesen Verdachtsdiagnosen immer CT, wenn o.B. LP (z.B. Blut, Pleozytose, Bakterien).

Akute oder chronische, erträgliche Kopfschmerzen

- Grippaler, fieberhafter Infekt.
- Spannungskopfschmerz (☞ 5.1.2).
- Sinusitis (klopfschmerzhafte NNH), Otitis media (druckschmerzhafter Tragus), Herpes zoster oticus (Hauteffloreszenzen).
- Liquorunterdrucksy. (☞ 4.10.3) bei Z.n. LP.
- Posttraumatisch.
- Intrakranielle Raumforderung: STP, fokale neurologische Zeichen (☞ 3.2.2).
- Tolosa-Hunt-Sy.: Refraktionsanomalie, Doppelbilder, Glaukom (retroorbitale Schmerzen).
- Analgetika-Kopfschmerz (☞ 5.1.5): Anamnestischer Analgetikaabusus.
- Karotis-/Vertebralis-Dissektion (☞ 6.2.3): Ziehende Hals- oder Nackenschmerzen.
- Arteriitis temporalis (☞ 6.6): Temporal betonte, dumpfe Dauerschmerzen über Wo. A. temporalis druckempfindlich und geschwollen, evtl. Sehstörungen, Muskelschmerzen, BSG ↑.
- Myoarthropathie: Druckschmerz des Kiefergelenkes.
- Depression: Diffuser, symmetrischer Kopfschmerz, zusätzlich Schlafstörungen.

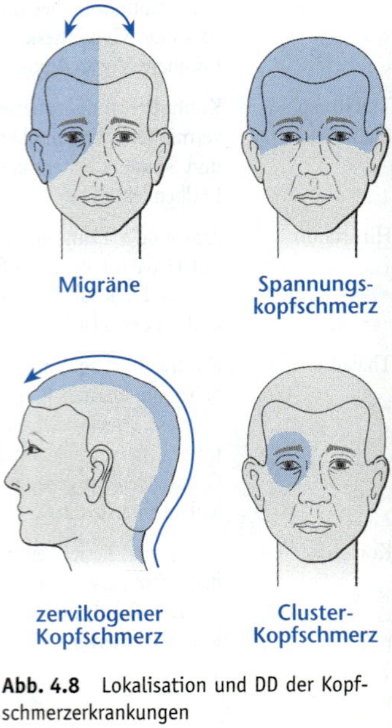

Abb. 4.8 Lokalisation und DD der Kopfschmerzerkrankungen

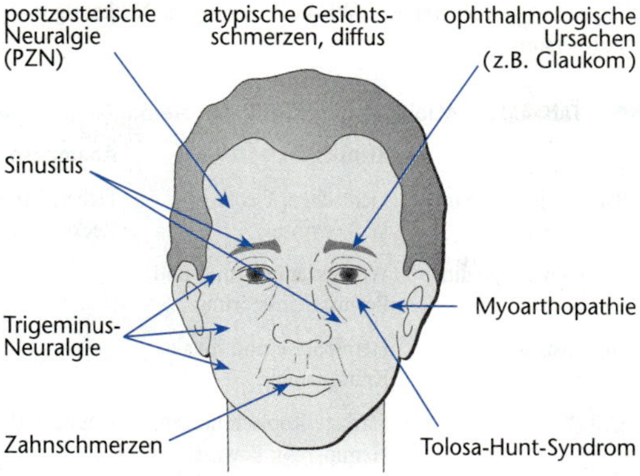

Abb. 4.9 Lokalisation und DD der Gesichtsschmerzen

Internistische Ursachen

- Arterielle Hypertonie, Phäochromozytom, Anämie, Hypoglykämie.
- Medikamente (Nitrate, Ergotamin, Analgetika, Kalziumantagonisten), Alkohol und Alkoholentzug, Urämie.
- Ophthalmologische Ursache: Glaukom.

Diagnostik

Anamnese

- Qualität: Pulsierend, drückend, stechend, spitz, dumpf.
- Intensität: Arbeiten oder Schlafen möglich?
- Lokalisation.
- Zeitlicher Verlauf: Neu, nie gekannt, zunehmende Häufigkeit.
- Begleitsymptome: z.B. Erbrechen; Triggermechanismen z.B. Kauen, Sprechen, Trinken oder Berührung.
- Vorerkr.: z.B. bekannter Hypertonus, vorangegangene LP, Spinalanästhesie.
- Medikamenteneinnahme.

Klinische Untersuchung: Klopfschmerz (z.B. NNH), Meningismus (☞ 4.10.2), A. temporalis schmerzhaft verdickt oder Tragus druckschmerzhaft

Apparativ: evtl. CCT, MRT, LP, EEG, Spiegelung des Augenhintergrunds, DSA.

4.10.2 Meningismus

! Merke

- Meningismus immer stationär abklären (CT, LP)!
- Bei schmerzhafter Nackensteife Meningismus auch prüfbar durch Kernig- und Brudzinski-Zeichen (☞ 1.1.7)

Differenzialdiagnosen Degenerative HWS-Veränderungen, Nackenrigor, Strychninvergiftung, Tetanie, Stiff-person-Sy.

Tab. 4.18 Ätiologie und Klinik des Meningismus

Ätiologie		Klinik	Anamnese
Entzündlich (☞ 7)	Bakterielle oder virale Meningitis	Lichtscheu, Fieber, Leukozytose	Fieber, Tropenaufenthalt, Zeckenbiss
	Meningoenzephalitis	Wesensveränderung und Bewusstseinsstörung	
	Hirnabszess	Hemiparese und fokale Krampfanfälle	
Vaskulär (☞ 6)	SAB	Stärkste Kopfschmerzen, Hemiparese, Bewusstseinsstörung	Doppelbilder
	Epi- oder subdurale Blutung	Wesensänderung, Anfälle, Hemiparese	Trauma vor Tagen bis Monaten
Tumoren der hinteren Schädelgrube mit Einklemmung		Erbrechen, Ataxie, HN-Ausfälle	Okzipitaler Kopfschmerz, bekanntes Tumorleiden

4.10.3 Postpunktionelle Kopfschmerzen

Kopfschmerzen nach LP. Meist bei jungen Menschen, F > M.

Klinik Dumpfer, okzipitaler, in den Nacken ausstrahlender Schmerz mit Übelkeit, gel. Erbrechen, Ohrdruck, Tinnitus und Nackensteifigkeit 1–2 Tage nach LP, für 2–7 Tage anhaltend. Deutliche Besserung durch flaches Liegen.

Therapie Konsequente Flachlagerung, bei stärkeren Beschwerden Paracetamol oder NSAID. Vermehrtes Trinken ist ohne Wirkung, Infusionen sind fraglich wirksam. Coffein oder Theophyllin p.o. sind manchmal wirksam. In schweren Fällen Kortison absteigend 80–60–40 mg, alternativ oder bei persistenten Beschwerden epidurale Eigenblutinjektion („blood-patch"), gut wirksam; frühestens 24 h nach LP durchführen.

Prophylaxe Mit möglichst dünner atraumatischer Nadel punktieren (z.B. „Sprotte-Nadel").

4.11 Andere Schmerzsyndrome

4.11.1 Rücken- und Rumpfschmerzen

Tab. 4.19 Differenzialdiagnosen der Rücken- und Rumpfschmerzen

Lokalisation	Differenzialdiagnosen	Klinik	Diagnostik
HWS	Diskusprolaps	Meist mit radikulärer Ausstrahlung und neurologischen Ausfällen	Rö, CT, MRT
	HWS-Distorsion	Paravertebraler Hartspann, Nackensteife	Anamnese, Rö
BWS	Scheuermann-Krankheit	Nach körperlicher Belastung bei Jugendlichen	Rö
	Osteoporose mit Deckplatteneinbrüchen	Belastungsschmerz	Stürze in der Anamnese, Rö
	Intraspinale Prozesse (Tumoren, Abszess	Brachialgie, Parästhesien, lokaler Klopfschmerz	Anamnese, CT, MRT
	Baastrup-Krankheit	Hyperlordose	Druckschmerz der betroffenen Dornfortsätze
	Knochentumoren, -metastasen und -entzündungen, Diszitis, Spondylitis (Tbc)	Dumpfe, ziehende Schmerzen, ausgelöst durch Bewegung, lokaler Klopfschmerz	Rö, CT, MRT
Thorakal, abdominell	Übertragener Schmerz	Diffuser Schmerz im Bereich der Head-Zone (☞ Abb. 4.10) bei Erkr. innerer Organe	Internistische Abklärung
Lumbal, sakral	Diskusprolaps	Meist mit radikulärer Ausstrahlung und neurologischen Ausfällen	Rö, CT, Myelographie
	Bechterew-Krankheit	Nächtliche oder belastungsabhängige Schmerzen im seitlichen Sakralbreich	Lokaler Druckschmerz am Gelenk, HLA-B27 i.S.
	Spondylarthrose, Spondylose und Spondylolisthesis	Gelegentlich radikuläre Ausstrahlung	Rö
	Kokzygodynie (Prellung, Fraktur des Steißbein)	Steißbeinschmerz	Trauma in der Anamnese, Fieber, Rö

Tab. 4.19 Fortsetzung

Lokalisation	Differenzialdiagnosen	Klinik	Diagnostik
Rippen	Interkostalneuralgie	Gürtelförmig, segmental bei Entzündungen (Herpes zoster) oder Tumoren	Anamnese, Rö
	Tietze-Sy.	Schmerzhafte Schwellung der 1. oder 2. parasternalen Rippenknorpel	Palpation
Ilioinguinal	Ilioinguinalsy.	Nach mechanischer Reizung (OP, spontan) Ausstrahlung in Leiste, Oberschenkelinnenseite, Skrotum bzw. Labium majus; Verstärkung durch Hüftstreckung, Besserung bei Beugung und Innenrotation, Sensibilitätsausfall in der Leiste	Anamnese, Druckschmerz medial der Spina iliaca ant. sup.

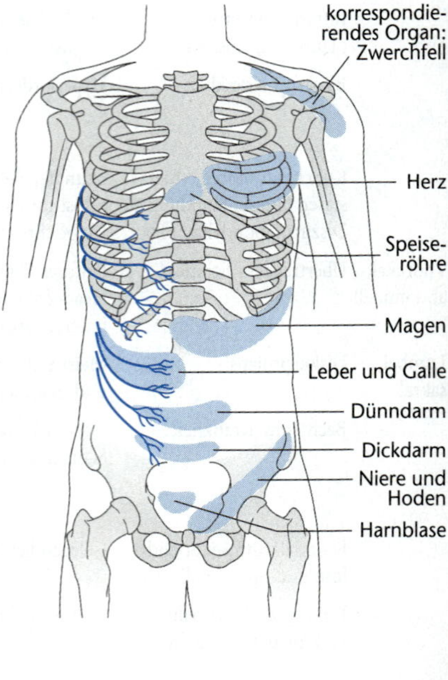

Abb. 4.10 Head-Zonen

4.11.2 Armschmerzen

Tab. 4.20 Differenzialdiagnosen der Armschmerzen

Lokalisation	Differenzialdiagnosen	Klinik	Diagnostik
Hand	Karpaltunnelsy. (☞ 14.1.6)	F >> M. Nächtliche, diffuse Schmerzen und Parästhesien der Hand, manchmal nach proximal ausstrahlend, Besserung durch Schütteln der Hand. Morgens leichte Einschränkung der Fingerbeweglichkeit. Später Entwicklung von Fingerparesen (Thenaratrophie)	Hoffmann-Tinel-Zeichen ☞ 4.9, Elektroneurographie
	Loge-de-Guyon-Sy. (☞ 14.1.6)	Evtl. Krallenhand	Klinik, ggf. EMG
	Primär chron. Polyarthritis	Heberden-Knötchen an distalen Interphalangealgelenken	Klinik, Rö
Ellenbogen und Unterarm	Sulcus-ulnaris-Sy. (☞ 14.1.6)	Durch häufiges Aufstützen auf den Ellenbogen, Ausstrahlung in die Ulnarseite der Hand mit Sensibilitätsstörungen	Klinik, Hoffmann-Tinel-Zeichen NLG: Leitungsblock
	Epicondylitis radialis (Tennisellenbogen) oder ulnaris	Druck- und bewegungsschmerzhafte Sehnenansätze	Klinik
	Supinatorlogensy. (☞ 14.1.6)	Parese der Finger- und Handstrecker; keine Sensibilitätsstörungen	Klinik, MRT
Schulter und Oberarm	Neuralgische Schulteramyotrophie (☞ 14.1.5)	Akute, intensive Schmerzen, gefolgt von neurologischen Ausfällen	Klinik, EMG
	Periarthropathia humeroscapularis	Schmerz beim Griff nach hinten und Elevation, Druckschmerz des Skapulohumeralgelenks, Verkalkung der Supraspinatussehne	Klinik, Rö
	Polymyalgia rheumatica	Dumpfer, symmetrischer Schmerz, subfebrile Temperaturen, Nachtschweiß, Inappetenz	BSG ↑, CK

Tab. 4.20 Fortsetzung

Lokalisation	Differenzialdiagnosen	Klinik	Diagnostik
	Syringomyelie (☞ 11.8)	Schmerzen in Schulter und Arm, dissoziierte Sensibilitätsstörung	Klinik; MRT
	Schultertrauma	Schmerzen im Schulterbereich	Anamnese, Rö
	Herzinfarkt, Angina pectoris	Schmerzausstrahlung in linken Arm	EKG, Herzenzyme
Arm	Bandscheibenvorfall (☞ 14.3.7)	Einschießende Schmerzen mit radikulärer Ausstrahlung, Paresen, Reflexabschwächungen, sensible Ausfälle	CT, MRT
	CRPS (☞ 5.2.2)	Trias mit tief sitzenden Schmerzen, autonomen und motorischen Störungen	Klinik, Rö/Szinti
	Frakturen, Knochentumoren	Schmerzen im Verletzungsbereich, Bewegungseinschränkung	Rö
	Engpasssy. der oberen Thoraxapertur	Halsrippe (Puls-, RR-Differenz, Thenaratrophie); Skalenussy. (Puls-, RR-Differenz)	Adson-Manöver[1]
	Pancoast-Tumor mit Druck auf den Plexus brachialis, Bestrahlung eines Mamma-Ca mit Axilla	Radikuläre Reiz- und Ausfallsymptome, Horner-Sy., Lymphstau, trophische Veränderungen	Klinik, Rö, MRT Axilla
	Thrombose der V. axillaris (Paget-Schroetter-Sy.)	Schmerzen und Schwächen des Arms, Schwellung der Hand	Dopplersono

[1] Kopf nach hinten neigen und zur kranken Seite drehen, dann Pat. tief einatmen lassen: Radialispuls wird kleiner

4.11.3 Beinschmerzen

Tab. 4.21 Differenzialdiagnosen der Beinschmerzen

Lokalisation	Differenzial-diagnosen	Klinik	Diagnostik
Fuß	Morton-Metatarsalgie (☞ 14.1.8), Verdickung eines N. interdigitalis	Elektrisierende, brennende Schmerzen beim Gehen; intermetakarpale Druckdolenz, verstärkt beim Bewegen der Metatarsalköpfchen III/IV oder IV/V gegeneinander (Hohmann-Handgriff)	Verschwinden des Schmerzes nach Injektion von Lokalanästhetika zwischen die entsprechenden Metatarsalia
	Gicht	Daumen und Großzehengrundgelenk stark schmerzhaft, geschwollen, gerötet, überwärmt	Harnsäurespiegel
	Spreiz-, Plattfuß	Absenkung des Fußgewölbes	Klinik, Rö
	Tarsaltunnelsy. (☞ 14.1.8)	Schmerzen und Parästhesien von Ferse und Fußsohle, Druckschmerz unterhalb des medialen Knöchels	EMG, Anästhesie des N. tibialis hinter Innenknöchel
Unterschenkel	Restless-leg-Sy. (☞ 25.6)	Brennende, unruhige Füße und Beine mit Besserung durch Bewegung	
	Kompartmentsy., z.B. posttraumatisch oder postop.	Muskeldehnungsschmerz, Bewegungseinschränkung. Peroneusparese mit Sensibilitätsstörung am Fußrücken. Erst spät fehlender Fußpuls der A. dorsalis pedis. Wichtige DD gegen verletzungsbedingte Nervenläsionen nach OP	Anamnese, Druckmessung im Kompartment. EMG: elektrisch stumm
	PNP (☞ 14.4), besonders bei Diab. mell.	Reflexabschwächung, Sensibilitätsstörung, brennende Dysästhesien	Reflexstatus, EMG, NLG
Knie	Gonarthrose	Belastungsabhängiger oder nächtlicher Gelenkschmerz, Atrophie der Oberschenkelmuskulatur	Rö

Tab. 4.21 Fortsetzung

Lokalisation	Differenzialdiagnosen	Klinik	Diagnostik
Oberschenkel	Meralgia paraesthetica (☞ 14.1.8)	Nächtliche brennende Dysästhesien mit hyp- oder anästhetischer Zone auf der Oberschenkelaußenseite	Anamnese, Klinik, Verschwinden nach Infiltrationsanästhesie
	Frakturen von Schenkelhals und Femur	Bewegungsschmerz, Bein in Außenrotation, Trochanterklopfschmerz	Anamnese, Rö
Hüfte	Hüftgelenkserkr. (Koxarthrose, Femurkopfnekrose (Glukokortikoide)	Belastungsabhängiger Schmerz in der Leiste, in die Oberschenkelinnenseite ausstrahlend; Trochanterklopfschmerz. Passive Beweglichkeit eingeschränkt	Rö, MRT
Bein	Bandscheibenvorfall (☞ 14.3.7)	Radikulärer Schmerz- und Ausfallsymptomatik, Verstärkung bei Husten, Niesen, Pressen. DD Wurzelneurinom (☞ 10.6.9): Langsame Progredienz, weniger Schmerzen	CT, Myelographie
	Claudicatio intermittens spinalis	Vom Kreuz in beide Beine ausstrahlende Schmerzen ausschließlich beim Gehen, gelegentlich mit Parästhesien, oft bei kongenital engem Spinalkanal, Reflexverlust	Reflexstatus, Myelographie, MRT
	Claudicatio intermittens bei AVK	Vaskuläre Risikofaktoren, fehlende Fußpulse	Doppler, Angiographie
	Knochentumoren	Schmerzen im Liegen bei Metastasen, Wirbeldestruktionen bei malignen Erkr. (Plasmozytom)	Rö
	Iatrogene Spritzenläsion des N. ischiadicus	Schwäche der Hüftadduktoren	Anamnese
	Raumforderung im kleinen Becken, z.B. Psoashämatome, Blutungen unter Antikoagulation	Hüftbeugerschwäche	Sono, CT
	CRPS (☞ 5.2.2)	Trias mit tief sitzenden Schmerzen, autonomen und motorischen Störungen	Klinik, Rö/Szinti

4.12 Schwindel

Scheinbewegungen, die durch gegensätzliche Informationen der Sinnesorgane entstehen. Kann physiologisch als Reizschwindel oder path. mit zentraler, vestibulärer oder psychogener Ursache auftreten.

Einteilung **Drehschwindel:** Gerichtet; Gefühl als würde sich der Raum ständig um einen drehen → z.B. bei Menière-Krankheit (☞ 4.12.2).
Schwankschwindel: Ungerichtet; „wie auf einem Schiff", als ob „der Boden schwanken würde" → z.B. bei Phobien.
Lagerungsschwindel: Ungerichtet oder Drehschwindel; nur nach Kopfbewegung oder Änderung der Körperachse → z.B. bei Perilymphfistel.
Liftschwindel: Ungerichtet; Gefühl zu sinken oder angehoben zu werden → z.B. bei orthostatischen Störungen.

Diagnostik

- Anamnese:
  - Schwindelform (s.o.).
  - Häufigkeit: Dauer- oder Attackenschwindel.
  - Begleitsymptome: z.B. Übelkeit, Erbrechen, Doppelbilder, Hörstörung, Nystagmus, Ataxie, Fieber, HN-Störungen, Bewusstseinsstörungen.
  - Medikamentenanamnese: z.B. Carbamazepin, Phenytoin, Antihypertensiva, Antiarrhythmika.
  - Begleiterkr.: z.B. Herzinsuff., Herzrhythmusstörungen, Hypo-/Hypertonie, Infekte.
- Immer Nystagmusprüfung mit Frenzelbrille: Verstärkung durch Aufhebung der Fixation.
- HNO-Konsil: Vestibularis- und Hörprüfung.
- Bei weiteren neurologischen Befunden: evtl. AEP, EEG ENG; Dopplersono, CCT, MRT (bei v.a. zentrale Ursache).
- Evtl. internistische Abklärung: z.B. EKG, Langzeit-EKG, Schellong-Test.

4.12.1 Physiologischer Reizschwindel

Bewegungsschwindel

Klinik Benommenheit, Müdigkeit, periodisches Gähnen, Blässe, leichter Schwindel, vermehrter Speichelfluss, Übelkeit, Erbrechen und Apathie, z.B. bei Autofahrten oder Seereisen. Säuglinge und Kleinkinder sind resistenter als ältere Menschen. Spontane Remission innerhalb von Stunden nach Wegfall des auslösenden Reizes.

Therapie

- Physikalisch: Gewöhnung durch intermittierende Reizexposition.
- Kopffixierung, Hinlegen, wenn möglich visuelle Kontrolle der Fahrzeugbewegung.
- Medikamentös: Dimenhydrinat 100 mg einmalig p.o. (z.B. Vomex A®) oder Scopolamin 0,5 mg als Pflaster ½ h vor Fahrtbeginn (z.B. Scopoderm TTS®). *NW:* Sedierung, vermindertes Reaktionsvermögen, Mundtrockenheit, Verschwommensehen.

Höhenschwindel

Klinik Visuell ausgelöste Stand- und Bewegungsunsicherheit mit Angst und vegetativen Begleitsymptomen. Oft familiär gehäuft.

Differenzialdiagnosen Akrophobie (konditionierte phobische Reaktion mit Dissoziation von subjektiver und objektiver Fallgefahr).

Therapie Verhaltensther. Prophylaxe durch Festhalten, optische Fixierung nahe gelegener stationärer Dinge.

4.12.2 Peripher vestibulärer Schwindel

Benigner paroxysmaler Lagerungsschwindel

Häufigste peripher-vestibuläre Schwindelform (etwa 36%). Altersgipfel 50.–70. Lj.

Klinik Kopfneigung nach vorn oder zur Seite ruft mit einigen Sekunden Latenz heftigen Drehschwindel mit Übelkeit und rotierendem Nystagmus für 10–60 Sek. zum unten liegenden Ohr hervor.

Komplikationen Hörschädigung.

Therapie Lagerungstraining nach Brandt (☞ Abb. 4.11) mit rascher seitlicher Kopflagerung, Position jeweils 30 Sek. halten; fünfmal wiederholen. 5-10 × tägl. Beschwerdefreiheit nach 2–3 Wo. Bei (seltener) Therapieresistenz selektive Neurektomie.

Prognose Spontanes Abklingen nach Wo. bis Mon., Rezidive sind aber möglich.

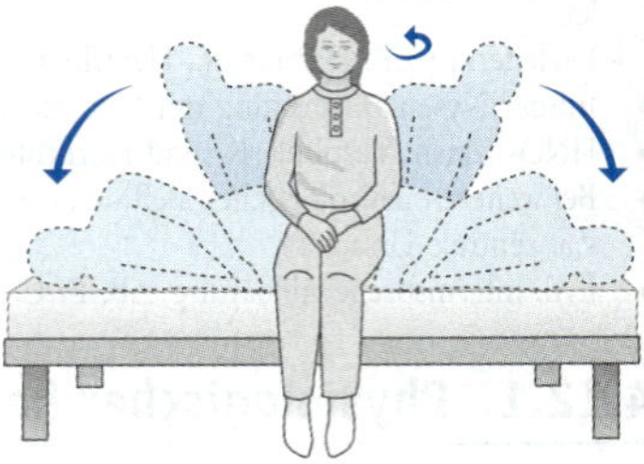

Abb. 4.11 Lagerungstraining nach Brandt

Neuronitis vestibularis

Akuter einseitiger Vestibularisausfall; zweithäufigste Schwindelursache (etwa 24%). Erkrankungsgipfel um 50. Lj. Wahrscheinlich viral oder parainfektiös.

Klinik Schweres Krankheitsgefühl, über Tage heftiger Drehschwindel, Fallneigung zum betroffenen Ohr, Übelkeit und Erbrechen. Thermische Untererregbarkeit des ipsilateralen horizontalen Bogengangs. Rotierender Spontannystagmus zur gesunden Seite, VOR gestört. Spontanbesserung durch zentrale Kompensation nach 2–3 Wo.

Therapie
- Akutphase: Bettruhe, Kopf ruhig stellen.
- Antivertiginosa: Dimenhydrinat 1–4 × 100 mg tägl. p.o. (z.B. Vomex A®) bis zum Abklingen von Übelkeit und Spontannystagmus.
- Balanceübungen mit zunehmendem Schwierigkeitsgrad im Liegen, Sitzen, Stehen und Gehen.
- Vasodilatatoren und niedermolekulare Dextrane sind umstritten.

Menière-Krankheit

Vierthäufigster Schwindel (etwa 12%), endolymphatischer Labyrinthhydrops mit periodischen Rupturen. Erkrankungsgipfel 30.–50. Lj.

Klinik

- Drehschwindel, gerichtete Fallneigung, Blässe, Schweißneigung, Nausea, Erbrechen.
- Tinnitus, Druckgefühl im betroffenen Ohr, horizontaler Nystagmus, Hörminderung (Tieftonverlust), positives Recruitment, thermische Untererregbarkeit der betroffenen Seite.
- Keine Prodromi, abrupter Beginn, dann langsames Abklingen.

Therapie **Medikamentös:** Betahistin 3 × 16 mg tägl. p.o. (z.B. Vasomotal®), nach 3 Wo. 3 × 8 mg für 6 Mon. *NW:* Sedierung, Mundtrockenheit, GIT-Störungen. *KI:* Phäochromozytom. *Relative KI:* Magenulzera, Bronchialasthma.

Chirurgisch: Entfernung des Hydrops bei medikamentöser Therapieresistenz und dauernden Beschwerden. *NW:* Vestibularis-, Hörschädigung, Fazialisparese, Meningitis.

! Vasoaktive Substanzen (z.B. HAES®), Tranquilizer und Neuroleptika sind ebenso wie eine Änderung der Lebensführung oder Diäten unwirksam.

Andere peripher-vestibuläre Schwindelformen

Akute Labyrinthläsion: Dauerdrehschwindel bei akuter Labyrinthitis, Begleitlabyrinthitis bei Otitis media, Zoster oticus, als NW einer Antibiose, traumatisch, iatrogen, vaskulär, toxisch.

Perilymphfistel: Traumatisch, entzündlich, postop., durch Tumoren verursacht. *Klinik:* Lagerungsschwindel, sensoneurale Hörstörung, Tinnitus, Zunahme der Symptome durch Pressen. *Diagn.:* Durch Tympanotomie. *Ther.:* Bettruhe, leichte Sedierung, Laxanzien, körperliche Schonung; bleibt Spontanheilung aus: OP.

Akustikusneurinom: Zunächst langsam progrediente Hörminderung, erst später Dauerdrehschwindel und Nystagmus.

4.12.3 Zentral-vestibulärer Schwindel

Zentraler Lagerungsschwindel: Nystagmus ist nicht paroxysmal und wenig erschöpflich; meist auch andere Störungen der Blickfolge (Sakkadenstörung) → Tumor, Blutung, Ischämie oder Entzündung im Bereich der Vestibulariskerne oder des Kleinhirnwurms; ist der Hirnstamm betroffen: Dauerdrehschwindel.

Vertebro-basiläre Insuff.: Durch ungenügende Blutversorgung der Vestibulariskerne bei Stenosen der Aa. vertebrales oder basilaris. *Klinik:* Attackendrehschwindel, Ataxie, stets mit HN-Ausfällen oder Symptomen der langen Bahnen.

MS: Schwankschwindelattacken, bis 100 × tägl; paroxysmale Dysarthrie und Ataxie. *Ther.:* Carbamazepin 600–1200 mg p.o. tägl. (z.B. Tegretal®).

Basilarismigräne: Attackendrehschwindel mit Sehstörungen, Ataxie, evtl. HN-Ausfällen und okzipitalen Kopfschmerzen.

Vestibuläre Epilepsie: Attackendrehschwindel, sekunden- bis minutenlang; Übelkeit, kein Erbrechen, dystone Bewegungen, Bewusstseinsstörungen, häufig akustische Sensationen. Bei Läsion im Temporallappen evtl. als Aura vor psychomotorischem Anfall. *Diagn.:* EEG, Herdbefunde. *Ther.:* Carbamazepin 600–1200 mg p.o. tägl. (z.B. Tegretal®).

Downbeatnystagmusschwindel: Fallneigung nach hinten bei Arnold-Chiari-Fehlbildung, Intoxikationen (z.B. Antiepileptika), MS; Tumoren, Ischämie, Blutung, Entzündung im Bereich des Hirnstamms; zerebelläre Degeneration. *Ther.:* Gleichgewichtstraining, Clonazepam (Rivotril®).

4.12.4 Nicht vestibulärer Schwindel

Phobischer Attacken-Schwankschwindel: Dritthäufigste Schwindelform (etwa 12%). *Klinik:* Subjektive Gang- und Standunsicherheit, Vernichtungsangst (wird meist nicht berichtet), deutlicher Leidensdruck. Tritt z.B. auf Brücken, Treppen, Straßen, in leeren Räumen, großen Plätzen, Kaufhäusern, Theatern auf. Erstmanifestation oft bei besonderer Belastung. Rasche Konditionierung und Generalisierung. Vermeidungsstrategien. *Ther.:* Verhaltenstherapeutische Desensibilisierung (wiederholte Exposition). Neurologische Untersuchung zur psychischen Entlastung.
Psychogener Schwindel: Häufig bei Depression, Hysterie, schizophrener Psychose.
Visueller Schwindel: Schwankschwindel mit Stand- und Gangunsicherheit. *Ätiol.:* Brechungsanomalien, Fusionsstörung, Augenmuskelparesen mit Doppelbildern, unwillkürliche Augenoszillationen, nach Katarakt-OP mit Starbrille. *Ther.:* KG mit Training der Haltungsreflexe.
Somatosensorisch zervikaler Schwindel: Schwankschwindel bei fehlender visueller Kontrolle. *Ätiol.:* Störung der Halsafferenzen zum vestibulären System, z.B. bei PNP oder Hinterstrangerkr.
Pharmaka-NW: z.B. nach Antikonvulsiva, Tranquilizer, Hypnotika, Antiemetika, Antidepressiva, Anticholinergika, Dopaminagonisten, Muskelrelaxanzien, Aminoglykoside und Antituberkulotika (irreversible Ototoxizität), Antihypertensiva (speziell β-Blocker und Vasodilatatoren).

4.13 Tinnitus

Verschiedene Formen von Ohrgeräuschen (Klicks, Rauschen, Pfeifen), manchmal pulssynchron; rezid., konstant oder anfallsweise.

Klinik Objektivierbarer Tinnitus (mit dem Stethoskop hörbar): Pulssynchrones (AV-Malformation, Aneurysma), kontinuierliches Rauschen (vergrößerter Bulbus jugularis, verschwindet bei Druck auf die distale V. jugularis), Serie scharfer Klicks (tetanische Kontraktionen des weichen Gaumens).

Differenzialdiagnosen

- Mit Drehschwindel und Hörstörung → Menière-Krankheit (☞ 4.9.2).
- Mit Hörstörungen → Otosklerose, akuter Hörsturz, akutes SHT, Lärmtrauma, bei Akustikusneurinom (☞ 4.12.2), durch ototoxische Medikamente (z.B. Aminoglykoside, Cisplatin), Schwermetalle.
- Ohne Hörstörungen → meist ungeklärte Ursache, gelegentlich medikamentös (Chinidin, Salizylate, Indometacin, Carbamazepin, Propanolol, L-Dopa, Aminophyllin, Koffein, Tetracyclin, Salbutamol).

Therapie

- Absetzen auslösender Medikamente.
- Iontophorese für 10 Min. mit Lidocainlösung im äußeren Gehörgang.

- Medikamentös: Tocainide 3 × 400 mg tägl. p.o. bis zu 3 × 600 mg tägl. (z.B. Xylotocan®), Benzodiazepine, wie Oxazepam 30 mg tägl. p.o. (z.B. Adumbran®) oder Clonazepam 3 × 0,5 mg tägl. p.o. (z.B. Rivotril®).
- „Masking": Überdecken des Tinnitus durch andere Geräuschquelle, Radio, spezielles Gerät.
- Überdruckkammer.

4.14 Blasenstörungen

Für eine intakte Blasenfunktion ist das Zusammenspiel parasympathischer, sympathischer, motorischer und sensibler Innervation erforderlich (☞ Abb. 4.12).

! Im spinalen Schock (☞ 11.1.1) erst Detrusor-Areflexie mit Überlaufblase. Später oder bei inkompletter Läsion Detrusor-Sphinkter-Dyssynergie mit Drang- oder Reflexinkontinenz.

Tab. 4.22 Merkmale von Harnblasenstörungen

	Detrusorhyperreflexie	Detrusor-Sphinkter-Dyssynergie	Detrusorhyporeflexie
Synonym	Kortikal enthemmte Blase	„Neurogene", „automatische" Blase	„Autonome" Blase
Läsionsort	Suprapontin	RM, suprasakral	Cauda equina oder periphere Nerven
Blasentonus	Normal	Spastisch	Schlaff
Inkontinenz	Dranginkontinenz	Dranginkontinenz	Überlaufinkontinenz
Harndrang	Imperativ	Keiner	Keiner
Restharn	Keiner	Wenig	Viel
Begleitsymptome	Nykturie, Pollakisurie	Nykturie, Pollakisurie, spastische Paraparese	Bei Schädigung peripherer Nerven: Reithosenanästhesie, schlaffe Paresen
Ursachen	Frontaler Tumor, z.B. Falxmeningeom; Normaldruckhydrozephalus; Parkinson-Krankheit; Binswanger-Krankheit	Querschnittslähmung durch Trauma, Tumor, vaskuläre oder zervikale Myelopathie	Sakrales Trauma, medialer Bandscheibenvorfall, Tumor, Spina bifida, Diab. mell., PNP, GBS, radikale Hysterektomie

Diagnostik

Anamnese

- Frequenz der Blasenentleerung, Größe der Harnportion, unwillkürlicher Harnabgang, Urge-Symptomatik.
- Gehfähigkeit, Desorientiertheit: Findet Pat. – rechtzeitig – die Toilette?

- Sexualfunktion: Erektion, Ejakulation.
- Darmfunktion: Obstipation, Diarrhö, Kontinenz.

Körperliche Untersuchung
- Rektal-digitale Untersuchung.
- Sensibilitätsprüfung im Reithosengebiet, am äußeren Genitale sowie perianal.
- Prüfung des Kremaster-, Gluteal- und Analreflexes.

Laboruntersuchungen Urostix; Harnsediment; Urinkultur.

Apparative Untersuchungen
- Restharnbestimmung: Sonographisch oder durch Einmalkatheterisierung.
- Urodynamische Untersuchungen: Harnflussmessungen, Blasendruckmessung während der Füllungsphase und während der Miktion.
- Rö und Sono der Niere und der ableitenden Harnwege.
- Elektrophysiologische Zusatzdiagnostik: EMG (☞ 2.2.4) aus dem M. ani externus. Bulbuscavernosus-Reflex (S_2–S_5). Hinweis auf suprasakrale Störungen durch Tibialis- und Pudendus-evozierte Potenziale.

Differenzialdiagnosen
- Stressinkontinenz: Unwillkürlicher Urinabgang bei Erhöhung des intraabdominellen Drucks → nach Entbindungen, bei Zystozele oder Descensus uteri. *Ther.:* α-Sympathomimetika zur Unterstützung des M. sphincter int. (z.B. Imipramin).
- Nykturie → Herzinsuffizienz.
- Inkontinenz → Prostatahypertrophie, Zystitis, Blasentumoren, Blasensteinen.

Therapie
Detrusorhyperreflexie Anticholinergika, wie Oxybutynin 10–15 mg tägl. p.o. (z.B. Dridase®) oder Scopolamin 3–5 × 10–20 mg tägl. p.o. (z.B. Buscopan®).

Detrusor-Sphinkter-Dyssynergie
- Anticholinergika: z.B. Oxybutynin 10–15 mg tägl. p.o. (z.B. Dridase®) oder Scopolamin 3–5 × 10–20 mg tägl. p.o. (z.B. Buscopan®).
- Evtl. Baclofen 3 × 5 mg tägl. p.o. (z.B. Lioresal®).
- Reflektorische Blasenentleerung durch Beklopfen der Bauchwand oder Kneifen an der Oberschenkelinnenseite.
- Bei Sphinkter-internus-Störung: Phenoxybenzamin 10 mg tägl. p.o. (z.B. Dibenzyran®), steigerbar bis 60 mg tägl.

Detrusorhyporeflexie
- Carbachol 3 × 1–2 mg tägl. p.o. oder bis zu 3 × 0,125–0,25 mg s.c. (z.B. Doryl®). *KI:* Vollständige Denervierung. Kombination mit Phenoxybenzamin 10 mg tägl. p.o. (z.B. Dibenzyran®), steigerbar bis 60 mg tägl. bei isolierter Tonuserhöhung des M. sphincter int.
- Evtl. intermittierende Selbstkatheterisierung.
- Bauchpresse: Credé-Handgriff.
- Dauerkatheterisierung bei vorübergehender Überdehnung der Blase.

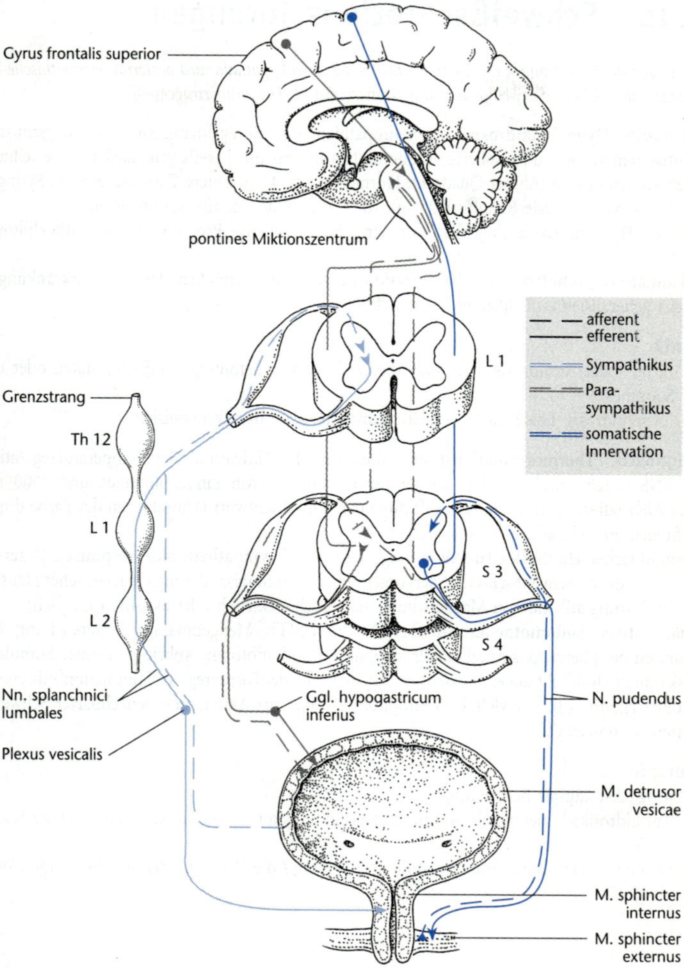

Abb. 4.12 Innervation der Blase

4.15 Schweißsekretionsstörungen

Störungen der Sudomotorik (ICD-10: G90.8) in der Area hypothalamica posterior, sympathische Efferenzen zu ekkrinen Schweißdrüsen mit Acetylcholin als Hauptüberträgerstoff

Ätiologie **Hypo-/Anhidrosis:** Polyneuropathien mit unregelmäßigem Verteilungsmuster, Multisystematrophie und isolierte autonome Insuffizienz mit jeweils generalisierter Verteilung, Grenzstrangläsionen (oberer Quadrant: Horner-Sy. ☞ 4.1.5; untere Quadranten: z.B. Syringomyelie, retroperitoneale Raumforderung), Rückenmarksläsion, Hirnstammläsion
Primäre Hyperhidrosis: Ungeklärt, familiär gehäuft; günstige Prognose, zumeist Rückbildung > 50. Lj.
Sekundäre Hyperhidrosis: u.a. bei Infektionen, Neoplasien, endokrinologischen Erkrankungen (meist generalisiert), medikamentös/toxisch.

Klinik

- Hypo- oder Anhidrosis: Regional; oberer Quadrant, Betonung der Extremitäten oder des Stammes.
- Hyperhidrosis: Lokal (fazial, axillär, palmar, plantar) bzw. generalisiert

Diagnostik **Thermoregulationstest:** Sudomotorische Aktivierung der Temperaturregulation im ZNS durch Erhöhung der Kerntemperatur anhand von Lindenblütentee und 1000 mg ASS; Alternative: Wärmekammer, Erfassung der Schweißantwort (Umschlagen der Farbe durch Auftragen von Alazarin-Natriumsulfat).
Sympathischer Hautreflex (mSSR = magnetic evoked sympathetic skin response): Untersuchung der durch Schweißsekretion hervorgerufenen Spannungsänderung („galvanischer Hautreflex"); Reizung anhand von Magnetstimulation (auch elektrisch oder akustisch möglich).
Quantitativer Sudomotor-Axon-Reflex-Test (QSART): Mengenmäßige Untersuchung der Funktion peripherer, postganglionärer, cholinerger Sudomotoren; Anbringung einer Stimulationskammer (luftdicht abgeschlossen) auf die betreffende Körperregion: Stimulation mit einem Cholinergikum (z.B. Acetylcholin-Iontophorese) führt zur Aktivierung benachbarter Schweißdrüsen (Axonreflex).

Therapie

- Möglichst kausale Behandlung.
- Antihidrotika basierend auf Aluminiumverbindungen (→ mechanische Blockade der Sekretion).
- Systemisch evtl. Bornaprin (Sormodren®) 2–3 mg / die (Nutzung der anticholinergen Wirkung).

4.16 Neuropsychologische Symptome

4.16.1 Aphasien

Zentrale Sprachstörung nach abgeschlossener Sprachentwicklung.

Ätiologie Schädigung der Sprachregion , z.B. bei Schlaganfall (☞ 6.1), SHT (☞ 16.1), Hirntumoren (☞ 10.6), Hirnatrophie (☞ 13), Enzephalopathie (☞ 17.1.1).

Differenzialdiagnosen
- Dysarthrie (☞ 4.2.4): Zentrale (kortikale) oder periphere (bulbäre) Lähmung der Sprechmuskulatur. Sprachverständnis, Grammatik, Schreiben und Lesen sind normal. *Zerebelläre Dysarthrie:* Skandierende Sprache (☞ 4.16.1).
- Parkinson-Sy.: Leise, verwaschene, nuschelnde Sprache
- Stottern: bei seelischen Störungen oder frühkindlichen Hirnschädigungen.

Tab. 4.23 Aphasische Syndrome

Syndrome (A. = Aphasie)	Spontansprache	Nachsprechen	Wortverständnis	Benennung	Lesen	Schreiben	Lokalisation der Läsion
Broca-A.	Nicht flüssig, phonematische Paraphasien, Agrammatismus	–	+	+/-	–	–	Gyrus frontalis inferior und frontales Marklager, Insel
Wernicke-A.	Flüssig, phonematische und semantische Paraphasien, Neologismen, Paragram-matismus	–	–	–	–	–	Gyrus temporalis superior und angrenzender Parietallappen
Leitungs-A.	Flüssig, Paraphasien	–	++	+/–	+	+/–	Gyrus supramarginalis oder primärer Hörkortex und Insel
Globale A.	Nicht flüssig, Automatismen, Stereotypien	–	–	–	–	–	Kombination der drei vorgenannten

Tab. 4.23 Fortsetzung

Syndrome (A. = Aphasie)	Spontansprache	Nachsprechen	Wortverständnis	Benennung	Lesen	Schreiben	Lokalisation der Läsion
Transkortikale motorische A.	Nicht flüssig	++	++	+/–	+	–	Neben Broca-Areal
Transkortikale sensorische A.	Flüssig, Echolalie	++	–	–	–	–	Parieto-temporale Verbindungen
Transkortikale gemischte A.	Nicht flüssig	+	–	–	–	–	Kombination der beiden oben genannten
Amnestische A.	Flüssig, Wortfindung stark gestört	+	+	–	+/–	+/–	Hinterer Temporal-, unterer Parietallappen
Subkortikale A.	Uneinheitliches Muster, Paraphasien	+	+/–	+/–	+/–	+/–	Putamen und Thalamus
Untersuchung (☞ 1.2.2)							

4.16.2 Apraxien, neuropsychologische Symptome

Apraxie: Zentrale Störung in der Auswahl und folgerichtigen Organisation von Bewegungselementen oder von Einzelbewegungen zu Handlungsabfolgen bei erhaltener Kraft und Koordination.

Alexie: Leitungsunterbrechung der visuellen Assoziationskortex beider Hirnhälften. Lesen ist nicht, Buchstabieren und Schreiben ist möglich.

Leitungsstörungen: Unterbrechung der Verbindung zwischen dem Assoziationskortex beider Hirnhälften. Pat. können Handstellung des Untersuchers nicht imitieren.

Akalkulie: Rechenstörung bei linksparietaler Läsion.

Neglekt: In der Regel nach rechtsparietaler Läsion Nichtbeachtung der linken, erkrankten Körperhälfte, manchmal auch der linken Raumhälfte.

Anosognosie: Nach rechtsparietaler Läsion Nichtwahrnehmung oder Bagatellisierung eines neurologischen Ausfalls.

Tab. 4.24 Apraxien

Form	Definition	Untersuchung	Läsion
Ideomotorisch	Zerfall der Handlungsgestalt trotz intakten Handlungsentwurfs Fragmentarische Handlungsabläufe mit Auslassen einzelner Anteile oder vorzeitigem Abbruch	Ausdrucksbewegungen wie Drohen, Winken Vorgestellte Objekte gebrauchen lassen, z.B. aus einem Glas trinken, Rauchen Bedeutungslose Bewegungen imitieren lassen: z.B. Handrücken auf die Stirn legen Komplexe Bewegungsabläufe befolgen lassen: z.B. mit dem Zeigefinger auf rechtes Ohrläppchen zeigen	Sprachdominante Hemisphäre
Ideatorisch	Richtiger Handlungsablauf, aber in falscher Situation oder an falschem Objekt	z.B. Kugelschreiber auseinander- und wieder zusammen bauen, Flasche aufschrauben, Glas einschenken, Trinken	Temporoparietal, sprachdominante Hemisphäre
Bukkofazial	Gesichtsapraxie. Störung der Koordination des Schluck- und Sprechakts (bei 80% der Aphasien)		

4.17 Verwirrtheit

Klinik Inadäquates Verhalten mit Desorientiertheit zu Person, Situation, Ort und Zeit, evtl. Somnolenz, Störung von Wahrnehmung und Reizverarbeitung (Halluzinationen, Merkfähigkeitsstörungen, Konfabulationen).

Diagnostik
- Blut: Leukozytose, Linksverschiebung, BSG, Krea, Harnstoff, E'lyte, Schilddrüsenwerte, BZ, Alkohol- und Medikamentenspiegel, Vit. B_1.
- Urinanalyse: Medikamente, Drogen.
- Apparativ: EEG, CCT, LP.

Tab. 4.25 Differenzialdiagnosen der Verwirrtheit

	Delir (☞ 22.1)	Demenz (☞ 22.2)	Schizophrene Psychosen (☞ 19)	Enzephalitis (☞ 7.3.1)
Beginn	Akut	Chronisch	Akut	Subakut
Bewusstsein	Eingeschränkt	Normal	Normal	Gestört
Halluzinationen	Bevorzugt visuell	Keine	Akustisch	Selten
Psychomotorik	Wechselnd gesteigert oder reduziert	Normal	Wechselnd	Reduziert
Sprache	Inkohärent, wechselnd	Wortfindungsstörungen, Perseveration	Normal bis Schizophasie	Aphasie
Besonderheiten	Koordinationsstörung, Haltetremor, Asterixis, vegetative Symptome	Veränderungen der Persönlichkeit	Endogen	Neurologische Herdzeichen, Anfälle, Fieber

Weitere Differenzialdiagnosen

- Wernicke-Enzephalopathie (☞ 17.3): Halluzinationen, Gedächtnisstörungen, Augenmuskelparesen, Nystagmus, Ataxie.
- Korsakow-Sy. (☞ 17.3) nach Delir, Wernicke-Enzephalopathie, Trauma, Enzephalitis: Merkfähigkeitsstörung, Desorientiertheit.
- Globale Aphasie (☞ 4.16.1): Sprachproduktion ↓, kein Befolgen von Aufforderungen.
- Postiktualer Verwirrtheitszustand, Petit-mal-Status, Status komplex-partieller Anfälle.
- Transiente globale Amnesie (☞ 4.18).
- Zentrale Blindheit: Delirant, unruhig.

4.18 Transiente globale Amnesie (amnestische Episode)

Inzidenz 5–10/100 000 Einwohner jährlich, 75% der Attacken im 50.–70. Lj., bis zu 18% der Betroffenen erleiden mehr als eine TGA.

Ätiologie Unbekannt. Vermutlich passagere Funktionsstörung des mediobasalen Temporallappens unter Einschluss beider Hippocampi. Keine Assoziation mit vaskulären Erkr. Möglicher Zusammenhang zwischen TGA und Migräne, da „spreading depression“ gemeinsames pathophysiologisches Korrelat.
Häufig gehen der TGA Valsalva-ähnliche Atemmuster mit erhöhtem intrathorakalen Druck voraus, dadurch möglicherweise reduzierter venöser Rückstrom zum Herzen und intrakranielle venöse Hypertension. Assoziation mit einer konsekutiven passageren venösen Ischämie gedächtnisrelevanter Areale.

Gelegentlich vorausgehendes emotional belastendes Erlebnis. Ursächlich wird dabei eine vermehrte Glutamatausschüttung in Stresssituationen vermutet.

Klinik Akut einsetzende Störung aller Gedächtnisinhalte für 1–24 h (Mittel 6–8 h), während derer keine neuen Gedächtnisinhalte gespeichert werden können. Zu Zeit und Situation häufig nicht, zur Person jedoch immer orientiert. Keine Vigilanzminderung, Pat. sind bewusstseinsklar und kontaktfähig. Pat. erscheinen ratlos, beunruhigt, stellen wiederholt Fragen nach der Zeit, situativen Umständen. Während sie nicht in der Lage sind die Gedächtnisstörung wahrzunehmen, sind sie sehr wohl fähig auch komplexe zuvor erlernte Tätigkeiten, wie Lenken eines PKW, Kochen, auszuführen.

Diagnostik Anhand der Kriterien von Caplan sowie Hodges und Warlow rein klinisch:
- Akut beginnende und ausgeprägte Neugedächtnisstörung.
- Dauer mind. 1 h, Rückbildung innerhalb von 24 h.
- Fehlen fokal neurologischer Symptome und zusätzlicher kognitiver Defizite.
- Bewusstseinstörung, Desorientierung zur Person.
- Kein vorangehendes Trauma oder Epilepsie.

Zusatzuntersuchungen
- Bei eindeutigem klinischen Bild ist keine weitere Diagnostik erforderlich.
- Im Einzelfall CCT, MRT, EEG (Pat. haben unauffälliges oder nur unspezifisch verändertes EEG).
- Extra- und transkranielle Doppler- bzw. Farbduplexsonographie.

Differenzialdiagnose
- Amnestische epileptische Attacken (Dauer < 1 h, mehr als 2 Attacken/6 Mon., typischerweise nach dem Erwachen aus dem Schlaf). Immer finden sich in der Anamnese auch Hinweise für klassische komplexpartielle Anfälle.
- Commotio cerebri: Hinweise auf Trauma, Prellmarken, vorausgehende Bewusstlosigkeit.
- Amnesie nach zerebraler Angiographie insbesondere im Vertebralisstromgebiet: Versorgung der hinteren Abschnitte des Hippocampus aus der ACP.
- Intoxikationen: Anamnese, Somnolenz, β-EEG, toxikologisches Screening.
- Initialstadium einer Herpesenzephalitis: Fieber, subakutes Einsetzen, begleitende Sprachstörung, weitere fokal neurologische Auffälligkeiten.
- Blutung/Ischämie im Bereich von Hippocampus und Thalamus: Somnolenz, weitere kognitive und fokal neurologische Defizite.
- Psychogene Gedächtnisstörungen: Jüngere Personen bei emotionalem Trauma, meist nur retrograde Amnesie.

Therapie und Prognose **Ambulant:** Wenn klinische Diagnose sicher und Pat. unter Aufsicht einer Bezugsperson bleibt, ambulante Führung des Patienten ohne spezifische Therapie möglich. **Stationär:** Bei DD-Erwägungen und unsicherer Abgrenzung gegenüber transienter epileptischer Amnesie stationäre Überwachung für mind. 24 h.

Prophylaxe Aufgrund des unbekannten Pathomechanismus können keine Empfehlungen gegeben werden.

4.19 Psychiatrische Leitsymptome

In enger Anlehnung an: AMDP-System, 5. Auflage, Hogrefe 1995.

Psychiatrische Diagnosefindung

! Merke

- Psychiatrische Diagnosen werden keinesfalls willkürlich gestellt, sondern müssen in sich begründbar und nachvollziehbar sein.
- Psychiatrische Symptome sind in aller Regel nicht krankheitsspezifisch. Erst die Zusammenschau aus dem klinischen Syndrom und den zusätzlichen Informationen (Fremdanamnese, somatische, apparative, testpsychologische Untersuchung) sowie der zeitliche Verlauf machen eine psychiatrische Diagnose möglich.
- Anhand der Erhebung des psychopathologischen Befunds werden sämtliche psychiatrischen Störungen und Auffälligkeiten dokumentiert. Dabei soll zu allen im Folgenden genannten Symptomgruppen Stellung genommen werden.

1. Schritt Psychiatrisches Interview, Fremdanamnese.

2. Schritt Zusammenfassung des klinischen Befundes in eine Syndrom- oder Querschnittsdiagnose.

3. Schritt Berücksichtigung somatischer und apparativer Befunde, von zeitlichem Verlauf; Klassifikation nach ICD10/DSM IV.

Klinisches Beispiel

Symptomatik 76-jährige Pat. stellt sich ambulant wegen eines depressiven Verstimmungszustandes mit wiederkehrenden Angstzuständen vor. Die Angehörigen berichten von zunehmenden Gedächtnisstörungen in den letzten Monaten.

Querschnittsdiagnose Depressiv ängstliches Syndrom, v.a. kognitive Beeinträchtigungen, z.B. MMST 25/30.
Somatischer Befund, Bildgebung, neuropsychologische Untersuchung: Kein Anhalt auf internistisches Krankheitsbild, in C-MRT deutliche temporo-parietale Atrophie, Neuropsychologie mit Beeinträchtigungen in Gedächtnis, Sprachproduktion, visuokonstruktiven Aufgaben.

Diagnose Depressiv ängstliches Syndrom im Rahmen einer beginnenden demenziellen Erkr., am ehesten im Sinne einer Alzheimer Krankheit. (ICD 10 F 00.1, F06.3).

4.19.1 Bewusstseinsstörung

! Bewusstseinsstörungen machen eine eingehende organische Abklärung dringend notwendig. Abgesehen von der Bewusstseinsverschiebung sind funktionelle psychische Störungen nicht mit Veränderungen des Bewusstseins verbunden. Ausschluss: Intoxikation, neurologisches/ internistisches Krankheitsbild

Hauptmerkmale

Bewusstsein In Psychologie, Medizin und Philosophie unterschiedlich verstanden und schwer zu definieren, am ehesten zu umschreiben mit der subjektiven Qualität unserer psychischen Vorgänge. Das Wissen darüber, dass es das Subjekt ist, welches die Inhalte erlebt.

Orientierung
Gemeint ist das Wissen eines Menschen über Zeit, Ort, Situation und Person
- Zeitliche Orientierung: Datum (Tag, Monat, Jahr) Wochentag und/oder Jahreszeit.
- Örtliche Orientierung: Gegenwärtiger Aufenthaltsort.
- Situative Orientierung: Bedeutungs- und Sinnzusammenhang der gegenwärtigen Situation.
- Zur eigenen Person: Aktuelle persönliche oder lebensgeschichtliche Situation.

Quantitative Bewusstseinsstörung

Bewusstseinsverminderung Störung der Vigilanz (☞ auch 3), Einteilung in verschiedene Schweregrade:
- Benommenheit: Dösige Schläfrigkeit, bei welcher, der Betroffene immer wieder auf das Gespräch zentriert werden kann.
- Somnolenz: Schläfrigkeit, durch äußere Reize wiederholt für kurze Zeit zu durchbrechen.
- Sopor: Nur starke Reize lösen Reaktion aus, z.B. Schmerzreize.
- Koma: Betroffener auch durch stärkste Reize nicht mehr erweckbar.

Qualitative Bewusstseinsstörungen

Bewusstseinseintrübung Qualitative Beeinträchtigung der Bewusstseinsklarheit. Der Pat. kann verschiedene Aspekte der eigenen Person nicht mehr sinnvoll miteinander verbinden, entsprechend sind Handeln und Mitteilung gestört.
Vorkommen: z. B. Delir oder frisch operierte Pat., oft verbunden mit Personenverkennungen, Unruhe, Ablenkbarkeit, Nesteln, Störung der Auffassung.

Bewusstseinseinengung Das Bewusstsein des Betroffenen erscheint wie ein engwinkliger und wenig beweglicher Lichtkegel auf einige wenige Bereiche zentriert.
Vorkommen: z.B. bei abnormen Erlebnisreaktionen, nach Autounfällen, Dämmerzustand bei Epilepsien.

Bewusstseinsverschiebung Subjektiver Eindruck, die Außenwelt intensiver wahrzunehmen, einen erweiterten Erfahrungshorizont zu haben.
Vorkommen: Im Drogenrausch, nach Hypnose, bei schizophrenen oder manischen Syndromen.

4.19.2 Aufmerksamkeits- und Gedächtnisstörungen

Hauptmerkmale

Auffassung Fähigkeit, Wahrnehmungen in ihrer Bedeutung zu begreifen und sinnvoll miteinander zu verbinden. *Orientierende Prüfung:* Erklärung von Sprichworten oder Nacherzählen einer Fabeln; alternativ Unterschiedserklärungen, z.B.: Treppe – Leiter, See – Fluss.

Konzentration Fähigkeit, die Aufmerksamkeit ausdauernd zu fokussieren. *Orientierende Prüfung:* Einfache Rechnungen oder Rückwärtsbuchstabieren (z.B. Serial 7: 100–7, 93–7, 86–7 etc., Rückwärtsbuchstabieren von RADIO).

Merkfähigkeit Fähigkeit, Eindrücke über 10 Min. zu behalten. *Orientierende Prüfung:* Nennen von drei Begriffen z.B. Zahl 34, Stadt Oslo und Gegenstand Aschenbecher. Aufforderung an den Pat., die Begriffe einmal nachzusprechen und sich einzuprägen. Erneutes Abfragen nach 10 Min.

Gedächtnis Fähigkeit, Eindrücke länger als 10 Min. zu speichern und Erlerntes aus dem Gedächtnis abzurufen. *Prüfung* durch Erfragen wichtiger und/oder alltäglicher Lebensereignisse, z.B. Heirat? Abendessen des Vortages?

Störungen

Konfabulation Störung der Merkfähigkeit mit erheblichen Gedächtnislücken, die mit spontan produzierten, immer wieder neuen Inhalten gefüllt werden, welche der Betroffene für Erinnerungen hält. *Orientierende Prüfung:* Im Verdachtsfall mehrmaliges Abfragen eines Ereignisses. **Vorkommen** z.B. bei jeder mnestischen Störung, besonders bei Korsakov-Sy.

Paramnesien Falsches Wiedererkennen (déjà-vu), vermeintliche Fremdheit (jamais-vu).

- Ekmnesien: Störung des Zeiterlebens, Vergangenheit wird als Gegenwart erlebt. **Vorkommen:** Bei organisch bedingtem psychischen Störungen.
- Hypermnesien. Steigerung der Erinnerungsfähigkeit. **Vorkommen:** z.B. bei Fieber, drogeninduziert, psychischen Ausnahmezuständen.

4.19.3 Denkstörungen

Formale Denkstörungen

Gestört ist der Gedankenablauf, im Sinne der Denkgeschwindigkeit, Kohärenz und Zielgerichtetheit der Gedankengänge.

Klinik

! Auffälligkeiten können auch die Sprache betreffen, mit grammatikalischen Fehlern bis hin zum Sprachzerfall bei schizophrenen Pat. (Schizophasie).

Denkhemmung: Der Patient erlebt sein Denken als blockiert, gebremst. **Vorkommen:** Besonders häufig im Rahmen depressiver Störungen.

Verlangsamung: Das Denken erscheint dem Untersucher schleppend. Im Extremfall ist ein Gespräch wegen übermäßig langer Pausen kaum möglich.

Umständlich: Das Wesentliche kann nicht vom Unwesentlichen unterschieden werden, zwischen den einzelnen Aussagen besteht jedoch ein inhaltlicher Zusammenhang.
Eingeengt: Verhaftetsein an bestimmten Inhalten, wenigen Themen, Fixierung auf wenige Zielvorstellungen.
Perseveration: Wiederholung gleicher Denkinhalte, Haftenbleiben an Worten oder Angaben, die vorher gebraucht wurden, nun aber nicht mehr sinnvoll sind.
Grübeln: Dauerndes Beschäftigtsein mit bestimmten, meist unangenehmen Gedanken, die meist mit der aktuellen Lebenssituation in Zusammenhang stehen. Bei starker Ausprägung deutliche subjektive Belastung, beeinträchtigte Leistung und Lebensgefühl. **Vorkommen:** Besonders häufig im Rahmen depressiver Störungen.
Gedankendrängen: Der Pat. ist subjektiv dem Druck vieler Gedanken ausgeliefert. **Vorkommen:** Besonders häufig im Rahmen maniformer Störungen.
Ideenflucht: Vermehrung von Einfällen, die z.T. nicht mehr bis zu Ende geführt werden können. Das Ziel des ursprünglichen Gedankenganges geht zwischenzeitlich durch neue Assoziationen verloren oder wechselt ständig. **Vorkommen:** Besonders häufig im Rahmen maniformer Störungen.
Vorbeireden: Obwohl eine Frage richtig verstanden wurde, wird eine inhaltlich unpassende Antwort gegeben. In der Beurteilung ist der Aspekt der richtig verstandenen Fragen essenziell, daher explizit Nachfragen! **Vorkommen:** Besonders häufig im Rahmen schizophrener Erkr.
Gedankenabreißen, Gedankensperrung: Plötzlicher Abbruch eines sonst flüssigen Gedankenablaufs oder des Sprechens ohne erkennbaren Grund. **Vorkommen:** Besonders häufig im Rahmen schizophrener Erkr. **Cave:** Absence, Bewusstseinsstörung (☞ 3.1).
Inkohärenz, Zerfahrenheit: Denken und Sprechen des Pat. verlieren für den Untersucher den verständlichen Zusammenhang. Im Extremfall produziert der Pat. einzelne, scheinbar zufällig durcheinander gewürfelte Gedankenbruchstücke. Subjektiv kann ein zerfahrener Gedankengang dem Betroffenen noch sinnvoll erscheinen, z.B. wenn dieser von anderen psychopathologischen Symptomen, etwa Halluzinationen oder Ich-Störungen, beeinflusst wird. **Vorkommen:** Überwiegend bei organisch bedingten psychischen Störungen oder schizophrenen Krankheitsbildern.
Neologismen: Wortneubildungen, die der sprachlichen Konvention nicht entsprechen und oft nicht unmittelbar verständlich sind. **Vorkommen:** Besonders häufig im Rahmen schizophrener Erkr.

Diagnostik Formale Denkstörungen fallen dem Betroffenen selbst oder dem Untersucher im psychiatrischen Gespräch auf (s.o.). Häufig zeigen sich Störungen erst im Verlauf eines ausführlichen Gesprächs. Auffälligkeiten finden sich überwiegend in der Sprache. **Vorkommen:** Unspezifisch, bei allen Arten psychischer Störungen, bei Gesunden z.B. im Rahmen emotionaler Belastungszustände.

Inhaltliche Denkstörungen

Überwertige Ideen Aus gefühlsmäßig stark besetzten Erlebniskomplexen hervorgehende Ideen, die das gesamte Denken in unsachlicher/einseitiger Weise beherrschen. Überwertige Ideen werden meist verbissen und hartnäckig vertreten, Nachteile und Anfeindungen werden billigend in Kauf genommen.
Vorkommen: In allen Lebensbereichen, vor allem aber in Weltanschauung, Politik, Wissenschaft. Insgesamt steht dies dem gesunden Erleben nahe, Übergänge z.B. von der querulatorischen Fehlhaltung zum Querulantenwahn sind möglich.

Wahn

! Der Wahn als Symptom ist ein Hinweis auf eine schwerwiegende psychische Problematik. **Vorkommen:** Bei organisch bedingten psychischen Störungen, Abhängigkeitserkrankungen, affektiven und schizophrenen Psychosen.

Entwicklung, Ausprägung und affektive Beteiligung

Wahnidee: Objektiv falsche Beurteilung der Realität, an der mit unerschütterlicher Gewissheit festgehalten wird. Widersprüche zu eigenen früheren Erfahrungen, bzw. dem Erleben, Wissen und Glauben der gesunden Mitmenschen werden vom Betroffenen nicht mehr berücksichtigt.
Wahnstimmung: Gefühl des Unheimlichen, Bedeutungsvollen, Veränderten; der Eindruck des Pat. „etwas sei im Gange". Überwiegend ängstlich besetzt, gelegentlich euphorisch zuversichtlich. Ausgangssituation bei der Entstehung von Wahnideen.
Wahneinfall: Übergang der unspezifischen und vieldeutigen Wahnstimmung zur wahnhaften Überzeugung („jetzt weiß ich, was hier los ist, jetzt wird mir alles klar...").
Wahnwahrnehmung: Richtige Sinneswahrnehmungen werden in den Wahn einbezogen und erhalten eine abnorme Bedeutung. Meist werden Wahrnehmungen auf die eigene Person bezogen.
Wahndynamik: Bezeichnet den Grad der affektiven Beteiligung, mit der ein Mensch an seiner Wahnerkrankung beteiligt ist. **Cave:** Eine hohe Wahndynamik ist ein wenn auch unspezifischer Hinweis auf eine Selbst- oder Fremdgefährdung des Pat. und macht eine Behandlung dringlich!
Systematisierter Wahn: Einzelne Wahnideen werden durch logische oder paralogische Verknüpfungen zu einem zusammenhängenden Wahngebäude ausgestaltet.
Erklärungswahn: Wahn, mit dem ein Patient seine Halluzinationen erklärt.

Häufige Wahnthemen

Beziehungswahn: Menschen und Dinge in der Umwelt werden als auf die eigene Person bezogen erlebt. In TV, Radio oder Zeitung seien Dingen speziell seinetwegen veröffentlicht worden, ein Blick, ein Lachen beziehe sich zweifellos auf den Pat.
Bedeutungswahn: Einem zufälligen Erlebnis wird eine besondere Bedeutung beigemessen.
Beeinträchtigungs-/Verfolgungswahn: Der Betroffene erlebt sich als Ziel von Beeinträchtigung oder Verfolgung.

- Beeinträchtigungswahn: Typischerweise erlebt der Betroffene seine Umwelt als beleidigend, herabsetzend, es werde ihm/ihr Schaden zufügt oder er/sie wird vernichtet.
- Verfolgungswahn: Menschen in der Umgebung des Betroffenen seien seine Verfolger, deren Drahtzieher oder Hintermänner, er/sie werde gefilmt, abgehört, mit technischen Apparaten überwacht.

Eifersuchtswahn: Wahnhafte Überzeugung, vom Partner betrogen oder hintergangen zu werden. Männer 2–3 × häufiger als Frauen. *Klinik:* Groteske Anschuldigungen bezüglich der Treue des Partners werden ausgesprochen. Die Aggressionen richten sich dabei gegen den Partner, nicht gegen den/die vermeintlichen Nebenbuhler.
Schuldwahn: Pat. ist überzeugt, gegen Gott, die Gebote oder gegen Gesetze verstoßen zu haben.
Nihilistischer Wahn: Der Pat. glaubt, er lebe nicht mehr wirklich, nur zum Schein. Er leugnet die eigene Existenz, z.T. auch die der Angehörigen.
Verarmungswahn: Der Betroffene wähnt seine finanzielle bzw. materielle Lebensgrundlage als bedroht oder verloren gegangen.
Hypochondrischer Wahn: die eigene Gesundheit wird als bedroht oder verloren erlebt.

Größenwahn: Wahnhafte Selbstüberschätzung bis hin zur Identifizierung mit berühmten Persönlichkeiten der Gegenwart oder Vergangenheit. Inhalte können im Bereich des Möglichen bleiben, gehen aber oft darüber hinaus. *Themen:* Ungeheure Machtfülle, unermesslicher Reichtum, Befähigung zur revolutionären Weltverbesserung, Pat. hält sich für einen Erlöser, Retter, Gott, dies wird mit Eingebungen und Weisungen überirdischer Mächte begründet.

4.19.4 Angst

Angst: Unbestimmtes, ungerichtetes Gefühl des Unwohlseins, erhöhter allgemeiner Anspannung, verbunden mit vegetativen Veränderungen (Schwitzen, Puls-, Blutdruckerhöhung). Teils körperlich für den Betroffenen lokalisierbar (im Bauch, als Enge am Hals, etc.). **Vorkommen:** Im Rahmen einer Angsterkr. (☞ 20.2) meist als Panik oder generalisierte Angst, oder unspezifisch bei nahezu jeder psychischen Störung; bei Gesunden in Form von Furcht.
Furcht: Gerichtete ängstliche Anspannung, etwa ein bestimmtes Ereignis/Situation betreffend.
Misstrauen: Ängstlich unsicheres Beziehen von Wahrnehmungen auf die eigene Person.
Hypochondrische Gedanken: Sachlich nicht begründbare, beharrliche Sorgen um die eigene Gesundheit.
Phobien: Gerichtete Angst vor Situationen oder Objekten mit der Entwicklung von Vermeidungsverhalten.

4.19.5 Zwang

Vorkommen: Als Zwangserkr. (☞ 4.19.5) oder als Begleitsymptomatik im Rahmen anderer psychischer Störungen (z.B. organisch bedingte, depressive oder schizophrene Erkr.).
Zwangsideen: Aufdrängen von nicht unterdrückbaren Denkinhalten, die vom Pat. selbst entweder als sinnlos oder in ihrer Penetranz als quälend erlebt werden.
Zwangsimpulse: Gegen inneren Widerstand bestehende, sich aufdrängende Impulse, bestimmte Handlungen durchzuführen.
Zwangshandlungen: Handlungen, die aufgrund von Zwangsimpulsen oder -gedanken immer wieder durchgeführt werden müssen und vom Betroffenen als unsinnig empfunden werden (z.B. Waschzwang, Kontrollzwang).

4.19.6 Sinnestäuschungen

Unterschieden werden Illusionen, Halluzinationen und Pseudohalluzinationen.

Illusionen

Sinneswahrnehmungen werden verkannt; meist unter emotionaler Anspannung falsch gedeutet. *Beispiel:* Ein Kind hält im Halbdunkel des Kellers einen Besen für eine Hexe; oder Muster einer Tapete wird für Fratzen gehalten.
Vorkommen: Unspezifisch, auch bei psychisch gesunden Menschen.

Halluzinationen

Trugwahrnehmungen sind in jeder Sinnesmodalität möglich: Akustische, optische, Geruchs-/Geschmackshalluzinationen, Körperhalluzinationen (taktile Halluzinationen, Störungen des Leibempfindens). Vorkommen: Bei organisch bedingten Störungen (z.B. Intoxikationen, Entzugsdelir, Demenzen), affektiven Störungen (selten) und schizophrenen Erk. (besonders häufig).

Akustische Halluzinationen **Stimmenhören (Phoneme):** Dabei lassen sich kommentierende Stimmen (sie begleiten das Tun und Handeln des Pat.) von imperativen Stimmen abgrenzen. (diese geben dem Kranken Handlungsanweisungen). Manchen Pat. sind die Stimmen bekannt. Pat. berichten, dass sich zwei Personen über den Betroffenen unterhalten. Der Inhalt des von den Stimmen gesagten ist meist unangenehm und herabwürdigend, selten verheißungsvoll. Manche Pat. geben an, lediglich einzelne Wörter zu hören, andere ein mehr oder minder unverständliches Volksgemurmel.

Akoasmen: Andere akustische Halluzinationen, z.B. Knacken, Pfeifen, Schritte, Musik.

Optische Halluzinationen Wahrnehmen von Lichtblitzen, Mustern, Gegenständen Personen, ganzen Szenen.

Geruchs- und Geschmackshalluzinationen Überwiegend unangenehme Geruchs- oder Geschmackswahrnehmung, meist verbunden mit Vergiftungsängsten.

Körperhalluzinationen **Taktile Halluzinationen:** meist Wahrnehmung berührt, angefasst zu werden; aber auch tastende Wahrnehmung nicht vorhandener Dinge (z.B. kleiner Kristalle zwischen den Fingern)

Störung des Leibempfindens (Coenästhesie): Qualitativ abnorme, neu-, fremdartige sowie meist unangenehme Leibsensation. Typisch ist ein Gefühl, als würden sich die Organe verändern, bewegen, bestrahlt werden, brennen, Gegenstände würden daran ziehen. *Beispiele:* „Elektrischer Strom fließt durch meinen Bauch, das Herz und der Darm zieht sich zusammen, mein Gehirn schwappt im Kopf hin und her."

Pseudohalluzinationen Der Betroffene ist sich der „Nicht-Realität" der Wahrnehmung bewusst.

4.19.7 Ich-Störungen

Gestört ist das Gefühl des Erlebens anderer, der Umwelt oder der eigenen Person. Zudem werden hier Veränderungen der Ich-Umwelt-Grenze und der Ich-Haftigkeit der Erlebnisse zusammengefasst.

Vorkommen: Überwiegend bei organisch bedingten Störungen, schizophrenen und schizoaffektiven Erkr. Ich-Störungen gelten als besonders charakteristisch für schizophrene Krankheitsbilder (Erstrangsymptom der Schizophrenie nach Kurt Schneider). Derealisation und Depersonalisation können jedoch auch im Rahmen besonderer Belastungen bei psychisch Gesunden oder unspezifisch bei nahezu jeder psychischen Störung vorkommen.

Derealisation: Personen und Gegenstände der Umgebung erscheinen unwirklich, fremd oder auch räumlich verändert. Dies erstreckt sich z.B. von dem Gefühl, „das Essen schmecke plötzlich so fade", bis zu dem Eindruck, „die Menschen seien aus einem künstlichen Stoff, wie Marionetten, ohne wirkliches Leben."

Depersonalisation: Störung des Einheitserlebens der Person im Augenblick, der Identität in der Zeit des Lebenslaufs. Der Betroffene fühlt sich selbst fremd, unwirklich, verändert. Beispiel: „Wenn ich depressiv bin, fühle ich mich so leer, kalt, wie tot."
Gedankenausbreitung: Gedanken des Betroffenen sind anderen ohne sein Wollen/Zutun zugänglich, andere wissen was er denkt.
Gedankenentzug: Der Betroffene erlebt seine Gedanken als weggenommen oder „abgezogen".
Gedankeneingebung: Gedanken und Vorstellungen werden als fremd, von außen gemacht, gesteuert, eingegeben empfunden.

Andere Fremdbeeinflussungserlebnisse: Fühlen, Streben und Wollen werden als von außen gemacht erlebt.

4.19.8 Störungen der Affektivität

Vorkommen: Unspezifisch, bei psychisch Gesunden und im Rahmen aller psychischen Störungen. Dabei sind einzelne Ausprägungen durchaus unterschiedlich verteilt. Affektlabilität, -inkontinenz vermehrt bei organisch bedingten psychischen Störungen, Gefühl der Gefühllosigkeit und Störungen der Vitalgefühle bei depressiven Krankheitsbildern, Dysphorie, Euphorie und Reizbarkeit besonders häufig bei maniformen Krankheitsbildern, Ambivalenz, Parathymie und Affektstarre bei schizophrenen Erkr.
Affektlabilität: Nach einer Anregung von außen erfolgt ein schneller Stimmungswechsel.
Affektinkontinenz: Unfähigkeit Affekte zurückzuhalten, schneller Wechsel bei kleinsten Anlässen, z.T. Steigerung der Intensität der gezeigten Gefühle.

! Affektlabilität und insbesondere Affektinkontinenz lassen an eine organisch bedingte psychische Störung denken und machen eine sorgfältige organische Abklärung notwendig.

Ratlosigkeit: Affektausdruck, der eine kognitive Störung begleitet: Ein Patient wirkt stimmungsmäßig wie jemand, der sich nicht mehr zurechtfindet. Er versteht nicht mehr, was um ihn geschieht, erscheint dem Untersucher hilflos, verwundert.
Gefühl der Gefühllosigkeit: Reduktion oder Verlust affektiven Erlebens; der Betroffene gibt an sich weder freuen noch trauern zu können, er empfindet eine oft quälende emotionale Leere. Charakteristische Störung des Affekts bei einer schweren Depression/Melancholie.
Störungen der Vitalgefühle: Verlust des Erlebens eigener Kraft, Lebendigkeit, körperlicher und seelischer Frische. Klagen wie „alles fällt mir so schwer, alles drückt mich nieder" sind typisch.
Deprimiert, hoffnungslos, ängstlich: Jede für sich, oft aber auch in Kombination auftretende Befindlichkeiten. Manchmal von den Pat. als quälende Gestimmtheit beklagt, z.T. aber auch aus Mimik und Verhalten erschließbar.
Klagsam, jammerig: Gemeint sind Pat., die ihre Beschwerden vielfach verbal und/oder averbal zum Ausdruck bringen und dadurch überwiegend ablehnende Reaktionen anderer erleben.
Innerlich unruhig: Zustand der Getriebenheit, Pat. fühlen sich aufgewühlt, innerlich gehetzt. Vorkommen sowohl bei depressiver als auch bei gehobener affektiver Stimmung.
Dysphorie: Missmutige Grundstimmung; übellaunig, mürrisch, ärgerlich.
Reizbarkeit: Unterschwellige oder offene Aggressivität.
Euphorie: Übersteigertes Wohlbefinden, große Zuversicht, gehobenes Vitalgefühl.

Schuldgefühle, gesteigertes Selbstwertgefühl, Verarmungsgefühle: Sind von entsprechenden Wahninhalten abzugrenzen.
Ambivalenz: Gleichzeitiges Vorhandensein gegensätzlicher Gefühle, Intentionen, Wünsche. Meist werden solche Zustände als quälend erlebt.
Parathymie: Gefühlsausdruck und berichteter Erlebnisinhalt stimmen nicht überein. Ein Pat. berichtet unbeteiligt oder lachend über bedrohliche, ängstigende Wahnvorstellungen. Ein „Verlegenheitslächeln" ist hier nicht gemeint.
Affektstarre: Verminderung der affektiven Ausdrucksfähigkeit, damit ist jedoch kein Rückschluss auf tatsächlichen inneren affektiven Erlebnisse des Betroffenen zu machen.

4.19.9 Antriebs- und psychomotorische Störungen

Vorkommen: Unspezifisch, bei psychisch Gesunden und im Rahmen aller psychischen Störungen. Antriebsarmut und -hemmung besonders häufig im Rahmen eines depressiven Syndroms oder organisch bedingter psychischer Störungen. Antriebssteigerung und Unruhe finden sich häufig bei maniformen Erkr., Manirismen oft im Rahmen schizophrener Erkr., Stupor, Negativismus und Befehlsautomatismus im Rahmen einer katatonen schizophrenen Störung. Ein Stupor findet sich ebenfalls gelegentlich bei schweren depressiven Erkr.
Antriebsarmut: Mangel an Initiative, Energie, Anteilnahme.
Antriebshemmung: Zustand, bei dem der Betroffene selbst seine Energie als gebremst oder blockiert erlebt.
Antriebssteigerung: Erhöhtes Maß an Vitalität, Energie, Schwung, Tatendrang.
Motorische Unruhe: Gesteigerte ungerichtete Aktivität; Das Spektrum geht von „nervösem" Händereiben über Nestelbewegungen bis zum Umherlaufen. Steigerung bis zur Tobsucht möglich.
Parakinese: Qualitativ abnorme, meist komplexe Bewegungen, die häufig Gestik, Mimik aber auch die Sprache betreffen. *Vorkommen:* z.B. bei Tic-Störungen oder katatonen Schizophrenien.
Maniriert/bizarr: Alltägliche Handlungen, die dem Beobachter eigentümlich verändert, verschnörkelt erscheinen.
Theatralisch: Übertrieben wirkende Handlungen, welche in ihrer Ausführung einen selbstdarstellerischen Charakter beinhalten.
Mutismus: Wortkarg bis Verstummtsein. Spricht ein Betroffener nur noch mit ausgewählten Personen, so bezeichnet man dies als elektiven Mutismus.
Logorrhö: Verstärkter Redefluss.
Stupor: Schwere Antriebshemmung, bis hin zur völligen Regungslosigkeit. *Vorkommen:* Ganz überwiegend im Rahmen katatoner Schizophrenien oder schwerer depressiver Erkr. Dabei im Falle katatoner Störungen verbunden mit einem Verharren in bizarren und unbequemen Körperhaltungen, teils von außen demonstrierbar, im Sinne einer wächsernen Biegsamkeit (Flexibilitas cerea).
Negativismus: Ausgeführt wird stets das Gegenteil des Verlangten. Zusätzliche charakteristische psychopathologische Auffälligkeit bei katatonen Syndromen.
Befehlsautomatismus: Scheinbar willenlose Umsetzung von außen gegebener Anweisungen.
Cave: Zusätzliche charakteristische psychopathologische Auffälligkeit bei katatonen Syndromen.

4.19.10 Andere Symptome und Störungen

Schlafstörungen

(☞ auch 25).

Einschlafstörungen: Dauer bis zum Einschlafen > 30 Min.

Durchschlafstörungen: Mehrmaliges Aufwachen in der Nacht, welches vom Betroffenen als beeinträchtigend wahrgenommen wird.

Früherwachen: Vorverlegung des Aufwachzeitpunkts > 1 h, Unmöglichkeit wieder einzuschlafen.

Soziale Kontakte

Evtl. Störungen in der Begegnung und dem Austausch mit anderen Menschen, im Sinne eines Rückzuges/Isolierung oder auch einer sozialen Umtriebigkeit mit Missachtung üblicher Verhaltensregeln → möglicher Hinweis auf eine Chronifizierung, z.B. einer schizophrenen Psychose.

! Das Vorhandensein und die Qualität sozialer Kontakte sind wesentliche Faktoren bei der Prognose einer psychischen Störung!

Suizidalität

Suizidgedanken, -handlungen, Einteilung in verschiedene Schweregrade.

Latent: Passive Todeswünsche, keine konkreten Suizidpläne. Z.B.: „Am liebsten möchte ich Morgen gar nicht mehr wach werden."

Manifest: Abgrenzbare Suizidpläne, welche vom Betroffenen jedoch nicht unmittelbar umgesetzt werden. Erste Vorbereitungen zum Suizid, auch Pat. unmittelbar nach parasuizidaler Handlung/ Suizidversuch ohne sofortige erneute Handlungsabsicht.

Akut: Suizidplan und Handlungsabsicht, unmittelbar bevorstehender Suizidversuch, Z.n. Suizidversuch mit erneuter Handlungsabsicht.

Extrem: Betroffener ist vollständig eingeengt auf Suizidgedanken bzw. Suizidhandlung und lässt sich nur durch körperliches Einschreiten seiner Umgebung von einem Suizidversuch abhalten.

Selbstbeschädigung

Überwiegend in Ausprägung einer Selbstverletzungen ohne Suizidabsicht auftretend. Am häufigsten findet sich das Zufügen von Brand- oder Schnittverletzungen, Schlagen des Kopfes gegen die Wand, Verschlucken spitzer Gegenstände.

Vorkommen: Besonders häufig im Rahmen der emotional instabilen Persönlichkeit vom Borderline-Typ (☞ 21.1.7). Auch bei organisch bedingten psychischen Störungen und im Rahmen geistiger Behinderung.

Schmerzsyndrome

5

Inhalt

Achim Berthele _ Thomas R. Tölle

242 5.1 **Kopf- und Gesichtsschmerz**
242 5.1.1 Migräne
246 5.1.2 Spannungskopfschmerz
247 5.1.3 Zervikogener Kopfschmerz
247 5.1.4 Cluster-Kopfschmerz
249 5.1.5 Medikamenteninduzierter Kopfschmerz
250 5.1.6 Weitere idiopathische Kopfschmerzsyndrome
250 5.1.7 Trigeminusneuralgie
252 5.1.8 Atypischer Gesichtsschmerz
252 5.2 **Neuropathischer Schmerz**
252 5.2.1 Charakteristika und Behandlungsstrategien
253 5.2.2 Komplexes regionales Schmerzsyndrom (CRPS)
255 5.2.3 Postamputationssyndrom
257 5.2.4 Zentraler Schmerz
258 5.2.5 Herpes zoster und postzosterische Neuralgie (PZN)
260 5.2.6 Schmerzen bei Polyneuropathie

5.1 Kopf- und Gesichtsschmerz

5.1.1 Migräne

(ICD 10 G43.-) Prävalenz Frauen 12–14 %, Männer 6–8 %, Kinder 3–5 %. Familiäre Belastung in 60 %. Erkr.-Beginn 10.–40. Lj. Höchste Inzidenz von Migräneattacken im 35.–45. Lj.

Einteilung

Migräne ohne Aura (85–90 %): Typischer Kopfschmerz und ein vegetatives Begleitsymptom.
Migräne mit Aura (10–15 %, „Migraine accompagnée"): Aurasymptome mit Dauer < 60 Min. Gehen dem Kopfschmerz voraus (freies Intervall ≤ 1 h), können aber zu Beginn der Kopfschmerzen noch vorhanden sein.
! Migräne mit und ohne Aura können nebeneinander auftreten.
Migräne mit prolongierter Aura („komplizierte Migräne"): Aurasymptome > 60 Min. und < 1 Wo.
Migräne ohne Kopfschmerz (isolierte Auren, „Migraine sans Migraine"): Typische Aura ohne Kopfschmerzen.

Seltene Sonderformen

Basilarismigräne: v.a. im Kindes- und Jugendalter. Wie Migräne ohne Aura, zusätzlich Hirnstammsymptome. *DD* bei bilateralen Parästhesien und Bewusstseinseinschränkung: Hyperventilationstetanie bei Kopfschmerzen.
Ophthalmoplegische Migräne: Wie Migräne mit Aura, zusätzlich Augenmuskelparesen (v.a. N. III) mit Beginn oder nach Einsetzen der Kopfschmerzen; Persistenz der Paresen bis zu 2 Wo. *DD* symptomatische Ursachen, z.B. Tolosa-Hunt-Sy.
Retinale Migräne: Wie Migräne ohne Aura, zusätzlich kompletter Visusverlust eines Auges; reversibel nach < 1 h. *DD* Amaurosis fugax.
Familiäre hemiplegische Migräne: Wie Migräne mit Aura, zusätzlich begleitende Hemiplegie für Stunden bis Tage. Aut.-dom. Vererbung.

Auslöser Stress, Wetterwechsel, Alkohol, Nahrungsmittel (Rotwein, Käse, Schokolade), Änderung des Schlafrhythmus, Hormone (Pille, Menstruation). Menstruelle Migräne: Regelmäßiges Auftreten um den Zeitpunkt der Menstruation.

Klinik Meist einseitiger, fronto-temporaler Attackenkopfschmerz von 4–72 h Dauer.
- Prodromalsymptome: Depressive Verstimmung, erhöhte Irritabilität, Hyperaktivität.
- Aura: Passagere fokal-neurologische Ausfälle, wie Flimmerskotom, Lichtblitze, Fortifikationen (gezackte Lichtkonturen), homonymer Gesichtsfeldausfall, einseitige Sensibilitätsstörungen, einseitige Paresen, Sprachstörungen.
- Seitenwechsel oder beidseitige Lokalisation in der späteren Phase der Migräne-Attacke, Seitenwechsel zwischen Attacken möglich.
- Schmerzqualität: Pulsierend, bohrend, pochend.
- Schmerzintensität: Mittel bis schwer; langsam zunehmend. Oft weitere Zunahme bei körperlicher Aktivität. Beeinträchtigt die Aktivitäten des täglichen Lebens.

- Vegetative Begleitsymptome: Appetitlosigkeit, Übelkeit und Erbrechen, Photophobie, Phonophobie, Schwindel und Benommenheit. Selten Geruchsüberempfindlichkeit, Kälte- oder Hitzegefühl, Oligurie und Diarrhö *während* und Polyurie *nach* einer Attacke.

Komplikationen

- Status migraenosus: Andauern der Beschwerden trotz Behandlung > 72 h (kontinuierlich oder mit beschwerdefreien Intervallen < 4 h).
- Migränöser Infarkt: Sehr selten. Risikofaktoren: Migräne mit Aura, Frauen < 45 J, orale Kontrazeption, Nikotinabusus.

Diagnostik

- Klinische Untersuchung im Intervall und Anamnese für das Intervall unauffällig.
- Kranielle Bildgebung und ggf. weitere Zusatzdiagnostik erforderlich bei:
  - Erstmanifestation.
  - Atypischem Beginn der Attacke (z.B. *DD* SAB), atypischen Symptomen (z.B. Fieber, Meningismus, epileptischer Anfall), atypischer Dauer der (Begleit-)Symptome.
  - Wesentlicher Änderung der Symptomatik bei bekannter Migräne.

Differenzialdiagnosen Symptomatischer Kopfschmerz bei zerebrovaskulären oder entzündlichen Erkr., Krampfanfall oder Hirntumoren.

! DD insbes. bei der Migräne mit Aura und den Sonderformen der Migräne abklären.

Therapie Verhaltensmaßnahmen, die subjektiv Erleichterung bringen, z.B. Dunkelheit, Ruhe, Eisbeutel.

Antiemetika Erster Schritt der medikamentösen Attackenbehandlung. Bessern GI-Begleitsymptome und Resorption der Analgetika. *NW:* EPS; *KI:* Kinder < 14 J., bekannte Hyperkinesien, Epilepsie.

- **Metoclopramid** 10–20 mg p.o. oder rektal oder 10 mg i.v. (z.B. MCP ratiopharm® Tropfen à 4 mg/ml, Tabl. à 10 mg, Supp. à 10 mg, Amp. à 10 mg) *oder*
- **Domperidon** 10–20 mg p.o. (Motilium® Suspension à 10 mg/ml, Tabl. à 10 mg).

Analgetika Zweiter Schritt 15–30 Min. nach Gabe von Antiemetika. Bei leicht- bis mittelgradigen Kopfschmerzen:

- **Acetylsalicylsäure** 1000 mg als Brause- oder Kautablette (z.B. Aspirin® Migräne, Aspirin® Direkt Kautabletten) *oder* Ibuprofen-Lysinat 400 mg (Dolormin®-Migräne) *oder*
- **Diclofenac-Kalium** 50–100 mg (Voltaren®-K Migräne) *alternativ*
- **Paracetamol** 1000 mg rektal (z.B. Paracetamol-ratiopharm® Supp. à 1000 mg) *oder* Naproxen 500–1000 mg (z.B. Naproxen von ct® Supp. à 500 mg; *NW* und *KI* wie ASS) *oder* Ibuprofen 400–600 mg (z.B. Ibuhexal® Tabl. à 400 mg, Supp. à 600 mg) *oder* Metamizol 1000 mg (z.B. Novalgin® Tr. à 500 mg/ml).
- Paracetamol ist Mittel der ersten Wahl in der Schwangerschaft.

! **Merke**

- Kombinationspräparate sind nicht besser wirksam.
- Opiate sind unwirksam.

Triptane (5HT-1D/1B-Agonisten) *Ind.:* Schwere Kopfschmerzattacken mit regelmäßiger Arbeitsunfähigkeit und/oder bei Wirkungslosigkeit der o.g. Analgetika. Wirken auch gegen vegetative Begleitsymptome der Migräneattacke. *Nachteile:* Hoher Preis. Dürfen nicht in der Auraphase gegeben werden. Wirken weder gegen Aurasymptome noch in der Auraphase. Wiederauftreten der Kopfschmerzen innerhalb von 24 h nach initial gutem Behandlungserfolg möglich (Recurrence-/Wiederkehrkopfschmerz). Nach vorheriger vollständiger Schmerzfreiheit meist auch gute Wirksamkeit bei Wiederkehrkopfschmerz, keine Wirksamkeit hingegen bei nicht vollständig beendeter Attacke. *NW:* Druck-, Wärme-/Kälte- und Schweregefühl, v.a. thorakal, passagere Benommenheit, Parästhesien, Lokalreaktion bei Injektion, Atemnot, Hypotonie, Brady- oder Tachykardie. *KI:* Hypertonie, KHK oder Herzinfarkt, pAVK, Raynaud-Sy., Schwangerschaft oder Stillzeit, Anwendung von Ergotaminen. Anwendungsbeschränkung bei Alter < 18 J. oder > 65 J., Basilarismigräne oder familiärer hemiplegischer Migräne.

! Merke
An max. 10 Tagen im Monat anwenden (Gefahr des medikamenteninduzierten Kopfschmerzes).

- **Sumatriptan** (Imigran®; Fertigspritze à 6 mg, Tabl. à 50/100 mg, Nasenspray à 10/20 mg, Zäpfchen à 25 mg): s.c. bei Übelkeit oder Erbrechen 1. Wahl. Bei Recurrence 1 × Wiederholung nach > 2 h (bzw. > 4 h bei Tabl.) erlaubt.
- **Almotriptan** (Almogran®; Tabl. à 12,5 mg): Tageshöchstdosis 25 mg. Weniger *NW* als Sumatriptan bei gleicher Wirksamkeit.
- **Eletriptan** (Relpax®; Tabl. à 20/40 mg): Tageshöchstdosis 160 mg. 80 mg Eletriptan ist gegenüber Sumatriptan (oral) wirksamer; niedrige Recurrence-Rate.
- **Frovatriptan** (Allegro®; Tabl. à 2,5 mg): Tageshöchstdosis 5 mg.
- **Naratriptan** (Naramig®; Tabl. à 2,5 mg): Tageshöchstdosis 5 mg. Weniger NW und geringere Recurrence-Rate, langsamere und geringere Wirkung als Sumatriptan.
- **Rizatriptan** (Maxalt®; Tabl. à 5/10 mg, Schmelztabl. à 5/10 mg): Tageshöchstdosis 20 mg. Bei Migräneprophylaxe mit Propranolol oder eingeschränkter Nieren- oder Leberfunktion 5 mg als Einzeldosis und max. 10 mg Tageshöchstdosis.
- **Zolmitriptan** (AscoTop®, Tabl. à 2,5/5 mg, Schmelztabl. à 2,5 mg): Tageshöchstdosis 10 mg.

Ergotamine Bei Erstbehandlung Mittel der 2. Wahl (wegen *NW*), jedoch indiziert bei bereits darauf eingestellten Pat. (wenn gut wirksam). *Vorteil:* Niedrigerer Preis. Möglicherweise geringere Recurrence-Rate als Triptane. *Dos.:* 2 mg rektal Ergotamintartrat (z.B. Migrexa® Zäpfchen) oder 1 mg i.m. oder s.c. Dihydroergotamin (z.B. Dihydergot® Inj.-Lsg.). **Cave:** Max. 10–12 × im Mon. anwenden, max. 6 mg/Wo. *NW:* Übelkeit, Erbrechen, Muskelkrämpfe, Ergotismus (Koronarspasmen, Claudicatio intermittens, PNP, Darmnekrosen); ergotamininduzierter Dauerkopfschmerz. *KI:* KHK, pAVK, Hypertonie, Kinder, Schwangerschaft/Stillzeit, Anwendung von Triptanen.

Keine Kombination von Triptanen und Ergotaminen innerhalb von 24 h.

Notfallbehandlung der schweren Migräneattacke:
- Metoclopramid 10 mg i.v. (z.B. MCP ratiopharm® Amp. à 10 mg), *gefolgt von*

- Lysinacetylsalicylsäure 900–1800 mg i.v. (entspricht 500–1000 mg Acetylsalicylsäure) als Kurzinfusion (Aspisol® Amp. à 500 mg). **Cave:** Nur nach Ausschluss einer intrazerebralen Blutung! *Oder*
- Sumatriptan 6 mg s.c. (Imigran®), ggf. Wiederholung (frühestens nach 2 h), max. Dosis 12 mg/24 h.
- **Status migraenosus:** Zusätzlich Glukokortikoide, wie Prednisolon 250 mg i.v. (z.B. Decortin H®) und Benzodiazepine zur Sedierung.

Prophylaxe **Indikationen für Langzeitprophylaxe:** ≥ 3 Attacken pro Mon. in den letzten 3 Mon. *oder* 1 Attacke pro Mon. > 2 Tage *oder* Unwirksamkeit der Attackenkupierung *oder* regelmäßig Arbeitsunfähigkeit durch Attacke *oder* wiederholt Migräneattacken mit fokal neurologischen Ausfällen über mehrere Stunden *oder* migränöser Infarkt.

Merke
- Kopfschmerztagebuch führen lassen!
- Effekt der Prophylaxe erst nach 4–6 Wo. beurteilbar; in 30–70 % deutliche Besserung durch Senkung der Attackenhäufigkeit und -stärke.
- Dauer der Prophylaxe 6–12 Mon. Bei Beendigung Medikamente langsam ausschleichen.
- Ausdauersportarten, Stressbewältigung, Entspannungstechniken als Begleittherapie.

Medikamente der 1. Wahl
- **Metoprolol** (selektiver β_1-Adrenorezeptorblocker): 50–200 mg tägl., möglichst in retardierter Form (z.B. Metodura® Z retard). *Oder*
- **Propranolol** (nicht selektiver β-Adrenorezeptorblocker): 40–240 mg tägl., möglichst in retardierter Form (z.B. Dociton® Retard). Mit 50 mg tägl. (Metoprolol) bzw. 40 mg tägl. (Propranolol) beginnen, wöchentlich um 50 mg tägl. bzw. 40 mg tägl. steigern, Hauptdosis abends. *NW:* Müdigkeit, Hypotonie, Schlafstörungen. *KI:* AV-Block, Sinusknotensyndrom, Herzinsuff., Bradykardie, Asthma bronchiale.
- **Flunarizin** (Kalziumantagonist): 5 mg tägl. (Frauen) bzw. 10 mg tägl. (z.B. Sibelium®) zur Nacht. 1. Wahl bei Hypotonie. *NW:* Müdigkeit, Appetitsteigerung, *KI:* Parkinson-Krankheit, Depression, Schwangerschaft und Stillzeit.

Medikamente der 2. Wahl
- **Valproat** (z.B. Orfiril®) 600 mg tägl. in zwei Einzeldosen.
- **Naproxen, ASS, Magnesium, Pizotifen.**
- **Gabapentin** 1200–2400 mg tägl. oder Topiramat wahrscheinlich gut wirksam.

Medikamente der 3. Wahl **Cyclandelat** (1200–1600 mg tägl. in 2–3 Einzeldosen), Amitriptylin (bei Kombinationskopfschmerz ☞ 5.1.6); Pestwurz, Lisurid, Methysergid, Dihydroergotamin.

! Nicht wirksam sind SSRI, andere tri- und tetrazyklische Antidepressiva, Clonidin, Verapamil, Carbamazepin, Lamotrigin, Lithium.

Kurzzeitprophylaxe bei menstrueller Migräne Bei regelmäßigen Attacken > 3 Tage: Naproxen 2 × 500 mg tägl. (z.B. Naproxen Stada®), 2 Tage vor Beginn bis zum Ende der Regelblutung, max. über 7 Tage. Wechsel oder Absetzen des Ovulationshemmers erwägen.

5.1.2 Spannungskopfschmerz

(ICD 10 G44.2) Prävalenz: Episodischer Spannungskopfschmerz 20–30 %, chron. Spannungskopfschmerz 2–3 %. Betrifft F etwas häufiger als M; beginnt überwiegend im 2. Lebensjahrzehnt.

Klinik Episodischer, überwiegend bilateraler Kopfschmerz von 30 Min. bis zu Tagen Dauer. Episodischer Spannungskopfschmerz an weniger als 180 Tagen/J., chron. Spannungskopfschmerz an mehr als 180 Tagen/J.

- Schmerzqualität: Dumpf drückend, ziehend mit okzipitofrontaler Ausstrahlung, Schraubstock- und Schweregefühl. Muskelverspannungen nicht obligat.
- Schmerzintensität: Leicht bis mittel.
- Beeinträchtigt die Aktivitäten des täglichen Lebens nicht, keine Zunahme bei körperlicher Aktivität oder durch bestimmte Kopf- oder Körperhaltungen.
- Lärm- und Lichtscheu können auftreten; keine Übelkeit.
- Keine begleitenden fokal neurologischen Defizite, keine Aura.

Sonderform Kombinationskopfschmerz: Tägliche Spannungskopfschmerzen, die von Migräneattacken überlagert werden.

Diagnostik Neurologischer Untersuchungsbefund unauffällig. Kranielle Bildgebung bei Erstmanifestation sinnvoll; bei Hinweisen auf symptomatisches Kopfschmerzleiden notwendig.

Differenzialdiagnosen Symptomatischer Kopfschmerz bei zerebrovaskulären oder entzündlichen Erkr., Krampfanfall oder Hirntumoren. Medikamenteninduzierter Kopfschmerz.

Therapie Stress vermindern, Entspannungsübungen, autogenes Training, Ausdauersportarten.

Episodischer Spannungskopfschmerz Bei nicht erträglichen Schmerzen Paracetamol 500–1000 mg p.o. oder rektal (z.B. Paracetamol-ratiopharm®) *oder* ASS 500–1000 mg p.o. (z.B. ASS 500 von ct®) *oder* andere NSAID (z.B. Ibuprofen). Auch topisch appliziertes Pfefferminzöl kann wirksam sein!

! Merke

- Keine Dauereinnahme (Analgetikakopfschmerz!), max. 7–10 Einnahmen/Monat.
- Keine Kombination mit Tranquilizern oder Kodein (Suchtpotenzial!).

Chronischer Spannungskopfschmerz

- Keine Analgetika!
- Medikamentöse Langzeitprophylaxe bei Spannungskopfschmerzen: > 15 Tagen/Mon. über mind. 3 Mon.

Amitriptylin 50–75 mg tägl. p.o., möglichst retardiert, (z.B. Saroten® retard) oder Amitriptylinoxid 30–90 mg tägl. (Equilibrin®). Mit 10–25 mg Amitriptylin bzw. 15–30 mg Amitriptylinoxid am Abend beginnen, wöchentlich um 25 mg tägl. steigern. Wirkung üblicherweise ab der 3. Wo. Behandlung über mind. 6 Mon. in wirksamer Dosis, danach Ausschleichen über 4 Wo.; Erhaltungsdosis von 10–25 mg Amitriptylin bzw. 15–30 mg Amitriptylinoxid in vielen Fällen notwendig.

Bei Unwirksamkeit oder Unverträglichkeit von Amitriptylin Doxepin (z.B. Aponal®) oder Nortriptylin (Nortrilen®) oder Clomipramin (z.B. Anafranil®). Alternativ Mianserin (z.B. Tolvin®), Maprotilin (z.B. Ludiomil®). SSRI wahrscheinlich unwirksam.

5.1.3 Zervikogener Kopfschmerz

(ICD 10 M54.2). F > M. Häufig Komb. von zervikogenen Kopfschmerzen mit anderen Kopfschmerzen.

Klinik

- Seitenkonstanter Kopfschmerz mit Ausstrahlung in Dermatom C2 von okzipital nach frontal, teilweise in Schulter und Arm ausstrahlend.
- Schmerzqualität: Dumpf bohrend oder stechend, fluktuierender Dauerschmerz mit und ohne zusätzliche Attacken, selten in auch in Episoden von mehreren Wo. Dauer.
- Schmerzintensität: Leicht bis mittel; Zunahme bei Kopfbewegungen, Husten, Niesen, Pressen.
- Eingeschränkte HWS-Beweglichkeit; Druckschmerz in der oberen Nackenregion.
- Selten auch vegetative Symptome.

Diagnostik

- HWS-Röntgen, ggf. HWS-MRT, zum Ausschluss symptomatischer Ursachen.
- Vorübergehend Schmerzfreiheit nach Blockade (mit Lokalanästhetikum) des N. occipitalis major oder der C2-Wurzel (**Cave:** Invasives Verfahren; nur vom Anästhesisten durchzuführen).

Differenzialdiagnosen Migräne, seitenbetonter Spannungskopfschmerz, Okzipitalisneuralgie, Hemicrania continua oder chron. paroxysmale Hemicranie (☞ 5.1.4).

Therapie

- Physikalische und Manualtherapie, TENS.
- NSAID möglicherweise (vorübergehend) wirksam.
- Behandlungsversuch mit Amitriptylin bzw. Indometacin zum Ausschluss der *DD* Spannungskopfschmerz bzw. Hemicrania continua/chron. paroxysmale Hemicranie.
- Nerven-/Wurzelblockaden sind keine Dauertherapie!

5.1.4 Cluster-Kopfschmerz

(ICD 10 G44.0) Syn.: Bing-Horton-Syndrom, Erythroprosopalgie. Prävalenz ~1 %, M : F = 7 : 1. Erkrankungsbeginn zwischen dem 20. und 40. Lj., meist 28.–30. Lj.

Klinik Streng einseitige orbitale oder retroorbitale episodische Schmerzattacken (0,5–8/24 h) von 15–180 Min. Dauer mit fester tageszeitlicher (am häufigsten 1–3 Uhr nachts) und jahreszeitlicher Bindung (meist 2–12 Wo.).

- Schmerzqualität: Brennend, bohrend.
- Schmerzintensität: Meist unerträglich („suicide-headache").
- Ipsilaterale Begleitsymptome: Tränenfluss, konjunktivale Injektion, nasale Kongestion, Rhinorrhö, Schwitzen und Rötung von Stirn und Wange, Miosis oder Ptosis und periorbitales Ödem. Selten Übelkeit, Lärm- oder Lichtempfindlichkeit.

- Auslösende Faktoren: Alkohol und Glyzeroltrinitrat sowie Aufenthalte in großer Höhe.
- Sonderform: Prim. oder sek. chron. Cluster-Kopfschmerz bei fehlender Remission von mind. 14 Tagen.

Differenzialdiagnosen

- Glaukomanfall: Massive Schmerzen mit Lichtscheu und Tränenfluss, plötzliche Visusverschlechterung; weite, lichtstarre Pupille.
- Sinusitis: Klopfschmerz, Lageabhängigkeit, Entzündungszeichen.
- Tolosa-Hunt-Sy.: Einseitiger Schmerz hinter den Augen mit Protrusio bulbi, konjunktivaler Injektion und nachfolgender Augenmuskelparese durch granulomatöse Entzündung in der Fissura orbitalis. Besserung durch Glukokortikoide.
- Sinus-cavernosus-Sy.: Protrusio bulbi und Bewegungseinschränkung des Bulbus, Chemosis, Pulsationen; Syndrome der Felsenbeinspitze.
- Arteriitis temporalis: Dumpf brennende Kopfschmerzen der Schläfenregion, meist in höherem Lebensalter. A. temporalis verdickt und druckempfindlich, BSG ↑↑, CRP ↑↑ (☞ 6.6).
- Andere seltene Kopfschmerzerkrankungen:
  - Paroxysmale Hemicranie: Episodisch (EPH) oder chronisch (CPH) streng einseitige, seitenkonstante, unerträgliche Schmerzattacken orbitofrontal und temporal mit vegetativen Begleitsymptomen, wie beim Cluster-Kopfschmerz. Attacken häufiger (5–15/24 h) und kürzer (2–45 Min.) als bei Cluster-Kopfschmerz; überwiegend Frauen betroffen. Diagnostisch wegweisend ist Ansprechen auf Indometacin 25–225 mg (z.B. Amuno®).
  - Hemicrania continua: Täglicher, seitenkonstanter Dauerkopfschmerz ohne vegetative Begleitsymptome wie bei Cluster-Kopfschmerz oder der CPH. Ansprechen auf Indometacin 25–225 mg (z.B. Amuno®).
  - SUNCT (short-lasting unilateral neuralgiform headache with conjunctival injection and tearing). Häufige (10–40/h) kurze (15–60 Sek.) Attacken. Keine Besserung auf Sauerstoff oder Indometacin.

Therapie

- Zunächst 7–15 l O_2/Min. über Gesichtsmaske über 10–15 Min. *Bei Versagen*
- Sumatriptan 6 mg s.c (Imigran®); max. 12 mg/24 h bzw. 24 mg/Wo. oder als Nasenspray. *Alternativ:*
- Dihydroergotamin 1 mg i.m. oder s.c.(z.B. Dihydergot® Injektionslösung). **Cave:** Max. 4 mg Dihydroergotamin tägl. bzw. 6 mg/Wo. *NW* und *KI* ☞ 5.1.4.

! Merke

- Linderung durch Lidocain-Nasentropfen (4%ige Lösg.) möglich.
- Unwirksam: Nichtopioid- und Opioidanalgetika; Ergotamintartrat p.o. oder rektal.

Prophylaxe Bei episodischem Cluster-Kopfschmerz zur Überbrückung der Cluster-Periode grundsätzlich sinnvoll. Ausschleichen der Ther. nach Beendigung der Cluster-Episode oder nach 14 Tagen Beschwerdefreiheit. Verapamil und/oder Lithium werden auch als Basistherapie des chron. Cluster-Kopfschmerzes eingesetzt.

1. Wahl **Verapamil** auf 3 × 80 mg tägl. (max. 3 × 120 mg) aufdosieren (z.B. Verahexal®; 1. Tag 0–0–80 mg, 2./3.Tag 80–0–80 mg, 4. Tag 80–80–80 mg). Nach etwa 1 Wo. wirksam. *NW:* Flush, Schwindel, RR-Abfall, Bradykardie. *KI:* Herzinsuff., AV-Block, Sinusknotensy., Bradykardie.

2. Wahl

- **Lithiumcarbonat:** Beginn mit 400 mg (z.B. Quilonum® retard 0–0–1). Aufdosierung nach Li-Spiegel (Ziel: 0,6–0,8 mmol/l). *NW:* Tremor, Senkung der Krampfschwelle, Struma, Polydipsie. **Cave:** WW mit Diuretika beachten!
- **Valproat:** 500–1500 mg tägl. (z.B. Orfiril®).
- Komb. von Verapamil, Lithium und Valproat ist möglich.
- Topiramat (50–125 mg tägl.) als Add-on-Therapie wahrscheinlich wirksam.
- **Alternativ Glukokortikoide:** Prednisolon 100 mg tägl. für 3 Tage (2 Tagesdosen), danach Dosisreduktion um 10 mg tägl. alle 4 Tage. Schwellendosis: 10–20 mg tägl.
- **Ergotamintartrat:** (z.B. Migrexa®) als Kurzzeitprophylaxe (max. 4 Wo.) oder bis zum Wirkungseintritt der o.g. Prophylaktika (2 × 2 mg tägl. p.o. oder rektal) *oder* bei einzelner täglicher Attacke zur festen Stunde (2 mg rektal 2 h vorher). *NW* und *KI* ☞ 5.1.1

5.1.5 Medikamenteninduzierter Kopfschmerz

(ICD 10 G44.4) Medikamentenabusus bei 5–8 % der Kopfschmerzpatienten; F : M = 5 : 1.

Ätiologie Induktion und Aufrechterhaltung eines Kopfschmerzes durch häufige oder tägliche Einnahme von Schmerzmitteln. Kann bei regelmäßiger Einnahme aller Analgetika entstehen (auch bei Triptanen). Besonders hohes Risiko bei Mischpräparaten und Ergotpräparaten. *Sonderform:* Akuter medikamenteninduzierter Kopfschmerz z.B. durch Nitrate oder Kalziumantagonisten.

Klinik Schmerzqualität: Tägl., meist bereits morgendlicher holozephaler dumpf drückender Dauerkopfschmerz. Selten Übelkeit und Erbrechen. Zunahme bei körperlicher Belastung möglich.

Diagnostik Abklärung organischer Spätfolgen (Ulzera, Ergotismus, Nierenschäden).

Therapie Zunächst Aufklärung über den Zusammenhang zwischen Medikamenteneinnahme und Kopfschmerzen, Aufklärung über mögliche organische Spätfolgen. Die Motivation des Pat. zum Entzug ist entscheidend, eine Weigerung, das Medikament weiter zu verschreiben, reicht alleine nicht aus. Ein ambulanter Entzug ist bei kurzer Einnahme von Nichtopioidanalgetika, Analgetikakombinationspräparaten, Ergotaminen oder Triptanen möglich, sofern keine Barbiturate oder Tranquilizer als Komedikation eingenommen wurden *und* eine hohe Motivation des Pat. bei guter sozialer Einbindung besteht.

Vorgehen beim Entzug

- Abruptes Absetzen aller Schmerzmittel.
- Metoclopramid (z.B. MCP ratiopharm®) oder Domperidon (Motilium®) gegen Übelkeit und Erbrechen.
- Bei Entzugskopfschmerz Naproxen bis 2 × 500 mg tägl. (z.B. Naproxen von ct®).

Dauer des Entzuges 10–14 Tage. Rückfälle in 30 %. Nach Entzug bei vorbestehender Migräne, Spannungskopfschmerz oder Cluster-Kopfschmerz prophylaktische Behandlung einleiten.

! Vor allem bei langjährigem medikamenteninduziertem Kopfschmerz und Einnahme psychotroper Substanzen bzw. Koanalgetika ist ein stationärer Entzug notwendig.

5.1.6 Weitere idiopathische Kopfschmerzsyndrome

Benigner Hustenkopfschmerz: Durch Husten ausgelöster akuter bilateraler, okzipitaler Kopfschmerz < 1 Min. *Diagn.:* cMRT zum Ausschluss einer RF in der hinteren Schädelgrube einmalig erforderlich.

Benigner Anstrengungskopfschmerz: Provoziert durch körperliche Anstrengung bilateraler, pochender Kopfschmerz, teilweise mit vegetativen Symptomen. Dauer 5 Min. bis 24 h. *Diagn.:* Bei Erstmanifestation zerebrale Bildgebung zur Ausschlussdiagnostik.

(Post-)koitaler Kopfschmerz: Dumpfer oder pulsierender bilateraler, häufig okzipitaler Kopfschmerz bei und nach Geschlechtsverkehr. Dauer Min. bis Tage. *Diagn.:* Bei Erstmanifestation zerebrale Bildgebung zur Ausschlussdiagnostik notwendig; bei akutem Beginn mit massiven Schmerzen immer Ausschluss einer SAB erforderlich.

Dialysekopfschmerz: Holozephaler Kopfschmerz nach Dialyse. Paracetamol wirksam.

5.1.7 Trigeminusneuralgie

(ICD10 G50.0) Prävalenz 40 : 100 000, F : M = 3 : 2; Erkrankungsalter 40.–60. Lj.

Klinik In Attacken auftretender, einseitiger, neuralgiformer Gesichtsschmerz. Man unterscheidet symptomatische und idiopathische Trigeminusneuralgien. Auch bei der idiopathischen Trigeminusneuralgie lassen sich häufig Gefäß-Nervenkontakte als mögliche symptomatische Ursache nachweisen.

- Attackenhäufigkeit bis 200 tägl., Dauer der Attacken Sek. bis max. 1–2 Min., dazwischen schmerzfreie Intervalle.
- Schmerzcharakter und -intensität: Blitzartig einschießende, oberflächliche, elektrisierende, brennende stärkste Schmerzen infraorbital (V_2) oder perioral (V_3), selten periorbital (V_1).
- Typisch auslösbar durch mechanische Reize (Kauen, Sprechen, Mimik oder Berührung), keine persistierenden neurologischen Ausfälle.
- Gelegentlich Hyperpathie im betroffenen Trigeminusast während des Anfalls und anschließend vegetative Reizerscheinungen (Hautrötung, Speicheldrüsensekretion).
- Typisch, jedoch nicht obligat, sind ticartige Zuckungen der mimischen Muskulatur während der Attacken (Tic douloureux).
- Überwiegend chron. Erkr.; Spontanremissionen zu Beginn jedoch möglich.
- Sonderform Trigeminusneuropathie: (Wellenförmiger) Dauerschmerz mit persistierendem sensiblen Defizit.

Differenzialdiagnosen

- Schmerzen im Bereich V_1 sind i.d.R. symptomatisch, z.B. bei Glaukom, Sinusitis, Sinusvenenthrombose, Myoarthropathie des Kausystems, Herpes zoster.
- Cluster-Kopfschmerz (☞ 5.1.4).
- Glossopharyngeusneuralgie: Schmerzattacken im Schlund mit Ausstrahlung in das gleichseitige Ohr, triggerbar durch Berührung, Schlucken, Husten, Kauen, Sprechen. Schmerzfreiheit durch Anaesthesin®-Rachenspray. Symptomatisch bei Tumoren der hinteren Schädelgrube und des Mund-Rachenbereichs. Medikamentöse Ther. wie bei Trigeminusneuralgie.

- Symptomatische Trigeminusneuralgie bei: Entmarkungsherd bei MS (☞ 8), Tumoren im Bereich des Kleinhirnbrückenwinkels (☞ 10.6.9), Syndromen der Felsenbeinspitze, Syringobulbie (☞ 11.8), Sinus-Kavernosus-Fistel, nach Schädel(basis)fraktur (☞ 16.1).

Medikamentöse Therapie

1. Wahl

- **Carbamazepin** 600–1200 mg tägl. (z.B. Tegretal®), max. 1600 mg tägl. nach Blutspiegel (6–12 mg/ml) und Wirkung. Kann zu Beginn auch als Suspension gegeben werden (Vorteil: schnelle Anflutung), danach Umstellung auf retardierte Gelenik. *Alternativ* Oxcarbazepin (z.B. Trileptal®). Vorteil: raschere Resorption; Nachteil: häufiger symptomatische Hyponatriämien als bei Carbamazepin. Äquivalenzdosis: Carbamazepin × 1,5.
- **Gabapentin** 1200–1800 mg tägl. (Neurontin®), max. 3600 mg tägl. Bei leichteren Beschwerden oder Unverträglichkeit von Carbamazepin als Monotherapie oder als add-on nach Ausdosierung von Carbamazin.

2. Wahl

- **Phenytoin:** 300 mg tägl. p.o. (z.B. Zentropil®). Phenytoin ist Mittel der ersten Wahl, wenn medikamentöse Behandlung p.o. zunächst nicht möglich ist: Schnellaufsättigung mit 250 mg i.v. (max. 25 mg/Min.).
- **Baclofen:** 25–75 mg tägl. (z.B. Lioresal®).
- **Lamotrigin, Valproat** oder **Topiramat:** Wahrscheinlich wirksam.

! Auslassversuch bei Erstmanifestation nach 6–8 Wo. oder bei 3–6 Mon. Beschwerdefreiheit gerechtfertigt.

Attackenkupierung Clonazepam 0,5–1 mg p.o./i.v., Tagesdosis 3–8 mg (z.B. Rivotril®).

Interventionelle Therapie

GLOA Am Ganglion cervikale superius (☞ 5.2.1). Wirkung hält 12–24 h an, nach Serien auch länger.

Neurochirurgie *Ind.:* Bei therapieresistenter Trigeminusneuralgie.

- **Mikrovaskuläre Dekompression nach Janetta:** Bei Nachweis eines Gefäß-Nervenkontaktes Freilegung des N. trigeminus in seiner Eintrittszone im Bereich der Pons. Beseitigung des Gefäß-Nervenkontaktes (meist A. cerebelli superior) durch Einlage eines Schwämmchens zwischen Arterie und Nerv. 8 % Rezidivrate/Jahr. Letalität < 1 %. *KO:* Irreversibler Hörverlust (2–5 %), passagere HN-Läsionen.
- **Perkutane Thermokoagulation des Ganglion Gasseri:** v.a. bei älteren Pat. unter Lokalanästhesie, kann wiederholt durchgeführt werden. Rezidivrate 40 % nach 5 J. *KO:* Schädigung benachbarter HN, des motorischen N.V, Keratitis neuroparalytica. Anaesthesia dolorosa in 2–3 %.

5.1.8 Atypischer Gesichtsschmerz

(ICD 10 G50.1)

Klinik Einseitiger, konstanter, drückend bohrender mittelstarker, schlecht lokalisierbarer Schmerz, der sich nicht an Grenzen der Versorgungsgebiete der HN hält und nicht triggerbar ist. Spricht nicht auf konventionelle Analgetika oder Blockaden an.

Diagnostik Zur Ausschlussdiagn. zahnärztliches (Zahnschmerzen, Myoarthropathie des Kausystems), HNO-ärztliches (Sinusitis) und augenärztliches Konsil (Glaukom).

Therapie
- Möglichst wenig Analgetika (**Cave:** Medikamenteninduzierter Kopfschmerz bei Pat. mit Spannungskopfschmerz in der Anamnese, ☞ 5.1.5), Pat. vor unnötigen OP bewahren.
- Medikamentöse Dauerther.: Aufdosieren von Antidepressiva, 1. Wahl ist Amitriptylin 75 mg tägl. p.o. (z.B. Saroten® retard).
- Bei Versagen (häufig): Vorstellung beim spezialisierten Schmerztherapeuten.

5.2 Neuropathischer Schmerz

5.2.1 Charakteristika und Behandlungsstrategien

Schmerz, der auf eine Läsion oder Dysfunktion des zentralen oder peripheren Nervensystems zurückzuführen ist.

Klinik Charakteristisch: Brennende Spontanschmerzen, einschießende Schmerzattacken und evozierte Schmerzen (Allodynie, Hyperalgesie) in unterschiedlichen Kombinationen. Außerdem häufig unangenehme Par- und Dysästhesien, die mit den o.g. Schmerzen zu den *positiven* sensorischen Phänomenen zählen. Abhängig vom geschädigten System zusätzlich nicht schmerzhafte *negative* sensorische Phänomene, wie Hypästhesie, Hypalgesie, Thermhypästhesie, Pallhypästhesie.

Prinzipiell können pos. und neg. sensorische Phänomene bei allen neuropathischen Schmerzsy. auftreten. Bestimmte Symptomkonstellationen sind jedoch für einzelne Erkr. charakteristisch (s.u.).

Typische neuropathische Schmerzsyndrome sind das komplexe regionale Schmerzsy. (CRPS; ☞ 5.2.2), Stumpf- und Phantomschmerzen (☞ 5.2.3), zentrale Schmerzsy. (☞ 5.2.4), Herpes zoster und die postzosterische Neuralgie (☞ 5.2.5), schmerzhafte Polyneuropathien (☞ 5.2.6) und die Trigeminusneuralgie (☞ 5.1.7).

Neuropathische Schmerzen sind außerdem häufig bei (chron.) Radikulopathien (☞ 14.5), Plexopathien (☞ 14.2), neuralgischer Schultermyatrophie (☞ 14.3), Mononeuropathien und Engpasssy. (☞ 14.3).

Therapie Die Ther. neuropathischer Schmerzen erfordert eine enge Zusammenarbeit der beteiligten Disziplinen. Die frühzeitige Vorstellung in einer *Schmerzambulanz* ist daher häufig sinnvoll.

! Therapeutische Säulen
- Ther. der zugrunde liegenden Ursache.
- Pharmakologische und nicht pharmakologische Schmerztherapie.
- Schmerzbewältigung durch psychologische Therapieverfahren.

Medikamentöse Therapie

Eingesetzte Medikamente Antidepressiva (v.a. Trizyklika), Antikonvulsiva (Carbamazepin/Oxcarbazepin, Gabapentin, Valproat, Phenytoin, Lamotrigin, Topiramat), NSAID/Opioide, außerdem Antiarrythmika (Lidocain, Mexiletin) und topisch angewendete Pharmaka (v.a. Capsaicin, ASS, Lidocain).

Typische Dosierungen
- **Amitriptylin:** 75 mg retard tägl., max. 150 mg tägl. (z.B. Saroten®), Beginn mit 10 mg zur Nacht; Steigerung auf 25 mg nach 3 Tagen, um 25 mg alle 4–7 Tage steigern. 2 Tagesdosen; ab 75 mg 2/3 der Dosis zur Nacht, *NW* und *KI* ☞ 18.6.3.
- **Carbamazepin:** 800–1200 mg tägl. (z.B. Timonil®) bzw. nach Arzneimittelspiegel oder Verträglichkeit. Initial Gabe als Suspension, wenn schneller Wirkungseintritt erwünscht. Ansonsten retardierte Galenik bevorzugen. Beginn mit 200 mg zur Nacht; Steigerung um 100–200 mg alle 2–3 Tage; 2 Tagesdosen. *NW* und *KI* ☞ 9.1.2.
- **Gabapentin:** 1200–1800 mg tägl. (Neurontin®), max. 3600 mg tägl. Beginn mit 100 mg am Abend, Steigerung um 100 mg täglich, ab 600 mg tägl. um 300 mg alle 3 Tage, 3 Tagesdosen. *NW* und *KI* ☞ 9.1.2.

Invasive Therapieverfahren Die invasiven Therapieverfahren sind dem Anästhesisten vorbehalten. Bei neuropathischen Schmerzen kommen zwei Verfahren häufig zur Anwendung:
- **Intravenöse regionale Sympathikusblockade:** Injektion von Guanethidin in periphere Extremitätenvene bei anliegender Blutsperre. *Klassischer Effekt:* Initial Schmerzverstärkung unter Guanethidin-Injektion (daher wird häufig zusätzlich ein Lokalanästhetikum zur Schmerzlinderung gespritzt), dann langsam einsetzende Schmerzminderung.
- **GLOA** (ganglionäre lokale Opioidanalgesie): Lokale Injektion von Opioiden (Buprenorphin) an Ganglien des sympathischen Nervensystems (v.a. Ganglion cervicale superius/cervicale medius/stellatum). Gleiche Injektionstechnik wie bei ganglionärer Sympathikusblockade mit Lokalanästhetika, jedoch risiko- und nebenwirkungsärmer.

5.2.2 Komplexes regionales Schmerzsyndrom (CRPS)

(ICD 10 M89.0) Kann an den Extremitäten als inadäquate Reaktion auf schmerzhafte oder Bagatelltraumen (z.B. Frakturen, OP, Gelenksdistorsionen, aber auch nach Blutabnahme), selten spontan entstehen. M > F. Manifestationsgipfel um das 50. Lj.; obere Extremität : unterer Extremität = 2 : 1.

Formen des komplexen regionalen Schmerzsyndroms

CRPS Typ I (alte Bezeichnungen: Sympathische Reflexdystrophie, Sudeck-Syndrom): Ohne nachweisbare Nervenverletzung.

CRPS Typ II (alte Bezeichnung: Kausalgie): Nachweisbare Nervenverletzung obligat.

Klinik Akuter Beginn innerhalb von Stunden; unmittelbar oder Tage bis Wo. nach initialem Trauma. Frühsymptome sind Spontanschmerzen, generalisierte Schwellung, Hauttemperaturunterschiede. Charakteristische Folgen sind Knochen- und Weichteilveränderungen, wie Kontrakturen oder periartikuläre Osteoporose.

Symptomtrias

- **Sensibel:** Tief sitzende starke bis unerträgliche, brennend-bohrende Spontanschmerzen und evozierte Schmerzen (v.a. mechanische Allodynie: Schmerzen bei Bestreichen der betroffenen Region) im Bereich der betroffenen Extremität. Dort distal bis akral betont und generalisiert. Diffuse Hypästhesie und Hypalgesie können bei CRPS Typ I vorkommen; bei CRPS Typ II besteht zusätzlich ein Defizit im Versorgungsbereich des verletzten Nervs. *Orthostase-Phänomen*: i.d.R. Schmerzlinderung bei Hochlagern der betroffenen Extremität.
- **Autonom:** Generalisierte Schwellung, Hauttemperaturdifferenz im Seitenvergleich, Störung der Schweißsekretion. In fortgeschrittenen Stadien trophische Störungen.
- **Motorisch:** Nicht schmerz- oder schwellungsbedingte Paresen, häufig feinschlägiger Tremor; bei chron. CRPS Dystonie (selten).

Diagnostik

- Typische Anamnese und klinischer Befund: Lokalisation, Symptome und zeitlicher Ablauf.
- Messung der Hauttemperatur.
- 3-Phasen-Skelettszintigraphie: Periartikuläre Traceranreicherung in der Spätaufnahme.
- Nativ-Röntgenbild mit Gegenseite zum Vergleich: Bei fortgeschrittener Erkr. diffuse, fleckige, distale Osteoporose.

Differenzialdiagnosen Infektion, venöse Stauung, postop. oder posttraumatische Schmerzen, Neuralgien.

Therapie In leichten Fällen (geringe Spontanschmerzen) zunächst oft Basistherapie mit Ruhigstellung in Lagerungsschiene, Analgetika und Hochlagern ausreichend.

Physiotherapie Physio- und physikalische Therapie des CRPS sind für die Wiederherstellung entscheidend.

Krankengymnastik, Lymphdrainage, absteigende Teilbäder: Bei Ruheschmerzen nur der nicht betroffenen Extremitäten, bei Schmerzfreiheit in Ruhe auch der betroffenen Extremität. Bei Kontrakturen nach Erreichen der Schmerzfreiheit dynamische Schienenbehandlung. Ergotherapie im hochakuten Stadium kontraindiziert.

- Die Therapie des CRPS darf keine Schmerzen verursachen!

Medikamentöse Therapie

- **Analgetika:** NSAID (z.B. Ibuprofen, Diclofenac), Metamizol (z.B. Novalgin®) und Opioide (v.a. Tramadol, Tilidin) v.a. bei leichten Fällen in der Frühhase wirksam.
- **Glukokortikoide:** Prednisolon 1 mg/kg tägl. für 3 Tage p.o. (z.B. Decortin® H), danach ausschleichen. Im akuten Stadium gegen mögliche entzündliche Komponente wirksam.
- **Antidepressiva:** (z.B. Amitriptylin) v.a. bei chron. CRPS.
- **Antikonvulsiva:** Carbamazepin oder Gabapentin v.a. bei neuralgiformen Schmerzen (z.B. bei CRPS Typ II).

Interventionelle Verfahren In schweren Fällen oder bei Versagen der Pharmakother. diagn. Sympathikusblockade (☞ 5.2.1) zum Nachweis von sympathisch unterhaltenen Schmerzen („sympathetically maintained pain", SMP) als einem möglichen Symptom des CRPS. Bei pos. Effekt Sympathikusblockade in Serie, oder Umstellung auf GLOA (obere Extremität; ☞ 5.2.1).

Prognose Sehr selten Spontanremissionen. Die Prognose hängt von einer frühzeitigen Schmerz- und Physiotherapie ab.

5.2.3 Postamputationssyndrom

Stumpfschmerzen, Phantomsensationen und Phantomschmerzen (ICD 10 G54.6) werden unter dem Begriff Postamputationssy. zusammengefasst.

Stumpfschmerz

Stumpfschmerzen treten bei bis zu 60 % aller amputierten Pat. auf.

Ätiologie **Akuter Stumpfschmerz:** Postop. Wundschmerz, Hämatom, Infektion.
Chron. Stumpfschmerz: Lokale Veränderungen, wie Durchblutungsstörungen, überschießende Kallusbildung, Entzündung, Neurom, unzureichende Prothesenanpassung.

Klinik Gut lokalisierbare Schmerzen im Bereich des Stumpfes; belastungsabhängig oder Dauerschmerz. Schmerzintensität mittel bis stark.
Akuter Stumpfschmerz: Scharf, schneidend, drückend, stechend.
Chron. Stumpfschmerz: Schneidender krampfartiger oder elektrisierender Schmerz, brennender Dauerschmerz, ständig oder intermittierend, zusätzlich einschießende Attacken auch erst Wo. bis Mon. nach der Amputation.

Therapie **Akuter Stumpfschmerz:** Kausale Therapie durch Stumpfkorrektur, Prothesenkorrektur, Antibiotika. NSAID, z.B. Ibuprofen 1–2 × 800 mg tägl. (z.B. Ibuprofen-Stada® 800 retard).
Chron. Stumpfschmerz ☞ Phantomschmerz.

Prophylaxe Sorgfältige OP-Technik, gute Weichteildeckung des Stumpfes, sorgfältige Einbettung der Nervenenden.

Prognose Bei akutem Stumpfschmerz bei kausaler Therapie gut; bei chron. Stumpfschmerz nur bei frühem Therapiebeginn gute Erfolge.

Phantomschmerz

Unter Phantomschmerzen versteht man Schmerzen, die in einem amputierten Körperteil empfunden werden. 60–70 % der Pat. mit Extremitätenamputationen entwickeln Phantomschmerzen. Bei 5–10 % der Pat. ist wegen der Schmerzstärke eine Therapie erforderlich.

Ätiologie Tritt am häufigsten nach Extremitätenamputationen auf (in 60–90 % der Fälle), aber auch nach Rektum- und Mammaamputationen oder (selten) Zahnextraktionen. Pat. mit Schmerzen in der Extremität vor Amputation entwickeln häufiger Phantomschmerzen (z.B. bei pAVK). Auch eine vorbestehende PNP ist ein Risikofaktor.

Klinik Meist Tage bis Wo. nach Amputation, selten auch nach Jahren, oft sehr starke brennende, kribbelnde, stechende, krampfartige oder einschießende Schmerzen (kein typischer Charakter) im Bereich des Amputats (des Phantoms). Schmerzen treten häufiger in Attacken als dauerhaft auf, meist in distalen Anteilen der amputierten Extremität (Hand, Fuß). Häufig werden (schmerzhafte) Bewegungen des Phantoms empfunden. Triggerung der Phantomschmerzen im Bereich des Stumpfes möglich.
Vom Phantomschmerz abzugrenzen sind **Phantomsensationen:** Nicht schmerzhafte Empfindungen in der amputierten Extremität (z.B. normales Extremitätengefühl, Kribbeln, Druck). Telescoping: Empfindung einer (zunehmend) verkürzten Extremität. Gefühl der Fehlstellung der amputierten Extremität.

Diagnostik Röntgen, evtl. CT/MRT; Labor und ggf. Skelettszinti bei V.a. entzündliches Geschehen; Angiographie bei V.a. Durchblutungsstörungen.

Differenzialdiagnosen Etwa 50 % der Pat. leiden gleichzeitig unter Stumpf- und Phantomschmerzen.

Therapie

Akuter Phantomschmerz Calcitonin 200 IE als Kurzinfusion über ≥ 30 Min. (Lachs-Calcitonin: z.B. Calcitonin-ratiopharm®); bei unzureichender, jedoch vorhandener Wirkung nach 1–2 Tagen wiederholen.

Chronischer Phantomschmerz
- **Carbamazepin:** Bei einschießenden Schmerzen 800–1200 mg tägl. (z.B. Tegretal® retard). *Bei Unverträglichkeit*
- **Gabapentin:** 1200–1800 mg tägl. (Neurontin®), *alternativ:* Phenytoin oder Valproat.
- **Lidocain:** bei tastbarem Neurom 2–3 × lokale Infiltration, bei positivem Effekt Kryoanalgesie, ggf. wiederholen.
- **Trizyklische Antidepressiva:** Bei brennenden Dauerschmerzen z.B. Amitriptylin 75 mg tägl. (z.B. Saroten® retard) in Kombination mit Analgetika nach WHO-Stufenschema (☞ 26.1.2).
- **Interventionell:** Bei Versagen der pharmakologischen Ther. diagn. Sympathikusblockade; bei pos. Effekt in Serie bzw. GLOA (☞ 5.2.1). Weitere invasive Therapieverfahren nur in spezialisierten Zentren.
- **Adjuvant:** TENS, Hypnose.

Prophylaxe Amputation unter Regionalanästhesie; postop. kontinuierliche Leitungsanästhesie. NMDA-Antagonisten periop. möglicherweise wirksam.

Prognose Nur bei 10–20 % der Pat. Spontanremission innerhalb von 1 J., bei 40 % Zunahme der Beschwerden im Verlauf. Bei frühem Beginn 80–90 % Therapieerfolg.

5.2.4 Zentraler Schmerz

Schmerzen als direkte Folge einer Schädigung oder Dysfunktion des ZNS (v.a. zerebrovaskuläre Ereignisse, aber auch Enzephalomyelitis disseminata, traumatische Hirnverletzungen, raumfordernde Prozesse, Erkr. des Rückenmarks, Epilepsie, Parkinson-Krankheit). Schmerzen, die als sek. Symptom einer ZNS-Erkr. entstehen (z.B. schmerzhafte Spasmen) werden nicht zu den zentralen Schmerzen gerechnet.

Klinik

- Schmerzqualität: Nicht pathognomonisch; häufig Brennschmerzen; ebenfalls häufig: Allodynie, Hyperalgesie, Dysästhesie.
- Schmerzintensität: Von leicht bis sehr stark.
- Schmerzbeginn häufig unmittelbar nach zentraler Läsion, manchmal aber auch erst nach Jahren. Bei Rückenmarksprozessen oft erstes Symptom (z.B. Syringomyelie).
- Überwiegend Dauerschmerz mit zusätzlichen Attacken.
- Lokalisation folgt nicht dem Versorgungsgebiet peripherer Nerven oder Nervenwurzeln, aber häufig der zentralen Somatotopie.
- Thalamusschmerz: Am häufigsten bei posterolateralen Thalamusläsionen; brennender Halbseitenschmerz oder Schmerzen im oberen/unteren Körperquadranten (kontralateral zur Thalamusläsion); seltener nur im Bereich der (distalen) Extremität); mit Dysästhesie und einschießenden Schmerzattacken.
- Schmerzen bei Läsionen des Hirnstamms: Gekreuzte Schmerzsymptomatik mit Schmerzen und Hypästhesie im Gesichtsbereich ipsilateral, Analgesie und Thermanästhesie der kontralateralen Körperseite.
- Rückenmarkssy.: Gürtelförmige schmerzhafte Dysästhesien in Höhe der Läsion (Anästhesia dolorosa); An-/Hypästhesie unterhalb der Läsion; bei inkomplettem Querschnitt zusätzliche Schmerzen durch spastische Muskeltonuserhöhung).

Diagnostik Nachweis der zugrunde liegenden ZNS-Erkr. in CT oder MRT.

Therapie

- **Antidepressiva:** Bei Dauerschmerzen Amitriptylin 75–100 mg retard tägl. 1. Wahl.
- **Gabapentin:** bis zu 3600 mg tägl. Auch als Kombinationstherapie mit Amitriptylin.
- **Lamotrigin:** 200 mg tägl. wahrscheinlich wirksam.
- **Carbamazepin:** v.a. bei einschießenden Schmerzen 800–1200 mg retard tägl. (alternativ Phenytoin, Valproat).
- **Adjuvant:** TENS, physikalische Therapie.

Prognose Innerhalb der Gruppe der neuropathischen Schmerzen therapeutisch am schlechtesten zu beeinflussen. Auch invasive Verfahren (z.B. Motor Cortex Stimulation) nur selten wirksam.

5.2.5 Herpes zoster und postzosterische Neuralgie (PZN)

Akuter Herpes zoster

Endogene Reinfektion durch das in den Spinalganglien oder Ganglien der sensiblen Hirnnerven persistierende VZ-Virus. Lebenszeitrisiko 30 %. Erhöhtes Risiko im Alter und bei Immunsuppression.

Klinik Vor Auftreten der typischen Effloreszenzen häufig Zeichen einer uncharakteristischen Allgemeininfektion (Fieber, Abgeschlagenheit, Appetitlosigkeit). Häufig noch vor Auftreten der Effloreszenzen heftiger, brennender Dauerschmerz im befallenen Dermatom.
Typisches bläschenförmiges Exanthem auf erythematösem Grund im Versorgungsgebiet eines Spinal- oder Hirnnervs. Häufigste Lokalisation: Thorakale Dermatome (54 %), N. trigeminus (13 %). Dauer 1–2 Wo. *Selten:* Herpes zoster ohne Effloreszenzen = Herpes sine herpete/eruptione.
Einschießende, stechende Schmerzen, zusätzlich Dysästhesie, Hypästhesie, Hyperalgesie, Berührungsallodynie und autonome Störungen im befallenen Dermatom.

Komplikationen Keratokonjunktivitis bei Zoster ophthalmicus; periphere Fazialisparese bei Zoster oticus; Zosterenzephalitis/-menigitis bei immunsupprimierten Pat.; postzosterische Neuralgie.

Diagnostik VZV-Serologie und mikroskopischer Nachweis von Riesenzellen im Bläschengrund hilfreich. Bildgebung (z.B. Nachweis einer Radikulitis im MRT) nicht spezifisch.

Therapie des akuten Herpes zoster

- Therapieziele: Verhinderung der Virusausbreitung, Schmerzbekämpfung, Prophylaxe der PZN.
- Immer topische Dermatologika (Puder, antiseptische Trockenpinselung).

Virustatische Therapie Bereits bei gering erhöhtem PZN-Risiko.
- **Aciclovir:** 800 mg alle 4 h p.o. über 7 Tage (z.B. Zovirax®) *oder*
- **Valaciclovir:** 1000 mg alle 8 h p.o. über 5–7 Tage (Valtrex®) *oder*
- **Famciclovir:** 250 mg alle 8 h p.o. über 5–7 Tage (Famvir®).
- Bei schwerem Verlauf/starken Schmerzen oder immungeschwächten Pat. immer parenterale Gabe von Aciclovir (3 × 5–10 mg/kg tägl. i.v. über 5–6 Tage).

Analgetische Therapie
- Leichte Schmerzen: NSAID (z.B. Paracetamol oder ASS).
- Stärkere Schmerzen: Retardierte schwach potente Opioide, wie Tramadol bis 400 mg tägl. (z.B. Tramal® long) oder Tilidin bis 400 mg tägl. (Valoron® N retard), bis hoch potente Opioide, wie Morphinsulfat 2–3 × 20–40 mg tägl. (z.B. MST Mundipharma®).
- Mittelschwere/schwere Schmerzen: GLOA/Sympathikusblockaden (☞ 5.2.1)
- Brennende Dauerschmerzen und Dysästhesien: Amitriptylin bis 75 mg tägl. p.o. (z.B. Saroten®retard) *oder* Gabapentin 1200–1800 mg tägl. (Neurontin®).

- Einschießende Schmerzen: Carbamazepin 600–1200 mg tägl. (z.B. Tegretal® retard).
- Bei schwerem Verlauf systemische Glukokortikoide zur Entzündungshemmung und Analgesie: Prednisolon 1 mg/kg tägl. p.o. in absteigender Dosierung (z.B. Decortin®H).
- Adjuvante lokale Therapie mit Kühlung, topischem ASS, Lidocain-Gel.

! Merke

- Hochrisikopat. unbedingt Amitriptylin verordnen: Senkt als einziges Medikament nachgewiesenermaßen das Risiko, eine postzosterische Neuralgie zu entwickeln.

Prognose Bei jungen, immunkompetenten Pat. vollständige Abheilung.

Postzosterische Neuralgie

Persistierende Schmerzen nach durchgemachter akuter Herpes-Zoster-Erkr. (mind. 6 Wo. nach Abheilung der Effloreszenzen). (ICD 10 B02.2 G53.0)

Risikofaktoren

- Mit zunehmendem Lebensalter häufiger: ≥ 60 J. 40–50 %; F > M.
- Je schwerer die primäre Zostererkr., desto häufiger.
- Höchstes Risiko: Patientinnen > 50 J., Schmerzen bereits in der Prodromalphase, > 50 Effloreszenzen, kranialer oder sakraler Befall.

Klinik Brennender, bohrender Dauerschmerz im betroffenen Areal, zusätzlich einschießende stechende Schmerzen (seltener als bei akutem Herpes zoster), Berührungsallodynie. Schmerzen stark bis unerträglich.

Diagnostik Anamnese und zeitlicher Verlauf, Hautveränderungen im Bereich des (abgeheilten) Herpes zoster.

Differenzialdiagnosen Radikulitis oder Radikulopathie bzw. Neuralgie anderer Ätiologie.

Therapie

- **Amitriptylin:** Therapie der 1. Wahl, z.B. 75–150 mg tägl. p.o. (z.B. Saroten® retard). Wirkt gegen alle 3 Schmerzkomponenten der PZN. Bei Nichtansprechen Nortriptylin p.o. (Nortrilen®), Clomipramin p.o. (z.B. Anafranil®) oder Desipramin p.o. (z.B. Pertofran®).
- **Carbamazepin:** Bei einschießenden Schmerzen 600–1200 mg tägl. (z.B. Tegretal® retard); *alternativ*
- **Gabapentin:** 1200–1800 mg tägl. (Neurontin®).
- **Adjuvant:** Capsaicin-Creme 0,025–0,075%ig. **Cave:** Nicht im Gesicht anwenden. NMDA-Antagonisten (z.B. Amantadin p.o.), TENS, Akupunktur, Schmerzbewältigungstraining.
- **Interventionell:** Sympathikusblockaden/GLOA (☞ 5.2.1).

Prognose Der Behandlungserfolg hängt vom Behandlungsbeginn ab. Bei Verläufen > 1 J. ist meist nur eine Schmerzreduktion zu erzielen.

5.2.6 Schmerzen bei Polyneuropathie

Schmerzen sind ein häufiges Symptom bei Polyneuropathie (PNP) und stehen oft ganz im Vordergrund der klinischen Beschwerden.

Ätiologie Schmerzhafte Polyneuropathien sind am häufigsten bei Diab. mell. und chron. Alkoholabusus. Auch bei HIV-assoziierter PNP, GBS, PNP bei Kollagenosen/Vaskulitis, toxischen und hereditären PNP treten Schmerzen auf.

! Diab. mell.: Risiko, eine PNP zu entwickeln, wird durch strenge BZ-Einstellung deutlich reduziert (Ziel: HbA1c < 7 %).

Klinik

- Meist brennend bohrende Dauerschmerzen mit überwiegend symmetrischem Verteilungsmuster und distaler Betonung, (seltener) einschießende Schmerzen. Zusätzlich evozierte Schmerzen (Hyperalgesie, Allodynie).
- Negativsymptome: Minderung oder Verlust sensibler Qualitäten, z.B. Hypästhesie, Thermhypästhesie, Pallhypästhesie.
- Schmerzintensität: Leicht bis schwer
- Sonderformen: Schmerzhafte Mononeuritis (multiplex); gehäuftes Auftreten von Nervenkompressionssy. bei PNP.

Diagnostik

- Anamnese, Verteilungsmuster der Schmerzen und senso(moto)rischer Defizite; überwiegend perakuter Beginn, häufig mit intermittierenden Kribbelparästhesien.
- Ätiologische Abklärung: Labor- und Elektrodiagnostik.

Therapie

- Soweit möglich, Therapie der Ursache.
- Bei schmerzhafter Mononeuropathia multiplex, v.a. bei Vaskulitis: Therapieversuch mit Prednisolon 1 mg/kg p.o. (z.B. Decortin®H) in ausschleichender Dosierung.
- Dysästhesien bei Chemother. mit Platinpräparaten: Magnesium oder Kalzium. Die akute Hyperalgesie nach Gabe von Oxaliplatin lässt sich wahrscheinlich gut mit Carbamazepin oder Gabapentin verhindern.

Schmerztherapie bei distal symmetrischer PNP Kein validierter Therapiealgorithmus bekannt. Zum Einsatz kommen:

- **Antidepressiva:** Amitriptylin 75 mg tägl. (z.B. Saroten® retard) oder Imipramin 75 mg tägl. p.o. (z.B. Tofranil®) oder SSRI (z.B. Paroxetin). Gute Wirksamkeit der trizyklischen Antidepressiva gegen spontane Dauerschmerzen, trizyklische Antidepressiva wirken besser als SSRI.
- **Antikonvulsiva:** v.a. bei einschießenden Schmerzen Carbamazepin 600–800 mg tägl. (z.B. Tegretal® retard) *oder* Gabapentin 1200–1800 mg tägl. (Neurontin®), bei HIV-assoziierter PNP Mittel der 1. Wahl, da es nicht mit antiretroviraler Ther. interagiert.
- **Opioide:** v.a schwach potente (Tramadol oder Tilidin).
- **Capsaicin:** Topische Anwendung (0,025–0,075%ige Creme).

! Wirksamkeit von α-Liponsäure (i.v. oder oral) gegen Schmerzen bei diabetischer Polyneuropathie umstritten.

6 Zerebrovaskuläre Erkrankungen

Inhalt

Jürgen Klingelhöfer

262 6.1 **Management des Schlaganfallpatienten**
262 6.1.1 Leitsymptome und Akutmanagement
264 6.1.2 Differenzialdiagnosen
265 6.1.3 Vorgehen nach der Akutversorgung
268 6.2 **Zerebrale Ischämie**
268 6.2.1 Ätiologie
269 6.2.2 Klinik
272 6.2.3 Diagnostik und Differenzialdiagnosen
275 6.2.4 Akuttherapie des ischämischen Hirninfarkts
279 6.2.5 Sekundärprophylaxe
281 6.3 **Intrakranielle Blutungen**
282 6.3.1 Hypertensive Massenblutung
284 6.3.2 Subarachnoidalblutung (SAB)
290 6.4 **Gefäßmalformationen**
290 6.4.1 Arteriovenöse Malformation (AVM)
291 6.4.2 Fisteln
292 6.4.3 Kavernöses Hämangiom
292 6.5 **Sinusvenenthrombose**
292 6.5.1 Blande Sinusvenenthrombose
294 6.5.2 Septische Sinusvenenthrombose
294 6.6 **Zerebrale Vaskulitiden**
298 6.7 **Zerebrovaskuläre Komplikationen von Schwangerschaft und Geburt**

Epidurales Hämatom ☞ 16.2.1, subdurales Hämatom ☞ 16.2.2, traumatische Blutung ☞ 16.2, Sturge-Weber-Sy. ☞ 13.3.4, Hirndruckther. ☞ 3.2.4, spinale Blutungen ☞ 11.3, spinale Angiome ☞ 11.3.3

6.1 Management des Schlaganfallpatienten

„Schlaganfall" ist der Überbegriff für alle zerebrovaskulären Erkr. mit akut auftretenden neurologischen Defiziten.

6.1.1 Leitsymptome und Akutmanagement

! Jedes akute neurologische Defizit ist verdächtig auf einen Schlaganfall. Die Symptomatik ist nicht abhängig von der Ursache, sondern von dem Ort der Läsion.

Leitsymptome

- Halbseitensymptomatik: Spastische Hemiparese mit MER ↑ und Babinski-Zeichen. **Cave:** Initial kann die Parese schlaff sein mit abgeschwächten oder seitengleichen Reflexen. Hemihypästhesie.
- Zerebelläre Symptome: Ataxie, Schwindel, Nystagmus, Gangunsicherheit, Erbrechen, Nackenschmerzen (Letztere als Zeichen einer beginnenden Einklemmung).
- Hirnstammsymptome: Dysarthrie, Schluckstörungen, Störungen der Blickmotorik, HN-Ausfälle.
- Symptome der langen Bahnen: Sensomotorische Hemi-, Para- oder Tetraparese.
- Augensymptome (☞ 4.1): Hemianopsie, Blickparesen, Störung der Pupillomotorik.
- Rasch einsetzende Bewusstseinsstörung.
- Neuropsychologische Defizite: Aphasie, Apraxie, Agnosie, Alexie.

Akutmanagement

- Vitale Funktionen überwachen, v.a. bei vigilanzgestörten Pat. Kontrolle der Atmung, Pulsoxymetrie, BGA..
- Intubation, Magensonde, ZVK und Blasenkatheter.
- Verlegung auf Intensivstation bei $pCO_2 > 60$ mmHg, drohender Einklemmung, hochgradiger Bewusstseinsstörung, erheblichen Schluckstörungen, Verlust der Schutzreflexe.
- Venöser Zugang: Hypovolämie, E'lyte und BZ ausgleichen (z.B. mit Ringer®-Lösung, Sterofundin, KCl, Altinsulin).
- RR-Kontrolle:
  - Keine generelle RR-Senkung bei Ischämie (☞ 6.2.4), hypertone Werte bilden sich meist innerhalb von 12 h zurück.
  - Nur bei konstantem systolischem Druck > 220 mmHg oder diastolischem Wert > 100 mmHg langsam um max. 20% senken, z.B. Urapidil initial langsam 25 mg i.v. (Ebrantil®) unter RR-Kontrolle; wenn keine ausreichende Wirkung nach 10 Min. nochmals 25 mg, evtl. als Infusion anfangs bis zu 2 mg/Min., dann Erhaltungsdosis 10–30 mg/h.
  - Alternativ Clonidin 0,15 mg i.v. oder i.m. (Catapresan®), bei Bedarf nach 30 Min. 0,3 mg i.v., bei Therapieresistenz Diazoxid 150–300 mg i.v. (z.B. Hypertonalum®). **Cave:** erhöht den intrakraniellen Druck, Anwendung nur im äußersten Notfall.
- Iatrogene zu starke RR-Senkung unter 140 mmHg kann bei langjährigen Hypertonikern mit hochgradigen Stenosen zu hämodynamischen Infarkten führen.
- Erhöhter Hirndruck: 30° Oberkörperhochlagerung, Glycerosteril® 250 ml i.v. (☞ 3.2). Diagn. CCT und Klinik. Verlegung auf Intensivstation.

Anamnese

- Dauer und Verlauf der Symptomatik: Akut – fluktuierend oder chron. rezid.
- Begleitsymptome: Kopfschmerzen, Bewusstseinsstörung.
- Risikofaktoren: Alter, arterieller Hypertonus, kardiale Erkr. (KHK, Arrhythmien, Z.n. Myokardinfarkt), Diab. mell., Polyzythämie, Nikotinabusus, Ovulationshemmer, pos. Familienanamnese.
- Medikamente: Antihypertonika, Antiarrhythmika, Antidiabetika, Antikoagulanzien, Thrombozytenaggregationshemmer.
- Begleiterkr.: Malignom (Primärtumor, Entwicklung der klinischen Symptome über Tage bis Wochen), Infektion (Fieber, Leukozytose), Diab. mell.

! Gezielt nach früher abgelaufenen TIAs, insbes. Amaurosis-fugax-Attacken (vorübergehender retinaler Visusverlust, monokuläres Schleier- oder Nebelsehen) fragen.

Diagnostik

Labor Hb, Hkt, Leukos, BSG, E'lyte, Retentionswerte, Gerinnung, BZ.

Klinische Lokalisationsdiagnostik

- Bei großer kortikaler Blutung, Infarkt: Blick- und Kopfwendung zum Herd.
- Stammganglien: Kontralaterale Hemiparese oder Hemiplegie mit Reflexsteigerung und Babinski-Zeichen. Initial kann die Parese schlaff sein mit abgeschwächten oder seitengleichen Reflexen. Bauchhautreflexe auf kontralateraler Seite meist abgeschwächt. Hemihypästhesie, Aphasie, Hemianopsie.
- Frontallappen: Kontralaterale beinbetonte Hemiparese, Anfälle.
- Parietallappen: Kontralaterale sensomotorische, armbetonte Hemiparese, Hemianopsie, bei Betroffensein der dominanten Hirnhälfte: Aphasie, Alexie, Apraxie, bei Betroffensein der nicht dominanten Hirnhälfte Anosognosie und Neglekt.
- Temporallappen: Homonyme Hemianopsie, Aphasie, Hemiparese.
- Okzipitallappen: Homonyme Hemianopsie.
- Thalamus: Sensible Herdsymptomatik, Hemiparese bei Mitbeteiligung der Capsula int., vertikale Blickparese, Horner-Sy.
- Kleinhirn: Ataxie, Schwindel, Nystagmus, Gangunsicherheit, Erbrechen, Nackenschmerzen (Letztere als Zeichen der beginnenden Einklemmung). Bei zunehmender Raumforderung Hirnstammsymptome, Bewusstseinstrübung bis zum Koma → *Einklemmung* (☞ 3.2.1) oder *Hydrocephalus occlusivus* (☞ 13.5.2).
- Hirnstamm, Brücke: Störung der Pupillo- und Okulomotorik, Blicklähmung, Schluckstörung, Hemi- oder Tetraparese oder -plegie, HN-Ausfälle, Schwindel, Blickparesen, rascher Bewusstseinsverlust bis zum Koma, zentrale Atemstörungen, „Locked-in-Sy." (☞ 16.3.2).

Apparative Diagnostik

! Die klinische Unterscheidung zwischen Blutung und großem ischämischen Infarkt ist nicht möglich, daher immer CCT! Ischämischer Infarkt oft erst 4–6 h nach Beginn der Symptomatik zu erkennen.

- CCT (☞ 6.2.4) : Immer zur Differenzierung zwischen Ischämie, intrazerebraler Blutung und SAB. Infarkte im Hirnstamm sind wegen Artefakten schlecht beurteilbar. Raumforderung (☞ 2.3), Liquoraufstau. Mit KM bei V.a. Tumor oder Abszess.

- CTA bei Ischämie.
- MRT bei V.a. Hirnstamminfarkt, atypischer Blutung.
- EKG: Absolute Arrhythmie mit Vorhofflimmern oder frischer Herzinfarkt (Emboliequelle).
- Dopplersono: Stenosen der extra- oder intrakraniellen Gefäße bei ischämischen Infarkten.
- Arterielle selektive DSA: Bei V.a. Basilaristhrombose, SAB oder Sinusvenenthrombose.
- LP: Bei V.a. SAB bei unauffälligem CT, V.a. Meningitis.

! LP ohne CCT kontraindiziert wegen Gefahr der Herniation bei raumfordernder Blutung, daher Pat. in Klinik mit CCT verlegen.

Rehabilitationsspezifische Diagnostik
- Elementare Untersuchungsmethoden: NIH Stroke Scale bzw. bei Aufnahme und Entlassung frei formulierter klinischer Untersuchungsbefund (motorischer Anteil).
- Funktionelle Messmethoden: Rivermead Motor Assessment; 14-tägig.
- Kompetenz bei Alltagsaktivitäten: Barthel-Index; wöchentlich.

6.1.2 Differenzialdiagnosen

Tab. 6.1 Ätiologie und Differenzialdiagnosen des Schlaganfalls

Differenzialdiagnosen	Charakteristische Merkmale	Weiterführende Diagnostik
Zerebrale Ischämie (85% d.F., ☞ 6.2)	Halbseitensymptomatik, Blick-, Kopfwendung, Bewusstseinsstörung, selten Anfälle	CCT, MRT, Dopplersonographie
Intrazerebrale Blutung (☞ 6.3)	Bewusstseinsstörung, evtl. Kopfschmerzen	CCT, bei atypischer Lokalisation: DSA, MRT
SAB (☞ 6.3.2)	Akuter, heftigster Kopfschmerz, Meningismus, Bewusstseinstrübung, Übelkeit	CCT, LP bei klinischem Verdacht und negativem CCT, arterielle DSA
Sinusvenenthrombose (☞ 6.5)	Anfälle, STP, Kopfschmerz, fluktuierender Verlauf, bilaterale Ausfälle	CCT mit KM, CT-Angiographie, MRT, MR-Angiographie, DSA
Hirntumor, Hirnmetastase (☞ 10.6)	Progredienter Verlauf, bei Einblutung aber akutes Defizit	CCT mit KM, MRT, EEG, Primärtumorsuche
Hirnabszess (☞ 7.3.4)	Fieber, Meningismus	CCT mit KM, LP, EEG, BB, BSG
Enzephalitis (☞ 7.3.1)	Fieber, Anfälle, Wesensänderung	EEG, CCT mit KM, LP
Hypoglykämie	Kaltschweißigkeit, Unruhe, Halbseitensymptomatik möglich	BZ, Besserung nach Glukosezufuhr

Tab. 6.1 Fortsetzung

Differenzialdiagnosen	Charakteristische Merkmale	Weiterführende Diagnostik
Chron. subdurales Hämatom (☞ 16.2.3)	Anamnestisch Trauma, schleichende Persönlichkeitsveränderungen, Hemiparese	CCT mit KM
Postparoxysmale Lähmung, fokaler Krampfanfall (☞ 9.1)	Anfallsanamnese, initialer Bewusstseinsverlust, Hemiparese	EEG
Otogener Schwindel (☞ 4.12.4)	Keine fokal neurologischen Ausfälle	HNO-Konsil
Fokaler Krampfanfall (☞ 9.1)	Passagere sensible oder motorische fokale Ausfälle (Todd-Parese, Jackson-Anfall)	Herdbefund im EEG
Migraine accompagnée (☞ 5.1.1)	Fokal neurologische Ausfälle, gefolgt von meist einseitigen Kopfschmerzen	Anamnese
Synkope (☞ 9.2.1)	Kurzzeitiger Bewusstseinsverlust, Hypertonie, Bradykardie	Schellong-Test, EKG
Psychogen	Verhaltensauffälligkeiten, in sich inkonsistenter Befund	Anamnese, Befund

6.1.3 Vorgehen nach der Akutversorgung

Weiterführende Therapie

- Vitalfunktionen überwachen.
- Normalisierung von Wasser- und E'lythaushalt: Bilanzieren! **Cave:** Bei $Na^+ < 110$ mmol/l langsame Normalisierung über Tage wegen Gefahr der pontinen Myelinolyse (☞ 17.5.2).
- BZ-Einstellung auf < 150 mg/dl mit Altinsulin. Faustregel: 1 IE Altinsulin senkt den BZ um 30–40 mg/dl. Hyperglykämie verschlechtert Prognose. **Cave:** Entgleisungen einer vorbestehenden diabetischen Stoffwechsellage.
- Fiebersenkung < 38 °C: Physikalisch, Antipyretika, Antibiose.
- Ulkusprophylaxe: Bei intensivpflichtigen Pat. z.B. Pirenzepin 2 × 50 mg tägl. p.o. (z.B. Gastrozepin®) oder Ranitidin 300 mg tägl. abends p.o. (z.B. Zantic®).
- Digitalisierung nur bei Tachyarrhythmie mit Vorhofflimmern und klinisch manifester Herzinsuff. (mit Dyspnoe, Lungen- oder Knöchelödem).
- Antiepileptika: Nach Krampfanfall Diphenylhydantoin (z.B. Phenhydan®) Schnellaufsättigung mit 750 mg Infusionskonzentrat über 4–6 h i.v., danach 250–500 mg tägl. p.o oder i.v.
- RR-Kontrolle: Akutbehandlung (☞ 6.2.4). Blutdruckspitzen vermeiden; kontrollierte Einstellung, z.B. mit ACE-Hemmern.

- Dekubitusprophylaxe: Lagerung, physikalische Anwendungen.
- Pneumonieprophylaxe: KG, Atemtraining, Mobilisierung.
- Stuhlregulation: Laktulose 3 × 10 g tägl. p.o. (z.B. Bifiteral®).
- Kontraktur-, Spastikprophylaxe: Frühzeitige Reflexhemmung und Bahnung physiologischer Reflexe, z.B. nach Vojta oder Bobath.
- Bettruhe bei Blutung.

Rehabilitation im Krankenhaus

- Die frühzeitige Ther. ist entscheidend für den Endzustand.
- Venöse Zugänge auf die gesunde Seite (Behinderung der Übungsbehandlung).
- Reizsetzung der betroffenen Seite bei Hemiparese/-anopsie/-hypästhesie: Ansprache, Nachtschrank, Telefon, Fernseher etc. auf die paretische Seite verlagern.
- Mobilisierung:
  - Alle mobilisierende Maßnahmen unter RR- und Pulskontrolle.
  - Auf aktive Mithilfe des Pat. beim Lagewechsel und Betten achten.
  - Gleichgewichtstraining, Gangschule, Feinmotorikübungen (z.B. Steckspiele).
- Logopädische Ther. bei Aphasien und Sprechapraxien, fazialer Lähmung: Pat. und Besucher zum Reden, Lesen, Vorlesen animieren.
- Neuropsychologisches Hirnleistungstraining (Psychologe, Logopäde).
- Schreibhilfen (Computer) bei tracheotomierten Pat., ggf. Hilfsmittelversorgung.

! Frühzeitige Anmeldung in Rehabilitationsklinik!

Motorische Rehabilitation

- Traditionelle physiotherapeutische Techniken: Methode nach Bobath und Voitja, propriozeptive neuromuskuläre Fazilitierung); physiologische Bewegungen, Vermeidung pathologischer Bewegungsmuster; Fazilitationstechniken; grobe Flexor- und Extensorsynergien vor funktionellen Bewegungen.
- Moderne Erkenntnisse (Berücksichtigung der Plastizität des Gehirns): Innovative Behandlungstechniken, aktives, repetitives und aufgabenorientiertes Bewegungstraining, hohe Trainingsintensität haben erheblich bessere methodische Qualität.
- Anwendung nach persönlicher Überzeugung des Therapeuten.

Spezielle rehabilitative Methoden

Rehabilitation der oberen Extremität

- Forcierter Gebrauch: Einsatz der paretischen Extremität wird durch Immobilisierung des gesunden Armes erzwungen, „Wiedererlernen" der Benutzung des betroffenen Körperteils; Verbesserung auch noch 2 J. nach Trainingsbeginn möglich.
- Repetitive Wiederholung isolierter Bewegungen: Signifikante Verbesserungen von Parametern der Arm-/Handfunktion und funktionellen Skalen.
- EMG-getriggerte elektrische Stimulationen: Willkürlich erzeugte Muskelaktivierungen durch elektrische Stimulation, Auswirkungen auf funktionelle Skalen und Alltagserleben. Cave: Effektivität des Verfahrens bislang nicht ausreichend belegt.
- Arm-Fähigkeitstraining: Geeignet für Pat. mit leicht- bis mittelgradigen Armparesen; Funktionsverbesserung auch noch 1 J. nach Trainingsbeginn.

Rehabilitation der unteren Extremität Wiederholendes Gehtraining, weniger Sitz- und Standübungen.

- Laufbandtherapie: Ermöglicht gurtgesichertes Üben auch nicht gehfähiger Pat., partielle Körpergewichtsentlastung, Training der Ganggeschwindigkeit und Ausdauer bei Gehfähigkeit.
- Stöcke, Orthesen: Frühzeitiger Einsatz von Hilfsmitteln sinnvoll, Steigerung der Gangsicherheit.
- Funktionelle Elektrostimulation der Nn. peroneus oder tibialis: Korrektur des Spitzfußes.

Rehabilitationsformen

- Stationär: Bei notwendiger medizinischer Überwachung, schwerer Einschränkung der Selbsthilfefähigkeit.
- Teilstationär: Pat. mit leichterer Einschränkung der Selbsthilfefähigkeit. Bei mittelschwerer Einschränkung nur, wenn pflegerische Betreuung zu Hause möglich und Transportfähigkeit; Entfernung nicht > 45 Min.
- Geriatrie: Ältere Pat. (Alter > 70 J.), Verlust an Selbsthilfefähigkeit durch Komorbidität, bei demenziellen Syndromen.
- Rein ambulante Therapie: Behandlung bei monofunktionellen Störungen ohne Beeinträchtigung der Selbsthilfefähigkeit.

Pharmakotherapie in der motorischen Rehabilitation **Amphetamine:** 10 mg D-Amphetamin morgens und mittags, Einnahme vor Physiotherapie sinnvoll. **Cave:** Tachykarde Herzrhythmusstörungen und Erhöhung des Blutdrucks möglich, deshalb Kontrolle der Vitalparameter unerlässlich! Nicht länger als 3 Mon. verabreichen.

L-Dopa: Alternative zur Anwendung von Amphetaminen; 200 mg L-Dopa ret. bewirken motorische Besserung, weitere Studien stehen aus.

Antidepressiva: Depressionen häufig nach Schlaganfall! Trizyklische Antidepressiva nicht immer empfehlenswert; **Cave:** NW, wie Schwindel, orthostatische Hypotension, Synkopen. Alternativ: Serotonin-Wiederaufnahmehemmer (SSRI), wie Citalopram 20 mg p.o. tägl. (z.B. Cipramil®), oder Monoaminooxidase-(MAO)-Hemmer, wie Moclobemid.

Ausschaltung von Risikofaktoren RR-Einstellung, Vorhofflimmern, Beseitigung von Karotisstenosen, Nikotinentzug, strikte Einstellung des BZ, Gewichtsnormalisierung, Blutfettregulierung.

Prognose

- Lediglich 5% der hemiparetischen Pat. können ihre Arme und Beine wieder uneingeschränkt einsetzen; keinerlei Arm-Hand-Funktion bei 20% der Pat.
- Etwa 75% der hemiparetischen Pat. werden wieder gehfähig, 25% bleiben auf den Rollstuhl angewiesen oder sind bettlägerig.
- Größtmögliche Rückbildung in den ersten 12 Wo. Rückbildungszeit mehrere Monate bei mittelschweren/schweren Hemiparesen, in Einzelfällen auch Jahre.
- Günstige Faktoren: Kleine, lakunäre Infarkte; rein motorische Ausfälle („pure motor hemiparesis"), intakte Propriozeption, gute kognitive Funktion.
- Ungünstige Faktoren: Tiefensensibilitätsstörungen, Aphasien, Neglekt.

6.2 Zerebrale Ischämie

Etwa 200 000 Neuerkr. pro Jahr in Deutschland. Inzidenz 150/100 000. Dritthäufigste Todesursache weltweit (15% aller Todesfälle). 50% der Überlebenden bleiben arbeitsunfähig; M : F = 4 : 3.

6.2.1 Ätiologie

Arterio-arterielle Embolien: Verursachen etwa 60% aller ischämischen Hirninfarkte. Es handelt sich um ältere, bereits organisierte Thromben, die überwiegend aus den extrakraniellen, Gehirn versorgenden Arterien stammen. Diese Thromben sind relativ stabil und führen zum Verschluss eher proximaler Gefäßabschnitte mit der Folge z.T. großer Territorialinfarkte.
Kardiale Embolien: Verursachen 15–20% aller ischämischen Hirninfarkte. Es handelt sich um frische, sehr fragile Gerinnsel mit Neigung zur Fragmentierung. Diese verschließen typischerweise kortikale und subkortikale Äste. Folge sind multiple, kleine subkortikale Infarkte, die häufig sekundär hämorrhagisch sind.
Mikroangiopathie: Ein small vessel disease (zerebrale Mirkoangiopathie) im Sinne einer Hyalinose der kleinen Arteriolen; verursacht etwa. 20% der zerebralen Ischämien.
Weniger häufig: Hämodynamisch relevante ACI-Stenosen (3–5%), Dissektion der ACI, seltener der Vertebralarterien.
Selten: Entzündlich, z.B. Vaskulitis; hämatologisch, z.B. Polyglobulie.

! Die Identifikation der Ischämieursache ist entscheidend für die Akuttherapie und Sekundärprophylaxe.

Tab. 6.2 Pathogenetische Einteilung zerebraler Ischämien

	Makroangiopathie (70%)		Mikroangiopathie (30%)
	Territorialinfarkt	**Extraterritorialinfarkt**	
CCT	Keilförmiger kortikaler oder Basalganglieninfarkt	Grenzzoneninfarkt zwischen zwei Versorgungsgebieten oder Endstrominfarkt: Subkortikales oder periventrikuläres Marklager	Diffuse periventrikuläre Hypodensität, multiple lakunäre Infarkte in Stammganglien und Marklager
Pathogenese	Thrombotischer oder embolischer Verschluss des Hauptstammes oder von Ästen der ACM, ACA oder ACP	Hämodynamisch wirksame Stenose von ACI oder ACC mit Abfall des Perfusionsdrucks	Hyalinisierung kleiner Hirnarterien meist bei langjährigem arteriellen Hypertonus

6.2.2 Klinik

Die Symptomatik ist abhängig vom betroffenen Stromgebiet.

Lokalisationsabhängige Klinik

Vorderes Stromgebiet 85% aller Infarkte.

Tab. 6.3 Symptome des vorderen Stromgebietes

	ACM und ACI, 70% (*ICD-10 G46.0*)	ACP, 10% (*ICD-10 G46.2*)	ACA, 5% (*ICD-10 G46.1*)
Kontralaterale Hemiparese	Brachiofazial betont, sensomotorisch	Komplett unter Einschluss des Gesichtes beim Weber-Sy. (s.u.)	Kontralateral, beinbetont
Reflexe	MER ↑		
Sehstörung	Homonyme Hemianopsie; Kopf- und Blickwendung zum Herd und Bewusstseinsverlust weisen auf Raumforderung hin	Homonyme Hemianopsie zur Gegenseite, bei beidseitiger Läsion kortikale Blindheit, gelegentlich optische Halluzinationen; ipsilaterale Okulomotoriusparese, auch als Weber-Sy.; Parinaud-Sy. (☞ 4.1.4)	
Sprache	Broca- oder Wernicke-Aphasie		
Sonstiges	• *Infarkt in dominante Hemisphäre:* Apraxie, Agraphie, Alexie, Akalkulie • *Infarkt in nicht dominanter Hemisphäre:* Raumorientierungsstörung; Anosognosie; Neglekt für linke Raumhälfte	• Thalamische Störungen (Störungen der Tiefensensibilität, schmerzhafte Hyperpathie, choreatische Bewegungsunruhe, Intentionstremor • *„Thalamushand"*: Beugung in Grund, Überstreckung in Interphalangealgelenken)	• Frontalhirnsy. mit Verlangsamung und Primitivreflexen (☞ 1.1.6) • Bei beidseitigem Infarkt Antriebsstörung bis zum akinetischen Mutismus (☞ 16.3.2)

Hinterer Kreislauf 15% aller Infarkte.

A. basilaris (*ICD-10 G46.3*): Beginn mit Hirnstammsymptomen (Augenmuskelparesen, Anisokorie, Hypoglossusparese) und Hemi-/Tetraparese, rasche Progredienz zur Bewusstseinsstörung (in 50% schon initial). Keine Aphasie!

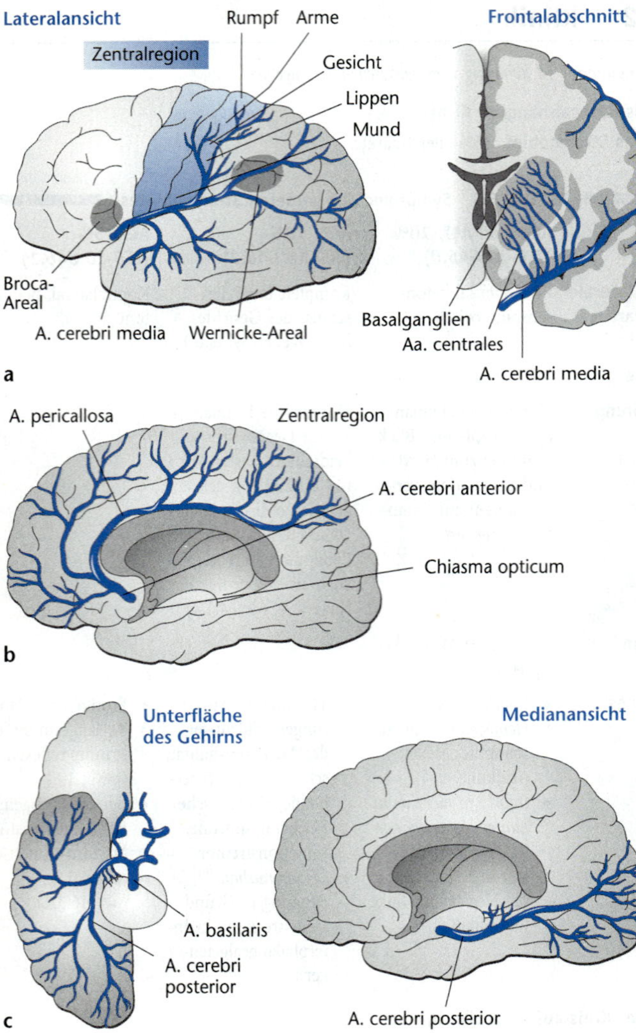

Abb. 6.1 **a)** Versorgungsgebiet der ACM in Lateralansicht und Frontalschnitt. **b)** Versorgungsgebiet der ACA von median. **c)** Versorgungsgebiet der ACP von median und als Ansicht der Gehirnunterfläche.

Kleinhirnarterien (*ICD-10 G46.4*): Ipsilaterale Koordinationsstörung mit Ataxie, Dysmetrie und Dysarthrie. Große, raumfordernde Kleinhirninfarkte können zur transforaminalen Einklemmung oder zum Hydrocephalus occlusivus mit Bewusstseinsverlust führen.

Subclavian-Steal-Effekt (-Syndrom): Stenose/Verschluss der linken A. subclavia oder des rechten Truncus brachiocephalicus proximal des Abgangs der A. vertebralis. Daher Strömungsumkehr in der A. vertebralis während Muskelarbeit im Arm- selten mit Hirnstammsymptomen. *Diagn.:* Dopplersono (☞ 2.2.7). Provokationstest, z.B. Nach-Unten-Ziehen der Schulter oder Adson-Manöver: Kopfneigung nach hinten, Rotation zur Seite der Stenose und tiefe Inspiration. Zunahme der Stenose durch Verkleinerung der Skalenuslücke.

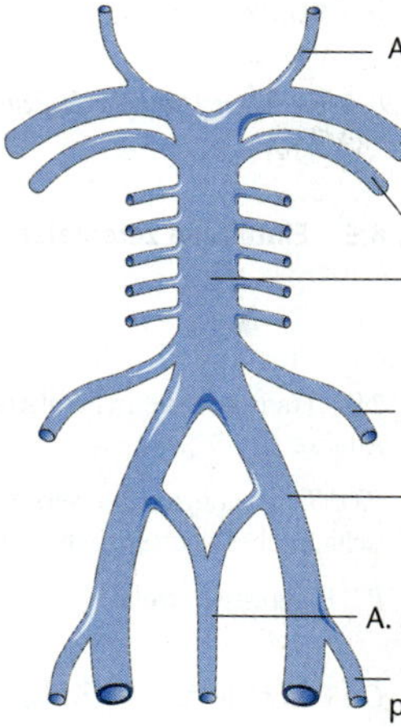

Abb. 6.2 Anatomie des hinteren Kreislaufs

Zirkumferente Hirnstammarterien: Gekreuzte Symptomatik mit ipsilateralen HN-Ausfällen und kontralateraler Störung der langen Bahnen. Selten in Reinform.

Tab. 6.4 Gekreuzte Hirnstammsyndrome (*ICD-10 G46.3*)

Name	Symptome		Lokalisation
	Ipsilateral	**Kontralateral**	
Weber	N. III	Hemiparese	Mittelhirn
Wallenberg	N. V, X, XI, XII, Hemiataxie, Horner-Sy.	Dissoziierte Empfindungsstörung	Dorsolaterale Medulla oblongata
Millard-Gubler	N. VII	Hemiparese	Brücke

Mikroangiopathien

- Typisch sind häufige, kleinere Schlaganfälle.
- Rein motorische Ausfälle (*ICD-10 G46.5*): Läsion in Capsula int. oder Hirnstamm.
- Rein sensible Ausfälle (*ICD-10 G46.6*): Läsion in Thalamus oder Hirnstamm.
- Dysarthria-clumsy-hand-Sy.: Multiple Lakunen in Stammganglien, Capsula int. und Hirnstamm.
- Subkortikale arteriosklerotische Enzephalopathie (*ICD-10 I67.3*) = Binswanger-Krankheit: Lakunäre Infarkte und diffuse Dichteminderung des Marklagers (Leukoariosis, Leukoenzephalopathie) mit Gangapraxie, Blasenstörung, Rigor, Akinese und psychoorganische Veränderungen bis zur Demenz.

Verlaufsabhängige Klinik

TIA und PRIND

(ICD-10 G45.0,1,9) Reversible ischämische Defizite, meist nach Mikroembolien.

Tab. 6.5 Einteilung zerebraler Insulte nach zeitlichem Ablauf

Schweregrad		Klinik
Stadium I		Asymptomatische Stenose
Stadium II a	*TIA:* Transitorische ischämische Attacke	Vollständige Rückbildung innerhalb von 24 h
Stadium II b	*PRIND:* Prolongiertes reversibles ischämisches neurologisches Defizit	Symptome halten über 24 h an, bilden sich aber vollständig zurück
Stadium III	*PS:* Progressive stroke	Zunehmende Symptomatik, nur teilweise reversibel
Stadium IV	*CS:* Complete stroke („Schlaganfall")	Chron. neurologisches Defizit

! 40% der Pat. mit TIA erleiden in den folgenden 5 J. einen kompletten Schlaganfall. Daher ist auch bei abgeklungener Symptomatik eine komplette Diagnostik notwendig, um eine Sekundärprophylaxe durchführen zu können.

6.2.3 Diagnostik und Differenzialdiagnosen

Basisuntersuchungen

- Laborparameter: Blutbild, Blutgerinnung, Blutzucker, Elektrolyte, Nierenwerte.
- EKG.
- Pulsoxymetrie.
- Röntgen-Thorax.
- Ultraschalluntersuchungen: extra- und intrakranielle Gefäße, Herz.

Zerebrale Computertomographie (CCT) Wichtigste apparative Untersuchung. Ermöglicht sichere Abgrenzung zwischen hämorrhagischen und ischämischen Schlaganfällen:

- Frühzeichen: Mangelhafte Abgrenzbarkeit der Stammganglien und der Rinden-Mark-Grenze, verstrichene Hirnfurchen als Zeichen der Schwellung nach 3–4 h.
- Nach 6–12 h Dichteminderung (Hypodensität), später deutliche Demarkierung.
- Nach 2–3 Wo. isodens („fogging"-Phase), aber mit Schrankenstörung (Nachweis des Infarktareals mit KM).
- Nach 3 Mon. liquordichter Defekt.

Magnetresonanztomographie (MRT) Sensitivere Methode zur Erfassung frischer ischämischer Hirnparenchymläsionen. Verwendung von diffusions- und perfusionsgewichteten Sequenzen.

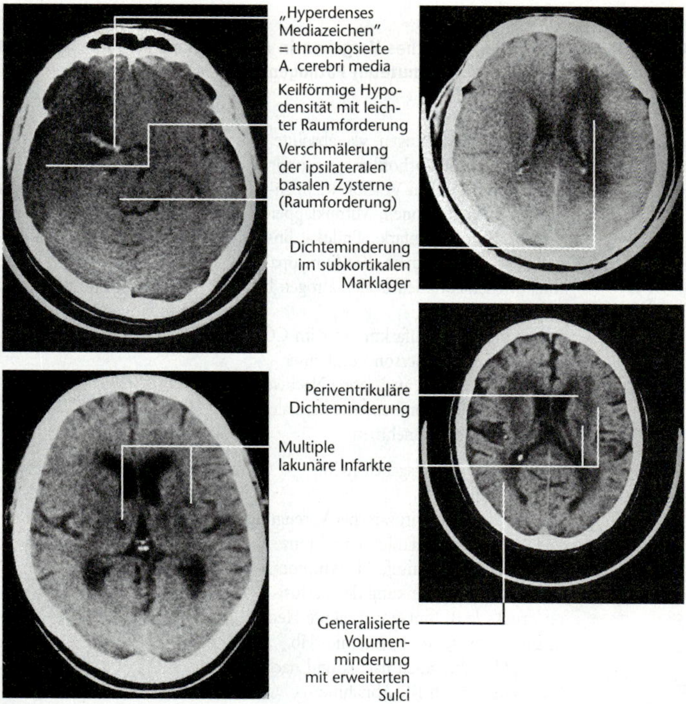

Abb. 6.3 Infarktmuster im CCT. A: Territorialinfarkt im Mediastromgebiet rechts. B: Hämodynamischer Infarkt im Grenzgebiet ACA–ACM. C: Mikroangiopathie mit multiplen lakunären Infarkten der Stammganglien und des Thalamus. D: Mikroangiopathie: Binswanger-Krankheit

Tab. 6.6 Diagnostisches Vorgehen in Abhängigkeit von der vermuteten Pathogenese

	Pathogenese	Diagnostik
Kardiale Embolien	• Herzrhythmusstörungen, v.a. absolute Arrhythmie mit Vorhofflimmern und vergrößertem linken Vorhof, Klappenfehler mit Vegetationen, Mitralklappenprolaps, Z.n. Herzinfarkt, Endokarditis, künstliche Herzklappen, Kardiomyopathie, offenes Foramen ovale, iatrogen bei Angiographien • Bei embolischem Infarktmuster im CCT, unauffälliger Dopplersono und einer dieser Herzerkr. ist auch ohne Nachweis von kardialen Thromben eine kardiale Emboliequelle anzunehmen	• EKG, Langzeit-EKG; Rö-Thorax; TCD mit KM, transthorakale und transösophageale Echokardiographie • BSG, Blutkultur, ASL-Titer, zusätzlich Protein C und S, APC-Ratio, Phospholipid-, Cardiolipin-Ak
Gefäßstenosen	• Meist (60%) Karotisgabel, ACM, A. vertebralis • Hämodynamisch wirksam bei Verengung von > 85% des Gefäßlumens: Grenzzonen- oder Endstrominfarkt. Symptomatisch oft erst bei Senkung des Perfusionsdrucks (z.B. Blutverlust, akute Herzinsuff., Dehydratation, Anämie (Hb < 11 g/dl), aber auch nachts und nach Mahlzeiten durch RR-Abnahme	• Dopplersono mit Duplex, evtl. DSA bei TEA-Ind. und V.a. Dissektion • Bei operablen Stenosen evtl. selektive DSA, MR- oder CT-Angiographie
Zerebrale Mikroangiopathie	• Hyalinisierung kleiner Gefäße mit diffuser Demyelinisierung und multiplen lakunären Infarkten	• Hypertonusabklärung • Funduskopie, Nierenwerte, EKG, Rö-Thorax, Oberbauchsono
Dissektion	• Meist ACI oder A. vertebralis • Häufig junge Pat. durch Sport- oder Verkehrsunfälle, auch atraumatische Entstehung • Kongenitale fibromuskuläre Dysplasie: Stenosen mit arterio-arteriellen Embolien	• Farbduplex (Stenose); Hals-MRT bei v.a. Karotisdissektion (intramurales Hämatom). Evtl. DSA zum Nachweis der Dissektion und Pseudoaneurysmen

Tab. 6.6 Fortsetzung

	Pathogenese	Diagnostik
Entzündliche Gefäßveränderungen	• Panarteriitis nodosa, systemischer Lupus erythematodes, M. Wegener, Takayasu-Sy., Arteriitis temporalis, Moya-Moya-Krankheit • Lues cerebrospinalis (☞ 7.3.7)	• BSG, CRP, Rheumafaktor, ANCA, ANA, AMA, Anti-DNA-Ak und Protein-E'phorese. Biopsie der A. temporalis, DSA: Gefäßabbrüche, TPHA-Test, LP • **Cave:** Bei lokaler Beschränkung auf Gehirngefäße systemische Entzündungsparameter normal und Diagn. nur durch Hirnbiopsie möglich (häufig unspezifische Befunde, daher nur bei hochgradigem Verdacht und ther. Relevanz)
Hämatologische Erkrankungen	• Koagulationsstörungen, Leukämien, Hyperviskositätssy. (Polyzythämie, Sichelzellanämie), Hypergammaglobulinämie, AT-III-Mangel	• Quick, PTT, Diff.-BB, Hkt, AT III, Protein-E'phorese, Protein C und S, Antiphospholipid-Ak, Anti-Cardiolipin-Ak, APC-Ratio
Vasospasmus	• Nach SAB, bakterieller Meningitis, Migräne	• TCD: Vasospasmen • EEG: Dysrhythmie

6.2.4 Akuttherapie des ischämischen Hirninfarkts

Basistherapie

Behandlung allgemeinmedizinischer Parameter

- Respiratorische Funktion und Atemwegshygiene (Oxygenierung); bei Gefahr von Aspirationspneumonie frühe endotracheale Intubation.
- Kardiale Behandlung: Optimierung der kardialen Auswurfleistung; zentraler Venendruck bei 8–10 cmH_2O.
- Glukosestoffwechsel: Senkung des Blutzuckerspiegels mit Altinsulin; **Cave:** Viele Schlaganfallpat. sind Diabetiker → Vermeidung einer Hyperglykämie.
- Körpertemperatur: Ungünstige Auswirkungen bei Körpertemperatur > 37,5 °C; Behandlung mit Antipyretika, wie Paracetamol.
- Kontrolle des Flüssigkeits- und Elektrolythaushaltes: i.v. Zugang zur regelmäßigen Kontrolle und ggf. Ausgleich.

Blutdruckeinstellung

Indikationen In den ersten 24 h keine generelle RR-Senkung, hypertone Werte bilden sich meist innerhalb 12 h zurück. Ausnahmen:

- Konstanter systolischer Druck > 220 mmHg oder diastolischer Wert > 100 mmHg: Langsam um max. 20% senken.
- Einblutungen in das Infarktgebiet.
- Hochgradige Herzinsuff., Aortenaneurysma.

Durchführung Urapidil initial 25 mg langsam i.v. unter RR-Kontrolle (Ebrantil®); wenn keine ausreichende Wirkung nach 10 Min. nochmals 25 mg, evtl. als Infusion anfangs bis zu 2 mg/Min., dann Erhaltungsdosis 10–30 mg/h. *Alternative:* Clonidin 0,15 mg i.v. oder i.m. (Catapresan®), bei Bedarf nach 30 Min. 0,3 mg i.v.
Bei hämodynamischen Infarkten und Hypotonie Anhebung des RR mit Plasmaexpandern unter ZVD-Kontrolle. Ggf. auch Katecholamine auf Intensivstation.

Thromboseprophylaxe Aktive Bewegungsübungen der nicht paretischen Seite unter Einbeziehung der paretischen Seite (Erlernen von Stützfunktionen), Thrombosestrümpfe, frühzeitige Mobilisierung.
Low-dose-Heparinisierung (☞ 26.4.1): *Ind.:* Immobilisation, auch bei hämorrhagisch transformierten Infarkten. *Durchführung:* Unfraktioniertes Heparin 3 × 5000 IE oder 2 × 7500 IE tägl. s.c (z.B. Liquemin®) oder niedermolekulares Heparin, z.B. Nadroparin-Calcium 0,3 ml tägl. s.c. (Fraxiparin®).

Vorbeugung und Behandlung von Komplikationen **Aspirationspneumonie:** Bewusstseinsstörungen, fehlende Schutzreflexe und Schluckstörungen als Ursache; rasche und gezielte antibiotische Therapie notwendig, Versorgung über Nasensonde.
Harnwegsinfekte: Induziert durch die Verwendung von Transurethralkathetern; Anlage eines suprapubischen Katheters, Ansäuerung des Urins.
Lungenembolien und tiefe Beinvenenthrombosen: Risikominimierung durch frühe Mobilisierung des Pat. und subkutane Heparinbehandlung. **Cave:** Gefahr intrakranieller Blutungen; tägl. Inspektion der unteren Extremitäten, Kompressionsstrümpfe.
Dekubitalgeschwüre: ggf. luft- oder flüssigkeitsgefüllte Matratzensysteme.
Krampfanfälle: Behandlung mit Lorazepam 1–2 mg i.v. (z.B. Tavor®), Clonazepam 2 mg i.v. (z.B. Rivotril®) oder Diazepam 10–20 mg rektal (z.B. Diazepam Desitin®), gefolgt von Phenytoin p.o. oder i.v. bzw. Carbamazepin.

! Merke

- Vasodilatatoren (Kalziumantagonisten, Nitroprussid-Natrium, Hydralazin) sind wegen der Gefahr einer intrakraniellen Druckerhöhung kontraindiziert!
- Eine RR-Senkung unter 140 mmHg kann bei langjährigen Hypertonikern mit hochgradigen Stenosen zu hämodynamischen Infarkten und bei größeren Infarkten zur Minderung des Perfusionsdruckes in der Penumbra führen.

Spezielle Therapie

Hirndrucktherapie ☞ 3.2.

Obsolet sind Vasodilatatoren oder Glukokortikoide zur Behandlung des Hirnödems und Barbiturate zur primären Hirnprotektion!

Vollheparinisierung

PTT-wirksame Heparintherapie.

!

- Vollheparinisierung nur nach Ausschluss einer Hirnblutung im CCT!

Die Vollheparinisierung wurde bisher häufig angewandt, da es Hinweise auf ein besseres Behandlungsergebnis in Bezug auf die Verminderung von Schlaganfallrezidiven gab. Diese positiven Effekte können aber durch eine erhöhte Rate an hämorrhagischen Komplikationen ausgeglichen werden. Deshalb wird eine Vollheparinisierung derzeit kritisch diskutiert.

Mögliche Indikationen für eine PTT-wirksame Heparingabe

- Kardiale Emboliequellen, insbesondere bei hohem Rezidivrisiko.
- Makroangiopathie der Gehirn versorgenden Arterien:
  - Frische Verschlüsse von Gehirn versorgenden Gefäßen.
  - Hochgradige intra- und extrakranielle Stenosen.
  - Dissektionen.
- Koagulopathien (AT-III-, Protein-C-, Protein-S-Mangel, u.a.).
- Hirnvenen-, Sinusthrombose.

Kontraindikationen

- Biologisches Lebensalter deutlich > 80 Jahre.
- Intrazerebrale Blutung, ausgedehnte mikroangiopathische Marklagerveränderungen in der Bildgebung, hämorrhagische Diathese.
- Schlecht einstellbare, therapieresistente Hypertonie (> 180/110 mmHg).
- Floride Endokarditis.
- Zustand nach oder V.a. heparininduzierte Thrombozytopenie Typ II.
- Magen-, Darmulzera, Nieren-, Harnleitersteine.
- Infarktgröße > 1/3 des Versorgungsgebietes der A. cerebri media.

Durchführung **i.v.:** Unfraktioniertes Heparin initial 5000 IE als Bolus (z.B. Liquemin®) gefolgt von Dauerinfusion (15–20 IE/kg/h). Laborkontrolle von PTT und Thrombinzeit nach 4–6 h zur Dosisanpassung mit dem Ziel der 2- bis 2,5-fachen Erhöhung der initialen PTT, danach Kontrolle 1–2 × tägl. Gesteigerter Heparinbedarf bei Langzeitgabe.

s.c.: Unfraktioniertes Heparin 2 × (12 500–)17500 IE tägl. (z.B. Liquemin®) mit Dosisanpassung entsprechend der PTT (Laborkontrolle nach 6 h) oder Nadroparin-Calcium (Fraxiparin®) 2 × tägl. (alle 12 h) s.c. mit Dosisanpassung entsprechend dem KG des Pat.

Nach 7–10 Tagen überlappender Übergang zu oraler Antikoagulation (Kumarine, wie Phenprocoumon ☞ 26.4.2). Indikation (☞ 6.2.5).

Thrombolyse

Indikationen Bei Mediainfarkt, klar definierter Symptombeginn 3 h vor Lyse, nachgewiesene Basilaristhrombose (Dopplersono, DSA), akut aufgetretene schwere neurologische Ausfallssymptomatik.

Kontraindikationen Gerinnungsstörungen, path. Ausgangshämostase (Quick, PTT, TZ, AT III, Thrombos müssen normal sein), intrakranielle Blutungen, vorausgegangene OP, therapierefraktäre RR-Werte > 190/100 mmHg, maligne Erkr., Endokarditis, Pankreatitis, Sepsis, Aortenaneurysma, Gravidität, Alter > 80 J.
Bei Mediainfarkt: Beginn der Klinik vor > 3 h, Koma, Hemiplegie, frühe Infarktzeichen im CCT lassen ein Infarktareal größer als 1/3 des Mediastromgebietes erwarten, rasche Besserung der klinischen Symptomatik.
Bei Basilaristhrombose: Koma seit > 4 h, Fehlen aller Hirnstammreflexe, ausgedehnte Hirnstamm- und Kleinhirninfarkte.

Durchführung **Bei Mediainfarkt:** Systemische Fibrinolyse mit rtPA *(recombinant tissue plasminogen activator)* 0,9 mg/kg, max. 100 mg über 60 Min i.v., 10% der Dosis als Bolus.
Bei Basilaristhrombose: Lokale intraarterielle Thrombolyse über angiographischen Katheter max 1,5 Mio. IU Urokinase über 90 Min. unter halbstündlicher angiographischer Kontrolle, Beendigung der Lyse, sobald Rekanalisation erreicht ist.

Hämodilution

Ind.: Nur bei Polyglobulie mit Hkt > 50%, oder bei Hyperviskositätssy. (Waldenström-Krankheit, Polyzythaemia vera) vertretbar.
KI: Raumfordernder Infarkt mit Hirndrucksteigerung, dekompensierte Linksherzinsuff., Z.n. Myokardinfarkt, Niereninsuff. mit Krea > 130 mmol/l, Allergie, hämorrhagische Diathese, Exsikkose, unkontrollierte arterielle Hypertonie.
Durchführung: Iso- bis leicht hypervolämisch über 2–3 h mit 17-G-Nadeln 250–500 ml Hydroxyäthylstärke (z.B. HAES® 200/10%) infundieren, gleichzeitig kontralateraler Aderlass von 200–400 ml tägl. bis Hkt < 38%; zusätzlich Low-dose-Heparinisierung. *NW:* Kopfschmerzen, Schwindel, Linksherzbelastung (periphere Ödeme, Lungenödem).
KO: O_2-Transportkapazität ↓ bei Hkt < 38%, Manifestation einer Herzinsuff., Krea ↑.

Immunsuppression

! Vor Therapiebeginn Untersuchungsmaterial (Serum, Muskel- und Gefäßbiopsat) gewinnen.

Ind.: V.a. Vaskulitis.
NW einer „blinden" immunsuppressiven Ther. (☞ 26.5) gegen das Risiko einer Hirnbiopsie (Hirnblutung, Infektion, Funktionsausfälle) abwägen.
Durchführung ☞ 26.5.

6.2.5 Sekundärprophylaxe

Die Art der Sekundärprophylaxe ist abhängig von der Infarktursache.

Thrombozytenfunktionshemmung

Ind.: Arterio-arterielle Embolien, small vessel disease, KI für orale Antikoagulation.

Acetylsalicylsäure **Prinzip:** Hemmt die Zykloxygenase (COX) und dadurch die Bildung von Thromboxan (TXA_2) aus Arachidonsäure (AA).
Wirkung: Mäßige, aber signifikante Reduktion von zerebralen Ischämien, Myokardinfarkten, vaskulärem Tod.
Ind.: Standardtherapie bei Berücksichtigung der Kosten-Nutzen-Relation!
Dos.: 1 × 50/100–300 mg tägl. (z.B. ASS protect®).
NW: Schwere NW, wie GIT-Blutungen, treten dosisunabhängig auf.

Clopidogrel **Prinzip:** Blockade der ADP-abhängigen Aktivierung des Glykoproteinrezeptors IIb/IIIa; dadurch Verhinderung der Fibrinogenbrückenbildung. Hemmung der ADP-induzierten Freisetzung aggregationsfördernder Substanzen (ADP, Calcium, Serotonin, Fibrinogen, Thrombospondin).
Wirkung: Signifikante Überlegenheit gegenüber ASS in der Reduktion von zerebralen Ischämien, Myokardinfarkten, vaskulärem Tod.
Ind.: ASS-Unverträglichkeit (GIT-Blutungen, Magenunverträglichkeit), ASS-Resistenz, Rezidive unter ASS, Pat. mit zerebraler Ischämie und sonstigen Gefäßerkr. (KHK, Herzinfarkt, pAVK), Atherothrombosepat. mit Hypercholesterinämie, Diab. mell. oder koronarem Bypass.
Dos.: 1 × 75 mg tägl. (z.B. Plavix®).

Dipyridamol **Prinzip:** Hemmt die Phosphodiesterasen der Plättchen, welche das zyklische Guanosinmonophosphat (cGMP) und das zyklische Adenosinmonophosphat (cAMP) abbauen → Erhöhung des intrazellulären cAMP.
Wirkung: Signifikant höhere Wirksamkeit gegenüber einer ASS-Monother. in der Reduktion von zerebralen Ischämien.
Ind.: Rezidive unter ASS-Monother., Pat. ohne ASS-Unverträglichkeit.
KI: Keine Anwendung bei schwerer KHK, linksventrikulärer Ausflussbehinderung, dekompensierter Herzinsuff.
Dos.: Komb. von ASS 2 × 25 mg und + Dipyridamol retard 2 × 200 mg tägl. (z.B. Aggrenox®).

Orale Antikoagulation mit Kumarinderivaten

Indikationen

- Kardiale Emboliequellen mit hohem Risiko (Ziel-INR 3–4,5): Mechanischer Herzklappenersatz, Mitralstenose mit Vorhofflimmern, akuter Vorwandinfarkt.
- Kardiale Emboliequellen mit mittlerem oder geringem Risiko (Ziel-INR 2–3): Vorhofflimmern ohne weitere kardiovaskuläre Erkrankung, biologischer Klappenersatz, Herzwandaneurysmen, chronische Phase nach Myokardinfarkt, dilatative Kardiomyopathie, offenes Foramen ovale mit Vorhofseptumaneurysma, Mitralklappenprolaps, Mitralringverkalkung.
- Hochgradige intrakranielle Stenosen: Ziel-INR 2,0–3,0.

- Dissektionen: Ziel-INR 2–3.
- Koagulopathien/Thrombophiliefaktoren (Faktor-V-Leiden-Mutation, Antithrombinmangel etc.): Ziel-INR 2–3.

Durchführung ☞ 26.4.2.

Kontraindikationen Hämorrhagische Diathese, intrazerebrale Blutung, ausgedehnte Leukenzephalopathie, therapieresistente Hypertonie (> 160/105 mmHg), ausgedehnter Infarkt in der Akutphase, floride Endokarditis, schwere diabetische Retinopathie, kavernöse Lungentuberkulose, Schwangerschaft, GIT-Ulzera, Sturzgefahr, mangelhafte Compliance, Krampfanfälle.

Thrombendarteriektomie (TEA)

Indikationen Durch Farbduplex und DSA stellen:
- Hämodynamisch relevante, unilokuläre ACI-Stenose > 70% mit fokalen neurologischen Symptomen im abhängigen Stromgebiet.
- Tiefe ulzerative Plaques der ACI.
- Progrediente, symptomatische ACI-Stenose auch < 70%.
- Asymptomatische Stenose > 80% bei rascher Progredienz, niedrigem OP-Risiko und Zentrum mit perioperativer Morbidität/Mortalität < 3%.

Kontraindikationen Asymptomatische Stenose < 70%, ACI-Verschluss, kompletter Infarkt mit schweren neurologischen Ausfällen, allgemeine OP-KI, hohes Alter, maligne Erkr., < 6 Mon. nach Myokardinfarkt.
Keine gesicherte Wirksamkeit bei symptomatischer Stenose von 50–70%, asymptomatischer ACI-Stenose < 70% (bei Progredienz in Ausnahmefällen jedoch prophylaktische TEA), Tandemstenosen (extra- und intrakranielle Stenosen).

Vorgehen
- OP-Zeitpunkt: TIA und kleine Infarkte: So schnell wie möglich. Bei schweren Infarkten nach Erholung des Pat. und unvollständiger Ausfallssymptomatik.
- Evtl. Antikoagulation bis zur OP (Vollheparinisierung ☞ 26.4.1 oder Kumarine ☞ 26.4.2) bei unregelmäßig begrenzten Stenosen, v.a. mit flotierenden Thromben und damit hochgradiger Reembolisierungsgefahr.
- Postop. Prophylaxe mit Thrombozytenfunktionshemmern, alle 6 Mon. Dopplerkontrollen.

Komplikationen Ischämischer Infarkt im abhängigen Stromgebiet, meist passagere Schädigungen der HN VII (Mundast), IX, XII. Häufigkeit abhängig von Erfahrung des Operateurs.

Weitere Verfahren
- Perkutane transluminale Angioplastie nur in spezialisierten Zentren.
- Extra-intrakranielle Bypass-OP: Keine Vorteile gegenüber Thrombozytenfunktionshemmung. *Ausnahmen:* Deutliches Perfusionsdefizit bei geringem allgemeinen OP-Risiko. Ist Einzelfallentscheidung

Tab. 6.7 Zusammenstellung verschiedener Maßnahmen zur Sekundärprävention nach TIA oder ischämischen Insult

Erkrankung	Sekundärprävention	Evidenz
TIA/Hirninfarkt, keine kardiale Emboliequelle, keine Karotisstenose > 70%	ASS 50/100–300 mg	↑↑
	Clopidogrel 75 mg	↑
	Dipyridamol 400 mg	↑
	ASS 50 mg + Dipryridamol 400 mg	↑
	Clopidogrel 75 mg + ASS 75 mg	↔
TIA/Hirninfarkt + Herzinfarkt oder pAVK	Clopidogrel 75 mg	↑↑
KI für ASS, ASS-Unverträglichkeit	Clopidogrel 75 mg	↔
KI oder Unverträglichkeit für ASS oder Clopidogrel	Dipyridamol 400 mg	↑
TIA oder Hirninfarkt unter ASS	Clopidogrel + ASS ASS + Dipyridamol	↔ ↔
	Orale Antikoagulation	↔
Kardiale Emboliequelle	Orale Antikoagulation	↑↑
Kardiale Emboliequelle mit KI für orale Antikoagulation	ASS 300 mg	↑
	Clopidogrel + ASS	↔
	ASS + Dipyridamol	↔
Karotisstenose > 70% und ipsilaterale TIA oder Hirninfarkt	Karotisoperation + ASS 300 mg	↑↑
Hochgradige intrakranielle Stenosen	Orale Antikoagulation	↑

6.3 Intrakranielle Blutungen

Bei intrazerebralen Blutungen handelt es sich um intraparenchymatöse Blutungen des Gehirns.

Einteilung Einteilung der Blutungen je nach Größe und Lokalisation in:

- Großhirnblutungen = lobäre Blutungen (parietal, temporal, frontal, okzipital).
- Stammganglienblutungen (total, Putamen, Caudatus, Thalamus).
- Hirnstammblutungen (Pons, Mesencephalon, Medulla oblongata).
- Kleinhirnblutungen (Kleinhirnhemisphären, Kleinhirnwurm).

6.3.1 Hypertensive Massenblutung

(ICD-10 I61) Etwa 15% aller zerebralen Insulte. Altersgipfel 50–60 J.

Epidemiologie

- Zweithäufigste Schlaganfallursache nach dem ischämischen Infarkt.
- Inzidenz: Ethnische Unterschiede. Ostasiaten/Japan 61/100 000, kaukasische Bevölkerung/Weiße 10–15/100 000; Anstieg mit zunehmendem Alter.

Ätiologie In 70% essenzielle Hypertonie, selten andere Hypertonusformen (Phäochromozytom, Aortenisthmusstenose, renaler Hochdruck).
Risikofaktoren: Hypertonie, Rauchen, Alkohol, Drogenkonsum, niedriges Serumcholesterin.

Lokalisation Stammganglien und Capsula int. (60%, *ICD-10 I61.0*). Seltener sind Lobärblutungen (30%, *ICD-10 I61.1*) oder infratentorielle Blutungen (10%), *ICD-10 I61.4*).

! Bei atypischer Blutungslokalisation nach anderen Ursachen suchen. Zugrunde liegende Pathologie (Angiom, Metastase) kann in CCT wegen der Überlagerung durch hyperdens erscheinendes Blut nicht erkennbar sein.

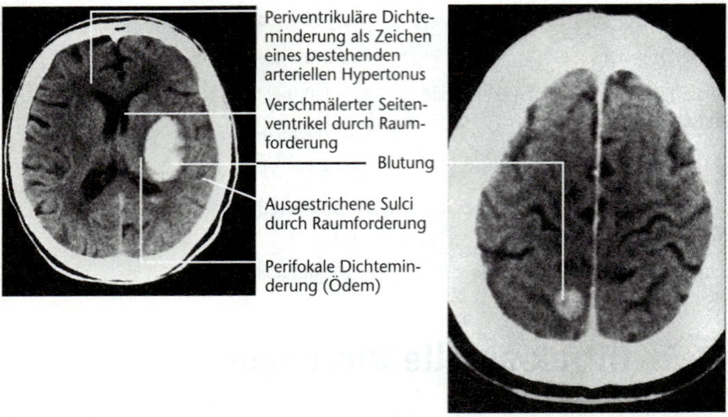

Abb. 6.4 Stammganglienblutung (links); atypisch gelegene Metastasenblutung (rechts)

Klinik Meist akut einsetzende Symptomatik mit Verschlechterung im weiteren Verlauf durch zunehmende Raumforderung.

- Allgemeinsymptome: Kopfschmerzen, Übelkeit, Erbrechen, Bewusstseinsstörung bis zum Koma (häufiger als bei ischämischem Infarkt).
- Fokale neurologische Symptomatik abhängig von der Lokalisation (☞ 6.1.1).

Komplikationen

- Perifokales Ödem mit Einklemmungsgefahr (besonders bei Kleinhirninfarkten).
- Ventrikeleinbruch (*ICD-10 I61.5*): Streckkrämpfe, Bulbusdivergenz, schwimmende Bulbi, Miosis, Koma, Atemdepression, RR-Abfall (Untersuchung Bewusstloser ☞ 3.1).
- Hydrocephalus occlusivus (☞ 13.5.2).
- Nachblutung: Bei Gerinnungsstörungen, auch Alkoholismus.

Diagnostik

- CCT: Hyperdenses Blut mit hypodensem perifokalem Ödem (☞ Abb. 6.4a).
- MRT: Bei atypischer Blutungslokalisation oder fehlender Hypertonie. Tumor- oder Metastasenblutung (häufig rindennahe Blutung), Angiom, AV-Malformation, Durafistel, hämorrhagisch transformierter ischämischer Infarkt.
- DSA bei atypischen Blutungen (z.B. AV-Malformation, Durafistel).
- Internistisches Konsil: Hypertonus, Gerinnungsstörung, Leukämie.

! Merke

- Funduskopie ist zur Beurteilung eines akut erhöhten Hirndrucks nicht geeignet: Fehlende STP schließt Hirndruck nicht aus!
- Bei atypischer Lokalisation und fehlendem Nachweis einer Ursache bildgebende Verfahren nach Blutungsresorption (4–8 Wo.) wiederholen.

Therapie Erstversorgung und allgemeine Therapie ☞ 6.1.1 und ☞ 6.1.3. Erhöhter intrakranieller Druck (☞ 3.2).

Thromboseprophylaxe: Heparin low-dose mit 3 × 5000 IE s.c. tägl. (z.B. Liquemin®) oder Dalteparin 15 mg tägl. s.c. (Fragmin P®). Stützstrümpfe und physikalische Maßnahmen; keine Thrombozytenaggregationshemmer.

Korrektur von Gerinnungsstörungen

- PPSB bei Faktorenmangel und Kumarinther.: IE PPSB = kg × δQuick/1,5.
- Thrombozytenkonzentrat bei Thrombopenie.
- Protaminsulfat bei Blutung unter Heparinther.; 1 mg antagonisiert 100 IE Heparin, Maximaldosis 50 mg.

Trepanation: Bei Lobär- und große Stammganglienblutung mit Bewusstseinstrübung, v.a. rechtshirnig, Kleinhirnblutung > 3 cm Durchmesser und Zeichen beginnender Einklemmung. Bei tief liegenden Blutungen zurückhaltend, da durch die OP zusätzliche Läsionen gesetzt werden. Nicht bei Thalamushämatom, kleinen Stammganglienblutungen, sowie sehr großen linkshirnigen oder multilokulären Blutungen. Mortalität, nicht aber Langzeitprogn. wird durch OP verbessert.

Shuntimplantation: Großzügige Indikationsstellung, da geringes OP-Risiko. Passagere Außenableitung mit externer Ventrikeldrainage schon bei beginnendem Liquoraufstau. Hirndruckmessung möglich. Außenableitung kann bis zu 10 Tagen liegen bleiben, danach entweder Wechsel (bei noch sehr blutigem oder eiweißreichem Liquor) oder Implantation eines definitiven Shunts (☞ 13.5.3).

Operative Therapie: Beseitigung der Blutungsquelle durch OP oder Coiling eines Aneurysma oder Angioms; ggf. Ventrikeldrainage (bei intraventrikulärer Blutungsbeteiligung und Liquorabflussbehinderung).

Monitoring

- CCT-Kontrolle bei klinischer Verschlechterung: Ödem, Hydrozephalus, Nachblutung. Max. Hirnödem nach 5–6 Tagen.
- Hirndrucküberwachung, ggf. mit epiduralen oder intraventrikulären Druckaufnehmern (☞ 3.2.3).
- Elektrophysiologisches Monitoring mit EEG und evozierten Potenzialen (SSEP, AEP, v.a. bei Kleinhirnblutungen).

! Gefahr der Einklemmung und des Liquoraufstaus bei Blutungen in der hinteren Schädelgrube.

Prognose

- Schlechter im Vergleich zum Hirninfarkt.
- Positiver bei kleinen Stammganglienblutungen ohne Ventrikeleinbruch, bei kleineren Mengen Blut im Ventrikel (werden resorbiert), bei Kleinhirnblutung, wenn die drohende Einklemmung verhindert wird.
- Negativer bei großen Blutungen, ventrikulärer Blutungsbeteiligung, initialer Schwere der Erkrankung und hohem Alter.
- 80% Letalität bei massivem Ventrikeleinbruch und Hirnstamm- oder Brückenblutung, nur 10% werden wieder arbeitsfähig.

6.3.2 Subarachnoidalblutung (SAB)

(ICD-10 I60) Einblutung in die Leptomeninx, zwischen Arachnoidea und Pia mater. Inzidenz: 10–15/100 000. 3% aller Schlaganfälle werden durch SAB verursacht.

Ätiologie In 80–90% Ruptur eines zerebralen Aneurysmas. Prävalenz von Aneurysmen bei 2,3% (erhöht bei polyzystischen Nieren und pos. Familienanamnese). Rupturrisiko 1–5%/J., abhängig von der Größe des Aneurysmas (92% sind < 10 mm). Selten arteriovenöses Angiom (☞ 6.4), hämorrhagische Diathese, Leukämie, Metastasenblutung (☞ 10.6.12) oder Trauma. In 10% wird keine Ursache gefunden.

Inzidenz Vor dem 40. Lj. kommt die SAB häufiger bei Männern, nach dem 50. Lj. häufiger bei Frauen vor (w : m = 1,5 : 1). Häufigstes Auftreten in der 5. und 6. Lebensdekade. 5–20% der Pat. haben eine positive Familienanamnese. Bei 25% der Pat. mit Aneurysmablutung kündigt sich der Schlaganfall durch ein kleines Aneurysmaleck („minor leak“) an (xanthochrome Färbung des Liquors).

Risikofaktoren Intrazerebrale Aneurysmen, Atherosklerose, Hypertonus, Nikotin, Infektionen (mykotische Aneurysmen), Bindegewebserkr. und Trauma. Selten Auslösung der Blutung durch akute Anstrengung (Defäkation, Geschlechtsverkehr).

Klinik

- Kopfschmerzen: „Stärkste“, „vernichtende“, „nie gekannte“, akut auftretende, meist okzipital betonte Kopfschmerzen.
- Vegetative Symptome: Übelkeit, Erbrechen, Schweißausbruch, Veränderung von Puls und Atmung.

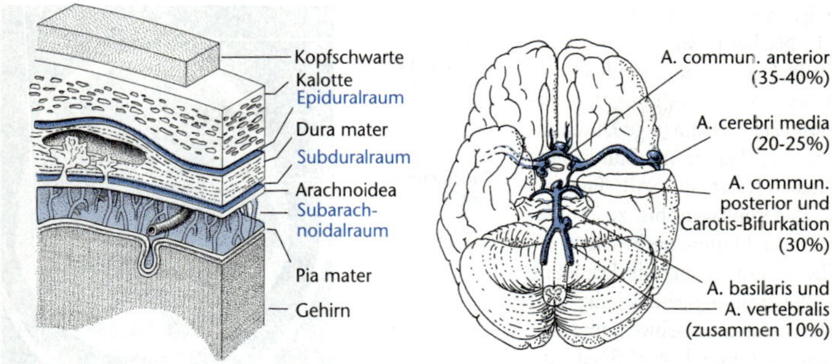

Abb. 6.5 Anatomie der Hirnhäute (links)., Lokalisation von Aneurysmen (rechts)

- Meningismus: Pos. Lasègue und Bewusstseinsverlust manchmal initial, oft erst mit Latenz.
- Herdsymptome: z.B. HN-Lähmung, Reflexdifferenzen, Hemiparese (zur Lokalisation der Blutung aber nicht tauglich!).
- Häufig akuter Hirntod vor Klinikeinweisung.

Tab. 6.8 Klinische Einteilung der Subarachnoidalblutung nach Hunt und Hess

Stadium	Klinischer Befund	Therapie
I	Geringe Kopfschmerzen, bewusstseinsklar, neurologisch asymptomatisch	Früh-OP
II	Kopfschmerzen, Meningismus, HN-Ausfälle, sonst keine fokalen Ausfälle	Früh-OP
III	Somnolent, desorientiert, leichte fokale Ausfälle	Früh-OP
IV	Soporös, leichte bis schwere Hemiparese, vegetative Störungen	Konservative Ther., dann Spät-OP
V	Komatös, Mittelhirnsyndrom (☞ 3.2.1)	Konservative Ther., dann Spät-OP

Diagnostik

! 25% aller Pat. mit SAB werden trotz typischer Anamnese fehldiagnostiziert und initial falsch behandelt!

CCT: Blutnachweis am gleichen Tag in 95%, am 3. Tag nach Blutung nur noch in 76%, nach 1 Wo. 50%. Liquoraufstau (ballonierte Ventrikel, verstrichene Sulci und basale Zisternen), hypodense Areale (ischämische Hirnschädigung durch Gefäßspasmen).
CT-Angiographie: Nachweis von Aneurysmen bis ~3 mm Durchmesser.

LP: Bei typischer Anamnese und neg. CCT. Nachweis von Erythrozyten, zentrifugierter Liquor xanthochrom (4 h bis 2 Wo. nach Blutung). *Mehrgläserprobe:* Gleichmäßige Durchmischung von Liquor und Blut in allen Röhrchen weist auf SAB. Erythro- oder Siderophagen bis zu 2 Wo. nach einer Blutung nachweisbar.

TCD: Vasospasmen mit Erhöhung der Blutströmungsgeschwindigkeit.

DSA: Aneurysmanachweis und -lokalisation. Zeitpunkt der DSA abhängig vom klinischem Zustand: Stadien I–III innerhalb von 72 h, Stadien IV–V nach klinischer Stabilisierung, die evtl. eine op. Ausschaltung des Aneurysmas erlaubt. Bei neg. Befund (10%) Wiederholung nach 4–6 Wo. (Gefäßspasmen oder extravasales Blut können Aneurysma verbergen). *Ausnahme:* Bei perimesenzephaler oder präpontiner SAB meist auch in Reangiographie kein Aneurysmanachweis, da möglicherweise venöse oder kleinste arterielle Blutungen ohne Aneurysma die Ursache der SAB sind.

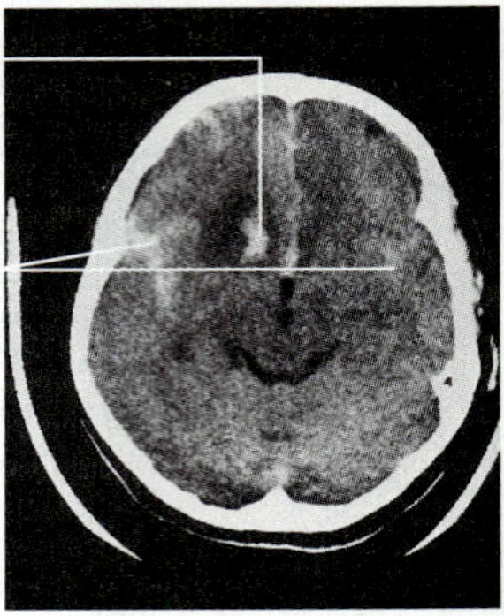

Abb. 6.6 Subarachnoidalblutung

CTA und MRA: Können Aneurysmen < 4 mm nicht nachweisen; Sensitivität für Aneurysmen > 4 mm liegt zwischen 80 und 95%.

OP-Vorbereitung: EKG, Rö-Thorax, BB, Gerinnung, E'lyte, Retentionswerte.

Differenzialdiagnosen (☞ 3.3).

- HWS-Distorsion, Meningitis (☞ 7.3.1): Weniger akute Nackenmuskelverspannung als bei SAB.
- Migräne und andere Kopfschmerzarten (☞ 5.1): Einseitiger Kopfschmerz.
- Dissektion der A. vertebralis: Nackenmuskelverspannung imitiert Meningismus.
- Akutes subdurales Hämatom (☞ 16.2.2).

Erstversorgung und allgemeine Therapie ☞ 6.1.1 und ☞ 6.1.3

Keine Thrombozytenaggregationshemmer!

- Leichte Sedierung: z.B. mit Diazepam 5–10 mg i.v. (z.B. Valium®) sobald klinischer Schweregrad bekannt.
- Analgesie: z.B. Buprenorphin 0,2–0,4 mg s.l. oder 0,3 mg i.v. (Temgesic®), danach alle 4–6 h 0,15 mg i.v. Alternativ Pethidin 25–100 mg s.c. oder i.v. (Dolantin®).
- RR-Regulierung: Auf systolische Werte zwischen 120–160 mmHg. *Nifedipin* bei hypertonen Werten 10 mg p.o. (z.B. Adalat®), *hypertensive hypervolämische Hämodilution („HHH-Therapie")* bei hypotonen Werten, intrazerebralen Gefäßspasmen und bereits ausgeschaltetem Aneurysma. Katecholamine + Volumen. Ziel RR: 160–180 mmHg.
- Antiemetika: z.B. Dimenhydrinat 62 mg langsam i.v. (Vomex® A).
- Low-dose-Heparin 3 × 5000 IE s.c. (z.B. Liquemin®) bei Spät-OP oder Dalteparin 15 mg tägl. s.c. (Fragmin P®).

Spezielle Therapie

Hypertensive hypervolämische Hämodilution (Triple-H-Therapie) **Ind.:** Vasospasmus.
Durchführung: Anhebung des Blutdrucks und Blutvolumens durch Zufuhr von Hydroxyäthylstärke (HAES®) 130 10% 500–1000 ml tägl., isotonen Flüssigkeiten (Tutofusin® 3000–10.000 ml tägl.) und inotrope Substanzen, wie Dopamin-HCL (Dopamin®) oder Norepinephrin (Arterenol®), bis fokal neurologische Ausfälle verschwinden.
Risiken: Hydrostatisches Lungenödem, Myokardischämie, Hirnödem; keine Durchführung bei nicht ausgeschaltetem Aneurysma.

Transluminale Ballon-Angioplastie Alternativ mit Papaveringabe bei Arterienspasmen.

Nimodipin (z.B. Nimotop®) **Ind.:** Vasospasmus.
Durchführung: Initial in ersten beiden Stunden 1 mg/h = 5 ml/h i.v., dann Steigerung auf 2 mg/h = 10 ml/h i.v. über ZVK (wegen Thrombophlebitisgefahr) über Perfusor mit lichtgeschützter Spritze für 14 Tage, danach evtl. 6 × 60 mg tägl. p.o., ausschleichen über 1 Wo.
NW: RR ↓ (wegen Gefahr des ischämischen Infarktes bei Spasmen nicht unter 140/80 mmHg senken!), Kopfschmerzen; Gesichtsrötung; Anstieg der Leberwerte.

Liquordrainage Bei erhöhtem Hirndruck oder Anzeichen von Liquoraufstau im CCT frühzeitig durch Außenableitung (☞ 3.2.4). Darüber auch kontinuierliche Hirndruckmessung möglich.

Früh-OP **Ind.:** Innerhalb von 72 h nach Blutung im Stadium I–III. In Stadien IV und V bei Hirndruck < 30 cmH_2O. Bei raumfordernder Blutung Hämatomausräumung zur Druckentlastung und gleichzeitiger Aneurysmaausschaltung auch in Stadium IV–V.
Durchführung: Aneurysmaausschaltung durch Aufsetzen von Metallklips.

Spät-OP Bei Stadium IV und V und initialem Hirndruck > 30 cmH_2O; bei massiven Gefäßspasmen konservative Ther. bis zum Erreichen der Stadien I–III und normalen Blutströmungsgeschwindigkeiten, OP etwa nach 12–14 Tagen.

Endovaskulärer Aneurysmaverschluss Geringere Morbiditäts- und Mortalitätsrate gegenüber dem operativen Clipping (3–7%), Reduzierung der neuropsychologischen Defizite. *Nachteile:* Rel. hohe Rekanalisierungsrate (10–15%), hoher Anteil der inkomplett ausgeschalteten Aneurysmen (46%); Kontrollangiographie nach 6–12 Mon.

Interventionelle Neuroradiologie Bei inoperable Aneurysmen (zu groß, nicht erreichbar): Implantation von Kupfer- oder Platinspiralen über Mikrokatheter. Bei ACI-Aneurysma evtl. Karotisligatur nach Probeokklusion unter angiographischer und elektrophysiologischer Kontrolle.

Komplikationen **Reruptur mit Nachblutung bei nicht therapiertem Aneurysma:** v.a. in den ersten 10 Tagen. Reruptur in 50% innerhalb von 2,5 J. mit einer Letalität von 50–80%. Häufiger bei systolischen Blutdruckwerten über 160 mmHg; oft intraparenchymal Blutung mit Einbruch in das Ventrikelsystem. *Diagn:* CCT bei Verschlechterung des Bewusstseinszustandes.
Hydrozephalus: Tritt in 15–20% nach SAB auf, entsteht direkt nach der Blutung oder innerhalb weniger Tage danach. Risiko bei intraventrikulären Blutungen und bei Tamponade der Cisterna ambiens mit Blut. *Diagn.:* CT oder MRT.

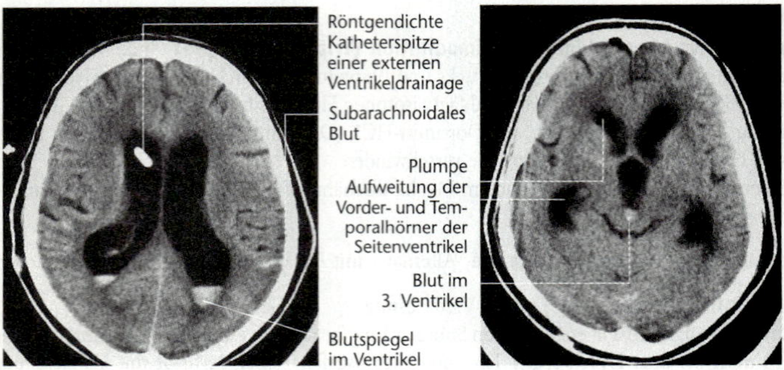

Abb. 6.7 Shuntanlage nach SAB

Vasospasmen: Häufigkeit 30–70%, korreliert mit der Blutmenge in basalen Zisternen; meist 4.–14. Tag nach SAB, in 30% zerebrale Ischämien mit fokalen neurologischen Ausfällen und Bewusstseinsstörungen. Risikofaktoren sind Hypovolämie, Hyponatriämie oder zu niedriger Blutdruck. *Diagn.:* Zweitägige TCD-Kontrollen. CCT bei akuter klinischer Verschlechterung zur Differenzierung zwischen Ischämie und Rezidivblutung. **Cave:** Angiographie und OP können Spasmen induzieren.
Hyponatriämie: Zerebrales Salzverlustsyndrom.
Liqurozirkulationsstörung (☞ 13.5): Führt in 10% zu Hirndrucksteigerung, oft mit Latenz von 2–4 Tagen nach SAB. Risikofaktoren: Hunt und Hess-Stadien IV und V, hohes Alter und Aneurysma der ACA.
SIADH: Syndrom der inadäquaten ADH-Ausschüttung. *Diagn.:* Serum-Na^+ ↓, Urin-Na^+ ↑, ADH ↑, Serumosmolalität ↓.

Probleme der Subarachnoidalblutung **Multiple Aneurysmen** (*ICD-10 I61.6*): Bis zu 20% aller SAB. *Ther.:* Ausschaltung in einer Sitzung oder elektive, spätere Ausschaltung des nicht rupturierten Aneurysmas.
Riesenaneurysma (> 2,5 cm Durchmesser): 80% Letalität innerhalb eines Jahres nach Diagnosestellung. Symptomatisch durch SAB, Sehverschlechterung oder HN-Lähmungen. *Ther.:* Aneurysmaklipping, Ligatur großer zuführender Gefäße oder durch neuroradiologische Intervention (z.B. Coil-Implantation).
Inkomplett geklippte Aneurysmen: Rezidivblutungsrisiko etwa 4%, op. Letalität 10%. OP nur, wenn sich Aneurysma vergrößert; neuroradiologische Intervention erwägen. Jährliche Angiographiekontrollen, evtl. auch durch MR-Angiographie.
Spinale SAB: < 1% aller SAB. Rückenschmerzen, evtl. Querschnittssymptome. *Diagn.:* Panmyelographie, ggf. spinale Angiographie.

SAB ohne Aneurysmanachweis

10–20% aller SAB, Nachblutungsrisiko etwa 1%/J.
Ätiol.: Mikroaneurysmen; Maskierung des Aneurysmas durch Thrombose, Gefäßspasmen oder Hämatom.

Diagn.: Nachangiographie bei nicht optimaler Darstellung aller Gefäße in der Erstuntersuchung nach 4–6 Wo.
Ther.: Bei Vasospasmen Nimodipin 2–4 × 60 mg tägl. p.o. (z.B. Nimotop®) und Bettruhe für 3–7 Tage.

Prognose

- 13% Letalität bei initial wachen, 75% bei initial komatösen Pat.
- Mortalität insgesamt 30–40%, davon 20–25% innerhalb der ersten 2 Wo. nach Blutung, bei Rezidivblutung 50%.
- Ungünstig bei Alter > 60 J., vorbestehender arterieller Hypertonie, Aneurysma der A. basilaris, Vasospasmen, Ventrikeleinbruch mit Liquoraufstau.

Aneurysmen ohne Subarachnoidalblutung
Asymptomatische Aneurysmen (*ICD-10 I67.1;* angiographischer Zufallsbefund): Häufigkeit 2–3%, Blutungsrisiko von 1–2% pro J., daher bei Aneurysmagröße > 8 mm Durchmesser elektive OP.
Mykotische Aneurysmen (*ICD-10 I72.9*)
Ätiol.: Bakterielle Endokarditis, septische Embolien, Thrombophlebitis des Sinus cavernosus und eitrige Meningitis. Sollte bei atypisch lokalisiertem Aneurysma in Erwägung gezogen werden (meist Media-Ast).
Ther.: Antibiose, bei fehlendem Erregernachweis zunächst Breitspektrumantibiotikum, OP bei raumforderndem Hämatom mit Bewusstseinstrübung, unvollständiger Rückbildung unter antibiotischer Ther. und bei oberflächlich liegendem, leicht zu erreichendem Aneurysma, konservativ bei schlechtem AZ, tief gelegenen oder multiplen Aneurysmen
Traumatische Aneurysmen (*ICD-10 S06.6*): Seltene KO nach SHT oder intrakranieller OP. *Ther.:* OP oder interventionelle Neuroradiologie.
Paralytisches Aneurysma (*ICD-10 I72*): Raumforderung eines nicht rupturierten Aneurysmas.

Tab. 6.9 Paralytische Symptome von Aneurysmen

Lokalisation	Betroffener Hirnnerv
R. communicans post.	III
ACI supraklinoidal	II, VI
Infraklinoidal	II, IV, VI, V1, V2
R. communicans ant.	II: Bitemporale Hemianopsie
A. basilaris	VI

Sekundäre intrazerebrale Blutungen

Differenzialdiagnosen

- Vaskuläre Malformationen (arteriovenöse Malformationen, Aneurysmen, mykotische Aneurysmen, Kavernome u.a.): Verantwortlich für ein Viertel der ICB (☞ 6.4).

- Antikoagulation und antithrombotische Therapie (unter Phenprocoumon 1–2% jährliches Risiko, ASS 1/1000 ICB pro Jahr; intravenöse und intraarterielle Thrombolyse: ICB zehnmal häufiger als spontan).
- Genetische oder hereditäre Blutungsleiden (Thrombozytenstörungen, Bluterkrankheit).
- Sonstige sek. Blutungsleiden (Leukämie, Lymphome, Lebererkr., disseminierte Gerinnungsstörungen).
- Genetische Erkr. (Amyloidangiopathie).
- Blutungen in Tumoren (u.a. Glioblastom, Metastasen).
- Vaskulitis mit subarachnoidalen oder intrazerebralen Blutungskomplikationen (☞ 6.6).
- Eklampsie: Maternale Mortalität bei einem Drittel, sekundär kindliche Probleme (☞ 6.7).
- Leberzirrhose.
- Moya-Moya-Erkrankung (☞ 6.6).
- Traumen mit sekundären kontusionellen Blutungen.
- Sinusvenenthrombose (☞ 6.5).
- Zerebrale Endometriose.

6.4 Gefäßmalformationen

6.4.1 Arteriovenöse Malformation (AVM)

(ICD-10 Q28.3) Angeborenes Konvolut kleiner Gefäße (< 1 cm Durchmesser bis zur Größe eines Hirnlappens), die von einer oder mehreren arteriellen „feeders“ gespeist werden und über AV-Kurzschlüsse in große Venen drainieren. Meist zentroparietal im Mediastromgebiet lokalisiert. Dreimal seltener als Aneurysmen, häufigstes intrakranielles Angiom (2/100 000) M > F. Risiko einer Blutung ist 2%/J., Verdoppelung nach erster Blutung.

Klinik

- Pat. i.d.R. jünger als bei hypertensiven Massenblutungen.
- Fokale oder generalisierte Anfälle in frühem Erwachsenenalter (in 25–40% Erstsymptom).
- Rezid. fokale Ausfälle durch „steal-effekt“, gelegentlich mit ischämischem Infarkt (10% Erstsymptom).
- Migräneähnliche Kopfschmerzen (in 15% Erstsymptom), bei Kombination mit Krampfanfällen immer an AVM denken!
- Langsam progrediente fokale Ausfälle (Hemiparese, Hemianopsie, Aphasie) durch Größenzunahme (15% Erstsymptom).
- Gelegentlich Linksherzinsuff. durch großes Shuntvolumen (Zunahme des Anteils der Hirndurchblutung am Herzminutenvolumen bis auf 60–70%).
- Selten pulssynchrones Gefäßgeräusch über temporaler oder parietaler Hirnregion zu auskultieren.

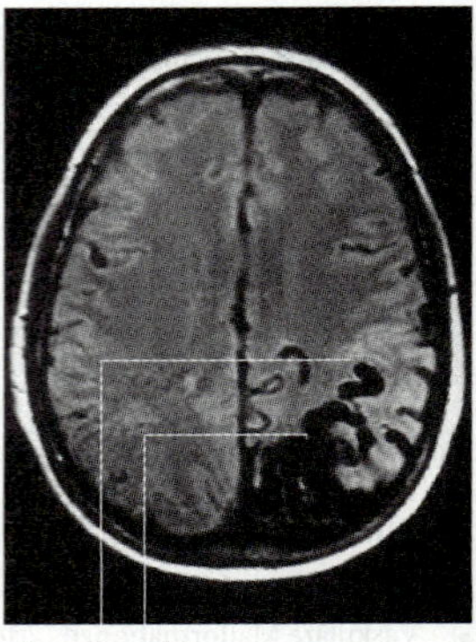

Abb. 6.8 MRT einer AV-Malformation

Diagnostik

- EEG: Herdveränderungen.
- TCD: Erhöhte Strömungsgeschwindigkeit zuführender Arterien. Auch zur nicht invasiven Verlaufskontrolle nach Ther. geeignet.
- CCT/MRT: *Nativ:* Verkalkungen, inhomogene Dichteanhebungen. *Mit KM:* Bandförmige, Kontrastmittel aufnehmende Raumforderung, fakultativ perifokale Veränderungen (Ödem, Parenchymatrophie).
- DSA: Nachweis der zu- und abführenden Gefäße („frühe Vene") sowie des Konvolutes.

Differenzialdiagnosen

- Hypertone Massenblutung: Ältere Pat., arterieller Hypertonus.
- Aneurysmablutung: Massive subarachnoidale Blutung an der Hirnbasis mit arteriellen Spasmen; schweres Krankheitsbild.
- Tumor-, Metastasenblutung: Oft erst durch MRT, DSA unterscheidbar.

Therapie Symptomatische antikonvulsive Ther. ☞ 9.1.2.

Embolisation über selektive Katheterisierung der zuführenden Arterie. Bei Bedarf anschließend OP (Verminderung des Risikos einer postop. Hirnschwellung und Blutung) oder Bestrahlung.

OP: Exstirpation in gut erreichbaren und nicht essenziell wichtigen Hirnregionen (wie Sprachzentrum oder Gyrus praecentralis), auch wenn Angiom noch nicht geblutet hat.

Gamma-Bestrahlung: Falls inoperabel, wegen Lokalisation zu tief in Hirnstamm oder in Capsula int. Nur an einigen Zentren durchführbar.

Prognose Abhängig von Größe der AVM und Ausmaß einer Blutung. Insgesamt wesentlich besser als bei Aneurysma. Risiko einer Rezidivblutung 18% im 1. J., 3% im 5. J. nach der ersten Blutung.

6.4.2 Fisteln

AV-Fistel, Karotis-Sinus-Cavernosus-Fistel, Durafistel.

Ätiologie Häufig (Bagatell-) Trauma (evtl. vor Jahren), kongenital oder arteriosklerotisch. Karotis-Sinus-Cavernosus-Fisteln auch iatrogen nach Katheterisierung der A. carotis und nach Aneurysmaruptur. Durafisteln nach Rekanalisation von Sinusvenenthrombosen.

Klinik Kopfschmerzen und pulssynchrone, pulsierende Ohrgeräusche. Bei großen Fisteln sekundäre venöse Stauungsblutungen oder Ischämien mit fokal-neurologischen Ausfällen.

Karotis-Sinus-Cavernosus-Fistel (*ICD-10 I77.0*): Doppelbilder durch Augenmuskellähmungen. Pulsierender Exophthalmus mit Chemosis und venöser Stauung der Konjunktiven, STP, retinalen Einblutungen, Sehverlust und Strömungsgeräuschen über den Bulbi (können manchmal durch Kompression der ipsilateralen ACC unterdrückt werden).

Durafistel (*ICD-10 Q28.2*): Atypische Blutung, Blutungsriskio 1–2%/J.

Diagnostik

- CCT: Atypische Blutung.
- TCD: Vermehrte Strömungsgeschwindigkeiten, verminderte Pulsatilität.
- Arterielle DSA: Lokalisation und Ausmaß der Fistel. Probeokklusion ACI zur Überprüfung des „Crossfillings" von der kontralateralen ACI bei Karotis-Sinus-Cavernosus-Fisteln.

Therapie Interventionelle Neuroradiologie mit Ballonokklusion der Fistel oder Platinspiralen, Okklusion der ACI. Transvaskuläre Embolisierung bei Durafisteln.

6.4.3 Kavernöses Hämangiom

(ICD-10 D18.0) Konvolut ektatischer Venen ohne AV-Shunt. Meist Zufallsbefund. Prävalenz 0,5–1%. Blutungsrisiko 2–5%/Jahr.

Klinik

- Fokale oder sekundär generalisierte Anfälle.
- Fokal neurologische Ausfälle durch Raumforderungen, abhängig von der Lokalisation (z.B. Hemiparese, Aphasie, HN-Ausfälle).
- Kleine Blutungen, die aber rezidivieren können; Klinik ist abhängig von der Lokalisation und oft diskrepant zur Größe der Blutung.
- Gelegentlich assoziiert mit Hämangiomen in anderen Organen (Niere, Haut, Leber).

Diagnostik

- CCT/MRT: Bandförmige Strukturen mit inhomogener Dichte. Im MRT Nachweis von Hämosiderin nach inapparent abgelaufenen Blutungen (angiographisch meist keine Darstellung möglich).
- Oberbauchsono zum Nachweis assoziierter Hämangiome.

Therapie

- Meist keine kausale Ther. erforderlich.
- Anfallsprophylaxe (☞ auch 9.1.2), z.B. mit Carbamazepin 2–3 × 400 mg tägl. p.o. (z.B. Tegretal®) oder Phenytoin 3 × 100 mg tägl. p.o. (z.B. Zentropil®).
- Nach Blutung operative Entfernung des Kavernoms, wenn lokalisatorisch möglich.

6.5 Sinusvenenthrombose

6.5.1 Blande Sinusvenenthrombose

(ICD-10 I67.6)

Risikofaktoren Schwangerschaft, Ovulationshemmer, Wochenbett, OP, Exsikkose oder Kachexie bei Infektionskrankheiten und Tumoren; SHT, Hirntumoren. Kollagenosen, Thrombophilie, Polyglobulie, nephrotisches Sy., obere Einflussstauung des Herzens. Therapie mit rekombinantem Erythropoetin.

Klinik

! Bei beidseitigen Herdsymptomen immer an Sinusvenenthrombose denken!

- Meist allmählicher Beginn mit Kopfschmerzen, Übelkeit, Erbrechen, oft als Migräne verkannt.
- Häufig fokale oder generalisierte Anfälle als Einweisungsgrund.

- Später fluktuierende, oft bilaterale Herdsymptome: Hemiparese, Abduzensparese. STP in 25%.
- Psychische Verlangsamung oder Agitiertheit, Verwirrtheit und Vigilanzstörung.

Diagnostik

! Eine rechtzeitige Diagn. ist wichtig, da nur im Frühstadium eine kausale Ther. möglich ist.

Labor: BB, Leukozytose, BSG ↑, Gerinnungsanalyse einschließlich AT III, Protein C und S, APC-Resistenz, Antiphospholipid-Ak, Krea, Harnstoff.

CCT mit KM
- „Delta sign“: Dreieckige KM-Aussparung im Konfluenz zwischen Sinus sagittalis und Sinus transversus.
- „Gyral enhancement“: Beidseitige, parasagittale, parenchymale Blutungen oder hypodense Areale, Hirndruckzeichen.

CT-Angiographie: Häufig zur Diagnosesicherung ausreichend.

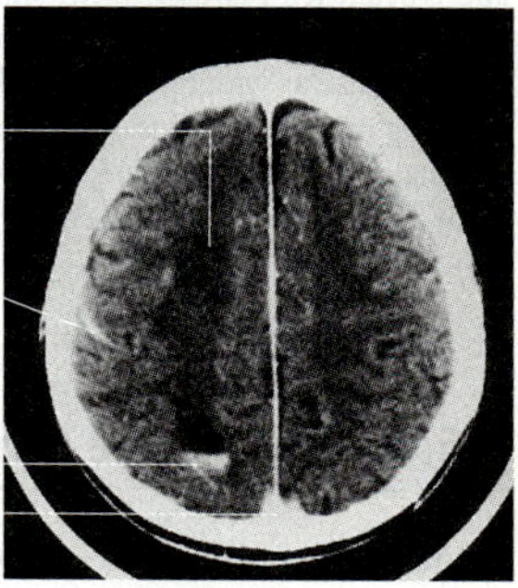

Abb. 6.9 Sinusvenenthrombose im CCT

MRT mit Gadolinium: „delta sign“. Nachweis der Sinusthrombosen in der MR-Angiographie.
DSA: Sinus kann nicht dargestellt werden, diffus verlangsamter venöser Abfluss, Venenabbrüche und typische Korkenziehervenen.
EEG: Allgemeinveränderung, evtl. Herdzeichen.
LP: Nur bei V.a. septische Sinusvenenthrombose: Pleozytose, Eiweißvermehrung, bei Einblutungen xanthochrom. Immer mikrobiologische Untersuchung veranlassen.
Suche nach Risikofaktoren: HNO-Konsil bei V.a. septische Sinusvenenthrombose, Tumorsuche (gyn. und urologisches Konsil, Oberbauchsono, Hämoccult®, Tumormarker) Gerinnungsanalyse (Protein C und S, APC-Resistenz).

Differenzialdiagnosen

- Migraine accompagnée: Anamnese, EEG.
- Eklampsie: Schwangerschaft, Hypertonus, Proteinurie.
- Herpes-Meningoenzephalitis (☞ 7.4.2): Fieber, Leukozytose, Bewusstseinsveränderungen.
- Ischämischer Insult oder Blutung: Multiple intrazerebrale Blutungen bei Leukosen, Gerinnungsstörungen, akuter Beginn fokaler Ausfälle.
- Hirntumoren (☞ 10.6): Chron. Verlauf.
- Hirnabszess (☞ 7.3.4): Fieber, Krampfanfälle.
- Chron. subdurales Hämatom (☞ 16.2.3): SHT, Schädelfraktur.
- Fettembolie: 6–48 h nach multiplen Extremitätenfrakturen oder Schock. Bilaterale Herdzeichen, Anfälle und Bewusstseinsstörung.
- Luftembolie: Nach Caisson-Erkr. oder OP am offenen Herzen, Lunge oder Hals. Krampfanfälle, Bewusstseinsstörung.

Therapie **Intensivther.:** ZVK, Blasenkatheter, Bilanzierung und Rehydrierung, Ulkusprophylaxe (☞ 26.6.2).
Vollheparinisierung (☞ 26.4.1): Auch bei intraparenchymalen Blutungen, verhindert das Fortschreiten der Thrombose. Fortführung bis zum Abklingen oder Stabilisierung der neurologischen Ausfälle. Evtl. AT-III-Mangel ausgleichen. Anschließend Kumarine p.o. für 8–12 Mon. (☞ 26.4.2).
Experimentell: Lokale intravenöse Fibrinolyse mit Urokinase nur bei ausgedehnter Thrombose und erheblichen Bewusstseinstrübungen. Hohes Blutungsrisiko.
Hirndruckther. (☞ 3.2): Osmotherapie kontraindiziert!
Antikonvulsiva: Symptomatisch und passager, z.B. mit Phenytoin (z.B. Phenhydan®) Schnellaufsättigung mit 750 ml Infusionskonzentrat über 4–6 h, danach 3 × 250 mg tägl. i.v., später Umstellung auf orale Medikation, z.B. 3–100 mg tägl. p.o. (z.B. Zentropil®) nach Spiegelkontrolle. Keine Dauerprophylaxe notwendig, da nur sehr selten eine Residualepilepsie auftritt.

! Absetzen von Kontrazeptiva.

6.5.2 Septische Sinusvenenthrombose

Ätiologie Folge fortgeleiteter Entzündungen der Nasennebenhöhlen, des Mittelohres oder von Nasenfurunkeln (besonders bei Diabetikern).

Klinik Fieber, lokale Rötung und Schwellung der Kopfhaut über dem betroffenen Sinus, Chemosis und Exophthalmus, multiple HN-Ausfälle.

Diagnostik Wie bei blander Sinusvenenthrombose (☞ 6.5.1), im BB Leukozytose, Linksverschiebung, BSG ↑. Blutkultur, Serologie, HNO-ärztliches Konsil mit Rö der NNH, auf Mastoiditis oder Sinusitis achten!

Therapie Schnellstmögliche operative Herdsanierung mit bakteriologischer Untersuchung, danach Breitbandantibiose, z.B. mit Cefotaxim 3 × 2 g tägl. i.v. (z.B. Claforan®) kombiniert mit Staphylokokkenpenicillin, z.B. Dicloxacillin 4 × 2 g tägl. i.v. (Dichlor-Stapenor®), ggf. Umstellung nach Antibiogramm.

6.6 Zerebrale Vaskulitiden

Ätiologie Primäre isolierte Vaskulitis, generalisierte Gefäßentzündungen, Begleitreaktion bei erregerbedingten Infektionen.

Klinik Zerebrale ischämische Infarkte, schubförmiger oder fluktuierender Verlauf, Symptomatik abhängig von Lokalisation und Grunderkr.

Diagnostik
- Labor: BSG ↑, CRP ↑, spezifische Ak (ANA, ANCA, AMA, dsDNS), Ig, Komplement- und Rheumafaktor, zirkulierende Immunkomplexe, Antiphospholipid- und Antikardiolipin-Ak, Kryoglobuline. Urin: Mikroproteinurie, Bence-Jones-Proteine.

- CCT, MRT: Multiple kleinere Infarkte in mehreren Stromgebieten, oft mit Blutungen.
- Dopplersono: Stenosen der extra- und intrakraniellen Gefäße.
- DSA, Angiographie: Multiple Stenosen, Verschlüsse, Gefäßabbrüche auch der Nieren- oder kleinen Hirnarterien.
- Rö-Thorax, Oberbauch-Sono: Mitbeteiligung von Lunge, Niere, oder Leber.
- Biopsie: Entzündliche Gefäßveränderungen in Haut, Muskeln oder Gehirn.

Therapie Immunsuppression zunächst mit Glukokortikoiden, bei Wirkungslosigkeit mit Azathioprin oder Cyclophosphamid (☞ 26.5).

! Bei V.a. Arteriitis temporalis nach Arterienbiopsie wegen Gefahr der Erblindung sofort mit Glukokortikoiden beginnen: Prednison 100–150 mg tägl. p.o. (z.B. Decortin®) 2 Wo. über Normalisierung der BSG hinaus, d.h. ca. 4 Wo., dann Reduktion um 10 mg/Wo.

Tab. 6.10 Entzündliche Gefäßerkrankungen des ZNS

Erkrankung	Klinik	Spezielle Diagnostik
Primäre Vaskulitiden		
Isolierte Angiitis des ZNS (*ICD-10 M31.8*)	Chron. Kopfschmerzen, fokale Symptome (Hemiparesen, Aphasien); multiple Infarkte über Wo. bis Jahre mit Spontanremissionen. Entwicklung einer Enzephalopathie mit Demenz; seltenes Krankheitsbild	• *DSA:* „Abbrüche" der kleinen Gefäße • *MRT:* Pathologisch • Endgültige Diagnose nur durch Hirn- oder Meningealbiopsie • Systemische Laborparameter meist normal
Arteriitis temporalis (Riesenzellarteriitis, Horton-Sy.), > 60. Lj. (*ICD-10 M31.6*)	Druckdolente, verhärtete und überwärmte A. temporalis. Kopfschmerzen, ischämische Ophthalmopathie mit Erblindung, rasche Ermüdbarkeit der Kaumuskulatur, subfebrile Temperaturen, ischämische Hirninfarkte	• *Labor:* Erhöhung von Fibrinogen, Haptoglobulin und Komplementfaktoren • *Biopsie* der A. temporalis: Riesenzellen
Panarteriitis nodosa, M >> F (*ICD-10 M30.0*)	Renaler Hypertonus, Angina pectoris, Bauch-, Muskel-, Hodenschmerzen, Multiplex-PNP	• *Labor:* Leukozytose, Eosinophilie, Thrombozytose • *DSA:* Stenosen, Verschlüsse und Aneurysmen kleiner und mittlerer Gefäße; keine Granulome • *Muskelbiopsie:* Vaskulitis

Tab. 6.10 Fortsetzung

Erkrankung	Klinik	Spezielle Diagnostik
Wegener-Granulomatose (*ICD-10 M31.3*)	Pneumonie, Hämoptoe, Sinusitis maxillaris, seröse Otitis, Nierenbeteiligung, basale Meningitis	◆ *Labor:* Leukozytose, Anämie, Krea und Harnstoff ↑, antizytoplasmatische Ak, Mikrohämaturie, orale Ulzera, ANCA-positive Small-vessel-Vaskulitiden mit Granulomen ◆ *Rö-Thorax:* Infiltrate ◆ *Biopsie* aus Lunge, Niere oder NNH
Allergische Angiitis (Churg-Strauss) (*ICD-10 I67.7*)	Trias aus Asthma, Fieber und Anorexie	◆ Eosinophilie, IgE ↑, Leukozytose, ANCA-positive Small-vessel-Vaskulitiden mit Granulomen
Takayasu-Arteriitis, < 40 J. (*ICD-10 M31.4*)	Nachtschweiß, Fieber, Arthralgie, Hypertonus, Synkopen, zerebrale Infarkte, Pulslosigkeit der Arme, bei Frauen häufiger als bei Männern	◆ *Doppler, DSA:* Stenose oder Verschlüsse der großen Arterien des Aortenbogens; keine Granulome
Vogt-Koyanagi-Harada-Sy. (*ICD-10 I67.7*)	Uveitis, Enzephalitis disseminata	◆ Augen-Konsil ◆ *MRT:* Demyelinisierungen
Systemische Gefäßerkrankungen		
Systemischer Lupus erythematodes, F >> M (*ICD-10 I68.2*)	ZNS-Beteiligung in 60% mit multiplen Infarkten, Krampfanfällen oder organischer Psychose; Arthropathie, Anorexie, Hautmanifestation (Schmetterlingserythem), Nephritis	◆ *Labor:* Panzytopenie, Ak: ANA, Anti-dsDNS, Proteinurie, Erythrozyturie ◆ Hautkonsil
Erregerbedingte Vaskulitis (*ICD-10 I68.1*)	Multiple Infarkte bei Tbc (☞ 7.3.4), Syphilis (☞ 7.3.5), bakterieller Meningitis (☞ 7.3.1), meist Meningo- oder Pneumokokken, septischer Endokarditis, Borrelien (Lyme), Virusenzephalitiden (☞ 7.4.1), auch HIV	◆ *LP:* Pleozytose, Serologie, Erregernachweis ◆ *Labor:* Serologie, Erregernachweis ◆ Echokardiographie
Drogenarteriitis (*ICD-10 I67.7*)	Multiple Infarkte bei Ergotamin, Amphetamin, Chlorpromazin, Heroin, Barbituraten	◆ *DSA:* „Abbrüche" der kleinen Gefäße

Tab. 6.10 Fortsetzung

Erkrankung	Klinik	Spezielle Diagnostik
Behçet-Krankheit (*ICD-10 M35.2*)	Rezid. Schleimhautulzerationen oral, genital, vaginal; Iritis, Uveitis, Optikusneuritis, Arthritis	◆ *Labor:* Leukozytose
Sjögren-Sy. (*ICD-10–M35.0*)	PNP in etwa 10%, Keratokonjunktivitis, Xerostomie, Arthritis	◆ *AK* gegen Speicheldrüsen und Schilddrüsenantigene
Andere seltene Gefäßerkrankungen		
Moya-Moya-Sy. (*ICD-10 I67.5*)	Kopfschmerzen, Krampfanfälle, fokal neurologische Ausfälle; Multiinfarktdemenz nach Jahren. Ischämische Infarkte, auch SAB oder intrazerebrale Blutung	◆ *DSA:* Verschlüsse oder Stenosen von Karotissiphon und Hauptästen des Circulus Willisii kombiniert mit „rete mirabilis" durch meningeale Anastomosen
Fibromuskuläre Dysplasie, F >> M (*ICD-10 I77.3*)	TIA, ischämische Infarkte	◆ *Doppler, DSA:* Stenosen von ACI und Nierengefäßen, intrakranielle Aneurysmen

Tab. 6.11 Effizienz der Therapieformen bei Vaskulitis

	Glukokortikoide	Cyclophosphamid	Azathioprin	Methotrexat
Arteriitis temporalis	+++	?	?	?
Takayasu-Arteriitis	?	?	?	(+)
Polyarteriitis nodosa	++	+++	(+)	?
Churg-Strauss-Syndrom	++	++	(+)	?
Isolierte Angiitis des ZNS	+	+++	(+)	?
Wegener-Granulomatose	+	+++	(+)	?
Behçet-Krankheit	+	?	(+)	?

6.7 Zerebrovaskuläre Komplikationen von Schwangerschaft und Geburt

Eklampsie

(ICD-10 O15)
Kopfschmerzen, Visus- und Bewusstseinsstörungen, Krampfanfälle, arterieller Hypertonus, Proteinurie, Ödeme.

HELLP-Syndrom

(ICD-10 O14): Hämolyse + erhöhte Leberenzyme + low platelets (Thrombozytopenie).

Klinik Frühzeichen sind epigastrische Schmerzen, Übelkeit, Erbrechen, Proteinurie, Hypertonus, Krampfanfälle, Bewusstseinsstörung, selten fokal neurologische Defizite.

Diagnostik BB, Leberwerte, Antiphospholipidantikörper, APC-Resistenz, Protein C und S, MRT (diffuse Ödeme mit Schwerpunkt im Versorgungsgebiet der Aa. cerebri posteriores).

Chorionkarzinom

(ICD-10 C58)
Lokale Hirnarterienthrombose als Folge zerebraler Metastasierung oder Einblutung in Metastase, akutes fokal-neurologisches Defizit, Symptomatik abhängig von Lokalisation.

Postpartale zerebrale Angiopathie

Akute Kopfschmerzen, Übelkeit, Erbrechen, Krampfanfälle, selten fokal neurologische Defizite Stunden bis zu 1 Mon. post partum. Meist rasche restitutio ad integrum.

Neurologische Komplikationen

Zerebrale Ischämie Klinik ☞ 6.1.1. *Ther.* ☞ 6.2.4. Vorzugsweise Heparin i.v. oder s.c., aber 24 h vor Geburtseinleitung absetzen. Strenge Indikationsstellung für Marcumar®, im 1. und 3. Trimenon kontraindiziert, ASS im 1. Trimenon kontraindiziert, danach nicht mehr als 100 mg p.o. tägl.

Intrazerebrale Blutung Hauptkomplikation der Eklampsie, aber auch in der Stillperiode häufig.

Subarachnoidalblutung Risikoerhöhung während Schwangerschaft. Klinik ☞ 6.3.2. Asymptomatische Aneurysmen frühzeitig elektiv ausschalten.

Sinusvenenthrombose (*ICD-10 O22.5*): V.a. post partum. Klinik ☞ 6.5.1. *Ther.:* Vollheparinisierung (☞ 26.4)., dann Phenprocoumon für 2–3 Mon.

Infektionskrankheiten des Nervensystems

7

Inhalt

MARTINA NÄHER-NOÉ _ JÜRGEN KLINGELHÖFER _ MALTE KORNHUBER

300 **7.1 Leitsymptome**
302 **7.2 Diagnostische Methoden**
302 7.2.1 Bildgebende Diagnostik
303 7.2.2 Liquordiagnostik
305 7.2.3 Elektroenzephalographie (EEG)
305 **7.3 Bakterielle Erkrankungen**
305 7.3.1 Eitrige Meningitis und Enzephalitis
308 7.3.2 Herdenzephalitis
309 7.3.3 Hypophysitis
309 7.3.4 Abszess und Empyem
311 7.3.5 Spondylodiszitis
312 7.3.6 Neurotuberkulose
315 7.3.7 Neurolues (Neurosyphilis)
318 7.3.8 Neuroborreliose
320 7.3.9 Seltene bakterielle Erkrankungen
325 **7.4 Virale Erkrankungen**
325 7.4.1 Akute virale Entzündung ohne Erregernachweis
326 7.4.2 Herpes-simplex-Enzephalitis
327 7.4.3 Frühsommer-Meningoenzephalitis (FSME)
327 7.4.4 Tollwut (Rabies, Lyssa)
328 7.4.5 Varicella-Zoster-Infektion
329 7.4.6 Zytomegalievirusinfektion
330 7.4.7 Chronische Panenzephalitis
330 7.4.8 HIV-Infektion
335 **7.5 Prionkrankheiten**
335 7.5.1 Creutzfeldt-Jakob-Krankheit
336 7.5.2 Familiäre spongiforme Enzephalopathien
337 **7.6 Pilzerkrankungen des ZNS**
338 **7.7 Parasitosen**
338 7.7.1 Toxoplasmose
3439 7.7.2 Malaria
340 7.7.3 Babesiose
340 7.7.4 Amöbiasis
341 7.7.5 Wurmerkrankungen

7.1 Leitsymptome

Kopfschmerz bei ZNS-Infektion

(☞ 5.1).

- Subakut bis akut beginnend, so „noch nie erlebt“, meist diffus, häufig beidseits okzipital und nach fronto-orbital ausstrahlend, dumpf drückend, oder stechend, nicht pochend. Bei bakterieller Meningitis/Enzephalitis außerordentlich intensiv, bei viraler und tuberkulöser Meningitis mäßig stark bis stark. Zusätzlich häufig Rücken- und Nackenschmerzen (☞ 5.1.3) → Meningitis und Enzephalitis.
- Chron. bis subakut, meist diffus, seltener lokalisiert. Dauerkopfschmerz → Abszess.
- Chron., langsam zunehmend, meist diffus, gel. lokalisiert → Zyste (z.B. Echinococcus).

Meningismus, meningeales Reizsyndrom

(☞ 4.10.2).

Meningismus: Schmerzhafte Nackensteifigkeit bei passiver Kopfbeugung nach vorne, Brudzinski-Zeichen, Kernig-Zeichen.

- Brudzinski-Zeichen: Reflektorische Beugung der Knie bei passiver Kopfbeugung .
- Kernig-Zeichen: Bei gebeugtem Hüftgelenk ist eine Streckung der Knie deutlich schmerzhaft oder unmöglich.
- Lasègue-Zeichen: Bei gestrecktem Knie ist das passive Beugen im Hüftgelenk deutlich schmerzhaft oder unmöglich (Lumbalgie).
- Opisthotonus: Spontane Haltung mit Reklination des Kopfes, Überstreckung des Rumpfs und angezogenen Beinen zur Entlastung der Meningen.
- Vorgewölbte Fontanelle: Bei Kindern vor Fontanellenschluss elastische Vorwölbung tastbar.

! Zeichen einer meningealen Reizung (durch Meningitis) sind bei Kindern, alten Menschen, HIV-Infektion und zu Beginn der Erkr. häufig nicht nachweisbar! Sie können ebenso bei subakuter oder chron. Meningoenzephalitis fehlen.

Nicht infektiöse Differenzialdiagnosen

- SAB (☞ 6.3.2): Meningismus, pos. Lasègue-Zeichen, plötzliche starke Kopfschmerzen, Diagn. CCT, LP.
- Bandscheibenvorfall (☞ 14.3.7): Muskelhartspann im Nacken, Diagn. CT der HWS.
- Altersbedingt oder Bechterew-Krankheit: Relativ steife HWS.
- Grippale Infekte: Paravertebraler Muskelhartspann, Lasègue, Kernig, Brudzinski. Seitwärtsneigung meist ebenfalls schmerzhaft eingeschränkt.
- Parkinson-Krankheit oder Neuroleptika: Rigor, Zahnradphänomen auch an anderen Gelenken (Hand, Ellenbogen).
- Katatone Psychose: Anamnese, psychopathologische Symptome.
- Meningeales Reizsy.: Vorangegangene LP.

Fieber

Alle fieberhaften Erkr. (andere Infektionskrankheiten, Tumoren, Hodgkin-Lymphom, Kollagenosen, Hyperthyreose, malignes neuroleptisches Sy., perniziöse Katatonie).

- Hohes Fieber (um 40 °C) → bakterielle Meningitis, Enzephalitis, schwere Verläufe einer viralen Enzephalitis, z.B. durch Herpes simplex (kann jedoch bei Säuglingen, alten Pat. oder Immundefekt fehlen).
- Leichtes Fieber → virale Meningitis, Enzephalitis.

Übelkeit, Erbrechen

- Warnsymptom eines intrakraniellen Druckanstiegs (☞ 3.2), z.B. bei Abszess.
- Stark ausgeprägt → bakterielle Meningitis, Enzephalitis.
- Leichter ausgeprägt → virale Meningitis, Enzephalitis.

Nicht infektiöse Differenzialdiagnosen Andere Ursachen eines intrakraniellen Druckanstiegs (☞ 3.2.2), wie Liquorabflussstörungen bei Tumoren oder Blutungen; ischämische Infarkte im Hirnstamm bzw. Kleinhirn.

Fokal neurologische Symptome

- Zerebrale Symptome wie HN-Ausfälle, Sensibilitätsstörungen, Paresen, evtl. auch extrapyramidal-motorische Störungen, Ataxie, Hirnstammsymptome, fokale epileptische Anfälle → intrakranieller Abszess, Enzephalitis, selten bei schwer verlaufender Meningitis.
- Querschnittsy. (☞ 11.1.1) oder Brown-Sequard-Sy. (☞ 11.1.1) → Myelitis oder intraspinaler Abszess.
- Mono- oder polyradikuläre Symptome → Radikulitis oder intraspinaler Abszess.

Bewusstseinsstörungen, organische psychische Störungen

(☞ 3.1.2).

! Bewusstseinsstörungen sind ein Warnsymptom für das Übergreifen der Entzündung auf das Gehirn oder einen intrakraniellen Druckanstieg mit Gefahr der Einklemmung.

- Leistungsabfall, intermittierende Desorientierung, affektive Verflachung, evtl. neuropsychologische Defizite, Lichtscheu, Geräuschempfindlichkeit.
- Vigilanzstörung: Somnolenz bis Koma.

Nicht infektiöse Differenzialdiagnosen Tumoren (☞ 10.6), intrazerebrale Blutung (☞ 6.3) oder Ischämie (☞ 6.2), Intoxikation (☞ 3.7, v.a. Ethyl-, Methylalkohol, Barbiturate, Benzodiazepine, Neuroleptika, Antidepressiva, Opiate, Alkylphosphate, Zyanid, CO).

! In der Anamnese auf Vorgeschichte und ätiologisch hilfreiche Begleitsymptome achten: Hautausschlag, Halsschmerzen, Diarrhö, Otitis, Sinusitis, Auslandsaufenthalt.

7.2 Diagnostische Methoden

7.2.1 Bildgebende Diagnostik

! Vor LP (☞ 2.1.1) bildgebende Diagn. zum Ausschluss eines erhöhten Hirndrucks. Beste Information liefert meist das MRT. CCT, falls MRT nicht rasch verfügbar.

Kraniale Computertomographie (CCT)

(☞ 2.3.2).

- Herpes-simplex-Enzephalitis: Ab 4. Erkrankungstag unscharf konturierte, teils raumfordernde hypodense Zonen im Temporallappen, nach etwa 1 Wo. fleckige KM-Aufnahme, teils auch mit Einblutungen.
- Metastatisch eitrige Herdenzephalitis: Hypodense Herde, fleckförmige KM-Aufnahme.
- Hirnabszess: Raumfordernder hypodenser Herd mit ringförmiger KM-Aufnahme.
- Subdurales Empyem: Kalottennahe, bikonvexe Zone verminderter Dichte, am Rand KM aufnehmend.
- Tuberkulöse Meningitis: Relativ häufig Hydrozephalus. Meningeale KM-Anreicherung auf basalen Schichten. Bei Tuberkulom iso- bis hyperdense Herde mit ring- oder fleckförmiger KM-Aufnahme und gel. Verkalkungen.
- Toxoplasmose: Im floriden Stadium kleine hypodense Herde mit fleck- oder ringförmiger KM-Aufnahme, später multiple verkalkte Herde, gel. Hydrozephalus.
- Zystizerkose: Multiple kleine, teils verkalkte Zysten, vereinzelt auch KM anreichernd.
- Echinokokkose: Größere, evtl. raumfordernde Zyste(n) mit liquorähnlicher Dichte, deren Wand i.d.R. kein KM aufnimmt, gel. Larve als verkalkter wandständiger Punkt sichtbar.

! **Merke**

Computertomographisch unauffällig: z.B. unkomplizierte Meningitiden, generalisierte Enzephalitiden. Hier lediglich diffuse Hirnschwellung oder KO, wie Hygrom, Empyem oder Hydrozephalus, sichtbar.

CCT-Zisternographie: Bei V.a. Liquorfistel nach SHT. Die CCT-Zisternographie ist der Liquorszintigraphie hinsichtlich der Darstellung des Lecks überlegen.

Magnetresonanztomographie (MRT)

Bei entzündlichen neurologischen Erkr. in der Sensitivität meist dem CCT überlegen (nicht aber bei Verkalkungen oder Blutungen).

Auswahl des Verfahrens

- T_1-Aufnahme: Nachweis narbiger oder zystischer Strukturen.
- T_2-Aufnahme: Störung der Blut-Hirn-Schranke und Ödembildung.
- MRT mit KM (Gadolinium): Nachweis einer meningealen Beteiligung oder Darstellung aktiver parenchymatöser Herde.

Befunde **Meningitis:** Gelegentlich Erweiterung des Subarachnoidalraums sichtbar, evtl. KM-Anreicherung in den Meningen, Nachweis von KO: Subdurale Hygrome oder Empyeme, Übergreifen auf das Hirnparenchym. Bei tuberkulöser Meningitis evtl. KM-Enhancement in den basalen Zisternen.

Enzephalitis: v.a. bei Herpes-simplex-Enzephalitis Veränderungen bereits ab dem 2. Krankheitstag und damit früher als im CCT mit Signalanhebung auf T_2-Aufnahmen im Bereich des Temporallappens.
Hirnabszess: Bild abhängig vom Abszessstadium, zunächst lokales Ödem (T_2-Bild), später Nachweis des abgekapselten Abszesses mit zentraler Nekrose (T_1- und T_2-Bild) und kräftiger KM-Aufnahme der Abszesskapsel.
Zystizerkose: Multiple zystische Veränderungen, v.a. unverkalkte Zysten gut nachweisbar.
Toxoplasmose: Meist multiple hyperintense (T_2) und KM aufnehmende kleine rundliche Herde im Marklager und in den Stammganglien.

Andere bildgebende Methoden

Bei Abszess, Pilzerkr., Parasitosen: Rö Schädel/WS (Knochendestruktion, osteomyelitische Herde), Rö-Thorax (Lungenherde), Szintigraphie (erhöhte Speicherung), Myelographie (KM-Aussparung, -stopp).
Zur Abklärung prädisponierender Erkr.: Rö-Schädel (Frakturen, Otitis media, Mastoiditis), Rö-NNH (Sinusitis), Rö-Thorax (Pneumonie, Bronchiektasen, Tuberkulose).

7.2.2 Liquordiagnostik

! Bei Hinweis auf Hirndruck LP im Liegen mit Druckmesssung und zusätzlich Hirndruck senkende Maßnahmen (☞ 3.2.4).

Indikationen Wichtige, oft entscheidende diagnostische Methode bei allen entzündlichen ZNS-Erkr.

Durchführung Immer Liquor und Blut (Serumröhrchen) untersuchen lassen, da Glukose, Albumin, Immunglobuline und spezifische Ak für Erregernachweis (z.B. Borreliose) vergleichend im Liquor und Serum bestimmt werden.
Durchführung, makroskopische Beurteilung, KI und KO ☞ 2.1. Ist Liquordiagn. für Erregernachweis und Therapieregime unentbehrlich, bei KI Nutzen und Risiko der LP gegeneinander abwägen.

Bewertung **Leukozytenzahlerhöhung** (Pleozytose) ist die früheste Veränderung des Liquorbefunds bei entzündlichen Erkr. und der erste Parameter, der sich nach Ther. bessert. Typisches Zellbild bei bakteriellen und viralen Erkr. ☞ Tab. 7.1. Immer Liquorpräparat anfertigen und zytologisch beurteilen (z.B. May-Grünwald/Giemsafärbung zur Routinediagnostik; Gramfärbung zur bakteriellen Diagn., Tuschefärbung bei V.a. Mykosen). Mikrobiologische Liquoruntersuchung mit liquorzytologischen Methoden, wie bakteriologischen Spezialfärbungen, Liquorkultur und ggf. Antibiogramm. *DD:* MS (☞ 8). Leicht erhöhter Zellzahl im Sinne einer „Reizpleozytose" bei nicht entzündlichen Erkr., wie Hirninfarkten, Traumen oder bis zu 2 Wo. nach vorausgegangener LP. Rein monozytäre Pleozytose bei perforierendem Bandscheibenprolaps möglich.
Eiweißerhöhung: Bestimmung von Gesamteiweiß im Liquor und des Quotienten der Albuminkonzentration in Liquor und Serum, Normwerte altersabhängig: Bei Erw. unter 60 J. Quotient $< 0{,}008$. Schrankenstörung: Erhöhung des Albuminquotienten.

Intrathekale Synthese von Immunglobulinen (IgG, IgA, IgM): Bei allen entzündlichen ZNS-Erkr. möglich, z.B. Meningitis, Enzephalitis, Neurolues, HIV, Neuroborreliose. Oft erst einige Tage bis Wo. nach Beginn der Erkr. nachweisbar. Falls möglich, IgG, IgA und IgM bestimmen lassen (hilfreich zur DD der verschiedenen entzündlichen Erkr.): Bei akuten, erregerbedingten Entzündungen häufig intrathekale Synthese von mehreren Klassen der Immunglobuline, bei chron. entzündlichen Erkr. wie MS nur von IgG, bei tuberkulöser Meningitis von IgA. *DD:* MS (☞ 8)

Oligoklonale Banden: Sensitiver Nachweis von IgG-Subfraktionen im Liquor. Fakultativ pos. bei Meningitis, Enzephalitis, Neurolues, Neuroborreliose, anderen erregerbedingten Erkr., aber auch anderen entzündlichen Erkr. Wird einige Tage bis Wo. nach Beginn der Erkr. positiv und bleibt häufig über J. nachweisbar. *DD:* MS (☞ 8).

Erregerspezifische Ak: Nachweis von Ak gegen Bakterien, Viren oder Parasiten, wenn bereits Verdachtsdiagnose besteht i.S. und Liquor mithilfe immunologischer Methoden. **Cave:** Berechnung des spezifischen Liquor-/Serum-Index zum Nachweis einer zentralen Beteiligung (☞ 2.1.2).

Polymerase-Kettenreaktion (PCR): Zur Erregertypisierung (z.B. Borreliose, Tbc). **Cave:** Leider wenig sensitiv und spezifisch!

! Zellzahl und Proteine im Liquor können bei Enzephalitis bei Erstentnahme normal sein. Kontrollen erforderlich. Bis zu 2 Wo. nach einer vorhergehenden LP Reizpleozytose von bis zu 40 Zellen/mm³ möglich.

Tab. 7.1 Normalwerte und typische Veränderungen bei verschiedenen Formen der Meningitis

	Zellzahl	**Zellbild**	**Glukose**	**Laktat**	**Eiweiß**
Normalwerte	< 4/mm³ (oder 12/3)	70 % Lymphozyten 30 % Monozyten	> 50 % des Serumwertes	< 2,1 mmol/l	< 450 mg/l
Bakteriell-eitrige Meningitis	300–10000/mm³	Granulozytär	Evtl. ↓	↑	↑↑
Tuberkulöse Meningitis	20–600/mm³	Lymphozytär	↓	↑↑	↑↑
Borrelien-Meningitis	5–300/mm³	Lymphozytär	Normal	Normal	Häufig ↑
Virale Meningitis	5–1500/mm³	Lymphozytär	Meist normal	Meist normal	Meist wenig ↑

Andere Laborparameter: BSG, BB, CRP, Immun-E'phorese (Nachweis von Entzündungszeichen im Blut), Blutkulturen (mehrmals, insbes. bei Fieberanstieg abnehmen).

7.2.3 Elektroenzephalographie (EEG)

Meningitis: Abhängig von der Schwere der Erkr. normales EEG oder leichte bis schwere Allgemeinveränderung, selten (meist inkonstante) Herdbefunde. Selten Zeichen einer Anfallsbereitschaft. Verlaufskontrolle.
Enzephalitis: Abhängig von der Schwere der Erkr. leicht- bis schwergradige Allgemeinveränderung, gel. auch Herdbefunde, Zeichen erhöhter zerebraler Erregbarkeit.
Chron. Panenzephalitis: Zeichen erhöhter zerebraler Erregbarkeit, mit Myoklonien einhergehende paroxysmale periodische Delta-Wellen oder triphasische Wellen.
Metastatische Herdenzephalitis: Mittelgradige bis schwere Allgemeinveränderung und Herdbefund(e).
Abszess: Herdbefund.

7.3 Bakterielle Erkrankungen

7.3.1 Eitrige Meningitis und Enzephalitis

(ICD-10 G00 Bakterielle Meningitis andernorts nicht klassifiziert, G01 Meningitis bei andernorts klassifizierten bakteriellen Erkr.; der Erreger kann zusätzlich verschlüsselt werden; bei unbekanntem Erreger G00.9).
Meningitis: Entzündung der weichen Hirn- und Rückenmarkshäute evtl. mit Funktionsstörungen der spinalen Nervenwurzeln und HN.
Enzephalitis: Entzündung des Hirnparenchyms, isoliert, mit Meningitis oder generalisierter Infektionskrankheit möglich.

Ätiologie Begünstigend wirken immunschwächende Faktoren, wie Dialysepflichtigkeit, Immunsuppression, Splenektomie, Alkohol-/Drogenabusus, AIDS (☞ 7.4.8) sowie Tourismus in Endemiegebiete („Erlebnisreisen").

- Hämatogen: Häufig vom Nasen-Rachenraum (z.B. Otitis media, Sinusitis, Mastoiditis, Zahnwurzelinfektion), Hautfurunkel, Pneumonie, Endokarditis.
- Per continuitatem: Entzündungsherde im Kopfbereich (z.B. Hautfurunkel).
- Direkt: Offenes SHT, Punktionen, Pumpenimplantate, Liquorfistel, Shunt, neurochirurgische OP.
- Erregerspektrum ☞ 3.3.2

Klinik Innerhalb von Stunden auftretendes schweres Krankheitsbild mit intensiven Kopfschmerzen, Rückenschmerzen, Meningismus (☞ 4.10.2), hohem Fieber, Übelkeit, Erbrechen, Lichtscheu, Geräuschempfindlichkeit, Konjunktivitis; ggf. zerebrale Herdsymptome, Bewusstseinsstörung.
Bei schwerem Verlauf HN-Ausfälle (~10 %), Sensibilitätsstörungen, Paresen, vegetative Regulationsstörungen, wie RR- und Pulsveränderungen. Evtl. hämorrhagisches Exanthem (bei Meningokokkenmeningitis, Waterhouse-Friderichsen-Sy. 5–10 %). Bleibende Hörstörungen im Verlauf bei 10–15 %, bei Pneumokokkenmeningitis bis 30 %.
Bei Übergang in Meningoenzephalitis oder bei Begleitvaskulitis Bewusstseinsstörung, hirnorganisches Durchgangssy., fokale oder generalisierte epileptische Anfälle.

! Bei Kindern und alten Menschen können Meningismus und Fieber fehlen. Bei Kleinkindern auf gespannte Fontanelle und Trinkschwierigkeiten, bei Älteren auf motorische Unruhe achten.

Komplikationen Hirnödem, Hydrozephalus (☞ 13.5), Hirnabszess (☞ 7.3.4), subdurales Empyem (☞ 7.3.4), sterile subdurale Effusion, zerebrale Vaskulitis (☞ 6.6), septische Sinusvenenthrombose (☞ 6.5.2), symptomatische epileptische Anfälle (☞ 9.1), phlegmonöse Entzündung des Gehirns. *Extrakraniell:* Septischer Schock, Verbrauchskoagulopathie, ARDS (acute respiratory distress syndrome), Waterhouse-Friderichsen-Sy., Pneumonie.

Diagnostik

! Sofort nach LP und Blutkultur Beginn der intravenösen Antibiotikather.

Notfall-CCT: Initial nativ und mit KM, Knochenfenster (bei unkomplizierter Meningitis im CCT unauffälliger Befund).
Liquor (☞ 2.1.2): Evtl. erhöhter Liquordruck und gelblich-trübe Verfärbung, ausgeprägte Pleozytose mit 300–10000/mm^3 überwiegend segmentkernigen Granulozyten (in den ersten Stunden bis 2 Tage später auch lymphogranulozytär). Eiweiß ↑. Schrankenstörung. Oft Glukose ↓, Laktat ↑. Serologisch mikrobiologische Untersuchung mit Nachweis erregerspezifischer Ak, Gramfärbung, Antigennachweis, Kultur und Antibiogramm.
Andere Laboruntersuchungen: BB (starke Leukozytose mit Linksverschiebung), BSG, Blutkulturen (mehrmals, insbes. bei Fieberanstieg abnehmen).
CCT, MRT: Bei KO (MRT empfindlicher als CCT, ☞ 7.2.1).
Fokussuche: Rö-Schädel mit NNH (z.B. unerkannte Frakturen, Sinusitis, Mastoiditis, Otitis media), Rö-Thorax (Pneumonieausschluss), EKG, Herzecho (Endokarditis), HNO- Konsil.
EEG: Herdbefund, Allgemeinveränderung, Zeichen erhöhter zerebraler Erregbarkeit.
Transkranielle Dopplersonographie: Vaskulitis?

! Auch apurulente Meningitiden mit niedrigen Zellzahlen (< 300) bei schweren, meist durch Pneumo- und Meningokokken verursachten Erkr. mit Zusammenbruch des Abwehrsystems (z.B. bei Immunsuppression, Alkoholabusus) möglich. Meist dichter Bakterienrasen im Liquor.

Differenzialdiagnosen Bakterielle oder virale Genese (Liquor!), andere Infektionskrankheiten. Meningitische Reizung, z.B. bei Sonnenstich (Anamnese), Urämie, Leberkoma, SAB, Meningeosis carcinomatosa, nach intrathekaler Medikamentenappl. oder KM. Rezidivierende benigne Meningitis Mollaret, seltene aseptische Meningitis z.B. nach NSAID (z.B. Ibuprofen®).

Therapie Akuttherapie und Antibiose ☞ 3.3.2. Isolation und hygienische Vorsichtsmaßnahmen bei der Pflege analog zur Hepatitis-B-Prophylaxe.
Therapiedauer: Abhängig vom Ansprechen auf das Antibiotikum über 14 Tage oder bis 7 Tage nach Fieberfreiheit. Bei komplizierterem Verlauf, gramneg. Enterobakterien oder Listerien Ther. über mind. 21 Tage.
Glukokortikoide: Bei bestätigtem Hirndruck (☞ 3.2.4), ggf. auch bei meningitisassoziierter Arteriitis Dexamethason 3 × 8 mg über 4 Tage (z.B. Fortecortin®).

Liquorfiltration: Wird gegenwärtig noch wissenschaftlich untersucht, kann aber in hoffnungslosen oder foudroyanten Fällen eingesetzt werden (Entfernung von Erregern, Zellen und Zytokinen).

! Meldepflicht besteht bei direktem Nachweis von Meningokokken aus Liquor, Blut, hämorrhagischen Hautinfiltraten oder anderen normalerweise sterilen Substraten nicht namentlich. Die namentliche Meldung muss bei Krankheitsverdacht, Erkrankung oder Tod an Meningokokkenmeningitis oder -sepsis erfolgen.

Prognose Abhängig von Lebensalter, Begleiterkr. (Endokarditis, Pneumonie, Immundefekt, AIDS, neurochirurgische OP), Beginn der antibiotischen Ther. und Erreger. Letalität bei Pneumokokken ~30 %, Haemophilus ~10 %, Meningokokken ~15 %, gramneg. Erreger 15 %, Neugeborenenmeningitis ~50 %. *Residuen:* Epileptische Anfälle ~30 %, sonstige neurologische Residuen ~20 % (Lähmungen, HN-Läsionen, Ataxie, Hydrozephalus, organische psychische Störung oder Intelligenzminderung).

Chemoprophylaxe **Ind.:** Meningokokkenmeningitis und Meningitis mit Haemophilus influenzae Typ B zur Eliminierung der Erreger aus dem Nasen-Rachen-Raum bei engen Kontaktpersonen (Mitglieder desselben Haushalts, mehr als 4 h Kontakt tägl. in der Wo. vor Krankheitsbeginn, Kontakt mit Sekreten des Respirationstrakts) und beim Pat. vor Krankenhausentlassung nach Abschluss der Meningitisther.

Durchführung **Meningokokken:** Rifampicin Erw. 600 mg tägl. p.o., Kinder < 12 J. 10 mg/kg tägl. über 2 Tage (z.B. Rifa®). *Alternativ* Ciprofloxacin oder Ceftriaxon.
Haemophilus influenzae Typ B: Rifampicin Erw.: 600 mg tägl. p.o. über 4 Tage. Kinder 10 mg/kg tägl. p.o. über 4 Tage (z.B. Rifa®).

Besonderheiten

Pneumokokkenmeningitis

(ICD-10 G00.1)

Ätiol.: Häufig per continuitatem oder traumatisch (z.B. Trauma, Sinusitis, Otitis media, Liquorfistel), Lobärpneumonie .

Klinik: Gel. foudroyante apurulente bakterielle Meningitis bei Erschöpfung der leukozytären Abwehrfunktion (bouillonähnlicher Liquor, nur geringe Pleozytose, Bakterienrasen).

Diagn.: Bei V.a. Liquorfistel bei Austreten wässriger, liquorähnlicher Flüssigkeit aus der Nase: Untersuchung der Flüssigkeit auf Glukose z.B. mit Glukose-Stix oder sicherer: Untersuchung auf β-Trace-Protein durch isoelektrische Fokussierung im Liquorlabor. Rö-Thorax bei V.a. Lobärpneumonie.

Ther.: Penicillin G 6 × 5 Mega tägl. i.v. (z.B. Penicillin G Hoechst®), Kinder 6 × 0,05 Mega/kg tägl. i.v. *oder* Cephalosporin III, z.B. Cefotaxim (Claforan®) oder Ceftriaxon (z.B. Rocephin®). Dos. ☞ 3.3.2.

Meningokokkenmeningitis

(ICD-10 G01, A39.0)

Ätiol.: Häufig hämatogen.

Diagn.: Bei früher Liquoruntersuchung nur geringe Pleozytose; wenige Stunden später eitriger Liquor mit ausgeprägter Pleozytose.

Ther.: Chemoprophylaxe mit Rifampicin (Dos. ☞ oben).

Waterhouse-Friderichsen-Syndrom
Meningokokkensepsis, Verbrauchskoagulopathie (DIC), hämorrhagisches Exanthem, Purpura, Gewebsnekrosen, Nebennierenblutungen. *Ther.:* Bis 40 Mega Penicillin G tägl., Cefotaxim alle 8 h 2 g i.v. (z.B. Claforan®).

7.3.2 Herdenzephalitis

(ICD-10 G05). Sonderform der bakteriellen Enzephalitis.

Ätiologie Absiedlung von Erregern im ZNS bei Sepsis (metastatische Herdenzephalitis) oder multiple zerebrale Embolien durch septische Partikel etwa bei bakterieller Endokarditis (embolische Herdenzephalitis).

Klinik Symptomatik ähnlich einem oder mehreren ischämischen Infarkten (☞ 6.2) mit zerebralen Herdsymptomen, z.B. zentrale Paresen, Sensibilitätsstörungen, Aphasie, extrapyramidale Hyperkinesen, zerebelläre Störungen oder Hirnstammsymptome. Zusätzlich häufig Symptomatik, wie bei Meningitis mit Kopfschmerz, Meningismus und Fieber, welche die enzephalitischen Symptome auch überdecken können. Zunehmende psychopath. Veränderungen, organische Persönlichkeitsveränderung, Bewusstseinsstörung.

Komplikationen Metastatisch eitrige Meningitis, mykotische Aneurysmen mit SAB (☞ 6.3.2) oder intrazerebrale Blutung (☞ 6.3), Hirnabszess (☞ 7.3.4).

Bickerstaff-Enzephalitis
Hirnstammenzephalitis unklarer Ätiol. mit fortschreitenden Paresen der motorischen HN. Rückbildung über Wo., selten über Mon.

Diagnostik Im Labor Leukozytose mit Linksverschiebung, BSG ↑, Liquor ☞ 2.1.2, Blutkulturen, CCT. Suche einer Emboliequelle: EKG, Herzecho, Oberbauchsono (Milzvergrößerung).

Differenzialdiagnosen Intrakranieller Abszess, MS, Hirninfarkte, Miller-Fisher-Sy., Toxoplasmose, bei psychopath. Symptomen akute affektive oder schizophrene Störung.

Therapie Antibiotikather. wie bei Meningitis (☞ 3.3.2/7.3.1), bei unbekanntem Erreger und bei Endocarditis lenta Kombinationsther., z.B. Penicillin G oder Cefotaxim (z.B. Claforan®) und Gentamicin (z.B. Refobacin®).

Prognose Abhängig vom Beginn der Ther. Insgesamt schlecht mit über 50 % Letalität sowie neurologischen Residuen (zerebralen Herdsymptomen oder epileptischen Anfällen).

7.3.3 Hypophysitis

(ICD-10 G04.8) Aseptische lymphozytäre oder granulomatöse Entzündung der Hypophyse. Ursache unklar.

Klinik Kopfschmerzen, ggf. basale Meningitis, Sehstörungen, Hypophyseninsuff., evtl. Psychosyndrom.

Diagnostik Im MRT KM-aufnehmende hypophysäre RF, evtl. basale Meningitis. Liquor. Evtl. basale aseptische Meningitis, Cortisol basal, ACTH im Serum.

Therapie Ggf. Glukokortikoide substituieren. Operative Hypophysektomie.

7.3.4 Abszess und Empyem

(ICD-10 G06.0 intrakranieller Abszess; ICD-10 G06.1 intraspinaler Abszess; ICD-10 G06.2 extra- und subduraler Abszess)

Ätiologie Primäre Infektion bei Verletzung oder OP, hämatogen-metastatische Absiedelung oder fortgeleitete Infektion aus der Nachbarschaft. Häufig durch Streptokokken und Staphylokokken, seltener Pneumokokken.
Hämatogen-metastatische Ausbreitung: Bronchiektasen oder Lungenabszess, pulmonale arteriovenöse Malformationen mit Rechts-links-Shunt, kongenitale Herzfehler, Endokarditis.
Fortgeleitete Infektion: Otitis media, Mastoiditis, Sinusitis, kraniofaziale Osteomyelitis oder dentaler Eiterherd, Gingivitis, Tonsillitis, Gesichtsfurunkel, Hordeolum, bakterielle Meningitis (☞ 7.3.1).
Seltene Erreger: Listerien, Nokardien, Aktinomyzeten bei zellulärem Immundefekt (HIV, Immunsuppression).

Hirnabszess, epiduraler Abszess, epidurales Empyem

(ICD-10 G06.0,G06.-) Überwiegend im Großhirn, seltener im Kleinhirn, ganz selten im Hirnstamm.

Klinik Kopfschmerz, häufig subfebrile Temperaturen oder Fieber, evtl. Bewusstseinstrübung oder andere Hirndruckzeichen (☞ 3.2.1). Abhängig von der Lokalisation zerebrale Herdsymptome, wie zentrale Paresen, Sensibilitätsstörungen, HN-Paresen, epileptische Anfälle, neuropsychologische Defizite.

Diagnostik

- Labor: BSG, BB (Entzündungszeichen), Blutkulturen (Erregernachweis).
- Liquor: Zellzahlerhöhung, bes. mononukleäre und neutrophile; intrathekale Synthese von Immunglobulinen, bes. IgA. **Cave:** Bei erhöhtem Hirndruck Maßnahmen zur Senkung (☞ 3.2.4), LP im Liegen, nach Punktion Kopftieflage.
- EEG: Herdbefund.
- CCT: Ringförmige KM-Aufnahme im Abszessbereich, evtl. mit Spiegelbildung.
- MRT: Im Frühstadium empfindlicher als CCT, zunächst lokales Ödem im T_2-Bild.

Fokussuche

- Rö-Schädel nativ, NNH: Otitis media, Mastoiditis, Sinusitis, Osteomyelitis.
- Rö-Thorax: Bronchiektasen, Lungenabszess.
- Oberbauch-Sono: Abszess in Leber, Milz, Nieren, Psoas.
- EKG, Herzecho: Endokarditis.

Differenzialdiagnosen Andere intrakranielle Raumforderungen (Tumoren, Zysten).

Therapie

- Operativ: Abszessentfernung einschließlich Kapsel. Ist dies nicht möglich wiederholte Punktion mit Aspiration oder Saugdrainage.
- Antibiose: Anbehandeln mit Medikamenten, die in die Abszesshöhle penetrieren, wie Cephalosporine der 3. Generation (z.B. Cefotaxim) + Flucloxacillin (gegen Staphylokokken) + Metronidazol (gegen anaerobe Bakterien). Wenn keine postop. oder posttraumatische Genese, Penicillin + Metronidazol. Dos. ☞ Tab. 7.2. Ggf. Umstellen nach Antibiogramm.
- Bei gesicherter begleitender Sinusvenenthrombose auch i.v. Heparinisierung (☞ 26.4.1).
- Sanierung der primären Infektionsquelle.
- Falls notwendig Hirndruckther. ☞ 3.2.4.

Tab. 7.2 Antibiotikadosierung bei Hirnabszess

Antibiotikum	Dosierung Erw.	Dosierung Kinder
Penicillin G (z.B. Penicillin G Hoechst®)	6 × 5 Mega tägl. i.v.	6 × 0,05 Mega/kg tägl. i.v.
Flucloxacillin (z.B. Staphylex®)	6 × (1,5–)2 g tägl. i.v.	6 × 15 mg/kg tägl. i.v.
Fosfomycin (z.B. Fosfocin®)	3 × 5 g tägl. i.v.	3 × 100 mg/kg tägl. i.v.
Metronidazol (z.B.Clont®)	15 mg/kg i.v. über 1 h, dann 4 × 7,5 mg/kg tägl. i.v.	15 mg/kg i.v. über 1 h, dann 4 × 7,5 mg/kg tägl. i.v.
Cefotaxim (z.B. Claforan®)	3 × 2 g tägl. i.v.	4 × 50 mg/kg tägl. i.v.
Ceftriaxon (z.B. Rocephin®)	1(–2) × 2 g tägl. i.v.	1 × 100 mg/kg tägl. i.v.

Subdurales Empyem

(ICD-10 G06.2)

! Das akute subdurale Empyem ist ein neurochirurgischer Notfall.

Klinik Meist foudroyanter Verlauf mit Kopfschmerzen, Fieber, neurologischen Herdsymptomen, epileptischen Anfällen und rasch zunehmender Bewusstseinsstörung..

Komplikationen Durchbruch in den Subarachnoidalraum, Meningitis, Hirnabszess, Sinusvenenthrombose.

Diagnostik Schnelle Durchführung der Diagn. mit CCT.

Therapie

- Operativ: Unverzügliche Trepanation mit Eröffnen der Dura, Entleeren des Empyems, Drainage, Spülung mit Bacitracin (z.B. Nebacetin®) und Neomycin (z.B. Neomycin®).
- Antibiotisch: Zusätzlich parenteral wie beim Hirnabszess.
- Sanierung der primären Infektionsquelle.

Abszess des Spinalkanals

(ICD-10 G06.1) Epi- oder subdural bzw. selten auch intramedullär gelegener Abszess (☞ 11.4.1).

Klinik Rückenschmerzen, inkomplette (oder komplette) Querschnittsymptomatik oder radikuläre Schmerzen, Sensibilitätsstörungen oder Paresen. Gel. Zeichen einer allgemeinen Infektion mit (sub-)febrilen Temperaturen.

! Neurochirurgischer Notfall, da Querschnittsymptomatik nur bei Entlastung innerhalb von 24–48 h reversibel!

Diagnostik

- Labor: BSG (↑), BB (Leukozytose).
- MRT, Rö-WS, Skelettszintigraphie.
- Intraop. Gewinnung eines Präparats für Mikrobiologie, Kultur, Antibiogramm.

Differenzialdiagnosen

- Myelitis: Entzündung des RM, evtl. begleitet von einer spinalen Meningitis oder Entzündung der Nervenwurzeln. Dabei isolierter Befall der weißen oder grauen Substanz (z.B. Polio) oder kombinierter Befall beider Systeme. *Klinik:* Inkomplettes oder komplettes Querschnittsy. (☞ 11.1.1) oder Brown-Séquard-Sy. (☞ 11.1.1).
- Radikulitis: Entzündung der Nervenwurzel. *Klinik:* Mono- oder polyradikuläre Schmerzen, Sensibilitätsstörungen oder Paresen. Meist nur gering ausgeprägte meningitische Symptomatik.
- Meningitis.
- Läsionen peripherer Nerven (Bandscheibenprotrusion).

Therapie

- Operativ: Laminektomie und Ausräumung des eitrigen Prozesses.
- Antibiotisch: Bei unbekanntem Erreger mit Fosfomycin und Cefotaxim, sonst nach Antibiogramm (Dos. ☞ Tab. 7.2 bei Hirnabszess).
- Zusätzlich antiödematöse Ther. mit Dexamethason (☞ 3.2.4) nur unter antibiotischer Abdeckung und Magenschutz.

7.3.5 Spondylodiszitis

(ICD-10 M46.3, bei Erregernachweis zusätzliche Verschlüsselung des Erregers, meist B95-B97, z.B. B95.6 ist Staph. aureus) Hämatogene oder postoperative Entzündung im Bandscheibenbereich mit knöcherner Reaktion.

Ätiologie Zu 80 % grampos. Keime. Bei Immunsupression gehäuft gramneg. Erreger. Selten TBC. Zu 70 % im Bereich der LWS. Oft Abszedierung.

Klinik Chron., uncharakteristische, bewegungsabhängige WS-Schmerzen, Stauchungsschmerz, Klopfschmerz. Z.T. subfebrile Temperaturen. Bei Abszedierung Querschnitts- oder Kaudasymptomatik möglich (☞ 11.1.1).

Diagnostik BSG, BB, Blutkultur, MRT-WS, Rö-WS, CT-gesteuerte Biopsie.

Differenzialdiagnosen Degenerative WS-Erkr., Metastasen.

Therapie
- Bei unkomplizierter Spondylodiszitis konservativ: Ruhigstellung im Gipsbett für 8–12 Wo. bis BSG normal. Anschließend BSG alle 4–8 Wo. für 6 Mon. kontrollieren.
- Antibiose: Bei Keimnachweis gezielt, sonst Breitbandspektrum-Cephalosporin für 4–8 Wo i.v., danach oral.
- Operativ: Bei Abszedierung sofort. Sonst bei Auftreten neurologischer Ausfälle bzw. Zunahme der Schmerzen unter konservativer Therapie. Bei Therapieresistenz nach 8–12 Wo. konservativer Therapie.

7.3.6 Neurotuberkulose

(ICD-10 G01, A17.0 tuberkulöse Meningitis, ICD-10 G05.0, A17.8 tuberkulöse Enzephalitis, Myelitis und Enzephalomyelitis, ICD-10 A17.1 meningeales Tuberkulom, A17.8 Tuberkulom von Gehirn oder Rückenmark)

Ätiologie Hämatogene Streuung einer Miliar- oder Organtuberkulose im Sekundärstadium der Tbc oder durch Spätgeneralisation alter reaktivierter Herde (v.a. bei älteren Pat.). Prädisponierende Faktoren bei ~50 % der Pat., z.B. Alkoholismus, Leberzirrhose, Malignome, enger Kontakt mit Tuberkulosekranken, schlechte soziale Lebensumstände, Diab. mell., HIV-Infektion, lang dauernde immunsuppressive Ther.

Klinik Typischerweise lymphozytäre und gemischtzellige Meningitis (Meningitis tuberculosa) im Bereich der basalen Zisternen mit HN-Defiziten, Liquorabflussstörung und ischämischen Infarkten durch Begleitvaskulitis. Seltener Beteiligung spinaler Meningen mit Einzelherden (z.B. mit Querschnittssy.), vereinzelt zerebrale Tuberkulome.
Prodromalstadium mit Appetitlosigkeit, Gewichtsabnahme, Nachtschweiß und allgemeinem Krankheitsgefühl.
Meningitisches oder meningoenzephalitisches Stadium: Meist 1–3 Wo. nach ersten Krankheitssymptomen Meningismus, Kopfschmerzen, Bewusstseinsstörung (Somnolenz, Koma), intermittierende Verwirrtheit und Antriebsstörung bis zum akinetischen Mutismus, manchmal auch Halluzinationen. Papillenödem (durch arachnitische Verklebungen in der Chiasmagegend), HN-Paresen (v.a. VI und III, seltener IV, VII und II), epileptische Anfälle. Seltener Hemiparese.

Schweregradeinteilung der Tbc-Meningitis

I Wach, vollorientiert und ohne objektive neurologische Symptome.
II Verwirrtheit oder andere neurologische Symptome (Hirnnervenausfälle, Hemiparese).
III Koma oder Stupor, ausgeprägte neurologische Symptome.

Komplikationen Hydrozephalus internus. Vaskulitis mit Stenosen am häufigsten im Bereich der ACI, der proximalen Aa. cerebri media und anterior und der A. basilaris (Symptomatik eines Hirninfarkts ☞ 6.2.2). Selten tuberkulöse Abszesse, SIADH (Sy. der inadäquaten ADH-Sekretion).

! Bei Hirnstamm- oder HN-Beteiligung Atemstörungen möglich, deshalb Intensivüberwachung!

Diagnostik

Liquor (☞ 7.2.2).
Immer vor Beginn der Antibiose, Vorsicht bei erhöhtem Hirndruck!
Aussehen: Klar, häufig Spinngewebsgerinnsel, wenn Liquor stehen bleibt, bedingt durch stark erhöhte Eiweißwerte (Hinweis auf schwere Schrankenstörung). Autochthone IgA-Synthese!
Befund: Lymphozytäre Pleozytose (gel. initial oder nach Therapiebeginn auch granulozytäre Pleozytose möglich!), Glukose ↓, Laktat ↑, Eiweiß ↑↑.
Mikrobiologisch-serologische Untersuchung: Direkter Erregernachweis im Liquor (umgehend mikroskopisch im Liquorpräparat, Ziehl-Neelsen-Färbung oder nach 4–8 Wo. im Meerschweinchentierversuch oder in der Liquorkultur). Polymerase-Kettenreaktion (PCR) innerhalb von 48–72 h verfügbar (**Cave:** Sensitivität, Spezifität).

Labor

- HIV-Test: Tuberkulöse Meningitis als opportunistische Infektion bei AIDS (☞ 7.4.8).
- Tuberkulin-Test: Wenig aussagekräftig, geringe Sensitivität.

Apparative Diagnostik

- CCT oder MRT (☞ 7.2.1): Bei basaler Meningitis (MRT empfindlicher) evtl. basale Arachnoiditis, Hydrozephalus (☞ 13.5); bei Tuberkulomen (hier CCT empfindlicher) evtl. verkalkende Rundherde mit zentraler Nekrose, ischämischer Infarkt bei Begleitvaskulitis.
- EEG: Anfallsbereitschaft abklären.
- Transkranielle Dopplersonographie: Vaskulitis?

Nachweis anderer Manifestationen Anamnese, Rö-Thorax, bakteriologische Untersuchung von Sputum, Magennüchternsaft und Urin.

! Meldepflicht besteht nicht namentlich für den direkten Keimnachweis sowie nachfolgend für das Ergebnis der Resistenzbestimmung und vorab den Nachweis säurefester Stäbchen im Sputum.

Therapie Beginn schon bei klinischem Verdacht (nach Asservation des Liquors für Diagn.), auch ohne Erregernachweis! Therapie ggf. nach Resistogramm modifizieren. Ggf. Robert-Koch-Institut in Berlin konsultieren.

Tuberkulostatika **Isoniazid (INH), Rifampicin, Ethambutol und Pyrazinamid:** Mittel der 1. Wahl mit guter Liquorgängigkeit. Initial Dreifachkombination, bei V.a. resistente Stämme Vierfachtherapie, Resistenztestung.
Streptomycin: Bei besoders schweren Sy. zusätzlich zu Viererkombination (nur im akuten meningitischen Stadium ausreichende Liquorgängigkeit) oder wenn INH, Rifampicin und Pyrazinamid wegen Hepatotoxizität abgesetzt werden müssen Gabe in Kombination mit Ethambutol.

Glukokortikoide: Bei neurologischen Herdsymptomen wie Hemiparese, schwerer Bewusstseinsstörung, Hirnödem, spinalem Block. Prednison Erw. 60 mg tägl. p.o.; Kinder 1–3 mg/kg p.o. tägl. über 4–6 Wo. (z.B. Decortin®).

Tab. 7.3 Substanzauswahl bei Tuberkulose

Phase	Initialphase über 3 Mon. (6–8 Wo. als Kurzinfusion, dann oral)	Stabilisierung über 6–18 Mon. (oral)	Bei Resorptionsstörungen parenterale Ther.	Bei Resistenz Mittel der 2. Wahl
Medikamente	Isoniazid + Rifampicin + Pyrazinamid (oder Ethambutol)	Isoniazid + Rifampizin	Isoniazid + Ethambutol + Streptomycin	Protionamid p.o. oder Streptomycin i.v.

Tab. 7.4 Dosierung der Tuberkulostatika

Substanz (Beispielpräparat)	**Dosis**		**NW**	**Kontrollen**
	Erw.	**Kinder**		
Isoniazid (Isozid®)	1 × 10 mg/kg tägl. p.o. (max. 600 mg)	1 × 15 mg/kg tägl. p.o. (max. 500 mg)	Hepatotoxizität, Optikusneuropathie, PNP, epileptische Anfälle, psychotische Symptomatik, allergische Reaktionen, Anämie	Regelmäßig BB, Transaminasen (Hepatitis), PNP-Prophylaxe mit Pyridoxin (z.B. Benadon®) 100 mg tägl. p.o., in 8 % Primärresistenz. **Cave:** Verstärkt Phenytoinwirkung, erhöht Carbamazepinspiegel
Rifampicin (Rifa®)	1 × 10 mg/kg tägl. p.o. (max. 600 mg)	1 × 15 mg/kg tägl. p.o. (max. 500 mg)	Hepatotoxizität, allergische Reaktionen, Eosinophilie, Hämolyse, Thrombozytopenie, Leukopenie	Regelmäßig BB, Diff.-BB, Transaminasen (Lebertoxizität) **Cave:** Vermindert Wirkung von Kumarinen und oralen Kontrazeptiva
Pyrazinamid (Pyrafat®)	1 × 35 mg/kg tägl. p.o. (max. 2500 mg)	1 × 35 mg/kg tägl. p.o. (max. 1500 mg)	Hepatotoxizität, Hyperurikämie, Störungen der Hämatopoese	Regelmäßig BB, Diff.-BB, Transaminasen, Harnsäure

Tab. 7.4 Fortsetzung

Substanz (Beispiel präparat)	Dosis Erw.	Kinder	NW	Kontrollen
Ethambutol (Myambutol®)	1 × 20 mg/ kg p.o. tägl. (max. 2500 mg) tägl.	1 × 20 mg/kg p.o. tägl. (max. 2500 mg) tägl.	Hyperurikämie, Retrobulbärneuritis	Regelmäßig Harnsäure, monatlich augenärztliche Untersuchung (N. opticus)
Streptomycin (Streptomycin-Heyl®)	1 × 0,75 g tägl. i.m. Bei i.v. Appl. 2 g tägl. in der 1. Wo., 1 g tägl. in der 2.–4. Wo.	1 × 30 mg/kg tägl. i.m. (max. 1 g tägl.)	Schädigung des N. vestibulocochlearis, Nephrotoxizität, allergische Reaktionen	Regelmäßig E'lyte, Krea, Harnstoff, monatlich HNO-ärztliche Untersuchung mit Audiogramm

Verlauf Ohne adäquate Therapie protrahiert über Wo. bis Mon. mit geringen fokal neurologischen Defiziten aber organischem Psychosy. (Durchgangssy.), gel. foudroyant mit Tod durch Hirndruck innerhalb weniger Tage.

7.3.7 Neurolues (Neurosyphilis)

(ICD-10 G01, A52.1 Meningitis bei Neurosyphilis, ICD-10 G05.0, A52.1 Enzephalitis, Meningitis und Enzephalomyelitis bei Syphilis). Venerische Infektion mit Treponema pallidum. Inkubationszeit 2–3 Wo.

! Die neurologische Symptomatik der Neurolues ist so vielfältig, dass sie fast immer zur Differenzialdiagnose gehört!

Klinik Neurologische Symptome (Neurolues) durch meningovaskuläre und parenchymatöse Schäden im Sekundär-, Tertiär- und Spätstadium der Erkr.

Primärstadium (Lues I)

(ICD-10 A51)

Bis zu 2 Wo.: Ulzerierende, erbsengroße Papel am Infektionsort und Schwellung der zugehörigen Lk.

Sekundärstadium (Lues II)

(ICD-10 A51)

Bis zu 3 Mon.: Generalisierte Lk-Schwellung, makulo-papulo-pustulöses Exanthem, Condylomata lata, Schleimhauterosionen.

- Akute Meningitis, Meningoenzephalitis *(ICD-10 A51.4, G01):* In 2 %, mit HN-Ausfällen (bes. II, III, VI, VIII), zentralen Paresen, epileptischen Anfällen, Bewusstseinsstörung. *Progn.:* Ohne Ther. letaler Verlauf möglich, mit Ther. gut.
- Asymptomatische Neurolues: Lues liquorpositiva, d.h. pos. Liquorserologie ohne Klinik. *Progn.:* Ohne Ther. Lues III nach vielen J. möglich.

Tertiärstadium (Lues III) Nach mehr als 2 J.: Meningovaskuläre Veränderungen mit Gummata, kardiovaskuläre Symptome, Endarteriitis, Aortitis, Gefäßdissektion.

- Chron. luische Meningitis *(ICD-10 A52.1, G01):* Vorwiegend basal lokalisiert mit HN-Ausfällen (bes. II, VIII, bilateraler Hörverlust), Chiasmasymptomen (bitemporale Hemianopsie), Pupillenstörungen (z.B. Argyll-Robertson-Pupille ☞ 4.1.4), epileptischen Anfällen, Hirndruckzeichen (☞ 3.2.1), psychischen Veränderungen.
- Zerebrale Arteriitis *(ICD-10 A52.0, I68.1):* Symptome eines ischämischen Insults bei 10 % (☞ 6.2). *Progn.:* Ohne Ther. wechselnde, chron. progrediente Ausfälle über J., mit Ther. Rückbildung auch schwerer neurologischer Symptome möglich.
- Spinale Meningitis, Myelitis und Radikulitis *(ICD-10 A52.1):* Radikuläre Schmerzen, Querschnittssymptome (☞ 11.1.1). Selten Muskelatrophien (luetische Myatrophien, *ICD-10 A52.7*).
- Luetische Spinalparalyse *(ICD-10 A52.1):* Symptome wie bei Myelitis, aber langsamere Entstehung, häufiger Blasenstörungen.
- Zerebrale Gummata *(ICD-10 A52.3):* Abhängig von Größe und Lokalisation Symptome einer Raumforderung, fokale neurologische Defizite und epileptische Anfälle.
- Optikusatrophie.

Spätstadium (Lues IV) Nach 5–20 J. parenchymatöse Veränderungen.
Progressive Paralyse: *(ICD-10 A52.1):* Bei 5 %, bevorzugt M, chron. fronto-temporal betonte Hirnatrophie. *Klinik:* Leistungsabfall, progrediente Demenz, dysarthrische Sprache mit „Silbenstolpern“, Bewegungsunruhe des Gesichts mit „mimischem Beben“, Reflexsteigerung mit Pyramidenbahnzeichen (☞ 1.1.6), zentrale Paresen, epileptische Anfälle, Pupillenstörungen (reflektorische Pupillenstarre Argyll-Robertson ☞ 4.1.4), psychische Veränderungen (Affekt- und Antriebsstörungen, Störungen des Kritikvermögens bis zu Größenwahn). *Progn.:* Ohne Ther. i.d.R. letaler Verlauf innerhalb von 2–3 J.
Tabes dorsalis *(ICD-10 A 52.1):* Bei 3 % mit Entmarkungsprozess an den Hinterwurzeln, Hintersträngen und Spinalganglien. *Klinik:* Anfallsartige, „lanzinierende“ Schmerzen, Sensibilitätsstörungen (Vibration und Lagesinn), Ataxie, Ausfall der MER, Pupillenstörungen (entrundet, Anisokorie, reflektorische Pupillenstarre Argyll-Robertson ☞ 4.1.4), Optikusatrophie, Blasenstörungen, Impotenz, schmerzhafte tabische Krisen (z.B. im Epigastrium).
Taboparalyse: Mischsymptome von Tabes dorsalis und Progressiver Paralyse.

Diagnostik

- Liquor: Lymphozytäre Pleozytose (100–300 Zellen/mm^3), Eiweiß ↑ (Schrankenstörung), Glukose normal, intrathekale IgM- und IgG-Synthese, pos. oligoklonale Banden. Serologische Bestimmung (☞ Tab. 7.5) in Liquor und Serum mit Berechnung des spezifischen Liquor-/Serum-Index. Evtl. bereits im Primärstadium Liquorveränderungen (Lues latens liquorpositiva).
- CCT: Sehr selten Gummata nachweisbar. Bei progressiver Paralyse Hirnatrophie.
- EEG: Evtl. Zeichen erhöhter zerebraler Erregbarkeit oder Allgemeinveränderung.
- EP: Bei entsprechender Symptomatik Ableitung der VEP (Optikusneuritis, -atrophie), AEP (Störung VIII. HN), SSEP (Tabes dorsalis).
- Angiographie: Arteriitis.

Tab. 7.5 Serologische Untersuchungen i.S. und Liquor

TPHA-Test	Suchreaktion
FTA-ABS-Test	Bestätigungsreaktion
Kardiolipin-Test (z.B. VDRL-Test)	Unspezifisches Zeichen der Aktivität und Behandlungsbedürftigkeit der Erkr.
IgM-Ak-Nachweis (IgM-FTA-ABS)	Zeichen der Aktivität und Behandlungsbedürftigkeit
Spezifischer Liquor-/Serum-Index der verschiedenen Tests	Zeichen einer Neurolues

! Nicht namentliche Meldepflicht bei direktem oder indirektem Keimnachweis.

Differenzialdiagnosen Hirninfarkte (☞ 6), Neoplasien (☞ 10.6), Demenz anderer Ursache (☞ 22.2), PNP (☞ 14.4), funikuläre Myelose (☞ 17.9), andere entzündliche ZNS-Erkr., v.a. tuberkulöse Meningitis, HIV (☞ 7.4.8), Neuroborreliose (☞ 7.3.8).

Therapie Bei Nachweis treponemenspezifischer IgM-Ak i.S., pos. Luesserologie und Pleozytose, Anstieg der IgM-Ak im Liquor, Anstieg des intrathekal produzierten IgG im Verlauf.

Vorgehen Antibiose möglichst stationär und parenteral, v.a. bei Neurolues. Clemizol-Penicillin (Clemizol-Penicillin Grünenthal®) oder Penicillin G. Bei der weniger sicheren oralen Behandlung auch nächtliche Gaben erforderlich, um gleichbleibende Antibiotikaspiegel zu erreichen. Bei Penicillinallergie Tetracycline oder Erythromycin.

Dosierungen
- Procain-Penicillin 1 Mio. IE tägl. i.m. über 3 Wo. (z.B. Tetralution®).
- Phenoxymethylpenicillin 1 Mio. IE tägl. i.m. über 3 Wo. (z.B. Megacillin®).
- Benzylpenicillin 4–6 × 5 Mio. IE tägl. i.v. über 14 Tage (z.B. Penicillin G Hoechst®).
- Doxycyclin 2 × 100 mg tägl. i.v. über 30 Tage (z.B. Vibravenös®).
- Tetracyclin-HCl 4 × 500 mg tägl. p.o. über 30 Tage (z.B. Tetralution®).
- Erythromycin 4 × 250–1000 mg tägl. p.o. über 30 Tage (z.B. Erythrocin®).

Vorgehen bei Komplikationen
- Tabische Schmerzen, Krise: Versuch mit Carbamazepin initial 2 × 100 mg tägl. p.o. (z.B. Tegretal®), in Abhängigkeit von der Wirkung langsame Steigerung, z.B. alle 4 Tage 200 mg mehr bis zu 3 × 400 mg tägl p.o. oder 3 Retardtbl. zu 400 mg. Transkutane Elektrostimulation (TENS), Lidocain 100 mg i.v. in 100 ml NaCl 0,9 % über 1 h.
- Akuter Hörverlust: Penicillin wie oben, evtl. Prednisolon 60 mg tägl. p.o. (z.B. Decortin® H).
- Epileptische Anfälle (☞ 9.1), psychische Symptome (☞ 18, 19, 22).

Verlaufskontrolle Liquorkontrollen sind 1 und 3 Mon. (Normalisierung der Zellzahl) sowie 1 und 5 J. (Normalisierung des Gesamteiweißes sowie der IgM-Ak) nach Therapiebeginn erforderlich. Erneute Antibiotikather. indiziert, falls Pleozytose länger als 6 Mon. oder IgM-Ak länger als 3 J. nachweisbar.

(Jarisch-)Herxheimer-Reaktion
Fieber, Myalgien, Kopfschmerzen, zunächst RR ↑, dann RR ↓, Verschlechterung der klinischen Symptome. Ausgelöst durch therapiebedingten Erregerzerfall; wenige Stunden bis 3 Tage nach Therapiebeginn möglich. Deshalb sollte in den ersten Tagen stationäre Behandlung erfolgen.

7.3.8 Neuroborreliose

(ICD-10 A69.2, bei Meningitis G 01, A 69.2). Syn.: Lyme-Borreliose, Bannwarth-Sy., Garin-Bujadoux-Bannwarth-Sy.

Ätiologie Durch Insekten-, v.a. Zeckenbiss (Ixodes ricinus) übertragene Infektion mit der Spirochäte Borrelia burgdorferi. In Mitteleuropa, Skandinavien und Nordamerika zunehmende Durchseuchung der Zeckenpopulation mit Anstieg der Infektionsinzidenz von Borreliose und Neuroborreliose.

Klinik

! Neurologische Beteiligung (Neuroborreliose) bei Lyme-Borreliose Stadium II und III möglich. Die neurologische Symptomatik der Neuroborreliose ist sehr vielfältig, so dass sie immer zur DD gehört.

Stadium I (bis 30 Tage)
- Erythema chronicum migrans: Meist schwach ausgeprägte Hautrötung in der Region des Zeckenbisses, die sich ausbreitet.
- Lk-Schwellung, grippeähnliche Allgemeinsymptome mit Erschöpfbarkeit, Fieber, wandernden Arthralgien, Kopfschmerzen, Myalgien, Nackenschmerzen.

Stadium II (nach 30 Tagen bis 6 Mon.)
- Lymphozytom (Lymphadenitis cutis benigna), Erytheme, Myo- und Perikarditis (AV-Überleitungsstörungen).
- Konjunktivitis, Iritis, Arthralgien, Myalgien.
- Lymphozytäre Meningomyelopolyradikulitis mit heftigen radikulären Schmerzen (v.a. nachts) und peripheren Paresen, HN-Paresen (v.a. VII), Kopfschmerzen, selten Plexusneuritis, Mononeuritis multiplex, Querschnittsmyelitis, zerebrale Ischämie (Vaskulitis) oder Durchgangssy. mit Vigilanzstörungen. Die Neuropathie ist meist axonal.

Stadium III (nach > 1 J.)
- Akrodermatitis atrophicans, Arthritis, meist axonale Polyneuropathie (☞ 14.4).
- Chron. progrediente Enzephalomyelitis (*DD:* MS) mit spastischen Paresen, Ataxie, Blasenstörungen, fokalen Krampfanfällen, HN-Ausfällen, Aphasie, evtl. Chorea, Vorderhorn-Sy., Querschnittsmyelitiden.
- Enzephalopathie mit kognitiv-mnestischen Defiziten und psychoorganischen Veränderungen.

Diagnostik **Liquor:** Lymphozytäre Pleozytose, Eiweiß ↑ (Schrankenstörung), intrathekale Immunglobulinsynthese (IgG und IgM), oligoklonale Banden. Spezifische IgG-Ak können noch J. nach erfolgreicher Ther. nachweisbar sein.

Serologische Bestimmungen (ELISA und Bestätigungstest wie Immunfluoreszenztest oder Western Blot) in Liquor und Serum mit Berechnung des spezifischen Liquor/Serum-Index. **Cave:** Zu Beginn der Symptome in Stadium II sind bis zu 50 % der Pat. seroneg. (Pleozytose, Titerverlauf, ggf. Ther. auf Verdacht). Isoliertes Auftreten einer AK-Synthese im Liquor bei neg. Serumbefund möglich.

Polymerase-Kettenreaktion (PCR) in Blut, Liquor oder aus einer Hautbiopsie des Erythems bei unbehandelten Pat.

MRT: Bei chron.-progredienter Enzephalomyelitis im Stadium III gelegentlich periventrikuläre, in T_2-Wichtung hyperintense Herde.

Differenzialdiagnosen Neurolues (☞ 7.3.7), Neurotuberkulose (☞ 7.3.6), MS (☞ 8), FSME, andere bakterielle und virale Meningitiden, PNP anderer Ursache (☞ 14.4), Sarkoidose, Hirninfarkte (☞ 6), (postvakzinale) Leukenzephalitis, funikuläre Myelose (☞ 17.9).

! (Jarisch-)Herxheimer-Reaktion möglich, daher in den ersten Tagen stationäre Behandlung.

Therapie

Tab. 7.6 Therapie der Borreliose in verschiedenen klinischen Stadien

Stadium	Manifestation	Antibiotikum	Dosierung	Therapiedauer (Tage)
I	Dermatologisch	Doxycyclin (z.B. Vibramycin®)	2 × 100 mg tägl. p.o. Kinder < 9 J. 4 mg/kg tägl. p.o.	14–21
		Amoxicillin (z.B. Amoxypen®)	1500–3000 mg tägl. p.o. Kinder 50 mg/kg tägl. p.o.	
II	Andere	Ceftriaxon (z.B. Rocephin®)	1 × 2 g tägl. i.v.	14–21
		Cefotaxim (z.B. Claforan®)	3 × 2 g tägl. i.v.	14–21
	Neurologisch	Doxycyclin (z.B. Vibramycin®)	2 × 100 mg tägl. p.o. Kinder < 9 J. 4 mg/kg tägl. p.o.	14–30
		Amoxicillin (z.B. Amoxypen®)	1500–3000 mg tägl. p.o. Kinder 50 mg/kg tägl. p.o.	14–30
III	Neurologisch	Cefotaxim (z.B. Claforan®)	3 × 2 g tägl. i.v.	21–28
		Ceftriaxon (z.B. Rocephin®)	1 × 2 g tägl. i.v. Kinder < 12 J. 1 × 75 mg/kg tägl. i.v. (max. 1 × 2 g)	
	Dermatologisch	Doxycyclin (z.B. Vibramycin®)	2 × 100 mg tägl. p.o. Kinder < 9 J. 4 mg/kg tägl. p.o.	14–28
		Amoxicillin (z.B. Amoxypen®)	1500–3000 mg tägl. p.o. Kinder 50 mg/kg tägl. p.o.	14–30

Bei persistierenden Schmerzen: Prednisolon 60 mg tägl. p.o. in absteigender Dosis (z.B. Decortin® H) *und*
Carbamazepin 200–1200 mg tägl. p.o. (z.B. Timonil®), einschleichend gemäß Wirkung, NW und Blutspiegel *oder*
Gabapentin (Neurontin®) einschleichend nach Wirkung, NW und Blutspiegel. Meist in 7–9 Tagen Aufdos. bis Erhaltungsdos. von 900 mg tägl., auch höhere Dos. bis 2400 mg tägl. möglich.

Prophylaxe Im Gegensatz zur FSME gibt es keine Impfung. Prävention nur durch Schutz vor Zeckenbissen durch Kleidung (lange Ärmel und Hosen, Sonnenhut). Wichtig ist die frühzeitige und ausreichende Antibiotikather. im Stadium I und II, um den Übergang in spätere Krankheitsstadien zu vermeiden.

Prognose
- Im Stadium I und II ohne Antibiotikather. langsame (Tage bis Mon. dauernde) Rückbildung. Auftreten des nächsten Stadiums möglich. Stadium III ist unbehandelt chron. progredient.
- Unter Antibiotikather. rasche Rückbildung der akuten Symptomatik und meist Ausheilung. Im Stadium III unter Ther. meist Ausheilung, es können aber neurologische Restsymptome bleiben. Langzeitstudien fehlen noch.

7.3.9 Seltene bakterielle Erkrankungen

Whipple-Krankheit

(ICD-10 G05.0, A04.8) Seltene Infektion durch Tropheryma whippeli (grampos. Aktinobakterien).

Klinik **Neurologische Symptome:** Demenzieller Abbau, supranukleäre Blickparese, Ataxie, Myoklonien, Krampfanfälle, okulomastikatorische Myorhythmie, hypothalamische Störungen. **Internistische Symptome:** Steatorrhö, chron. Diarrhö, Bauchschmerzen, Fieber, Arthralgien, Lymphknotenschwellungen, Nachtschweiß.

Diagnostik
- Positive Gewebebiopsie (Erregernachweis in Duodenum, Gehirn), positive PCR.
- Okulomastikatorische Myorhythmie oder okulofazioskelettale Myorhythmie.
- MRT: T_2-Signalhyperintensitäten grauer und weißer Substanz, um den 3. und 4. Ventrikel, evtl. Hydrozephalus.
- Labor: Liquor oft unauffällig, ggf. PCR pos.

Differenzialdiagnosen Paraneoplastische Enzephalomyelitis, Wernicke-Korsakoff-Sy. (☞ 17.3), Zerebellitis, multiple Sklerose (☞ 8).

Therapie Doxycyclin 2 × 100 mg tägl. p.o. (z.B. Vibramycin®) oder Cotrimoxazol 10 mg/kg tägl. i.v. (z.B. Bactrim®) über 4 Wo. Danach Cotrimoxazol 360 mg tägl. p.o. oder Doxycyclin 100 mg tägl. p.o. für 1–3 J.

Leptospirose

(ICD-10 G01, A27) Spirochäteninfektion, am häufigsten Weil-Krankheit (Leptospirosis icterohaemorrhagica), Übertragung über Urin von Haus- und Wildtieren. IKZ 2–26 Tage.

Klinik

- Bakteriämische Phase (4–7 Tage) mit Kopfschmerzen, Myalgien, konjunktivalen Blutungen, hohem Fieber, Exanthem, oft auch Erbrechen und Übelkeit.
- Afebriles Intervall (1–3 Tage).
- Organmanifestation (Immunphase) mit lymphozytärer Meningitis, Hepatitis (oft ikterisch), Nephritis, Myokarditis, Iridozyklitis. Selten auch andere NS-Manifestationen wie Enzephalomyelitiden, isolierte HN-Ausfälle (Optikusbefall), Polyneuritis.

Diagnostik

- Liquor: Zunächst granulozytäre, später lymphozytäre Pleozytose, Eiweißerhöhung.
- Erregernachweis i.S., Liquor und Urin (schwierig, wenig sensitiv), Ak-Nachweis.

Differenzialdiagnosen Rückfallfieber (☞ unten), Fleckfieber (☞ unten), Poliomyelitis (☞ 11.4.3), Malaria (☞ 7.7.2), Typhus, Fünftagefieber, Dengue-Fieber, Brucellose (☞ unten), ADEM (☞ 8.5.1).

! Meldepflicht besteht nicht namentlich bei direktem oder indirektem Keimnachweis bei akuter Infektion.

Therapie Möglichst frühzeitig, schon bei anamnestischem Verdacht (klinische Symptomatik, Kontakt mit Haus- oder Wildtieren).
Antibiose: Doxycyclin 2 × 100 mg tägl. i.v. (z.B. Vibravenös®), Penicillin G 4 × 5 Mega tägl. i.v. (z.B. Penicillin G Hoechst®) oder Cephalosporinen der 3. Generation z.B. Ceftriaxon: 1 × 2 g tägl. i.v. (z.B. Rocephin®) über 7–10 Tage.

! (Jarisch-)Herxheimer-Reaktion möglich, daher in den ersten Tagen stationäre Behandlung.

Prognose Gut bei frühzeitiger Antibiotikather. Sonst Letalität 10 %.

Q-Fieber

(ICD-10 G01, A78) Erreger ist Coxiella burneti, Übertragung durch Rinder, Schafe, Ziegen oder deren Rohmilch.

Klinik Hohes Fieber, Abgeschlagenheit, heftige Brustschmerzen, Gürtelgefühl am Rippenbogen, Kopfschmerzen, Meningitis, Pneumonie, Keratokonjunktivitis, Dermatitis.

Diagnostik Klinische Symptomatik, pos. KBR, BSG stark erhöht, meist keine Leukozytose.

! Meldepflicht besteht nicht namentlich bei direktem oder indirektem Keimnachweis bei akuter Infektion.

Differenzialdiagnosen Influenza, Pneumonie, parainfektiöser Kopfschmerz.

Therapie Doxycyclin 2 × 100 mg tägl. p.o. für 21 Tage (z.B. Vibramycin®).

Rückfallfieber

(ICD-10 G01, A68) Spirochäteninfektion (Borrelia recurrentis oder duttoni), Übertragung durch Läuse oder Zecken. V.a. in Afrika und Südamerika. Inkubationszeit 7 Tage.

Klinik Hochfieberhafte Erkr. Meningitische Symptomatik mit Kopfschmerzen, Schläfrigkeit und Lichtscheu, Arthralgien, Hepatosplenomegalie, Lymphadenopathie, Iridozyklitis, Ikterus, Exanthem. Typischerweise rezid. Symptomatik mit Fieberepisoden von 3–6 Tagen und fieberfreien Intervallen von 7–10 Tagen.

Diagnostik Liquor (lymphozytäre Pleozytose, Eiweißerhöhung), Erregernachweis aus Blut und Liquor (möglichst im Fieberschub abnehmen).

Differenzialdiagnosen Leptospirose, Brucellose, Malaria, Fünftagefieber, Typhus, Dengue-Fieber.

Therapie Doxycyclin 2 × 100 mg tägl. p.o. für 10 Tage (z.B. Vibramycin®) *oder* Erythromycin 2–4 × 250–1000 mg tägl. p.o. für 10 Tage (z.B. Erythrocin®)

Prognose Bei Antibiotikather. in > 95 % Heilung. Unbehandelt Letalität 5–40 %.

! (Jarisch-)Herxheimer-Reaktion möglich, daher in den ersten Tagen stationäre Behandlung.

Fleckfieber-Enzephalitis

(ICD-10 A75, bei Enzephalitis zusätzlich ICD-10 G05). Erreger Rickettsia prowazecki, Übertragung durch Biss infizierter Kleiderläuse. Inkubationszeit 10–14 Tage.

Klinik
- Prodromalstadium: Kopfschmerzen, Gliederschmerzen, Schlaflosigkeit.
- Enzephalitis: Hohes Fieber, Bewusstseinstrübung, delirante Zustände, extrapyramidale Hyperkinesien, Myoklonien, bulbäre Lähmungen, Halbseitenlähmungen, Schädigung des N. acusticus.
- Fleckfieberexanthem: Höhepunkt 5.–10. Tag, an Rumpf und Extremitäten kleinfleckiges Exanthem.
- Polyneuritis und entzündliche Muskelerkr. möglich.

Komplikationen Myokarditis, Kreislaufstörungen, Pneumonie, Thrombophlebitiden.

Diagnostik
- Serologie: Weil-Felix-Reaktion. Agglutination von Proteus vulgaris durch Ak, die sich nach Rickettsieninfektion bilden. KBR.
- Liquor: Klar, Druck ↑, lymphozytäre Pleozytose 30–70 Zellen/µl.

! Meldepflicht besteht nicht namentlich bei direktem oder indirektem Keimnachweis bei akuter Infektion.

Differenzialdiagnosen Andere Meningoenzephalitiden.

Therapie Cefotaxim 3 × 2g tägl. i.v. (z.B. Claforan®) *oder* Tetracyclin (z.B. Tetralution®) 2–4 × 500 mg tägl. p.o. *oder* Chloramphenicol 4 × 10–20 mg/kg tägl. p.o., max. 25–30 g tägl. p.o. (Chloramsaar®). Symptomatische Herz- und Kreislaufther.

Prophylaxe Entlausung und Isolierung der Pat., Schutzimpfung für Exponierte, Bekämpfung des Überträgers (Laus).

Prognose Gut v.a. bei Kindern. Letalität ~1 %. Früh- und Spätrezidive möglich. Lebenslange Immunität.

Neurobrucellose

(ICD-10 A23, bei Meningitis G01, bei Enzephalitis G05) Übertragung der Brucellen (M. Bang, Maltafieber) durch Milchvieh und Milchprodukte. Inkubationszeit einige Wo.

Klinik Fieberphasen mit Hepatosplenomegalie, Arthralgien, Lymphadenopathie, sowie subakute bis chron. Meningitis, Enzephalitis, Radikuloneuritis und/oder Myelitis. Sehr selten Endokarditis mit embolischer Herdenzephalitis. Intermittierend symptomfreie, afebrile Intervalle. In 90 % subklinischer Verlauf .

Diagnostik Liquor (mäßige lymphomonozytäre Pleozytose, Eiweiß ↑), serologischer Ak-Nachweis.

! Meldepflicht besteht nicht namentlich bei direktem oder indirektem Keimnachweis bei akuter Infektion.

Differenzialdiagnosen Embolische Herdenzephalitis, Leptospirose, Rückfallfieber, Malaria, Typhus, 5-Tage-Fieber, Dengue-Fieber.

Therapie Antibiose, entweder als Zweifachkombination mit Tetrazyklin, wie Doxycyclin, und Cotrimoxazol (oder Rifampicin) oder als Dreifachkombination mit Doxycyclin, Cotrimoxazol und Rifampicin. Dosierungen jeweils:
Doxycyclin 2 × 100 mg tägl. i.v. (z.B. Vibravenös®) für 2 Wo., dann 4 Wo. oral (z.B. Vibramycin®).
Cotrimoxazol: Trimethoprim 2 × 160 mg und Sulfamethoxazol 800 mg tägl. i.v. (z.B. Eusaprim®) für 2 Wo., dann 4 Wo. oral.
Rifampicin 600 mg tägl. p.o. für 4–6 Wo. (z.B. Rifa®)

! (Jarisch-)Herxheimer-Reaktion möglich.

Prognose Bei 90 % Ausheilung innerhalb von 1 J., bei 10 % chron. Symptomatik. Nur selten Todesfälle.

Legionellose

(ICD-10 G05, A48.1 mit Pneumonie, A48.2 ohne Pneumonie) Gramneg. Stäbchenbakterien, schwer anzüchtbar. Infektion über Luftbefeuchter, Klimaanlagen oder Heißwasserbereiter. Häufig endemisch (Schwimmbäder, Whirlpool).

Klinik Schwere atypische Pneumonie. Bei 30 % zusätzlich Enzephalopathie mit Kopfschmerzen, Verwirrtheit, seltener Halluzinationen, Störungen des Antriebs oder der Affektivität, zerebelläre Symptome, Myelopathie, Polyneuropathie, wechselnde Arthralgien, ggf. bereits vor der Pneumonie. Nierenbeteiligung, Anämie.

Diagnostik Rö-Thorax, Liquor (nur bei 25 % path. Befund mit mäßiger Pleozytose, Eiweißerhöhung), serologischer Ak-Nachweis.

Differenzialdiagnosen Andere Formen der Pneumonie, Meningitis, Meningoenzephalitis, akute affektive oder schizophrene Störungen.

! Meldepflicht besteht nicht namentlich bei direktem oder indirektem Keimnachweis bei akuter Infektion.

Therapie Erythromycin 2–4 × 250–1000 mg tägl. i.v. für 10–14 Tage (z.B. Erythrocin®) oder Ciprofloxacin 2 × 200 mg tägl. i.v. (z.B. Ciprobay®).

Prognose Unter Antibiotikather. vollständige Rückbildung der Symptomatik möglich.

Aktinomykose und Nokardiose

(ICD-10 G06, A42 Aktinomykose, A43 Nokardiose) Myzel bildende grampos. Bakterien. V.a. bei abwehrgeschwächten Pat. Neurologische Manifestation meist durch hämatogene Aussaat (Lungenherd) oder per continuitatem (zervikofaziale Aktinomykose mit Weichteilzerstörung im Gesicht).

Klinik Chron., zu Abszedierung, Granulom- und Fistelbildung neigende Entzündungen v.a. zervikofazial und pulmonal. Neurologische Herdsymptome durch intrazerebrale, epidurale oder intramedulläre Abszesse; seltener subdurales Empyem oder Meningitis.

Diagnostik Mikroskopischer und kultureller Nachweis der Erreger in Liquor und Eiter, CCT/MRT (Abszesse).

Differenzialdiagnosen Andere Formen von Abszessen, Meningitis, Enzephalitis, Toxoplasmose (☞ 7.7.1), Neurolues (☞ 7.3.7), Neuroborreliose (☞ 7.3.8), Hirninfarkte (☞ 6), Tumoren (☞ 10.6), Metastasen (☞ 10.6.12).

Therapie **Aktinomyzeten:** Penicillin G 4–6 × 5 Mega tägl. i.v. für 4–6 Wo. (z.B. Penicillin G Hoechst®) oder Erythromycin 2–4 × 250–1000 mg tägl. p.o. für 4–6 Wo. (z.B. Erythrocin®). Anschließend orale Rezidivprophylaxe über 6–12 Mon.
Nokardien: Cotrimoxazol = Trimethoprim 2 × 240 mg und Sulfamethoxazol 2 × 1200 mg tägl. i.v. für 6–8 Wo. (z.B. Eusaprim®). Anschließend orale Rezidivprophylaxe für 6–12 Mon. empfohlen
Solitäre Abszesse von Aktinomyzeten oder Nokardien: Evtl. OP.

Prognose Bei Aktinomyzeten und adäquater Ther. in 90 % Heilung, vereinzelt Spätrezidive. Bei Nokardiose deutlich schlechtere Progn. und hohe Letalität.

7.4 Virale Erkrankungen

7.4.1 Akute virale Entzündung ohne Erregernachweis

Ätiologie Komplikation einer generalisierten Virusinfektion (post- oder parainfektiös) oder Exazerbation einer latenten Viruspersistenz (Herpes simplex, Varizella Zoster). *Häufige Erreger bei Meningitis:* Coxsackie-, Echo-, Mumpsviren, bei Meningoenzephalitis Herpes-simplex-Virus Typ 1, Arboviren, bei Myelitis Coxsackie A, B, Poliomyelitis-, Echoviren, Herpes-simplex- und bei Ganglionitis Varicella-Zoster-Viren.

Klinik Meist akute oder chron. lymphozytäre Meningitis.
Meningitis *(ICD-10 G020):* Akutes Fieber, Kopfschmerzen, Meningismus, Erbrechen, Müdigkeit, gel. radikuläre Reizsymptome oder HN-Ausfälle.
Meningoenzephalitis, Enzephalitis *(ICD-10 G05.1):* Zusätzlich psychoorganische Veränderungen, Bewusstseinsstörung, neurologische Herdsymptome, Myoklonien, epileptische Anfälle oder Hirndruckzeichen.
Myelitis(☞ 11.4.2,11.4.3; *ICD-10 G 05.1*): RM-Entzündung, evtl. begleitet von (spinaler) Meningitis oder Radikulitis (mono- oder polyradikuläre Schmerzen, Sensibilitätsstörungen oder Paresen). *Verlauf:* Entweder weiße und graue Substanz kombiniert betroffen (z.B. inkomplettes oder komplettes Querschnittssy. oder Brown-Séquard-Sy., ☞ 11.1.1) oder beide jeweils isoliert betroffen (z.B. Poliomyelitis mit Befall der Vorderhornzellen: Schlaffe Paresen).
Ganglionitis (ICD-Verschlüsselung nach der betroffenen Lokalisation oder Erreger): Fieber, Müdigkeit, Myalgien, dermatomartig lokalisierte, bläschenförmige Hauteruptionen mit scharfem radikulärem Schmerz, gel. radikuläre Paresen oder Fazialisparese.

Diagnostik **Liquor** (☞ 2.1.2): Lymphozytäre Pleozytose (im Frühstadium auch Vorherrschen von Granulozyten möglich), Mischbild aus Schrankenstörung und intrathekaler IgG-Synthese.
Mikrobiologisch-serologische Untersuchung von Liquor, Serum, evtl. auch von Rachenabstrich, Stuhl (pos. Virusnachweis nur bei 20–30 % möglich).
EEG: Anfallsbereitschaft. Bei Herpes-Enzephalitis (☞ 7.4.2) in der Temporalregion auftretender δ-Herdbefund und/oder periodische Komplexe aus steilen und langsamen Wellen in Abständen von wenigen Sekunden.
MRT oder CCT: Bei Herpes-Enzephalitis unscharfe hypodense (CCT) oder hyperintense (MRT in T2-Wichtung) Veränderungen im Temporallappen.

Differenzialdiagnose der lymphozytären Meningitis Virale Infektion, Infektion mit Mycobacterium tuberculosis, Treponema pallidum, Leptospiren, Borrelien, Toxoplasmen, Zystizerken, Pilzen, Boeck-Krankheit (Sarkoidose), Meningeosis neoplastica.

Therapie **Postexpositionell:** Immunglobulin gegen FSME bei (mehreren) Zeckenbissen im Endemiegebiet (☞ 7.4.3). Impfung und Immunglobulin gegen Tollwut bei Personen, die Kontakt mit Speichel oder Blut von vermutlich infizierten Tieren hatten (z.B. Biss- oder Schürfwunden).
Virustatika: Bereits bei V.a. Herpes-Enzephalitis sowie bei Varicella-Zoster-Enzephalitis und -Myelitis Ther. mit Aciclovir 3 × 200–500 mg i.v. (z.B. Zovirax®) als Kurzinfusion tägl. für 10–14 Tage. *NW:* Reversible neurologische und psychische Störungen wie Schwindel, Schläfrigkeit, Verwirrtheit, Halluzinationen.

Allgemeinmaßnahmen: Ggf. Intensivüberwachung, Beatmung, Anfallsprophylaxe, Bettruhe, evtl. Analgetika, Thromboseprophylaxe, KG, bei Hinweis auf Hirndruck (☞ 3.2) Messung und Überwachung der intrakraniellen Druckerhöhung, Hirndruckther. (☞ 3.2.4).

Prophylaxe Aktive Immunisierung gegen Frühsommer-Meningoenzephalitis, (FSME, ☞ unten), Prophylaxe mit Hyperimmunglobulin (pass. Immunisierung) gegen Zytomegalievirus und Varicella-zoster-Virus bei Immundefekt.

Prognose Meist günstig. Hohe Letalität nur bei Sonderformen (siehe unten).

7.4.2 Herpes-simplex-Enzephalitis

(ICD-10 G02.0, B00.3 Meningitis, G05.1, B00.4 Enzephalitis) Akute, schwere, hämorrhagisch nekrotisierende Enzephalitis.

Klinik Prodromalstadium mit meningitisch grippaler Symptomatik (Kopfschmerz, Fieber, Erbrechen). Nach wenigen Tagen Schläfenlappensymptomatik (Geruchs- und Geschmackssensationen, Wernicke-Aphasie, psychomotorische Anfälle oder andere fokale Anfälle mit Generalisation, delirantes Syndrom, amnestische Störungen). Nach weiteren 1–2 Tagen rasch zunehmendes Hirnödem (zunehmende Bewusstseinstrübung, evtl. STP).

Diagnostik **Labor:** BSG, BB, Ak-Nachweis. HIV-Test (opportunistische Infektion bei AIDS ☞ 7.4.8).
EEG: Wichtig, da schon ab 2. (bis ~15.) Krankheitstag Allgemeinveränderung, Delta-Herdbefund in der Temporalregion und/oder periodische Komplexe aus steilen und langsamen Wellen in Abständen von einigen Sek.
MRT, CCT: Zunächst normal, frühestens nach ~2 Tagen (MRT) bis 4 Tagen (CCT) temporale und evtl. auch frontale Läsionen, evtl. mit Einblutung.
Liquor: Frühestens nach 1–2 Tagen zunehmende Pleozytose (bis ~500 Zellen/mm^3, Übergang von granulozytärem zu lymphozytärem Bild), evtl. Erythrozyten oder Siderophagen, Eiweißerhöhung/Schrankenstörung. Nach einigen Tagen auch intrathekale Synthese von Immunglobulinen (IgG, IgM und IgA), oligoklonale Banden.
Spezifische Liquordiagn.: Spezifischer Liquor-/Serum-Antikörperindex für Herpes-simplex-Virus, frühestens nach ~2 Tagen pos. PCR. In-situ-Hybridisierung von Liquorzellen.

Therapie

- Therapieerfolg nur bei frühem Beginn der Behandlung! Die diagnostischen Methoden können bis zu 2 Tage nach Beginn der Symptomatik unauffällig sein, daher Therapiebeginn bereits bei klinischem Verdacht!

Aciclovir 3 × 10 mg/kg tägl. i.v. als Kurzinfusion für 10–14 Tage (z.B. Zovirax®). Bei Niereninsuff. Verlängerung der Dosierungsintervalle. Bei Aciclovir-Resistenz ggf. Foscarnet i.v.
Antibiotika bis zur Diagnosesicherung zusätzlich, z.B. Mezlocillin 3 × 5 g tägl. i.v. als Kurzinfusion (z.B. Baypen®).
β-Interferon: Ggf. bei extrem raschem Verlauf 0,3–0,4 Mio. IE/kg tägl. i.v. als Dauerinfusion für 3–5 Tage (z.B. Fiblaferon®). Bei rascher Verschlechterung auch intrathekale Anwendung beschrieben, hierfür aber noch nicht offiziell zugelassen.
Antikonvulsiva: z.B. Phenytoin 2 × 250 mg tägl. langsam i.v. (z.B. Phenhydan®).

Allgemeinmaßnahmen: Thromboseprophylaxe, ggf. Intensivther. mit Kontrolle und Aufrechterhaltung der Atmung, Messung und Überwachung intrakranieller Druckerhöhung
Evtl Hirnödemtherapie (☞ 3.2.4).

Prognose Ohne frühzeitige Ther. schlecht (Letalität ~70 %, Residuen ~20 %). Mit Therapie Letalität 15–20 %.

7.4.3 Frühsommer-Meningoenzephalitis (FSME)

(ICD-10 A84.1) Durch Zecken übertragene Meningoenzephalitis, endemisch in bestimmten Regionen von Süddeutschland, Mitteldeutschland und Österreich, sonst selten.

Klinik Grippales Vorstadium von einigen Tagen (Kopfschmerzen, Gliederschmerzen, Fieber), dann meningoenzephalitische und myelitische, vereinzelt poliomyelitische oder radikulitische Symptomatik.

Diagnostik Liquor (Pleozytose, zunächst polymorphkernig, dann lymphozytär; leichte Eiweißerhöhung; intrathekale Synthese von Immunglobulinen), Ak in Liquor und Serum.

Differenzialdiagnosen Neuroborreliose (☞ 7.3.8), Poliomyelitis (☞ 11.4.3), ADEM (☞ 8.5.1).

! Meldepflicht besteht nicht namentlich bei direktem oder indirektem Keimnachweis bei akuter Infektion.

Therapie Nach > 10 gleichzeitigen Zeckenbissen in Endemiegebieten oder auf Wunsch des Pat. passive Immunisierung mit FSME-Immunglobulin (z.B. FSME-Bulin®): 0–48 h nach Zeckenbiss 0,1 ml/kg i.m., 48–96 h nach Zeckenbiss 0,2 ml/kg i.m., später als 96 h nach Zeckenbiss ist Immunisierung kontraindiziert. Schutzwirkung hält ~4 Wo., in dieser Zeit keine aktive Immunisierung.
Bei foudroyantem Verlauf Therapie wie bei Herpesenzephalitis; eine sichere Therapie existiert allerdings nicht.

Prophylaxe Aktive Immunisierung vor einer möglichen Exposition in Endemiegebieten. Das Risiko von Impfkomplikationen ist gegenüber der Infektionsgefahr abzuwägen. Die seit 2002 zur Verfügung stehenden Impfstoffe Encepur® Erwachsene und Encepur® Kinder (inaktiviertes FSME-Virus K23) sind besser verträglich als frühere Impfstoffe.

Prognose Letalität 1 %, neurologische Residuen bes. bei Meningoenzephalomyelitis.

7.4.4 Tollwut (Rabies, Lyssa)

(ICD-10 A82) Übertragung durch frischen Speichel infizierter Tiere (Biss von Hund, Fuchs, Reh). Inkubationszeit von Wo. bis Mon.

Klinik
- Prodromalstadium: Kopfschmerz, Erbrechen, Schwindel, Fieber, Schmerzen oder Parästhesien distal der Bissstelle.

- Exzitationsstadium: Angst, motorische Unruhe, Krämpfe der Schlundmuskulatur, Hydrophobie, Wutanfälle, Speichelfluss, Schwitzen.
- Paralysestadium: Apathie, schlaffe Parese, Koma, zentrale Atem- und Kreislauflähmung. Tod meist nach wenigen Tagen.

Diagnostik

- Anamnese: Bissverletzung in Tollwutgebiet.
- Virusnachweis beim Tier in Speichel oder ZNS, beim Pat. in Speichel, Urin und Liquor (Pleozytose).

! Nicht namentliche Meldepflicht für direkten oder indirekten Keimnachweis bei akuter Infektion, namentlich bei Krankheitsverdacht, Erkrankung und Tod.

Differenzialdiagnosen Delir, manische oder schizophrene Psychose, Polio.

Therapie

- Postexpositionelle aktive Immunisierung mit je 1 ml Tollwutvakzine (Rabivac®) an den Tagen 0, 3, 7, 14, 30, 90 i.m. *NW:* Allergische Reaktionen, jedoch besser verträglich als früher. Als einzig wirksame Ther. nach verdächtigem Biss dringend anzuraten.
- Reinigung und Desinfektion der Bissstelle, Wundversorgung ohne Naht
- Rücksprache mit Tierarzt, Tollwutschutzstelle des Gesundheitsamts.

Prophylaxe Für Risikogruppen (Jäger, Tierärzte) ggf. Schutzimpfung.

! Ohne Immunisierung 100 % Letalität.

7.4.5 Varicella-Zoster-Infektion

(ICD-10 G02.0, B01.0 Meningitis bei Varizellen; G02.0,B02.1, Meningitis bei Herpes zoster; G05.1, B01.1 Enzephalitis bei Varizellen; G 05.1, B 02.0 Enzephalitis bei Herpes zoster;G53.0, B02.2 Ganglionitisgeniculi und Trigeminusneuralgie; G63.0, B02.2 Polyneuropathie, B02.3 Zoster ophthalmicus)

Ätiologie Tröpfchen- oder Kontaktinfektion mit dem neurotropen Varicella-Zoster-Virus, das meist bei Erstinfektion im Kindesalter zu Windpocken führt, in Nervenganglien persistieren kann und später als Rezidiv (seltener Reinfekt) zu neurologischer Symptomatik führt.

Klinik **Windpocken:** Inkubationszeit 9–21 Tage, dann schubweise am ganzen Körper auftretende rötliche Flecken, die sich zu juckenden Papeln und Bläschen entwickeln. Benigner Verlauf. Bei Immundefekt u.U. tödlich.

Gürtelrose (Herpes zoster): Ganglionitis bei Virusreaktivierung bes. bei Immunschwäche, Kachexie, anderen Infektionen. Im Dermatom eines sensiblen Nerven bläschenförmige Hauteruptionen (**Cave:** Bläschen bis zur Eintrocknung infektiös) und zunehmende scharfe Schmerzen, Sensibilitätsstörungen. Selten motorische Ausfälle.

Zoster ophthalmicus im Bereich des 1. Trigeminusastes. *KO:* Konjunktivitis, Keratitis, Iritis (**Cave:** Sekundärglaukom), Skleritis, Chorioiditis, Neuritis nervi optici, Augenmuskelparesen (III, VI). Sehr selten kontralaterale Hemiparese nach Stunden bis zu 6 Mon. durch granulomatöse Angiitis, in 25 % mit letalem Ausgang.

Zoster oticus: Bläschen am äußeren Ohr oder im Gehörgang, manchmal auch fehlend. Oft mit ipsilateraler peripherer Fazialisparese, in 50–60 % Restlähmung. Bei Beteiligung des N. vestibulocochlearis Tinnitus, Schwindel, Hörverlust.
Postzosterische Neuralgie: Spätfolge der Ganglionitis mit Persistenz der Schmerzen, scharfen Schmerzattacken und bohrendem Dauerschmerz.
Zostermyelitis: Selten im Stadium der Gürtelrose Querschnittssymptomatik (☞ 11.1.1).
Zostermeningoenzephalitis: Sowohl bei Windpocken als auch bei Gürtelrose möglich. Gehäuft bei Immundefekt (z.B. bei AIDS ☞ 7.4.8). Selten Zosterenzephalitis mit Zerebellitis oder Symptomatik wie bei Herpes-simplex-Enzephalitis.

Diagnostik Liquor, Ak-Bestimmung in Liquor und Serum, ggf. HIV-Test (☞ 7.4.8). Tumorsuche (Immundefekt/Kachexie).

Therapie **Zostermyelitis und -enzephalitis:** Aciclovir 3 × 200–500 mg tägl. i.v. oder 3 × 10 mg/kg tägl. i.v. als Kurzinfusion für 10-14 Tage (z.B. Zovirax®). Bei Niereninsuff. Verlängerung der Dosierungsintervalle.
Zosterganglionitis (Gürtelrose): Zur schnelleren Rückbildung und evtl. vorbeugend gegen postzosterische Neuralgie Glukokortikoide (meist in Komb. mit Aciclovir wegen des geringen Risikos einer Generalisierung der Zosterinfektion), z.B. Prednisolon 40 mg tägl. p.o. über 2–4 Wo. (z.B. Decortin® H), dann ausschleichen, alternativ zur Prophylaxe der Neuralgie Antidepressiva, wie Amitriptylin 25–75 mg tägl. p.o. (z.B. Saroten®). **Cave:** Keine Glukokortikoide bei Immunschwäche wegen Gefahr eines Zoster generalisatus.
Postzosterische Neuralgie: Carbamazepin zunächst 2 × 100 mg tägl. p.o. (z.B. Tegretal®), dann in Abhängigkeit von der Wirkung und NW langsam steigern bis 3 × 400 mg tägl. p.o. Evtl. Komb. mit trizyklischen Antidepressiva, wie Clomipramin einschleichend auf 75 mg tägl. p.o. steigern (z.B. Anafranil®).

7.4.6 Zytomegalievirusinfektion

(ICD-10 B25.8) Opportunistische Infektion durch das Zytomegalievirus (CMV), insbes. bei AIDS (☞ 7.4.8).

Klinik Meningitis, Meningoenzephalitis, Polyradikulitis, Polyneuritis. Bei AIDS häufig auch Zytomegalieretinitis.

Diagnostik Liquor (☞ 2.1.2), Nachweis des CMV-Antigens in Liquorzellen, HIV-Test und MRT.

Therapie Ganciclovir 2 × 5 mg/kg tägl. i.v. (z.B. Cymeven®), Infusionszeit mind. 1 h, unter BB-Kontrollen. *NW:* Neutropenie, Thrombopenie.

7.4.7 Chronische Panenzephalitis

(ICD-10 A81.1) Enzephalopathie. Slow-Virus-Infektion. Häufigeres Auftreten der SSPE in Südeuropa und bei der Landbevölkerung; Altersgipfel um das 10. Lj., M > F.

Ätiologie Virusinfektionen, z.B. subakut sklerosierende Panenzephalitis (SSPE) bei Masern, progressive Rötelnpanenzephalitis (PRP) bei Röteln .

Klinik Zunächst psychische und neuropsychologische Störungen, dann neurologische Herdsymptome, Myoklonien, Ataxie, Visusstörungen, epileptische Anfälle, schließlich Bewusstseinsstörungen, Koma.

Diagnostik Liquoruntersuchung (evtl. Pleozytose, Eiweiß ↑, IgG ↑, oligoklonale Banden) mit Ak-Bestimmung (oft sehr hohe Titer), EEG (Zeichen erhöhter zerebraler Erregbarkeit, mit Myoklonien einhergehende periodische paroxysmale Delta-Wellen, Radermecker-Komplexe).

Therapie Nicht bekannt. Psychosoziale Unterstützung (der Familie).

Prognose Progredienter Verlauf über Mon. bis J., der Endzustand entspricht einer Dezerebration.

7.4.8 HIV-Infektion

(ICD-10 B22.0 Enzephalopathie bei HIV-Krankheit; B20 infektiöse und parasitäre Erkr. infolge HIV; B21 bösartige Neubildungen infolge HIV; B23.8 sonstige Krankheitszustände infolge HIV). Als Vollbild acquired immunodeficiency syndrome (AIDS).

Erreger Retrovirus (humanes Immundefizienzvirus 1 oder 2, HIV1 oder HIV2). Die Viren sind lymphotrop und neurotrop, befallen zunächst T-Helfer-Lymphozyten, führen zu zellulärem Immundefekt mit Anfälligkeit für opportunistische Infektionen und Immunregulationsstörung. Übertragung durch Sexualkontakt, Blutübertragung bei Transfusionen oder Benutzung kontaminierter Kanülen bei Drogenabhängigen, intrauterin.

Allgemeine Klinik

Tab. 7.7 CDC-Klassifikation der HIV-Infektion (CDC, 1993)

Immunologische Kategorie	Klinische Kategorie		
	A Asymptomatisch, akute HIV-Inf., persistierende Lymphadenopathie	B Symptomatisch weder A noch C	C AIDS definierende Erkr.
1 (CD_4^+-Zellen > 500/µl)	A1	B1	C1
2 (CD_4^+-Zellen 200–500/µl)	A2	B2	C2
3 (CD_4^+-Zellen < 200/µl)	A3	B3	C3

Kategorie (Stadium) A Akute (primäre) HIV-Infektion, Lymphadenopathiesyndrom (LAS) und asymptomatische HIV-Infektion.
Akute HIV-Infektion: Bis zu 30 % der Infizierten, IKZ wenige Tage bis mehrere Wo., meist unspezifisches, häufig mononukleoseähnliches Krankheitsbild mit typischem makulo-papulösen Exanthem, selten Meningitis, Enzephalitis oder Radikulitis. Labor meist o.B., seltener CD_4^+-Zelldepletion, HIV-AK nur selten nachweisbar, direkter Virusnachweis häufig positiv! Serokonversion 1–6 Mon. nach akuter Erkr.
Lymphadenopathiesy. (LAS): LAS oder PGL (persistierende generalisierte Lymphadenopathie) mit Lk-Schwellungen > 2 cm Durchmesser an mind. zwei extrainguinalen Lokalisationen, häufig auch konstitutionelle Symptome (Fieber, Gewichtsverlust, Nachtschweiß).

Kategorie (Stadium) B Infektionen mit opportunistischen Erregern, keine AIDS definierenden Krankheiten oder direkt HIV-assoziierte Komplikationen. *Direkt HIV-assoziierte Krankheitsbilder:* Schädigung von Organen durch HIV, z.B. ZNS, peripheres Nervensystem und GIT (HIV-Enteropathie). Direkt assoziiert mit HIV sind auch Mikroangiopathien (MAP) an Retina und Konjunktiven, kutanes Xerodermie- und mukosale Sicca-Sy., selten HIV-Nephropathie oder -Myopathie. V.a. bei Kindern auch Kardiomyopathien.

Kategorie (Stadium) C (AIDS-definierenden Erkr.) I.d.R. deutlicher Immundefekt (immunologische Kategorie 3). Häufigste Krankheitsbilder Pneumocystis-carinii-Pneumonie, Candidaösophagitis, zerebrale Toxoplasmose, Tbc (pulmonal oder extrapulmonal), Mycobacterium-avium-intracellulare-Inf., Kaposi-Sarkom und rezid. bakt. Pneumonien.

AIDS-definierende Krankheiten
Opportunistische Infektionen
- Bakteriell: Tuberkulose, alle Formen (pulmonal, extrapulmonal, disseminiert), atypische Mykobakteriosen und disseminierte Formen, rezid. bakt. Pneumonien, rezid. Salmonella-Bakteriämien.
- Viral: CMV-Krankheit (disseminiert, Retinitis, ZNS, GIT), ulzerierende Herpes-simplex-Infektionen (> 1 Mon.), progressive multifokale Leukenzephalopathie (PML).
- Protozoal: Pneumocystis-carinii-Pneumonie, Toxoplasmenenzephalitis, chron. (> 3 Mon.) gastrointestinale Kryptosporidiose, Strongyloidiasis, Isosporidiose.
- Mykotisch: Candidiasis (ösophageal, tracheobronchial), Kryptokokkose und Histoplasmose (disseminiert, extrapulmonal, Meningoenzephalitis), Kokzidioidomykose (disseminiert, extrapulmonal).

Opportunistische Tumoren: Kaposi-Sarkom, alle Formen, Lymphome, NHL (hochmaligne, B-Zell-Typ, EBV-assoziiert, primär zerebral), Analkarzinom, Zervixkarzinom.

Neurologische Erkrankungen

- Grundsätzlich gibt es kaum eine neurologische Symptomatik, die bei AIDS nicht auftreten kann!

Akute Meningoenzephalitis: Relativ selten und früh nach der Infektion mit Kopfschmerzen, Lichtscheu, Müdigkeit, gel. HN-Paresen und enzephalitischen Symptomen. Spontane Besserung in wenigen Wo. Übergang in chron. HIV-Meningitis möglich.

AIDS-Demenz-Komplex (subakute HIV-Enzephalitis oder HIV-Enzephalopathie): Häufigste neurologische Symptomatik (15–20 %) bei HIV-pos. Pat. Überwiegend milde psychopath. Störungen (Gedächtnis-, Auffassungs- und Konzentrationsstörungen, Störung von Affekt und Antrieb), Störungen der Feinmotorik, Ataxie, Störungen der Okulomotrik, zentrale Paresen.
Epileptische Anfälle: Häufig Hinweis auf Raumforderungen im ZNS (z.B. Toxoplasmose, Lymphome) oder Narben nach abgeheilter Toxoplasmose (MRT und Liquor).
HIV-Myelopathie: Betrifft v.a. Thorakalmark mit Paraparese, selten Blasenstörungen.
Periphere neuromuskuläre Sy.: Symmetrische distal betonte sensomotorische Polyneuropathie (☞ 14.4), GBS (☞ 14.5.1), Mononeuritis multiplex (☞ 14.4.1), autonome Neuropathie. Rasch progrediente, proximal betonte Myopathie (☞ 15.7).
Opportunistische Infektionen: ZNS-Toxoplasmose (☞ 7.7.1), Kryptokokkenmeningitis (☞ 7.6), Herpes-simplex-Enzephalitis (☞ 7.4.2), Candidainfektion (☞ 7.6), tuberkulöse Meningitis (☞ 7.3.6), Varicella-Zoster-Meningitis (☞ 7.4.5), Neurolues (☞ 7.3.7), Aspergillose (☞ 7.6), Listerienmeningitis, Zytomegalievirusinfektion (☞ 7.4.6), virale Meningitis oder Meningoenzephalitis (☞ 7.4.1), Retinitis.
Progressive multifokale Leukoenzephalopathie (PML): Durch ein Papovavirus (JC-Virus) verursachte Erkr., die zu multiplen Läsionen in der weißen Substanz und damit zu neurologischen Herdsymptomen führt. Keine Ther. bekannt, Tod meist innerhalb von Wo. bis Mon.
ZNS-Malignome: Primäres ZNS-Lymphom (☞ 10.6.12), systemisches Lymphom mit ZNS-Beteiligung, Kaposi-Sarkom mit ZNS-Beteiligung.
Zerebrovaskuläre Komplikationen: Multifokale kleine Infarkte oder auch große Territorialinfarkte durch Vaskulitis (☞ 6.6), intrazerebrale Blutungen (☞ 6.3).

Diagnostik **Serologie:** Ak-Nachweis mit polyvalentem ELISA, hohe Sensitivität, falsch pos. Ergebnisse vereinzelt z.B. bei Autoimmunkrankheiten oder Parasitosen, Bestätigung durch Ak-Nachweis mit Western-Blot oder Immunfluoreszenztest, hohe Spezifität. Die spezifischen Ak, die mit diesem Test nachgewiesen werden, treten erst 1–3 Mon. nach der Infektion auf. P24-Antigen i.S. etwas früher nachweisbar, verschwindet jedoch bei Serokonversion wieder, erst im fortgeschrittenen Stadium erneut nachweisbar.
Lymphozytensubpopulationen: Verlaufsparameter zur Quantifizierung der Immundefizienz. Untersuchung der Lymphozytensubpopulationen T-Helfer-/Suppressorzellen (= T_4/T_8-Ratio oder OKT_4/OKT_8-Quotient: 1,2–3,0 = normal, 0,5–1,2 = mäßiger Immundefekt, < 0,5 = schwerer Immundefekt) und der absoluten T-Helfer-Zellzahlen.
Quantitative Bestimmung der HIV-RNA: Verlaufsparameter zur Einschätzung der Virusreplikationsrate. Wichtig zur Beurteilung des Ansprechens auf eine antiretroviralen Ther. und zum Aufdecken von Resistenzentwicklungen. Kontrolluntersuchungen zum Zeitpunkt der Diagnosestellung, anschließend in vierteljährlichen Abständen, bei antiretroviraler Ther. vor Therapiebeginn, nach 1 Mon. und dann alle 2 Mon. Ziel einer antiretroviralen Ther. ist ein Abfall der HIV-RNA unter die Nachweisgrenze (derzeit ~20 Genomkopien/ml).
Resistenztestung: Ermittlung wirksamer Medikamente vor einem Therapiewechsel aufgrund von Unwirksamkeit des bisherigen Medikamentenregimes. Vor Therapiebeginn sinnvoll bei V.a. primär resistentes Virus (z.B. bei einem antiretroviral vorbehandelten Pat. als Infektionsquelle).
Liquor (☞ 2.1.2): Bei neurologischer Symptomatik mäßige lymphozytäre Pleozytose, milde Schrankenstörung, meist auch oligoklonale Banden und Nachweis einer intrathekalen Synthese spezifischer HIV-Ak. Liquorveränderungen bereits bei etwa der Hälfte der klinisch asymptomati-

schen seropos. Pat., gel. Mon. vor der HIV-Enzephalopathie. Bei Pat. mit opportunistischen Infektionen zusätzlich Auftreten der bei den entsprechenden Infektionen beschriebenen Liquorveränderungen.
Bildgebende Diagn.: CCT, MRT zur Abklärung der behandelbaren neurologischen Begleiterkr.
PET: Präfrontale Minderaktivierung.
EMG, NLG: Abklärung der neuromuskulären Komplikationen.
EEG: Anfallsbereitschaft abklären.

! Meldepflicht besteht nicht namentlich bei direktem oder indirektem Keimnachweis.

Antiretrovirale Therapie

! Kausale Ther. oder Impfung noch nicht verfügbar, daher besondere Bedeutung der Prävention, Infektionsprophylaxe, sexualhygienischen und sozialen Beratung.

Sehr rasche Entwicklung neuer Medikamente. Idealer Therapiebeginn noch nicht eindeutig geklärt. Seit Einführung der hochaktiven antiretroviralen Therapie (HAART) 1996 Rückgang aller opportunistischen Infektionen außerhalb des ZNS sowie Rückgang der primären ZNS-Lymphome. Dagegen Zunahme von HIV-Polyneuropathie und HIV-Enzephalopathie durch längeres Überleben.

Indikationen Eindeutig empfohlen bei symptomatischen Pat., im Allgemeinen ratsam bei asymptomatischen Pat. und CD_4^+-Zellen < 350–500/µl oder HIV-RNA > 10 000–20 000 Genomkopien/ml.

Vorgehen Bereits initial immer Kombinationsther. aus 1–2 Nukleosidanaloga plus 1–2 Proteaseinhibitoren (Dos. ☞ Tab. 7.8). Da das ZNS als Virusreservoir gilt, sollte jede HIV-Therapie mind. eine sicher liquorgängige Substanz (Zidovudin, Stavudin und vermutlich Didanosin) einschließen. Eine Monotherapie ist unzulässig. Zu vermeiden sind die Komb. AZT/d4T, ddC/ddb, ddC/3TC. Aufgrund der vielfältigen NW der Ther. und der Besonderheiten der Erkr. ist Anbindung an einen erfahrenen Kollegen zu empfehlen.
Kontrolle des Therapieerfolgs durch Bestimmung der HIV-RNA; bei prim. oder sek. Therapieversagen an Resistenzentwicklung, mangelnde Compliance, mangelnde Bioverfügbarkeit denken und in der antiretroviralen Ther. erfahrenes Zentrum kontaktieren. Dort bei Resistenzentwicklung Versuch durch wechselnde Kombinationsschemata sensible Lücken zu erkennen (Resistenztestungen z.Zt. in der klinischen Validierung).

ZNS-Lymphom
Radiatio und Dexamethason 4 mg tägl. p.o. (z.B. Fortecortin®), bis zu 24 mg tägl. p.o. beschrieben.

Tab. 7.8 Antiretrovirale Medikamente

Substanzgruppe	Substanz	Handelsname	Wichtigste NW	Tagesdosis
Nukleosidanaloga	Abacavir (ABC)	Ziagen®	Hypersensitivitätssy., allergische Reaktionen	2 × 300 mg p.o.
	Didanosin (ddI)	Videx®	Pankreatitis, Neuropathie	2 × 200 mg p.o.
	Lamivudin (3TC)	Epivir®	Kopfschmerzen	2 × 150 mg p.o.
	Lamivudin + Zidovudin	Combivir®	Kopfschmerz, Neutropenie, Anämie	2 × 150 mg p.o. + 2 × 300 mg p.o.
	Stavudin (d4T)	Zerit®	Neuropathie, Pankreatitis	2 × 40 mg p.o.
	Zalcitabin (ddC)	Hivid®	Neuropathie, orale Ulzera	3 × 0,75 mg p.o.
	Zidovudin (AZT)	Retrovir®	Neutropenie, Anämie	2 × 250 mg p.o.
Protease-inhibitoren	Amprenavir (APV)	Agenerase®	Diarrhö, Übelkeit, Kopfschmerz, Arzneimittelexanthem	2 × 1200 mg p.o.
	Indinavir (IDV)	Crixivan®	Nephrolithiasis, Hyperbilirubinämie	3 × 800 mg p.o.
	Lopinavir (ABT)	Kaletra®	Enzephalopathie	2 × 400 mg p.o.
	Nelfinavir (NFV)	Viracept®	Diarrhö, Übelkeit	3 × 750 mg p.o.
	Ritonavir (RTV)	Norvir®	Diarrhö, Übelkeit, Hypertriglyzeridämie	2 × 600 mg p.o.
	Saquinavir (SQV)	Fortovase®, Invirase®	Diarrhö, Übelkeit	3 × 1200 mg p.o. 3 × 600 mg p.o.
Nicht nukleosidale Reverse-Transkriptase-Inhibitoren	Delavirdin	Rescriptor®	Arzneimittelexanthem	3 × 400 mg p.o.
	Efavirenz (EFV)	Sustiva®	Arzneimittelexanthem, psychotrope NW, Allergie, Enzephalopathie	1 × 600 mg p.o.
	Nevirapin (NVP)	Viramune®	Arzneimittelexanthem	2 × 200 mg p.o.

Sekundärprophylaxe Lebenslang bei HIV-Infektion in Verbindung mit Toxoplasmose, Kryptokokkenmeningitis oder Pneumocystis-carinii-Pneumonie:
Toxoplasmose (☞ 7.7.1): Pyrimethamin 25 mg p.o. (z.B. Daraprim®) und Clindamycin 4 × 150–450 mg tägl. p.o. max. 1800 mg tägl. (z.B. Sobelin®) und Folinsäure 1–3 × 10 mg tägl. p.o. (z.B. Leucovorin®) oder Pyrimethamin 25 mg + Sulfadoxin 500 mg tägl. p.o. (z.B. Fansidar®).
Kryptokokkenmeningitis (☞ 7.6): Fluconazol 100–200 mg tägl. p.o. (z.B. Diflucan®,max. 400 mg tägl.) oder Amphotericin B 100 mg/Wo. i.v. (max. 1 mg/kg tägl.), kann auch über Reservoir intraventrikulär gegeben werden (1 mg jeden 2. Tag).

7.5 Prionkrankheiten

Wahrscheinlich „Infektion" durch „Prionen" = **Pro***teinaceous* **in***fectious agents. Anlagerung des Prionproteins an sein natürlich vorkommendes Pendant im Gehirn führt zur Konformationsänderung und dann Denaturierung und Aggregation. Charakteristisch für Prionen ist die außergewöhnliche Resistenz gegenüber allen Maßnahmen zur Inaktivierung von Nukleinsäuren und Empfindlichkeit gegen Verfahren, die Proteine zerstören. Alternativhypothese: „slow-virus-disease".*

! Meldepflicht besteht namentlich für Krankheitsverdacht, Erkrankung und Tod außer für die familiär hereditären Formen.

7.5.1 Creutzfeldt-Jakob-Krankheit

(ICD-10 A81.0) Subakute präsenile spongiöse Enzephalomyelopathie. Übertragungsweg unklar, z.B. durch Überimpfung von humanem Hirngewebe (Tiefenelektroden, in der Neurochirurgie, Wachstumshormonpräparate aus menschlichen Hypophysen). Familiäre Häufung in 10–15 %.

Klinik Initial uncharakteristische psychische (z.B. paranoid-halluzinatorische) Symptome, später demenzieller Abbau, Myoklonien, visuelle (Visusverlust, Störung der Okulomotorik), zerebelläre (Ataxie), pyramidale und/oder extrapyramidale Störungen sowie akinetischer Mutismus.

Diagnostik **EEG:** Bei etwa 80 % der Pat. bilateral synchrone periodische Aktivität aus drei- bis vierphasigen Wellen (Radermecker-Komplexe/PSWC = periodic sharp wave complex).
CCT: Meist Normalbefund.
MRT: Bei etwa 85 % der Pat. bilaterale Signalanhebung im Bereich der Stammganglien (T_2- und Protonenwichtung).
Liquor: Routineuntersuchungen meist Normalbefund. In spezialisierten Labors Nachweis von CJD-Proteinen bei etwa 88 % der Pat. (Spezifität 100 %), 14-3-3-Protein, S-100-Protein, Neuronen-spezifische Enolase > 35 ng/ml (z.B. Prionforschungsgruppe Klinik und Poliklinik für Neurologie der Universität Göttingen, Robert-Koch-Straße 40, 37075 Göttingen).
Diagnosesicherung: Biopsie, um Hygienemaßnahmen zur Sicherung der Umgebung vornehmen zu können. Histologie: Status spongiosus in Rinde, Stammganglien und Vorderhorn des Rückenmarkes.

Differenzialdiagnosen

- Neue Variante der Creutzfeldt-Jakob-Krankheit, entspricht vermutlich der bovinen spongiformen Enzephalopathie (BSE).
- Alzheimer-Krankheit (☞ 22.2.1): Weniger rasch progredient → EEG: Verlangsamung des Grundrhythmus.
- Vaskuläre Demenz (☞ 6.1): Schubweiser, fluktuierender Verlauf, Gefäßrisikofaktoren → CCT/MRT: Multiple Infarkte, Demyelinisierung im Marklager.
- Pick-Krankheit (☞ 22.2.5): Früh Versagen bei Routineleistungen → CCT/MRT: Frontal betonte Atrophie.
- Progressive Paralyse (☞ 7.3.7): Lues-Serologie.
- AIDS-Demenz-Komplex (☞ 7.4.8): Immunschwäche, HIV-Test.

Therapie Nicht bekannt. Psychosoziale Unterstützung der Erkrankten und der Familie. Wegen Gefahr der Übertragung möglichst Verwendung von Einmalmaterial, Schutzkleidung bei Eingriffen, spezielle Desinfektion der bei dem Pat. verwendeten Geräte; Vernichten von Gegenständen, die mit Gehirngewebe oder Liquor in Berührung gekommen sind (Informationen über Vorsichtsmaßnahmen beim Referenzzentrum für spongiforme Enzephalopathie, Institut für Neuropathologie der Universität Göttingen).

Prognose Nach 6 Mon. bis 2 J. Tod im Koma mit Dezerebration.

Creutzfeldt-Jakob-Krankheit new variant (= nvCJD)

Unterschied zur „echten" CJK: Pat. jünger als bei sporadischer CJK (ca. 28 J.).

Ätiologie Wahrscheinlich ist eine Übertragung des Erregers der bovinen spongiformen Enzephalopathie (BSE) auf den Menschen. Im Gegensatz zu anderen Prionstämmen infiziert der BSE-Erreger (auch bei oraler Zufuhr) alle bisher untersuchten Spezies.

Klinik Verhaltensauffälligkeiten im Vordergrund (meist erster Gang zum Psychiater), Ataxie. Zeichen der Demenz entwickeln sich erst später, längerer Krankheitsverlauf (> 2 J.), meist keine Myoklonien.

Diagnostik Im EEG keine typischen Veränderungen, im Gehirngewebe zahlreiche, von Vakuolen umgebene Amyloidplaques vom Kuru-Typ. Nachweis von Prionprotein in Tonsillen möglich.

7.5.2 Familiäre spongiforme Enzephalopathien

Fatale familiäre Insomnie, familiäre progressive subkortikale Gliose, Gerstmann-Sträussler-Scheincker-Sy., etwa 100 betroffene Familien bekannt. IKZ unbekannt.

Klinik Fortschreitendes demenzielles Syndrom (max. 2 J.), zerebelläre und visuelle Störungen, pyramidale und extrapyramidale Symptome, akinetischer Mutismus. Im Endstadium Koma und rascher Tod. Krankheitsdauer bei 90 % der Pat. < 1 J., 5 % < 2 J.

Diagnostik Typische EEG-Veränderungen (periodic sharp wave complexes), definitiver Nachweis nur durch Hirnbiopsie oder postmortal (charakteristische spongiforme Veränderungen), im Liquor Nachweis des 14-3-3 Proteins (sehr sensitiv, wenig spezifisch) oder ggf. des Prionproteins.

Therapie Keine Behandlung bekannt.

Kuru-Kuru

Nur bei Eingeborenen in Neuguinea. Erstbeschreibung 1954, seit 1975 noch 2600 Fälle bekannt, in den letzten Jahren nicht mehr (Verbot des Kannibalismus 1958). Übertragung durch rituellen Verzehr des Gehirns Verstorbener. IKZ 1–20 J.

Klinik Verlust der Bewegungskoordination, später Demenz, nach 3–12 Mon. Exitus letalis.

7.6 Pilzerkrankungen des ZNS

Systemmykosen. In den Industrieländern bei resistenzgeschwächten oder immunsupprimierten Pat., z.B. bei AIDS (☞ 7.4.8), Alkoholabusus (☞ 23.2.1), neurochirurgischen Pat., Immunsuppression.

Klinik

Tab. 7.9 Pilzerkrankungen des Nervensystems

Erreger	ICD-10-Ziffer	Klinische ZNS-Manifestation
Candida albicans (Candidose)	B37, B37.5 (G02.1 Kandidameningitis)	Subkortikale Mikroabszesse, größere Abszesse, Granulome, Meningitis
Cryptococcus neoformans (Kryptokokkose),	B45.1	Meningoenzephalitis mit Mikrogranulomen, selten raumfordernde Granulome
Aspergillus fumigatus (Aspergillose)	B44	Raumfordernde Abszesse, thrombotische Gefäßverschlüsse mit hämorrhagischen Infarkten, Meningoenzephalitis

Diagnostik **Liquor:** Mäßige lymphozytäre oder gemischtzellige Pleozytose häufig mit Eosinophilen, Eiweiß ↑, Zucker leicht ↓, häufig autochthone IgG-Synthese und oligoklonale Banden, einschließlich Tuschepräparat, PAS-Färbung des Sedimentes, Pilzkultur, Antigennachweis, ggf. Resistenztestung.

Erregernachweis: Nachweis von Antigenen oder kultureller Nachweis der Erreger in anderen Körperflüssigkeiten, wie Blut, Sputum oder Urin, ggf. auch in Abszessinhalten oder Punktaten, zur Sicherung einer systemischen Pilzinfektion oft erforderlich, da der Erregernachweis im Liquor häufig nicht gelingt. **Cave:** Serologische Methoden mit Ak-Nachweis wenig aussagekräftig.

HIV-Test, da Pilzerkr. als opportunistische Infektion gehäuft bei AIDS auftreten (☞ 7.4.8)

Fokussuche: Rö-Thorax (häufig Primärinfektion der Lunge), Rö-Schädel/WS (osteomyelitische Herde), CCT, MRT (mykotische Granulome, Abszesse).

Therapie Komb. von Amphotericin B und Flucytosin möglichst nach Anzüchten der Erreger und Resistenztestung. Dauer 3-6 Wo. Regelmäßige Liquorkontrollen mit Pilzkultur 1 × wöchentlich.

Amphotericin B (z.B. Amphotericin B®): Initial niedrige Dos., zunächst Testdosis 1 g i.v. als Infusion, bei Verträglichkeit als Initialdosis 0,1 g/kg i.v. als Infusion, dann jeden Tag 5 g mehr bis zum Erreichen der angestrebten Dosis von 0,4 g/kg i.v., dann als Infusion jeden 2. Tag. Monother. 6–8 Wo. bzw. bis zu 4 Wo. nach letzter positiver Kultur. Intraventrikuläre Gabe über implantiertes Reservoir: 0,025 mg initial; jeden 2. Tag um 0,025 mg erhöhen bis 0,5 mg. Dann 0,5 mg 2 × /Wo. Bei ausgeprägten NW Umstellung auf liposomales Amphotericin B (AmBisome®). Präparat ist gut sechsmal so teuer wie konventionelles Amphotericin B. *Monitoring:* Wegen zahlreicher NW (Fieber, Nephrotoxizität, Hypokaliämie, Knochenmarksdepression) und der Gefahr allergischer Reaktionen 2 × pro Wo. Kontrolle von BB, Retikulozyten, E'lyten, Nieren- und Leberwerten, Urinstatus, 1 × pro Wo. Liquor, Kreatininclearance.
Flucytosin (z.B. Ancotil Roche®): 3 × 50 g/kg oral oder i.v. tägl. *NW:* Übelkeit, Erbrechen, Enterokolitis, Leukopenie, Thrombopenie, Hepatotoxizität (Kontrolle BB, Leberwerte, Nierenwerte, Kreatininclearance, Dosisreduktion bei eingeschränkter Nierenfunktion).

- Bei AIDS lebenslang Sekundärprophylaxe (☞ 7.4.8).

7.7 Parasitosen

7.7.1 Toxoplasmose

(ICD-10 B58; B58.2, G05.2 Toxoplasmen-Meningoenzephalitis). Erreger ist Toxoplasma gondii.

Klinik

- Bei gesunden Erw. meist blander Verlauf; bei Abwehrschwäche (z.B. AIDS ☞ 7.4.8) schwerer Verlauf (neu erworben oder reaktiviert).
- Akut: Hohes Fieber, Exanthem, Pneumonie, Myokarditis, nekrotisierende Meningoenzephalitis.
- Subakut: Lk-Schwellung, Meningoenzephalitis.
- Chron.-rezid.: Schubförmige Meningoenzephalitis oder Enzephalomyelitis mit psychischen Veränderungen, epileptischen Anfällen, neurologischen Herdsymptomen.
- Primär chron.: Blande Verlaufsform mit leichtem Fieber, Kopfschmerzen, Myalgien.
- Konnatal: Mikrozephalie, Hydrozephalus, epileptische Anfälle, intrazerebrale Verkalkungen, Chorioretinitis.

Diagnostik

- MRT, CCT: Multiple hyperdense Läsionen mit zentraler Nekrose und ringförmiger KM-Aufnahme.
- HIV-Test.
- Liquor: Zellzahl normal oder Pleozytose bis etwa 100/mm^3, Schrankenstörung, IgG ↑, IgM ↑, gel. Toxoplasmennachweis durch Giemsafärbung des zentrifugierten Liquors.
- Mikrobiologie: Mäuseinokulation, Gewebekultur.
- Serologie: Ak-Nachweis in Serum und Liquor, Sabin Feldman Test, Immunfluoreszenz, KBR, ELISA.
- Evtl. Hirnbiopsie (☞ 2.4, Histologie, Peroxidase-Antiperoxidasemethode).

Therapie Pyrimethamin initial 150 mg p.o., dann 50 mg tägl. p.o. (z.B. Daraprim®) und Clindamycin 4 × 500 mg tägl. s.c. (z.B. Sobelin®) *oder* Sulfadiazin 2 × 50 mg/kg tägl. p.o. (z.B. Sulfadiazin-Heyl®) und Folinsäure 10 mg tägl. p.o. (z.B. Leucovorin®) 4–6 Wo. über die Rückbildung der Symptomatik hinaus, bei AIDS lebenslang Sekundärprophylaxe (☞ 7.4.8). **Cave:** Zidovudin absetzen (Interferenz mit Pyrimethamin).

7.7.2 Malaria

(ICD-10 B50 bei Plasmodium falciparum, B50.0 mit zerebralen Komplikationen, B51.0 bei Plasmodium virax, B52 bei Plasmodium malariae)

Klinik Meist 1–2 Wo. nach klinischer Erstmanifestation (paroxysmal hohes Fieber, Schüttelfrost) neurologische Symptome durch vaskuläre Enzephalopathie mit Bewusstseinsstörung, Bewegungsstörungen, neurologischen Herdsymptomen, epileptischen Anfällen, psychotischer Symptomatik, typischer Beginn mit starken Kopfschmerzen. Gel. infektallergische Folgeerkr., z.B. GBS (☞ 3.5.1).

Diagnostik

- Parasitennachweis im Blutausstrich („dicker Tropfen", während der Ther. tägl. Kontrollen), Serologie und Erregertypisierung nur in spezialisierten Labors.
- CCT, MRT: Disseminierte Infarkte, Blutungen, häufig jedoch unauffällig.
- Liquor: Meist wenig ergiebig, gel. leichte Pleozytose, Eiweiß mäßig ↑, Glukose ↓, Laktat ↑.

! Es besteht nicht namentliche Meldepflicht bei direktem oder indirektem Keimnachweis.

Therapie

- Immer abhängig vom Erreger (Resistenzen!).

Chinin 3 × 10 mg/kg (entspricht 25 mg /kg Chininbase) als Infusion tägl. nach Plasmaspiegel. Mittel der 1. Wahl bei schwerer Malaria. Bei Nichtverfügbarkeit Therapiebeginn mit Chinidin 10 mg/kg über 1–2 h, danach 10 mg/kg 3 × tägl.
Chloroquin 4 × 200 mg Base tägl. i.m. (z.B. Resochin®)
Pyrimethamin-Sulfadoxin 3 Tbl. p.o. (z.B. Fansidar®) oder Mefloquin 3–2–1 Tbl. für 1 Tag (z.B. Lariam®), nicht gleichzeitig mit Chinin!
Halofantrin 3 × 500 mg im Abstand von 6 h über 7–10 Tage (z.B. Halfan®)

! **Merke**

- Intensivpflege! 50 % der Todesfälle durch zerebrale Beteiligung.
- Tägl. Blutausstrichkontrollen, bei Persistenz der Parasitämie Umsetzen der Ther.
- In schwersten Fällen ist eine Blutaustauschtransfusion zu erwägen sowie Dexamethason zur Verminderung begleitender Immunphänomene.

Prophylaxe

- Konsequente Maßnahmen zur Vermeidung von Insektenstichen in Endemiegebieten (Moskitonetze, Repellents, etc.).
- Chemoprophylaxe in Abhängigkeit vom Reiseziel und der Resistenzsituation (Beratung durch Tropeninstitute auch telefonisch und im Internet).

7.7.3 Babesiose

(ICD- 10 B 60.0) Babesia microti und vor allem in Europa Babesia divergens sind Protozoen, die durch Zeckenbiss oder Bluttransfusion übertragen werden. Seroprävalenz in Deutschland beträgt etwa 2 %, nach Zeckenbiss etwa 12 %.

Klinik Die Symptome der Babesiose ähneln denen der Malaria: Grippeartige Symptome für 1–2 Wo. mit Fieber, Kältegefühl, Kopfschmerzen, Übelkeit, Erbrechen, Bewusstseinsstörung, Anämie, DIC, Ateminsuff., Niereninsuff. Die Erkr. verläuft i.d.R. mit leichten Symptomen, kann aber lebensbedrohlich sein. Gefährdet sind splenektomierte und immungeschwächte Pat.

Diagnostik Piroplasmanachweis in Erythrozyten im Blutausstrich. Serologischer Antikörpernachweis sowie PCR.

Therapie Kombination aus Clindamycin und Chinin oder aus Azithromycin und Atovaquon. Ggf. Blutaustauschtransfusion.

7.7.4 Amöbiasis

(ICD-10 B60, G05.2, B60.2 bei prim. Amöben-Meningoenzephalitis). Erreger ist Entamoeba histolytica.

Klinik Abszesse in Leber (90 %), Lunge (10–20 %), Gehirn (5–10 %), Meningitis, neurologische Herdsymptome, Hirndruck!

Diagnostik
- CCT, MRT: Abszesse, bei Meningitis gel. hämorrhagische Läsionen.
- Mikrobiologie, Serologie: Erregernachweis in Stuhl, Punktat von Leber-und Lungenabszessen, Ak-Nachweis, mikroskopischer und kultureller Nachweis von Amöben.
- Liquor: Eitrig mit ausgeprägter granulozytärer Pleozytose, Erythrozyten, starker Eiweißerhöhung.
- Rö-Thorax; Sono, CT Abdomen (Leberabszesse).

Therapie Hirndruckther. ☞ 3.2.4
Zerebrale Amöbiasis: Metronidazol 3 × 750 mg tägl. i.v. (z.B. Clont®), alternativ Tinidazol 3 × 800 mg tägl. i.v. (z.B. Fasigyn®, über Internationale Apotheke) oder Dehydroemetin (über Internationale Apotheke) 1–1,5 mg/kg tägl. i.m. + Chloroquin 2 × 300 mg Base tägl. i.m. für 2 Tage (z.B. Resochin®), dann 300 mg Base tägl. i.m. , rasch Übergang auf orale Gabe, Dauer 2–4 Wo.
Primäre Meningoenzephalitis: Amphotericin B 1–1,5 mg/kg tägl. i.v. und 1 mg intrathekal, lumbal oder intraventrikulär jeden 2.Tag *und* Miconazol 350 mg/ m^2 KO tägl. i.v. (z.B. Daktar®) und 10 mg jeden 2. Tag intrathekal *und* Rifampicin 10 mg/kg tägl. p.o. über 9 Tage (z.B. Rifa®).

7.7.5 Wurmerkrankungen

Tab. 7.10 Wurmerkrankungen des Nervensystems

Erkrankung (Erreger)	Klinik	Diagnostik	Therapie
Zystizerkose (Taenia solium = Schweinebandwurm) *ICD-10 B69.0*	*Aktiv:* Meningitis, Enzephalitis, solitäre oder multiple Zysten intrazerebral, intraventrikulär oder spinal *Inaktiv:* Parenchymatöse Verkalkungen oder Granulome *In beiden Fällen:* Kopfschmerzen, epileptische Anfälle, Hirndruck, neurologische Herdsymptome, psychotische Symptome	Stuhluntersuchung (Parasiteneier) Serologie CCT, MRT (Zysten, Granulome, Verkalkungen) Liquor (lymphozytäre Pleozytose mit Eosinophilie, Eiweiß ↑, Glukose ↓) Rö (Skelettmuskelverkalkungen bes. im Oberschenkel), evtl. subkutane Zysten	Praziquantel 3 × 15 mg/kg tägl. p.o. für 15 Tage (z.B. Cesol®). **Cave:** Bei Hirnödem ☞ 3.2.4 und Dexamethason 3–4 × 4 mg tägl. p.o. (z.B. Fortecortin®) für 15 Tage, evtl. OP solitärer Zysten (antiparasitäre Ther. bei inaktiven Prozessen wirkungslos), bei Verschlusshydrozephalus ☞ 13.5.3 Ein echter Nutzen der Erregerther. in kontrollierten Studien ist nicht gesichert.
Zystische Echinokokkose* (Echinococcus granulosus = Hundebandwurm) *ICD-10 B67.3*	Meist einzelne, langsam raumfordernd wachsende intrazerebrale Zysten mit Zeichen des Hirndruckes. Bei Zystenruptur Anaphylaxie und Zystendissemination, bei Zysten in WS: RM-Kompression	Anamnese (Tierkontakt) BB (Eosinophilie), IgE ↑, Serologie CCT, MRT, Myelographie	OP der Zyste(n), keine Zystenpunktion wegen Gefahr der Dissemination! Mebendazol 50 mg/kg tägl. p.o. über J. (z.B. Vermox®) Albendazol 2 × 400 mg tägl. über 28 Tage (Eskazole®) . Nach 140 Tagen erneuter Zyklus über 28 Tage. Mind. 2, max. 3 Zyklen

Tab. 7.10 Fortsetzung

Erkrankung (Erreger)	Klinik	Diagnostik	Therapie
Alveoläre Echinokokkose (Echinococcus multilocularis = Fuchsbandwurm) *ICD-10 B67.6*	Zahlreiche infiltrierend wachsende Zysten (intrazerebral, in Schädelknochen oder WS) bei Zystenruptur Anaphylaxie und Zystendissemination	BB (Eosinophilie), IgE ↑, Serologie, Liquor (lymphozytäre Pleozytose, evtl. mit Eosinophilie, oft unergiebig) Rö-Schädel, Rö-WS (Knochendestruktion), CCT, MRT (Zysten) Myelographie (KM-Aussparung, -stopp bei intraspinalen Zysten)	Ther. wie bei der zystischen Echinokokkose
Bilharziose (Schistosoma) *ICD-10 B65 weitere Klassifikation nach Erreger: B65.0 S. haematobium; B65.1 S. mansoni; B65.2 S. japonicum*	Intrazerebrale granulomatöse Entzündungen und Mikroabszesse, klinisch insbes. epileptische Anfälle, organisch bedingte psychische Störung, neurologische Herdsymptome; akut (migratorische Phase): Meningitis, Enzephalitis, Myelitis, bei RM-Beteiligung RM-Sy.	Parasiteneiernachweis im Stuhl, Urin, Rektum- oder Harnblasenbiopsie Serologie, Liquor (Pleozytose, evtl. mit Eosinophilie), CCT (raumfordernde Granulome) Myelographie (KM-Aussparung, -stopp durch Granulome)	Praziquantel (z.B. Cesol®), bei S. japonicum 3 × 20 mg/kg tägl. p.o. für 1 Tag, bei S. mansoni und haematobium einmalig 40 mg/ kg p.o. und Dexamethason (z.B. Fortecortin®) 3–4 × 4 mg tägl. p.o., solange Ödem/ Raumforderung nachweisbar oder bei allergischer Reaktion. Bei Resistenz auf Praziquantel ggf. Oxamviquin

*Nicht namentliche Meldepflicht bei direktem oder indirektem Erregernachweis.

8 Multiple Sklerose

Inhalt

Jürgen Klingelhöfer _ Martina Näher-Noé _ Malte Kornhuber

344 **8.1 Kurzdarstellung**
345 **8.2 Leitsymptome und Differenzialdiagnosen**
345 8.2.1 Leitsymptome
347 8.2.2 Differenzialdiagnosen der multiplen Sklerose
348 **8.3 Diagnostik**
350 **8.4 Therapie**
350 8.4.1 Medikamentöse Standardtherapie
353 8.4.2 Neue Medikamente und Strategien
353 8.4.3 Weitere Maßnahmen
355 **8.5 Andere demyelinisierende Erkrankungen**
355 8.5.1 Akute disseminierte Enzephalomyelitis (ADEM)
356 8.5.2 Entzündliche diffuse Sklerose (Schilder-Krankheit)
356 8.5.3 Konzentrische Sklerose (Baló-Krankheit)
356 8.5.4 Neuromyelitis optica (Devic-Syndrom)

8.1 Kurzdarstellung

(ICD-10 G35) Syn.: MS, Enzephalomyelitis disseminata.

Ätiologie Nicht exakt geklärt. Multilokuläre, entzündliche und degenerative, demyelinisierende Gehirn- und RM-Erkr. Diskutiert wird eine Autoimmunreaktion gegen Myelinprotein, evtl. nach Exposition gegenüber einem bisher unbekannten Agens (z.B. Slow-Virus, Virusinfektion, Chlamydien, nicht nachgewiesen), eine zusätzliche genetische Disposition (HLA-System und T-Zellrezeptoren) und Einfluss von Umweltfaktoren mit Relevanz des geographischen Aufenthalts. In einem neuen pathogenetischen Modell wird der degenerative Teil der Krankheit Viren, der entzündliche Teil viralen Superantigenen im Nervensystem zugeschrieben.

Epidemiologie Hohe Prävalenz in Europa und USA, Nord-Süd-Gefälle mit polwärts jeweils zunehmender Häufigkeit. Bei Migration aus Hoch- in Niedrigprävalenzländer nach der Pubertät gleiches Risiko wie im Ursprungsland, bei Migration vor der Pubertät Anpassung an Zielland. Prävalenz in Deutschland 50/100 000, F : M = 2 : 1. Erkrankungsbeginn meist zwischen dem 20. und 40. Lj., sehr selten vor der Pubertät, nach dem 60. Lj. unwahrscheinlich.

Verlaufsformen **Schubförmig rezid. remittierend** (~60%): Vollständige oder unvollständige Rückbildung. Pausen zwischen den Schüben von wenigen Wo. bis mehreren J.
Schubförmig progredient (~30%): Initial schubförmig und remittierend (z.B. für einige J.) mit sek. chron. progredientem Verlauf. Überlagernd weitere Schübe möglich.
Primär chron. progredient (~10%): Ohne Remissionen, häufiger bei spätem Krankheitsbeginn.

Klinik Mono- oder multifokale Symptome, ein oder mehrere Schübe.

Tab. 8.1 Klassifizierung der MS (nach Poser)

Klassifizierung	Schubförmiger Verlauf	Chron. progredienter Verlauf
Klinisch möglich oder fraglich	1 Schub mit monofokalen Symptomen	Primär chron. Symptomatik für weniger als 1 J.
Klinisch wahrscheinlich	2 Schübe mit monofokalen Symptomen oder 1 Schub mit multifokalen Symptomen	Primär chron. monofokale Symptome über mehr als 1 J.
Klinisch eindeutig	2 Schübe mit multifokalen Symptomen	Primär chron. multifokale Symptome über mehr als 1 J.
Sicher	Postmortale pathomorphologische Diagnose	

Prognose

- Bei chron. progredientem Verlauf häufig schlechter als bei schubförmigem Verlauf. Übergang von schubhaft remittierendem in sekundär chron. progredienten Verlauf zu jeder Zeit möglich, im Durchschnitt etwa 10 J. nach Symptombeginn.
- Unterschiedliche Besserungstendenzen verschiedener Symptome, am besten für Optikusneuritis und Parästhesien, mittelmäßig für Paresen und Blasenstörungen, schlechter für zerebelläre Symptome und psychische Störungen.

- Bei 15–30% der Pat. benigner Verlauf ohne bleibende stärkere Beeinträchtigung, bei 5% maligner Verlauf mit rasch eintretender Invalidität, bei den übrigen Pat. langsame, über J. zunehmende Invalidisierung; selten perakuter Verlauf (ADEM, ☞ 8.5.1).

! Pat. bei der Aufklärung über die Häufigkeit benigner Verläufe informieren, da Diagn. vom Pat. oft mit rasch eintretender Invalidität gleichgesetzt wird. Zu Beginn der Erkr. gibt es keine Prädiktoren für den klinischen Verlauf und den späteren Behinderungsgrad.

8.2 Leitsymptome und Differenzialdiagnosen

8.2.1 Leitsymptome

Tab. 8.2 Häufigkeit der Leitsymptome (nach Poser)

Leitsymptom	Initial	Im Verlauf
Zentrale Paresen	45%	85%
Sensibilitätsstörungen	42%	86%
Optikusneuritis	33%	62%
Zerebelläre Symptome	24%	79%
Augenmotilitätsstörungen	14%	36%
Andere Hirnstammsymptome	10%	29%
Blasen-/Mastdarmstörungen	9%	61%
Psychische Störungen	4%	39%

Zentrale Paresen

Spastische Paresen mit gesteigerten MER und Pyramidenbahnzeichen, unterschiedlich ausgeprägte, meist asymmetrische Para- oder Tetraspastik. Typischerweise Fehlen oder rasche Erschöpfbarkeit der Bauchhautreflexe.

Sensibilitätsstörungen

Transitorisch oder anhaltend, ohne Bezug zu Dermatomen, gel. distal betont und meist asymmetrisch, v.a. Kribbelparästhesien oder Dysästhesien sowie Beeinträchtigung des Lage- und Vibrationsempfindens, auch sensible Ataxie. MS-typisch (nicht pathognomonisch) ist das Lhermitte-Zeichen: Bei kräftigem Beugen des Nackens auftretende elektrisierende Missempfindungen entlang der WS und in den Armen (☞ 1.1.7) durch Demyelinisierungsherd(e) im Spinalmark.

Optikusneuritis

Meist einseitige, innerhalb von Tagen auftretende Visusminderung oder -verlust, begleitet von Bulbusschmerzen. Zunächst unauffälliger Fundus („Pat. sieht nichts, Arzt sieht nichts"), nach Wo. temporale Papillenabblassung. Besserung der Sehschärfe beginnt meist nach 1–2 Wo. Kann weiteren Symptomen um Jahre vorausgehen. *DD:* Anteriore ischämische Optikusneuropathie (AION), Glaukom, Lebersche Hereditäre Optikusneuropathie (LHON), Kjer-Sy., Optikusscheidengangliom.

Zerebelläre Symptome

Ataktisches Gangbild, Dysmetrie, Dysdiadochokinese und Intentionstremor. In späterem Stadium Charcot-Trias (Nystagmus, Intentionstremor und skandierende Sprache).

Hirnstammsymptome

Augenmotilitätsstörungen:

- HN-Paresen, v.a. Abduzens-, seltener Trochlearis- oder inkomplette Okulomotoriusparese mit Doppelbildern (☞ 4.1.4).
- Internukleäre Ophthalmoplegie (☞ 4.1.4): Meist einseitig, gel. bds. bei Demyelinisierungsherd im Fasciculus longitudinalis medialis. Sonderform: Eineinhalb-Sy. (☞ 4.1.4).
- Störungen der langsamen oder schnellen Blickfolgebewegungen, dissoziierter Nystagmus (☞ 4.1.7), Blickrichtungsnystagmus, hypo-/hypermetrische Sakkaden.

Trigeminusneuralgie (☞ 5.1.7): Bds. Auftreten typisch für MS.

Fazialisparese (☞ 4.2.2).

Störungen kaudaler HN: Schluckstörungen, Dysarthrie, Dysphonie; Husten- und Würgereflex abgeschwächt oder ausgefallen.

Andere Hirnstammsymptome: Singultus, Schwindel, Tinnitus, Atemstörungen (selten).

Autonome Störungen

Initial häufig imperativer Harndrang und Blasenentzündungen bei unerkannter Restharnbildung, später Inkontinenz und Retention (Detrusorhyperreflexie, Detrusor-Sphinkter-Dyssynergie). Seltener Mastdarmstörungen. Erektionsschwäche.

Psychische Störungen

Häufig affektive Labilität (7,5-fach erhöhtes Suizidrisiko); bei Pat. mit leichten und mittelschweren Symptomen und im akuten Schub oft als reaktiv-depressives Sy. In späteren Stadien teilweise organische psychische Störung mit zunehmender psychomotorischer Verlangsamung, affektiven Störungen. Zwangslachen oder Zwangsweinen. Kognitive Störungen (verminderte Aufmerksamkeitsleistung, Ermüdbarkeit, Störung der visuell-räumlichen Gedächtnisleistung) meist nur mit aufwändiger neuropsychologischer Diagn. nachweisbar.

Besondere Symptome und Zeichen

Nackenbeugezeichen (Lhermitte-Zeichen): Bei kräftigem Beugen des Nackens auftretende elektrisierende Missempfindungen entlang der WS und in den Armen (☞ 1.1.7) durch Demyelinisierungsherd(e) im Spinalmark.

Symptomverstärkung bei Anstieg der Körpertemperatur (Uthoff-Phänomen) z.B. heißes Bad, körperliche Anstrengung.

McArdle-Zeichen (seltener): Kräftige Flexion des Nackens führt zu vorübergehender Zunahme der spastischen Beinschwäche.

Marburg-Trias: Paraspastik, erloschene Bauchhautreflexe, temporale Papillenabblassung. Häufige Trias zu Beginn der Erkr.

Charcot-Trias: Intentionstremor, Nystagmus, skandierende Sprache.

8.2.2 Differenzialdiagnosen der multiplen Sklerose

Erkrankungen mit multilokulärem ZNS-Befall

- Neuroborreliose (☞ 7.3.8): Zeckenbissanamnese, Erythema migrans, Lymphozytom, Arthralgien. *Diagn.:* Borrelienserologie, Liquorbefund.
- Neurosyphilis (☞ 7.3.7): Früherer Primäraffekt, Sekundär- und Tertiärstadium, „Erb-Paraplegie“, Arthralgien. *Diagn.:* Syphilisserologie.
- Sarkoidose: Husten, Fieber, Belastungsdyspnoe. *Diagn.:* Rö-Thorax, ACE.
- Kollagenosen und Vaskulitiden (☞ 6.6): Hautveränderungen, Arthritis, BSG, ANA, AMA, SMA, RF, Anti-DNS-Ak.
- Rezid. Ischämien (☞ 6.2): Gefäß-Risikofaktoren, Herzrhythmusstörungen, Endokarditis. *Diagn.:* CCT, Doppler, keine entzündlichen Liquorveränderungen.
- Rezid. Blutungen (z.B. Amyloidangiopathie). *Diagn.:* CCT, MRT (T_2-Bild).
- AIDS (☞ 7.4.8): Risikogruppe, Lk-Schwellung, Infektanfälligkeit. *Diagn.:* HIV-Serologie.
- Hirnstammprozesse können selten multilokulären Befall vortäuschen (z.B. AV-Malformation).

Erkrankungen mit chronisch progredientem Verlauf

- Zerebelläre Heredoataxien (☞ 13.2.4). *Diagn.:* Familienanamnese, keine entzündlichen Liquorveränderungen.
- Kompressionsmyelopathie (☞ 14.3.7). *Diagn.:* Spinales CT, MRT (ggf. Funktions-HWS-MRT), Myelographie, keine entzündlichen Liquorveränderungen.
- Progrediente spastische Sy., z.B. spastische Spinalparalyse, primäre Lateralsklerose.
- Vaskuläre Myelopathie (☞ 11.3): z.B. spinale AV-Malformation. *Diagn.:* Myelographie, spinale Angiographie, keine entzündlichen Liquorveränderungen.
- Tumoren, Metastasen (☞ 10.6): Primärtumor, Kopfschmerz. *Diagn.:* Hirndruckzeichen, CCT, MRT.
- Funikuläre Myelose (☞ 17.9): Peripher neurogene und spastische Symptome, makrozytäre Anämie. *Diagn.:* Vit.-B_{12}-Mangel, Schilling-Test.
- Myelitis unterschiedlicher Genese, z.B. Tbc, Coxsackie B, Toxoplasmose. *Diagn.:* Liquor, Serologie, spinales und kranielles MRT.

- Genetisch bedingte degenerative Erkr., v.a. Leukoenzephalopathien. *Diagn.:* Liquor, teilweise auch im MRT abgrenzbar.
- Tropische spastische Paraparese, spinale oder optikochiasmatische Arachnopathie.

8.3 Diagnostik

Liquoruntersuchung

(☞ 2.1).

- Sensitivste Untersuchung zur Bestätigung eines chron. entzündlichen ZNS-Prozesses.

Oligoklonale Banden (☞ 2.1.2): Sensitivster Parameter für autochthone IgG-Bildung; selten einziger bleibender path. Parameter; zu Beginn der MS bei 77% der Kranken Nachweis von oligoklonalen IgG im Liquor, im weiteren Verlauf bei über 90%.
Lymphozytäre Pleozytose, besonders zu Beginn der Erkr. und im Schub.

Tab. 8.3 Liquorbefund bei multipler Sklerose

Parameter	Häufigkeit
Leukozytenzahlerhöhung (lymphozytäre Pleozytose) im Schub	30–60%
Lokale (autochthone) IgG-Synthese	70–85%
Normales Eiweiß, normaler Albuminquotient (Albumin < 550 mg/l)	70–90%
Intrathekale AK gegen Masern, Röteln, VZV (MRZ- Reaktion)	70–95%
Oligoklonale Banden positiv	80–95%

Bildgebende Verfahren

Magnetresonanztomographie (☞ 2.3.3): Nachweis von frischen und alten Entmarkungsherden mit großer Sensitivität (> 90%). Mit KM Abgrenzung von frischen und alten Herden möglich. *Typisch:* Multiple Herde in periventrikulärer weißer Substanz (T_2- besser als T_1-Bild); sehr sensitiv ist Flairsequenz. Häufig klinisch stumme periventrikuläre Herde nachweisbar. **Cave:** Herde im MRT sind *kein* Beweis für eine MS! Bei prim. chron. progredienter MS häufig nur wenig Herde trotz erheblicher Behinderung.
Zerebrale Computertomographie (☞ 2.3.2): Geringere Sensitivität als MRT, vorwiegend zum Ausschluss anderer Erkr.

Evozierte Potenziale

Durchführung ☞ 2.2.2. Nachweis path. Befunde in Systemen, die klinisch nicht oder nicht mehr betroffen sind (multifokale Affektionen).
VEP: Im Schub zunächst Amplitudenerniedrigung, Potenzialdeformierung, dann Latenzverlängerung der P100. Auch bei klinisch abgeheilter Optikusneuritis meist noch verlängerte Latenz. Path. in 60–80%.

Transkraniell evozierte motorische Potenziale (MEP): Im Schub zunächst Amplitudenreduktion, später zusätzlich Latenzverlängerung. Path. in 60–80%.
SSEP: Deutliche Latenzverlängerung der P40 (N. tibialis) oder N20 (N. medianus), gel. Amplitudenminderung, Potenzialdeformierung, Seitendifferenzen. Path. in 55–60%.
AEP: Seitendifferenzen; Latenzen und Interpeak-Latenzen verlängert, Ausfall einzelner Potenzialgipfel möglich. Path. in 30–55%.

Diagnostik bei Blasenstörung (Inkontinenz, Restharn, Harndrang)

Urinstatus: Häufig Harnwegsinfekt (Bakteriurie, Nitrit ↑) abnormes, nicht organisches Harnsediment.
Restharnbestimmung: Bei atoner Blasenstörung ↑.
Neurologische Untersuchung: Sphinktertonus (S_2–S_4), Plantarflexion der Zehen (S_1–S_2), Perianalsensibilität (S_4–S_5), Analreflex (S_3–S_5), ASR (S_1–S_2) Cremasterreflex (L_1–L_2) zur Höhenlokalisation. Ggf. EMG des M. sphincter externus: Detrusor-Sphinkter-Dyssynergie.
Urologische und radiologische Diagn.: Bei weiterhin unklarer Blasenstörung

- Uroflowmetrie (Harnflussmessung): z.B. Detrusorschwäche. Ausschluss einer infravesikalen Obstruktion.
- Blasendruckmessung (Zystomanometrie): Blasenkapazität, Dehnungsverhalten.
- Urographie (Morphologie des oberen Harntraktes), Miktionszysturethrographie (vesikorenaler Reflux), LWS- und Beckenbildgebung.

Tab. 8.4 Empfohlene diagnostische Kriterien der internationalen Panels für die Diagnose der multiplen Sklerose (McDonald et. al., 2001)

Zahl der Schübe	Klinisch objektivierte Läsionen	Weitere erforderliche Kriterien
≥ 2	≥ 2	-
≥ 2	1	• ≥ 1 klinischer Schub zusätzlich *oder* • Nachweis von oligoklonalen Banden (OKB) im Liquor und ≥ 2 MRT-Herde *oder* • ≥ 9 MRT-Herde
1	≥ 2	Zeitliche Dissemination im MRT
1	1	• ≥ 9 MRT-Herde und zeitliche Dissemination im MRT *oder* • ≥ 2 MRT-Herde und zeitliche Dissemination und OKB im Liquor
0 (primär chron. Verlauf)	≥ 1	• OKB im Liquor und ≥ 9 MRT-Läsionen und zeitliche Dissemination (MRT) oder Progression > 1 J. *oder* • OKB im Liquor und ≥ 4 MRT-Läsionen und 1 RM-Läsion und zeitliche Dissemination (MRT) oder Progression > 1 J. *oder* • OKB im Liquor und ≥ 4 MRT-Läsionen und path. VEP und zeitliche Dissemination (MRT) oder Progression > 1 J.

8.4 Therapie

Keine kausale Ther. bekannt. Die gegenwärtigen Therapieformen versuchen, die fehlgeleitete Immunreaktion und die Entzündungsreaktion zu beeinflussen. Neuere Studien sprechen für einen frühzeitigeren Einsatz sowohl der Glukokortikoid-Pulstherapie als auch der immunsuppressiven/immunmodulierenden Therapien im Verlauf der Erkrankung.

8.4.1 Medikamentöse Standardtherapie

Schubförmiger Verlauf

Glukokortikoide (☞ 26.5.1)

Im akuten Schub oder in der Initialphase der Erkr. Glukokortikoide als Mittel der 1. Wahl. Einfluss auf Schubfrequenz und Rezidivrate noch umstritten, hier eher Immunsuppression bzw. Immunmodulation wirksam.

Orale Therapie (umstritten) **Ind.:** Frischer Schub mit geringer Symptomatik .
Präparate und Dos.: Fluocortolon (z.B. Ultralan®), Prednisolon (z.B. Decortin-H®), Methylprednisolon (z.B. Urbason®), Prednison (z.B. Decortin®) initial für 2 Tage 100 mg p.o., dann alle 2 Tage um 20 mg reduzieren bis 60 mg tägl., dann alle 2 Tage um 10 mg reduzieren bis 40 mg tägl., dann alle 3 Tage um 5 mg reduzieren, am 32. Tag absetzen.

Intravenöse Therapie **Ind.:** Frischer Schub mit behindernder neurologischer Symptomatik (z.B. Optikusneuritis, Doppelbilder, Ataxie, Parese) oder sekundär chron. progredienter Verlauf mit frischem überlagernden Schub. Die orale Ther. hat sich in einer groß angelegten Studie zur Optikusneuritis als wirkungslos erwiesen; bei kurzzeitiger hoch dosierter i.v.-Ther. aber auch deutlich weniger NW als bei oraler längerer Ther.
Präparate und Dos.: Prednisolon 500 oder 1000 mg i.v. tägl. (z.B. Solu-Decortin® H) für 5 Tage, bei deutlicher Besserung absetzen.

Zusätzliche Maßnahmen
Magenschutz (☞ 26.6.2), Kontrolle von Temperatur, BB, BZ, RR und K^+. Low-dose-Heparinisierung 2 × 7500 IU tägl. s.c. (z.B. Calciparin®), begleitende Krankengymnastik. Ggf. Kaliumsubstitution.

! Ein frischer Blaseninfekt kann bei schon bestehenden Defiziten die Spastik, Paresen und Dysästhesien neg. beeinflussen. Urinstatus vor Glukokortikoidgabe erforderlich.

Azathioprin (☞ 26.5.2).

Langzeitmedikation bei schubförmigem Verlauf zur Verminderung der Schubfrequenz und -intensität. Bei chron. progredientem Verlauf Wirkung nicht nachgewiesen. Wirkungseintritt erst nach 2–6 Mon., Schubreduktion um 25–30%.

Ind.: Bei Schubfrequenz von > 1 Schub/J. mit unzureichender Remission oder mehr als einem schweren Schub/2 J.. Erstaunlicherweise empfiehlt die gemeinsame Kommission der Ärzte und Krankenkassen den Einsatz von Azathioprin erst nach Therapieversagen des zehnmal teureren β-Interferons.

Präparate: z.B. Imurek®.
Dos.: z.B. Langzeitbehandlung über zunächst 2 J. einschleichend mit Azathioprin 3 × 50 mg tägl. p.o. (2–2,5 mg/kg) in Abhängigkeit von der Leukozytenzahl. *Ziel:* MCV ↑ um 10–15%, Retikulozyten > 15 ‰, Lymphozyten 800–1000/µl.
NW (☞ 26.5.2): Blutbildveränderungen (Leukopenie, Anämie, Thrombopenie), GIT-Störungen, Leberwerte ↑, bei Infektionen schwererer Verlauf möglich.

Zusätzliche Maßnahmen
BB-Kontrollen, initial 1 ×/Wo. für 2 Mon., danach alle 4 Wo. Kontrazeptive Maßnahmen bis 6 Mon. nach Therapieende. Allgemeine Maßnahmen ☞ 8.4.3. Anwendung sollte auf etwa 10 J. beschränkt bleiben wegen der dann zunehmenden Möglichkeit einer Neoplasie.

β-Interferon

Immunmodulatorisch wirksames Zytokin. In Studien bei schubförmigem und schubförmig progredienten Verlauf Reduktion von Schubfrequenz, Schwere der Schübe, aktiven Herden im MRT. Die Wirksamkeit ist der von Azathioprin vergleichbar (Schubreduktion um ~30%) bei unterschiedlichem NW-Spektrum.
Mehrere Studien haben gezeigt, dass Therapie mit Interferon β nicht nur nach dem 2. Schub, sondern schon nach dem 1. Schub signifikant wirksam ist. Es wird daher propagiert, Interferon β bereits nach dem 1. Schub einzusetzen. Da nach dem 1. Schub der weitere Verlauf nicht leicht abzuschätzen ist, und da alle MS-Medikamente relevante NW haben können, empfehlen wir, die Langzeitimmuntherapie nicht vor dem 2. Schub einzusetzen. Ausnahme sind eine spinale Manifestation oder zahlreiche KM aufnehmende Herde. Leider ist die fortschreitende Behinderung wesentlich durch den degenerativen Teil der Erkrankung bestimmt, der einer Immuntherapie nicht zugänglich ist. Es ist daher eher nicht zu erwarten, dass die teure Therapie zu Beginn der Erkrankung den späteren Krankheitsverlauf wesentlich beeinflussen wird.
Ind.: ≥ 1–2 Schübe/J.
Präparate: IFN-β-1b = Betaferon®, IFN-β-1a = Avonex®, Rebif®.
Dos.: IFN-β-1b 8 Mio. IU s.c. jeden 2. Tag (Betaferon®), Avonex® 30 µg i.m. 1 ×/Wo. oder Rebif® 22 µg bzw. 44 µg s.c. jeden 2. Tag. Die Wirksamkeit ist bei s.c.-Injektion jeden 2. Tag geringfügig besser als bei i.m.-Injektion 1 × / Wo. **Cave:** Ausschleichen, da evtl. bei abruptem Absetzen Schübe getriggert werden können.
NW: Lokale Reizung an der Injektionsstelle bei s.c.-Applikation (lokale Ther. mit Glukokortikoiden), seltener Hautnekrosen; unspezifische Befindlichkeitsstörungen (Kopfschmerzen, Fieber, bei Übelkeit Ther. mit NSAID), möglicherweise Verstärkung einer depressiven Symptomatik oder Suizidneigung, Bildung neutralisierender Antikörper, BB-Veränderungen, Leberenzyme ↑. Vorübergehende Zunahme der Spastik.

Zusätzliche Maßnahmen
Kontrolle von BB, Differenzialblutbild und Leberwerten in den ersten 3 Mon. 1 ×/Mon., danach 1 ×/3 Mon. Kontrazeption. Bei sek. Therapieversagen Bestimmung neutralisierender Ak.

Glatirameracetat

Immunmodulatorisch wirksam, Reduktion der Schubschwere und Schubrate um etwa 25%. Wirksamkeit vergleichbar mit Azathioprin und β-Interferon. Verzögerter Wirkungseintritt nach etwa 6 Mon. NW in der Regel gering.

Ind.: 1–2 Schübe pro Jahr.

Präparat: Copaxone®.

Dos.: 20 mg s.c. täglich

NW: 15% systemische Postinjektionsreaktion (SPIR) mit Gesichtsrötung, Engegefühl im Thorax, Palpitationen, teilweise Atemnot und Angst. Bisher keine ernsten Folgen. Häufig lokale Hautreaktion mit Rötung und Induration, selten umschriebene Atrophie. Selten Lymphadenopathie.

Intravenöse Immunglobuline (IVIG)

Immunmodulatorisch wirksam. Reduktion von Schubfrequenz und Schubschwere bei schubförmig remittierender MS. Wirksamkeit vermutlich vergleichbar Azathioprin und β-Interferon. Studienlage aber nicht eindeutig. Daher bislang keine Zulassung zur MS-Therapie. NW in der Regel gering.

Ind.: ≥ 1–2 Schübe/J.

Dos.: 0,2–0,4 g/kg i.v. alle 4–8 Wo.

NW: Innerhalb von 15–30 Min. nach Infusionsbeginn allergische Reaktionen, Fieber, Kopfschmerz, Myalgien, Übelkeit, aseptische Meningitis, Nierenversagen, Anämie, Thromboembolien.

! Merke

- Beachten der vorgeschriebenen Infusionsgeschwindigkeit.
- Infusion unter klinischer Beobachtung und Kreislaufmonitoring.

Chronisch progredienter Verlauf

Cyclophosphamid **Ind.:** Schwerster chron. progredienter Verlauf und erfolglose hoch dosierte Glukokortikoidther., frustrane Azathioprinther. Langzeitmedikation bei chron. progredientem Verlauf mit rasch zunehmender Invalidisierung.

Präparat: z.B. Endoxan®.

Dos.: 8 mg/kg i.v. über 1 h jeden 4. Tag, bis Lymphozyten auf 50% des Ausgangswertes fallen (nicht unter 1000/μl). *Ggf. Exazerbationsprophylaxe:* Orale Langzeitther. mit 150 mg tägl. p.o. oder niedrig dosiert mit 50 mg tägl. p.o. oder jeden 2. Tag (Nachteil: Größere kumulative Dosis). Alternativ 700 mg/m² KO i.v. alle 2 Mon. oder bei Befundverschlechterung bis zu einer Jahresdosis von 18 g.

NW: Blasentoxisch. Übelkeit, Erbrechen, Diarrhö, Nieren-, Leberschäden, Knochenmarksdepression, Hyperurikämie, temporärer Haarausfall, Erhöhung des Langzeitmalignitätsrisikos (insbes. bei kumulativer Dosis > 50 g) und teratogene Wirkung.

Zusätzliche Maßnahmen

Verringerung der Blasentoxizität: Unmittelbar vor der Cyclophosphamidinfusion sowie nach 4 und 8 h Gabe von Mesna (z.B. Uromitexan® Multidose) i.v. jeweils in einer Dosierung entsprechend 20% der Cyclophosphamiddosis mit Flüssigkeitszufuhr (mind. 3 l tägl.).

Antiemetische Prämedikation: z.B. Ondansetron 8 mg p.o. (z.B. Zofran®). An den Infusionstagen zusätzlich Prednison 100 mg i.v. (z.B. Decortin®).

Kontrazeptiva: Bis 3 Mon. nach Therapieende.

Kontrollen: BB und kontinuierliche neurologische Verlaufsbeobachtung, möglichst mit MRT alle 2 Mon. (Wirkung kann 2–3 J. anhalten).

8.4.2 Neue Medikamente und Strategien

Neue Medikamente

Methotrexat

Folsäureantagonist, wirkt immunsuppressiv, -regulativ bzw. entzündungshemmend. Als Zytostatikum bei neoplastischen Erkr. sowie zur Behandlung chron. entzündlicher Autoimmunerkr. In einer doppelblinden prospektiven Studie bei chron. progredienter MS signifikante Reduktion der Progredienz im Vergleich zu Placebo. Niedrig dosiert gut verträglich. Weitergehende Studien mit größeren Pat.-Zahlen erforderlich.

Dos.: „Low-dose" (7,5 mg/Wo.) orale Langzeitther.; gute Verträglichkeit auch bei s.c. Anwendung in höherer Dosierung (bis 20 mg/Wo.) beschrieben.

NW: Bei niedriger Dosierung (7,5–20 mg/Wo.) v.a. Übelkeit, Appetitlosigkeit, Stomatitis und Durchfall; Kopfschmerzen, Schwindel, Müdigkeit, Stimmungsschwankungen (Verminderung der NW durch Substitution von Folsäure 1 mg tägl.), Leberschäden, interkurrente Infektionen, selten Knochenmarkssuppression. Vermutlich nicht kanzerogen. Kontrazeption notwendig. Selten Entwicklung einer Lungenfibrose.

Mitoxantron

Wirkt antiproliferativ und immunsuppressiv. In einer Studie bei schubförmiger MS pos. Effekte auf Schubrate und Veränderungen im MRT. Einsatz im akuten Schub und zur Langzeitther. bei schubförmiger MS wird untersucht (Zulassung in Deutschland angestrebt).

Präparate: Novantron®, Onkotrone®.

Dos.: Gegenwärtig Untersuchung zur Prophylaxe bei schubförmiger MS mit 5–12 mg/m^2 KO i.v. als Einzelinfusion alle 3 Mon. für 2 J.

NW: Myelosuppression (weiße Reihe, Maximum nach 12 Tagen), Übelkeit, Fieber, Haarausfall, Stomatitis, vorübergehend bläuliche Verfärbung von Skleren und Urin, Kardiotoxizität bei kumulativer Dosis von 100–160 mg/m^2 KO (verminderte Auswurffraktion, Herzinsuff., Kontrolle durch LVEF oder F/S im Herzecho). Vorübergehend Zunahme der Spastik.

Neue Strategien

- Klärung der Frage, welche Immunther. in welcher Situation am wirksamsten ist, steht noch aus. Erforderlich wären doppelblinde Vergleichsstudien mit einer größeren Patientenzahl, z.B. mit Azathioprin, Interferonen und IVIG.
- Kombinationsther. mit immunsuppressiver und immunmodulierender Substanz (z.B. Azathioprin und Interferon oder Azathioprin und IVIG) wird vereinzelt experimentell erprobt (bisher nicht zugelassen).

8.4.3 Weitere Maßnahmen

Prophylaxe möglicher Komplikationen

Parese, Ataxie KG, Ergother. während ambulanter und stationärer Ther.

Blasenstörung Blasentraining, Prophylaxe von Harnwegsinfekten. Bei Detrusorhyperreflexie Oxybutynin 2 × 5 mg tägl. p.o. (z.B. Dridase®), bei Detrusor-Sphinkter-Dyssynergie Phenoxybenzamin initial 2 × 5 mg tägl. p.o. (z.B. Dibenzyran®), nach jeweils 5 Tagen um 5 mg tägl. steigern bis zur individuell erforderlichen Tagesdosis zwischen 20 und 60 mg tägl.

Bettlägerigkeit Prophylaxe von Dekubitalulzera (ggf. „Drehplan"), Thrombosen (z.B. niedermolekulare Heparine).

Spastik (☞ 26.3).
KG, Motomed: Motorgetriebenes Pedal zur Durchbewegung der Beine bei Spastik.

Baclofen **Präparate:** z.B. Lioresal®.
Dos.: Zunächst einschleichend initial 2 × 5 mg tägl. p.o., nach jeweils 3 Tagen um 5 mg tägl. steigern, Tagesdosis gewöhnlich 30–100 mg. Angestrebt wird Linderung, nicht Verschwinden der Spastik, um Gehfähigkeit bzw. Muskelpumpe zu erhalten. Bei Unverträglichkeit oder Ausdosierung der oralen Ther. evtl. Implantation einer Pumpe zur intrathekalen Appl.
NW: Leichte Sedation, v.a. bei Behandlungsbeginn Müdigkeit, Übelkeit, Schwindel, leichte Mundtrockenheit möglich. Respiratorische und kardiovaskuläre Depression. Bei Überdosierung Muskelschwäche. Bei raschen Dosisschwankungen psychotische Symptome.

Tizanidin **Präparate:** z.B. Sirdalud®.
Dos.: Zunächst 3 × 2 mg tägl. p.o., nach jeweils 7 Tagen um 6 mg tägl. steigern, max. Tagesdosis 24 mg tägl.
NW: Leichte Sedation, bei Überdosierung Muskelschwäche. Arterielle Hypotonie, Mundtrockenheit, GIT-Beschwerden.

Allgemeine Verhaltensmaßregeln

- KG und Physiother. so früh wie möglich, rechtzeitige Beschaffung von Hilfsmitteln (z.B. Gehhilfen, behindertengerechte Wohnungseinrichtung).
- Regelmäßige Lebensführung, genügend Schlaf, individuell ausreichende Ruhepausen.
- Konsequente Behandlung von Infekten.
- Meiden von Symptomverschlechterung durch Hitze (keine langen Sonnenbäder, Saunabesuche, heißen Wannenbäder).
- Ausgeglichene Ernährung ohne Alkoholmissbrauch (insbes. bei Medikamenteneinnahme).
- Vermitteln von Informationen über Krankheit und Lebenshilfen.

Schwangerschaft

Kein Einfluss auf den Langzeitverlauf der MS. Vereinzelt geringere Schubfrequenz während der Schwangerschaft und gehäufte Schübe im Wochenbett. Fehlbildungshäufigkeit durch MS nicht erhöht; 6 Mon. vor und während einer Schwangerschaft keine immunsuppressive Ther. (wegen teratogener NW), ggf. Umstellung auf IVIG-Ther.
Bei der Planung einer Schwangerschaft die körperliche und psychische Leistungsfähigkeit, Erkrankungsverlauf und die Frage einer Hilfe bei der späteren Betreuung des Kindes berücksichtigen.

Impfungen

Eine Verschlechterung der MS ist nicht gesichert. Ind. überprüfen; alle erforderlichen aktiven und passiven Impfungen dürfen durchgeführt werden. Bei akutem Schub oder immunsuppressiver Behandlung evtl. verschieben. Bei dringlichen aktiven Immunisierungen Immunsuppression 8 Wo. vorher unterbrechen und 6 Wo. danach wieder aufnehmen.

Krankheitsbewältigung und soziale Aspekte

Psychische Störungen Umfangreiche Unterstützung der Krankheitsbewältigung: Ärztliches Gespräch, auch supportive Psychother., ggf. Antidepressiva; Selbsthilfegruppe: Deutsche Multiple Sklerose Gesellschaft e.V., Bundesverband, Vahrenwalder Straße 205–207, 30165 Hannover, Tel.: 05 11/63 30 23.

Soziale Aspekte

- Arbeits- und Leistungsfähigkeit der Pat.: Je nach Krankheitsverlauf Teilzeittätigkeit und/oder Umschulung möglich.
- Bei Partnerkonflikt: Ausführliche Ehe- und Familienberatung.
- Schaffung von adäquaten Wohnverhältnissen, ggf. Pflegeeinrichtungen.
- Bei ausgeprägter Sehbehinderung: Gesprochene Bücher via Blindenhörbibliothek.
- Bildung zwischenmenschlicher Kontakte, Selbsthilfegruppen (s.o.).

8.5 Andere demyelinisierende Erkrankungen

Sehr seltene Erkr., die meist eine raschere Progredienz als die MS zeigen und auch Kinder und Jugendliche betreffen können. Die Symptomatik ist der MS teilweise sehr ähnlich, die DD zur MS häufig nur im zeitlichen Verlauf möglich.

8.5.1 Akute disseminierte Enzephalomyelitis (ADEM)

(ICD-10 G36.8, postinfektiös G04.8). Meist monophasische, akut demyelinisierende Enzephalomyelitis (ICD-10 G36.9).

Ätiologie Auftreten nach Virusinfekten (Masern, Röteln, Pocken, seltener Mumps, Influenza), Impfung (Tollwut, Pocken) oder Tetanusantitoxin, überwiegend bei Kindern und jungen Erwachsenen.

Klinik Akuter Beginn häufig mit Bewusstseinstrübung, Fieber, epileptischen Anfällen, Nackensteife. Häufige neurologische Symptome sind Ataxie, Para-, Tetra- oder Hemiplegie, sensible Störungen, Myoklonien, Choreoathetose, Blasen- und Mastdarmstörungen.

Therapie Versuch mit hoch dosierten Glukokortikoiden (☞ 26.5.1). Ggf. Immunglobuline (☞ 26.5.2) und Cyclophosphamid i.v. (☞ 26.5.2).

Prognose Ungünstig sind Hirnstammsymptome (Nystagmus, Augenmuskellähmungen, Pupillenstörungen, bulbäre Symptome) und Stupor, Koma. Hohe Letalität (5–20%) in den ersten 2 Wo., danach bessere Progn., gel. persistierende neurologische Symptome, wie spastische Paraplegie, Sphinkterstörungen, bei Kindern auch Verhaltensstörungen, geistige Retardierung, epileptische Anfälle.

8.5.2 Entzündliche diffuse Sklerose (Schilder-Krankheit)

(ICD-10 G37.0) Morphologisch der MS ähnelnde Erkr.

Klinik Auter Beginn oft schon im Kindesalter. Psychiatrische Störungen, Kopfschmerzen, Aphasie, Demenz, homonyme Hemianopsie, kortikale Blindheit und Taubheit, Hemi- oder Tetraplegie, Pseudobulbärparalyse. Schubförmiger Verlauf oder rasche Progredienz mit Invalidität und Tod innerhalb von Mon. bis J.

Diagnostik Häufig große symmetrische Demyelinisierungsherde, bevorzugt in den Hemisphären. Zusätzlich demyelinisierende Herde in Hirnstamm, N. opticus und spinal.

Therapie Versuch mit Glukokortikoiden (☞ 26.5.1), evtl. Langzeitimmunsuppression (☞ 26.5.2).

8.5.3 Konzentrische Sklerose (Baló-Krankheit)

(ICD-10 G37.5).

Klinik Akuter oder langsam progredienter Beginn bei meist jüngeren Pat. Ähnlich der entzündlichen diffusen Sklerose oder der MS.

Diagnostik Morphologisch konzentrisch oder schalenförmig angeordnete Entmarkungsherde meist im Marklager beider Großhirnhemisphären.

Therapie Versuch mit Glukokortikoiden (☞ 26.5.1), evtl. Langzeitimmunsuppression (☞ 26.5.2).

Prognose Häufig monophasischer Verlauf mit rascher Progredienz und Tod innerhalb von Wo. bis Mon.

8.5.4 Neuromyelitis optica (Devic-Syndrom)

(ICD-10 G36.0) Häufig bei Kindern.

Klinik Akute oder subakute Sehstörungen/Erblindung durch ein- oder doppelseitige Optikusneuritis, Querschnittmyelitis. Schübe in relativ rascher Folge.

Diagnostik Kaum supraspinale Herde im MRT.

Therapie Versuch mit forcierter Immunsuppression (Mitoxantron, Cyclophosphamid) indiziert.

Prognose Schlechter als bei MS, letaler Verlauf in 20%, z.B. durch Atemlähmung bei hohem Querschnitt.

Anfälle

9

Inhalt

Jürgen Klingelhöfer _ Heike Mentrup

358 **9.1** **Epileptische Anfälle**
361 9.1.1 Diagnostik
362 9.1.2 Therapie
374 9.1.3 Generalisierte Anfälle
377 9.1.4 Fokale Anfälle
380 9.1.5 Altersgebundene epileptische Syndrome und Epilepsien
382 9.1.6 Psychische Veränderungen bei Anfallspatienten
384 9.1.7 Epilepsie in Alltag und Medizin
389 **9.2** **Nicht epileptische Anfälle**
389 9.2.1 Synkope
391 9.2.2 Psychogene Anfälle

Serie generalisierter tonisch klonischer Anfälle und Status epilepticus ☞ 3.4
Narkolepsie ☞ 25.4.3

9.1 Epileptische Anfälle

! Jeder Mensch kann einen Krampfanfall bekommen, aber nur wenige haben eine Epilepsie. Eine Epilepsie sind chron. rezid. epileptische Anfälle auch ohne erkennbare Auslösung, d.h. „spontan".

Ein epileptischer Anfall ist Folge einer abnormen Erregungsentstehung und -ausbreitung im Gehirn, wobei die synchronisierten neuronalen Entladungen entweder auf bestimmte Hirnregionen beschränkt (fokale Anfälle) oder prim. oder sek. generalisiert sind (generalisierte Anfälle).

Epidemiologie **Prävalenz:** Gelegenheitsanfälle bei 5% der Bevölkerung, Epilepsie bei 0,5–1% der Bevölkerung, keine rassischen oder geographischen Unterschiede. 10% der Bevölkerung haben Zeichen erhöhter zerebraler Erregbarkeit im EEG.
Inzidenz: 30–50/100 000, etwa 70% werden bis zum 20. Lj., 2% über dem 60. Lj. manifest.

Pathophysiologie Erhöhte Neigung zu Spontanentladungen durch Störung der Ionenkonzentrationen, der spezifischen Zellmembranfunktionen, Ungleichgewichte exzitatorisch und inhibitorisch wirkender Aminosäuren oder Transmittersubstanzen. Ausbreitung der path. Entladungen aufgrund mangelnder inhibitorischer Nervenzellfunktionen. Die normalerweise asynchron arbeitenden Neurone entladen synchronisiert.

„Kindling-Phänomen": Nervenzellen können nach elektrischer Stimulation von Gehirnstrukturen mit niedriger Krampfschwelle ein epileptogenes Verhalten entwickeln.

Ätiologie **Idiopathisch:** ~ 50%.
Symptomatisch: In den übrigen Fällen, perinatale Schäden (10–14%), SHT (5–15%, ☞ 16.1), Hirntumoren (8–22%, ☞ 10.6), Alkoholabhängigkeit (☞ 23.2.1), Medikamenten- oder Drogeneinnahme, Entzug (☞ 23.3), vaskuläre Ursachen (~13%, ☞ 6), metabolisch (v.a. Urämie, Hyponatriämie, Thyreotoxikose) sowie Enzephalitiden (~11%, ☞ 7.1), z.T. genetische Prädisposition.

Rezidivrisiko **Hoch** (> 60%) bei komplex partiellen oder myoklonischen Anfällen, Absencen kombiniert mit generalisierten tonisch klonischen Anfällen, path., neurologischem oder psychiatrischem Befund, langer Krankheitsdauer bis zur erzielten Anfallsfreiheit.
Mittel (30–60%) bei generalisierten tonisch klonischen Anfällen.
Niedrig (< 30%) bei Absencen.

Tab. 9.1 EEG bei Epilepsie

Typ	EEG im Anfall	EEG im Intervall
Generalisierte Anfälle		
Grand mal	☞ Abb. 9.1. • Oft vor dem Anfall kurzfristige generalisierte oder fokale Amplitudenabflachung. • Während der tonischen Phase Spitzenentladungen und Muskelartefakte, in der klonischen Phase eingelagerte langsame Wellen mit Übergang in periodische Polyspike-wave-Komplexe. • Nach dem Anfall verlangsamter Grundrhythmus und Einlagerung langsamer δ-Wellen.	Möglich sind:. • Zeichen einer AV. • Herdbefund. • Anfallstypische Zeichen (bis zu 50% der Pat.).
Absencen	☞ Abb. 9.2. • Reguläre bilateral synchrone generalisierte SWK um 3–4/Sek. • Atypische Absencen unterscheiden sich von typischen Absencen durch eine langsamere Spike-wave-Aktivität (< 2/Sek.).	• Vereinzelte SWK, i.d.R. normale Grundaktivität. • Durch Schlafentzug oder Hyperventilation lassen sich klinisch Anfälle und im EEG Spike-wave-Paroxysmen provozieren.
Myoklonische Anfälle	Typischerweise Poly-spike-wave-, seltener Sharp- und Slow-wave-Komplexe	Gel. Poly-spike-wave-Komplexe
Tonische Anfälle	Entweder Abflachung mit Desynchronisation, schnelle, rhythmische Spike-Aktivität oder rhythmische Entladungen um 10/Sek.	Diffuse Verlangsamung der Hintergrundaktivität; oft Slow-SWK oder Poly-spike-waves
Astatische Anfälle	*Myoklonisch astatische und atonisch astatische Anfälle:* Unregelmäßige, generalisierte 2–3/Sek. SWK *Tonisch astatischer Anfall:* Rhythmische scharfe Wellen (12–15/Sek.)	Verlangsamung der Grundaktivität und Slow-SWK
Fokale Anfälle		
Einfach fokale Anfälle	• Initial über der betroffenen Hirnregion Abflachung, spikes oder fokale Dysrhythmie. • Zunahme von Amplitude und Frequenz im Verlauf des Anfalls	In bis zu 80% fokale Spikes oder sharp-waves, fokale Verlangsamung oder Abflachung

Tab. 9.1 Fortsetzung

Typ	EEG im Anfall	EEG im Intervall
Epilepsia partialis continua Kozevnikow	*Typ I:* i.d.R. normale Hintergrundaktivität, fokale epileptische Aktivität über Rolandi-Region *Typ II:* δ-Wellen, allgemeine Verlangsamung	
Komplex fokale Anfälle	• Rhythmische Spikes (10–30/Sek.) oder sharp-waves mit nachfolgenden langsamen rhythmischen Wellen, Amplitudenabflachung, rhythmische langsame Wellen (4–6/Sek.), SWK. • Ggf. zeigt sich die fokale Aktivität erst bei Ableitung mit zusätzlichen temporalen Elektroden oder intrazerebralen Tiefenelektroden; das Oberflächen-EEG ist in bis zu 30% unauffällig	In ~50% kein path. Befund, in den übrigen Fällen fokale Dysrhythmien, Sharp- oder SWK
Epileptische Syndrome, altersgebundene Anfälle		
BNS-Sy.	Hochamplitudige slow-waves, sharp-waves, spike-slow-waves	In 60–70% Hypsarrhythmie (Mischung aus Spitzen-, Theta- und Delta-Wellen) mit raschem Wechsel von hochamplitudigen (> 200 µV) und langsamen Wellen (1–7/Sek.), Einlagerung von sharp-waves, Spikes
Lennox-Gastaut-Sy.	Iktuale Veränderungen variieren je nach Anfallsform	AV, im Wachzustand 2–2,5/Sek. Spike-wave-Variantmuster oder frontotemporal betonte multifokale spike-waves; im Schlaf 10/Sek. Spitzenserien
Pyknoleptisches Petit-mal	Bilateral synchrone 3/Sek. SWK, höchste Amplitude frontozentral	Meist unauffälliger Befund, seltener leichte AV
Impulsiv-petit-mal	Schnelle, generalisierte Polyspike- oder Polyspike-wave-Komplexe	In bis zu 90% anfallstypische Zeichen. In bis zu 30% Anfallsprovokation durch Flickerlicht
Progressive Myoklonus-epilepsie	SWK möglich	AV und SWK

Tab. 9.1 Fortsetzung

Typ	EEG im Anfall	EEG im Intervall
Benigne Partialepilepsie		I.d.R. altersentsprechende Grundaktivität; zentrotemporale, bes. bei Kleinkindern auch okzipitale sharp-waves, häufig multifokale sharp-waves.

AV = Allgemeinveränderungen, SWK = Spike-wave-Komplexe

9.1.1 Diagnostik

Elektroenzephalographie (☞ 2.2.1).
Mit Provokation durch Hyperventilation, Flickerlicht, Schlafentzug. Im anfallsfreien Intervall oft unauffälliges EEG, während des epileptischen Anfalls meist typische Graphoelemente, wie Spike-wave-Komplexe (☞ Tab. 9.1). *Langzeit-EEG:* Höhere Wahrscheinlichkeit der Anfallsdokumentation, bessere Erfassung nächtlicher Ereignisse. Selten invasive, intradurale Ableitung.

Video-Doppelbildaufzeichnung Gleichzeitige EEG-Ableitung und Videoaufnahme des Pat. zur Analyse des Anfallmusters und zur besseren Klassifizierung des Anfalls.
- Absencen: Automatismen, Bewegungskomponenten.
- Astatische Anfälle: Schlaffes Zusammensacken oder Myoklonien bei myoklonisch und atonisch astatischen Anfällen, typische Bewegungsmuster bei tonisch astatischen Anfällen. Simultan Ableitung des Oberflächen-EEGs.

Labor Bei generalisierten tonisch klonischen Anfällen CK ↑ bei etwa 15%, ggf. Prolaktin ↑ (~80% > 700–1000 μU/ml, Maximalwert nach 20–30 Min.). Bei komplex fokalen Anfällen evtl. postiktualer Prolaktinanstieg i.S.

Computertomographie (ohne und mit Kontrastmittel) Zum Ausschluss bzw. Nachweis einer symptomatischen Anfallsform. Raumforderung (Tumor, Zyste), Traumafolgen (Kontusionsherd), vaskulär (nach Ischämie oder Blutung, arteriovenöse Malformation), enzephalitische Narben, Hippokampussklerose bei komplex fokalen Anfällen.

MRT (ohne und mit KM) Jeder Anfallspat. mind. einmal. Bessere Darstellung der Temporallappenregion mittels axialer und koronarer Schichtung (Schichtdicke etwa 3 mm), größere Sensitivität als CCT beim Nachweis von Angiomen und angeborenen Rindenfehlbildungen, z.B. Heterotopien.

SPECT (☞ 2.3.7).
Evtl. bei einfach fokalen Anfällen regionale Hyper- bzw. Hypoperfusion (interiktual), bei Temporallappenepilepsie häufig regionale Hyperperfusion iktual. Bildung von Differenzbildern iktual-interiktual zur besseren Fokuslokalisierung.

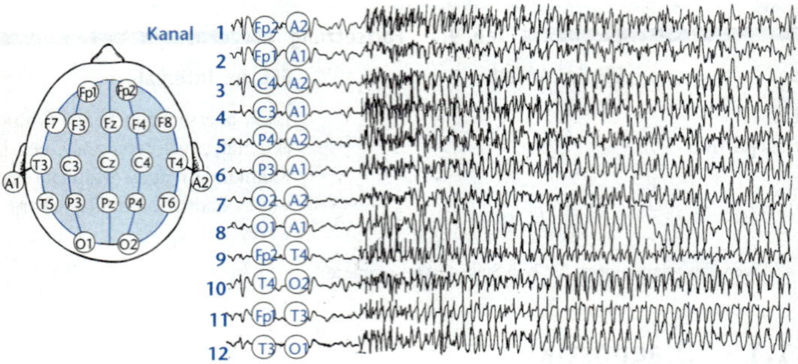

Abb. 9.1 EEG während eines Grand-mal-Anfalls

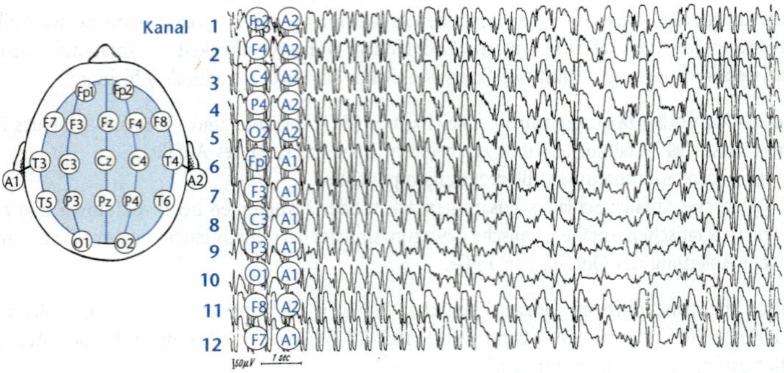

Abb. 9.2 EEG während einer Absence mit 3/Sek.-Spike-wave-Komplexen

9.1.2 Therapie

Akutther. ☞ 3.4

Medikamentöse Therapie

Indikationen

- Vitale Gefährdung des Pat. durch einzelne Gelegenheitsanfälle oder Spontananfälle (z.B. Herzerkr., Gefahr des Rezidivs einer SAB).
- Einer oder mehrere Spontananfälle bei Pat. mit epilepsietypischen Potenzialen (generalisierte Spike-wave-Komplexe) im Ruhe-EEG.
- Mind. 2 epileptische Anfälle innerhalb von 6 Mon.

- Fraglich: Gelegenheitsanfälle, bei denen sich im EEG unter Provokation (Flickerlicht, Hyperventilation) Spitzenpotenziale nachweisen lassen. In jedem Fall engmaschige EEG-Kontrollen.

! Keine Therapieindikationen
- Gelegenheitsanfälle mit eindeutiger Auslösesituation (☞ 9.1.3): Meiden bekannter Auslöser, Regelung der Lebensführung, Berücksichtigung der gesamten sozialen Situation, in Absprache mit dem Pat. abwarten.
- Einmaliger Spontananfall und mehrfaches Ruhe-EEG ohne anfallstypische Potenziale.

Therapieende
2- bis 3-jährige Anfallsfreiheit, keine anfallstypischen Potenziale im EEG. **Cave:** Je höher das Rezidivrisiko, desto zurückhaltender! Stufenweise Reduktion der Antiepileptika, Absetzversuch über 6–12 Mon.

Vorbereitung

- Voraussetzung: Gesicherte Diagnose, Ätiol. und Therapieindikation.
- Laborkontrolle vor Behandlungsbeginn, da in Abhängigkeit vom Medikament verschiedene NW auftreten: BB, BZ, E'lyte, Transaminasen, alkalische Phosphatase, Krea, Gerinnung, Amylase, Lipase, Bilirubin, Gesamteiweiß, E'phorese, Triglyzeride, Cholesterin, Urinanalyse.

Vorgehen

! Bevor ein Medikament durch ein anderes ausgetauscht wird, muss sicher sein, dass das erste Medikament ausreichend hoch bis zum Auftreten von NW, und ausreichend lange, d.h. bis zum Erreichen des Fließgleichgewichtes dosiert wurde.

Monother.: Initial mit Medikament der 1. Wahl (☞ Tab. 9.1). Langsame Dosissteigerung bis zur Anfallsfreiheit oder nicht tolerablen NW. Wirkbeginn (Fließgleichgewicht der jeweiligen Enddosis) oft erst nach 8–10 Wo., v.a. bei Phenobarbital. Daher abwarten, wenn Anfallsfrequenz dies erlaubt. Bei unzureichender Wirkung trotz erreichten Fließgleichgewichtes zunächst Komb. mit anderem Medikament der 1. Wahl. **Cave:** Wenige Einzeldosen am Tag erhöhen die Compliance.
Kombinationsther.: Bei erfolgloser Monother. aufdosieren des 2. Medikamentes bis zur Anfallsfreiheit, dann langsame Reduktion des 1. Medikamentes. Dauernd, ggf. mit mehreren Medikamenten, wenn Monother. nicht erfolgreich. Dabei nie die Dosierung mehrerer Medikamente gleichzeitig ändern.

! **Merke**
- Regelmäßige Kontrolle der Medikamentenspiegel v.a. bei Neueinstellung, V.a. Intoxikation, Anfall unter Ther., Schwangerschaft, neu aufgetretenen Begleiterkr. (Leber- und Nierenerkr., GIT-Beschwerden mit V.a. Malabsorption). Gleichzeitig neurologische Untersuchung des Pat., EEG-Kontrolle. Regelmäßige Laborkontrollen (BB, E'lyte, Ca^{2+}, Transaminasen, alkalische Phosphatase).
- Anfallspat. haben oft niedrige Compliance. Nicht einstellbare Epilepsien können auf unzureichende Medikamenteneinnahme zurückzuführen sein → Spiegelkontrolle!

Antiepileptika

Tab. 9.2 Antiepileptika der 1., 2. und 3. Wahl

	1. Wahl	2. Wahl	3. Wahl
Generalisierte Anfälle			
Aufwach-grand-mal	Valproinsäure	Phenobarbital, Primidon, Clobazam, Lamotrigin	
Schlaf-grand-mal, diffuse Grand mal	Carbamazepin, Phenytoin	Valproinsäure, Vigabatrin*, Gabapentin	Clobazam
Atonische, myoklonisch astatische, tonische Anfälle	Valproinsäure	Clobazam, Phenobarbital, Lamotrigin	
Myoklonische Anfälle	Valproinsäure	Primidon, Lamotrigin, Clobazam	Ethosuximid
Absencen	Valproinsäure (Pat. > 10. Lj.), Ethosuximid	Lamotrigin, Ethosuximid (Pat. < 10. Lj.), Phenobarbital	Clobazam, Methsuximid
Fokale Anfälle/altersgebundene Anfälle			
Einfach und komplex fokale Anfälle, sek. generalisierte tonisch klonische Anfälle	Carbamazepin**	Valproinsäure, Phenytoin, Lamotrigin, Gabapentin, Topiramat, Tiagabin*, Levetiracetam*	Clobazam, Phenobarbital, Vigabatrin*
BNS-Sy.	ACTH, Kortikoide	Valproinsäure, Vigabatrin*, Clobazam	Ethosuximid, Phenobarbital
Lennox-Gastaut-Sy.	Valproinsäure	Lamotrigin, Clobazam, Carbamazepin, Vigabatrin*, Phenobarbital, Ethosuximid, Felbamat*, Topiramat	ACTH, Glukokortikoide, Phenytoin
Impulsiv-petit-mal	Valproinsäure	Lamotrigin, Primidon	
Nicht klassifizierbare Anfälle	Carbamazepin	Phenytoin, Valproinsäure, Lamotrigin	Clobazam, Phenobarbital, Vigabatrin*

* Zurzeit nur in Kombination mit anderen Antiepileptika zugelassen.
** Alternativ oder bei Carbamazepinallergie Oxcarbazepin.

! Tonische Anfälle können durch Benzodiazepine aktiviert werden!

Carbamazepin (CBZ) **Präparate:** z.B. Tegretal®, Sirtal®, Timonil®, Finlepsin® ret.
KI: Bekannte Überempfindlichkeit (auch gegen trizyklische Antidepressiva), AV-Block, Myasthenie, Glaukom, schwere Leberfunktionsstörungen, hepatische Porphyrie, Schwangerschaft (Verdopplung des Missbildungsrisikos).
Dos.: Initial 100–200 mg, alle 3–5 Tage um 100 mg erhöhen; mittlere Dosis 400–1200 mg tägl. (7–20 mg/kg); Verteilung auf bis zu 4 × tägl. bzw. abendliche Einmalgabe eines Retardpräparates. **Cave:** Nicht abrupt absetzen, alle 4 Wo. um 100 mg reduzieren.
Pharmakokinetik: Blutspiegel ther. 4–10 µg/ml; tox. > 10–12 µg/ml, Epoxid 0,6–3,0 mg/l, Zeit bis zum Fließgleichgewicht 4–7 Tage. HWZ etwa 20 h (abends beginnen wegen NW).
Monitoring: E'lyte, Transaminasen, BB.
NW: Müdigkeit, allergische Reaktionen, Exantheme, Diarrhö, Übelkeit, Schwindel, Tremor, Ataxie, Nystagmus, Doppelbilder, Verschwommensehen, Myoklonien, Kopfschmerz, Haarausfall, AV-Überleitungszeit ↑, Leukopenie, aplastische Anämie, Agranulozytose, Hyponatriämie, Hepatopathie, PNP, Lyell-Sy., Stevens-Johnson-Sy., Osteopathie, Hyper- und Dyskinesien, Intoxikation (☞ 3.7). Verminderte Wirksamkeit oraler Kontrazeptiva, fetale Neuralrohrdefekte (1. Trimenon). Bei 2/3 der Pat. subklinische Störungen des Blausehens.

Oxcarbazepin (OXC) **Präparat:** Trileptal®.
KI: Bekannte Allergie gegen Oxcarbazepin und trizyklische Antidepressiva, AV-Block, KM-Depression, Leber- und Niereninsuff., gleichzeitige Einnahme von MAO-Hemmern, keine aussagekräftigen Erfahrungen in Schwangerschaft und Stillzeit.
Dos.: Stationär 600 mg tägl., 1-wöchentliche Steigerung um 600 mg. Verteilung auf 2 × tägl. Ambulant initial 150–300 mg tägl., Steigerung um 150–300 mg alle 5 Tage bis 900–1200 mg tägl., dann Steigerung um 600 mg bis 15–20 mg/kg bei Erwachsenen bzw. 30–45 mg/kg bei Kindern. Umstellung von CBZ auf OXC im Verhältnis 1 : 1 innerhalb von 24 h, dann langsam OXC-Aufdosierung. **Cave:** Nicht abrupt absetzten, langsam ausschleichen.
Pharmakokinetik: HWZ 8–20 h; kein Abbau zum Epoxid; routinemäßig keine Blutspiegelkontrollen erforderlich.
Monitoring: BB, E'lyte, Transaminasen, AP.
NW: Müdigkeit, Schwindel, Benommenheit, Reaktionsvermögen ↓, Ataxie, Konzentrations- und Gedächtnisstörungen, Kopfschmerz, Tremor, Schlafstörung, Depression, Angst, Sehstörung, Tinnitus, Parästhesie, gastrointestinale Beschwerden, Exanthem, Transaminasen ↑, AP ↑, Leukopenie, Na^+ ↓, Ödeme, orthostatische Hypotension, Gewicht ↑ oder ↓, Menstruationsstörungen, Allergie (in 25% Kreuzallergie mit CBZ).

Phenytoin (PHE) **Präparate:** z.B. Phenhydan®, Zentropil®.
KI: Bekannte Überempfindlichkeit, hepatische Porphyrie, myoklonische Anfälle, hochgradiger AV-Block, sinuatrialer Block; Schwangerschaft.
Dos.: Initial 100 mg abends p.o., alle 3 Tage 100 mg mehr, ab 300 mg bzw. einem Serumspiegel > 15 µg/ml nur noch um 25 mg erhöhen (nicht lineare Pharmakokinetik); mittlere Dosis 300 mg tägl. (5 mg/kg); Verteilung auf 1–2 × tägl. **Cave:** Nicht abrupt absetzen, alle 4 Wo. um 50 mg reduzieren.
Pharmakokinetik: Blutspiegel ther. 14–23 µg/ml, tox. > 25 µg/ml, Zeit bis zum Fließgleichgewicht 5–14 Tage, HWZ 20–40 h.
Monitoring: Transaminasen, BB, bei V.a. Osteopathie Röntgenaufnahmen der Hand und Bestimmung von Ca^{2+}, AP und Phosphat i.S. und Urin, ggf. auch Vit. D.

NW: Allergische Reaktionen, Tremor, Nystagmus, Ataxie, Dysarthrie, Schwindel, Doppelbilder, Appetitmangel, Nausea, Erbrechen, Apathie, delirante Symptome, megaloblastische Anämie, Agranulozytose, Leukopenie, Hepatopathie, Gingivahyperplasie, Hirsutismus, Kleinhirnatrophie, Osteopathie, extrapyramidale Hyper- oder Dyskinesien, PNP, Stevens-Johnson-Sy., Lyell-Sy., Intoxikation (☞ 3.7). Verminderte Wirksamkeit oraler Kontrazeptiva. Subakute Enzephalopathie (ähnlich demenziellem Sy., reversibel). Bei 2/3 der Pat. subklinische Störung des Blausehens.

Valproinsäure (VAL) **Präparate.** z.B. Ergenyl®, Convulex®, Orfiril®
KI: Lebererkr., hepatische Porphyrie, hämorrhagische Diathese, Pankreaserkr., familiäre Belastung mit Lebererkr., bekannte Überempfindlichkeit; Schwangerschaft.
Dos.: Initial 150 mg abends, alle 2 Tage 150 mg mehr; mittlere Dosis 1200 mg (15–20 mg/kg) tägl.; Verteilung auf 1 (bei Monother.) bis 3 × tägl. **Cave:** Nicht abrupt absetzen, alle 4 Wo. um 200 mg reduzieren.
Pharmakokinetik: Blutspiegel ther. 50–100 µg/ml, tox. > 120 µg/ml, Zeit bis zum Fließgleichgewicht 2–4 Tage; HWZ 8–9 h.
Monitoring: Bis zu 3 Mon. 14-tägig, dann alle 4 Wo. Transaminasen, Amylase, Gerinnungsparameter inkl. Blutungszeit, Fibrinogen, BB.
NW: Erbrechen, Müdigkeit, allergische Reaktionen, Reye-Sy. (Lebernekrose), Tremor (mit β-Blockern behandelbar), Gerinnungsstörungen, Thrombozytopenie, Haarausfall, Ödeme, Appetit- und Gewichtszunahme, Leukopenie, akute Valproatenzephalopathie (Stupor, EEG: Diffuse Verlangsamung, möglicherweise höheres Risiko bei Kombination mit Topiramat), chron. Valproatenzephalopathie (demenzähnliche Entwicklung, evtl. Tremor, Ataxie, Akinese, Rigor im Sinne eines L-Dopa-responsiven Parkinson-Sy.), fetale Neuralrohrdefekte (1. Trimenon), Intoxikation (☞ 3.7).

Valproathepatitis
In den ersten 6 Mon. unter Ther. mit Valproinsäure kommt es selten zu einer schweren Hepatitis mit möglichem Übergang in tödlich verlaufendes Leberkoma. Besonders gefährdet sind mehrfach behinderte Kinder < 2 J., Pat. mit familiärer Vorbelastung durch Lebererkr.

Prophylaxe
- Komb. mit ASS vermeiden.
- Engmaschige Überwachung aller Pat.
- Initial Wiedervorstellung 14-tägig, bei allgemeiner Schwäche, Appetitlosigkeit, Apathie sollten die Pat. sofort einen Arzt aufsuchen.
- Geringgradige Erhöhung der Transaminasen bis zum doppelten Ausgangswert bei klinischem Wohlbefinden erfordert engmaschige Kontrollen.
- Absetzen der Valproinsäure bei nicht erklärbarer Störung des Allgemeinbefindens, klinischen Zeichen einer Leber- oder Pankreasaffektion oder einer Blutungsneigung, höherem Anstieg der Transaminasen und symptomatische Behandlung einer Hepatitis bzw. eines Leberkomas. Ggf. Lebertransplantation.

Phenobarbital **Präparat:** z.B. Luminal®, Maliasin®.
KI: Hepatische Porphyrie, Überempfindlichkeit; Schwangerschaft.
Dos.: Initial 50 mg zur Nacht; ambulant alle 14 Tage 50–100 mg mehr; stationär alle 3 Tage 100 mg mehr; mittlere Dosis 150–200 mg tägl. (2–3 mg/kg); Verteilung auf 1–2 × tägl. **Cave:** Nicht abrupt absetzen, alle 4 Wo. um 25 mg reduzieren.

Pharmakokinetik: Blutspiegel ther. 15–30 μg/ml, tox. > 40 μg/ml, Zeit bis zum Fließgleichgewicht 14–28 Tage, HWZ 3–5 Tage.
Monitoring: Transaminasen, BB.
NW: Allergische Exantheme, Schwindel, Nystagmus, Ataxie, Dupuytren-Kontraktur, Müdigkeit, Potenzstörung, megaloblastische Anämie, Leukopenie, schmerzhafte Schultersteife, Osteopathie, Atemdepression, Kinder: Hyperaktivität. Verminderte Wirksamkeit oraler Kontrazeptiva, beschleunigter Abbau von Phenprocoumon, Digitoxin; Intoxikation (☞ 3.7).

Primidon NW, KI, regelmäßige Kontrollen ☞ Phenobarbital.
Präparate: z.B. Liskantin®, Mylepsinum®.
Dos.: Initial 62,5 mg abends, jede Wo. 62,5 mg mehr; mittlere Dosis 750–1000 mg (10–15 mg/kg); Verteilung auf 3 × tägl.; wird im Körper bis zu 70% zu Phenobarbital verstoffwechselt. **Cave:** Nicht abrupt absetzen, alle 4 Wo. um 125 mg reduzieren.
Pharmakokinetik: Blutspiegel ther. 5–20 μg/ml (Primidon), 15–30 μg/ml (Phenobarbital); Zeit bis zum Fließgleichgewicht Primidon 1–2 Tage, Phenobarbital 14–21 Tage; tox. Blutspiegel > 20 μg/ml (Primidon), > 40 μg/ml (Phenobarbital). HWZ Primidon 3–13 h, Phenobarbital 3–5 Tage.

Ethosuximid **Präparate:** z.B. Petnidan®.
KI: Psychotische Erkr. in Anamnese, aplastische Anämie; Schwangerschaft.
Dos.: Initial 250 mg, alle 1–2 Wo. 250 mg mehr; mittlere Dosis 1000–1200 mg (20 mg/kg) tägl.; Verteilung auf 1–3 × tägl. **Cave:** Nicht abrupt absetzen, alle 4 Wo. um 250 mg reduzieren.
Pharmakokinetik: Blutspiegel ther. 40–100 μg/ml; tox. > 100 μg/ml, Zeit bis zum Fließgleichgewicht 4–10 Tage; HWZ 48–60 h.
Monitoring: BB.
NW: Übelkeit, Appetitlosigkeit, Müdigkeit, allergische Exantheme, Kopfschmerz, Singultus, Schlafstörung, Leukopenie, selten aplastische Anämie, psychotische Episoden.

Clobazam **Präparat:** Frisium®.
KI: Bekannte Benzodiazepinabhängigkeit, andere Suchterkr., tonische Anfälle, Engwinkelglaukom, Myasthenie, hepatische Porphyrie.
Dos.: Initial 10 mg, alle 4 Tage 10 mg mehr; mittlere Dosis 20–40 mg tägl. (0,2–0,5 mg/kg); Verteilung auf 1–2 × tägl. Blutspiegelkontrollen nicht notwendig, Zeit bis zum Fließgleichgewicht 3–6 Tage. Nicht abrupt absetzen, alle 4 Wo. um 5 mg reduzieren.
Monitoring: Transaminasen.
NW: Müdigkeit, Hypersalivation, Atemdepression, Exazerbation tonischer Anfälle, Toleranz, Entzugssymptome, Abhängigkeit, Muskelhypotonie, Ataxie, Dysphorie, Intoxikation (☞ 3.7).

Clonazepam NW und KI ☞ Clobazam.
Präparat: Rivotril®.
Ind.: Mittel der 1. Wahl zu Ther. des Grand-mal-Status (☞ 3.4.2).
Dos.: Grand-mal-Status ☞ 3.4.2. In peroraler Langzeitther. 0,5–2 mg tägl. verteilt auf 3 × tägl. Keine feste Beziehung zwischen Plasmakonzentration und antiepileptischer Wirkung, Blutspiegelkontrolle nicht notwendig.

Vigabatrin **Präparat:** Sabril®.
Ind.: Derzeit Anwendung nur in Kombination mit anderen Medikamenten.
KI: Psychotische Erkr. in Anamnese, Petit-mal-Erkr.
Dos.: Initial 500 mg, alle 3 Tage 500 mg mehr; mittlere Dosis sind 2000–3000 mg; Verteilung auf 1–2 × tägl. **Cave:** Nicht abrupt absetzen, alle 4 Wo. um 500 mg reduzieren. Dosisanpassung bei eingeschränkter Nierenfunktion.
Pharmakokinetik: HWZ 5–8 h. Blutspiegelkontrolle nicht erforderlich.
Monitoring: Transaminasen, BB. Bei Endokrinopathie Hormonkontrollen. Regelmäßige augenärztliche Untersuchung mit Gesichtsfeldkontrolle (initial, nach 6–8 Wo, dann alle 3–6 Mon.), Gesichtsfeldausfall korreliert mit Gesamtdosis (ab ~2 g) und Behandlungsdauer (erhöhtes Risiko ab 1 J.).
NW: Paranoid halluzinatorisches Syndrom (2%, v.a. bei Kombination mit Phenobarbital), Schwindel, Kopfschmerzen, Diplopie, Ataxie, Nystagmus, Müdigkeit, Erregung (Kinder), Gewichtszunahme, Depression, akute Enzephalopathie (ähnlich bei Valproinsäure), Anämie, Toleranzentwicklung, in bis zu 40% bilaterale, z.T. asymmetrische Gesichtsfeldausfälle (unbemerkt vom Pat., M : F = 2 : 1). Anfallssteigerung bei generalisierten Anfällen. Im Tierversuch reversible Myelinschäden, klinisch bisher nicht bestätigt.

Lamotrigin **Präparat:** Lamictal®.
KI: Störungen der Leber- und Nierenfunktion, Schwangerschaft (bislang kein Nachweis einer erhöhten Teratogenität) und Stillzeit, Überempfindlichkeit gegen Lamotrigin.
Dosierung
- Monother. Erste 2 Wo. 1 × 25 mg tägl. p.o., weitere 1–2 Wo. 1 × 50 mg tägl., allmähliches Aufdosieren bis 100–200 mg tägl.; Verteilung auf 1–2 × tägl.
- Komb. mit Carbamazepin, Phenytoin oder Phenobarbital initial 50 mg tägl. p.o. für 2 Wo., dann 2 × 50 mg tägl. für weitere 2 Wo., dann alle 4 Wo. 100 mg tägl. mehr bis max. 400–600 mg tägl.
- Komb. mit Valproinsäure während der ersten 2 Wo. jeden 2. Tag 25 mg p.o., dann 25 mg tägl. p.o., nach 4 Wo. 2 × 25 mg tägl. p.o., nach 8 Wo. 75 mg tägl. p.o., steigern in 25-mg-Schritten bis auf 100–200 mg tägl.
- Nicht abrupt absetzen, alle 4 Wo. um 200 mg reduzieren.

WW: HWZ-Halbierung bei Komb. mit Carbamazepin oder Phenytoin; HWZ-Verdoppelung bei Komb. mit Valproinsäure.
Pharmakokinetik: Blutspiegel ther. 2–10 µg/ml. Zeit bis zum Fließgleichgewicht bei Monother. 5–6 Tage, bei Komb. mit Carbamazepin oder Phenytoin 2–3 Tage, bei Komb. mit Valproinsäure 9–11 Tage, HWZ ~30 h.
Monitoring: Transaminasen, Kreatinin, E'lyte, BB.
NW: Exantheme (v.a. bei Komb. mit Valproinsäure), allergische Reaktionen (Quincke-Ödem, Stevens-Johnson, Lyell-Sy.), Doppelbilder (v.a. bei Kombination mit Carbamazepin), Ataxie, Nystagmus, Schwindel, Schläfrigkeit oder Schlaflosigkeit, Kopfschmerz, Müdigkeit, GIT-Beschwerden, Reizbarkeit.

Gabapentin **Präparat:** Neurontin®.
Ind.: In Komb. mit anderen Antiepileptika oder als Monother. bei fokalen Epilepsien.
KI: Pankreatitis, Monother.
Dos.: 1. Tag 300 mg, 2. Tag 600 mg, ab 3. Tag 900–1200 mg tägl. Max. 2400 mg tägl. Applikation in 3 Einzeldosen.
Pharmakokinetik: Blutspiegel ther. > 2 mg/l. Zeit bis zum Fließgleichgewicht 1–2 Tage. HWZ 5–7 h. **Cave:** Bei gleichzeitiger Einnahme Mg- oder Al-haltiger Antazida sinkt die Bioverfügbarkeit. Bei eingeschränkter Nierenfunktion Dosisanpassung. *Vorteil:* Keine Interaktionen mit anderen Antiepileptika.
Monitoring: BZ bei Diab. mell., Leberenzyme.
NW: Müdigkeit, Schwindel, Ataxie, Nystagmus, Kopfschmerzen, Amblyopie, Diplopie, Tremor, Dysarthie, Denkstörung, Amnesie, Koordinationsstörung, Krampfanfälle, Mundtrockenheit, Übelkeit, Erbrechen, Obstipation, Appetit ↑ oder ↓, Rhinitis, Pharyngitis, Husten, Myalgie, Ödeme, Impotenz, Zahnanomalien, Leukopenie, Pruritus, Pankreatitis, Vasodilatation, Hypertension. Senkung des Reaktionsvermögens!

Felbamat **Präparat:** Taloxa®.
KI: Bluterkrankheit, allergische Reaktionen, Leber- und Nierenfunktionsstörungen, < 4. Lj.
Dosierung
- Begleitmedikation, wie Carbamazepin, Phenytoin, Valproinsäure, um 20–30% reduzieren.
- > 14 J.: Initial 600–1200 mg tägl. in 2–3 Einzeldosen. Wöchentlich 600–1200 mg mehr bis max. 3600 mg tägl.
- < 14 J.: 7,5–15 mg/kg tägl., wöchentliche Dosiserhöhung bis max. 45 mg/kg tägl.
- Nicht abrupt absetzen.

Pharmakokinetik: HWZ 15–23 h. Ther. Blutspiegel 20–100 mg/l. Zeit bis zum Fließgleichgewicht 4 Tage.
Monitoring: BB (alle 2 Wo.), Transaminasen, Bilirubin (jede 2. Wo.).
NW: Allergische Reaktionen bis zu 2–3 Wo. nach Therapiebeginn, Thrombo-, Leuko-, Panzytopenie, aplastische Anämie (1 : 4000!, in 30% letal), Übelkeit, Anorexie, Schwindel, Erbrechen, Doppelbilder, Kopfschmerzen, Gewichtsabnahme, Somnolenz, Depression, Sprechstörung, Inkontinenz, Ataxie, Gangstörung, Reaktionsvermögen ↓, selten akutes Leberversagen (in 30% letal).

Topiramat **Präparat:** Topamax®.
KI: Schwangerschaft und Stillzeit, Kinder < 2 J.; relativ: Nierensteine, Nierenfunktionsstörung, Leberfunktionsstörung.
Dos.: In Komb. mit anderen Antiepileptika; initial 25–50 mg tägl., alle 2 Wo. um 25–50 mg tägl. steigern bis Erhaltungsdosis 200–400 mg tägl. (3–6 mg/kg; Einzelfälle bis 1000 mg tägl., Kinder 5–9 mg/kg tägl.), jeweils 2 Einzeldosen tägl. Nicht abrupt absetzen, Reduktion um 100 mg tägl.
Pharmakokinetik: HWZ 21 h. Zeit bis zum Fließgleichgewicht 4 Tage, bei Nierenfunktionsstörung (Kreatinin-Clearance < 60 ml/Min) bis zu 15 Tage! Routinemäßig keine Blutspiegelkontrollen erforderlich.
NW: Gewichtsabnahme, Nierensteine, Müdigkeit, Schwindel, psychomotorische Verlangsamung, Benommenheit, Ataxie, Nervosität, Parästhesien, Gedächtnis- und Konzentrationsstörungen (abhängig von Geschwindigkeit der Dosiserhöhung), Sprechstörungen, Psychosen, reversible zentrale Paresen, akute Myopie mit Engwinkelglaukom im 1. Therapiemonat.

Tiagabin **Präparat:** Gabitril®.
KI: Schwere Leberfunktionsstörungen, Schwangerschaft und Stillzeit, Kinder < 12 J.
Dos.: In Komb. mit anderen Antiepileptika, initial 7,5–15 mg tägl., wöchentlich Dosissteigerung um 5–15 mg tägl., Erhaltungsdosis 15–30 mg tägl., in Komb. mit Enzym induzierenden Antiepileptika 30–70 mg tägl., Applikation in 3 Einzeldosen.
Pharmakokinetik: HWZ 7–9 h. Zeit bis zum Fließgleichgewicht 1–2 Tage. Routinemäßig keine Blutspiegelkontrollen erforderlich.
NW: Schwindel, Müdigkeit, Nervosität, Kopfschmerz, Tremor, Diarrhö, dosisabhängiges Auftreten eines nonkonvulsiven Status epilepticus und kurzfristige Bewusstseinsbeeinträchtigung, Einzelfallberichte über Thrombozytopenie.

Levetiracetam **Präparat:** z. B. Keppra®.
KI: Bekannte Überempfindlichkeit, Schwangerschaft, Stillzeit. **Cave:** Bei eingeschränkter Leber- und Nierenfunktion, Kinder < 16 J. Nicht abrupt absetzen, alle 2–4 Wo. um 500–1000 mg reduzieren.
Dos.: Initial 2 × 500 mg tägl., Steigerung alle 2–4 Wo. um 500–1000 mg tägl. bis max. 2 × 1500 mg tägl. Halbierung der Erhaltungsdosis bei Pat. mit eingeschränkter Nierenfunktion (Kreatinin-Clearance < 70 ml/Min) und schwerer Lebererkr.
NW: Herabsetzung des Reaktionsvermögens, Asthenie, Somnolenz, Benommenheit, Kopfschmerz, Anorexie, Diarrhö, Dyspepsie, Nausea, Amnesie, Ataxie, Konvulsion, Depression, emotionale Labilität, Feindseligkeit, Insomnie, Nervosität, Tremor, Schwindel, Exantheme, Diplopie.

Wechselwirkungen

- Mögliche Anfallsaktivierung durch Einnahme von Alkohol, Anticholinergika, Antidepressiva, Antihistaminika, Chloramphenicol, Chloroquin, Desmopressin, Drogen, Dopaminantagonisten, Gadolinium, Glukokortikoide, Indometacin, Interferone, Isoniazid, Lokalanästhetika, Mefloquin, Neuroleptika, Östrogene, Piracetam, Prostaglandine, Protirelin, Retinoide, stimulierende Sympathomimetika (Fenetyllin, Methylphenidat), Theophyllin, Vasopressin, Virustatika (Aciclovir), Zytostatika (Chlorambucil) und bei i.v. oder intrathekaler Gabe von hohen Dosen Penicillin.
- Antibiotika: Makrolidantibiotika erhöhen Carbamazepinspiegel. Chloramphenicol und Sulfonamide erhöhen Phenytoinspiegel. Isoniazid erhöht Phenytoin-, Primidon- und Carbamazepinspiegel. Phenytoin, Primidon, Phenobarbital und Carbamazepin senken Doxycyclinspiegel (aber nicht andere Tetrazykline). Phenobarbital senkt Chloramphenicolspiegel, Phenobarbital und Phenytoin senken Rifampicinspiegel.
- Antimykotika: Fluconazol erhöht Phenytoinspiegel.
- Phenytoin und Carbamazepin verstärken Lithium-NW.
- Orale Antikoagulanzien: Cumarine erhöhen den Phenytoinspiegel. Cumarinwirkung wird durch Valproinsäure verstärkt, durch Carbamazepin, Oxcarbamazepin, Phenobarbital und Primidon vermindert.
- NSAID: ASS erhöht Valproinsäurespiegel (auch vermehrte Blutungsneigung!).
- Nicht bei Anfallspat. anwenden: Chinolone (Gyrasehemmer), piperazinhaltige Wurmmittel.
- Beschleunigter Abbau von Ovulationshemmern, Glukokortikoiden, Vit. D, Vit. B_6 und Folsäure bei Einnahme von Carbamazepin, Phenytoin, Phenobarbital, Primidon.

Tab. 9.3 Serumspiegelveränderung bei Antiepileptikakombinationen

	Phenytoin (Pt)	Valproinsäure (V)	Phenobarbital (Ph)	Carbamazepin (C)	Primidon (PRM)
Carbamazepin (C)	C ↓ oder ↑, Pt ↓ oder ↑	V ↓, C ↑, C-Epoxid ↑	C ↓, Ph ↑ oder ↓		C ↓, Ph ↑
Oxcarbamazepin (Oxc)	Pt ↑, Oxc ↓	Oxc ↓ oder ↑	Ph ↑, Oxc ↓	C ↓, Oxc ↓	
Phenytoin (Pt)		V ↓, Pt ↑ oder ↓	Ph niedrig, Pt ↓; Ph hoch, Pt ↑, Ph ↑	C ↓, C-Epoxid ↑, Pt ↑ oder ↓	Ph ↑, PRM ↓
Valproinsäure (V)	Pt ↑ (oder ↓), V ↓		Ph ↑, V ↓	V ↓, C ↑, C-Epoxid ↑	V ↓, Ph ↑
Lamotrigin	Lamotrigin ↓	Lamotrigin ↑	Lamotrigin ↓	C-Epoxid ↑	
Vigabatrin	Pt ↓		Ph ↓		
Felbamat (FBM)	Pt ↑ (20–60%), FBM ↓	V ↑, FBM ↑	FBM ↓	C ↓ um 25%, C-Epoxid ↑ um 50%, FBM ↓	
Ethosuximid (ESX)		V ↓, ESX ↑	ESX ↓	ESX ↓	
Tiagabin (TGB)	TGB ↓	V ↓	TGB ↓	TGB ↓	TGB ↓
Topiramat (TP)	TP ↓, PT ↑	V ↓		TP ↓	

Pharmakoresistente Epilepsien

- Keine Anfallsfreiheit trotz ausreichend dosierter medikamentöser Ther. mit zumindest 3 Antiepileptika der ersten Wahl sowohl bei Monother. als auch bei Medikamentenkombination.
- Überprüfung der Provokationsfaktoren, Diagn. (nochmals genaue Abklärung der Anfallsart, ggf. mit Video-EEG) bzw. Ther. (mangelnde Compliance, richtige Medikation und Dos., Blutspiegelkontrolle, v.a. nach Anfall).
- Bisherige Ther.: Ist bei Versagen eines ausdosierten Medikaments der 1. Wahl Übergang auf Monother. mit einem anderen Medikament der 1. Wahl, bei Versagen aller Medikamente der 1. Wahl Übergang auf Kombinationsther. erfolgt?

Chirurgische Therapie

Indikation Nachgewiesene Pharmakoresistenz auf Standardantiepileptika. Fokuslokalisation, signifikante Beeinträchtigung des Pat. durch die Anfälle, für die OP ausreichender Gesundheitszustand.

Prächirurgische Diagnostik **Nicht invasiv:** Neurologische und neuropsychologische Untersuchung (Nachweis lokalisatorisch bedeutsamer Defizite, hemisphärische Sprachdominanz), ggf. psychiatrische Untersuchung, MRT (spezielle Sequenzen: Hochauflösende T_2-Wichtung, inversion recovery, FLAIR), SPECT (iktual und interiktual, Differenzbilder), PET (interiktual und iktual).
Invasiv: Bei fehlendem Nachweis eines epileptogenen Fokus in der nicht invasiven Diagn. Implantation intrakranieller EEG-Elektroden und Video-EEG-Dauerableitung über 1–3 Wo.

Verfahren

Vagusstimulation **Ind.:** Bei therapierefraktären Epilepsien, bei denen eine Resektion nicht möglich ist als Zusatzther. zu Antiepileptika (am besten und häufigsten bisher untersucht bei fokalen Epilepsien).
Durchführung: Elektrischer Impulsgenerator wird linksseitig infraklavikulär implantiert, Anschluss bipolarer Elektroden an N. vagus der linken unteren Halsregion. Programmierung der Stimulationsparameter (Stromstärke, Impulsdauer, -frequenz, Zyklus) von extern mittels spezieller Software („High Stimulation" alle 5 Min. für 30 Sek.; „Low Stimulation" alle 90 Min. für 30 Sek.). Pat. können zusätzlich bei Bedarf (zur unmittelbaren Unterdrückung oder Unterbrechung eines Anfalls) mit einem kleinen Magnet stimulieren.
NW: Überwiegend initial Husten, Dyspnoe, Pharyngitis, Heiserkeit.
Progn.: Effekt steigt mit der Zeit, nach 18 Mon. bei etwa einem Drittel der Pat. > 50% Anfallsreduktion.

Resektionen

- Bei eindeutigem Fokusnachweis.

Anteriore Temporallappenresektion: *Ind.:* Fokale oder sek. generalisierte Anfälle, die vom Temporallappen ausgehen. *Progn.:* Anfallsfreiheit in ~60%, bei 60–90% signifikante Verbesserung der Anfallskontrolle. *KO:* OP-Letalität (0,5%), Hemiparesen, Blutungen und Infektionen (1–3%), dysphasische Störungen (< 5%), amnestische Sy. (5–10%).
Selektive Amygdalo-Hippokampektomie unter Aussparung des lateralen Temporalbereichs. *Ind.:* Anfälle mit Fokusnachweis im mediobasalen Temporallappen (Amygdala, Hippocampus, Gyrus parahippocampalis). *Progn.:* Anfallsfreiheit in 30–80%. *KO:* ☞ anteriore Temporallappenresektion (aber keine Sprachstörung).
Extratemporale Resektionen (Topektomie, Lobektomie). *Ind.:* Extratemporaler Herd (z.B. frontal, zentroparietal oder okzipital), palliative Resektionen bei multifokalen Epilepsien oder diffusen epileptogenen Bereichen. *Progn.:* Insgesamt schlechtere Ergebnisse als bei Temporallappenresektionen, Anfallsfreiheit in ~40%. *KO* in Abhängigkeit von der Lokalisation.
Subtotale Hemisphärektomie unter Belassung der Basalganglien, eines frontalen und eines okzipitalen Pfeilers. *Ind.:* In seltenen Fällen bei Kindern mit infantiler Hemiparese und unkontrollierbaren fokalen oder sek. generalisierten Anfällen, Rasmussen-Sy. (chron. progrediente zerebrale Hemiatrophie mit Hemiparese, kognitiven Störungen und pharmakoresistenten fokalen Anfäl-

len), Sturge-Weber-Sy. (☞ 13.3.4). *Voraussetzung:* Bereits bestehende Hemiplegie oder häufige invalidisierende Anfälle. *Progn.:* Anfallsfreiheit in 80%, Anfallsminderung in 15%.

Kortikales Umschneiden im Bereich des Herdes durch mehrere parallele vertikale Schnitte, wodurch die Ausbreitung der epileptischen Aktivität über die horizontalen kortiko-kortikalen Fasern vermindert werden soll. *Ind.:* v.a. bei Herden im hochwertigen Kortexbereich, da die vertikalen Fasern (Pyramidenbahn) erhalten bleiben. *Progn.:* Anfallsfreiheit in 55%.

Balkendurchtrennung (Kallosotomie, heute meist nur Durchtrennung der vorderen N-O unter Schonung der Kommissuren und des Spleniums). *Ind.:* Multifokale Epilepsien mit Sturzanfällen und generalisierten tonisch klonischen Anfällen sowie sek. bilateraler Synchronisierung im EEG. *Progn.:* Anfallsfreiheit in ~5%, Anfallsreduktion in 70%. *KO:* Transientes „Dyskonnektionssy." (Mutismus, Hypokinese, linksseitige Apraxie), neuropsychologische Störungen möglich.

Beratung

Lebensführung

- Regelmäßiger Schlaf-Wach-Rhythmus mit Variation der Einschlaf- und Aufwachzeiten um max. 1–2 h.
- Alkoholabstinenz.
- Bei Fieber keinesfalls weniger Antiepileptika einnehmen, Wadenwickel, Arzt aufsuchen.
- Selbst beobachtete anfallsauslösende Situationen meiden und mit dem Arzt besprechen, z.B. Flickerlicht in Diskothek oder bei Befahren einer Allee, Fernsehen, ggf. bei der Bildschirmarbeit, Schlafdefizit, extreme Sonnenexposition, Hypoglykämie, Hyperhydratation durch Trinken großer Flüssigkeitsmengen.
- Bei nicht neurologischen Erkr. sofort einen Arzt zu Rate ziehen; dieser muss über die Einnahme des Antiepileptikums informiert werden, da dies möglicherweise seine Ther. beeinflusst (mögliche Interaktionen oder Änderung der Krampfschwelle durch andere Medikamente z.B. Theophyllin).
- Sorgfältige Selbstkontrolle der vollständigen Einnahme der verordneten Dosis der Antiepileptika.
- Pat. sollte einen Anfallskalender führen.
- Vermeidung extremer Belastungssituationen.
- Orale Antikonzeption wenn gewünscht mit monophasischem Kombinationspräparat mit hohem Gestagenanteil oder Depotgestagen.

Genetische Beratung

! Bei 3–4% der Kinder, bei denen ein Elternteil unter Epilepsie leidet, und bei 25% der Kinder, bei denen beide Elternteile betroffen sind, treten epileptische Anfälle auf.

- Bei Epilepsien im Rahmen metabolisch degenerativer zerebraler Erkr. (z.B. Gangliosidosen, wie Tay-Sachs-Sy.) beträgt im Falle einer aut.-rez. Vererbung der Grunderkr. das Risiko für Geschwister 25%, im Falle einer aut.-dom. Vererbung das Risiko für eigene Kinder 50%.
- Das Erkrankungsrisiko für die Kinder ist höher bei idiopathischer als bei symptomatischer Epilepsie und außerdem höher bei Erkr. der Mutter als des Vaters.

9.1.3 Generalisierte Anfälle

Diagn. und Ther. ☞ oben.

Generalisierter tonisch klonischer Anfall

(ICD-10 G40.3) Syn.: Grand-mal-Anfall. Bis zu 33% aller Anfälle.

Ätiologie

Gelegenheitsanfälle
Einmalige oder seltene Krampfanfälle (1–2/J.). Auslöser: Schlafentzug, Wechselschichten, Alkoholkonsum, Flickerlichtstimulation (Fernsehen, Diskothek), Hyperventilation, Drogen, Fieber (v.a. bei Kindern), Kontusion, emotionaler Stress.

Ätiologische Zuordnung nach tageszeitlicher Verteilung Bei idiopathischer und symptomatischer Epilepsie, d.h. chron. rezid. epileptischen Anfällen in Abhängigkeit von der Tageszeit:
- Beim Aufwachen (33%): In den ersten 2 h nach dem Aufwachen, ~10% symptomatisch, 90% genetisch determiniert. Manifestationsalter i.d.R. 10.–20. Lj.
- Während des Schlafes (44%): ~25% symptomatisch (kein Manifestationsgipfel).
- Diffuse Grand-mal-Epilepsie (23%): Ohne tageszeitliche Bindung; etwa 50% symptomatisch bedingt (kein Manifestationsgipfel).

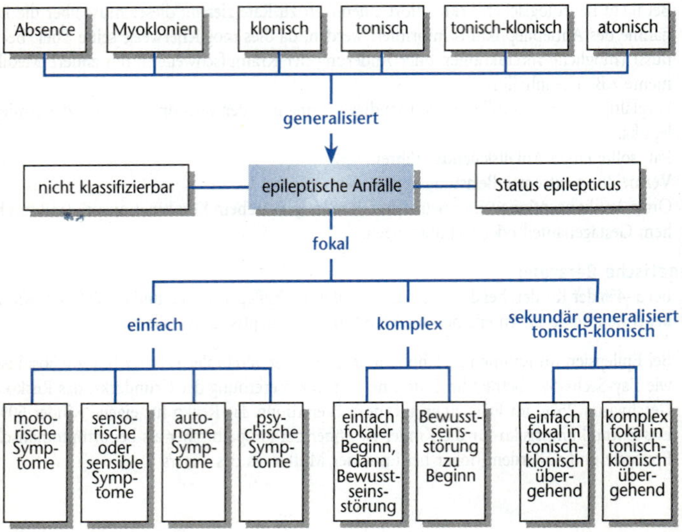

Abb. 9.3 Internationale Klassifikation epileptischer Anfälle

Klinik **Generalisierung:** Primär oder sekundär (von fokalem Anfall eingeleitet).
Aura: In etwa 15% z.B. optische, vestibuläre Auren, traumhafte Derealisationserlebnisse. Aurasymptome können einen Hinweis auf die Hirnregion geben, von der aus sich die Spontanentladungen der Neurone ausbreiten.
Tonische Phase (variable Ausprägung): Dauer 10–30 Sek. Tonischer Schrei („Initialschrei"), Hinstürzen, Verkrampfung der Gesichtsmuskulatur (z.T. geöffnete Augen und Mund, Bulbusdeviation), Rumpf- und Nackenbeugung. Elevation, Adduktion und Beugung der Arme und Beine, schließlich Senkung der Arme, Streckung der Arme und Beine, ruckartiges Schließen des Mundes (Zungenbiss!). In 95% Bewusstseinsverlust. Vegetative Symptome während der tonischen Phase: RR-Anstieg, Tachykardie, Mydriasis, fehlende Lichtreaktionen der Pupillen, Apnoe, Zyanose, vermehrtes Schwitzen, Bronchialsekretion. Evtl. pos. Babinski-Zeichen.
Klonische Phase: Dauer 30–50 Sek., rhythmische Zuckungen des ganzen Körpers (periodischer Tonusverlust mit intermittierenden tonischen Beugekontraktionen), während klonischer Zukkungen forcierte Ausatmung mit Austritt von schaumigem (bei Zungenbiss auch blutigem) Speichel, in 35% Einnässen. Nach der letzten klonischen Zuckung evtl. erneute kurzfristige tonische Verkrampfung.
Postiktuale Phase: Schnelle Atmung. Langsame Abnahme der vegetativen Symptome, allmähliches Erwachen aus der Bewusstlosigkeit, u.U. mit Muskelkater, Kopfschmerzen. Ggf. Desorientierung oder fester Schlaf bis zu mehreren Stunden („Terminalschlaf"). Typischerweise Amnesie für Dauer des Krampfanfalls. Selten persistieren postiktual neurologische Ausfallerscheinungen; sie können Hinweis auf Ursprungsort des Anfalls geben (z.B. Todd-Parese).

Komplikationen

- Verletzungen durch Sturz (SHT). Wirbelfrakturen v.a. im thorakolumbalen Übergang bei älteren Pat. (Osteoporose!) durch die Muskelverkrampfung in der tonischen Phase.
- Pneumonie durch Aspiration von Speichel oder Erbrochenem während des Anfalls.
- Serie von generalisierten tonisch klonischen Anfällen und Status epilepticus (☞ 3.4.2).

Differenzialdiagnosen Nicht epileptische Anfälle ☞ 9.2
TIA und **ischämischer Hirninfarkt** (☞ 6.2.2): Transiente bzw. persistierende neurologische Ausfallerscheinung, wie Hemiparese, Hemianopsie, HN-Ausfälle, Aphasie. Fremdanamnese: Keine krampfartigen Entäußerungen. Abklärung zerebrovaskulärer Risikofaktoren, Veränderungen im CCT, keine anfallstypischen Zeichen im EEG.
Migräne (☞ 5.1.1): Aurasymptome gefolgt von typischem Kopfschmerz, keine Prolaktinerhöhung i.S., keine anfallstypischen Zeichen im EEG.

Prognose **Aufwach-grand-mal-Epilepsie:** 60–80% Anfallsfreiheit unter medikamentöser Ther. In 65% Anfallsrezidive bei Absetzen oder Non-Compliance, daher Dauerther. zu empfehlen.
Schlaf- und diffuse Grand-mal-Epilepsie: 50% Anfallsfreiheit unter Ther., in 30% Anfallsrezidive bei Absetzen.
Sekundär generalisierte tonisch klonische Anfälle: ~60% Anfallsfreiheit unter Ther., 50–80% Anfallsrezidive bei Absetzen.

Absencen

(ICD-10 G40.3) Bis zu 100 × tägl., meist nach dem Aufwachen oder am Vormittag. Interiktual sind Pat. völlig unauffällig. Manifestation i.d.R. 6.–10. Lj. Aufgrund des Manifestationsalters und familiärer Häufung kann häufig eine genetische Komponente angenommen werden.

Klinik Dauer 5–15 Sek. Blässe, starrer, abwesender Blick und häufig Innehalten in Tätigkeit. Obligat Amnesie, plötzlich beginnende und wieder endende Bewusstseinsstörung (Dauer < 60 Sek.), keine Aura.
Komplexe typische Absencen: Neben der Bewusstseinsstörung Automatismen (z.B. Lecken, Grimassieren, Gähnen, Nesteln), tonische (z.B. Kopf- oder Rumpfstreckung), atonische (z.B. Halsbeugung) oder myoklonische Bewegungen (z.B. Augenlid-, Mundwinkelzucken) und/oder vegetative Symptome (z.B. kurze Apnoe, Mydriasis, Herzrhythmusänderungen).

! Klinisch keine sichere Differenzierung zwischen typischen und atypischen Absencen (☞ Tab. 9.4)

Komplikationen Absencestatus als prolongierte Absence oder Aufeinanderfolgen mehrerer Absencen mit psychomotorischer Verlangsamung, evtl. auch Dämmerzustand oder Stupor (☞ 3.7.2).

Prognose 75% Anfallsfreiheit unter Ther.; 20% Anfallsrezidive bei Absetzen der Antiepileptika (☞ 9.1.2).

Myoklonische Anfälle

(ICD-10 G40.3)
Leitsymptom des Impulsiv-petit-mals und der progressiven Myoklonusepilepsie (☞ 9.1.5). Einzeln oder repetitiv auftretende, kurze Kontraktionen verschiedener Muskelgruppen, die zu (z.T. heftigen) abrupten Bewegungen der Schultern und Arme (Beugung) oder seltener der Beine (Streckung) führen. Bewusstsein im Anfall meist erhalten, nur bei lang andauernden Myoklonien erscheinen die Pat. in ihrem Bewusstsein eingeengt.
Bei klonischen Anfällen treten Myoklonien in rhythmischer Folge auf, meist an Augenlidern und Gesichtsmuskulatur.

Tonische Anfälle

(ICD-10 G40.3)
Tonische Muskelverkrampfungen mit Fixierung der Glieder in erzwungenen Stellungen ohne Hinstürzen. Tonische Verkrampfung des ganzen Körpers, der axialen Muskeln oder der axialen und mittelliniennahen proximalen Muskulatur. Die Vigilanz ist teilweise vermindert; eine komplette Amnesie ist jedoch nicht obligat. Zum Teil vegetative Begleitsymptome (Tachykardie, Bluthochdruck). Meist nächtliches Auftreten.

Astatische Anfälle

(ICD-10 G40.3)

Pat. stürzen wie vom Blitz getroffen abrupt zu Boden und können sich schwerste Verletzungen zuziehen.

Atonisch astatischer Anfall: Generalisierter Tonusverlust. Manifestation meist 6. Lebensmon. bis 7. Lj.

Myoklonisch astatischer Anfall: Plötzlicher kurzer bilateraler Myoklonus mit Armbeugung und -hebung im Schultergürtel, aktiver Beugung des Kopfes und der Beine. Nachfolgend abrupter Tonusverlust. Bevorzugtes Auftreten morgens nach dem Aufwachen (☞ 9.1.5, Lennox-Gastaut-Sy.)

Tonisch astatischer Anfall: Generalisierte Verkrampfung der axialen Muskulatur meist mit Armhebung und Kopfbeugung, Bein- und Hüftstreckung.

9.1.4 Fokale Anfälle

Einfach-fokale Anfälle mit erhaltenem Bewusstsein werden von komplex fokalen Anfällen mit Bewusstseinsstörung unterschieden. Bei 37% der komplex fokalen und 49% der einfach fokalen Anfälle kann keine anfallsauslösende Ursache gefunden werden.

Einfach fokale Anfälle

(ICD-10 G40.0, G40.1) Die Klinik der Anfälle entspricht dem Funktionsbereich der von der abnormen epileptischen Entladung betroffenen Hirnregion.

Klinik

Motorische Anfälle Lokal umschriebene motorische Entäußerungen einer Extremität oder des Rumpfes (rhythmisch oder unregelmäßig) ohne Bewusstseinsverlust. Häufig Beginn in einer Muskelgruppe mit Ausbreitung auf andere Körperregionen („march of convulsion“) entsprechend der Repräsentation im motorischen Kortex der kontralateralen Hemisphäre (Jackson-Anfälle).

Somatosensorische Anfälle

- Lokale sensorische Sensationen, wie Dys-, Parästhesien.
- Vertiginöse Symptome, wie Dreh- oder Schwankschwindel.
- Visuelle Sensationen, wie Farb- oder Schattensehen.
- Akustische Symptome, wie Klingeln, Pfeifen.
- Olfaktorische oder gustatorische Sensationen in Abhängigkeit von der Lokalisation des Fokus.
- Seltener: Autonome Störungen wie Herzrhythmusstörungen, vermehrtes Schwitzen; kognitive und affektive Störungen. In diesen Fällen möglicher Übergang in komplex fokale Anfälle.

> Somatosensorischer Jackson-Anfall: Distal beginnende, sich auf benachbarte Körperregionen ausbreitende somatosensorische Symptome.

Komplikationen Ausbreitung der elektrischen Erregung und Übergang in generalisierten Anfall (☞ 9.1.3)

Einfach-fokaler Status epilepticus: Aneinanderreihung einfacher fokaler Anfälle ohne Bewusstseinstrübung, z.B. als

- Jackson-Status: Kurz aufeinander folgende Jackson-Anfälle mit unvollständiger Erholung interiktual.
- Epilepsia partialis continua Kozevnikow: Manifestation bei Kindern und Erwachsenen (Typ I) oder 2.–3. Lj. (Typ II). *Ätiol.:* Typ I fokale Läsion in Rolandi-Region, Typ II vermutlich zerebrale virale Infektion. *Klinik:* Tage bis Mon. anhaltende, fokal motorische Anfälle, z.T. mit Jackson-March. Bei Typ II Progression mit Parese des vom Anfall betroffenen Körperteils, sek. Anfallsgeneralisation und Demenz.
- Sensorischer Status: Dysphagie, epigastrische Sensationen, Halluzinationen (visuell, akustisch, olfaktorisch, gustatorisch), Derealisation und Depersonalisation.
- Aphasischer Status: z.T. Kombination mit Alexie und Agraphie.

Differenzialdiagnosen

- Migräneattacken (☞ 5.1.1): An Aura anschließender Kopfschmerz, Familienanamnese, im EEG oft fokale Verlangsamung oder Dysrhythmie.
- TIA (☞ 6.2.2): Gefäßrisikofaktoren, schlaffe Lähmung, im EEG oft fokale Verlangsamung oder Dysrhythmie.
- Spasmus hemifacialis: Keine EEG-Veränderungen, *EMG:* Synchrone Entladungen, peripher-neurogene Schädigung des N. facialis.
- Tinnitus (☞ 4.13): Kein EEG-Korrelat.
- Menière-Krankheit: Längerer Schwindel, *EEG:* evtl. frontotemporale Verlangsamung. HNO-Konsil.
- Phäochromozytom: Bestimmung der Vanillinmandelsäure im Urin.
- Paroxysmale Choreoathetose (☞ 12.3.1): Pos. Familienanamnese.
- Hemiballismus (☞ 12.2): Im CCT Veränderungen des Nucleus subthalamicus.

Jackson-Michaelicus-Anfall
Manifestation fast ausschließlich bei Jugendlichen, F >>>> M, Auslöser: Erscheinen des Entdeckers dieses Anfalls in der Öffentlichkeit, oft (aber nicht obligat) bei größeren Musikveranstaltungen.
Klinik: Anfälle mit heftigen, annähernd rhythmischen motorischen Entäußerungen aller Extremitäten (distal beginnend mit Ausbreitung nach proximal und auf den ganzen Körper, analog Jackson-March). Meist deutliche Bewusstseins- und Wahrnehmungseinschränkung (wichtigste DD zum Jackson-Anfall). Regelmäßig Herzrhythmusstörungen, vermehrtes Schwitzen, nicht selten Synkopen. Visuelle Sensationen (meist Wahrnehmung einer dunkel- und langhaarigen, bleichen Gestalt), gleichzeitig akustische Entäußerungen in Form spitzer Schreie.
Ther.: Keine spezifische Ther. bekannt, regelmäßig Schutz der umstehenden Personen vor Verletzung notwendig.
Progn.: Günstig. **Cave:** Suchtpotenzial.

Prognose 25–75% Anfallsfreiheit unter Ther. Günstig sind geringe Anfallsfrequenz, kurze Krankheitsdauer, unauffälliger psychopath. Befund. 50–80% Anfallsrezidive bei Absetzen der Antiepileptika.

Komplex fokale Anfälle

(ICD-10 G40.0, G40.2)

Tab. 9.4 Komplex fokale Anfälle

<table>
<tr><th></th><th>Temporalhirnepilepsie (früher: Limbische Epilepsie, Uncinatus-Krise, Dämmerattacke)</th><th>Extratemporal entstehende komplex fokale Anfälle</th></tr>
<tr><td>Klinik</td><td>• Häufig stadienhafter Ablauf mit initialer, oft epigastrischer Aura (aufsteigendes Gefühl des Unwohlseins), trübem bzw. starrem Blick, allmählich zunehmender Bewusstseinsveränderung und Automatismen (automatisch ablaufende, oft orale Bewegungen, wie Schlecken, Schmatzen, auch bestimmte Gesten, Grimassieren; Gehen, Reden sind möglich) sowie anschließender Reorientierungsphase.
• Iktuale Sprachstörungen sind Hinweis auf Beteiligung der dominanten Hemisphäre. Später evtl. tonische Symptome.
• Psychische Störungen: Déjà-vu-, Jamais-vu-Erlebnisse, affektive Störungen, Denkstörungen, Halluzinationen, Illusionen. Anfallsdauer ≥ 30–60 Sek. mit häufig unscharfem Anfallsende.</td><td>• Oft frontal, aber auch parietal und okzipital entstehender Anfall.
• Abhängig von der Fokuslokalisation. Oft Anfallsbeginn mit starrem Blick, gestischen Automatismen, dann beidseitige Extremitätenbewegungen, Wälzbewegungen, Schreien.
• Bilaterale Extremitätenbewegungen deuten auf einen extratemporalen Fokus hin.
• Anfallsdauer ≤ 1 Min. mit meist abruptem Anfallsende.</td></tr>
<tr><td>DD</td><td colspan="2">• Absence (☞ 9.1.3): Im EEG typisches 3/Sek. Spike-wave-Muster, Anfallsdauer 5–15 Sek.
• Transiente globale Amnesie vaskulärer Genese (☞ 6.2.2): Ausschlussdiagn.
• Psychogene Anfälle (☞ 9.2.3): Langzeit-EEG und simultane Videoaufzeichnung zur Abklärung.</td></tr>
<tr><td>KO</td><td colspan="2">• Hippokampaler fokaler Anfallsstatus: Leitsymptom transiente globale Amnesie mit mehr oder weniger starken Bewusstseinsstörungen bei oft unauffälligem Oberflächen-EEG (anfallstypische Potenziale bei Ableitung mit Tiefenelektroden).
• Komplex fokaler Status epilepticus mit kontinuierlicher Bewusstseinsveränderung, Antriebsstörung, inadäquatem Verhalten. Stimmungsschwankungen mit psychomotorischer Hemmung oder Agitation: Stark fluktuierende Symptomatik und Intensität.</td></tr>
<tr><td>Prognose</td><td colspan="2">Anfallsfreiheit in bis zu 30%</td></tr>
</table>

9.1.5 Altersgebundene epileptische Syndrome und Epilepsien

BNS (Blitz-Nick-Salaam)-Syndrom (West-Syndrom)

(ICD-10 G40.4) Manifestationsgipfel um den 3.-8. Mon. ; M > F.

Ätiologie $^2/_3$ symptomatisch nach prä-, peri- und postnatalen Schäden, zerebralen Fehlbildungen (neurokutane Sy.), metabolischen Störungen (z.B. nicht behandelte Phenylketonurie), Infektionen. $^1/_3$ ohne fassbare Ursache, 10% idiopathisch.

Klinik Meist in Serien auftretende, blitzartige generalisierte Myoklonien (Blitzkrämpfe) und langsame tonische Verkrampfungen (Beuge- oder Streckspasmen). Während des Anfalls Bewusstseinstrübung; v.a. in Einschlaf- und Aufwachphase. Zusätzlich oft geistige Retardierung (> 90% der betroffenen Kinder). *Salaam-Spasmen* (Kopf- und Oberkörperbeugung, Arme werden vor die Brust genommen). Oft bereits in der Neugeborenenperiode zusätzliche generalisierte tonisch klonische Anfälle.

Prognose Auch bei frühzeitiger Behandlung ungünstig. Nur in 25% Anfallsreduktion bzw. -freiheit unter Ther., 20–30% der Kinder sterben vor dem 3. Lj. Bei Therapieresistenz mit zunehmendem Lebensalter Abnahme der BNS-Anfälle und Auftreten anderer Anfallsarten, z.B. generalisierte tonisch klonische Anfälle, Übergang in Lennox-Gastaut-Sy. Unbehandelt und bei Therapieresistenz häufig schwere körperliche und geistige Entwicklungshemmung; später auch Demenz.

- Günstig: Idiopathisches BNS-Sy., Dauer der Epilepsie < 10 Mon., Fehlen anderer Anfälle.
- Ungünstig: Beginn der Epilepsie vor dem 3. Lebensmon., schwere initiale geistige Retardierung, Komb. mit anderen Anfällen und zusätzlichen zerebralen Schädigungen.

Epilepsie mit myoklonisch astatischen Anfällen

(ICD-10 G40.4) Manifestationsgipfel 1.–5. Lj., M > F, in 60% mit febrilen oder afebrilen generalisierten Anfällen.

Klinik Blitzartiges Hinstürzen, bei abortiven Anfällen Kopfnicken oder kurzzeitiges Einknicken in Knien. Überwiegend mit myoklonischen Anfällen kombiniert.

Prognose Günstig bei Beginn > 18. Lebensmon. und normaler Entwicklung, normaler EEG-Grundaktivität, ungünstig bei früherem Erkrankungsbeginn, prim. Retardierung, Komb. mit generalisierten Anfällen.

Lennox-Gastaut-Syndrom

(ICD-10 G40.4) Manifestationsgipfel 2.–8. Lj.; in 20% einem BNS-Sy. nachfolgend. Meist symptomatisch (60% diffuse oder multifokale Hirnschäden).

Klinik Meist mehrere Anfallsformen mit v.a. nachts auftretenden tonischen Anfällen, astatischen Anfällen (mit Myoklonien oder Atonie), atypischen Absencen und generalisierten tonisch klonischen Anfällen. Häufig bereits prämorbide psychomotorische Retardierung und zerebrale Vorschädigung.

Prognose Ungünstig. Nur in ~50% medikamentöse Anfallsreduktion, übrige Fälle therapieresistent, Versuch mit Vagusstimulation. Ultima Ratio: Kallosotomie. Insgesamt bei 80% Chronifizierung; in 60% entwickelt sich ein schwer therapierbarer Status epilepticus. Später oft zusätzlich Grand-mal- und partielle Anfälle. In 80% kognitive Störungen.
Prognostisch ungünstig sind frühe Manifestation, hohe Anfallsfrequenz und zerebrale Vorschädigung.

Pyknoleptisches Petit mal (Friedmann-Syndrom)

(ICD-10 G40.3) Manifestationsgipfel 6.–7. Lj., F > M.

Ätiologie Genetische Disposition (in bis zu 40% pos. Familienanamnese).

Klinik Mehrfach täglich typische Absencen (☞ 9.1.3). Oft mit meist okulären Myoklonien (seltener auch an den Extremitäten oder perioral), oralen (seltener bei längerer Anfallsdauer auch gestischen) Automatismen. Gel. vegetative Veränderungen. Anfallsdauer 5–10 Sek.

Prognose I.d.R. altersentsprechende Entwicklung. In bis zu 40–60% zusätzliche generalisierte tonisch klonische Anfälle. Etwa 80% anfallsfrei unter medikamentöser Ther.

Impulsiv-petit-mal

(ICD-10 G40.3) Syn.: Juvenile myoklonische Epilepsie, Herpin-Janz-Sy. Manifestationsgipfel 12.–18. Lj., F = M.

Ätiologie Genetische Disposition (in 25% pos. Familienanamnese), meist keine fassbare Ursache (idiopathisch).

Klinik Massive bilaterale Myoklonien (☞ 9.1.3), einzeln oder repetitiv v.a. nach Schlafentzug, bzw. in der Aufwachphase auftretend, v.a. die obere Extremität betreffend, klares Bewusstsein. In bis zu 95% Komb. mit generalisierten tonisch klonischen Anfällen, seltener auch mit Absencen (10–14%). **Cave:** Morgendliche „Nervosität" Jugendlicher mit Umstoßen von Kaffee oder Tee kann Impulsiv-petit-mal verbergen!

Prognose Bis zu 75% Anfallsfreiheit unter medikamentöser Behandlung und geregelter Lebensführung (Vermeiden von Schlafdefizit). Bis zu 90% Rezidive nach Absetzen der Antiepileptika. **Cave:** Häufig Zunahme der Anfälle bei Gabe von Carbamazepin.

Progressive Myoklonusepilepsie (PME)

(ICD-10 G40.4) Erstmanifestation meist 6.–20. Lj.

Ätiologie Heterogene Gruppe von Erkr., z.T. genetische Disposition. Auftreten z.B. bei Gaucher-Krankheit, Zeroid-Lipofuszinose, seltener auch bei Leukodystrophien (☞ 13.2), Wilson-Krankheit (☞ 12.4), Chorea Huntington (☞ 12.3.2).

Klinik Charakteristisch ist die Entwicklung einer progressiven myoklonischen Epilepsie und Demenz. Initial meist generalisierte tonisch klonische Anfälle. Myoklonien treten entweder als Erstsymptom oder im Verlauf der Erkr. auf. Teilweise zusätzlich zerebelläre, extrapyramidale und pyramidale Zeichen, paranoide und depressive Symptome.

Therapie Therapieversuch zusätzlich zu Antiepileptika mit Piracetam (Nootrop® ☞ 22.2.3) bis zu 20 g tägl., verringert Anfallsfrequenz und -intensität.

Benigne Partialepilepsie mit zentrotemporalen Sharp-waves (Rolandi-Epilepsie)

(ICD-10 G40.4) Manifestationsalter 3.–12. Lj. ; 10–25% aller Epilepsien des Kleinkindes- und Schulalters, M > F!

Ätiologie Idiopathisch, starke familiäre Disposition (30–40%).

Klinik Führende Symptome sind v.a. aus dem Schlaf auftretende und von Speichelfluss und Sprechstörung (Vokalisation, Sprechhemmung) begleitete sensomotorische Herdanfälle im Kopfbereich, Übergang in generalisierte tonisch klonische Anfälle möglich. Keine neurologischen Defizite, geistige Entwicklung i.d.R. normal, z.T. Teilleistungsstörungen (☞ 24.5.1).

Prognose Sehr gut. Häufig spontanes Sistieren.

9.1.6 Psychische Veränderungen bei Anfallspatienten

! Merke

- Es gibt keine typische epileptische Wesensänderung. Etwa 50% der Epilepsiekranken unterscheiden sich psychisch nicht von der Durchschnittsbevölkerung.
- Der IQ von Epilepsiepat. entspricht dem der Durchschnittsbevölkerung.
- Das Suizidrisiko ist bei Epilepsiepat. 5-fach höher, bei Pat. mit Temporallappenepilepsie 75-fach höher als in Normalbevölkerung.

Ursachen

Ätiologisch: Der Epilepsie zugrunde liegende Hirnschädigung mit Symptomen in Abhängigkeit von Lokalisation und Ausdehnung auch im anfallsfreien Zustand (interiktual).
Iktual: Elektrische Entladungen einschließlich der postiktualen Beeinträchtigungen (Verstimmung, Dämmerzustand).
Antiepileptika: Leichte Verlangsamung, affektive Abflachung, Stimmungsschwankungen bei höherer Dosierung, Müdigkeit, Beeinträchtigung der kognitiven Funktionen, v.a. durch Phenytoin, Phenobarbital und Benzodiazepine. Bei Valproinsäure insgesamt seltener psychotrope NW.
Soziale Faktoren: Stigmatisierung durch die Gesellschaft, Einschränkung in der Lebensführung.

Psychische und neuropsychologische Störungen bei Temporallappenepilepsie

Läsionen der (linken) dominanten Seite können v.a. zu sprachlichen und sprachabhängigen Gedächtnisstörungen bzw. paranoiden Denkstörungen führen. Pat. sind vermehrt introvertiert, kontemplativ und werten sich selbst ab.
Rechtsseitige Läsionen können v.a. zu Defiziten bei der Wahrnehmung nonverbaler Reize (Tonhöhen- und Klangfarbendifferenzierung) und der Unterscheidung emotional gefärbter Lautäu-

ßerung und häufiger zu affektiven Störungen führen. Pat. sind vermehrt emotional extrovertiert, haben eine pos. Selbsteinschätzung.

Verstimmungen

Ätiologie V.a. bei Temporallappenepilepsie.

Klinik Bei bis zu 40% aller Epilepsiepat., v.a. aggressiv oder ängstlich getönte depressive Stimmung. Paranoide Verhaltensweise, Suizidgedanken und erhöhte Suizidalität (☞ 3.7.3). Selten maniforme Störungen, Euphorie.

Diagnostik Psychiatrische Untersuchung, bei Suizidalität stationäre Einweisung.

Therapie Antidepressiva, z.B. initial Amitriptylin 2 × 25 mg tägl. p.o. (Saroten®), vorsichtig steigern auf maximal 150 mg tägl. Alternativ Imipramin 2 × 25 mg tägl. (z.B. Tofranil®). Antiepileptika-Spiegelbestimmung, je nach Befund Korrektur der Medikation.

! Antidepressiva senken die Krampfschwelle, deshalb vorsichtige Dosissteigerungen, regelmäßige EEG-Kontrolle.

(Postiktualer) Dämmerzustand

Ätiologie **Iktual:** Status: BNS-Anfälle, myoklonisch astatische Anfälle, Absencen, Impulsiv-petit-Mal, fokal komplexe Anfälle.
Postiktual: Nach generalisiertem tonisch klonischem Anfall, Status, komplex partiellem Anfall).

Klinik Bewusstseinstrübung oder -einengung oder Somnolenz„ Desorientiertheit; automatisierte Tätigkeiten sind weitgehend möglich. Halluzinationen, Wahnsymptome, starke psychomotorische Erregung, zielloses Weglaufen; nach außen hin geordnete (z.T. aggressive) Handlungen möglich. Nach Dämmerzustand partielle Amnesie. Pat. kann nach außen verlangsamt, stuporös, aspontan wirken.

Diagnostik EEG mit Allgemeinveränderung; iktualer Dämmerzustand: Hypersynchrone Entladungen. Postiktual Prolaktin ↑, CK-Bestimmung.

Differenzialdiagnosen Traumatischer Dämmerzustand (☞ unten) mit entsprechender Anamnese, ggf. Fremdanamnese; hysterischer (psychogener) Dämmerzustand mit Bewusstseinseinengung unter starkem Affektdruck (z.B. Schockreaktion). Schwierige DD, Ausschlussdiagn.! Petit-mal-Status (☞ 9.1.2); Intox. (☞ 3.7.3).

Therapie Stationäre Einweisung. Lorazepam 1–2,5 mg p.o. (z.B. Tavor® expidet), wenn erfolglos plus Neuroleptika (☞ 19.4.1), z.B. Olanzapin 5–15 mg p.o. (z.B. Zyprexa®) oder Perazin 50–100 mg p.o. (z.B. Taxilan®). Antiepileptikaspiegel i.S., ggf. Korrektur der Medikation.

! Neuroleptika senken die Krampfschwelle. Regelmäßige EEG-Kontrolle!

Paranoid-halluzinatorische Störungen („Alternativpsychosen")

Klinik Im anfallsfreien Intervall akustische und optische Halluzinationen, Wahnideen.

Diagnostik Im EEG Allgemeinveränderung, oft aber „Besserung" des Befundes im Sinne einer „forcierten Normalisierung".

Differenzialdiagnosen Psychose bei Vigabatrineinnahme (z.B. Sabril), psychogene Anfälle.

Therapie Serumspiegelkontrolle der Antiepileptika, ggf. Korrektur der Medikation. Neuroleptika, z.B. Olanzapin 5–15 mg p.o. (z.B. Zyprexa®).

9.1.7 Epilepsie in Alltag und Medizin

Operationen

! Merke

- Epilepsie ist keine KI für eine Lokal- oder Allgemeinnarkose.
- Durch präop. Stresssituation erhöhte Anfallsgefahr.
- Keine OP-Einleitung durch halogenierte Gase wegen Herabsetzung der Krampfschwelle.
- Valproat beeinflusst den Gerinnungsstatus, deshalb periop. häufiger Gerinnungskontrollen.

Kurznarkosen Orale Antiepileptika. Bei Monother. zusätzliche Einmaldosis des Präparates am präop. Tag um 22 h; außerdem 1–2 × Carbamazepin retard, Valproinsäure, Phenytoin oder Phenobarbital postop.

Größere Operationen Parenterale Antiepileptika.

- Phenobarbital 2 × 200 mg i.m. (Spiegelkontrolle) oder in Dünndarmsonde anstelle von Phenobarbital, Primidon oder Carbamazepin p.o. (☞ 9.1.2).
- Phenytoin 750 mg in 450 ml NaCl 0,9% oder Glukose innerhalb von 8 h i.v. (Spiegelkontrolle) anstelle von Phenytoin p.o. (☞ 9.1.2).
- Clonazepam 0,5–2 mg i.v., Diazepam 5–10 mg i.v. oder Diazepam rektal anstelle von Valproinsäure oder Ethoxsuximid.
- Häufige Serumspiegelkontrollen periop. (Schwankungen durch Stress und verabreichte Medikamente).

Schutzimpfungen

- Unbedenklich: Hepatitis B, Typhus (oral!), Tetanus, Polio, Masern, Röteln, Mumps, FSME und Tollwut.
- Diphtherie: Gelegentlich überschießende Reaktionen bei bekannter Medikamentenallergie. Impfung dann mit reduzierter Antigenkomponente *d*.
- Vermehrt Komplikationen bei Cholera-, Gelbfieber- und Paratyphusimpfung.

! KI: Parenterale Typhus-, Pertussis- (Ganzkeimvakzine), Cholera-, Pockenschutzimpfung, Chloroquin.

Malariaprophylaxe

Prinzipiell schwierig, da unter allen Medikamenten zur Malariaprophylaxe im Einzelfall Anfälle beobachtet wurden. Mögliche Summation toxischer Effekte bei Einnahme von Antiepileptika und Sulfonamiden bzw. Pyrimethamin. Beim Einsatz neuer Malariamittel (Proguanil, Halofantrin) sind bislang keine KI für Epilepsiepat. bekannt.

Schwangerschaft

! Mehr als 90% der Kinder antikonvulsiv behandelter Pat. sind bei Geburt körperlich unauffällig.

Einfluss der Schwangerschaft auf die Epilepsie Während der Schwangerschaft selten vermehrt Anfälle trotz unveränderter Rahmenbedingungen (Veränderung des Schlafrhythmus, der Resorption und Elimination der Antiepileptika; epileptogene Wirkung von Östrogenen?). Oft reduzieren Pat. jedoch aus Sorge vor kindlichen Schäden Medikamente oder setzen sie eigenmächtig ab; dann Zunahme der Anfallsfrequenz (in etwa 20%).

Einfluss der Epilepsie auf die Schwangerschaft

- Keine gehäuften Schwangerschafts- und Geburtskomplikationen, aber 1,2–2 × höhere perinatale Mortalität der Kinder. Erhöhte fetale Gefährdung durch tonisch klonische Anfälle der Mutter: Kindliche Herzrhythmusstörungen, Asphyxie, Verletzungen durch Stürze.
- Bei Anfallspat. mit idiopathischer Epilepsie erhöhtes Fehlbildungsrisiko für die Kinder mit und ohne medikamentöse Ther. (1–2 × höher als bei Normalbevölkerung).

Vorgehen bei geplanter Schwangerschaft

- Genetische Beratung.
- Besteht ein anfallsfreies Intervall > 2 J., können vor der Schwangerschaft Antiepileptika versuchsweise abgesetzt werden (Rezidivrisiko ☞ 9.1). Nach Absetzen Wartezeit bis zur Konzeption möglichst > 6 Mon., da Rezidivrisiko mit Dauer des anfallsfreien Intervalls sinkt. Ist Absetzen nicht möglich, möglichst niedrig dosierte Monother. anstreben.
- 2 Mon. vor der geplanten Konzeption und während der Schwangerschaft Folsäuresubstitution.

Einfluss der Antiepileptika auf die Schwangerschaft

- Carbamazepin, Phenobarbitol, Primidon und v.a. Valproinsäure können bei Dauermedikation zu Neuralrohrdefekten, Lippen-Gaumenspalten, Herzfehlern oder Extremitätenfehlbildungen führen.
- Bei Phenytoinmedikation kommt es in 10% zum Hydantoinsy. (geistige und körperliche Retardierung, Hypertelorismus, Skelettdefekte, Herzfehler, faziale Dysmorphie, Hypoplasie der Nägel und Fingerendphalangen, Spaltbildungen).

Tab. 9.5 Antiepileptika in Schwangerschaft und Stillzeit

Medikament	Schwangerschaft	Stillzeit
Carbamazepin	Einsetzbar, wegen Neuralrohrdefekten möglichst vor Schwangerschaft umsetzen	Bei allen Substanzen kein Stillverbot. Müdigkeit und Trinkschwäche beim Säugling möglich. Serumkontrolle bei Mutter und Kind. Kinder in der Stillphase gut beobachten
Clonazepam	Einsetzbar	
Ethosuximid	Einsetzbar	
Phenytoin	In etwa 10% Hydantoinsy.	
Phenobarbital, Primidon, Valproinsäure	Zwischen 20. und 40. Tag möglichst niedrig dosieren, möglichst vor Schwangerschaft umsetzen auf weniger teratogene Substanz, Primidon und Valproinsäure nicht mit Phenobarbital kombinieren	

Management während Schwangerschaft

- I.d.R. kein Präparatewechsel in der Schwangerschaft, Ausnahmen: Vor Schwangerschaft möglichst Phenobarbital umsetzen. Valproinsäure möglichst niedrig dosiert, evtl. auch vor Schwangerschaft umsetzen.
- Monatlich klinisch neurologische Untersuchung mit EEG- und Laborkontrolle (einmalig und v.a. unter Valproinsäure α-Fetoprotein als Screening für Neuralrohrschlussstörungen, Transaminasen, Gerinnungsparameter).
- Monatliche Serumspiegelkontrolle (metabolisch bedingt z.T. ↓↓ in der Schwangerschaft); Dosiserhöhung bei Spiegelabfall und Anfallsrezidiven, evtl. auch bei deutlicher Zunahme der anfallstypischen Zeichen im EEG.
- Folsäurespiegelbestimmungen und ausreichende Substitution mit Folsäure 1 × 5 mg tägl. p.o. (z.B. Folsan®) v.a. im 1. Trimenon (Organogenese). Bei Dauermedikation mit Phenytoin, Carbamazepin, Valproinsäure, Phenobarbital und Primidon Senkung des Folsäurespiegels, wird durch in der Schwangerschaft zusätzlich erhöhten Folsäurebedarf nicht mehr ausreichend kompensiert. **Cave:** Bei Folsäuremangel Blutungen im 3. Trimenon sowie kindliche Spontanblutungen in den ersten Tagen postpartal.
- Regelmäßige Ultraschalluntersuchungen in den ersten 3 Mon. (in Abhängigkeit vom Alter der Pat. und bei Carbamazepin- oder Valproateinnahme Amniozentese).
- Vitamin K 10–20 mg tägl. für 2–4 Wo. (z.B. Konakion®) vor der Geburt zur Prophylaxe fetaler Blutungen.

Geburt

Anstreben einer Klinikentbindung. Bei der Entbindung ggf. Verkürzung der Austreibungsphase durch Vakuum- oder Forzepsextraktion. Prophylaxe fetaler Blutungen intra- oder postpartal (Risiko ~10%): Vit. K bei Müttern, die mit Phenobarbital, Primidon, Carbamazepin oder Phenytoin behandelt werden: Am 1. Tag postpartal 1 mg Vit. K i.m., häufigere Kontrollen der Prothrombinzeit.

Stillzeit

! Kein generelles Stillverbot bei Einnahme von Antiepileptika!

Verhaltensmaßregeln Auf ausreichende Nachtruhe achten (nachts Füttern abgepumpter Milch durch andere Person). Verletzungen des Kindes durch mütterlichen Anfall vermeiden (Füttern im Sitzen, Hilfe bei Versorgung).

Medikamente

Kontraindiziert: Brom.

Phenytoin und Valproinsäure werden in kaum messbaren Konzentrationen in die Muttermilch ausgeschieden. Bei Valproinsäure in der Stillphase gute Beobachtung des Kindes und regelmäßige Laborkontrollen (Lebertoxizität, Störung des Fibrinogenstoffwechsels).
Carbamazepin, Ethosuximid, Primidon und **Phenobarbital** werden in die Muttermilch ausgeschieden und können beim Säugling zu Müdigkeit und Trinkschwäche führen. Empfehlenswert: Serumkontrollen bei Mutter und Kind, bei Saugschwäche und Sedation ggf. Abstillen und Flaschennahrung.

! Im Wochenbett rasche und kontinuierliche Reduktion der während der Schwangerschaft in erhöhter Dosis eingenommenen Medikamente auf vor der Schwangerschaft übliche Dosen, um Intoxikationen zu vermeiden.

Sport

Prinzipiell ist Sport, auch Leistungs- und Wettkampfsport möglich: Anfallsfrequenz nicht ↑; auch stellt der wiederholte Körper- oder Kopfkontakt mit Bällen (z.B. beim Fußball) keinen nennenswerten Risikofaktor dar. Abzuraten ist von Sportarten, bei denen durch die Epilepsie eine erhöhte Eigen- oder Fremdgefährdung besteht. Unter Aufsicht können Anfallspat. bei seltenen oder medikamentös kontrollierten Anfällen schwimmen.

Soziale Integration und Rehabilitation

Erziehung: Möglichst normale Erziehung und Schullaufbahn. Ziel: Selbstständigkeit und Unabhängigkeit (ggf. Sonderkindergarten bzw. Sonderschule erforderlich).
Öffentliche Kindergärten dürfen psychisch nicht beeinträchtigten anfallskranken Kindern die Aufnahme dann verweigern, wenn das Kind wegen seiner Erkr. nicht ausreichend betreut oder gefördert werden kann (v.a. bei hoher Anfallsfrequenz, geistigem oder körperlichem Entwicklungsrückstand), ggf. Sonderkindergarten.
Studium: Hochschulen können die Aufnahme eines Studenten mit Anfällen verweigern, wenn durch die Erkr. der ordnungsgemäße Studienablauf erheblich beeinträchtigt oder die Gesundheit anderer Hochschulmitglieder gefährdet würde (z.B. Sportstudium).
Berufswahl: Keine Berufe mit erhöhter Unfallgefahr (z.B. Dachdecker), ggf. auf einen ungefährlicheren Beruf umschulen. In 15% ungünstige Verläufe mit Beeinträchtigung der sozialen Progn.
Wehrdienst: Anfallspat. sind i.d.R. auch bei längerer Anfallsfreiheit wehrdienstuntauglich (mögliche Anfallsprovokation durch körperliche und seelische Belastungen während des Wehrdienstes; erhöhte Unfallgefahr beim Umgang mit Schusswaffen).

Rechtsgrundlagen

Bewerbung **Auskunftspflicht des Bewerbers gegenüber dem Arbeitgeber** besteht, sofern die Epilepsie die Arbeitsleistung bzw. Eignung für den Arbeitsplatz beeinträchtigen kann. Ist es wahrscheinlich, dass keine weiteren Anfälle mehr auftreten und besteht längere Anfallsfreiheit, muss ein Bewerber keine Auskunft über die früheren Anfälle geben und kann auch bei direkter Nachfrage die Aussage verweigern. Arbeitgeber kann ärztliche Untersuchung verlangen. Der Arzt darf die Diagnose nur weitergeben, wenn er von seiner Schweigepflicht entbunden wurde. Ansonsten kann er nur Auskunft über die Tauglichkeit des Bewerbers für den Beruf geben.
Beamtenlaufbahn: Bewerber wird neurologisch auf Eignung untersucht. Kein Einsatz in Bereichen, in denen der Pat. für Leben und Gesundheit anderer direkt verantwortlich ist (öffentlicher Verkehr).

Haftung Prinzipiell besteht eine Haftung nur für Schäden aufgrund vorsätzlicher oder fahrlässiger Handlung, wovon aufgrund der Bewusstseinsstörung während des Anfalls i.d.R. nicht ausgegangen werden kann. Der Pat. haftet allerdings, wenn er Vorsorge hätte treffen können, dass keine Schäden entstehen, z.B. bei der Teilnahme am Straßenverkehr oder der Aufsichtspflicht über ihm anvertraute Personen.

Kriminalität Die Kriminalitätsrate bei Pat. mit Epilepsie entspricht der von Gesunden, jedoch kann bei Wesensänderungen, während des Anfalls oder im postiktualen Dämmerzustand die Zurechnungsfähigkeit eingeschränkt bzw. aufgehoben sein.

Führerschein

Die Kraftfahrtauglichkeit bei Anfallspat. muss individuell beurteilt werden (nach den Begutachtungsleitlinien zur Kraftfahreignung 2/2000).
Nach einem Gelegenheitsanfall kann die Eignung zum Führen von Kraftfahrzeugen nur dann angenommen werden, wenn nach eingehender klinischer Untersuchung und einer Beobachtungszeit von 3–6 Mon. davon auszugehen ist, dass es sich mit überwiegender Wahrscheinlichkeit um ein einmaliges Ereignis unter besonderen Umständen gehandelt hat. Der den Gelegenheitsanfall auslösende Faktor ist nachgewiesenerweise nicht mehr vorhanden und es liegt kein Hinweis auf eine ursächliche morphologische Läsion oder beginnende Epilepsie vor.
Keine Verkehrstauglichkeit für Führerschein Gruppe 2, KFZ > 3,5 t, zum Führen von Fahrzeugen, die der Personenbeförderung dienen sowie als Berufsfahrer. *Ausnahme:* 5 Jahre Anfallsfreiheit *ohne* antiepileptische Ther.
Die Fahreignung für die übrigen Führerscheingruppen ist an ein pos. fachärztliches Gutachten gebunden. Grundvoraussetzung:

- Einjährige Anfallsfreiheit, auch unter antiepileptischer Ther. (2 J. bei langjährig therapieresistenter Epilepsie).
- Im EEG allenfalls einzelne epilepsietypische Potenziale, aber nicht: Massive Spike-Wave-Tätigkeit, Zunahme der epilepsietypischen Potenziale im Verlauf.
- Nach epilepsiechirurgischem Eingriff Anfallsfreiheit mind. 1 J.
- Bei posttraumatischen/postoperativen Anfällen Anfallsfreiheit mind. 6 Mon.
- Wird der Pat. dauernd mit Arzneimitteln behandelt, dürfen keine zentralen NW der Medikamente erkennbar sein.

Kontrolluntersuchungen (Anfallsanamnese, EEG, Antiepileptikaspiegel) bei Führerscheininhabern in Abständen von 1, 2 und 4 J. *Ausnahmen:* Bei einfach fokalen Anfällen ohne motorische, sensorische oder kognitiv bedingte Beeinträchtigung des Fahrverhaltens Beobachtungszeit 1 J. Bei ausschließlich an den Schlaf gebundenen Anfällen Beobachtungszeit 3 J.

! Der Arzt ist ohne Verletzung der ärztlichen Schweigepflicht berechtigt, uneinsichtige Anfallspat. bei der Zulassungsbehörde zu melden. Aber: Keine Meldepflicht!

Flugreisetauglichkeit (keine Pilotentauglichkeit!)

- Prinzipiell gilt: Bei Einnahme der Antiepileptika mind. 1 h vor Flugbeginn ist die Resorption nicht durch evtl. auftretendes Erbrechen vermindert.
- Durch Zeitumstellung, Schlafmangel und die Anstrengungen der Reise evtl. erhöhte Anfallsbereitschaft. Vorsichtige Anpassung der Medikation an den neuen Tag-Nacht-Rhythmus (vor der Reise bereits stundenweise Verschiebung der Einnahmezeiten). Evtl. Diazepam als prophylaktische Intervallther. (z.B. 5-10 mg p.o.). Bei normalen Flugbedingungen besteht keine erhöhte Anfallsgefahr durch einen verminderten O_2-Druck (Kabinendruck entspricht 2000 m Höhe).
- Pat. mit hoher Anfallsfrequenz sollten nach Möglichkeit auf andere Verkehrsmittel ausweichen. Bei häufigen Anfällen ist bei Flugreisen eine Begleitperson zu empfehlen.

9.2 Nicht epileptische Anfälle

9.2.1 Synkope

(ICD-10 R55) Spontan reversibler, kurzzeitiger Bewusstseinsverlust. Cave: *evtl. mit motorischen Entäußerungen (= konvulsive Synkope).*

Diagnostik

- Anamnese: Möglichst zusätzlich Fremdanamnese.
- Körperliche Untersuchung: z.B. Arrhythmie, Herzgeräusch, Karotisstenose, Verletzungen, RR.
- Schellong-Test: Bei V.a. orthostatische Dysregulation. Pat. liegt 10 Min., Messung von RR und Puls. Nach Aufstehen Messungen von RR und Puls sofort, nach 2, 4, 6, 8 und 10 Min. im Stehen.
- EKG: z.B. AV-Block, Arrhythmie, Extrasystolen, Ischämie- oder Infarktzeichen, Langzeit-EKG. Karotissinus-Druckversuch.
- Herz-Echo, Rö-Thorax.
- Dopplersono zum Nachweis von Stenosen der Halsgefäße und der A. basilaris.
- EEG: Bei kardialen Synkopen allenfalls diffuse Verlangsamung, ggf. EEG- und EKG-Ableitung simultan.
- CCT mit KM (z.B. Hirninfarkt, Hirntumor), kraniales MRT.

Differenzialdiagnosen Herzinfarkt, TIA, PRIND (☞ 6.2.6), Narkolepsie ☞ 25.4.3.
Orthostatische Hypotonie Nach Aufstehen aus liegender in aufrechte Position, pos. Schellong-Test. *Ther.:* Beine hoch lagern, evtl. Sympathomimetika. **Cave:** Tachykardie! Nicht medikamentöse Maßnahmen (z.B. Sport, Kaltduschen).

Vasovagale Synkope: Rezid. durch plötzliche periphere Vasodilatation mit unzureichendem reflektorischen Anstieg der Herzfrequenz. Warnsymptome: Übelkeit, Schwitzen, Gähnen, Tachypnoe, Schwäche, Verwirrtheit, Mydriasis. Bradykardie, Blutdruckabfall, Muskelhypotonie. Auslöser: z.B. warme, überfüllte Räume, langes Stehen, Schmerzen. Ausschlussdiagnose!. *Ther.:* Pat. hinlegen, Beine hoch. Evtl. Atropin, Volumengabe (z.B. NaCl 0,9%). *Sonderformen:*

- Pressorisch postpressorische Synkope z.B. Hustensynkope, Lachschlag durch während des Pressens verminderten venösen Rückfluss zum rechten Vorhof.
- Schlucksynkope durch Vagusreiz, oft zusätzlich Ösophaguserkr. (Hiatushernie, Achalasie).
- Miktionssynkope bei Männern durch Miktion im Stehen.

Hypoglykämie: Blutglukose < 40 mg/dl (Bestimmung durch Teststreifen). Schwitzen, Blässe, Tremor, RR ↑, Tachykardie, Angst und Heißhunger. Ohne Glukosezufuhr zusätzliche zentralnervöse Störungen wie Schwindel, Kopfschmerzen, Halluzinationen, Krampfanfälle, Bewusstseinsverlust (hypoglykämischer Schock). *Ther. durch den Pat.:* Bei ersten Anzeichen 10–20 g Traubenzucker oder 4–8 Würfelzucker oder 1 Glas Saft mit Traubenzucker, dann 1–2 BE langsam resorbierbare Kohlenhydrate (z.B. Brot). *Ther. durch Angehörige:* Bei Bewusstlosigkeit oder Eintrübung Glukagon (Fertigspritze) i.m. (keine Wirkung bei alkoholinduzierter Hypoglykämie).

Karotissinussy.: Hypersensitiver Karotissinus, reflektorische Vaguswirkung mit Bradykardie durch AV- (oder SA-)Block. Synkope ohne Prodromi, oft infolge von extremen Kopfbewegungen oder Karotisdruck (Rasur, enger Kragen), aber auch spontan. U.U. mit Myoklonien und Asystolie. *Diagn.:* Internistisches Konsil, Karotissinus-Druckversuch unter EKG- und RR-Kontrolle am liegenden Pat. nach Ausschluss schwerer arteriosklerotischer Veränderungen der ACI (Auskultation, Dopplersono). Vorher 1 Amp. Atropin aufziehen, venösen Zugang legen. *Pos. Ergebnis:* Deutlicher RR-Abfall (vasodepressorischer Typ) nach Druck auf den Karotissinus. **Cave:** Kann AV-Block auslösen. Langzeit-EKG. *Ther.:* Schrittmacherimplantation.

Adams-Stokes-Anfall: Bewusstseinsverlust durch akutes Versagen der effektiven Herzleistung, im EKG, Langzeit-EKG mit brady- oder tachykarden Herzrhythmusstörungen.

- Asystolische Form: Meist durch intermittierenden totalen AV-Block oder Sick-Sinus-Sy., bei KHK oder anderen kardialen Grunderkr. Asystolie, Zyanose, Apnoe, Krampfanfall, nach Einsetzen des ventrikulären Ersatzrhythmus meist rasches Erwachen ohne Residualsymptome. *Ther.:* Schrittmacherimplantation.
- Tachysystolische Form: Zerebrale Minderdurchblutung durch kurzfristige Tachykardie. *Ther.:* Antiarrhythmika.

Aortenenklappenstenose: Schwindel, Synkopen, Angina pectoris, Dyspnoe, kleine RR-Amplitude, Pulsus parvus et tardus. *Diagn.:* Auskultatorisch (☞ 1.3) raues, in die Karotiden fortgeleitetes Systolikum, P.m. 2. ICR rechts parasternal. Im EKG Linkstyp, Linksherzhypertrophie. Im Rö-Thorax linksventrikuläre Vergrößerung („Holzschuhherz"). Herzecho, Linksherzkatheter. *Ther.:* Aortenklappenersatz bei Synkopen, Angina pectoris.

Aortenklappeninsuff.: Dyspnoe, große RR-Amplitude, Pulsus celer et altus. *Diagn.:* Decrescendo-Diastolikum, P.m. 2. ICR rechts und Erb. Im EKG Linkstyp, Linksherzhypertrophie. Rö-Thorax: Linksventrikuläre Vergrößerung („Holzschuhherz"). Herzecho, Linksherzkatheter. *Ther.:* Bei akuter Endokarditis Antibiotika, bei nicht behandelbarer Infektion oder Herzinsuff. Klappenersatz.

Trigeminovagale Synkope

- Okulovagale Synkope: Starker Druck auf die Augenbulbi führt über trigeminovagalen Reflex zu Bradykardie/Asystolie.
- Trigeminuseintauchreflex: Synkope nach Eintauchen des Gesichts in kaltes Wasser oder durch starkes Anblasen mit kaltem Wind über trigeminovagalen Reflex.

Drop-attack: Blitzartige atonische Stürze meist ohne Bewusstseinsverlust durch vertebro-basiläre Insuffizienz (oft bei älteren Pat.) oder strukturelle Läsionen in der hinteren Schädelgrube; keine Prodromi; Verletzungen häufig. Keine Änderung der Gesichtsfarbe während Synkope.

9.2.2 Psychogene Anfälle

(ICD-10 G40.8) Syn.: Funktionelle, hysterische Anfälle. Psychogene und epileptische Anfälle kommen bei 20–30% der Pat. mit „echten" epileptischen Anfällen parallel vor.

Klinik Vielgestaltig, Abgrenzung von epileptischen Anfällen kann schwer sein. Fast ausschließlich in Gegenwart anderer. Oft unkoordinierte, theatralische Bewegungen, Fuchteln, Strampeln, Opisthotonus, gel. Aufbäumen des Körpers nach hinten zur Brücke („arc de cercle"), Zuckungen oder Zittern der Glieder, abrupte Kopfdrehungen, keine Vigilanzminderung. Selten Einnässen, Zungenbiss oder Verletzungen durch Sturz, Pat. „sinken" meist zu Boden. Dauer: Sek. bis Stunden.

Diagnostik

- Klinisch: Keine Mydriasis, Babinski neg. Keine Zyanose, keine Hypersalivation.
- Labor: Prolaktin steigt nach Anfall nicht an.
- EEG: Im Anfall unauffällig. Ggf. Video-EEG. Finden sich im Intervall-EEG epileptische Potenziale, kann dies ein Hinweis auf zusätzliche epileptische Anfälle sein.

Differenzialdiagnosen Epileptische Anfälle (☞ 9.1), Synkopen (☞ 9.2.1), Dämmerzustände.

Therapie Antiepileptika haben keine Wirkung. Werden psychogene Anfälle mit Antiepileptika behandelt, besteht Gefahr der Intoxikation (☞ 3.7) durch Dosiserhöhung bei vermeintlicher Unwirksamkeit der Medikamente.

Verständnisvolle Aufklärung, langsames Absetzen bereits verabreichter Antiepileptika (bei schnellem Absetzen Risiko epileptischer Entzugsanfälle), regelmäßige ambulante Kontrollen, Psychother.

Neuroonkologie

10

Inhalt

Ulrich Roelcke

394 **10.1 Epidemiologie**
394 **10.2 Leitsymptome und ihre Differenzialdiagnosen**
394 10.2.1 Leitsymptome
396 10.2.2 Differenzialdiagnosen
397 **10.3 Diagnostik**
398 10.3.1 Anamnese und Untersuchung
400 10.3.2 Bildgebende Diagnostik
401 10.3.3 Labor und Liquor
401 10.3.4 Sonstige Diagnostik
402 10.3.5 Biopsie
403 10.3.6 Diagnostik anderer Fachbereiche
403 **10.4 Therapie**
404 10.4.1 Symptomatische Therapie
405 10.4.2 Operation
405 10.4.3 Radiotherapie
406 10.4.4 Chemotherapie
407 **10.5 Nachsorge und Rehabilitation**
408 **10.6 Neuroonkologische Erkrankungen**
408 10.6.1 Astrozytom
409 10.6.2 Glioblastom
409 10.6.3 Meningeom
410 10.6.4 Oligodendrogliom
410 10.6.5 Ependymom, Plexuspapillom
410 10.6.6 Medulloblastom
411 10.6.7 Nervenzelltumor
411 10.6.8 Pinealistumor
411 10.6.9 Neurinom
412 10.6.10 Fehlbildungstumoren
412 10.6.11 Hypophysentumoren
414 10.6.12 Hirnmetastasen
416 10.6.13 Paraneoplastische Syndrome

Neurofibromatose v. Recklinghausen ☞ 13.3.1, Gefäßtumoren ☞ 6.4, spinale Tumoren ☞ 11.5, Phakomatosen ☞ 13.3

10.1 Epidemiologie

ZNS-Tumoren finden sich in etwa 3% aller Autopsien und repräsentieren etwa 10% aller malignen Tumoren. Jährliche Inzidenz von hirneigenen Tumoren und Hirnmetastasen 5–8/100 000. Zwei Altersgipfel (25–35 und 50–65 J.); der Tumor ist bei fast allen Pat. die Todesursache.

Tab. 10.1 Häufigkeit und Altersgipfel hirneigener Tumoren

Tumorart	Relative Häufigkeit	Altersgipfel
Gliome	50–60%	50–55 J.
Glioblastoma multiforme	12–23%	35–45 J.
Astrozytom	8–25%	10–20 J.
Ependymom	2–6%	4–8 J.
Medulloblastom	2–6%	40–50 J.
Oligodendrogliom	2–6%	40–50 J.
Meningeome	20–30%	50–60 J.
Hypophysenadenome	7%	
Neurinome	7%	
Angiome	3–4%	30–40 J.
Sarkome	3–4%	
Sekundäre Metastasen	< 10%	50–70 J.

10.2 Leitsymptome und ihre Differenzialdiagnosen

! Häufigste Symptome zum Zeitpunkt der Diagnosestellung sind (intermittierende) Kopfschmerzen, fokal neurologische Ausfälle, Wesensänderungen und epileptische Anfälle, jeweils langsam progredient oder akut auftretend.

10.2.1 Leitsymptome

Epileptische Anfälle

(☞ 9.1).

Initialsymptom in 40% der Tumoren, bei Diagnosestellung in 50% vorhanden. Es sind fokale, primär oder sekundär generalisierte Anfälle (einzeln, als Serie oder Status epilepticus) möglich.

! Ein erstmaliger epileptischer Anfall im Erwachsenenalter muss immer zum Ausschluss eines Hirntumors veranlassen.

- Psychomotorische Anfälle (☞ 9.1): Überwiegend temporale Tumorlokalisation.
- Motorische und/oder sensible Jackson-Anfälle (☞ 9.1.4): Überwiegend fronto-temporo-parietale Lokalisation.
- Grand-mal-Anfälle (☞ 9.1.3): Sek. Generalisierung bei fokalem Beginn.
- Epilepsia partialis continua (Kozevnikow): Fokaler Anfall über Stunden, Tage (sogar Wo.), meist keine Generalisierung (☞ 9.1.3).

Kopfschmerzen

- Kopfschmerzen, unsystematischer Schwindel (etwa 70%).
- Hirndruckzeichen (☞ 3.2.1): Alarmzeichen ist das frühmorgendliche Erbrechen (im Schwall, explosionsartig) mit anschließender Kopfschmerzerleichterung.

Fokal neurologische Ausfälle

Abhängig von der Lokalisation des Tumors, nicht von der Histologie. Neurologische Ausfälle können in Frühstadien, insbesondere bei frontalem Tumorsitz, fehlen.

Wesensänderungen

Psychopath. Veränderungen: Verlangsamung, Apathie, Konzentrations-, Erinnerungs- und Orientierungsstörungen. Oft einzige Frühsymptome bei Tumoren im Kindesalter (etwa 50%).

Allgemeinsymptome

- STP (ein- und beidseitig): Kann sich im Verlauf von Tagen bis Wo. entwickeln oder auch fehlen. Häufigkeit wird überschätzt.
- Zeichen der Einklemmung (☞ 3.2.1): v.a. in fortgeschrittenen Stadien.

Verlauf der Symptomatik

Tab. 10.2 Klinik raumfordernder Prozesse nach Symptomdauer

Klinik	Dauer der Symptomatik	Ursache
Hirndruckzeichen (☞ 3.2.1)	Tage bis Wo.	Tumor, Infiltration, Ödem
Hirndruckzeichen	Akut, anfangs meist intermittierend	Liquorzirkulationsstörung
Epileptische Anfälle (☞ 9.1)	Akut, rezid.	Tumor
Hemiparese, Hemianopsie, Aphasie	Akut, persistierend	Tumoreinblutung, druckbedingte Ischämie

10.2.2 Differenzialdiagnosen

Entzündlich bedingte Raumforderung

Abszess (☞ 7.3.4): Anamnestisch HNO-Erkr. oder -Eingriff, Liquorfistel nach Schädelfraktur, immunsupprimierte Pat., Herzvitium mit metastatischen Streuherden. *Klinik:* Oft Fieber, häufig BSG ↑, Leukozytose. *Diagn.:* Granulozytäre Pleozytose im Liquor; bei Granulationsgewebe ringförmige KM-Anreicherung im CCT, MRT, z.T. multiple Abszesse. **Cave:** Auch bei Gliomen möglich!

Enzephalitis (v.a. HSV, ☞ 7.4.2): *Klinik:* Bewusstseinstrübung, organisch bedingte psychische Störungen, fokale, sekundär generalisierte Anfälle, Status epilepticus, Aphasie (meist Wernicke), eher geringe sensomotorische Hemiparese. *Diagn.:* MRT bei HSV-Enzephalitis bereits zu Beginn der klinischen Symptomatik typische Signalanhebungen im Temporallappen (in T2-Wichtung), CCT ab 4. oder 5. Krankheitstag hypodense Läsionen bei HSV-Enzephalitis (ein- oder beidseits an der Insel und temporobasal gelegen), *Liquor:* Lymphozytäre Pleozytose bis mehrere 100/µl, seltener Granulozyten, mäßige Schrankenstörung, Nachweis von Virusantigenen ab 6. Tag im ELISA möglich.

Granulom, Sarkoidose: Häufig supraselIär-hypothalamisch gelegen. *Klinik:* Hypothalamisch vegetative Symptome (Diabetes insipidus; Störung von Temperaturregulation, Schlaf-Wach-Rhythmus; abnormes Ess- und Sexualverhalten), Aggressivität. *Diagn.:* Rö-Thorax. Lues ☞ 7.3.7.

Tuberkulom (☞ 7.3.6): Anamnestisch frühere Tuberkulose, Alkoholabusus, Herkunft aus Mittelmeerraum. *Diagn.:* In CCT, MRT z.T. multipel, gel. an Schädelbasis gelegene Ringstrukturen, Liquor meist normal.

Parasiten (Echinokokken, Zystizerken, ☞ 7.7). *Diagn.:* Anamnestisch Auslandsaufenthalt. *CCT/MRT:* Oft multiple, teils zystische, teils verkalkte Raumforderungen, z.T. ringförmige KM-Anreicherung, Liquor normal oder Pleozytose mit Eosinophilen. Serologie i.S./Liquor.

Vaskulär bedingte Raumforderung

Hirninfarkt: (☞ 6.2). *Diagn.:* Im CCT gel. Zeichen bereits vorbestehender mikro-, makroangiopathischer oder embolischer Läsionen (☞ 6.1), ringförmige KM-Anreicherung erst 2.–4. Wo. nach Auftreten des Infarktes, Infarktdemarkierung auf ein Gefäßterritorium beschränkt.

Intrazerebrale Blutung, SAB (☞ 6.3): Anamnestisch plötzliches Auftreten, Gefäßrisikofaktoren. *CCT, MRT:* Blutung hyperdens bzw. -intens.

- Subduralblutung, Gefäßmalformation, paralytisches Aneurysma (☞ 6.3.2; 6.4): Langsam progrediente fokalneurologische Ausfälle und Wesensänderungen, Krampfanfälle. CCT, MRT.
- Epiduralblutung: Blutungsquelle meist Ast der A. meningea media, meist temporale Lokalisation mit Halbseitensymptomatik. CCT, MRT.

Schädeltumoren (Knochen und Weichteile)

Osteom, Osteochondrom, Fibrom, Epidermoid, Angiom, Metastasen.

Klinik Lokale Schmerzen. Palpation (Konsistenz und Verschieblichkeit beurteilen), Pulsation, Strömungsgeräusch.

Diagnostik CCT, MRT, evtl. Knochenszintigraphie, Angiographie (selektiv ACE und ACI) bei V.a. Gefäßfehlbildungen, Biopsie.

Differenzialdiagnose Auch Meningeome können zu Auftreibung und Zerstörung des Schädelknochens führen und als Knochentumor imponieren.

Therapie OP (Ausnahme: Multiple Metastasen), evtl. Schädelplastik, bei Angiomen intraarterielle Embolisation, Bestrahlung.

10.3 Diagnostik

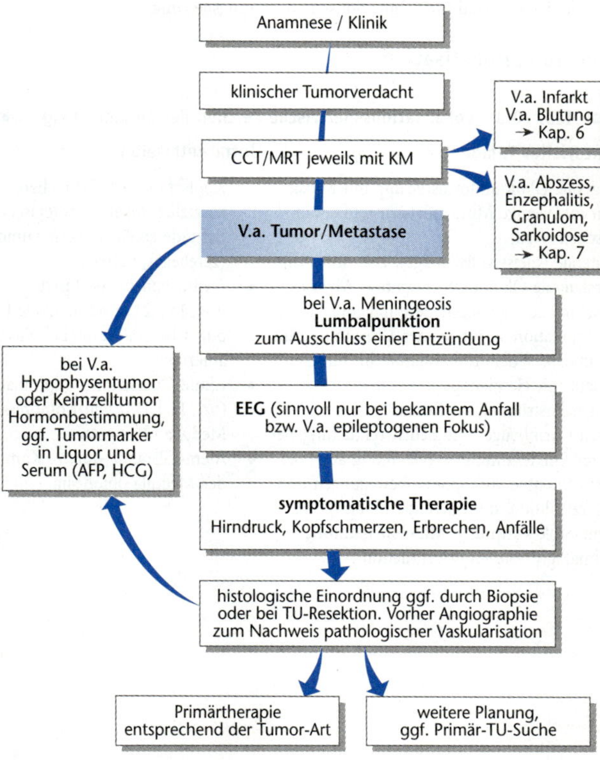

Abb. 10.1 Diagnostikschema bei Tumorverdacht

10.3.1 Anamnese und Untersuchung

- Anamnestische Hinweise (Fremd- und Eigenanamnese!) auf typische Frühsymptome: Kopfschmerzen, morgendliches Erbrechen, epileptische Anfälle, Wesensänderungen.
- Dauer der Symptomatik, Progredienz.
- Symptome von Malignomen erfragen, die zu Metastasierung, Meningeosis oder zu paraneoplastischen Erkr. (☞ 10.6) führen können.
  - Allgemeinsymptome: Gewichtsverlust, Nachtschweiß.
  - Bronchialkarzinom: Husten und Auswurf, Atembeschwerden, Nikotinabusus.
  - Mammakarzinom: Hautveränderung an der Brust, Knotenbildung, Schmerzen.
  - Malignes Melanom: Hautveränderungen.
  - Leukämie: Fieber, Müdigkeit, Infektions- und Blutungsneigung.

Klinische Tumorlokalisation

Tab. 10.3 Lokalisationsspezifische Zeichen der Einklemmung

Supratentorieller Tumor	Infratentorieller Tumor
• Ipsilaterale Okulomotoriusreizung mit Miosis (kann nur wenige Min. andauern und somit übersehen werden). • Ipsilaterale (meist vollständige), gel. zusätzlich kontralaterale Okulomotoriusparese: Mydriasis und schwache bis erloschene Pupillenreaktion. • Evtl. Zirkulationsstörungen der A. communicans post. und/oder der ACP: Infarkte im hinteren Kreislauf mit Hemianopsie. • Bewusstseinstrübung bis Koma. • Zunächst Armbeuge- und Beinstreckhaltung, bei längerer Einklemmung Streckhaltung auch der Arme; Abnahme von Spontanbewegungen und Schmerzreaktion, divergierende Bulbi. • Cheyne-Stokes-Atmung, Maschinenatmung (regelmäßige, tiefe Hyperventilation).	• Kopfschmerzen, Erbrechen, STP; zusätzlich fokal neurologische Befunde abhängig vom Tumorsitz (zerebellär, bulbär). • Hydrocephalus occlusivus (☞ 13.5.2) durch kraniale Herniation, insbesondere des Lobulus cerebelli anterior. • Akute Querschnittsymptomatik (☞ 11.1.1) durch Kompression der Medulla oblongata. • Atemstillstand durch Kompression der Medulla oblongata.

Tab. 10.4 Tumorlokalisation bei bestimmten fokal-neurologischen Befunden

Klinik, Befunde	Lokalisation	Häufigste Tumorart
Anosmie	Olfaktoriusrinne	Meningeom (☞ 10.6.3)
Ipsilaterale Optikusatrophie*, kontralaterale STP*, evtl. Anosmie, Kritiklosigkeit (Frontalhirnsy.), epileptische Anfälle	Frontobasis	Meningeom (☞ 10.6.3), Glioblastom (☞ 10.6.2)
Monokuläre Sehstörung N. II	Canalis opticus, Orbita	Intraorbitale und Knochentumoren
Bitemporale Hemianopsie (Chiasmasy.)	Sella, Hypophyse	Hypophysentumor (☞ 10.6.11), Kraniopharyngeom (☞ 10.6.10)
Homonyme Hemi- oder Quadrantenanopsie	Sehstrahlung, Sehrinde	Astrozytom (☞ 10.6.1), Glioblastom (☞ 10.6.2), Meningeom (☞ 10.6.3), Metastasen (☞ 10.6.12)
Störungen der Nn. III, IV, VI, N. V1, N. II	Orbitaspitze	Intraorbitale und Knochentumoren
Vertikale Blickparese nach oben mit Konvergenzlähmung, verminderte Lichtreaktion der Pupillen (Parinaud-Sy.)	Mittelhirnhaube	Pinealistumor (☞ 10.6.8)
Konvergenzspasmen, vertikale Blickparese, Nystagmus retractorius, Störungen der Pupillenkonvergenzreaktion	Aquaedukt	Ependymom (☞ 10.6.5), Pinealistumor (☞ 10.6.8)
Störungen im Bereich der Nn. IX, X, XI (Siebenmann-Sy.)	Foramen jugulare	Neurinome, Chondrome, Knochenmetastasen
Multiple HN-Ausfälle V bis XII, unilateral, Halbbasis-(Garcin-Sy).	Schädelbasis	Clivus-Chondrome, Knochenmetastasen
Sensomotorische Hemiparese, Hemianopsie, Aphasie, Apraxie	Temporoparietal (sprachdominant)	Astrozytom (☞ 10.6.1), Glioblastom (☞ 10.6.2), Meningeom (☞ 10.6.3), Metastasen (☞ 10.6.12)
Sensomotorische Hemiparese, Hemianopsie	Temporoparietal (nicht sprachdominant)	Astrozytom (☞ 10.6.1), Glioblastom (☞ 10.6.2), Meningeom (☞ 10.6.3), Metastasen (☞ 10.6.12)
Paraparese, oft Blasenentleerungsstörungen	Mantelkante	Meningeom (☞ 10.6.3)

* Foster-Kennedy-Syndrom

10.3.2 Bildgebende Diagnostik

Indikationen

- MRT mit KM: *Immer* bei klinischem V.a. einen Hirntumor.
- CCT: Bei akutem Ereignis oft rascher verfügbar (Ausschluss Blutung ☞ 6.3), zudem besser zur Darstellung von Verkalkungen bzw. der Beziehung zu den knöchernen Strukturen.

Tab. 10.5 Darstellung von Tumoren im CCT

Nativ-CCT		
Hyperdense Läsionen	**Hypodense Läsionen**	**Isodense Läsionen**
Metastasen, Meningeome, Oligodendrogliom	Gliom	Gliom
DD: Frische Blutungen, Verkalkungen	*DD:* Entzündungen, Fett, Luft, alte Blutungen, Infarkte ab dem 2. Tag, Hirnödem	*DD:* Hirninfarkt etwa 7.–14. Tag
KM-Anreicherung im CCT		
Anreicherung	Keine Anreicherung	Ringförmige Anreicherung
Glioblastome, Lymphome und Metastasen	Niedriggradiges Astrozytom	Gliome, Glioblastome, ggf. Metastasen
DD: Frischer Infarkt, Entzündungen, Granulome	*DD:* Alter Infarkt, alte Blutung, Demyelinisierungsherde	*DD:* Hirnabszess

Befunde **Hypo- und/oder hyperdense (MRT: -intense) Areale:** z.T. unscharf begrenzt und irregulär konfiguriert, keinem Gefäßversorgungsgebiet entsprechend. Multiple Läsionen sind meist Metastasen.

Indirekte Raumforderungszeichen: Verstreichen der Hirnfurchen, Kompression des Ventrikelsystems, Verschieben der Mittellinie, Verlagerung des Plexus-chorioideus-Kalks.

Liquorpassage: Verlegung oder (häufig asymmetrische) Einengung der basalen Zisternen bei Liquoraufstau, Ventrikelerweiterung („ballonierte" Ventrikel), bes. bei Tumoren von Hirnstamm, Kleinhirn oder 3. Ventrikel.

Verkalkung: Partiell, z.T. schollig bei Oligodendrogliom, Meningeom, Kraniopharyngeom, Ependymom.

Räumliche Beziehung: Meningeome immer in Duranähe, von Falx, Tentorium, Tuberculum sellae, Schädelbasis ausgehend.

! Bei Metastasen häufig großes perifokales Ödem bei relativ kleinem Tumor.

10.3.3 Labor und Liquor

Labor

- Routinelabor: BB, Gerinnung, BSG, Leber-, Nierenwerte, E'lyte.
- Bei Fieber Blutkulturen, Serologie.
- Bei V. a. Hypophysentumor: Hypophysenhormone im Blut. Bei V. a. (seltenen!) Keimzelltumor ggf. Hormone und Tumormarker (AFP, β-HCG) in Liquor und Serum.

Liquor

(Lumbalpunktion, ☞ 2.1.1)

Indikationen Ausschluss entzündlicher Ursachen (☞ 10.2.2). Versuch der ätiologischen Tumoreinordnung durch Zytologie.

Kontraindikationen Ausgeprägter Hirndruck wegen Gefahr der Einklemmung (immer vorher CCT oder MRT!) und Gerinnungsstörungen (Quick, PTT, Thrombos). **Cave:** Bei Leukämien Gerinnungsstörungen durch Thrombozytopenie. Thrombozyten vor LP auf > 40 000/µl anheben.

Bewertung

- Eiweiß ↑, lymphozytäre Pleozytose, Tumorzellen → Meningeosis carcinomatosa/leucaemica (☞ 10.6.5).
- Pleozytose, Eiweiß ↑ → Solide, hirneigene Tumoren (Tumorzellen nur bei ventrikelnahen Tumoren nachweisbar).
- Granulozytäre Pleozytosen bis zu 1000 Zellen/µl → Abszess (☞ 7.3.5).

10.3.4 Sonstige Diagnostik

EEG

(☞ 2.2.1).
Bei anamnestischen Hinweisen auf epileptischen Anfall.

Angiographie

(☞ 2.3.4).

Indikationen Nach neurochirurgischem und neuroradiologischem Konsil (☞ 10.3.3) präop. (auch vor offener oder stereotaktischer Biopsie) zur Darstellung chirurgisch relevanter Tumorvaskularisierung (z.B. bei Meningeomen) und bei V.a. Gefäßfehlbildung.

Befund Tumor-„blush" als Zeichen der gesteigerten Vaskularisation.

! Meningeome werden überwiegend über die ACE und A. meningea media versorgt: Selektives ACE-Angiogramm wichtig. Die venöse Drainage ist bei Astrozytomen häufig verzögert, bei Glioblastomen oft beschleunigt.

10.3.5 Biopsie

! Ohne histologische Einordnung dürfen Strahlen- und Chemother. nur in begründeten Ausnahmefällen durchgeführt werden (z.B. Ponsgliom).

Indikationen Sicherung der Diagnose (Ausschluss entzündlicher Ursachen, ☞ 10.2.2). Histologie, Tumortyp und Malignitätsgrad (zur Beurteilung der Strahlensensitivität).
Stereotaktische Biopsie: Ausschließlich diagn. Eingriffe, bevorzugt bei ungünstig lokalisierten Tumoren (Thalamus, sprachdominanter Kortex), älteren oder schwerkranken Pat. mit erhöhtem OP-Risiko (da nur Lokalanästhesie erforderlich).
Offene Biopsie: Alternative zur stereotaktischen Biopsie bei ätiologisch unklarer Raumforderung mit Möglichkeit zur Entfernung solitärer Metastasen oder strahlenresistenter Primärtumoren. Voraussetzung: Allgemeine OP-Fähigkeit, operable Tumorlokalisation.

Einschränkungen Untersuchtes Gewebe (z.B. Biopsiematerial) möglicherweise nicht repräsentativ für den Gesamttumor, Zellkernpolymorphien und gemischte Zellpopulationen innerhalb eines Tumors können das Grading erheblich erschweren.

Komplikationen Einblutung (~5%), Zunahme des Hirnödems (10%), Infektion (1–2%), Thrombose.

Tab. 10.6 Tumor-Grading anhand histologischer Kriterien und Prognose

WHO-Grad	Histologie	Überlebenszeit
I	Differenziert, langsam wachsend, kaum Mitosen	≥ 5 J.
II	Nukleäre Atypien, wenige Mitosen	3–5 J.
III	Anaplastisch, erhöhte Mitoserate und Zelldichte, geringe Zellpolymorphie, pathologische Gefäße	2–3 J.
IV	Hochmaligne, rasch wachsend, geringe Differenzierung, zahlreiche Mitosen, Endothelproliferation, Nekrosen	6–15 Mon. (ab Diagnosestellung)

! Falsche (oft inadäquat niedriggradige) diagn. Einschätzung in 30%.

10.3.6 Diagnostik anderer Fachbereiche

Tab. 10.7 Indikation und Ziel von Konsilen

Fachrichtung	Indikation	Ziel
Neuroradiologie	Unklare Raumforderung	Sicherung der Diagnose, evtl. interventionelle, präop. Embolisierung
Neurochirurgie	Hirneigener Tumor, Metastasen oder Lymphom	Biopsie (☞ 10.3.5) zur Sicherung der Diagnose oder operative Entfernung
Radiotherapie	Primäre Hirntumoren, Metastasen eines bekannten Primärtumors, ZNS-Lymphom	Bestrahlungsplanung
Innere Medizin	Metastasen eine unbekannten Primärtumors	Tumormarker (CEA, NSE, PSA) Hämoccult®, Rö-Thorax, Oberbauch- und Schilddrüsen-Sono, Thorax-/Bauch-/Becken-CT; Koloskopie, Biopsie Beckenkamm
Urologie		Ausschluss Prostata-Ca
Gynäkologie		Mammographie, Abstrich
Dermatologie		Melanomsuche
Endokrinologie	Hypophysentumor	Hormonscreening (☞ 10.3.6)
Augen, HNO	Hirntumoren mit „räumlicher" Beziehung zum entsprechenden Fachgebiet	OP-Planung

10.4 Therapie

Der Umgang mit Tumorpat. und Angehörigen erfordert besonderes Feingefühl, das Erstgespräch ist oft entscheidend für das Vertrauen des Pat. und seine Compliance. Ein Teil der Pat. kann aufgrund psychischer Veränderungen die Situation und Bedeutung ihrer Erkr. nicht erfassen. Der Arzt ist dennoch verpflichtet, die Diagnose, ihre Bedeutung, Therapiemöglichkeiten und NW sowie die Progn. „in für den Pat. verständlichen Worten mitzuteilen, soweit er ihm hierdurch nicht schadet". Die Suizidhäufigkeit wird als niedrig eingeschätzt.

! Ther. Prozedere in Absprache mit Neurochirurgen und Radiotherapeuten in einem Stufenplan festlegen und bei Rezidiven erneut diskutieren.

10.4.1 Symptomatische Therapie

Unspezifische Behandlung (Anfälle ☞ 9.1.2, Schmerzen ☞ 26.1, Hirndruck ☞ 3.2) grundsätzlich als Begleitther. auch jeder neurochirurgischen und Strahlenther.

Analgesie

(☞ auch 26.1).

Glukokortikoide: Primär bei radiologischem Nachweis eines peritumorösen Ödems sowie bei klinischer Verschlechterung (Hirnödemther. ☞ 3.2.4).

Peripher wirkende Analgetika: zusätzlich bei Bedarf z.B. Paracetamol bis 3 × 1000 mg tägl. p.o. (z.B. ben-u-ron®).

Tramadol bei Nichtansprechen gemäß WHO-Stufenplan (☞ 26.1.2) max. 8 × 50 mg tägl. p.o. (z.B. Tramal®) i.v., i.m. oder s.c.

Buprenorphin alle 6–8 h 0,2 mg s.l. (Temgesic®) oder 0,6 mg über Perfusor i.v. (3 Amp. à 0,3 mg, Perfusorspritze mit NaCl 0,9% auf 50 ml auffüllen) 1–2 ml/h.

Adjuvante Sedierung

Neuroleptika: Levomepromazin 300–600 mg tägl. p.o. oder 100–200 mg tägl. über Perfusor i.v. (z.B. Neurocil®).

Benzodiazepine: Diazepam 5–15 mg tägl. p.o. oder 10–20 mg tägl. i.v. (z.B. Valium®).

! Sedierung erschwert Einschätzung der Bewusstseinslage.

Thromboseprophylaxe

Bei bettlägerigen Pat. Thromboseprophylaxe z.B. mit 1 × 2500 IE niedermolekularem Heparin tägl. s.c. (z.B. Fraxiparin®), Pneumonie- und Dekubitusprophylaxe.

Intensivbehandlung

Entscheidung über Intensivbehandlung mit Pat. und Angehörigen *vor* Eintreten einer lebensbedrohlichen Akutsituation klären und dokumentieren.

Tab. 10.8 Indikation der Intensivbehandlung inkl. kardialer Reanimation

Intensivbehandlung	Keine Intensivbehandlung
• Status epilepticus • Beginnende Einklemmung (☞ 3.2.1)	• Inoperable Hirntumoren, multiple Metastasen • Große Tumoren der sprachdominanten Hemisphäre • Nach „Ausbestrahlung“ oder mehrfacher Chemother.

10.4.2 Operation

Indikationen Wichtigste Entscheidungskriterien (neben allgemeiner OP-Fähigkeit des Pat.): Malignitätsgrad, Größe und Lokalisation des Tumors. Funktionelle MRT (an größeren Zentren durchführbar) kann bei Pat. mit Tumoren in der Nähe des vermuteten Sprachzentrums darüber Auskunft geben, inwieweit dieses durch den Tumor infiltriert oder verdrängt wird (wichtig für Op-Planung).

Vorgehen Möglichst vollständige Tumorentfernung, oder zumindest weitgehende Reduktion der Tumormasse (Ziel: Druckentlastung, Entfernung von Nekrosen). An einigen Zentren OP im offenen MRT (bildgestützte OP).
Bei Tumoren in der Nähe des Sprachzentrums und langsam wachsenden, niedriggradigen Tumoren mit nur geringen fokal neurologischen Ausfällen abwarten unter engmaschigen klinischen (etwa vierteljährlich) und neuroradiologischen (etwa halbjährlich) Kontrollen. Erneute OP-Evaluation bei Auftreten bzw. Verschlechterung neurologischer Symptome.

Komplikationen OP-bedingte Mortalität, Wundinfektionen, Blutung je etwa 5%.

Palliativoperationen
- Liquorableitung (☞ 13.5.3) bei Verschlusshydrozephalus durch ventrikulo-atrialen oder ventrikulo-zisternalen Shunt.
- Rezidiv-OP: Nach sorgfältiger Abwägung von Nutzen (Druckreduktion) gegenüber NW (Verschlimmerung bereits bestehender Symptome) bei allen Tumoren.

⚡ Lebensbedrohliche Einklemmung: Notfallmäßige äußere Liquorableitung durch Bohrloch (in ein geschlossenes System = Außenableitung).

10.4.3 Radiotherapie

! Falls Radiother. ohne vorhergehende OP, histologische Sicherung durch Biopsie anstreben.

Konventionelle Radiotherapie

Indikationen
- Anaplastische Astrozytome und Glioblastome: Immer konventionelles Schema; wenn Allgemeinzustand stark eingeschränkt ist, evtl. verkürztes Schema.
- Niedriggradige Gliome: Wirkung konventioneller externer Radiotherapie zum Zeitpunkt der Erstdiagnose nicht gesichert, an einigen Zentren interstitielle Radiochirurgie.
- Metastasen: Abhängig von der Strahlensensitivität des Primärtumors, falls Primärtumor unbekannt, wie maligne Gliome behandeln.
- Lymphome: Immer, an den meisten Zentren vor Chemother.

Durchführung Externe ^{60}Co-Bestrahlung: Je nach Situation 40–60 Gy fokale und/oder Ganzhirnbestrahlung. Zur Vermeidung von Strahlenschäden fraktionierte Durchführung (Dauer 4–6 Wo., Einzelfraktion < 1,8–2,0 Gy). Bei metastasierenden Tumoren, Lymphomen oder Leukämien mit Nachweis von Tumorzellen im Liquor bzw. prophylaktisch beim anaplastischen Ependymom Bestrahlung der gesamten Neuroaxis (RM, Hirnstamm, Cerebellum und Cerebrum).

Nebenwirkungen

Gehirn: Frühsymptome bereits während der Strahlenther.: Verlangsamung, Apathie, Erbrechen (reversible Enzephalopathie) in 20–30%. *Ther.:* Glukokortikoide (Hirndruckther. ☞ 3.2.4). Spätsymptome: Nach mehreren Mon. Strahlennekrose. Klinisch wie Tumor mit progredienter fokaler Symptomatik, neuroradiologisch z.T. nicht von Tumorrezidiv zu unterscheiden. Zur DD Strahlennekrose – Tumorrezidiv: Positronen-Emissionstomographie mit ^{18}F-FDG (☞ 2.3.7). Irreversible, meist progrediente Leukenzephalopathie mit Demenz, 0,5–2 J. (gel. später) nach Radiatio. *Ther.:* Versuch mit Glukokortikoiden (☞ 26.5.1).
Haut: Erythem, Hautatrophie, Hyperpigmentierung, Haarausfall.
Rückenmark: Strahlenmyelopathie (☞ 16.5.2) nach Bestrahlung des RM.

Interstitielle Radiotherapie

Durchführung Implantation (z.T. stereotaktisch) nuklidhaltiger Partikel („seeds"), z.B. ^{198}Gold bei Hypophysentumoren. Bei V.a. niedriggradiges Gliom wird an einigen Zentren direkt nach der Biopsie eine interstitielle Radiochirurgie mit ^{125}Jod durchgeführt (*Vorteil:* Gewebegewinnung für Histologie und Ther. in einer Sitzung, stationärer Aufenthalt kürzer als bei konventionellem chirurgischen Vorgehen).

Erfolg Ähnlich wie bei konventionellem Vorgehen mit OP und anschließender externer Bestrahlung.

Nebenwirkungen Sehr häufig (bis 40%) lokale Strahlennekrosen.

Neuere Verfahren:
Bestrahlung mit Neutronen, Protonen, neg. pi-Mesonen. Intraoperative interstitielle Kurzzeitbestrahlung und Neutroneneinfangther. sind in Erprobung.

10.4.4 Chemotherapie

Ist durch die Toxizität bei systemischer Gabe limitiert und wird i.d.R. vom Onkologen in Zusammenarbeit mit dem Neurologen durchgeführt.

Indikationen

- Pat. sorgt für sich selbst, kann sich aber nicht mehr frei bewegen und arbeiten.
- Zum Zeitpunkt des geplanten Beginns der Chemother. klinisch und neuroradiologisch keine Anhaltspunkte für Tumorprogression.

Auswahl des Verfahrens

- PCV-Schema: Anaplastische Astrozytome, anaplastische Oligodendrogliome.
- BCNU, Temodal: Glioblastome.
- Bei Lymphomen verschiedene Schemata, wie Methotrexat + Leucovorin oder Cyclophosphamid + Doxorubin + Vincristin + Dexamethason (CHOPP), daher onkologisches Konsil.

Durchführung **Aufklärung** des Pat. in Anwesenheit von Angehörigen: Chemother. kann keine Heilung erzielen, aber das Auftreten eines Rezidivs verzögern. Das Resultat des Gesprächs wird schriftlich dokumentiert.

Vorbereitung: HLA-Typisierung und Kreuzblutentnahme (evtl. Substitution bei Agranulozytose, thrombozytopenischer Blutung).

Dos.: Errechnet sich aus Gewicht und Größe des Pat., Reduktion bei Knochenmarksdepression, Leber-, Niereninsuff., daher engmaschige Kontrollen von BB, Nierenwerten und Urinausscheidung.

- BCNU: 200 mg/m^2 KO i.v. als KI über 30–60 Min., Wiederholung in Abständen von 6–8 Wo. für max. 6 Mon. oder bis Tumorprogression.
- Temodal: 200mg/m^2 p.o. über 5 Tage, Wiederholung in Abständen von 4–6 Wo. bis Tumorprogression.
- PCV: Tag 1 110 mg/m^2 KO CCNU p.o., Tag 8–21 60 mg/m^2 KO Procarbazin p.o., Tag 8 + 29 1,4 mg/m^2 KO Vincristin i.v. Wiederholung in Abständen von 6–8 Wo. für max. 6 Mon. oder bis Tumorprogression.

Vorgehen: Beginn jeweils 14 Tage nach Abschluss der Radiother. Zubereitung unmittelbar vor Applikation, nur durch geschultes Personal. Vor Verabreichung Gegenkontrolle (richtiges Medikament und Konzentration) durch behandelnden Arzt. Durchgängigkeit und intravasale Lage des Venenkatheters prüfen. **Cave:** Arterielle Injektion wegen Gefahr der Extremitätennekrose unbedingt vermeiden.

10.5 Nachsorge und Rehabilitation

Nachsorge

- Klinische postop. Kontrollen je nach Tumordignität vierteljährlich bis jährlich durch den betreuenden Neurologen/Neurochirurgen; CCT oder MRT etwa halbjährlich; Antiepileptikablutspiegel nach Erreichen konstanter Spiegel alle 3–6 Mon.; BB, Transaminasen.
- Bei niedriggradigen, bisher nicht operierten Tumoren halbjährliche klinische und neuroradiologische Kontrollen. Dignitätswandel (z.B. niedrig- zu höhergradigem Gliom) kann mit MRT oder Positronen-Emissionstomographie (PET) nachgewiesen werden.
- DD Strahlennekrose – Tumorrezidiv mit PET: Rezidive maligner Tumoren zeigen häufig eine erhöhte ^{18}Fluoro-Fluorodeoxyglukose (^{18}F-FDG) Aufnahme, Strahlennekrosen bleiben hypometabol.

Rehabilitation

Einleitung unter Berücksichtigung der Krankheitsprogn. möglichst bereits zum Zeitpunkt der Diagnosestellung. Wichtig: Familie oder nahe stehende Personen einbeziehen.

- Logopädie, Hirnleistungstraining.
- Physiother. (u.a. Prophylaxe von Gelenkkontrakturen).
- Orthopädische Hilfen (Rollstuhl).
- Medikamentöse Behandlung von Blasen- oder Mastdarmstörungen.
- Sozialarbeit (Berentung, ambulante Krankenpflege, Pflegeheim).

10.6 Neuroonkologische Erkrankungen

10.6.1 Astrozytom

(ICD-10 C71.9) Im gesamten Gehirn, überwiegend 35.-45. Lj.

Histologie Pilozytisch (WHO Grad I); fibrillär (WHO Grad II), langsam wachsend, lokal infiltrierend. Anaplastisch (Grad III), zahlreiche Areale mit Anaplasien, fokal z.T. nicht vom Glioblastom zu unterscheiden, Progn. jedoch besser.

Diagnostik Im CCT oft hypo- bis isodens; fehlende KM-Anreicherung bei niedriggradigen Astrozytomen.

Therapie Möglichst radikale OP, Radiother. und Chemother. (☞ 10.4.3/4) ab Grad III.

Prognose Häufig Rezidive. Überlebensrate abhängig vom WHO-Grad Mon. bis J.

> Kleinhirnastrozytom: Pilozytisch, Grad I; nur im Jugendalter. Nystagmus, Rumpf- und Extremitätenataxie. Operativ meist heilbar.

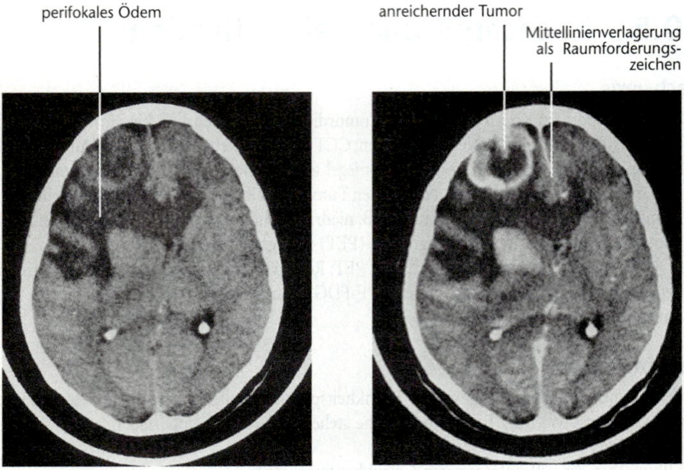

Abb. 10.2 Rechtsfrontales Glioblastom vor (links) und nach (rechts) KM-Gabe

10.6.2 Glioblastom

(ICD-10 C71.9) Prädilektion Marklager des Großhirns, häufigstes malignes Gliom (Grad IV) des Erwachsenen, 40.–55. Lj.

Histologie Zellatypien, Nekrosen, Hämorrhagien, ausgeprägtes Hirnödem. Bei Befall des Balkens „Schmetterlingsgliom" mit beidseitigem Wachstum. Gel. Metastasierung im ZNS.

Klinik Oft rasch progredienter Verlauf mit Hirndruckzeichen, Wesensveränderung.

Diagnostik Im CCT oft gemischt hypo- bis hyperdens; häufig zentrale Nekrose und ringförmige KM-Anreicherung.

Therapie Möglichst radikale OP, Ganzhirnbestrahlung, evtl. adjuvante Chemother.

Prognose Mittlere Überlebenszeit 9–12 Mon.

10.6.3 Meningeom

(ICD-10 D32.9) Häufige Lokalisationen: Falx, Tentorium, Keilbeinflügel; langsam und verdrängend wachsend (Grad I–III); 40.–50. Lj. Häufig Hyperostose des benachbarten Schädelknochens. Gel. sarkomatöse Entartung.

Klinik Im Bereich der Sella Affektion des N. II oder des Chiasmas. Umwachsen der ACI möglich (dann i.d.R. inoperabel). Bei Tentoriummeningeom Hirnstamm- und Kleinhirnsymptome.

Diagnostik Im CCT oft gemischt hypo- bis hyperdens, z.T. verkalkt, häufig homogene KM-Anreicherung; räumliche Beziehung zu Meningen. Angiographie über ACE.

Therapie Möglichst vollständige Exstirpation, vorher evtl. Embolisation versorgender Gefäße (auch bei inoperablem Tumor). Bestrahlung nur bei Rezidiv und Entartung.

Prognose Abhängig von Lokalisation. Jahrzehnte Überlebenszeit oder Heilung möglich.

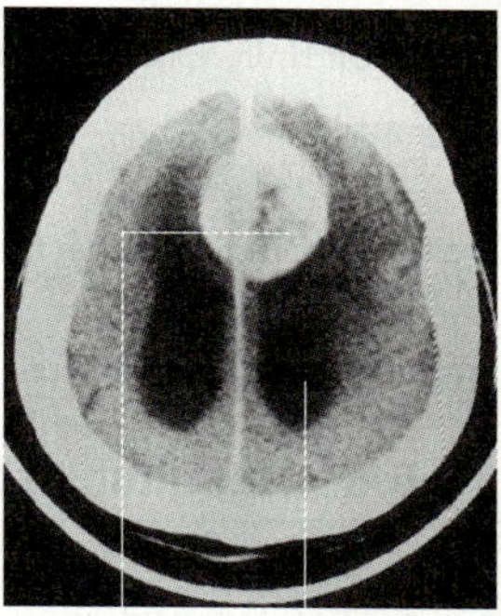

Abb. 10.3 Parasagittales Meningeom

10.6.4 Oligodendrogliom

Im gesamten Gehirn, Altersgipfel 30.–50. Lj. Sehr langsam wachsend (meist Grad II), daher Anamnesen von 10–20 J.

Klinik Initial oft epileptische Anfälle.

Diagnostik Im CCT gemischte Dichte, oft verkalkt.

Therapie Möglichst radikale OP, Chemother. (PCV-Schema ☞ 10.4).

Prognose Häufig Rezidive wegen infiltrierendem Wachstum, Überlebenszeit meist mehrere J.

10.6.5 Ependymom, Plexuspapillom

Von Plexus chorioideus, Boden des III., IV. und Seitenventrikels ausgehend, Kindes- und Jugendalter.

Histologie Langsames Wachstum (Grad I), selten anaplastische Formen (III–IV), gel. Metastasierung über Liquorweg.

Klinik Oft Hydrocephalus occlusivus (☞ 13.5.2).

Diagnostik Im CCT hypo- bis hyperdens, z.T. KM-Anreicherung. Häufig Verkalkungen, Zysten.

Therapie Möglichst radikale OP, bei Hydrozephalus Shunt (☞ 13.5.3). Bestrahlung bei Grad III und IV.

Prognose Sehr häufig Rezidive.

10.6.6 Medulloblastom

Von der Mittellinie des Kleinhirns ausgehend, im Dach des 4. Ventrikels, meist bei Kindern, selten im Erwachsenenalter (Grad IV). Metastasierung innerhalb des Liquorraumes („Abtropfmetastasen"), gel. Knochenmetastasen.

Klinik Wegen Verlegung der Liquorpassage rasch progredienter Hirndruck (☞ 3.2), Ataxie.

Therapie Möglichst radikale OP. Etwa 2–3 Wo. postop. Staging mit LP und MRT der Neuroaxis. Bestrahlung: Lokalbefund und Neuroaxis, Erhaltungschemother. mit Cisplatin, CCNU, Vincristin.

Prognose Sehr häufig Rezidive. Überlebenszeit Monate bis Jahre.

10.6.7 Nervenzelltumor

Einteilung

- Gangliozytom: Besonders im Kleinhirn (Grad I).
- Gangliogliom: Mischtumor aus Ganglien- und Gliazellen im gesamten Gehirn (Grad I–IV) .
- Neuroblastom: Selten im Großhirn, meist Retroperitoneum oder Mediastinum vom Sympathikus ausgehend (Grad IV). Jugendalter.

Therapie Möglichst radikale OP, Ganzhirnbestrahlung, bei diffuser Aussaat Chemother.

Prognose Bei Neuroblastom infaust, sonst abhängig von Lokalisation und infiltrativem Wachstum.

10.6.8 Pinealistumor

Von der Glandula pinealis ausgehend, häufig im Jugendalter. Pineozytom, Pineoblastom (maligne), Germinom (Grad I–IV). Vereinzelt Knochenmetastasen.

Klinik Vertikale Blickparese, Konvergenzlähmung (Parinaud-Sy., ☞ 4.1.4); Aquäduktstenose, Hydrocephalus occlusivus (☞ 13.5.2).

Therapie OP nur bei umschriebener Lokalisation, ansonsten Ganzhirnbestrahlung (Pineozytom), Neuroaxis und Herddosis (Pineoblastom, Germinom). Postop. Staging und Chemother. ☞ 10.6.6.

Prognose Heilung bei niedriggradigen Tumoren möglich.

10.6.9 Neurinom

Von Schwannzellen ausgehend. Wächst langsam, ausschließlich verdrängend (Grad I). 45.–70. Lj. Lokalisation häufig am N. VIII („Akustikusneurinom"), selten am N. V, IX, X, XII. Beidseitige Akustikusneurinome bei Neurofibromatose (☞ 13.3.1).

Akustikusneurinom („Kleinhirnbrückenwinkeltumor")

Klinik Tinnitus, oft unbemerkt Hörverlust. Hypästhesie der Tragusinnenseite. Kopfschmerzen, evtl. mit Zwangshaltung zur kranken Seite. Zerebelläre Symptome (Nystagmus, Ataxie, Schwindel mit Fallneigung zur Herdseite), HN-Ausfälle (periphere Fazialisparese, N. trigeminus mit Sensibilitätsstörungen und abgeschwächtem Kornealreflex, N. abducens), später Hirndruckzeichen mit Erbrechen, STP.

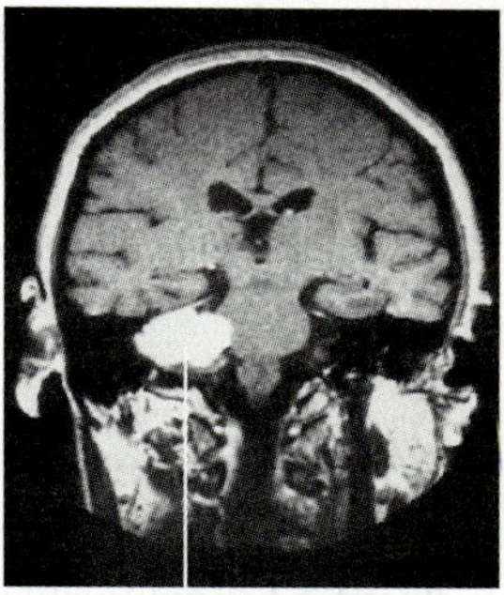

Abb. 10.4 Kleinhirnbrückenwinkeltumor im MRT

Diagnostik CCT, MRT: Raumfordernde, KM aufnehmende Struktur im Kleinhirnbrückenwinkel, im CCT Erweiterung des Porus acusticus internus, evtl. Destruktion der Felsenbeinspitze. HNO-Konsil (Audiometrie).

Therapie Vollständige Exstirpation.

Prognose Häufig Heilung.

10.6.10 Fehlbildungstumoren

In der Regel alle Grad I, Kindes- und Jugendalter.

Kraniopharyngeom (Erdheim-Tumor)

Vorwiegend in der Sellaregion, Ausbreitung im 3. Ventrikel gegen Hypothalamus.

Klinik Hypophyseninsuff., bitemporale Hemianopsie durch Kompression des Chiasma opticum, Diabetes insipidus durch Hypothalamusbeteiligung, im Verlauf Hydrocephalus occlusivus.

Diagnostik CCT (gekammerte Zysten, Verkalkung, evtl. Ventrikelaufstau), Perimetrie (Gesichtsfeldausfälle), Labor (LH, FSH, ACTH, ADH).

Therapie Vollständige Entfernung, bei Hydrozephalus Shuntanlage (☞ 13.5.3), bei Rezidiven Bestrahlung. Evtl. lebenslange Hormonsubstitution.

Prognose Überlebenzeit über Jahrzehnte, Heilung möglich.

Epidermoid- und Kolloidzysten

Epidermoide wachsen häufig an der Schädelbasis, Kolloidzysten häufig im 3. Ventrikel.

Diagnostik Im CCT als Verkalkung.

Therapie Häufig nicht notwendig, bei Hydrozephalus Shuntanlage.

10.6.11 Hypophysentumoren

Klinik Hormonell bedingte Symptome, ophthalmologische Ausfälle (bitemporale Hemianopsie, Doppelbilder) im weiteren Verlauf.

Diagnostik
- Funktionsdiagn.: Basale Spiegel von peripheren (Cortisol, Thyroxin, Trijodthyronin, Testosteron, Östrogene, Progesteron) und Hypophysenhormonen (ACTH, TSH, LH, FSH, GH, Prolaktin, ADH).
- Endokrinologisches Konsil mit Stimulations- und Suppressionstests.
- Perimetrie: Gesichtsfeldausfälle.
- CCT, MRT: Radiologisch nachweisbare Sellaveränderungen ab Tumorgröße > 5 mm.

Differenzialdiagnosen Andere Tumoren der Sellaregion: Liquorzysten, Metastasen, Chondrome, Chordome, Meningeome, pilozytische Astrozytome des N. II („Optikusgliom"), Tumoren des 3. Ventrikels. Bei diesen Tumoren sind endokrine Störungen viel seltener und meist nicht Primärsymptom.

Therapie Chirurgisch transsphenoidal oder transfrontal, Strahlenther., medikamentös, abhängig von HVL-Insuff., Hormonsubstitution (nach Funktionsdiagn.).

Prognose Unbehandelt zerebro- und kardiovaskuläre Komplikationen (Akromegalie), Katabolie, Hypertonie, Diab. mell., Cushing-Sy., Überleben Mon. bis wenige J. Nach OP und Strahlenbehandlung Heilung, jedoch auch Rezidive (progrediente endokrinologische Störungen, Chiasmasy., Umwachsen der ACI) möglich.

Tab. 10.9 Differenzialdiagnostik hormonaktiver und hormoninaktiver Hypophysentumoren

Hormonproduktion	Kardinalsymptome	Therapie	Anmerkungen
Hormonaktive Tumoren			
Prolaktin („Prolaktinom")	Galaktorrhö, Amenorrhö, anovulatorische Zyklen, Libido- und Potenzverlust	Dauerther. mit Bromocriptin (z.B. Pravidel®) 1,25 mg, Steigerung um 1,25 mg alle 4 Wo. bis 5–30 mg tägl. (PRL-Ziel < 20 ng/ml), OP	
STH („eosinophiles Adenom")	*Akromegalie:* Vergrößerung der Akren, Hyperhidrose, Hypertrichose, Mensesanomalien, Potenzstörungen, path. Glukosetoleranz, Hypertonie, Kardiomegalie	OP, Strahlenther.; bei mangelhaftem Ansprechen Bromocriptin (z.B. Pravidel®) einschleichend (s.o.) bis 40–100 mg tägl.	Vor OP internistische Einstellung von BZ, Hypertonie, Kardiomegalie. Bromocriptin wirkt wahrscheinlich auch antiproliferativ
ACTH („basophiles Adenom")	*Cushing-Sy.:* Rotes, rundes Gesicht („Plethora"), stammbetonte Fettsucht, diabetische Stoffwechsellage, Hypertonie, Hypogonadismus, Osteoporose, Striae rubrae	OP, Strahlenther., evtl. bds. Adrenalektomie	Mit Funktionstests kann zentrales Cushing-Sy. von NNR-Tumor oder ektoper ACTH-Produktion unterschieden werden! Vor OP internistische Einstellung von BZ, Hypertonie, E'lyten!

Tab. 10.9 Fortsetzung

Hormonproduktion	Kardinalsymptome	Therapie	Anmerkungen
Hormoninaktive Tumoren			
Keine („chromophobe Adenome")	Partielle HVL-Insuff. (☞ Text), Gesichtsfeldausfälle, evtl. Doppelbilder	OP, Strahlenther.	Zeitliche Reihenfolge der Hormonausfälle: Gonado-, thyreo-, adrenokortikotrope Hormone

10.6.12 Hirnmetastasen

(ICD-10 C79.3) Fast ausschließlich hämatogene Absiedlungen extraneuraler Tumoren. Häufig Erstmanifestation.

Primärtumor Bronchien (30–60%), Mamma (15–20%), malignes Melanom (10%), Urogenitaltrakt (8%), Kolon (5%), HNO (3%), andere (3%), Primärtumor unbekannt (15%).

Klinik Singulär oder multipel, bevorzugt im Großhirn, hochgradige Nekroseneigung, im Allgemeinen großes perifokales Ödem.

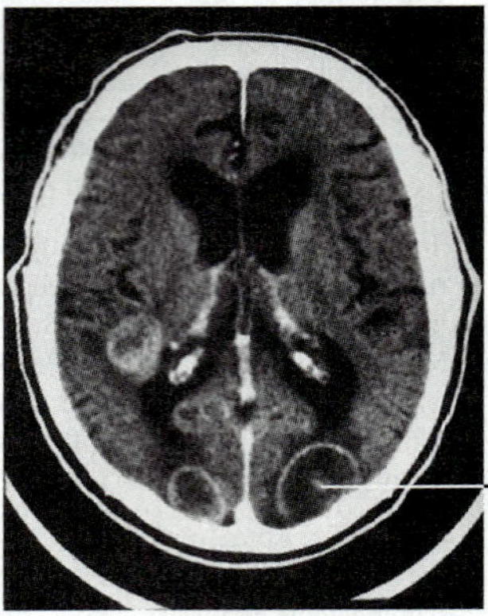

Abb. 10.5 Multiple zerebrale Metastasen

Therapie OP bei singulärer Metastase und geringer Progredienz des Primärtumors, bei multiplen Metastasen Herd- und Ganzhirnbestrahlung. Die Wirkung einer Chemother. ist nicht erwiesen. Bei Pat. mit Melanommetastasen (50% Risiko epileptischer Anfälle) evtl. prophylaktisch Antikonvulsiva. Bei Metastasen eines Östrogenrezeptor-pos. Mamma-Ca Antiöstrogen (z.B. Tamoxifen 2 × 20 mg tägl.). Bei Rezidiven unter Berücksichtigung der Gesamtsituation evtl. Reoperation oder stereotaktische Radiotherapie.

Prognose Abhängig von Anzahl der Metastasen und Progredienz des Primärtumors. 5-Jahres-Überlebenszeiten nur bei Metastasen des differenzierten Schilddrüsenkarzinoms.

Primäres malignes ZNS-Lymphom
2% aller Lymphome primär im ZNS, Grad III/IV; höheres Alter, immunsupprimierte und/oder HIV-Pat.
Diagn.: Im CCT/MRT häufig flächige Ausbreitung entlang der Seitenventrikel. *DD:* Toxoplasmose, insbes. bei HIV- und immunsupprimierten Pat. Oft nur durch Biopsie oder ex juvantibus klärbar.
Ther.: Prim. gutes Ansprechen auf Glukokortikoide und Bestrahlung. Methotrexat-Chemother.
Progn.: Mon. bis wenige J. Überlebenszeit, hohe Rezidivneigung.

Meningeosis carcinomatosa und leucaemica

(ICD-10 C70.9) Leptomeningealer, metastatischer Tumorzellbefall; meist multifokale Ausbreitung im Subarachnoidalraum mit Befall von Nervenwurzeln, Cauda equina, HN. Später Übergreifen auf Parenchym. Primärtumoren: Mamma-, Bronchial-, Magenkarzinom, malignes Melanom, Non-Hodgkin-Lymphom, ALL (Kinder), AML (Erwachsene).

Klinik Rücken-, Kopfschmerzen, radikuläre Schmerzen. STP, fokale Befunde in Abhängigkeit von lokalem Befall, z.B. HN- oder radikuläre Ausfälle, Hemiparesen, epileptische Anfälle. *KO:* Durch hohes Liquoreiweiß basale Verklebungen, Störungen der Liquorzirkulation mit Hirndruck und Hydrozephalus (☞ 13.5).

Diagnostik

! Mehrfach punktieren, initial etwa 50% aller Punktionen ohne Tumorzellnachweis! Tumorzellen sind sehr empfindlich (Autolyse): Liquor sehr schnell aufarbeiten! Bei dringendem klinischen und/oder radiologischen Verdacht Ther. auch bei fehlendem Tumorzellnachweis im Liquor beginnen.

Liquoruntersuchung **Eiweiß:** Liquoreiweiß ↑↑, Blutliquorschrankenstörung (Albuminindex ↑, ☞ 2.1.2). Pleozytose bis mehrere 100 Zellen/µl. Lymphozyten, lymphozytäre Reizformen, z.T. Plasmazellen.
Tumorzellen: Größer als Lymphozyten, z.T. mehrkernig, bizarr geformt, Zell- und Zellkernpolymorphie, z.T. Mitosen, unruhiges Karyoplasma, basophiles Zytoplasma.
Meningeosis carcinomatosa: Keine Differenzierungsmöglichkeit durch Lichtmikroskopie zwischen verschiedenen Primärtumoren: Immunzytochemie.
Meningeosis leucaemica: Bei akuten Leukämien gel. homogenes Tumorzellaussehen. Beweisend ist nur der Nachweis von Tumorzellen im Liquor.

MRT KM-Anreicherung von Meningen, Hirnwindungen, Tentorium. Einengung basaler Zisternen, Hydrozephalus. Solitäre leptomeningeale Metastasen möglich (kann mit Meningeom verwechselt werden!). Spinal diffuse Verdickungen der Nervenwurzeln und Meningen.

Therapie

1. Zytostase **Methotrexat** (MTX, z.B. Methotrexat Lederle®): 15 mg intrathekal (LP) oder 12 mg intraventrikulär (Ommaya-Reservoir, bessere Verteilung im Liquorraum), beginnend 2 ×/Wo. bis zur Sanierung des Liquors. Dazu Citrovorum-Faktor (z.B. Leucovorin®, soll Nicht-Tumorzellen schützen), Dosierung abhängig von MTX-Dosis laut Packungsbeilage.

Ara-C: Bei fehlendem Ansprechen auf MTX oder bei Cholestase: 50 mg (Primärtumor Leukämie, Lymphom) bzw. 10 mg Thiotepa (solide Tumoren).

2. Bestrahlung Beginn nach 4–6 Zytostatikainstillationen als fokale und/oder als Bestrahlung der gesamten Neuroaxis. Während Bestrahlung nur 1 × wöchentlich Zytostatikainstillation.

3. Zytostase Nach Abschluss der Bestrahlung Zytostatikather. individualisieren (abhängig von Liquorbefunden): Bei Normalisierung des Liquors weitere Behandlungen alle 1–3 Mon., max. Dosis MTX 150 mg, Ara-C 700 mg. Blutkontrollen möglicher systemischer NW der Zytostatika.

! Komplikationen der intrathekalen Behandlung
Neurologisch: Transiente aseptische Meningitis (1–2 Tage), subakute Enzephalomyelitis (Hemiparesen, Paraplegie, abhängig von Dosis).
Systemisch: Störungen der Hämatopoese, Cholestase, Exantheme, Erbrechen, gastrointestinale Blutungen, Vaskulitis.

Prognose Meningeosisrezidive werden oft innerhalb weniger Mon. von systemischen Rezidiven gefolgt (v.a. M. leucaemica). Überleben meist von systemischem Befall bzw. Primärtumor abhängig (bei Lymphomen nach Auftreten von Rezidiven im Mittel 6 Mon.).

10.6.13 Paraneoplastische Syndrome

(ICD-10 C80) Erkr. des zentralen und peripheren NS, die durch Tumoren außerhalb des Nervensystems auf humoralem Weg verursacht werden und nicht durch Metastasierung oder direkte Tumorwirkung (Druck, Infiltration) entstehen. Weniger als 1% der onkologischen Pat.

Ätiologie Metabolisch toxisch (Organversagen), Produktion von Hormonen, Ak, vaskulär (Gerinnungsstörungen mit Hypo-, Hyperkoagulabilität und embolischen Infarkten).

Tab. 10.10 Paraneoplastische Syndrome

Syndrom	Kardinalsymptome	Hauptsächlich assoziierter Tumor
Enzephalopathie	Psychische Veränderungen, Bewusstseinsstörungen	Kleinzelliges Bronchial-Ca
Opsoklonus-Myoklonus	Blitzartige Augen- oder Extremitätenbewegungen	Neuroblastom
Diffuse Polioenzephalitis (limbische Enzephalitis)	Rasch progrediente Demenz, Ophthalmoplegie, Nystagmus, Parkinsonoid	Kleinzelliges Bronchial-Ca
Subakute zerebelläre Degeneration (☞ 13.2)	Ataxie, Dysarthrie, Nystagmus	Verschiedene
ALS (☞ 13.1.1)	Paresen, Atrophien	Bronchial-Ca

Tab. 10.10 Fortsetzung

Syndrom	Kardinalsymptome	Hauptsächlich assoziierter Tumor
Nekrotisierende Myelopathie	Akute oder subakute Paraplegie	Bronchial-Ca
Lambert-Eaton-Sy. (☞ 15.3.2)	Proximale Paresen	Kleinzelliges Bronchial-Ca
Neuromyopathie	Proximale Paresen	Bronchial-, Mamma-Ca
Polymyositis (☞ 15.4.1)	Proximale Paresen, druckempfindliche Muskulatur	Bronchial-, Ovarial-, Mamma-Ca
Stiff-man-Sy. (☞ 15.6.2)	Schmerzhafte, einschießende Steifigkeit v.a. am Rumpf	Mamma-, Bronchial-Ca, Hodgkin-Lymphom

Diagnostik Ausschluss von Metastasen, Meningeosis bei bekannter Krebserkr.: Neuroradiologie, Liquor. Antineuronale Ak (Anti-Yo, Anti-Hu, Anti-Ri) bis in 50% der Pat. pos., können als Verlaufsparameter dienen. Diagn. Wert von Biopsien umstritten.

Therapie Grunderkr. therapieren. Versuch mit IgG 0,4 mg/kg tägl. i.v. über 5 Tage, Prednisolon 1 mg/kg tägl. i.v. (z.B. Decortin® H). Bei Opsoklonus-Myoklonus Clonazepam einschleichend bis 6 mg tägl. p.o. (Rivotril®).

! Prognose abhängig von Primärtumor.

11

Pathologie des Rückenmarks

Inhalt

THORLEIF ETGEN _ DIRK SANDER

420 **11.1 Leitsymptome und Differenzialdiagnose**
420 11.1.1 Leitsymptome
423 11.1.2 Höhenlokalisation
424 11.1.3 Differenzialdiagnosen
425 **11.2 Diagnostik und Therapie**
425 11.2.1 Vorgehen bei Verdacht auf Rückenmarksläsion
427 11.2.2 Therapie
429 **11.3 Vaskuläre Rückenmarksläsionen**
429 11.3.1 Arteria-spinalis-anterior-Syndrom
430 11.3.2 Arteriovenöse Malformation
431 11.3.3 Spinale Blutungen
432 **11.4 Entzündliche Erkrankungen des Rückenmarks**
432 11.4.1 Epi- und subduraler Abszess
433 11.4.2 Myelitis
434 11.4.3 Poliomyelitis anterior acuta
435 11.4.4 Arachnopathie, Arachnoiditis
436 **11.5 Intraspinale Tumoren**
437 **11.6 Strahlenmyelopathie**
438 **11.7 Fehlbildungen der Wirbelsäule**
438 11.7.1 Basiläre Impression
438 11.7.2 Klippel-Feil-Syndrom
439 11.7.3 Dandy-Walker-Syndrom
439 11.7.4 Arnold-Chiari-Fehlbildung
440 11.7.5 Spina bifida dorsalis
441 **11.8 Syringomyelie und Syringobulbie**

Blasenstörungen ☞ 4.14, spinales Trauma ☞ 16.4, Bandscheibenvorfälle ☞ 14.3.7, zervikale Myelopathie ☞ 14.3.5, neurogene Claudicatio intermittens spinalis ☞ 14.3.9

11.1 Leitsymptome und Differenzialdiagnose

11.1.1 Leitsymptome

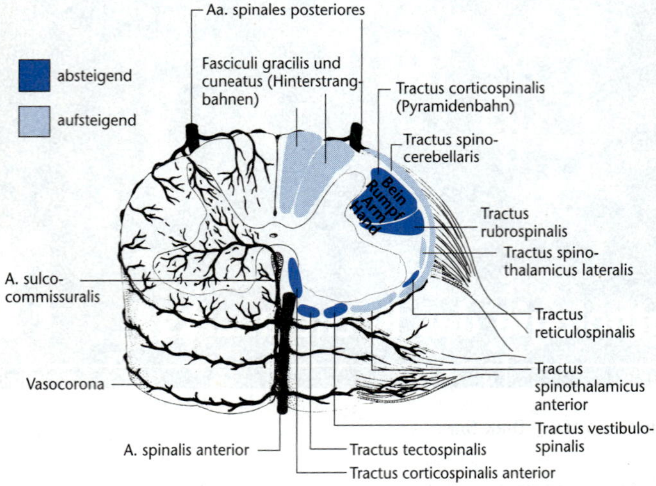

Abb. 11.1 Querschnitt des Rückenmarks

Allgemein

- Schmerz: Lokaler oder radikulärer Schmerz, Druck, Klopfschmerz, Hyper-, Hyp-, Analgesie.
- Reflexdifferenzen oder -ausfälle an Armen und Beinen, path. Reflexe (Babinski, Oppenheimer, Gordon; ☞ 1.1.6), Kloni.
- Sensibilitätsstörungen: An-, Hyp-, Dys-, Parästhesien, sensibles Niveau, radikuläre sensible Defizite, dissoziierte, perianale oder Reithosen-Sensibilitätsstörungen.
- Parese, Plegie: Kennmuskeln, Para-, Tetra-, Hemiparese, radikuläre Defizite.
- Blasen- und Mastdarmfunktionsstörungen: Einnässen, Überlaufblase, Harn- und Stuhlinkontinenz.

Querschnittlähmung

Ätiologie Meist Trauma (☞ 16.4), seltener akute Ischämie, z.B. A.-spinalis-ant.-Sy. (☞ 11.3.1), akute Kompression, z.B. durch Blutung (☞ 11.3.3), Abszess (☞ 11.4.1).

Klinik **Akut:** In Frühphase spinaler Schock mit schlaffer Lähmung und erloschenen MER unterhalb der Läsion nach Min. bis wenigen Stunden, atone Überlaufblase und Mastdarmlähmung, Sensibilitätsstörungen für alle Qualitäten und vegetative Störungen (thermoregulatorische Anhidrose). Oberhalb der Läsion häufig hyperalgische Zone als Reizsymptom.
Nach Tagen bis Wochen: *Postprimärphase* = chron. Querschnittsy. (z.B. Tumor, chron. Myelopathie) mit spastischer Parese, oft Paraparese oder -plegie kaudal der Läsion, MER ↑ (einschließlich verbreiterter Reflexzone und Kloni), pos. Pyramidenbahnzeichen (☞ 1.1.6), Bauchhautreflexen ↓ und Sensibilitätsstörungen für alle Qualitäten. Meist Blasen- und Mastdarmstörung mit hypertoner Reflexblase bei Schädigung oberhalb von und autonomer (hypotoner) Blase bei Läsion kaudal von Th_{12}.
Nach mehreren Wo. schmerzhafte, unwillkürliche Streck- und Beugesynergismen der Extremitäten (spinale Automatismen).

! Auf Höhe der Läsion auch im chron. Zustand oft schlaffe, atrophische Parese mit abgeschwächten MER (Kennmuskeln für Läsionshöhe; ☞ Tab. 11.1).

Brown-Séquard-Syndrom

Halbseitige RM-Schädigung. In reiner Form selten!

Ätiologie Intramedulläre Tumoren, spinale Ischämie, Trauma (Schuss-/Stichverletzung), epidurales Hämatom oder Abszess, Myelitis, Strahlenmyelopathie.

Klinik

- Ipsilateral auf Läsionshöhe schlaffe, atrophische Parese mit Analgesie und Anästhesie (wichtig zur Höhenlokalisation ☞ 11.1.2). Unterhalb der Läsion spastische Parese mit MER ↑, Ausfall von Tiefensensibilität und Vibrationssinn. Gel. fehlende Schweißsekretion mit Überwärmung und Rötung der Haut.
- Kontralateral dissoziierte Sensibilitätsstörung mit Hypalgesie und Thermhypästhesie bei erhaltener Berührungsempfindlichkeit.
- Keine Blasen- und Mastdarmlähmung.
- Bei Läsionen in Höhe C_7/Th_1 ipsilaterales Horner-Sy. (☞ 4.1.5).

Zentrale Rückenmarksläsion

Ätiologie Syringomyelie oder -bulbie (☞ 11.8), intramedulläre Tumoren (☞ 11.5), spinale Ischämie, Myelitis, Trauma.

Klinik

- Auf Läsionshöhe bilaterale, segmentale, schlaffe, atrophische Parese mit Reflexabschwächung und bds. dissoziierter Sensibilitätsstörung (Läsion der in der Commissura anterior kreuzenden Bahnen).
- Unterhalb der Läsion spastische Parese mit Reflexsteigerung und Miktionsstörungen bei intakter Berührungsempfindlichkeit und Tiefensensibilität (keine Beteiligung der Hinterstränge).
- Bei zervikaler Schädigung gel. spastische Parese der Arme ohne Lähmung der Beine.

Konussyndrom

Conus-medullaris-Schädigung in Höhe LWK 1.

Ätiologie Tumoren (Angiom, Ependymom des Filum terminale, Lipom, Epidermoid, Dermoidzyste, Teratom, Hämangiom, Osteom, Karzinom), vaskuläre Insuff., z.B. bei Aortenaneurysma und traumatisch.

Klinik

- Schmerzen, Parästhesien und Sensibilitätsstörungen in den Dermatomen S_3–S_5 (= Ano-Genitalbereich, „Reithosenanästhesie") mit fehlendem Analreflex.
- Überlaufblase, Mastdarminkontinenz (☞ 4.14), Impotentia coeundi.
- Schlaffe Paraparese oder -plegie nur beim Epikonussy. (L_4–S_2).

Kaudasyndrom

(ICD-10 G83.4) Kompression der Cauda equina.

Ätiologie Medialer Massenprolaps (☞ 14.3.7), intraspinale Tumoren und Metastasen, Meningeosis carcinomatosa (☞ 10.6.12).

Klinik

- Initial beidseitige radikuläre Schmerzen: Lumboischialgien.
- Später schlaffe, mehr oder minder symmetrische Paraparese/-plegie, MER ↓, bei tiefem Kaudasy. nur ASR ↓.
- Störung aller sensiblen Qualitäten in den Dermatomen kaudal von L_4; bei tiefem Sy. nur perianale Dermatome S_3–S_5 betroffen. Klaffender Sphincter ani, fehlender Analreflex.
- Stuhl- und Urininkontinenz, Impotentia coeundi.

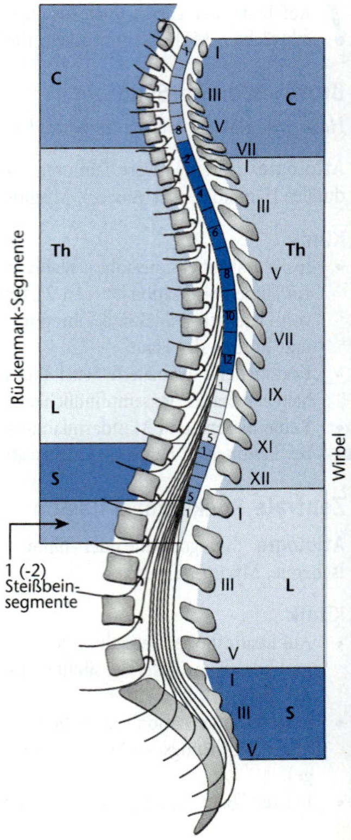

Abb. 11.2 Längsschnitt durch das RM

Isolierte Läsionen einzelner spinaler Systeme

Erkr. einzelner vertikaler Bahnen. Degenerative, metabolische Erkr. oder bei inkompletten fokalen Läsionen.

Spastische Parese

Pyramidenbahnläsion (Tractus corticospinalis).

Klinik: MER ↑, Reflexkloni, verbreiterte Reflexzonen (Ausnahme: Spinaler Schock ☞ 11.1), path. Reflexe (Babinski, Gordon) und Abschwächung der Bauchhautreflexe. Feinmotorik stärker beeinträchtigt als grobe Kraft.

DD: Extra- und intramedulläre Tumoren (☞ 11.5), zervikale Myelopathie (☞ 14.3.5) und spastische Spinalparalyse (☞ 13.1.2).

Schlaffe Parese

Vorderhornläsion.

Klinik: Atrophische Parese der innervierten Muskeln mit herabgesetztem Tonus und MER ↓.

DD: Traumatisch (☞ 16.4), vaskulär (☞ 6), intramedulläre Raumforderungen (☞ 10.6), spinale Muskelatrophie (☞ 13.1.3), ALS (☞ 13.1.1), spinaler Schock (☞ 11.1).

Sensibilitätsstörungen

Hinterstrangläsion (Funiculus posterior, Tractus spinobulbaris).

Klinik: Beeinträchtigt sind v.a. Vibrationsempfinden und Lagesinn, daneben auch Berührungsempfindlichkeit, Lokalisation von taktilen Reizen, Zweipunktdiskrimination. Folge ist eine sensible Ataxie (☞ 4.7) mit Gang- und Standunsicherheit (Romberg-Versuch path.). Reizsymptome in Form von Parästhesien oder Schmerzen. Bei reiner Hinterstrangläsion ohne Beteiligung der Hinterwurzeln sind Muskeltonus und MER nicht abgeschwächt.

DD: Funikuläre Myelose (☞ 17.9, zusätzlich Pyramidenbahnzeichen), Lues (☞ 7.3.7), Tabes dorsalis: Zusätzlich Pupillenstörung, Friedreich-Heredoataxie (☞ 13.2.5), spinozerebelläre Ataxien (☞ 13.2.4).

11.1.2 Höhenlokalisation

Die klinische Höhenlokalisation ist entscheidend für weitere diagnostische Maßnahmen. Wegweisend sind:

- Lokaler vertebraler Klopfschmerz.
- Sensibles Niveau: Algesie und Ästhesie, hyperalgische Zone auf Läsionsniveau.
- Paresen und MER ☞ Tab. 11.1.
- EMG: Denervierung auf Läsionshöhe durch nukleäre, periphere Läsion.

Tab. 11.1 Höhenlokalisation spinaler Läsionen (☞ auch Abb. 11.2)

Läsion	Lähmungen	Kennreflex*
C_1–C_4	Spastische Tetraparese, Zwerchfellähmung mit Hochstand, Kopfheben möglich	
C_5	Spastische Tetraparese, Schulterhochstand	BSR
C_6	Spastische Paraparese + Armbeugung + C_7–C_8	RPR
C_7	Spastische Paraparese + Armstreckung + C_8	TSR
C_8	Spastische Paraparese + Hand- und Unterarmmuskeln	Trömner-Reflex
Th_1	Spastische Paraparese (+ Handmuskeln)	
Th_2–Th_{12}	Spastische Paraparese + Bauchmuskellähmung	Bauchdecken- und Bauchhautreflexe

Tab. 11.1 Fortsetzung

Läsion	Lähmungen	Kennreflex*
L_2	Schlaffe Paraparese	
L_3	Schlaffe Paraparese bis auf Hüftbeugung	ADR, PSR
L_4	Parese Unterschenkel- und Fußmuskeln	PSR
L_5	Parese Fuß-/Großzehenhebung + Hüftabduktion	Tibialis-posterior-Reflex
S_1	Parese Fußstreckung + Hüftstreckung	ASR

* Meist abgeschwächt; Reflexe kaudal davon sind gesteigert

11.1.3 Differenzialdiagnosen

- Raumforderungen intra-/extramedullär (Bandscheibenvorfall, Blutung, Tumor, ☞ 11.5).
- Degenerative WS-Erkr. mit Myelonkompression durch spondylogene Einengung des Spinalkanals: Zervikale Myelopathie (☞ 14.3.5).
- Spinale Erstmanifestation einer MS (☞ 8): Initial nur Querschnittsy., nur durch den Verlauf von einer Myelitis unterscheidbar. Okkulte zerebrale Herde?
- Akute Polyneuritis, GBS (☞ 14.5.1): Tetraparese, Reflexverlust, Liquoreiweiß erhöht.
- ALS (☞ 13.1.1), spastische Spinalparalyse (☞ 13.1.2): Keine Sensibilitätsstörungen, EMG.
- Spinale Blutung, Ischämie: Akuter Beginn (☞ 11.3).
- Para- und postinfektiöse Querschnittmyelitis (☞ 11.4.2): Beteiligung der Hinterstränge, entzündlicher Liquor, Serologie.
- Neuroborreliose ☞ 7.3.8.
- Toxische Myelopathie z.B. bei Heroinabhängigen: Oft im Anschluss an eine Bewusstlosigkeit Auftreten einer Querschnittlähmung durch toxische oder allergische Faktoren, Embolie oder Hyperextensionsstellung des Kopfes mit schlechter Prognose. Bei Verdacht Urin und Blut zum Drogennachweis asservieren.
- Neuro-Behçet: Iritis, ulzeröse Hautveränderungen am Genitale, Aphten der Mundschleimhaut, neurologische Symptomatik wie bei MS.
- A.-spinalis-posterior-Sy.: Ischämische RM-Schädigung mit Querschnittlähmung (☞ 11.1.1) und ausgeprägter Tiefensensibilitätsstörung (Hinterstränge).
- Myasthenia gravis (☞ 15.3.1): Vorzeitige Ermüdbarkeit, Tensilon®-Test, Dekrement im EMG (☞ 2.2.4).
- Funikuläre Myelose (☞ 17.9): Vitamin-B_{12}- und Folsäurespiegel.
- Leriche-Sy.: Akuter Verschluss der Aortenbifurkation mit Verschluss der lumbalen spinalen Segmentarterien (Paraparese, Impotenz, Beine pulslos, meist Männer > 60. Lj.).
- Paraneoplastische Myelopathie z.B. bei Bronchial-Ca.
- Psychogen.

11.2 Diagnostik und Therapie

11.2.1 Vorgehen bei Verdacht auf Rückenmarksläsion

! Die Diagnostik muss innerhalb eines Tages abgeschlossen sein; schon bei beginnendem, inkomplettem Querschnittsy. rasch handeln. Eine chirurgische Intervention hat nur innerhalb von max. 36 h Aussicht auf Erfolg. Immer erfahrenen Kollegen hinzuziehen.

Anamnese

- Vorerkr.: z.B. Phenprocoumon, Gerinnungsstörungen, Malignom, Immunsuppression, Radiatio, Infektion, Alkoholabusus.
- Beginn: Akut oder schleichend.
- Angabe von Schmerzen.

Neurologische Untersuchung

- Rückeninspektion: z.B. Prellungen, Hautverletzungen, paravertebraler Druck- oder Klopfschmerz.
- Charakterisierung des Querschnittsy.: z.B. spastische Paraparese, Sensibilitätsstörungen, Blasenstörungen.
- Höhenlokalisation: Segmentale Schmerzen oder Dysästhesie (bei zervikaler Myelopathie oder Neurinomen). Segmentale Prüfung der Muskelkraft und der MER. Bestimmung des kaudalsten motorisch, sensibel und vegetativ intakten Segmentes. Verlaufskontrollen: 6-stündlich in den ersten 48 h, dann täglich.

Labor

- Immer durchführen.
- Blut: Diff.-BB (z.B. Leukozytose); CRP und BSG (↑ bei spinalem Abszess), Gerinnung (bei V.a. Blutung, Marcumar®-Ther.); bei bekanntem Malignom Tumormarker (V.a. Metastasen; ☞ 10.6.12); Vitamin-B_{12}-Spiegel bei V.a. funikuläre Myelose.
- Liquor: Bei V.a. Myelitis, Abszess (Reizpleozytose, Eiweiß ↑, anfangs kann der Liquor allerdings normal sein), zum Nachweis von Tumorzellen (Meningeosis carcinomatosa oder leucaemica, spinaler Tumor) und zum Ausschluss eines GBS (zytoalbuminäre Dissoziation, ☞ 14.5.1).

MRT

Indikationen Immer bei klinisch gesichertem Querschnittsy. auf Höhe der Läsion. Vorteil gegenüber CT: Mehr Segmente in verschiedenen Ebenen mit erheblich besserer Auflösung insbes. des Myelons.

Verfahren

- Nativ-MRT: V.a. A.-spinalis-ant.-Sy. (Signalanhebung im T_2-Bild, später Signalminderung im T_1-Bild als Hinweis für Nekrose), intraspinale Tumoren und Myelitis.
- MRT mit KM: Bei V.a. Abszess und Tumoren. Liquorisointense, intramedullär gelegene Höhlenbildung (Syrinx).

- Messung der Spinalkanalweite: Zervikal a-p 12–22 mm. *OP-Ind.:* Path. Verengung (Signalveränderung im Myelon) und passende Symptomatik.

Röntgen-Nativaufnahme

Indikation V.a. knöcherne Läsionen.

Durchführung In 2 Ebenen (HWS in 4 Ebenen) mit Ziel- und Schrägaufnahmen in der klinisch relevanten Höhe.

Befunde z.B. Diszitis, Frakturen oder Luxation nach Trauma, Stabilitätsbeurteilung, WK-Metastasen mit knöchernen Destruktionen, knöcherne Fehlbildungen, Aufweitung der Foramina intervertebralia, weichteildichte Verschattung im Spinalkanal und/oder paravertebral. HWK_1-Berstungsfraktur nach Jefferson mit vorderem und hinterem Bogenbruch des Atlas. Densfraktur, Luxationsfraktur HWK_2/HWK_3 = „hangman's fracture".

Fakultative Diagnostik

Nativfunktionsaufnahmen Max. Flexion und Extension der HWS im lateralen Strahlengang bei V.a. zervikale Myelopathie.

Angiographie Bei V.a. AV-Malformation selektive Kontrastmitteldarstellung jeder Segmentarterie.

CT Mit Knochenfenster bei V.a. Frakturen nach Trauma, extramedullären Raumforderungen und knöchernen Fehlbildungen der WS bei klinisch eng eingrenzbarer Höhenlokalisation, falls kein MRT verfügbar, nur lumbal und subokzipital sinnvoll.

Myelographie Wenn Nativ-CT und MRT nicht aussagekräftig (z.B. bei Wurzelausriss oder Myelonkompression) oder nicht verfügbar, V.a. Einengung des Subarachnoidalraums, Kompression des Myelons bei spinalen Raumforderungen (Bandscheibenvorfall, zervikale Myelopathie, andere extramedulläre Raumforderungen). Möglichst mit postmyelographischem CT in Knochen- und Weichteilfensterprojektion. *KO:* KM-Zwischenfall (☞ 2.3.8), Meningitis, postpunktionelle Beschwerden.

Elektrophysiologische Untersuchungen Meist nicht notfallmäßig erforderlich; zur Sicherung der Querschnittsy. und Verlaufskontrolle, EMG zur Höhenlokalisation (Denervierung).
SSEP (☞ 2.2.2) und **transkranielle Magnetstimulation:** Bei jeder Querschnittlähmung, initial als Ausgangswert zur späteren Verlaufskontrolle mit prognostischer Wertigkeit.
Blinkreflex und **Trigeminus-SEP** bei V.a. Hirnstammbeteiligung (Syringobulbie ☞ 11.8, Klippel-Feil-Sy.; ☞ 11.7.2).
EMG bei radikulären Ausfällen und auf Läsionshöhe erst nach mind. 14 Tagen aussagekräftig (Denervierung).

11.2.2 Therapie

Transport Jede WS-Verletzung zunächst als instabil behandeln. Umlagerung unter ständigem Längszug (mehrere Helfer!), stabile Lagerung (Schutz von HWS durch Schanz-Krawatte, von BWS und LWS durch Vakuummatratze. Ggf. mit Hubschrauber in Querschnittszentrum (Information über verfügbare Betten: z.B. BG-Unfallkrankenhaus Hamburg; Tel.: 040/7306-0).

! Frühzeitige Kontaktaufnahme und Absprache der weiteren Diagnostik (während der Organisation des Sekundärtransportes) mit einem Querschnittszentrum.

Akuttherapie

- Ödemprophylaxe bei traumatischer Querschnittlähmung: Initial Methylprednisolon 30 mg/kg als Bolus i.v. (z.B. Dexamethason®), dann je nach Befund ☞ 26.5.1.
- Intubation: Bei respiratorischer Insuff.
- Spezialbett für 8–10 Wo., Umlagerung, KG, Atemgymnastik, Ergother., korrekte Lagerung der gelähmten Körperteile.
- Blasenentleerung: Intermittierendes Katheterisieren spätestens nach 24 h (3–4 × tägl.); suprapubischer Katheter bei atonischer Blasenlähmung (Wechsel nach 4–6 Wo.!). Kein transurethraler Dauerkatheter! Frühzeitiges Blasentraining (entweder Beklopfen oder – bei autonomer Blase – äußere Kompression unter Einsatz der Bauchpresse). Urinstatus, Uricult® 2 ×/Wo. Urologisches Konsil (urodynamische Messung). Evtl. urologische OP.
- Stimulation der Darmfunktion: Klysma oder Einläufe bei atonischer Darmlähmung. Falls kein Erfolg Distigminbromid 0,5 mg i.m. (z.B. Ubretid®) *oder* Neostigmin 0,5 mg i.v. (z.B. Neostigmin-Stulln®) *oder* Dexpanthenol 4 Amp. à 500 mg in 500 ml Ringerlösung über ~4 h i.v. oder Ceruletid 2 µg/kg/min über 4 h i.v. (Takus®).
- Analgesie: Nicht opiathaltige Analgetika z.B. Paracetamol bis 3 × 1000 mg tägl. p.o. (z.B. ben-u-ron®) oder Metamizol 1–2,5 g i.v. (z.B. Novalgin®) in 250 ml NaCl 0,9 %. Zusätzlich Sedativa bzw. Neuroleptika, z.B. Levopromazin 5–5–10 mg p.o. (Neurocil®). **Cave:** Blutdruckabfall.
- Kardiovaskuläres Monitoring (Sympathikusinsuff. bei BWS-Läsion): ggf. Atropin 0,25–0,5 mg s.c. alle 8 h.
- Antispastika falls erforderlich ☞ 26.3.
- Prophylaxe von:
  - Dekubitus: Spezialmatratze, Schaumstoffkissen, Lagewechsel. Bei Druckstellen lokale Eispackung 4 × tägl. Dekubitalulzera sind so gut wie immer Pflegefehler und/oder mangelnde Pat.-Disziplin.
  - Thrombose, Embolie: Low-dose-Heparinisierung (☞ 26.4.1), gezielte KG, Antithrombosestrümpfe.
  - Stressulkus: H_2-Blocker, z.B. Ranitidin 300 mg tägl. p.o. zur Nacht (z.B. Zantic®).
  - Pneumonie: Atemgymnastik.
  - Kontrakturen: Frühzeitige Physiotherapie.

Aufbauphase nach 6–12 Wo. und Rehabilitation

- Körperliches Training: Aufrichteübungen, Sitz- und Balanceübungen. Kompensationsschulung der erhaltenen Muskulatur. Steh- (Stehbett) und evtl. Gehübungen (Kreislauftraining, Osteoporoseprophylaxe), Teilnahme am Behindertensport, Rollstuhltraining.
- Blasenentleerung: ggf. Erlernen des intermittierenden Selbstkatheterisierens (Einmal-Set), wenn Blasenentleerung durch Blasentraining nicht ausreicht. Angestrebte Restharnmenge < 100 ml.
- Infektprophylaxe: Zur Vermeidung von Harnwegskomplikationen Trinken von 2–2,5 l Flüssigkeit. Ansäuern des Harns (z.B. mit Acimethin®). Bei manifesten Infekten gezielte Antibiose nach Antibiogramm.
- Hilfsmittelversorgung: z.B. behindertengerechtes Bett, Blattwendegeräte, bei Paraplegie Versorgung mit Stützapparaten.
- Berufliche und soziale Integration: Behindertengerechtes Wohnen, Arbeitsplatz, Berufsleben, psychische Betreuung.

! Lebenslange ärztliche Betreuung: Regelmäßige Kontrollen von Urin (alle 1–2 Mon.), urodynamische Kontrollen. Mind. 1 ×/J. ambulante oder kurzzeitig stationäre Untersuchung.

Komplikationen und Spätfolgen

- Druckschäden der Haut, Dekubitalulzera, evtl. Osteomyelitis: Nekroseabtragung. Ggf. plastische OP (in Zusammenarbeit mit erfahrenen Chirurgen) mit Vollhaut- oder Muskel-Haut-Verschiebelappen.
- Gelenkfehlstellungen, Kontrakturen: Intensive KG, ggf. OP.
- Paraossäre Verkalkung, neurogene Weichteilverknöcherung bei ~15 % der Querschnittsgelähmten. *Diagn.:* AP ↑↑, Knochenszinti. *Ther.:* Bewegungsverbessernde OP bei Ankylosierung nach Beruhigung des Ossifikationsprozesses (normale AP, keine Anreicherung im Szintigramm), ggf. Bestrahlung (2 Gy an 5 Tagen) + Indometacin 3 × 15 mg tägl. für 3 Mon. **Cave:** Hohe Rezidivrate.
- Harnwegsinfekte, Neigung zu Nieren- und Blasensteinen, daher regelmäßige Urinkontrollen.
- Schwere Skoliosen und Kyphoskoliosen möglich bei Para- oder Tetraplegie im Wachstumsalter.
- Chron. Schmerzen: Ther. ☞ 26.1.
- Path. Fraktur bei Osteoporose: Möglichst immer konservative Ther.
- Spastik: Medikation z.B. mit Baclofen, Dosierung ☞ 26.3.
- Posttraumatische zystische Myelopathie: Zusätzliche Lähmung oberhalb der Läsionshöhe Mon. bis J. vorwiegend nach traumatischer Querschnittlähmung durch Syrinxbildung möglich.

Prognose Bei Para- und Tetraplegie Lebenserwartung um etwa 5 J. vermindert.

11.3 Vaskuläre Rückenmarksläsionen

(ICD-10 G95.1)
Claudicatio intermittens spinalis ☞ 14.3.9.

11.3.1 Arteria-spinalis-anterior-Syndrom

Ischämische RM-Schädigung im Versorgungsgebiet der A. spinalis ant.

Ätiologie

- Arteriosklerose, Thrombosen, Embolien, Kompression durch extramedulläre Raumforderung (Tumoren, Bandscheibenvorfälle, knöcherne Einengung, Blutung, Abszess), WS-Trauma.
- Begünstigend wirken Herzinsuff., Vitien, Aortenstenose, Arteriosklerose und entzündliche Gefäßerkr., OP eines Bauchaortenaneurysma mit Abklemmen der Aorta.

Klinik

- Prodromi: Ein- oder doppelseitige radikuläre Parästhesien und lanzinierende (stichartige) Schmerzen (Stunden bis Tage vorher) auf Höhe der ischämischen Schädigung, die mit Ausbildung des motorischen Defizites wieder verschwinden.
- Entwicklung einer akuten Querschnittlähmung (☞ 11.1.1) innerhalb von Stunden.
- Prädilektionsorte:
  - Th_3–Th_8, da diese Segmente nur von einer radikulären Arterie versorgt werden.
  - A. radicularis magna (Adamkiewicz): Versorgung des Lumbalmarks.
- Segmentale atrophische Paresen auf Läsionshöhe.
- Schmerz- und Temperaturempfindung in Läsionshöhe gestört, epikritische Sensibilität ist intakt. Kaudal der Läsion häufig dissoziierte Sensibilitätsstörungen.
- Blasenatonie mit Urinretention, schlaffer Sphincter ani mit Stuhlinkontinenz.

Diagnostik

- MRT: Ischämienachweis (Signalanhebung im T_2-Bild, später Signalminderung im T_1-Bild als Hinweis des Gewebeuntergangs), Ausschluss einer Raumforderung.
- LP: Ausschluss einer entzündlichen oder parainfektiösen Genese. Liquor normal, selten leicht erhöhte Zellzahl und Eiweiß, dann besonders schwierige DD gegen Myelitis.
- Spinale Angiographie: Selten gelingt der Nachweis eines Gefäßabbruches, meist nicht indiziert.
- Oberbauchsono: Aortendissektion.

Differenzialdiagnosen (☞ 11.1.3).

Therapie

- Allgemeine Querschnitttherapie (☞ 11.2.2).
- Bei V.a. embolischen Verschluss der A. spinalis anterior PTT-wirksame Vollheparinisierung (☞ 26.4.1), später Markumarisierung (☞ 26.4.2).
- Bei Nachweis einer Raumforderung ggf. operative Dekompression.

Prognose Anfängliche radikuläre Schmerzen klingen rasch ab. Wenn sich nach 2–3 Wo. keine Rückbildung zeigt, bleibt meist ein Restdefizit bestehen (spastische Paraparese oder Sensibilitätsstörungen). Bleibt die Lähmung schlaff, ist die Prognose schlecht.
Bei traumatischen RM-Ischämien kann sich über Mon. und J. eine Syringomyelie (☞ 11.8) ausbilden, wahrscheinlich indirekt durch Zirkulationsstörungen im Zentralkanal.

11.3.2 Arteriovenöse Malformation

(ICD-10 G95.1) Inzidenz 1 : 100 000, M : F = 5 : 1, Lokalisation meist intradural über mehrere Segmente am thorakolumbalen Übergang (Th_8–L_3). Erstmanifestation 20.–30. Lj. Auslöser oft Trauma, körperliche Belastung, Menses.

Pathogenese Myelonschädigung durch mechanische Kompression des wachsenden Angioms, Steal-Effekt durch arteriovenösen Shunt mit Ischämie umgebender Gewebeanteile, Ischämien durch Thrombosen, Blutungen subarachnoidal oder intramedullär durch Angiomruptur.

Klinik
- Unspezifische Prodromi: Rückenschmerzen, radikuläre Symptome wie Parästhesien, Hypästhesien, auch dissoziiert, gel. Paresen der Beine.
- Akuter (Blutung, Ischämie) oder langsam progedienter (Kompression) Beginn.
- Meist inkomplettes Querschnittsy., meist schlaffe Paresen und sensibles Querschnittniveau thorakolumbal, Blasenstörungen.
- Wellen- oder schubförmiger Verlauf.

Diagnostik
- LP: Erhöhtes Gesamteiweiß ohne intrathekale IgG-Produktion. Nach Angiomruptur auch Blutnachweis mit Xanthochromie.
- MRT: z.B. gestaute Venenkonvolute, Myelonödem.
- Myelographie mit Myelo-CT: z.B. wurmförmige KM-Aussparungen.
- Supraselektive Angiographie aller Segmentarterien: Darstellung des AV-Shunts.

Differenzialdiagnosen (☞ 11.1.3).

Therapie Ziel ist Stillstand des progredienten Verlaufs. Besserung der motorischen und sensiblen Ausfälle möglich, bereits vorhandene Sphinkterprobleme bleiben bestehen.
Interventionelle Radiologie mit Embolisation des Angioms über supraselektive Katheterisierung bis an den Angiomnidus. Gelingt Embolisation nicht oder nur teilweise, operative Freilegung und Exstirpation des Angioms.

Prognose Abhängig von Größe und Lokalisation des Angioms bzw. dem Zeitpunkt der Diagnosestellung: Schlechtere Progn. bei später Behandlung bzw. erheblichen präop. Ausfällen.

11.3.3 Spinale Blutungen

(ICD-10 G95.1) Epidural, subdural, subarachnoidal und intramedullär.

Ätiologie In ~90 % der Fälle traumatisch, v.a. bei gleichzeitiger hämorrhagischer Diathese (z.B. Antikoagulanzien). Selten hypertonische oder aneurysmatische Blutungen bzw. bei Gefäßfehlbildungen.

Diagnostik (☞ 11.2.1).

Differenzialdiagnosen ☞ 11.1.3, zusätzlich disseziierendes Aortenaneurysma, Psoashämatom.

Therapie Bei intraspinalen und subarachnoidalen Blutungen konservativ (☞ 11.2.2), bei sub- oder epiduralen Hämatomen operative Dekompression durch Laminektomie innerhalb von 24 h nach Auftreten von Lähmungserscheinungen. Vorher Gerinnungsstörung beseitigen.

Spinales subdurales oder epidurales Hämatom

M > F, Altersgipfel 50.–70. Lj.

Klinik

- Initial einschießende radikuläre Schmerzen in Höhe der Blutung mit lokalem Klopfschmerz.
- Oft vegetative Begleitsymptome (Hypotonie, Schweißausbruch).
- Innerhalb von Stunden bis Tagen durch Myelonkompression und Störung der Mikrozirkulation RM-Schädigung und subakute Querschnittlähmung (☞ 11.1.1).
- Lokalisation häufig untere BWS: Sensomotorische Paraparese, Blasen-, Mastdarmstörungen.

Prognose Bei frühzeitiger operativer Entlastung restitutio ad integrum.

Intraspinale Blutungen (Hämatomyelie)

Ätiologie RM-Trauma (☞ 16.4), Ruptur von intramedullären Gefäßfehlbildungen. Bei Gerinnungsstörungen, Leukämie, perniziöser Anämie, Agranulozytose, Sepsis, Typhus, Gelbfieber und Malaria. Blutungsausdehnung bevorzugt in Längsrichtung der grauen Substanz über mehrere Segmente.

Klinik Segmental auf Läsionshöhe dissoziierte Empfindungsstörung, kaudal davon komplettes oder inkomplettes Querschnittsy. (☞ 11.1.1), manchmal Brown-Séquard-Sy. (☞ 11.1.1).

Diagnostik (☞ 11.2.1). Liquor meist, aber nicht immer blutig oder xanthochrom, im CT und MRT Auftreibung des Myelons mit intraspinal path. Signal.

Therapie Neurochirurgische Evakuation. OP-Ind. abhängig von Größe und Lokalisation der Blutung.

Prognose Ungünstig, meist bleibende Querschnittsymptomatik.

Spinale Subarachnoidalblutung

Selten.

Ätiologie Angiome, Antikoagulanzienbehandlung, Ependymome.

Klinik Heftigste lokale und gürtelförmige Rückenschmerzen, bei lumbaler Lokalisation in die Beine ausstrahlend. Bei hochzervikaler Lokalisation kann es zu einer Liquorzirkulationsstörung mit erhöhtem intrakraniellen Druck kommen.

Diagnostik (☞ 11.2.1).

Prognose Häufig bleibende Querschnittsymptomatik.

11.4 Entzündliche Erkrankungen des Rückenmarks

11.4.1 Epi- und subduraler Abszess

(ICD-10 G06.1) Selten: Inzidenz 0,2–0,4/100 000.

Ätiologie Meist Ausbreitung per continuitatem (entzündliche Prozesse in der Nachbarschaft des Spinalkanals, z.B. Spondylodiszitis, WK-Osteomyelitis). Auch hämatogene Aussaat (Furunkel, Pneumonie, Osteomyelitis, Phlegmone, Otitis, Sepsis) oder durch penetrierende Verletzungen (OP, LP, paravertebrale oder peridurale Injektion). Erreger sind meist Streptokokken und Staphylokokken, seltener Mycobacterium tuberculosis, E. coli, Pseudomonas aeruginosa, Pneumokokken und ausnahmsweise Anaerobier.

Klinik
- Fieber und schwere Beeinträchtigung des Allgemeinbefindens.
- Heftigste Rückenschmerzen mit Schonhaltung als Initialsymptome 2–4 Wo. nach der Primärinfektion.
- Innerhalb von wenigen Tagen Entwicklung eines kompletten Querschnittsy. (☞ 11.1.1) oder Kaudasy. (☞ 11.1.1).

Diagnostik
- Labor: BB (Leukozytose, Linksverschiebung), CRP und BSG ↑, Blutkulturen.
- LP: Pleozytose mit Eiweißvermehrung, anfangs ist der Liquor evtl. normal.
- MRT: Signalanhebung im Epi- oder Subduralraum in T_2-gewichteten Aufnahmen mit KM-Anreicherung.

Differenzialdiagnosen (☞ 11.1.3).

Therapie **Konservativ:** Sofern keine Paresen vorhanden sind. Nach Asservierung von Blutkulturen und Liquor, Abstrichen aus möglichen Primärinfektionen (auch Sputum: Tbc) antibiotische Behandlung zunächst mit Mezlocillin 3 × 5 g tägl. i.v. (z.B. Baypen®), Fosfomycin 3 × 5 g tägl. i.v.

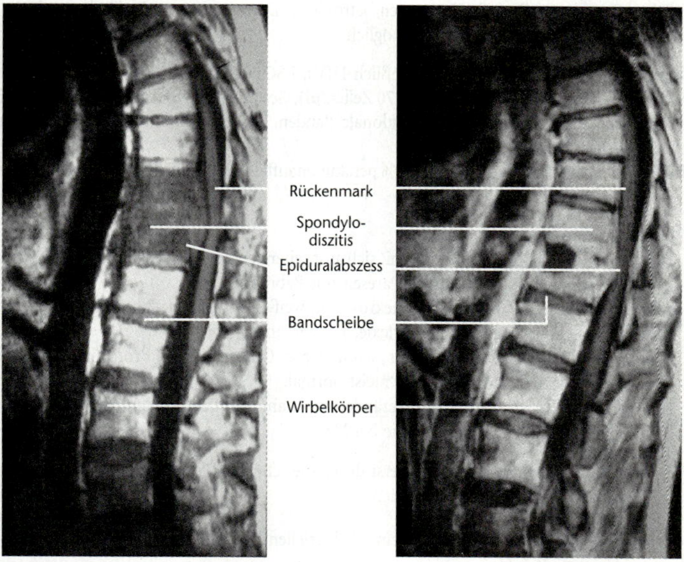

Abb. 11.3 Spondylodiszitis mit epiduralem Abszess ohne (links) und mit (rechts) KM

(z.B. Fosfocin®) und Gentamicin 3 × 80 mg tägl. i.v. (z.B. Refobacin®) für mind. 14 Tage. Nach Antibiogramm Umstellung auf wirksame Einzelpräparate.
OP: Sofortige operative Entlastung (Laminektomie) bei beginnender Querschnittsymptomatik.

Prognose Abhängig von rechtzeitiger Diagnosestellung und Therapiebeginn.

11.4.2 Myelitis

(ICD-10 G04.9) Erkrankungsgipfel 10.–20. Lj. und > 40. Lj.

Ätiologie **Infektiös:** Enteroviren, Herpes (1, 2, 6, Varizella-Zoster, CMV, Epstein-Barr), HIV, HTLV, Borrelien, Treponema pallidum, Pilze, Toxoplasmose.
Nicht infektiös: Postinfektiös, multiple Sklerose, postvakzinal, SLE, Sarkoidose, paraneoplastisch.

Klinik

- Prodromi: Fieber, Muskelschmerzen, gürtelförmige, dumpfe Rückenschmerzen, Taubheitsgefühle der Akren, gel. Infekt in Vorgeschichte.
- Innerhalb von wenigen Tagen Entwicklung einer meist thorakalen (~60 %) Querschnittlähmung (☞ 11.1.1), mit spastischer Paraparese, Blasen-Mastdarm- und trophischen Störungen.

- Selten Schmerzen, Parästhesien in den betroffenen Dermatomen (= Radikulomyelitis).
- Auch Befall nur einzelner Bahnen möglich.

Diagnostik **Labor:** Serologie (einschließlich HIV), BSG, CRP, Diff.-BB.
LP: Mäßige lymphozytäre Pleozytose (< 170 Zellen/µl), Gesamteiweiß und lokale IgG-Produktion meist deutlich erhöht. Häufig pos. oligoklonale Banden. Ak-Titer im Liquor ↑. Normalbefund schließt Myelitis aber nicht aus!
MRT: Demyelinisierungsherde (bis zu 50 % perakut unauffällig!), KM-Aufnahme, Myelonschwellung (T1-Wichtung).

Differenzialdiagnosen ☞ 11.1.3.
- Demyelinisierende Myelitis: Beginn mit sich ausbreitenden Sensibilitätsstörungen mit Niveau, keine Schmerzen, später spastische Paresen mit Babinski.
- Akute nekrotisierende Myelitis: Pannekrose von weißer und grauer Substanz: Persistierende schlaffe Para- oder Tetraparese, Areflexie, Blasenatonie.
- Paraneoplastische Myelitis: Subakuter, schmerzloser Querschnitt bei Bronchial-Ca, Ovarial-Ca, Hodgkin, spinales MRT und LP meist normal.
- Neuro-Behçet: Iritis, ulzeröse Hautveränderungen am Genitale, Aphten der Mundschleimhaut, neurologische Symptomatik wie bei MS.

! DD gegen vaskuläre Schädigung oft erst durch die schnellere Rückbildung und das Ansprechen auf Kortison bei Myelitis möglich.

Therapie ☞ 11.2.2, nach Ausschluss einer bakteriellen Ursache Immunsuppression mit Glukokortikoiden (☞ 26.5.1).

Prognose Besserung in wenigen Wo. Restsymptomatik nach 3 Mon. bleibt meist bestehen.

11.4.3 Poliomyelitis anterior acuta

(ICD-10 A80.9) Inkubationszeit 3–20 Tage.

Ätiologie Durch Polioviren verursachte Infektion, Übertragung durch Schmier- und Schmutzinfektion. Ähnliche, leichter verlaufende Krankheitsbilder auch durch Echo-, Coxsackie- und Arboviren.

Klinik 95 % klinisch inapparent, in 1–2 % nach Virämie ZNS-Beteiligung. Läsionsschwerpunkte Vorderhörner, motorische HN-Kerne und Großhirnrinde.
Unspezifisches febriles Vorstadium. Febrile Hauptphase mit allgemeinem Krankheitsgefühl, Kopfschmerzen und Meningismus. 1–4 Tage später progrediente schlaffe Lähmungen der Extremitätenmuskulatur, selten bulbär und pontin versorgter Muskeln mit Fazialislähmung, Schluckparesen oder Augenmotilitätsstörungen.
- Keine Sensibilitätsstörungen.

Diagnostik
- Impfausweis!
- Labor: Virustiter von Polio-, Echo-, Coxsackie- und Arboviren (FSME).
- LP: Pleozytose > 33 Zellen/µl, meist lymphozytäres Zellbild.

! Meldepflichtig sind nicht namentlich der direkte oder indirekte Keimnachweis bei akuter Infektion sowie namentlich der Erkrankungsverdacht, die Erkr. und der Tod.

Differenzialdiagnosen
- Neuralgische Schulteramyotrophie (☞ 14.2.3): Heftige Schmerzen vor Auftreten der Paresen.
- Meningitis mit Myelitis und Enzephalitis bei Mumps-, Herpes-zoster- oder Epstein-Barr-Virus bei Pleozytose im Liquor, Serologie.

Therapie
- Isolierung über 6 Wo.
- Bettruhe, bei Beteiligung der Atemmuskulatur Intubation und maschinelle Beatmung.
- Thromboseprophylaxe, KG, Massage.
- Behandlungsversuch mit Immunglobulinen: z.B. 30 g Venimmun® i.v. für 5 Tage.

! Schutzimpfung s.c mit abgeschwächten Erregern, Wiederholung alle 10 J. Impfkomplikationen (Enzephalomyelitis, schlaffe Paresen) sind selten.

Prognose In Fällen mit Atemlähmung, bulbären Symptomen und komplettem Funktionsausfall Letalität bis 50 %. Sonst Rückbildung, oft mit Restsymptomatik über Wo. und Mon. Selten Jahrzehnte später Zunahme der Paresen (Untergang der vorgeschädigten Vorderhornganglienzellen oder sekundäre Begleitmyopathie der partiell denervierten Muskeln: „Post-Polio-Sy.“).

11.4.4 Arachnopathie, Arachnoiditis

(ICD-10 G03.9)

Ätiologie Spinale OP (Bandscheiben-OP, Traumen, Meningitis, ölige Myelographie-KM); Borreliose.

Klinik **Arachnopathie:** Über J. progrediente oder remittierende therapieresistente Schmerzen und Radikulopathien.
Arachnoiditis: Akute Radikulopathie mit in die Beine ausstrahlenden Schmerzen, radikulären Sensibilitätsstörungen, Sphinkterstörungen und gel. Paresen mit abgeschwächten MER.

Diagnostik
- LP: Pleozytose, Eiweißerhöhung.
- MRT, Myelographie: verdickte, verklebte Kaudafasern, KM-Anreicherung.

Therapie **Glukokortikoide** bei entzündlich verändertem Liquor, z.B. Methylprednisolon 500 mg i.v. (z.B. Urbason®) für 5 Tage (☞ 26.5.1).
Symptomatisch medikamentös: Versuch mit Carbamazepin 600–1000 mg tägl. p.o. (z.B. Tegretal®) oder Imipramin bzw. Amitriptylin. Analgetika (☞ 26.1.2).
OP nur bei nachgewiesenen RM-Einschnürungen oder Zystenbildung. Hohe Rezidivrate.

11.5 Intraspinale Tumoren

(ICD-10 G99.2) Intramedullär, intradural oder extradural lokalisiert. Die Beschwerden und neurologischen Ausfälle treten langsam progredient über Wo. und Mon. auf. Inzidenz 3–10/100000, überwiegend gutartig. Tumorlokalisation in 50 % thorakal. Häufigste Tumorarten sind Neurinome, Neurofibrome, Meningeome und Gliome.

Tab. 11.2 Epidemiologie und Lokalisation intraspinaler Tumoren

Tumor	Lokalisation	Alter
Meningeom	Intradural, extramedullär, thorakal dorsal	40–60 J., F > M
Karzinommetastasen, Plasmozytom	Extradural, extramedullär, meist von den WK ausgehend mit Kompression des RM	< 50 J.
Neurinom	Intradural, extramedullär, Nervenwurzeln der unteren Thorax- und Lumbalsegmente	20–40 J.
Ependymom	Intramedullär, am Filum terminale und 4. Ventrikel	30. Lj.
Fehlbildungstumoren	Extradural, extramedullär, typischerweise lumbosakral	Kindesalter
Sarkom	Extradural, extramedullär, meist von den WK ausgehend mit Kompression des RM	Kindes- und Jugendalter
Intramedulläres Gliom	Intramedullär	Jugendalter

Einteilung

Extramedullär, intradural (~50 %)

- Meningeom: Gutartig mit guter Prognose, 1/3 aller intraspinalen Raumforderungen.
- Neurinom: Gutartig. Auch Wachstum durch das Foramen intervertebrale möglich: Sanduhrgeschwulst. Vorkommen auch im Rahmen einer Neurofibromatose von Recklinghausen (☞ 13.3.1).

Extramedullär, extradural (~30 %)

- Systemisches Malignom: Metastasen (Bronchial-, Prostata-, Mamma-Ca, Hypernephrom, Schilddrüsen-Ca), Sarkom, Lipom und osteogener Tumor (Osteoblastom, Osteofibrom, Osteom, Osteoidosteom, Riesenzellgeschwulst; z.T. mit maligner Entartung).
- Hämatologische Erkr.: Leukämie, Lymphome, Plasmozytom.
- Fehlbildungen: Epidermoid, Dermoid, Teratom (sakrokokzygealer Bereich), Dermoidzyste (typischerweise lumbosakral in Kombination mit einer Spina bifida occulta).
- Extradurale Meningeome, Lipome, Fibrome und Neurinome sind selten.

Intramedullär (~10 %)

- Ependymom (50–60 %); langsamer Verlauf.
- Astrozytom (20 %), Glioblastom (7 %), Oligodendrogliom (4 %, Verkalkungen), selten Angioblastome oder intramedulläre Metastasen.

Klinik Abhängig von Höhenlokalisation:
- Kraniozervikal: Hinterkopfschmerzen, Zwangsschiefhaltung des Kopfes, Läsion kaudaler HN, evtl. Hirndruckzeichen mit Stauungspapille.
- Zervikal: Brachialgien, Zwerchfellhochstand (C_4), Horner-Sy. (C_8/Th_1), Tetraspastik.
- Thorakal: Interkostalneuralgie, Abdominalneuralgie (Fehldiagnose Bauchschmerzen), Paraparese mit ausgefallenen Bauchhautreflex und Bauchmuskelparesen.
- Lumbal: Schlaffe Paraparese mit Sphinkter- und Potenzstörungen, Reithosenanästhesie.

! Radikuläre Reiz- oder Ausfallsymptome zeigen die Höhe des Prozesses an, oft erst Wo. später radikuläre Hypästhesie oder Hypalgesie, schlaffe Paresen mit MER ↓ und Faszikulationen auf Höhe des Tumors. Zuletzt inkomplette oder komplette Querschnittlähmung (☞ 11.1.1), bei intramedullären Tumoren mit dissoziierter Sensibilitätsstörung und frühem Auftreten spinaler Automatismen.

Diagnostik (☞ 11.2.1). Zusätzlich Primärtumorsuche: Rektale Untersuchung, Haemoccult, Rö-Thorax, Oberbauchsono, Schilddrüsenszinti., gynäkologisches und urologisches Konsil.

Therapie Bei residualer Querschnittlähmung ☞ 11.2.2, Spasmolyse ☞ 26.3.

Glukokortikoide

Dexamethason 4 × 4 mg tägl. i.v. (z.B. Fortecortin®) mit Magenschutz z.B. Ranitidin 300 mg tägl. p.o. zur Nacht (z.B. Zantic®).

Operation

Gutartige Raumforderungen: Möglichst vollständig entfernen, bei Instabilität der WS zusätzlicher stabilisierender Eingriff.

Maligne Prozesse: Möglichst weit gehende operative Entfernung in Komb. mit palliativer Chemother. und Bestrahlung (**Cave:** Strahlenmyelopathie ☞ 11.6).

Prognose Abhängig von der Malignität. Kaudale Tumoren haben eine bessere Prognose als zervikale. OP-Mortalität bei Tumoren der Medulla oblongata oder des Zervikalmarks am höchsten. Symptomrückbildung bei rechtzeitiger OP: Schmerzen > Lähmung > Sensibilitätsausfall.

11.6 Strahlenmyelopathie

(ICD-10 G95.8)

Ätiologie Individuell verschiedene Strahlenempfindlichkeit, bei Bestrahlung in kleinen Einzeldosen (z.B. 1,5 Gy) sind beim Erw. meist bis 40 Gy tolerabel. Das kindliche RM ist empfindlicher.

Klinik
- Latenz zw. Bestrahlung und Auftreten klin. Symptome 2 Mon. bis 5 J., meist 12–16 Mon.
- Initial Parästhesien, brennende Schmerzen der Beine.
- Progredientes Querschnittsy. (☞ 11.1.1), häufig mit dissoziierter Sensibilitätsstörung.
- Stillstand vor Ausbildung eines kompletten Querschnittsy. möglich, aber keine Rückbildung.

Diagnostik ☞ 11.1.3 (auch DD). Auch bei typischer Anamnese müssen andere, therapierbare Ursachen ausgeschlossen werden.

Therapie Symptomatisch. Spasmolytika ☞ 26.3, Analgetika ☞ 26.1, KG.

11.7 Fehlbildungen der Wirbelsäule

Insgesamt seltene Erkr., die aber wichtige DD des Querschnittsy. sind.

11.7.1 Basiläre Impression

(ICD-10 G75.8) Trichterförmige Einengung des Foramen magnum durch Einstülpung der Kondylen des Hinterhauptbeins in die hintere Schädelgrube und den zu hoch stehenden Dens axis. Oft zusätzliche Absenkung der hinteren Schädelgrube.

Ätiologie Entwicklungsstörungen oder Knochenerkr. (Rachitis, Paget-Krankheit, Osteoporose, rheumatische Erkr.).

Klinik

- Etwa 50 % sind asymptomatisch.
- Kurzer Hals mit eingeschränkter Beweglichkeit des Kopfes.
- Frühsymptome im 30.–40. Lj., mit Kopfschmerzattacken und unspezifischen Symptomen (Schwindel, Schweißausbruch, Erbrechen, Tachykardie, Dyspnoe).
- Anfallsartig auftretende bulbäre Symptome (Schwäche der Kaumuskulatur, Gaumensegelparese, Heiserkeit, Schluckstörungen, bulbäre Dysarthrie, atrophische Zungenlähmung).
- Chron. progrediente Querschnittlähmung (☞ 11.1.1).
- Zerebelläre Symptome: Nystagmus, zerebelläre Ataxie.
- Evtl. STP oder Hydrocephalus internus (☞ 13.5) mit Gefahr der Einklemmung bei Behinderung der Liquorpassage.
- Verlauf langsam progredient, selten akut, z.B. im Anschluss an ein Bagatelltrauma von Nacken oder Hinterkopf.

Diagnostik ☞ 11.2.1, zusätzlich Rö-Schädel, CCT mit Knochenfenster: Dens-Spitze überragt eine Verbindungslinie vom Hinterrand des harten Gaumens zum tiefsten Punkt der Okzipitalschuppe (Chamberlain-Linie).

Therapie Bei progredienter zerebellärer oder Querschnittsymptomatik operative Erweiterung des Foramen magnum durch Resektion eines Teils der Squama occipitalis. Shuntanlage bei Liquoraufstau.

11.7.2 Klippel-Feil-Syndrom

(ICD-10 G76.1) Verschmelzung mehrerer HWK und Dornfortsätze zu einem Blockwirbel, häufig kombiniert mit einer Spina bifida cervicalis. F > M. Meist sporadisch, selten familiär.

Klinik

- Kurzer Hals mit tiefer Haargrenze und Kyphoskoliose der oberen WS mit eingeschränkter Beweglichkeit (Tortikollis).
- Radikuläre Parästhesien, Schmerzen und Sensibilitätsstörungen der Arme, Kopf- und Nackenschmerzen.

- Durchblutungsstörungen im Hirnstammbereich (Synkopen, Schwindel, Nystagmus und Ausfälle der kaudalen HN ☞ 4.2.3) und der Hände (Fingergangrän).
- Inkomplette Querschnittlähmung (☞ 11.1.1), Hydrocephalus internus (☞ 13.5).
- Häufig assoziiert mit Ventrikelseptumdefekt, unilateraler Nierenagenesie, Zervikalrippe und Gaumenspalten.

Differenzialdiagnosen WK-Synostosen bei juveniler rheumatischer Arthritis, Bechterew-Krankheit oder Spondylitis; Torticollis spasticus und andere fokale Dystonien (☞ 12.5.1).

Therapie Bei Myelonkompression Laminektomie, eine partielle Resektion der oberen Rippen führt zur besseren Beweglichkeit der HWS. Bei Liquoraufstau Shuntanlage.

11.7.3 Dandy-Walker-Syndrom

(ICD-10 Q03.1) Dysrhaphische Fehlbildung mit Aplasie des Kleinhirnunterwurms und Verlegung der Foraminae Luschka und Magendi mit konsekutivem Hydrocephalus occlusivus (☞ 13.5.2). Meist sporadisch.

Klinik Langsam progredient ab 20. Lj. Kopfschmerzen, Hirndruckzeichen, zerebelläre Ataxie, STP, Para- oder Tetraspastik. Assoziiert sind Gesichtsdysmorphien (Hypertelorismus, prominente Stirn).

Diagnostik Im CT: Kleinhirnläsion, Hydrozephalus int. Bei V.a. Erbleiden pränatale Diagnostik mit Ultraschall.

Therapie Shuntanlage.

11.7.4 Arnold-Chiari-Fehlbildung

(ICD-10 Q07.0) Im Ausmaß variables Sy.

Einteilung **Typ I:** Kaudalverlagerung von Medulla oblongata und der hypoplastischen Kleinhirntonsillen durch das Foramen magnum.
Typ II: Zusätzliche Kaudalverlagerung von Teilen des häufig fehlgebildeten Kleinhirns kombiniert mit einer Spina bifida cervicalis.
Typ III: Zerviko-okzipitale Zele mit Prolaps von Kleinhirn und Medulla oblongata und Hirnstammfehlbildungen. Nur selten mit dem Leben vereinbar.

Klinik Schwindel, Nystagmus, Ataxie und Lähmungen der kaudalen HN (Beginn in der Pubertät bei Typ I). Hydrocephalus occlusivus mit Hirndruckzeichen, bei Typ II schon im Säuglingsalter. Spastische Tetraparese bei Hirnstammkompression. Häufig assoziiert mit Torticollis, Opisthotonus, Syringomyelie, Klippel-Feil-Sy.

Diagnostik CCT, MRT (Tiefstand der Kleinhirntonsillen im erweiterten Foramen magnum, Hydrocephalus occlusus). Pränatale Ultraschalldiagnostik.

Therapie Okzipitale Dekompression, falls erforderlich, Shuntanlage (☞ 13.5.3).

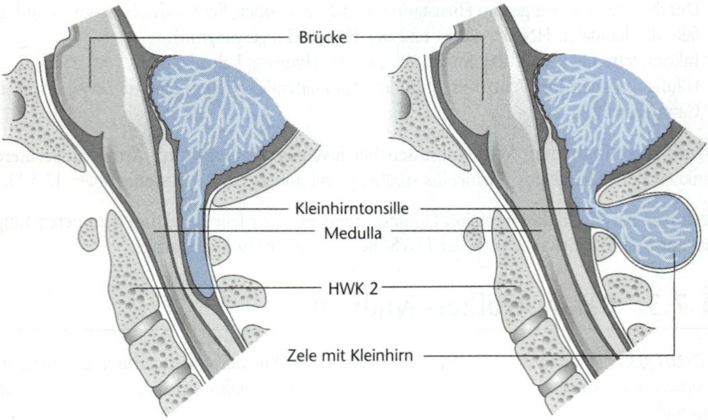

Abb. 11.4 Arnold-Chiari-Fehlbildung

11.7.5 Spina bifida dorsalis

(ICD-10 Q05.9) Hemmungsfehlbildung der Wirbelbögen, meist lumbosakral (80 %). Wiederholungsrisiko 3–6 %. Häufige Assoziation mit einem Hydrocephalus internus.

Spina bifida occulta: Häufig, Inzidenz 1–10 %, nur der Bogenschluss der WK fehlt.

Spina bifida aperta: Inzidenz 0,1 %. Vorfall der Meningen (Meningozele) oder des RM (Myelomeningozele) durch den fehlenden Bogenschluss. Die Meningen können in diesem Bereich auch ganz fehlen (Myelozele).

Klinik **Spina bifida occulta:** Meist keine neurologischen Symptome; gel. lokale Hautveränderungen über der Bogenspalte (Lipome, Teleangiektasien, Behaarung).

Spina bifida aperta: Inkomplette oder komplette Querschnittlähmung (☞ 11.1.1) mit schlaffer Parese auf Läsionshöhe und spastischer Parese kaudal davon. Bei lumbosakraler Lokalisation Kaudasy. (☞ 11.1.1).

Therapie **Spina bifida aperta:** Operativer Verschluss innerhalb von 6–8 h nach Geburt, unter Antibiotikaschutz innerhalb 24 h.

Spina bifida occulta: Abwarten, regelmäßige klinisch neurologische Kontrolluntersuchung, bei Auftreten eines begleitenden Hydrozephalus Shuntanlage (☞ 13.5.3).

- Bei bleibender Querschnittlähmung (☞ 11.2.2).

! Folsäuregabe während einer Schwangerschaft betroffener Mütter zur Minderung des Wiederholungsrisikos.

Prognose Abhängig von der Ausprägung und Läsionshöhe: Rollstuhlpflichtig bei Läsion L_3 oder höher, gehfähig mit Hilfsmitteln zwischen L_4 und S_2, bei tiefer sitzender Spina bifida keine motorischen Ausfälle.

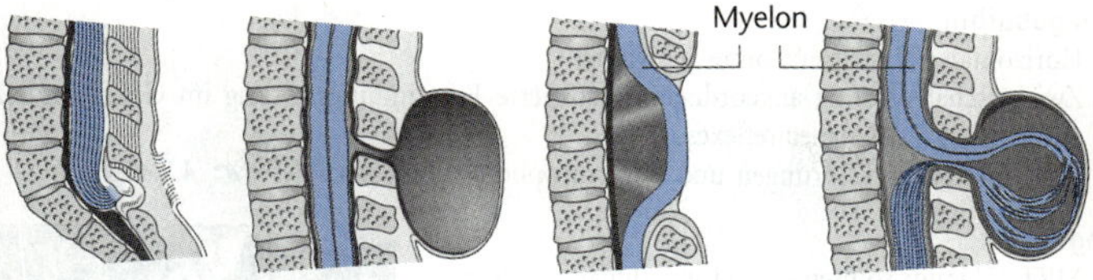

Abb. 11.5 Spinale Dysraphien
Spina bifida occulta: Mit Haut bedeckter Wirbelspalt ohne Hervortreten von Rückenmark oder Meningen.
Meningozele: Wirbelbogen und Dura gespalten, keine Ausstülpung des Myelons oder kaudaler Nervenwurzeln.
Myelozele: Spaltung von Haut, Wirbelbogen, Dura, plattenförmige Vorwölbung des Myelons oder der kaudalen Nervenwurzeln.
Meningomyelozele: Haut, Wirbelbogen und Dura gespalten, Nervenwurzeln oder Myelon in die Zele hernienartig vorgewölbt. Rückenmark immer verändert.

11.8 Syringomyelie und Syringobulbie

(ICD-10 G95.0)
Kongenital (50–80 %): Fehlerhafter Schluss des Neuralrohrs mit zentraler Höhlenbildung, Gliawucherung und regressiven Gewebsveränderungen in RM (Syringomyelie) oder Medulla (Syringobulbie). 50 % assoziiert mit Fehlbildungen der hinteren Schädelgrube/kraniozervikalen Übergangs. Syringomyelie meist zervikothorakal. M > F.
Symptomatisch: Neoplastisch, posttraumatisch, postentzündlich.

Klinik

Syringomyelie

- Erstsymptome bei kongenitaler Syrinx zwischen 20. und 40. Lj.: Bohrende, ziehende und brennende Dauerschmerzen in den Armen, den Schultern und am Thorax.
- Dissoziierte Sensibilitätsstörungen zunächst halbseitig oder asymmetrisch von Händen und Armen, später von Schulter, Hals und Thorax. Häufig Verbrennungen an den Händen und schlecht heilende, verstümmelnde Verletzungen der Finger.
- Horner-Sy. (☞ 4.1.5): Miosis, Ptosis.
- Trophische Störungen mit Schwellung der Hände, livider, teigig schilfriger Haut, glanzlosen, brüchigen Nägeln und segmentaler Störung der Schweißsekretion.
- Entkalkungen der Knochen mit oft schmerzlosen Arthropathien und Spontanfrakturen.
- Atrophische symmetrische Paresen, MER der Arme ↓, gel. zentrale Paraparese der Beine durch Druck auf die Pyramidenbahn.

Syringobulbie

- Horizontaler Nystagmus ohne Schwindel.
- Zwiebelschalenförmig angeordnete, dissoziierte Empfindungsstörung im Gesicht mit Abschwächung des Kornealreflexes.
- Kau- und Schluckstörungen und Dysarthrophonie (Bulbärparalyse ☞ 4.2.4).

Diagnostik

- MRT: Liquorisointense, intramedullär gelegene Höhlenbildung (☞ Abb. 11.6).
- Myelographie: Alternativ. Auftreibung des RM mit Einengung des Subarachnoidalraumes, evtl. Füllung der Syrinx mit KM.

! Bei Syringomyelie und Syringobulbie immer nach Tumoren des kraniozervikalen Übergangs suchen!

Differenzialdiagnosen

- Intramedulläre Tumoren, v.a. Gliome: rascherer Verlauf.
- HSMN (☞ 14.4.9): Vorübergehende dissoziierte Empfindungsstörung; Beginn jedoch an den Beinen, schlaffe Lähmung.
- Diplomyelie: Angeborene thorakale RM-Verdopplung, meist asymptomatisch.
- Diastematomyelie: Angeborene Verdopplung des RM und Trennung des Spinalraumes durch ein Septum in der Sagittalebene. Im Kindesalter zunehmende Gangstörung, Spastik, Fußdeformitäten, Blasenstörungen und sensible Ausfälle.

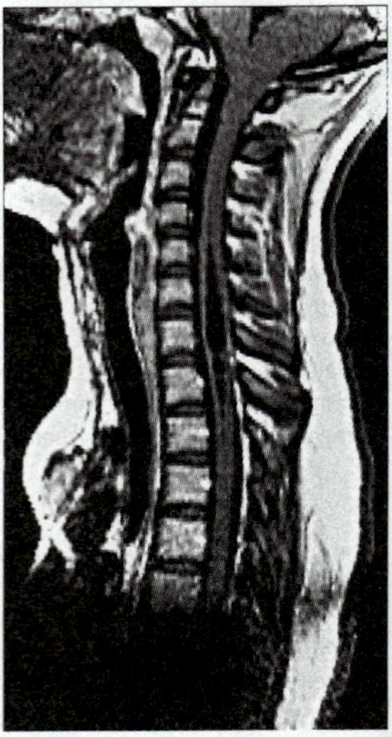

Abb. 11.6 Zervikale Syrinx im MRT

Therapie

- OP: Subokzipitale Dekompression.
- Bei Hydrozephalus internus Anlage eines Shunts (☞ 13.5.3), bei Querschnittlähmung (☞ 11.2.2).
- Syringostomie: Bei progredienter Symptomatik mit Myelonschädigung Eröffnung der Syrinx, Einbringen eines Katheters zwischen Syrinx und Subarachnoidalraum.

Prognose Langsam über J. fortschreitend ohne Remissionen. Im Endstadium inkomplette Querschnittlähmung.

Extrapyramidale Bewegungsstörungen

12

Inhalt

Heike Mentrup _ Olaf Gregor

444 **12.1 Leitsymptome**
444 12.1.1 Tremor
444 12.1.2 Rigor, Akinese
444 12.1.3 Chorea, Athetose, Ballismus, Dystonie
445 **12.2 Parkinson-Krankheit**
446 12.2.1 Klinik
448 12.2.2 Diagnostik
449 12.2.3 Differenzialdiagnosen
453 12.2.4 Therapie
458 **12.3 Choreatische Syndrome**
458 12.3.1 Differenzialdiagnosen
460 12.3.2 Chorea Huntington
462 12.3.3 Chorea Sydenham
463 12.3.4 Tardive Dyskinesien
463 **12.4 Wilson-Krankheit**
465 **12.5 Dystonien**
465 12.5.1 Fokale Dystonien
467 12.5.2 Generalisierte Dystonien
468 **12.6 Tics und Gilles-de-la-Tourette-Syndrom**

Parkinson-Krise ☞ 3.6.1

12.1 Leitsymptome

12.1.1 Tremor

Tremor bei Parkinson-Sy. (4–5 Hz, *ICD-10 G20*): Rhythmisch, grob. Alternierende Innervation von Agonist und Antagonist. Betroffen sind Finger („Pillendrehen"), Arme, Kiefer, Lippen, Zunge, selten die Füße. Beibehaltung unter leichter Willkürinnervation und in Ruhe; Nachlassen bei Intention. Verschiebung auf andere Extremität durch Festhalten.

12.1.2 Rigor, Akinese

Rigor: Gleichmäßige Tonuserhöhung aller Extremitäten bei passiver Bewegung in Ruhe. Wächserne Bewegung („wie Bleirohr"). Flexoren stärker als Extensoren betroffen. Zahnradphänomen.
Akinese: Auch als Brady- oder Hypokinese. Verarmung der Ausdrucks- und Mitbewegungen, z.B. des Mitschwingens der Arme beim Gehen. Schrittverkürzung, Monotonie der Stimme (Palilalie), Mikrographie. Amimie: Lebloser Gesichtsausdruck ohne Zeichen affektiver Regungen. Erschwerung der intendierten Bewegungen.

Ätiologie Parkinson-Krankheit (☞ 12.3), Multisystematrophie (☞ 12.2.3), kortikobasale Degeneration, progressive supranukleäre Blickparese, subkortikale arteriosklerotische Enzephalopathie (☞ 6.2.2), Normaldruckhydrozephalus (☞ 13.5.1), Depression, frontale Gangstörung (☞ 4.8).

12.1.3 Chorea, Athetose, Ballismus, Dystonie

! Extrapyramidale, hyperkinetische Bewegungsstörungen treten aufgrund der benachbarten Lokalisation der Läsionen häufig kombiniert auf.

Chorea

Läsionsort: Nucleus caudatus, Putamen.

Ätiologie Meist Chorea Huntington (☞ 12.3.2), Chorea minor Sydenham (☞ 12.3.3), medikamentös induziert (L-Dopa, Dopaminagonisten), selten Hallervorden-Spatz-Erkr.

Klinik Arrhythmische, schnelle Bewegung einzelner Muskeln oder Muskelgruppen; v.a. an Fingern und Extremitäten, Gesichtsmuskulatur (Grimassieren). Verstärkung bei intendierter Bewegung und Aufregung („choreatischer Bewegungssturm"), sistieren in Schlaf und Narkose. Muskeltonus ↓.

Athetose

Läsionsorte: Nucleus caudatus, Putamen, Pallidum.

Ätiologie Meist perinatale Asphyxie oder Infekte, Kernikterus.

Klinik Langsame, wurmförmige, oft stereotyp ablaufende Bewegung der Extremitäten, die oft in extremen Gelenkstellungen endet; ein- oder beidseitig.

Ballismus

Läsionsorte: Nucleus subthalamicus, Nucleus caudatus, Putamen

Ätiologie Meist zerebrale Ischämie oder Blutung.

Klinik Ständig ablaufende, weit ausfahrende Bewegungen, schneller und schleudernder als bei Chorea (Verletzungsgefahr!). Muskeltonus ↓, Schulter- und Beckenmuskulatur. Meist als Hemiballismus. Bahnung durch Erregung oder plötzliche Sinnesreize, aber auch beim Versuch, die Bewegungen zu unterdrücken. Grimassieren oder path. Lachen oder Weinen.

Dystonie

Läsionsorte: Putamen, Pallidum, Thalamus

Ätiologie Meist Geburtstrauma, Kernikterus, Wilson-Krankheit (☞ 12.4).

Klinik Langsam einsetzende, über Sek. anhaltende Tonussteigerung einzelner Muskeln oder Muskelgruppen mit zähflüssiger, verzerrender Bewegung von Kopf, Rumpf oder Extremitäten. Bewegungsablauf ist stereotyp, lässt in Schlaf und Narkose nach.

Akathisie

Läsionsort: Nucleus caudatus

Ätiologie Meist durch Neuroleptika, evtl. zerebrale Ischämie oder Blutung.

Klinik Extreme motorische Unruhe; Bewegungsdrang, Pat. können nicht still sitzen oder stehen.

! Bei diesen Symptomen stets an die Möglichkeit einer Neuroleptika-NW denken (z.B. Haloperidol). Akutbehandlung mit Biperiden z.B. 5 mg i.v. (Akineton®).

12.2 Parkinson-Krankheit

(ICD-10 G20) Prävalenz 100–200/100 000 Einwohner, Neuerkr. 20/10 000/J. Manifestationsalter 40.–60. Lj. (67% aller Parkinson-Sy.). Unklare Degeneration von melaninhaltigen, Dopamin produzierenden Zellen in der Substantia nigra mit konsekutivem Dopaminmangel in den Stammganglien. Diskutiert wird eine neurotoxische Wirkung von Glutamat oder freien Sauerstoffradikalen. Sporadisch oder selten genetisch (aut.-rez. und -dom. Formen).

Tab. 12.1 Subtypen der Parkinson-Krankheit

Subtyp	Verlauf	Therapie (☞ 12.2.4)
Akinetisch rigider Typ	Früher Erkr.-Beginn, meist beidseits	Gutes Ansprechen auf L-Dopa, aber auch frühe Wirkungsfluktuation und Dyskinesien
Tremor-dominanztyp	Akinese und Rigor initial gering, wenig progredient. Oft einseitiger Beginn	L-Dopa wenig wirksam
Äquivalenztyp	Akinese, Rigor und Tremor ähnlich stark ausgeprägt	L-Dopa unterschiedlich wirksam

12.2.1 Klinik

! Keine Paresen.

Parkinson-Sy.: Rigor, Tremor, Hypokinese, posturale Instabilität; Parkinson-Krise ☞ 3.6.1.
Gangbild: Starthemmung, vornübergebeugter Oberkörper, fehlendes Mitschwingen der Arme beim Gehen, kleinschrittiger, schlurfender Gang, viele kleine Wendeschritte bei Drehung um die Körperachse.
Axiale Apraxie: Bewegungsstörung der Rumpfmuskulatur, dadurch erschwertes Drehen im Bett und Aufstehen aus dem Sitzen.
Störung der Haltereflexe: Pro-, Retro-, Lateropulsion mit Schwierigkeiten, Bewegungen zu starten oder zu bremsen.
Vegetative Symptome durch postganglionäre Störung: Hypotonie, seborrhoische Dermatitis („Salbengesicht"), Hyperhidrosis, Blasenfunktions- und Erektionsstörungen, Obstipation, Schluckstörung.
Fehlende Habituierung des Glabella-(Orbicularis-oculi-)Reflexes (☞ 1.1.6).
Psychische Veränderungen: Aspontan, bradyphren (**Cave:** Möglicherweise nur akinesebedingt!), Depression (40%), in ~27% Entwicklung einer Demenz.

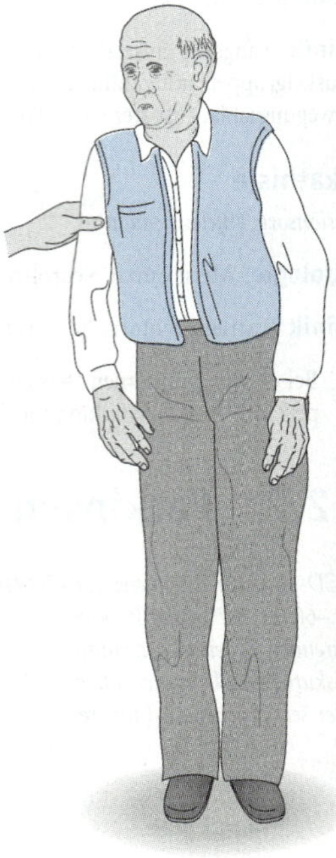

Abb. 12.1 Parkinson-Krankheit

Stadien nach Hoehn und Yahr
- Stadium I: Einseitiger Befall.
- Stadium II: Beidseitiger Befall.
- Stadium III: Zusätzlich posturale Instabilität.
- Stadium IV: Patient benötigt Hilfe bei Verrichtungen des täglichen Lebens.
- Stadium V: Pflegebedürftig, häufig rollstuhlpflichtig.

Prognose Insgesamt langsam progredient, trotz medikamentöser Ther. innerhalb von 7–10 J. i.d.R. Zunahme von Akinese und Rigor. Tremordominanztyp hat bessere Progn. als akinetisch rigider Typ. Sek. Gelenkversteifungen, Marasmus. 30% der unbehandelten Pat. sind nach 5 J. stark behindert oder verstorben.

Tab. 12.2 Einschätzung des Schweregrades anhand der Webster-Rating-Scale

Symptome	0	1	2	3
Bradykinesie der Hände	Normal	Angedeutete Verlangsamung	Mäßige Mikrographie	Schwer
Rigor	Kein	Angedeutet	Mäßig	Schwer (auch mit Medikamenten)
Haltung (Kopfvorhaltung)	Normal	≤ 12,5 cm	≤ 15 cm	> 15 cm
Mitschwingen der Arme	Normal	Ein Arm vermindert	Ein Arm schwingt nicht	Kein Arm schwingt
Gangbild (Schrittverkürzung)	Normal	30–45 cm	15–30 cm	Stotterschritte < 10 cm
Tremor	Kein	Amplitude < 2,5 cm	Amplitude < 10 cm	Amplitude > 10 cm, kein Schreiben
Gesicht	Normal	Ausgedehnte Hypomimie	Hypomimie, offener Mund	„frozen face“, Speichelfluss
Seborrhö	Keine	Vermehrt	Ölige Haut, dünner Film	Dicker Film
Sprechen	Normal	Heiser, schlecht moduliert	Heiser, monoton, undeutlich	Palilalie
Selbstständigkeit	Normal	Beeinträchtigt, aber erhalten	Teilweise auf Hilfe angewiesen	Von Hilfe abhängig

Bei 30 Punkten (Maximum) stärkste Ausprägung der Symptomatik. Mithilfe der Skala kann der Therapieerfolg quantifiziert werden.

12.2.2 Diagnostik

Anamnese Symptombeginn, Verlauf, psychische oder kognitive Veränderungen, Harninkontinenz, Schlafstörungen, Medikamenteneinnahme, Familienanamnese, Drogenabusus, Berufsexposition, vorausgegangene Infektion und Traumata.

Tab. 12.3 Diagnostische Kriterien der Parkinson-Krankheit

Diagnose-sicherheit	Typische Symptome	Atypische Symptome	L-Dopa-Response	Pathologie
Sicher	3 von 4	≥ 3 J. Dauer ohne atypische Symptome	Ja	Mind. 1 Lewy-body in Substantia nigra oder Locus coeruleus. Kein pathoanatomischer Nachweis einer anderen Erkr. mit Parkinson-Symptomen
Klinisch wahrscheinlich	3 von 4	≥ 3 J. Dauer ohne atypische Symptome	Ja	–
Klinisch möglich	2 von 4 (mind. Tremor oder Bradykinese)	Keine oder Erkrankungsdauer ≤ 3 J.	Ja oder bislang keine Med.	–

Typische Symptome: Bradykinese, Ruhetremor, Rigor, asymmetrischer Beginn
Atypische Symptome: Dauer ≤ 3 J. und posturale Störung oder Freezing oder von Medikamenten unabhängige Halluzinationen, Dauer ≤ 1 J. und Demenz oder Demenz vor extrapyramidalen Symptomen, supranukleäre Blickparese, autonome Störungen unabhängig von Medikamenten, Parkinsonismus nach SHT, Neuroleptikaeinnahme oder Intoxikation.

Apparative Diagnostik Zur Unterscheidung zwischen idiopathischem und symptomatischem Parkinson-Sy., ggf. DD des Tremors.

- EEG: Herdbefund (postenzephalitische Zeichen ☞ 2.2.1).
- CCT, kranielles MRT: Kein Weg weisender Befund für Parkinson-Krankheit. Ausschluss von vaskulären Läsionen, Hydrozephalus, Raumforderung, Atrophien bei Systemerkr., Stammganglienverkalkung bei Hypoparathyreoidismus, MSA (☞ 12.3.2).
- [^{123}I]-MIBG-SPECT: Bei Parkinson-Krankheit keine MIBG-Aufnahme ins Epikard; bei MSA erhaltene MIBG-Aufnahme.

Tab. 12.4 SPECT-Befunde bei Bewegungsstörungen

Krankheit	IBZM-SPECT (D_2-Rezeptor)	β-CIT (Dopamintransporter)
Parkinson-Krankheit	Normal	↓
Multisystematrophie	↓	↓–normal
Progressive supranukleäre Ophthalmoplegie	↓	?
Kortikobasale Degeneration	↓	?
Chorea Huntington	↓	↓
Gilles-de-la-Tourette-Sy.	?	↑

Labordiagnostik

- Blutchemie: Cu^{2+} im Serum, Cu^{2+}-Ausscheidung und Coeruloplasminspiegel bei V.a. Wilson-Krankheit (☞ 12.4); Ca^{2+} i.S. bei V.a. Hypoparathyreoidismus.
- Liquoranalyse zum Ausschluss entzündlicher Erkr.

Apomorphin-Test 1,5–5 mg Apomorphin s.c. Alternativ Gabe von 200 mg L-Dopa p.o. **Cave:** Brechreiz! Prämedikation mit Domperidon 3 × 10 mg tägl. p.o. (Motilium®) für 3 Tage.
- Positiv: Kurzfristige Besserung der Symptome (z.B. Kontrolle durch Fingertapping; Zeit, die für bestimmte Gehstrecke benötigt wird). Ansprechen auf L-Dopa wahrscheinlich.
- Negativ: Symptome unverändert. In 10–20% trotzdem Ansprechen auf L-Dopa, deshalb zeitlich begrenzter Therapieversuch.

12.2.3 Differenzialdiagnosen

Sekundäres Parkinson-Syndrom

- Vaskulär oder hypoxisch: Subkortikale arteriosklerotische Enzephalopathie (☞ 6.2.2).
- Infektiös: Postenzephalitisch (in den 1920er-Jahren Epidemie der Encephalitis lethargica von Economo), Creutzfeldt-Jakob-Krankheit (CJD, ☞ 7.5.1), Lues (☞ 7.3.7).
- Medikamentös (*ICD-10 G25.1*): Neuroleptikainduziertes akinetisches Parkinson-Sy., Reserpin, Metoclopramid, Methyldopa, Tiaprid, Antihistaminika, Kalzium-Antagonisten vom Flunarizin-Cinnarizintyp.
- Posttraumatisch.
- Metabolisch: Wilson-Krankheit (☞ 12.4), Fahr-Sy. (Verkalkungen der Basalganglien).
- Toxisch: Mangan, Zyanid, Methanol, MPTP (Verunreinigung synthetischer Heroine), Parkinson-Demenz-ALS-Komplex: Auf Guam vorkommende, durch Nahrungsmitteltoxine ausgelöste Multisystemerkr.

Multisystematrophie (MSA)

Etwa 10% der Parkinson-Sy.

Einteilung **MSA-P (striatonigraler Typ):** Erkrankungsalter > 30. Lj., seltenes akinetisch rigides, i.d.R. asymmetrisches Parkinson-Sy., Ruhetremor nur in 25% der Fälle, oft Impotenz oder Inkontinenz (v.a. F), spasmodische Dysphonie.
MSA-C (olivopontozerebellärer Typ-OPCA): Zerebelläre Ataxie mit Parkinsonismus.
Shy-Drager-Sy.: Primär orthostatische Hypotonie (< 1%): Bedrohliche Hypotonie bereits beim Aufrichten, autonome Symptome im Vordergrund.

Klinik Frühzeitig Gangstörung mit Stürzen, autonome Symptome durch präganglionäre und zentrale Störung (Impotenz, Inkontinenz), Parkinson-Sy. mit Betonung des Rigors, evtl. Pyramidenbahnzeichen (50%).

Diagnostik

- Schellong-Test, Herzfrequenz-Variabilität, Valsalva-Versuch.
- CCT: Unauffällig oder Kleinhirn- und Hirnstammatrophie.
- Kraniales MRT: In T_2-Wichtung in ~80% Putamen hypointens, evtl. mit hyperintensem Randsaum, zerebelläre Atrophie, Atrophie der Hirnschenkel („Mickey-Mouse-Sign"), kreuzförmige Hyperintensität im Pons („cross sign"). Quantitative Messung der putaminalen/zerebellären Atrophie. *IBZM-SPECT* ☞ Tab. 12.5, MIBG-SPECT ☞ 12.2.2.
- MR-Spektroskopie: N-Acetyl-Aspartat ↓ im Nucl. lentiformis.
- EMG: Zeichen der De- und Reinnervation des M. sphincter ani ext.

Tab. 12.5 Diagnostische Kriterien der MSA (mod. nach Gilman et al.)

A Orthostatischer RR-Abfall (> 30 mmHg systolisch oder > 10 mmHg diastolisch) und/oder Harninkontinenz.
B Bradykinese und mind. ein weiteres Parkinson-Symptom (Rigor, Tremor, Standunsicherheit).
C Gangataxie und mind. ein weiteres zerebelläres Symptom (Dysarthrie, Ataxie, Blickrichtungsnystagmus).

Diagnosesicherheit	Symptome	Pathologie
Sicher		Dichte glialer zytoplasmatischer Einschlüsse ↑, Degeneration der nigrostriatalen und olivopontozerebellären Projektionen
Wahrscheinlich	A und L-Dopa-refraktäres Parkinson-Sy. oder zerebelläre Ataxie	
Möglich	A, B oder C und zwei weitere separate Symptome	

! Ausschlusskriterien

Erkrankungsbeginn < 30. Lj., pos. Familienanamnese, sekundäre Ursache, spontane Halluzinationen, Demenz, vertikale Blickparese oder Verlangsamung der vertikalen Sakkaden, fokale kortikale Symptome, Alien-limb-Phänomen.

Therapie Konservativ symptomatisch, 1/3 der striatonigralen Fälle spricht auf L-Dopa an, sonst L-Dopa-unempfindlich. Bei Shy-Drager-Sy. Fludrocortison 0,1–0,3 mg tägl. p.o. (z.B. Astonin H®).

Prognose Rasch progredienter Verlauf, innerhalb von 5 J. schwere Behinderung/Rollstuhlpflicht bei 50% der Pat. Bei Shy-Drager-Sy. tödlicher Verlauf innerhalb von 7–9 J.

Progressive supranukleäre Ophthalmoplegie (Steele-Richardson-Olszewski-Sy., PSP)

Etwa 1,5% der Parkinson-Sy. Erkrankungsalter > 40. Lj., M : F = 3 : 2.

Klinik Supranukleäre vertikale Blickparese nach unten, Stand- und Gangunsicherheit mit Fallneigung nach hinten. Fakultativ: Axiale Dystonie, Rigor, Bradykinese, u.U. mit path. Reflexen, Sehstörung, Konvergenzstörung, Ausfall des optokinetischen Nystagmus, Dysarthrie, Dysphagie, „Frontalhirnzeichen", wie Bradyphrenie, Perseveration.

Diagnostik

- EOG: Störung der vertikalen Augenbewegung, Verlangsamung der Sakkaden.
- CCT/MRT: Mittelhirnatrophie mit Erweiterung des 3. Ventrikels, der Cisternae interpeduncularis et magna.
- MR-Spektroskopie: N-Acetyl-Aspartat ↓ im Nucl. lentiformis.
- IBZM-SPECT ☞ Tab. 12.4.

Tab. 12.6 Diagnostische Kriterien der PSP

Mögliche PSP	Wahrscheinliche PSP	Sichere PSP
Langsame Progredienz Beginn > 40. Lj. Vertikale Blickparese oder verlangsamte vertikale Sakkaden + Gangunsicherheit mit Stürzen im 1. J.	Langsame Progredienz Beginn > 40. Lj. Vertikale Blickparese und Gangunsicherheit mit Stürzen im 1. J.	Mögliche oder wahrscheinliche PSP Histopath. Veränderungen
Nebenkriterien: Symmetrische proximal betonte Akinese oder Rigor, Retrokollis, L-Dopa-refraktär, frühe Dysarthrie/Dysphagie, frühe demenzielle Entwicklung.		

! Ausschlusskriterien

Z.n. Enzephalitis, Alien-limb-Phänomen, kortikale Sensibilitätsstörungen, frontale oder temporoparietale Atrophie, spontane Halluzinationen oder Wahn, Alzheimer-Krankheit, Ataxie, initial ausgeprägte vegetative Symptome, ausgeprägte asymmetrische Parkinson-Symptome, Strukturanomalien im CCT oder MRT, Whipple-Krankheit, frontale Symptome.

Therapie L-Dopa und -Agonisten (10% Ansprechrate), Versuch mit Amitriptylin bis 150 mg tägl. p.o. (z.B. Saroten®), konservativ.

Prognose Mittlere Lebenserwartung nach Diagnosestellung 5–6 J.

Kortikobasale Degeneration (CBD)

Erkr.-Alter ≥ 60. Lj.

Klinik Meist einseitiger Beginn mit mind. 3 der folgenden Symptome: Bradykinese, Rigor, Alien-hand/limb-Phänomen, ideomotorische Apraxie, fokale Dystonie, supranukleäre Blickparese, Reflexmyoklonus. Häufig auch Ataxie, Aktions- und Haltetremor, Dysphagie und Pyramidenbahnzeichen im fortgeschrittenem Stadium.

Diagnostik
- Im EEG Allgemeinveränderungen.
- CCT: Asymmetrische frontoparietale Atrophie.
- IBZM-SPECT ☞ Tab. 12.4.

Tab. 12.7 Diagnosekriterien der CBD (nach Watts)

Achsensymptome	Nebensymptome
Asymmetrisches akinetisch rigides Parkinson-Sy.	Blepharospasmus
Dystonie (v.a. distal betonte Flexionsdystonie des Armes)	Supranukleäre Blickparese
Irregulärer Aktions- und Haltetremor, 6–8 Hz	Demenz (spät)
Aktions-/Haltemyoklonus	Frontale Symptome
Alien-limb-Phänomen	
Kortikale Sensibilitätsstörungen (Astereognosie, Hypographästhesie)	
Apraxie	
Pyramidenbahnzeichen	

Therapie Symptomatisch

Prognose Progredient, letal nach 7–10 J.

Neuroakanthozytose

Erkrankungsalter um das 30. Lj.

Klinik Retardierung, Chorea, Tics, Akinese, aktionsinduzierte orobuccolinguale Dystonie.

Diagnostik Blut > 15% Akanthozyten, CK ↑. Axonale PNP. Im CCT Nucleus-caudatus-Atrophie.

Weitere Differenzialdiagnosen

Alzheimer-Demenz (☞ 22.2.1), Westphal-Variante der Chorea Huntington (☞ 12.3.2), Hallervorden-Spatz-Sy. (☞ 12.3.3), andere Tremorformen (psychogen, essenziell; ☞ 4.5), depressive Sy. (☞ 18.5), Normaldruckhydrozephalus ☞ 13.5.

12.2.4 Therapie

Allgemeine Maßnahmen

- Normalgewicht anstreben, ausreichende Flüssigkeitszufuhr (2–3 l tägl., evtl. i.v.).
- Physiother.: KG passiv und vorsichtig dosiert aktiv. Vorbeugung von Gelenkkontrakturen und Erhalt der Selbstständigkeit, regelmäßige leichte körperliche Betätigung; Atemübungen.
- Logopädische Behandlung bei Palilalie.
- Aufklärung über Chronizität und Fehlen einer kurativen Ther. **Cave:** Pat. evtl. depressiv verstimmt.
- Soziales Umfeld (auf)klären. Hilfen für Pat. und Angehörige durch Selbsthilfeorganisation: Deutsche Parkinsonvereinigung (dPV), Moselstraße 31, 41464 Neuss, Tel.: 02131/41016/17.

Medikamentöse Therapie

! Eine richtige medikamentöse Einstellung braucht viel Zeit. Die Ther. ist rein symptomatisch und hat das Ziel, die Behinderung zu minimieren.

Vielfältige Möglichkeiten, individuell, einschleichend, abhängig von biologischem Alter, Begleiterkr., Typ der Erkrankung.

- Leichte Formen: Amantadin, Selegelin.
- Unter 65 J.: Dopaminagonistenmonother. (Aufdosierung unter Domperidonschutz), evtl. Kombination mit Amantadin, Selegelin. Bei unzureichender oder nachlassender Wirkung Kombination mit L-Dopa.
- Über 65 J.: L-Dopa, evtl. kombiniert mit Dopaminagonisten.
- Slow-release-L-Dopa besonders für nächtliche Hypokinesen, Dystonien.
- COMT-Hemmer bei Wirkungsfluktuationen.
- Anticholinergika nur bei therapierefraktärem Tremor bei jüngeren Pat. (**Cave:** Kognitive Beeinträchtigung).

Tab. 12.8 Wirkung, NW und KI der Parkinsonmittel

Substanz	Wirkung	NW	KI
L-Dopa	Gegen Rigor und Akinese, weniger stark auf vegetative Symptome und Tremor	Agitiertheit, Unruhe, Delir, Schwindel, choreatiforme Dyskinesien, RR-Schwankung, orthostatische Hypotonie, tachykarde Arrhythmie, Nausea, Erbrechen, Obstipation, Diarrhö, Hyperhidrose, Inkontinenz, Psychosen, Verwirrtheit, Halluzinationen	Leber- und Niereninsuff., Engwinkelglaukom, Ulcus duodeni
Dopaminagonisten	Gegen Rigor und Akinese	☞ L-Dopa, außerdem Raynaud-Phänomen, Pleuraergüsse, Muskelschmerzen, viszerale Fibrose, erhöhte Tagesmüdigkeit und plötzliches Einschlafen	

Tab. 12.8 Fortsetzung

Substanz	Wirkung	NW	KI
Amantadin	Gegen Akinese und Rigor, akinetische Krise	Verwirrtheit, Delir, Schlafstörungen, periphere Ödeme, RR-Abfall, Übelkeit, Leukopenie, Cutis marmorata	Glaukom, Niereninsuff., vorbestehende psychische Veränderungen
MAO-B-Hemmer	Gegen Rigor, Tremor, Akinese und „End-of-dose"-Akinese	Verstärkung der L-Dopa-NW, Dyskinesien, Halluzinationen, Psychose, Depression, Nausea, Erbrechen, Schwitzen, Anorexie, Arrhythmien, Schlafstörung, Unruhe	Dyskinesien, Demenz, Thyreotoxikose, Tachykardie, Herz- und Lebererkr., Hypertonie, Engwinkelglaukom, Prostataadenom. Nicht mit Antidepressiva kombinieren!
Anticholinergika	Gegen Tremor, weniger stark gegen Rigor und vegetative Symptome	Delir, Verwirrtheit, Halluzinationen, kognitive Störungen, Nausea, Erbrechen, Obstipation, Akkommodationsstörung, Mydriasis, Mundtrockenheit, Miktionsstörungen, Tachykardie	Engwinkelglaukom Prostatahypertrophie, Tachykardie, Megakolon, Demenz, Blasenentleerungsstörungen
COMT-Hemmer	Gegen „End-of-dose"-Akinese	☞ L-Dopa. Durchfall, orangefarbener Urin, Transaminasen ↑ (bei GPT > 5fachem Normwert absetzen), malignes neuroleptisches Sy. (☞ 3.6.5)	Einnahme nicht selektiver MAO-Hemmer, Dosisanpassung bei Kombination mit selektiven MAO-B-Hemmern, malignes neuroleptisches Sy., L-Dopa-Entzugssy., Rhabdomyolyse, Schwangerschaft, Stillzeit
Budipin	Gegen Akinese, Rigor, Tremor	Übelkeit, Mundtrockenheit, Brechreiz, Erbrechen, Obstipation, Harnverhalt, QTc-Zeit ↑, Kammertachykardie (Torsade de pointes, daher engmaschig EKG-Kontrollen), Schwindel, innere Unruhe, Verwirrtheit, Müdigkeit, Sinnestäuschungen, Albträume, Kopfschmerz, Sehstörungen, Appetit ↓, Akathisie	Myasthenia gravis, nicht kompensierte Herzinsuff., Verwirrtheit, Halluzinationen, < 18 J. QTc- Zeit ↑

Substanzauswahl

L-Dopa

Basismedikament, HWZ 1–3 h.

Präparate: Zur Vermeidung einer Decarboxylierung zu Dopamin vor der Passage der Blut-Hirn-Schranke ist L-Dopa in handelsüblichen Präparaten mit einem peripher wirkenden, nicht liquorgängigen Decarboxylasehemmer (+ Benserazid = Madopar®; + Carbidopa = Nacom®) kombiniert (↑ zentral wirksame Dosis bzw. ↓ Gesamtdosis und damit die peripheren NW).

Dos.: Initial 3 × 62,5 mg Madopar® oder 2 × 100 mg Nacom® mit langsamer Dosissteigerung um 50 mg alle 3–7 Tage bis zu 600 mg. Individuelle Verteilung der Einzeldosen in Abhängigkeit vom Akinese-Hyperkinese-Tagesprofil. Bei fehlender Besserung nach 3 Mon. dringende Überprüfung der Diagn. Nach etwa 3-jähriger Ther. lässt bei vielen Pat. die Wirkung von L-Dopa langsam nach. Therapieversager ~10% der Pat.

Probleme der L-Dopa-Therapie

Wirkungsschwankungen: Beeinträchtigung der Resorption durch proteinreiche Nahrung. Bei gastrointestinalen Absorptionsproblemen Gabe schnell löslicher Mittel (z.B. Madopar LT®), ggf. in Komb. mit Prokinetikum, wie Domperidon (Motilium®).

On-Off-Phasen bei Langzeitther.: Wirkungsverlust/-eintritt innerhalb von Sek. bis Min., auch rascher Wechsel von Akinese und Hyperkinese. Ursache möglicherweise veränderte Rezeptorsensibilität. *Ther.:* Komb. mit Dopaminagonisten, COMT-Hemmern.

Wearing-off-Phänomen, End-of-dose-Akinese, Off-Phasen-Dystonie: Nachlassen der L-Dopa-Wirkung durch Absinken des Plasmaspiegels, v.a. nachts, später auch tagsüber, teilweise mit schmerzhaften dystonen Krämpfen in Phasen reduzierter Beweglichkeit. *Ther.:* Kürzere Dosierungsintervalle bei kleinerer Einzeldosis. Evtl. Retardpräparate: Nacom retard®; Madopar depot®, bei nächtlichen Akinesien letzte Dosis vor dem Einschlafen (1 × 1 Nacom retard® zur Nacht); bei Medikamenteneinnahme-abhängigen Wirkungsschwankungen Kombination von Retard- und Standardpräparaten individuell dosiert. Evtl. morgendliche Gabe einer rasch resorbierbaren L-Dopa-Aufbereitung (z.B. Madopar LT®). Bei Kombinationsther. (L-Dopa und -Agonist) Verhältnis zu Gunsten des Agonisten erhöhen. Gabe von COMT-Hemmern.

Peak-dose-Dyskinesien: Choreatische Hyperkinese durch passager hohe L-Dopa-Konzentration (meist erst nach langer, hoch dosierter L-Dopa-Ther.). *Ther.:* Dosisreduktion und -fraktionierung, Kombination mit Dopaminagonisten oder Selegilin (z.B. Movergan®).

L-Dopa-Psychose: Optische, szenische Halluzinationen, akute Verwirrtheit, psychomotorische Erregung. *Ther.:* Möglichst Reduktion der dopaminergen Medikamente. Ansonsten atypische Neuroleptika: Clozapin (Leponex®) Quetiapin (Seroquel®).

Cave: Bei abruptem Absetzen Gefahr des malignen Dopa-Entzugssy. mit Hyperthermie, Rigor, Akinese und Bewusstseinsstörung bis zum Koma. CPK ↑, GOT ↑, GPT ↑, Leukozytose.

Dopaminagonisten

Stimulieren periphere und zentrale Dopaminrezeptoren. ~100 mg L-Dopa entsprechen 10 mg Bromocriptin, 1 mg Cabergolin, 0,6–0,8 mg Lisurid, 1 mg Pergolid, 10 mg Ropinirol, 1–1,5 mg Pramipexol, 20–30 mg Dihydroergocriptin.

Ind.: Mittel der 1. Wahl bei Pat. < 65 J. als Monother., Komb. mit L-Dopa, Amantadin, Selegelin. Dosiseinsparung von L-Dopa bei Kombinationsther.

Dos.: Einschleichen (☞ Tab. 12.9).

Probleme der Therapie mit Dopaminagonisten (☞ L-Dopa)

- Vermehrte Tagesmüdigkeit und plötzliches Einschlafen kann bei allen Dopaminagonisten auftreten. Die diesbezügliche Aufklärung muss sich der Arzt bei Verschreibung von Ropinirol oder Pramipexol aus rechtlichen Gründen schriftlich bestätigen lassen!
- Beurteilung der Wirkung erst nach 3–6 Mon.
- Max. Wirkung 3–6 Wo. nach letzter Dosissteigerung.
- „On-Off-Symptomatik" seltener, allerdings lässt die Wirkung ebenfalls nach etwa 3 J. nach. Bei anhaltenden Fluktuationen Umstellung auf länger wirksamen Dopaminagonisten (HWZ ☞ Tab. 12.9), möglichst kurze Umstellungsphase, ggf. innerhalb von 1 Tag, da dann NW ↓, z.B. Pramipexol : Pergolid im Verhältnis 1 : 1; Bromocriptin : Pramipexol im Verhältnis 10 : 1; Bromocriptin : Ropinirol im Verhältnis 5 : 3; Pergolid : Ropinirol im Verhältnis 1 : 6).
- Bei Erbrechen evtl. Komb. mit peripheren Dopaminantagonisten z.B. Domperidon 3 × 10–20 mg tägl. p.o. (Motilium®). Bei höherer Dosierung u.U. Muskelschmerzen, die auf Ther. mit Anticholinergika ansprechen.

Tab. 12.9 Dosierung und HWZ von Dopaminagonisten

Substanz	Handelsname	Rezeptor	Tägl. Initialdosis	HWZ
Bromocriptin	Pravidel®	D_2	1,25 mg	6,2 h
Cabergolin	Cabaseril®	D_2	1 mg	> 24 h
α-Dihydroergocriptin	Almirid®	D_1/D_2	10 mg	9–16 h
Lisurid	Dopergin®	D_1/D_2	0,1 mg	2–3 h
Pergolid	Parkotil®	D_1/D_2	0,05 mg	7–16 h
Ropinirol	Requip®	D_2	0,75 mg	3,4–10 h
Pramipexol	Sifrol®	D_2	3 × 0,088 mg	8–12 h

MAO-Hemmer

Präparat: z.B. Selegilin (Deprenyl®, Movergan®) hemmt L-Dopa-Abbau, vermindert Wirkungsschwankungen. Krankheitsprogredienz soll verzögert werden. Fraglich neuroprotektive Wirkung.
Ind.: Dosiseinsparung bei Komb. mit L-Dopa, v.a. bei älteren herzgesunden Pat., bei denen NW unter Ther. mit Dopaminagonisten zu erwarten sind.
Dos.: Wirkungseintritt nach 2 h, Wirkungsdauer bis 24 h. Dosissteigerung um 2,5 mg/Wo. bis 2 × 5 mg tägl.

Amantadin

Präparat: z.B. PK-Merz®, NMDA-Rezeptorantagonist. Fraglich neuroprotektive Wirkung.
Ind.: Parenteral 1. Wahl bei akinetischer Krise (☞ 3.6.1). Bei Unverträglichkeit von Dopaminagonisten in Komb. mit L-Dopa und Selegilin. Bei leichter Symptomatik evtl. auch initial als Monother., bei Fluktuationen der Beweglichkeit.
Dos.: Oral relativ schwach wirksam mit raschem Wirkungsverlust, v.a. bei i.v.-Gabe hohes Psychoserisiko. Initial 100–200 mg tägl., Dosissteigerung bis auf 400–600 mg je nach Wirkung.

Anticholinergika

Präparate: z.B. Biperiden (z.B. Akineton®), Bornaprin (z.B. Sormodren®), Metixen (z.B. Tremarit®), Trihexyphenidyl (z.B. Artane®).
Ind.: Vegetative Störungen, Unverträglichkeit dopaminerger Substanzen, medikamentöses Parkinson-Sy. und Tremordominanztyp, da vor allem Tremor und Rigor beeinflusst werden. **Cave:** Hohes Psychoserisiko. 40–60% Nonresponder.

Vorsicht bei älteren Pat. (erhöhtes Risiko eines Delirs).

COMT-Hemmer Hemmen peripheren L-Dopa-Abbau, Off-Phasendauer ↓, On-Phasendauer ↑.
Präparat: Entacapon (Comtess®).
Ind.: Spätsyndrome mit On-Off-Fluktuationen, Off-Dystonie, Dosiseinsparung von L-Dopa.
Dos.: Entacapon 200 mg zu jeder L-Dopa-Dosis, initial engmaschige Überwachung (Leber- und Nierenwerte). Bei dopaminergen NW L-Dopa-Dosis ↓ oder Einnahmeabstände ↑. Bei Absetzen L-Dopa erhöhen!
WW: Benserazid ↑, WW mit Cumarinen möglich (engmaschige Kontrollen). Bei Kombination mit Selegilin max. 10 mg Selegilin Tagesdosis.

! Die EU-Zulassung für Tolcapon (Tasmar®) ruht seit November 1998 wegen des V.a. erhöhte Hepatotoxizität mit Todesfolge.

Budipin Polyvalente Wirkung, anticholinerg, antitremorös, indirekt dopaminerg, antiglutamaterg, Hemmung der GABA-Freisetzung, reversibler MAO-B-Hemmer, serotonerg, noradrenerg.
Präparat: z.B. Parkinsan®.
Ind.: Kombinationstherapie, Reduktion der L-Dopa-Dosis.
Dos.: Beginn mit 10 mg tägl., wöchentliche Steigerung um 10 mg, Gabe mind. 6 Wo. vor Entscheidung der Wirksamkeit.
NW: Durch Verlängerung der QTc-Zeit seltenes Auftreten von Kammertachykardien vom Typ „Torsades de pointes"! → Abgabe nur auf Rezept von Ärzten mit Verpflichtungserklärung zur Durchführung der notwendigen Kontrolluntersuchungen (EKG).

! Kontrolle der Leber- und Nierenwerte, augenärztliche Kontrolle bei Pat. mit Glaukom.

Clozapin ☞ 19.4. Gute Wirkung gegen Ruhetremor und medikamenteninduzierte Psychose.

Operative Maßnahmen

! Unter Anästhesie RR-Schwankungen, daher 12 h vor OP Dopa-Medikation absetzen, zur Vermeidung einer akinetischen Krise postop. in gleicher Dosierung sofort wieder geben. Bei Bedarf periop. Amantadin (500 ml PK-Merz® i.v.).

Hochfrequenzstimulation mittels implantierbarer Elektroden im Nucl. subthalamicus: Bei Therapieresistenz einer medikamentösen Behandlung, gute Wirksamkeit auf alle Parkinson-Kardinalsymptome.
Stereotaktische OP: Nur in Ausnahmefällen, bei schwerem, einseitigen Tremor und langjähriger medikamentöser Therapieresistenz ohne zerebrale Vorschädigung. Stereotaktische Ausschaltung des Nucleus ventro-oralis thalami. Erfolgsquote ~70%. *KO:* In 1–2% Paresen, organisch bedingte psychische Störung (☞ 22), Sprach- und Sehstörungen, Hyperkinesen.

Apomorphinpumpen-Implantation: In schweren Fällen individuelle Einstellung durch s.c.-Gabe der notwendigen Dosis.
Transplantation autologer Dopamin produzierender Zellen des NNM oder fetaler nigraler Zellen ins Striatum: Noch in der Erprobungsphase. Klinische Verbesserungen in 30% (autolog), bzw. 70% (fetale Zellen) in individuell sehr unterschiedlichem Ausmaß. Allerdings überleben nur etwa 10% der transplantierten Zellen.

Probleme der Parkinsonbehandlung

Vegetative Symptome: z.B. imperativer Harndrang mit Inkontinenz durch Detrusorhyperaktivität. *Ther.:* Imipramin 50–100 mg tägl. p.o. (z.B. Tofranil®).
Depressionen: 30–60% aller Parkinsonpat. *Ther.:* Optimierung der dopaminergen Medikation, Mittel der 1. Wahl: SSRI, 2. Wahl NaSSA, 3. Wahl trizyklische Antidepressiva (☞ 18.6.3).
Angst: Panikattacken oder generalisierte Angst, oft in Kombination mit Depression, Ther. ☞ 20.9.
Schlafstörungen:
- Aufgrund Akinese: L-Dopa-Dosis vor dem Schlafengehen und evtl. in der Nacht, Retardpräparat.
- Aufgrund Depression: Sedierende Antidepressiva.
- Durch Psychose: z.B. Clozapin 25–50 mg p.o. zur Nacht (Leponex®), langsam aufdosieren.

Start- und Wendeschwierigkeiten („start-hesitation", „freezing"): Pat. gelingt es nicht, über eine Türschwelle zu gehen, bleiben mitten auf der Straße stehen). *Ther.:* Überwindung durch visuelle (Schrittmarkierung auf dem Fußboden) oder akustische Reize (z.B. mitzählen), Freezing-Stock.
Vorbestehende Dystonien (☞ 12.5): z.B. Torticollis spasticus, Blepharospasmus, Extremitätendystonien. Häufig Verschlechterung durch L-Dopa; andererseits nimmt Parkinson-Sy. durch Behandlung der Dystonien mit Neuroleptika zu. *Ther.:* Zusätzlich Bromocriptin; Injektion von Botulinumtoxin, Behandlungsversuch mit Baclofen 5–40 mg tägl. (z.B. Lioresal®).
Demenz (☞ 22.2): Therapeutischer Versuch mit Cholinesterasehemmern (☞ 15.3.1).

12.3 Choreatische Syndrome

Chorea: Unwillkürliche, unregelmäßige, schnelle Kontraktionen von Muskel(gruppe)n fast aller Körperregionen, verbunden mit Muskelhypotonien nach Schädigung des (Neo-)Striatums.

12.3.1 Differenzialdiagnosen

Benigne familiäre Chorea: Aut.-dom. vererbt, keine demenzielle Entwicklung, Manifestation im Kindesalter, langsame Progredienz, oft Nachlassen der Bewegungsstörung im Krankheitsverlauf.
Neuroakanthozytose (Choreoathetose): Vererbungsgang unklar. Manifestation meist 2. Dekade. Chorea (perioral), Akanthozytose (> 15%, aber auch pos. Befund bei Hallervorden-Spatz-Erkr., mitochondrialer Enzephalopathie und neurologischen Erkr. mit Lipoproteinveränderungen), Tics, axonale PNP (Areflexie, Muskelatrophie, Hohlfuß), CK ↑, evtl. Krampfanfälle. Bei frühem Krankheitsbeginn oft mit Parkinsonismus, Dystonie.

Paroxysmale kinesiogene Choreoathetosis: Meist aut.-dom. vererbt, M : F = 4 : 1. Symptomatische Formen bei MS, SHT, Hirninfarkt, Hypoxie etc. Manifestation i.d.R. in der 2. Dekade. Anfallsartig auftretend, Sek. bis Min. andauernd, Kombination aus Chorea, Athetose und Ballismus. Keine Bewusstseinsstörung. Auslösung durch plötzliche Bewegung, Hyperventilation. Hohe Anfallsfrequenz (bis zu 100 tägl.). *Ther.:* Antikonvulsiva, Kalziumantagonisten.
Paroxysmale nicht kinesiogene dystone Choreoathetosis: Aut.-dom. vererbt oder sporadisch, symptomatisch, z.B. bei MS, perinataler Enzephalopathie, Enzephalitis. Anfallsartig auftretende, Min. bis Stunden dauernde Kombination aus Chorea, Athetose, Ballismus. Induktion durch viele Auslöser (Tee, Kaffee, Alkohol, Stress, Aufregung, Müdigkeit). Geringere Anfallsfrequenz (max. 3 tägl.). *Ther.:* Keine medikamentöse Ther. bekannt.
Chorea bei Hallervorden-Spatz-Erkr.: Vermutlich aut.-rez. vererbt. Manifestation 5.–20. Lj., Tod meist vor 30. Lj. *Klinik:* Progrediente Rigidität, choreoathetotische Bewegungen, progressive Demenz, Krampfanfälle, Spastik, Retinitis pigmentosa. *Diagn.:* Im MRT Hypointensität im Putamen (Eisenablagerung) und Hyperintensität im Globus pallidum („Tiger-Augen-Zeichen“). *Ther.:* Evtl. L-Dopa. Bei schwerster Progredienz bilaterale Thalamotomie.
Dentato-rubro-pallido-Luysian Atrophie: Aut.-dom. vererbt (Chromosom 12), Manifestationsalter 15–40 J. Chorea, Dystonie, Myoklonus, Demenz, zerebelläre Ataxie, generalisierte Anfälle.
Pelizaeus-Merzbacher-Erkr.: Spastische Paraplegie, Chorea, Retinitis pigmentosa.
Schwangerschaftschorea: 3.–5. Schwangerschaftsmonat, aber auch unter Ovulationshemmern auftretend. Häufig Chorea Sydenham in Anamnese. ASL-Titer ↑ *Ther.:* Ruhe, evtl. leichte Sedierung, Abklingen der Chorea nach Entbindung oder Absetzen der Ovulationshemmer.
Stoffwechselstörungen: Wilson-Krankheit (☞ 12.4, Cu^{2+}), Hyperthyreose (T_3, T_4, TSH), Hyponatriämie, Hypoparathyreoidismus (Ca^{2+} i.S. ↓), Hypoglykämie, Urämie, Lebererkr.
Parkinson-Krankheit (☞ 12.2): L-Dopa induzierte Dyskinesien bei Überdosierung.
Funktionelle Bewegungsstörungen: Abgrenzung zur Chorea Sydenham (☞ 12.3.3).
Olivo-ponto-zerebelläre Atrophie: zerebelläre Symptome, Augenmotilitätsstörungen. *Diagn.:* CCT, MRT (☞ 12.2.2).
Senile (Hemi-)Chorea: Ätiol. unklar. Häufig mit Hemiballismus (proximal betonte grobe, schleudernde, unwillkürliche Bewegungen, Infarkt im Nucleus subthalamicus).
Creutzfeldt-Jakob-Krankheit (☞ 7.5.1): *Diagn.:* EEG, Liquoruntersuchung.
Alzheimer-Krankheit (☞ 22.2.1): Demenz.
Medikamenteninduziert: Nach Überdosierung oder Intoxikation mit L-Dopa und -Agonisten, Amphetaminen, trizyklische Antidepressiva, Isoniazid, Chloroquin, Lithium, Antihistaminen, Methylphenidat, Quecksilber, Methadon, Phenytoin, Ethosuximid, Carbamazepin, Metoclopramid, Vincristin, Neuroleptika. *Ther.:* Biperiden 4–16 mg tägl. p.o. (z.B. Akineton®), Absetzen der auslösenden Medikamente.
Choreatiforme Bewegungsstörungen bei frühkindlichem Hirnschaden, Enzephalitis, Hypoxie, bei Leukodystrophien, systemischem Lupus erythematodes, Antiphospholipidantikörpersy. (Antiphospholipidantikörper ↑), Neoplasien, Hirninfarkt.
Tic-Sy. (☞ 12.6): Bewegungen sind stereotyp, keine sonstigen neurologischen Symptome.

12.3.2 Chorea Huntington

(ICD-10 G10) Aut.-dom. vererbt, Genort auf Chromosom 4, Mutation besteht aus einer Expansion von „triplet repeats“. Vollständige Penetranz. Unterschiedliche Expressivität. Bei Vererbung durch Vater frühere Manifestation, Lebenserwartung ~10 J. kürzer als bei Vererbung durch Mutter. Prävalenz 4–5/100 000 Einwohner. Erkr.-Alter meist 30.–50. Lj. Path. charakteristisch ist Degeneration kleiner GABAerger und cholinerger Neurone im Neostriatum mit Übergewicht von Dopamin.

Klinik

! Insbesondere bei pos. Familienanamnese erhöhte Suizidalität zu Beginn der Erkr. oder bei Eröffnung der Diagn.

Organische Wesensänderung (z.B. umtriebig, Konzentrationsstörungen, affektlabil): Meist Erstsymptom. Folge sind oft Arbeitsplatzverlust, sozialer Abstieg, Ehekrisen. In fortgeschrittenen Stadien Verwahrlosung, Impulskontrollstörungen oder seltener affektive Enthemmung mit Gewaltdelikten. Ausbildung von manisch depressiven oder schizophreniformen Psychosen. Neuropsychologische Störung mit frühzeitiger Beeinträchtigung des Arbeitsgedächtnisses und sek. Planungsstörung. Im Endstadium Demenz.

Hypoton hyperkinetische Bewegungsstörung: Dauernde, schnelle „grobe“ Kontraktionen in wechselnden Muskelgruppen mit wechselnd herabgesetztem Muskeltonus (Poikilotonus), dystoner Komponente und initial distaler Betonung. U.U. nur diskrete Ausprägung („Verlegenheitsbewegungen“) oder grob ausfahrende Bewegungen. Unruhe beim Sitzen, zunehmende manuelle Ungeschicklichkeit, orofaziale Hyperkinesien (Grimassieren, Chamäleonzunge). Dysarthrie, Dysphagie bei Appetitsteigerung. Charakteristisch ist Zunahme der Extremitäten-Hyperkinesen beim Gehen.

Hypokinetisch rigide Form (Westphal-Variante): 1–10%. Oft bei Kindern oder als Spätsy. mit Hypomimie; von proximal nach distal fortschreitender Rigor bis zum Mutismus, feinschlägiger Tremor, Blickparese, Pseudobulbärparalyse.

Selten Pyramidenbahnzeichen, Spastik und Anfälle. Zerebelläre Symptome, organische Psychose.

Diagnostik

Anamnese: Berufliche Schwierigkeiten, Interessen und Aktivitäten ↓, Vernachlässigung des Haushalts, Vergesslichkeit ↑, Veränderungen im sozialen Verhalten (reizbar, haltlos, besonders in sexueller Hinsicht). Frühere Aufenthalte in psychiatrischen Einrichtungen. Familienanamnese (verstorbene Familienangehörige mit „komischen“ Bewegungen und geistigem Abbau; intrafamiliäre Variationen in Ausprägung und Verlauf sind möglich).

Klinisch neurologische Untersuchung: Oft sehr schlanke Pat., u.U. Plateaubildung nach Auslösung der MER (Gordon-Kniephänomen bei Auslösung des PSR am sitzenden Pat.: abnorm langsames Absinken des Beines oder nachträgliche Streckbewegung).

Labor: Ausschlussdiagn. durch BSG, CRP, ASL-Titer, TPHA-Test, Kupferstoffwechsel, T_3, T_4 und TSH, ANA, Liquordiagn. (oligoklonale Banden pos., IgG im Liquor).

Testpsychologie (☞ 1.2.2): z.B. Konzentrations- und Gedächtnisstörungen, Beeinträchtigung der visuell-motorischen Koordination, Planungsstörung.

CCT: Atrophie des Corpus striatum mit plumper Erweiterung von Seiten- und 3. Ventrikel. Bicaudatumindex: Max. Abstand der Vorderhörner im Seitenventrikel geteilt durch den Abstand beider Candatumtaillen (path. < 1,8). Später generelle Hirnatrophie.

Molekulargenetik: Kontakt mit Humangenetik aufnehmen, 50% der Kinder können betroffen sein; betroffenes triplet: CAG, normal 11–24 repeats, Diagnose Chorea Huntington bei > 40 repeats, je mehr triplet repeats, desto früher der Erkrankungsbeginn und desto rascher die Progredienz. Pränatale Diagn. durch Chorionzottenbiopsie möglich.

Therapie Keine kurative Ther. möglich. Demenz, Apraxie und Progredienz der Erkr. sind medikamentös nicht zu beeinflussen.

Adjuvante Maßnahmen

- Sozio-, Psychother., Selbsthilfegruppe: Huntington-Gruppe in der Familienhilfe e.V. Kontaktgruppe Marburg, Bahnhofstr. 7a, 35037 Marburg/Lahn.
- Betreuung der Angehörigen.
- Genetische Beratung: Familienplanung, prädiktive Diagn.
- KG auf neurophysiologischer Basis, v.a. bei Frühmanifestation der Erkr. (Westphal-Variante).
- Ergother.: Möglichst langes Verbleiben in gewohnter Arbeitsumgebung, dann evtl. beschützende Werkstätten.
- Logopädie.
- Ausreichende Kalorienzufuhr (Energieverbrauch der Pat. ↑↑, Schluckstörungen!): Möglichst 6–8 kalorienreichen Mahlzeiten (3000–4000 kcal) tägl. als Brei, evtl. perkutane endoskopische Gastrostomie.
- Alkoholkarenz: Alkoholgenuss verstärkt die Symptomatik.

Symptomatische medikamentöse Therapie **Hyperkinese:** 1. Wahl sind Tiaprid und Tetrabenazin. Individuell unterschiedliches Ansprechen auf die Ther. erfordert häufiges Wechseln der Substanzen. Vor dem Wechsel immer bis zur Maximaldosis oder dem Auftreten von nicht tolerablen NW dosieren. Sulpirid und Alprazolam wirken gleichzeitig antidepressiv.
Manisch depressive und schizophreniforme Psychose (☞ 18.5): z.B. mit Amitriptylin 25–150 mg tägl. p.o. (z.B. Saroten®) oder Haloperidol 5–20 mg tägl. p.o. (z.B. Haldol®), Clozapin 25–200 mg tägl. p.o. (Leponex®).
Akinetisch rigide Bewegungsstörungen: Vorsichtig dosierte Antiparkinsonmittel, z.B. Bromocriptin beginnend mit 2,5 mg tägl. p.o. (z.B. Pravidel®).

Tab. 12.10 Medikamentöse Therapie der choreatischen Hyperkinesien

Generikum	Handelsname (z.B.)	Dosierung (mg tägl. p.o.)		Nebenwirkungen
		Initial	Max.	
Tiaprid	Tiapridex®	3 × 50	3 × 300	Müdigkeit, Parkinson-Sy., Akathisie, Antrieb ↓, Dystonie
Tetrabenazin	Nitoman®	3 × 25	3 × 75	Depression
Sulpirid	Dogmatil®	3 × 100	3 × 400	Tardive Dyskinesie, Apathie, Parkinson-Sy.
Alprazolam	Tafil®	3 × 0,5	3 × 1	Koordinationsstörung, Nausea, Atemdepression
Haloperidol	Haldol®	3 × 0,5	3 × 3	Parkinson-Sy.

Prognose Bei früher Manifestation chron. progredient oder schubweise ohne Remissionen. Bei später Manifestation milder und protrahierter. Zunehmend athetoide und apraktische Bewegungsstörung. Im Endstadium treten Rigor und Akinese mit Gelenkversteifung in den Vordergrund, außerdem Kachexie, Dysphagie und Pseudobulbärparalyse, interkurrente Infekte. Durchschnittliche Krankheitsdauer nach Auftreten der Erstsymptome 12–15 J. Die meisten Pat. erreichen das 60. Lj. nicht.

12.3.3 Chorea Sydenham

(ICD-10 G25.5)

Ätiologie Spätkomplikation nach Streptokokkeninfektion als autoimmunologische Kreuzreaktion zwischen Streptokokkenantigenen und neuronalen Zellen, keine direkte Entzündung des Gehirns. Inzidenz 6/10 000. Manifestationsalter Kindheit, meist präpubertär, F : M > 2 : 1.

Klinik
- Blitzartige, schleudernde choreatische Bewegungsstörung mit ausgeprägter Muskelhypotonie. Zunahme bei seelischer Erregung (choreatischer Bewegungssturm), z.T. einseitig (20%).
- Oft langsame Entwicklung der Hyperkinesien; initial können die Kinder die Bewegungsstörung als Verlegenheitsbewegungen in ihre Gestik einbauen. Später u.U. Verkennung der Hyperkinesien als Nervosität (Heinrich Hoffmann „Zappelphilipp“). Zungenunruhe.
- Häufig Störung der konjugierten Augenbewegungen. Sprachstörung, evtl. Enzephalopathie, Muskelschwäche, Kopfschmerz, epileptische Anfälle.
- Reizbarkeit, Zwangsstörungen.

Komplikationen Endokarditis, Myokarditis, Embolie, Vitium, Rezidive, psychogene Fixierung.

Diagnostik
- Labor: BSG ↑, Leukozyten ↑, ASL-Titer ↑ und CRP ↑, evtl. Antiphospholipidantikörper ↑.
- Kardiologie: EKG, Echokardiographie zum Ausschluss eines rheumatischen Vitiums und Endokarditis.
- EEG: Unspezifische Veränderungen in 30%.
- EMG: Abrupte hyperkinetische Aktivität in bei Betrachtung entspannt wirkenden Muskeln.

Therapie Bettruhe. Bei Hyperkinesien ☞ 12.3.2. Zusätzlich Versuch mit Neuroleptika und Antiepileptika (Valproinsäure, Clonazepam, ☞ 9.1.2).
Penicillin 2 × 400 000 IE i.m. (z.B. Jenacillin®) oder 3 × 1 Mio. IE tägl. p.o. (z.B. Infectocillin®) über 10 Tage, anschließend Penicillinprophylaxe über mind. 5 J. mit 1,2 Mega IE monatlich p.o.
Glukokortikoide: Prednison (z.B. Decortin®) oder Prednisolon 5–30 mg tägl. p.o. (z.B. Decortin H®) für 4–6 Wo. bei begleitender Endokarditis.
Sedativa: Ggf. z.B. Diazepam 3 × 2–5 mg tägl. (z.B. Valium®).

Prognose Insgesamt günstig. Dauer 6 Wo. bis 6 Mon., dann langsames Abklingen. Gefahr der psychischen Fixierung. In 30% Rezidive. Prädisposition zur Schwangerschaftschorea.

12.3.4 Tardive Dyskinesien

(ICD-10 G25.8, G24.0) Häufigste Ursache choreatiformer Bewegungsstörung im Alter.

Ätiologie Einnahme von Neuroleptika oder anderen Dopamin-Rezeptorblockern (z.B. Metoclopramid, Flunarizin) über mehrere Mon. (auch schon länger zurückliegend), dadurch Übersensitivierung der Dopaminrezeptoren.

Klinik Choreatiforme Bewegungen v.a. der Zunge, Lippen und Wangen (= orofaziale Dyskinesien), seltener der Extremitäten, dann eher distal betont. Daneben auch andere medikamenteninduzierte Dyskinesien (Akathisie, Parkinsonismus, Dystonien). Symptome oft erst Mon. nach Absetzen der auslösenden Medikation.

Therapie Ausschleichen der Dopaminrezeptorenblocker. Bei Notwendigkeit einer weiteren Neuroleptika-Behandlung auf „atypische" Präparate umstellen (☞ Tab. 19.3). Diazepam 5–20 mg tägl. p.o. (z.B. Valium®), Propranolol 80–240 mg tägl. p.o. (z.B. Dociton®), Carbamazepin 400–1200 mg tägl. p.o. (z.B. Tegretal®) oder Biperiden 4–16 mg tägl. p.o. (z.B. Akineton®). Wegen individuell verschiedenem Ansprechen mehrere Substanzen ausprobieren, vor einem Wechsel immer ausdosieren.

Prognose Symptome können über Jahre oder für immer anhalten.

12.4 Wilson-Krankheit

(ICD-10 G25.8, E83.0) Aut. rez. (Chromosom 13) vererbte generalisierte Kupferstoffwechselstörung. Reduzierte Synthese von Coeruloplasmin, dadurch abnorme Speicherung von Cu^{2+} in Leber, Gehirn, Kornea und anderen parenchymatösen Organen. Pathohistologisch Zellnekrosen in Stammganglien, v.a. Putamen. Inzidenz 1/100 000.

Klinik **Zwei Verlaufsformen** abhängig vom Manifestationsalter:
- < 20. Lj. (Typ Wilson): Hauptsächlich Ikterus und Verhaltensstörungen
- 20.–40. Lj. (Typ Westphal-Strümpell): Chron. Verlauf über 10–40 J., häufig mit Tremor und Dysarthrie.

Neurologisch: Halte- und Intentions-, seltener Ruhetremor, Rigor, dystone oder choreatiforme Hyperkinesien, Dysarthrie, Dysphonie, Dysphagie, Schreibstörungen, Ataxie, Nystagmus, skandierende Sprache. Selten chor. Bewegungsstörung, komplex fokale oder generalisierte Anfälle.
Psychiatrisch (10–20%): Euphorie, Unruhe, später Dysphorie, path. Weinen und Lachen, organische Psychose (paranoid, manisch depressiv), Aufmerksamkeits- und Gedächtnisstörungen, Angststörung, Phobie, Zwangsphänomene.
Abdominal: Hepatosplenomegalie, Hepatitis, Leberzirrhose, Bauchschmerzen, Ikterus, Aszites, Gynäkomastie.
Hämatologisch: Thrombozytopenie, Hämolyse, Anämie, Leukopenie.
Andere: Kayser-Fleischer-Kornealring (> 90%), Arthralgien, Osteoporose, renale Dysfunktion, Hyperpigmentation.

Keine sensiblen Symptome!

Diagnostik **Medikamentenanamnese:** Valproinsäure-induzierte Formen.
Labor: *Urin:* Cu^{2+}-Ausscheidung ↑ (> 100 µg im 24-h-Urin), evtl. Ca^{2+} ↑, Phosphat ↑. Protein ↑ bei nephrotischem Sy. *Serum:* Cu^{2+} ↓ (< 70 µg/100 ml) und Coeruloplasminspiegel ↓ (< 0,2 g/l in 95%). Freies Cu^{2+} bester Parameter für Therapiekontrolle. *Weitere Laboruntersuchungen:* BB, Gerinnung, Leberwerte (z.B. Leberfunktionsstörung mit sek. Kupferstoffwechselstörung, Cholestase). *Path. Radio-Kupfertest:* Ausscheidung im Urin ↑ durch reduzierten Einbau in Coeruloplasmin.
Leberbiopsie: Cu-Gehalt ↑ (> 250 µg/g Trockengewicht beweisend).
CCT, MRT: Atrophie von Putamen und Nucleus caudatus, symmetrische bilaterale Hyperintensitäten (T_2-Wichtung), Hypointensitäten im Globus pallidum, Nucleus ruber, Substantia nigra.
Ophthalmologie: Kayser-Fleischer-Kornealring.
OBS: Hepatosplenomegalie, Leberparenchymveränderung.
Experimentell: Genanalyse, auch der Verwandten.

Therapie Ziel ist neg. Kupferbilanz!

Reduktion der Kupferbelastung Lebenslang:
- Kupferarme Diät.
- Förderung der Cu^{2+}-Ausscheidung (auf 2 mg tägl. initial, langfristig > 500 µg tägl.) mit D-Penicillamin 750–1600 mg tägl. p.o. (z.B. Metalkaptase®), einschleichend dosieren. Zusätzlich Pyridoxin 2 × 120 mg/Wo. (z.B. Benadon Roche®) zur Prophylaxe des Vitamin-B_6-Mangels. *NW:* Fieber, Exanthem, Lymphadenopathie, Thrombopenie, Leukopenie oder Nephropathie: Dosisreduktion oder Medikamentenpause, erneut vorsichtiges Einschleichen. Nach längerer Einnahme selten Neuropathien, Myasthenie, Myositis, intestinale Ulzera, lymphatische Leukämien, Nephropathie, Lupus erythematodes. Schwangerschaft keine KI.
- Reduktion der Cu^{2+}-Aufnahme mit Zinksulfat (z.B. Zinksulfat Asta®) 100–600 mg tägl. p.o. *NW:* GIT-Beschwerden, Amylase ↑, Lipase ↑, AP ↑, Ca^{2+} ↓, mikrozytäre Anämie, Halluzinationen, epileptische Anfälle, Retinitis.
- Therapiekontrolle durch Bestimmung des freien Cu^{2+} i.S.

! Bei Therapiebeginn z.T. initial Symptomverschlechterung (in 50% mit irreversibler Verschlechterung); daher äußerst vorsichtiges Einschleichen!

Symptomatische Therapie
- Tremor: Propranolol 120–240 mg tägl. p.o. (z.B. Dociton®).
- Hyperkinesien: Tiaprid 3 × 100–400 mg tägl. p.o. (z.B. Tiapridex®).
- Dyskinesien: Trihexyphenidyl 10–40 mg tägl. p.o. (z.B. Artane®).

Prognose Bei Erkr.-Beginn < 20. Lj. unbehandelt letaler Verlauf innerhalb von 5–7 J. Bei frühzeitiger Ther. vor Organmanifestation keine eingeschränkte Lebenserwartung; Beeinträchtigung durch Leber- und Zirrhosefolgeerkr., daher evtl. Lebertransplantation.

12.5 Dystonien

(ICD-10 G24)

12.5.1 Fokale Dystonien

Langsam einsetzende, unwillkürliche, länger anhaltende Kontraktionen wechselnder Muskeln bzw. Muskelgruppen mit zähflüssiger, stereotyper Drehbewegung oder abnormen Haltungen der entsprechenden Gliedmaßen, des Kopfes oder Rumpfes. Keine Pyramidenbahnzeichen, Groß- und Kleinhirnfunktionen normal (einschließlich Intelligenz und Denkvermögen).

Differenzialdiagnosen

- Bei Parkinsonkrankheit ☞ 12.2, Chorea Huntington und Sydenham ☞ 12.3, Olivo-pontozerebellärer Atrophie ☞ 13.2.6, MS ☞ 8.
- Stoffwechselerkrankungen: Wilson-Erkrankung (☞ 12.4) und erworbene symptomatische Form der Kupferstoffwechselstörung bei Leberfunktionsstörungen, GM1-/GM2-Gangliosidosen, metachromatische Leukodystrophie, Leigh-Sy., Hallervorden-Spatz-Sy. (☞ 12.3.1), Niemann-Pick-Sy., Homocysteinurie.
- Medikamenteninduziert: Häufigste Ursache dystoner Bewegungsstörungen! Zusätzlich Zungen- und Schlundkrämpfe durch extrapyramidal angreifende Psychopharmaka, z.B. Neuroleptika, trizyklische Antidepressiva, Antikonvulsiva, Kalziumantagonisten, L-Dopa und -Agonisten, Metoclopramid. Immer genaue Medikamentenanamnese (Depotpräparate bei Neuroleptika!). *Ther.:* Medikament absetzen, Biperiden 5 mg langsam i.v. (z.B. Akineton®), anschließend für 2 Tage 3 × 4 mg p.o. zur Prophylaxe.
- Toxisch bei Mangan, CO.
- Psychogene Hyperkinesen: Keine Muskelhypertrophie, normales EMG.
- Muskulärer und arthrogener Schiefhals: Keine Hyperkinesen.
- Kopfschiefhaltung bei Augenmuskelparesen: Keine Hyperkinesen.
- Weitere: Perinataler Hirnschaden, Enzephalitis, Athetose, Ballismus, zerebrale Arteriosklerose.

Torticollis spasmodicus (zervikale Dystonie)

(ICD-10 G24.3) Path. anatomisch häufig diffuse Nervenzelldegenerationen. M. sternocleidomastoideus, häufig auch M. trapezius, Nacken- und kleine Halsmuskeln betroffen. Prävalenz 9/100 000, Manifestationsalter 30.–50. Lj. Beginn meist schleichend, z.T. akut nach seelischer Belastung, häufig in Entscheidungssituationen.

Ätiologie

- Idiopathisch (häufig): Keine psychiatrische Ursache; psychische Auslöser oder Überlagerungen bei länger bestehender Erkr. häufig.
- Leichte frühkindliche Hirnschädigung oder Enzephalitis.
- Medikamentös: Neuroleptika (tardive Dyskinesien ☞ 12.5.2), Kalziumantagonisten.
- Metabolisch, neurodegenerativ: Wilson-Krankheit (☞ 12.4).

Klinik

- Langsame, unwillkürliche Drehung des Kopfes zur Seite, oft mit Neigung zur kontralateralen Seite, nach hinten oder vorn (Retro-, Anterocollis).
- Charakteristisch sind vom Pat. gefundene Hilfsgriffe zur Unterdrückung der dystonen Bewegung: z.B. werden die Fingerspitzen leicht ans Kinn gelegt, oft auch auf der Seite, von der sich der Kopf wegdreht („geste antagoniste").
- Verstärkung bei Aufregung, Besserung bei Anlehung des Kopfes an Stuhllehne oder Wand. Im Schlaf keine Symptome.
- Im Verlauf Hypertrophie der dystonen Muskeln und Fixierung der Schiefhaltung mit folgender Skoliose oder Hyperlordose.

Diagnostik

- Labor: Kupferstoffwechsel und Entzündungsparameter zum Ausschluss einer Wilson-Krankheit und entzündlicher Ursachen.
- EMG (☞ 2.2.4): Dystone Aktivität in den Nacken- und Halsmuskeln, Kokontraktion von Agonisten und Antagonisten.
- Liquor: Ausschluss entzündlicher Veränderungen.
- CCT, kraniales MRT: Ausschluss von Herdbefunden im Stammganglienbereich.

Blepharospasmus

(ICD-10 G24.5) Ätiologie und Pathogenese unklar. Erkr.-Gipfel 35.–65. Lj. Bei Jugendlichen häufig psychogen, bei Älteren fast immer organisch.

Klinik Unregelmäßiges, unwillkürliches Zukneifen meist beider Augen. Auslösung durch Lichtreize, Zunahme bei Stress. Häufig in Kombination mit anderen dystonen Bewegungsstörungen (Torticollis, oromandibuläre Dyskinesie).

Prognose Selten spontanes Sistieren.

Senile oromandibuläre Dyskinesien

(ICD-10 G24.4) F > M, Beginn > 60. Lj.

Klinik Lippen, Zunge, Kau- und Schluckmuskulatur in ständiger Bewegung, Sprache und Nahrungsaufnahme erschwert bzw. unmöglich.

Diagnostik Ausschluss medikamentöser Ursachen (Neuroleptika, Diphenylhydantoin, L-Dopa).

Meige-Syndrom

(ICD-10 G24.8)

Klinik Kombination von Blepharospasmus und oromandibulären Dystonien (Sek. andauernde athetoid-dystone Kontraktionen der Mund- und Zungenmuskulatur).

Prognose Wechselnder Verlauf, selten auch spontane Besserung.

Schreibkrampf

(ICD-10 G24.8) Beschäftigungsspezifische Dystonie z.B. Musikerdystonie.

Klinik Meist einseitig bei feinmotorischen Handarbeiten, z.B. auch Klavierspielen, (Maschine) schreiben, tonisches, gel. schmerzhaftes Verkrampfen der Finger, auch mit Ausbreitung auf den Unterarm, die sofort nach Beendigung der Tätigkeit verschwinden. Keine anderen neurologischen Auffälligkeiten.

Prognose Meist langsam progredient.

Therapie der fokalen Dystonien

Lokale Injektionsbehandlung Blockierung der neuromuskulären Übertragung durch Botulinustoxin i.m. (z.B. Botox®, Dysport®, Neurobloc®).
Ind.: Torticollis spasticus, Blepharospasmus, Spasmus hemifacialis, Schreibkrampf, oromandibulärer Dystonie, spasmodische Dysphonie (Adduktorform), Bruxismus.
Durchführung: Klinische Untersuchung zur Identifizierung der vorwiegend betroffenen Muskeln, selten EMG erforderlich. Dann direkte i.m.-Appl., allerdings nur von Geübten in spezialisiertem Zentrum durchzuführen, individuelle Dosierung. Wirkbeginn nach 3–7 Tagen, Wirkdauer 2–6 Mon. Wiederholungsbehandlungen möglich, gel. jedoch Dosiserhöhung notwendig. Prim. Resistenzen < 1%, sek. (Antikörperbildung) 4–10%.
NW: Durch übermäßige Schwäche der injizierten Muskulatur: Ptosis und Lidschlussschwäche bei Blepharospasmus, Schluckstörung und Heiserkeit bei Torticollis. Gel. Übelkeit, Krankheitsgefühl, aber keine generalisierte Muskelschwäche.

Biofeedback Oberflächen-EMG der Nackenmuskulatur als visuelles Rückkopplungssignal für die Konditionierung. Tägl. über mehrere Wo. Keine NW, gel. Erfolge.

Psychotherapie Verhaltens-, Gesprächsther. oder Psychoanalyse in Einzelfällen, z.B. bei reaktiver neurotischer Entwicklung.

Chirurgische Therapie Selten indiziert, bei Pharmakoresistenz tiefe Hirnstimulation, selektive dorsale Rhizotomie bei schwerem Torticollis.

Pharmakotherapie Generell geringe Erfolgsrate. Daher verschiedene Medikamente ausprobieren. Einschleichend behandeln, dann aber ausdosieren. Trihexyphenidyl (z.B. Artane®), Lisurid, Tiaprid, Sulpirid.

12.5.2 Generalisierte Dystonien

(ICD-10 G24) Mehrere Muskelgruppen und/oder Rumpf betroffen.

Torsionsdystonie

Syn.: Dystonia musculorum deformans Oppenheim.

Ätiologie Aut.-dom. oder X-chrom.-rez. vererbt. Beginn meist im Kindesalter. Idiopathisch.

Klinik Dystone Bewegungsstörung zunächst im Fuß (pes equinovarus), später Ausbreitung über Bein und Rumpf.

Diagnostik Nachweis des DYT-1-Gens.

Prognose Meist langsame oder intermittierende Progredienz, je früher die Erkr. beginnt, desto schlechter die Progn.

L-Dopa-sensitive Dystonie

(ICD-10 G24) Syn.: Segawa-Sy.

Ätiologie Aut.-dom vererbt, inkomplette Penetranz. Schleichender Beginn in der Kindheit.

Klinik Gangstörung, Bradykinese, Störung der Haltereflexe, Babinskizeichen. Charakteristische Zunahme der Symptomatik im Tagesverlauf.

Therapie L-Dopa 100 mg tägl. p.o. oft ausreichend (ggf. über mehrere Wo. bis auf 400 mg tägl. steigern).

Tab. 12.11 Pharmakotherapie der generalisierten Dystonien

Präparat	Handelsname	Dosis (mg/tägl.)
Baclofen	Lioresal®	30–75
Clonazepam	Rivotril®	1,5–7
L-Dopa, Decarboxylasehemmer	Madopar®, Nacom®	300–600
Pimozid	Orap®	2–16
Tetrabenazin	Nitoman®	75–150(–300)
Tiaprid	Tiapridex®	300–1000

12.6 Tics und Gilles-de-la-Tourette-Syndrom

(Tics ICD-10 F95, Gilles-de-la-Tourette-Sy. ICD-10 F95.2) M : F = 4 : 1, Prävalenz im Jugendalter 3–5 : 100 000.

Ätiologie **Primär:** Idiopathisch.

Sekundär: Nach Enzephalitis, SHT, CO-Intoxikation, medikamenteninduziert (Neuroleptika, Antikonvulsiva, Dopaminagonisten, Stimulanzien), bei Chorea Huntington. Selten psychogen. Bei Kindern z.T. nach Infektionen mit β-hämolysierenden Streptokokken.

Klinik

Tab. 12.12 Klinik von Tics und Gilles-de-la-Tourette-Syndrom

Tics	Gilles-de-la-Tourette-Syndrom
• Unwillkürliche, stereotyp-repetitive, oft komplexe Bewegungen, die normale Bewegungen unterbrechen (motorische Tics). Meist Augen mit Blinzeltic, Gesicht mit Stirnrunzeln, generalisiertem Grimassieren, Hals, seltener Extremitäten und Rumpf, oft mit Lautgebung (vocale Tics). • Die Manifestation ist klonisch oder dyston, kontinuierlich oder repetitiv.	• Initital häufig Blinzeltic, dann Ausbreitung auf Gesicht, Hals, Rumpf und Extremitäten. Multiple motorische und vocale Tics, die an einem Tag mehrfach auftreten. • Häufig kombiniert mit Aufmerksamkeitsstörungen, Hyperaktivität, Lern- und Schlafstörungen, Zwangsphänomenen. • Charakteristisch, aber nicht obligat ist das Ausstoßen oft obszöner Worte (Koprolalie) oder Gesten (Kopropraxie).
Zeitweilig unterdrückbar, Zunahme bei Stress, Abnahme bei Ablenkung oder Konzentration, tritt auch während des Schlafes auf	Willkürliche, vorübergehende Unterdrückung und schwankende Ausprägung möglich. Verstärkung durch Stress
Dauer variabel, Remission für Mon. möglich.	Beginn vor dem 21. Lj.

Differenzialdiagnosen Myoklonus, Blepharospasmus (☞ 12.5.1), Hemispasmus facialis, Stereotypien, Akathisie, Restless-legs-Sy., Tic douloreux (Neuralgie) siehe Trigeminusneuralgie (☞ auch 5.1.7).

Therapie

Pharmakotherapie Nur bei subjektiver Beeinträchtigung. Oft ist Kombinationsther. erfolgreich.

- Neuroleptika: z.B. Haloperidol 0,25–10 mg tägl. p.o. (z.B. Haldol®), langsam aufdosieren, oder Pimozid 0,5–1 mg inital, über mehrere Wo. bis max. 3 × 10 mg p.o. tägl. steigerbar (z.B. Orap®). *NW:* Tardive Dyskinesien, Depression, Akathisie, Gewicht ↑, Parkinsonismus.
- Clonidin 0,05–0,2 mg tägl. p.o. (Catapresan®). Effekt erst nach 2–3 Mon. *NW:* RR initial ↓; Rebound-Hochdruck nach Absetzen.
- Kalziumantagonisten: Flunarizin, Nifedipin.
- Clonazepam 0,25–4,5 mg tägl. p.o. (Rivotril®). *NW:* Schläfrigkeit, Konzentrationsschwäche.
- Tiaprid 3 × 100 mg tägl. p.o. (z.B. Tiapridex®).
- Trizyklische Antidepressiva bei Zwangsphänomenen.
- Evtl. Versuch mit Pergolid (Parkotil®)☞ 12.2.4.

Adjuvante Therapie Psycho-, Verhaltensther. additiv. Selbsthilfegruppe: Prof. Dr. A. Rothenberger, Klinik und Poliklinik für Kinder- und Jugendpsychiatrie, von Sieboldstr., 37075 Göttingen.

Prognose Etwa 30–40% Spontanremission bei Erreichen des Erwachsenenalters, in weiteren 30% deutliche Besserung. Je schwerer die Störung, umso wahrscheinlicher ist das Andauern der Symptome. Unter Medikation Besserung in $^{2}/_{3}$ der Fälle.

Klinik

Tab. 12.12 Klinik von Tics und Gilles-de-la-Tourette-Syndrom [illegible]

Tics	Gilles-de-la-Tourette-Syndrom
• Unwillkürliche, stereotyp, repetitive [illegible] komplexe Bewegungen, die normale Bewegungen imitieren [illegible] (Tics): [illegible] Augenzwinkern, [illegible] Gesicht mit Stirnrunzeln, Schulterzucken [illegible] und [illegible] Räuspern und Schniefen [illegible] Grunzen [illegible] • Die [illegible] [illegible]	• Multiple [illegible] Tics [illegible] auf Gesicht [illegible] [illegible] im Alter von [illegible] • [illegible] Hyperaktivität [illegible] und [illegible] Zwangsstörungen • [illegible]
Zeitweilig unterdrückbar, Zunahme bei Stress, Abnahme bei Ablenkung oder Konzentration, [illegible] auch während des Schlafs [illegible]	[illegible] Unterdrückung [illegible] durch Stress
Beginn [illegible]	Beginn vor dem [illegible]

Differenzialdiagnose [illegible] Blepharospasmus (Kap. 13.5.1), [illegible] Stereotypien [illegible] (Kap. 5.1.1).

Therapie

Pharmakotherapie Nur bei [illegible] Beeinträchtigung. [illegible]

• Neuroleptika, z.B. Haloperidol [illegible] Haldol [illegible] oder Pimozid 0,5–1 mg [illegible] Orap® [illegible]
• Clonidin 0,05–0,2 mg/Tag p.o. [illegible] Rebound-Hochdruck nach Absetzen.
• [illegible]
• Clonazepam 0,25–[illegible] mg/Tag [illegible]
• Tiaprid [illegible] mg/Tag p.o. [illegible]
• Trizyklische Antidepressiva bei [illegible]
• Evtl. Versuch mit [illegible]

Adjuvante Therapie Psycho[illegible] Selbsthilfegruppe [illegible] [illegible]berger Klinik und Poliklinik für Kinder- und Jugendpsychiatrie [illegible]

Prognose [illegible] im weiteren [illegible] deutliche Besserung [illegible] des Auftretens der Symptome. [illegible]

Degenerative Erkrankungen und Entwicklungsstörungen

13

Inhalt

MATTHIAS SPRANGER

472 **13.1 Degenerative Erkrankungen des motorischen Systems**
472 13.1.1 Amyotrophe Lateralsklerose (ALS)
474 13.1.2 Spastische Spinalparalyse
475 13.1.3 Spinale Muskelatrophie (SMA)
478 **13.2 Kleinhirndegeneration**
478 13.2.1 Leitsymptome und Diagnostik
478 13.2.2 Differenzialdiagnosen
480 13.2.3 Allgemeine Therapie zerebellärer Erkrankungen
481 13.2.4 Autosomal-rezessiv vererbte Ataxien
483 13.2.5 Autosomal-dominante und idiopathische zerebelläre Ataxien
483 **13.3 Phakomatosen**
483 13.3.1 Neurofibromatose von Recklinghausen
484 13.3.2 Tuberöse Hirnsklerose
485 13.3.3 Hippel-Lindau-Syndrom
486 13.3.4 Sturge-Weber-Syndrom
487 **13.4 Infantile Zerebralparese**
488 **13.5 Hydrozephalus**
488 13.5.1 Hydrocephalus communicans
489 13.5.2 Hydrocephalus occlusivus
489 13.5.3 Shuntimplantation

Fehlbildungen von Wirbelsäule und Rückenmark ☞ 11.7, mitochondriale Myopathien ☞ 15.7.2, Demenz ☞ 22.2, Stammganglienerkrankungen ☞ 12

13.1 Degenerative Erkrankungen des motorischen Systems

Häufig genetisch bedingte Erkr. des 1. (kortikalen) Neurons mit dazugehörigem Axon (Capsula int., Pyramidenbahn) oder des 2. (spinalen) α-Motoneurons. Die Diagnose wird meist klinisch und durch Ausschluss der DD gestellt.

13.1.1 Amyotrophe Lateralsklerose (ALS)

(ICD-10 G12.2) Degeneration des 1. und 2. Neurons mit Verschmälerung der Pyramidenbahn und des Vorderhorns. Inzidenz 1,5/100 000. In 2–5% familiäre Häufung (z.B. Mutation des Superoxid-Dismutase-Gens). Beginn 40.–70. Lj., M > F.

Klinik

- Atrophische Paresen mit Faszikulationen, meist zuerst der kleinen Hand- und Unterarmmuskeln.
- Gut auslösbare oder gesteigerte Reflexe, evtl. mit Pyramidenbahnzeichen und erhöhtem Muskeltonus, jedoch meist erhaltene Bauchhautreflexe.
- Pallhypästhesien in 40%.
- Fakultativ mimische Enthemmungsphänomene: Path. Weinen und Lachen (☞ 1.1.11).
- In Spätstadien respiratorische Insuff. und Kachexie.

Verlaufsformen

Primär bulbär (25% aller ALS-Fälle, F > M): Dysphagie, Dysarthrie, Dysphonie, Zungenatrophie mit Fibrillationen und Faszikulationen (in 20% auch als Erstsymptom), Hypomimie.
Primär pseudobulbär: Beweglichkeit von Zunge und Gesichtsmuskulatur ↓, keine Zungenatrophie, Masseterreflex ↑, häufig Affektinkontinenz (☞ 4.19.8).

! In den ersten 1–2 J. kann die (häufigere) ALS wie eine spinale Muskelatrophie oder eine spastische Spinalparalyse verlaufen.

Diagnostik

- EMG und NLG (☞ 2.2.4): Generalisierte neurogene Veränderungen, auch in klinisch nicht betroffenen Muskelgruppen: Path. Spontanaktivität (Fibrillationen), vermehrte Polyphasien, große motorische Einheiten und gelichtetes Interferenzmuster bei max. Innervation, normale NLG, keine Leitungsblöcke.
- Labor: Immunelektrophorese (monoklonale Gammopathie?), T_3, T_4, Anti-GM1-Gangliosid-AK, Bence-Jones-Proteine im Urin.
- Liquor: Pleozytose, Eiweiß ↑, Ausschluss oligoklonaler Banden (MS), Borrelien-AK.
- MRT: Kranial (z.B. vaskuläre oder entzündliche Veränderungen) und zervikal (z.B. Raumforderung mit Myelonkompression).
- Vitalkapazität.
- Muskelbiopsie: Nur wenn Klinik nicht eindeutig, zum Ausschluss der DD.

Differenzialdiagnosen

- Spinale oder medulläre Raumforderung: Sensibilitätsstörungen, Stoppliquor (Tumor oder Bandscheibenprolaps, zervikale Myelopathie, ☞ 14.3.5).
- Entzündliche Erkr.: Anamnese, Polymyositis (☞ 11.4.3); Neurolues (☞ 7.3.7): TPHA-Test; chron. Poliomyelitis, Post-Polio-Sy. (☞ 11.4.3).
- MS (☞ 8): Sensibilitäts- und Blasenstörungen, Ausfall der Bauchhautreflexe, Liquor (oligoklonale Banden), MRT (Demyelinisierungsherde).
- Vaskuläre Myelopathie, Motoneurondegeneration auf Höhe der ischämischen Schädigung mit schlaffer Parese, kaudal davon spastische Parese.
- Benigne Faszikulationen, z.B. bei Diab. mell. Keine Symptome des 1. Motoneurons, Reflexabschwächung, NLG ↓, Schmerzen.
- Motorische Neuropathie NLG mit Leitungsblocks, Anti-GM1-Gangliosid-AK i.S.
- Hereditäre sensomotorische Neuropathie (☞ 14.4.9): Sensibilitätsstörungen, NLG ↓.
- Arteriosklerotische Pseudobulbärparalyse: Keine Symptome des 2. Neurons (z.B. Faszikulation, Atrophie).
- Paraneoplastisch (☞ 10.6.13): Bronchial- oder Ovarial-Ca.
- Spastische Spinalparalyse (☞ 13.1.2).
- Endokrinologisch, z.B. Hyperthyreose, Muskelzuckungen, -schwäche, T_3, T_4; Hyperinsulinismus mit Hypoglykämie, generalisierte Hyperreflexie; Hyperparathyreoidismus.
- Intoxikationen (☞ 3.7): Blei, Quecksilber, Aluminium.
- Syringomyelie (☞ 11.8): Dissoziierte Sensibilitätsstörungen.
- Funikuläre Myelose (☞ 17.9): Sensibilitätsstörungen.
- Creutzfeldt-Jakob-Krankheit: Demenz (☞ 22.2), EEG (triphasische Komplexe), Myoklonien.

Differenzialdiagnosen der primär bulbären Verlaufsform

- Miller-Fisher-Sy. (☞ 14.5.1): Ataxie, Augenmuskelbeteiligung, Eiweiß im Liquor ↑.
- Okulopharyngeale Muskeldystrophie: Augenbeteiligung.
- Basiläre Impression (☞ 11.7.1).

Therapie **Physiother.:** Prophylaxe von Kontrakturen und Muskelatrophie, Lockerung zur Spasmolyse, keine Überanstrengung.

Logopädie: Bei Dysarthrie, Schluckstörungen; bei Atmungsstörungen frühzeitige Antibiose bei Infektionen, Atemgymnastik, Sauerstoffgabe, evtl. nächtliche Maskenheimbeatmung.

Perkutane endoskopische Gastrostomie (PEG): Frühzeitig bei Schluckstörungen durch Bulbärparalyse.

Medikamentöse Therapie

- Cholinergika: Meist nur kurzfristige Besserung der Paresen mit Pyridostigmin 3 × 30–60 mg tägl. p.o. (z.B. Mestinon®). Bei Bulbärparalyse mit Schluckstörung wegen Hypersalivation nicht geeignet.
- Glutamatantagonist: z.B. Riluzol 100 mg p.o. tägl. (Rilutek®). Verzögert Erkrankungsprozess. *NW:* Übelkeit, Erbrechen, Schwäche, Leberschäden.

Symptomatische Therapie

- Dysarthrie: Logopädie; Optimierung der Körperhaltung und Respiration. In späteren Stadien Kommunikationsmittel, auch elektronische.

- Sialorrhö: Anticholinergika, z.B. Scopolamin (Scopoderm® TTS) 1–2 Pflaster alle 2 Tage, Amitriptylin 50–75 mg tägl. p.o. (z.B. Saroten®), Atropin 3 × 0,5–1 mg tägl. p.o. (z.B. Atropinum sulfuricum®). Wenn wirkungslos: Botulinumtoxin-Injektion.
- Schleimretention: Mukolytika, wie Acetylcystein 3 × 200 mg tägl. p.o. (z.B. Fluimuicil®), mit ausreichend Flüssigkeitszufuhr.
- Path. Lachen, Weinen oder Gähnen: Amitriptylin 50 mg tägl. p.o. (z.B. Saroten®).
- Depressive Verstimmung: Amitriptylin 50–100 mg tägl. p.o. (z.B. Saroten®).
- Dysphagie: Kleine Mahlzeiten, passierte Kost, hochkalorische Flüssignahrung, perkutane endoskopische Gastronomie (PEG) im Einvernehmen mit dem Pat., bevor es zu Aspirationen kommt. Frühzeitige Aufklärung.
- Spastik: Baclofen 3 × 5–25 mg tägl. p.o. (z.B. Lioresal® ☞ 26.3).
- Muskelkrämpfe: Dehnungen, Magnesium 120–240 mg tägl. p.o. (z.B. Mg Verla®).
- Respiratorische Insuff.: Intermittierende Maskenbeatmung, maschinelle Dauerbeatmung jedoch kontraindiziert. Sorgfältige und frühzeitige Aufklärung auch der Angehörigen ist notwendig.

Hilfsmittel: Peroneusschiene, Gehhilfen, Rollstuhl, behindertengerechte Wohnung, Hilfsmittel für Feinmotorik, Esshilfen, elektronische Kommunikationsmittel.

Selbsthilfegruppen

- Deutsche Gesellschaft für Muskelkranke (DGM) e.V., Im Moos 4, 79112 Freiburg, Tel.: 07665/ 9447-0, E-Mail: DGM_BGS@t-online.de.
- Schweizerische Gesellschaft für Muskelkranke: Forchstr. 136, CH-8032 Zürich, Tel.: 01/ 4221634.

Prognose und Verlauf Überlebensdauer unabhängig von der Verlaufsform 3–5 J., Tod durch Ateminsuff. oder Aspirationspneumonie bei Schluckstörung. Stillstand oder kurzzeitige Remission sind selten.

13.1.2 Spastische Spinalparalyse

(ICD-10 G11.4) Selten. In 75% aut.-dom. vererbt mit 100% Penetranz. Betroffen ist nur das 1. motorische Neuron mit Verschmälerung des Gyrus praecentralis und der Pyramidenbahn. M : F = 2 : 1. Beginn im 2. Lebensjahrzehnt.

Klinik Zuerst Beinsteifigkeit und spastisches Gangbild, später spastische Paresen vorwiegend der Beine mit gesteigerten MER, ASR, Kloni und Pyramidenbahnzeichen. Bilateraler Adduktorenspasmus typisch. Armbeteiligung erst nach vielen Jahren. Normale Sensibilität, keine Blasen- oder Mastdarmstörung.

Diagnostik

- Familien- und Geburtsanamnese: andere Familienangehörige betroffen, perinatale Asphyxie?
- MRT: Kranial (z.A. vaskuläre oder entzündliche Veränderungen) und zervikal (z.A. Raumforderung mit Myelonkompression).

Differenzialdiagnosen

- Spinale oder medulläre Raumforderung (Tumor oder Bandscheibenprolaps, zervikale Myelopathie, ☞ 14.3.5): Sensibilitätsstörungen, Stoppliquor (Nachweis durch Myelographie, spinales MRT).
- Entzündliche Erkr. z.B. Polymyositis (☞ 15.4.1); schmerzhafte Muskeln, MER erhalten, livide Hautverfärbungen, BSG ↑: Neurolues (TPHA-Test, ☞ 7.3.7); chron. Poliomyelitis, Post-Polio-Sy. (☞ 11.4.3).
- MS (☞ 8): Sensibilitäts- und Blasenstörungen, Ausfall der Bauchhautreflexe, Liquor (oligoklonale Banden), MRT (Demyelinisierungsherde).
- Vaskuläre Myelopathie: Motoneurondegeneration auf Höhe der ischämischen Schädigung mit schlaffer Parese, kaudal davon spastische Parese.
- Diabetische Amyotrophie: Reflexabschwächung, NLG ↓, Schmerzen, benigne Faszikulationen.
- ALS (☞ 13.1.1).
- Neuroborreliose (☞ 7.3.8): Serologie in Serum und Liquor.
- Parasagittales Meningeom: CCT, MRT.
- Infantile Zerebralparese (☞ 13.4): Früher Beginn, keine Progredienz.
- Funikuläre Myelose (☞ 17.9): Parästhesien, sensible Ataxie, Blasenentleerungsstörung, Schilling-Test, Magensaftanalyse (Anazidität).
- Myelopathien: HIV (☞ 7.4.8), Heroinintoxikation.
- Stiff-man-Sy. (☞ 15.6.2).
- Seltene Erkr. wie Hyperglyzinämie (Spastik, Hohlfuß, ASR-Verlust, Atrophie der Unterschenkel), Aminoazidurie, Incontinentia pigmenti oder metachromatische Leukodystrophie.

Therapie (☞ 13.1.1).

Prognose Langsame Progredienz, Pat. 30 J. nach Erkrankungsbeginn oft noch gehfähig.

13.1.3 Spinale Muskelatrophie (SMA)

(ICD-10 G12.1) Erkr. des 2. motorischen α-Motoneurons, bei manchen Formen unter Einschluss der motorischen Hirnnervenkerne.

Klinik Schlaffe, atrophische Lähmung mit abgeschwächten MER, Faszikulationen und Fibrillationen ohne Sensibilitätsstörungen.

Tab. 13.1 Hereditäre SMA

Typ (Erbgang)	Krankheitsbeginn	Klinik	Verlauf
I: Werdnig-Hoffmann (aut.-rez.)	Geburt oder < 1/2 J.	Proximal, beinbetont. Auch bulbäre und Atemmuskulatur früh betroffen. Trinkschwäche, schlaffe Paresen („floppy infant“)	Tod meist vor 3. Lj., Sitzen wird nicht erlernt
II: Intermediär-Form* (meist aut.-rez.)	1.–3. Lj. mit Verlust bereits erlernter motorischer Fähigkeiten (Laufen)	Beckengürtelmuskulatur, später auch Extremitäten-, Stamm- (abdominale Atmung) und Gesichtsmuskulatur (Fazialisparese, Zungenfaszikulationen), atrophiebedingte Gelenkfehlstellungen	Rasche Progredienz, aber langsamer als Typ I, Tod durch Lähmung der Atemmuskulatur meist vor 20. Lj., längere Verläufe möglich
III: Kugelberg-Welander* (meist aut.-rez.)	5.–15. Lj.	Beckengürtelmuskulatur, Oberschenkel (Schwierigkeiten beim Treppensteigen, häufige Stürze), später Schultergürtel und Arme. Gower-Zeichen pos., Trendelenburg-gang	Geringe Progredienz mit Stillstand, selten werden Pat. rollstuhlpflichtig
IV (aut.-rez. oder aut.-dom.)	15.–50. Lj. Immer normale Kraft in der Kindheit	Hyperlordose, Skoliose. Pseudohypertrophie der Waden. Zunge und Kaumuskulatur nicht betroffen. CK 5- bis 10fach erhöht	Sehr langsam progredient

* **Cave:** Durch intrafamiliär unterschiedliche Ausprägung kann die Unterscheidung zwischen Typ II und Typ III schwierig sein.

Tab. 13.2 Sporadische SMA mit Prädilektion der Paresen

Typ	Beginn	Klinik und Diagnostik	Verlauf
Duchenne-Aran	20.–40. Lj.	Zuerst schlaffe atrophische symmetrische Paresen der kleinen Handmuskeln, deutliche Thenaratrophie (Affen- oder Krallenhand). Später Unterarm- und Schultergürtel-, zuletzt Unter- und Oberschenkelmuskulatur betroffen. Hirnnervenversorgte Muskeln sind erst spät betroffen. Faszikulationen. MER ↓, sonst ALS erwägen. CK meist normal, EMG neurogen verändert	Geringe Progredienz mit Stillständen, 15–20 J. nach Erkrankungsbeginn ist der Pat. noch berufsfähig
Peronealtyp	10.-20. Lj.	Unterschenkelmuskulatur betroffen	Langsam progredient
Progressive Bulbärparalyse	30.–40. Lj.	Degeneration der motorischen Hirnnervenkerne mit bulbärer Sprache („schwere Zunge“, näselnde Stimme), später Anarthrie, doppelseitige Fazialislähmung, Kau- und Schluckstörung mit häufigen Aspirationspneumonien	Nach Mon. auch andere Manifestationen einer ALS, Ausdehnung auf Atemmuskulatur, Tod durch Pneumonie 2–3 J. nach Symptombeginn
Vulpian-Bernhard	20.–30. Lj.	Schlaffe Lähmungen mit skapulo-humeraler, lumbo- (selten) sakraler und skapulo-peronealer Prädilektion, zunächst einseitig. CK meist normal.	Langsam progredient

Diagnostik

- Labor: Serum-CK bei einigen Formen ↑.
- EMG (☞ 2.2.4): Gelichtetes Interferenzmuster bei max. Innervation, vermehrte Polyphasien, path. Spontanaktivität, große motorische Einheiten mit Riesenpotenzialen und Fibrillationen bei normalen NLG.
- Muskelbiopsie: Typisches Bild der neurogenen Atrophie einer motorischen Einheit (zahlreiche atrophische anguläre Muskelfasern).
- Molekulargenetik: Direkte Mutationsanalyse bei hereditären Formen (SMN-Gen), auch pränatal möglich.

Differenzialdiagnosen

- Myasthenia gravis (☞ 15.3.1): Augenmuskelbeteiligung, Dekrement, ACH-Rezeptor-AK, Tensilon-Test.
- Perinatale Hirnschädigung: MER erhalten, geistige Retardierung, keine Progredienz.
- Karpaltunnelsy. (☞ 14.1.6), radikuläre Syndrome (☞ 14.3.4), Ulnariskompression (☞ 14.1.6), Plexusschäden: Sensibilitätsstörung, NLG verzögert.

- Progressive Muskeldystrophien, auch konnatal (☞ 15.5): Keine Faszikulationen, Schluckmuskulatur nicht betroffen, EMG myopathisch verändert.
- Syringomyelie (☞ 11.8): Spinal mit Schmerzen, Sensibilitäts- und trophischen Störungen, medullär mit rotierendem Nystagmus, Sensibilitätsstörung.
- HSMN I (☞ 14.4.9): Sensibilitätsstörungen, Storchenbeine, Steppergang, NLG verzögert.

13.2 Kleinhirndegeneration

13.2.1 Leitsymptome und Diagnostik

Leitsymptome **Obligat:** Zerebelläre Ataxie (☞ 4.7).

Fakultativ

- Hinterstrangsymptome: Parästhesien und Hypästhesien von Füßen und Unterschenkeln mit sensibler Ataxie.
- Beteiligung der Pyramidenbahn: Spastik, Hyperreflexie, Pyramidenbahnzeichen.
- Extrapyramidale Symptome: Rigor, Hypomimie.
- Orthostatische Regulationsstörung.
- Mentale Retardierung.
- Augensymptome: Katarakt, Retinitis pigmentosa, Strabismus, Nystagmus, Blickparesen.

Routinediagnostik bei Ataxien

- Labor: BB (z.B. Akanthozyten), Transaminasen, MCV, γ-GT, Vitamin B_{12}, Vitamin E, Blei und Quecksilber in Blut und Urin, TSH, T_3, T_4, Luesserologie, Lipid-E'phorese, Phytansäure, antineuronale AK (Anti-Hu, -Yo und -Ri).
- Bildgebung: Rö-Thorax, CCT, MRT (Kleinhirndegeneration, Hirnstammatrophie).
- Elektrophysiologie: SEP, TKMS (Beteiligung der langen Bahnen).
- Konsile: Gyn, Urologie zum Tumorausschluss.

13.2.2 Differenzialdiagnosen

Tab. 13.3 Differenzialdiagnosen der im Kindesalter beginnenden Ataxien (*ICD-10 G11.1*)

Erkrankung	Symptome und Therapie
Aut.-rez. vererbte Ataxien	(☞ 13.2.4)
Dyssynergia cerebellaris myoclonica (Ramsay-Hunt)	Tonisch klonische Anfälle, später Aktions- und Reflex-Myoklonien und Demenz. *Ther.:* Clonazepam bis zu 6 mg tägl. p.o. (Rivotril®) gegen Myoklonien, bei Bedarf Antikonvulsiva (☞ 9.1.2)

Tab. 13.3 Fortsetzung

Erkrankung	**Symptome und Therapie**
Marinesco-Sjögren-Sy.	Katarakt, Strabismus, Nystagmus und mentale Retardierung
Behr-Sy.	Optikusatrophie, Spastik, mentale Retardierung
Hallgren-Sy.	Retinitis pigmentosa, fakultativ mentale Retardierung und Taubheit
Frühkindlich beginnende Ataxie mit anderen Begleitsymptomen	Kongenitale Taubheit, Hypogonadismus, Taubheit und Demenz, retinale Degeneration

Tab. 13.4 Ursachen erworbener Kleinhirndegenerationen

Ursachen		Diagnostik
Toxisch (☞ 3.7) (*ICD-10 G92*)	Alkohol, Antiepileptika (Phenytoin, Carbamazepin), Benzodiazepine (Nitrazepam), Zytostatika (Cytosin-Arabinosid, 5-Fluoro-Uracil), Metalle (Blei, Thallium, Quecksilber, Lithium), Chemikalien (Lösemittel)	Anamnese, Urin- und Serumanalyse
Metabolisch	Vitamin-E- und -B_{12}-Mangel (☞ 17.9)	Vitamin B_{12} i.S.
	Thiaminmangel: Chron. Alkoholabusus (☞ 23.2)	Vitamin B_1 i.S.
	Nutritiv: Malabsorption, Pellagra, Zöliakie, Sprue	Niacin i.S., Endoskopie
	Wilson-Krankheit (☞ 12.4)	Cu^{2+}, Coeruloplasmin i.S
	Hypothyreose	T_3, T_4, TSH
Paraneoplastisch (☞ 10.6.13)	Bronchial-Ca.	Rö- und CT-Thorax
	Ovarial-Ca	Sono, Gyn-Konsil
	Hodgkin-Lymphom	LK-Exstirpation, Anti-Hu-, Yo-, Ri-Antikörper
Infektiös, postinfektiös	*Viral:* Echo, Epstein-Barr, Coxsackie	Serologie in Liquor
	Bakteriell: Tbc (☞ 7.3.6), Leptospiren (☞ 7.3.9)	Sputum, Magensaft
	Pilze: Cryptococcus (☞ 7.6)	CCT: Verkalkung
	Parasiten: Toxoplasmose (☞ 7.7.1)	
	Creutzfeldt-Jakob-Krankheit (☞ 7.5.1)	EEG: Triphasische Komplexe

Weitere Differenzialdiagnosen

- Kleinhirntumoren STP, Kopfschmerzen; CT, MRT (Tumornachweis).
- Barbiturat- oder Hydantoinintoxikation (☞ 3.7): Bewusstseinstrübung, β-Wellen im EEG, Urinanalyse.
- MS (☞ 8): Schubförmiger Verlauf; Retrobulbärneuritis, Blasenstörung, Liquor (oligoklonale Banden), MRT (Demyelinisierungsherde).
- Tabes dorsalis (☞ 7.3.7): Robertson-Pupille, Optikusatrophie, Augenmuskelparesen, keine Pyramidenbahnzeichen oder zerebelläre Symptome, später Krankheitsbeginn, Serologie, TPHA-Test.
- Funikuläre Myelose (☞ 17.9): Parästhesien, Schilling-Test, Magensaftanalyse.
- Parkinson-Krankheit (☞ 12.2): Keine zerebellären Symptome, keine Blickparesen.
- Multisystematrophie (☞ 12.2.3): Progrediente Ataxie, Parkinson-Sy., schlechtes Ansprechen auf L-Dopa, autonome Störungen (orthostatische Synkopen, Blaseninkontinenz), keine Demenz, Blickparesen und Areflexie.

13.2.3 Allgemeine Therapie zerebellärer Erkrankungen

! Merke

- Beseitigung der Ursache bei erworbenen Formen.
- Bei hereditären und idiopathischen Formen keine kausale Ther. möglich.

Allgemeine Maßnahmen

- Physiotherapie: Mobilität erhalten, Fehlbelastungen verhindern, Verspannungen lockern.
- Übergewicht vermeiden: Spezielle Diäten bei metabolischen Ataxien.
- Hilfsmittel: Orthopädische Schuhe, Gehhilfen, Stützkorsett, später Rollstuhl.
- Soziale Integration im Berufsleben: So lange wie möglich.

Medikamentöse Therapie

- Antispastische Ther. (☞ 26.3): Baclofen 2 × 5 mg bis max. 100 mg tägl. p.o. (z.B. Lioresal®), Dantrolen initial 2 × 25 mg, dann 4 × 50 bis max. 400 mg tägl. p.o. (z.B. Dantamacrin®).
- Parkinsontherapie: L-Dopa (z.B. Madopar®, ☞ 12.2.4).
- Bei Bedarf internistische Behandlung von Diab. mell., Herzrhythmusstörungen und hypertropher Kardiomyopathie.

! Selbsthilfegruppe: Deutsche Heredo-Ataxie-Gesellschaft e.V., Haußmannstr. 6, 70188 Stuttgart, Tel.: 0711/21 55-114.

13.2.4 Autosomal-rezessiv vererbte Ataxien

Tab. 13.5 Autosomal-rezessiv vererbte Ataxien *(ICD 110 G11.1)*

Erkrankung	Klinik und Diagnostik	Labor	Therapie
Friedreich-Ataxie	Beginn im Schulalter. Hypo-/Areflexie, Hinterstrangsymptome, zerebelläre Ataxie, Nystagmus, später spastische Paresen mit Pyramidenbahnzeichen, Optikusatrophie, Dysphagie, Hohlfußbildung, Skoliose, Kardiomyopathie, Diab. mell.	Genmutation (GAA triplet repeat) auf Chromosom 9	Symptomatisch (☞ 12.2.3); Insulin bei Diabetes mellitus
Frühmanifeste zerebelläre Ataxie mit erhaltenen Muskeleigenreflexen	Erkrankungsbeginn nach dem 25. Lj., bessere Prognose als Friedreich-Ataxie	Keine	Symptomatisch (☞ 12.2.3)
Vitamin-E-Mangel	Wie Friedreich-Ataxie	Genmutation auf Chromosom 8q, Vitamin E i.S. vermindert	hohe Vitamin-E-Gaben
A-Betalipoproteinämie (Bassen-Kornzweig-Sy.), gestörte Fettresorption mit Mangel an Vitamin A, D, E, K	Retinitis pigmentosa. Beteiligung der Hinterstränge und Pyramidenbahn wie bei Friedreich-Ataxie. Stinkende Diarrhö, kardiale Begleiterkr.	BB (Akanthozytose), Lipid-E'phorese (β-Lipoprotein fehlt, VLDL und LDL vermindert, Cholesterin 20–50 mg/dl)	Fettarme Diät, hohe Dosen Vitamin A, D, K und E
Leukodystrophie, metachromatische	Psychiatrische Auffälligkeiten, Neuropathie, Liquorräume ↑, NLG ↓, MER ↓, Ataxie, Dysarthrie, MRT: Leukodystrophie	Arylsulfatase A in Leukozyten ↓, metachromatisches Material in Nervenbiopsie	Genetische Beratung der Angehörigen
Leukodystrophie, adrenoleukodystrophische	Vermehrte Hautpigmentierung, Demenz, MRT: Leukodystrophie	Überlangkettige Fettsäuren i.S. ↑, Hypokortisolismus	Symptomatisch, ☞ auch 13.2.3
Refsum-Sy.	Retinitis pigmentosa, Neuropathie, kardiale Arrhythmie, Ichthyosis-ähnliche Hautveränderungen, Hepatomegalie	Phytansäure i.S. ↑	Phytansäurefreie Diät, keine fett- oder chlorophyllhaltigen Nahrungsmittel

Tab. 13.5 Fortsetzung

Erkrankung	Klinik und Diagnostik	Labor	Therapie
Zerebrotendinöse Xanthomatose	Katarakt, xanthomatöse Sehnenschwellung	Cholesterol i.S. ↑	Cholesterinarme Diät
Ataxia teleangiectatica (Louis-Bar-Sy.)	Choreoathetose, okulomotorische Apraxie, Teleangiektasien, Infektneigung, vermehrt Neoplasien	Ig i.S. ↓, α-Fetoprotein i.S. ↑	Symptomatische Behandlung der Infekte
GM_2-Gangliosidose (Tay-Sachs-Sy.)	Spastik, Dystonie, Demenz	Hexosaminidase A in Leukozyten ↓, Rektumbiopsie	Symptomatisch, ☞ auch 13.2.3
Cockayne-Sy.	Minderwuchs, Mikrozephalie, mentale Retardierung, Retinitis pigmentosa, Katarakt, Innenohrschwerhörigkeit		Symptomatisch, ☞ auch 13.2.3
Hartnup-Krankheit	Pellagra-ähnliche Hautveränderungen	Neutrale Aminosäuren im Urin ↑	Vermeidung von Sonnenlicht und Sulfonamiden
Ahornsirupkrankheit	Mentale Retardierung, rezid. ketoazidotisches Koma	Verzweigtkettige Aminosäuren in Blut und Urin ↑	Diät ohne verzweigtkettige Aminosäuren (Leuzin, Isoleuzin, Valin)

Weitere Diagnostik

- Ophthalmologisches Konsil: Retinitis pigmentosa, kirschroter Makulafleck bei metachromatischer Leukodystrophie und GM_2-Gangliosidosen; Optikusatrophie bei Friedreich-Ataxie.
- Elektrophysiologie: Axonale Neuropathie bei Refsum-Krankheit und Leukodystrophie, SSEP verzögert bei Bassen-Kornzweig-Sy., sensible NLG verzögert bei Friedreich-Ataxie.
- Kardiologie: Herzrhythmusstörungen und Kardiomyopathie bei Friedreich-Ataxie.

Therapie (☞ 13.2.3).

Prognose

- Friedreich-Ataxie: Progredienz über 30–40 J. mit Stillständen, nach 10–15 J. rollstuhlpflichtig.
- Metabolische Ataxien: Überleben bis ins Erwachsenenalter möglich.

13.2.5 Autosomal-dominante und idiopathische zerebelläre Ataxien

(ICD- 10 G11.2) Häufigkeit 5/100 000. Pathoanatomische Degeneration des Tractus spinocerebellaris, der zerebellären Purkinjezellen und der Olive. Oft auch Degeneration frontaler kortikaler Pyramidenzellen.

Autosomal-dominant vererbte Ataxien

Typ I: Spinozerebelläre Ataxien mit zusätzlichen Augen-, pyramidalen und extrapyramidalen Symptomen. Unterteilung nach Genlokalisation in SCA 1–16. Häufigste Unterform ist die SCA 3 (Synonym Machado-Josef-Krankheit) mit Ataxie, Blickparesen, Neuropathie, Spastik, Muskelatrophie und extrapyramidalen Symptomen.
Typ II: Ataxie mit pigmentärer Retinadegeneration (= SCA 7, sehr selten).
Typ III: Reine zerebelläre Ataxie.
Episodische Ataxie: Ataxieattacken durch Stress auslösbar. Im Intervall Myokymien im EMG nachweisbar. Erkrankungsbeginn im Jugendalter. Azetazolamid reduziert Attackenfrequenz (z.B. Diamox® 500 mg tägl. p.o.).

Idiopathische zerebelläre Ataxien

Früher Pierre-Nonne-Marie-Krankheit, bzw. olivopontozerebelläre Atrophie Typ Menzel, Holmes).
- Rein zerebelläre Formen mit Ataxiebeginn um das 50. Lj.
- Multisystematrophie: „Plus-Formen" mit Parkinsonsymptomen und vegetativen Störungen, wie Inkontinenz, Blutdruckregulationsstörungen (☞ 12.2.3).

13.3 Phakomatosen

Gruppe von Erkr., die Veränderungen (Gewebedysplasien und Tumoren) an Haut, Augen und Gehirn gemeinsam haben.

13.3.1 Neurofibromatose von Recklinghausen

(ICD-10 Q85.0) Typ 1 (Chromosom 17) oder Typ 2 (Chromosom 22, seltener). Aut.-dom. vererbt, aber bis zu 50% Spontanmutationen. Prävalenz 40/100 000.

Klinik

Typ 1 (peripherer Typ) Obligate Symptome (mind. 2).
- Mehr als 5 Café-au-lait-Flecke > 1,5 cm Durchmesser.
- Subkutane Fibrome, Neurofibrome, Neurinome oder Schwannome.
- Wurzelkompression (☞ 14.3) und Querschnittsymptomatik (☞ 11.1.1), Konus- und Kaudasy. (☞ 11.1.1) bei Lokalisation im Spinalkanal.
- Maligne Entartung in 5% zu Neurofibrosarkomen.
- „Freckling": Kleinfleckige Pigmentierung axillär und inguinal.
- Mehr als 2 pigmentierte Hamartome der Iris (Lisch-Knötchen).

- Optikusgliom.
- Knochenveränderungen: Keilbeindysplasie, Verdünnung der langen Röhrenknochen.

Zusätzliche seltene Symptome:

- Dysplasien: Diffuse Gliomatose, Angiomatose oder Gliaheterotypien.
- Dysrhaphien: Meningozele, Arachnoidalzyste, Syrinx, Aquäduktstenose mit Hydrocephalus occlusus, durale Ektasien.
- Psychiatrische Störungen: Psychomotorische Retardierung, emotionale Labilität, Depression, Suizidalität.
- Skoliose: Typischerweise kurzbogig, daher RM-Dehnung mit Gefahr der Querschnittsentwicklung. Frühzeitige OP, da durch Physiotherapie kaum zu beeinflussen.
- Malignome: Phäochromozytom (hypertensive Krisen), Rhabdomyosarkom, Leukämie.

Typ 2 (zentraler Typ).

- Beidseitige Akustikusneurinome: Hörstörung um 20. Lj.
- Intrakranielle Tumoren (Meningeome, Gliom, Ependymom, Schwannom, Astrozytome) mit Epilepsie, Demenz.

Diagnostik

- Elektrophysiologie: EEG (Herdbefund, epileptische Aktivität), VEP (Latenzverzögerung), SEP und MEP bei Querschnittsy., EMG bei radikulären Symptomen, AEP bei Akustikusneurinom.
- LP: Gesamteiweiß ↑, Zellzahl normal.
- CT, MRT: Intrakranielle Tumoren, jährliche Kontrolle.
- HNO-Konsil: Hörstörung, jährliche Kontrolle.
- Hautkonsil: Café-au-lait-Flecken, Freckling.
- Augenkonsil: z.B. Visusstörung, Lisch-Knötchen.
- Sono Abdomen: Phäochromozytom.
- Molekulargenetische Diagnostik: EDTA-Blut von Pat. und Angehörigen, prädiktive Diagn. in manchen Familien durch Kopplungsanalyse möglich. Sehr aufwändig.

Therapie Symptomatische antikonvulsive Behandlung (☞ 9.1.2), operative Entfernung oder Bestrahlung inoperabler symptomatischer Tumoren.

13.3.2 Tuberöse Hirnsklerose

(ICD-10 Q85.1) Syn.: Bourneville-Pringle-Krankheit. Pathoanatomisch Fehlbildungen der Hirnwindungen und multiple verkalkte Ventrikeltumoren oder Astrozytome mit gel. maligner Entartung. Aut.-dom. vererbt (Chromosom 9 oder 11). Meist Neumutationen. Inzidenz 0,2–10/100 000.

Klinik

Hautveränderungen: Blattförmige Flecke mit Hypopigmentierung (Entwicklung bis zum 6. Lebensmonat), schmetterlingförmiges Adenoma sebaceum (Angiofibrome) im Gesicht (Entwicklung vor 10. Lj.) oder Café-au-lait-Flecken an Rumpf und Extremitäten, subepidermale Fibrome in der Lumbosakralregion, Tumoren der Nagelfalz (Koenen-Tumoren, beweisend).

ZNS

- Zerebrale fokale und generalisierte Anfälle (☞ 9.1) bei ~80% der Pat.
- Mentale Retardierung, Demenz: Schweregrad abhängig von Anfallstyp und -frequenz.
- Spastische Lähmungen.

Hamartome (gutartige Proliferation unvollständiger Gewebedifferenzierungen) an Retina (beweisend!), Nieren und Herz.

! Periphere Nerven und Skelettmuskulatur sind nie betroffen.

Diagnostik

! Beweisend sind subependymale verkalkte Knoten (= Tubera, bereits bei Kleinkindern nachweisbar), faziale Angiofibrome, Hamartome der Retina und Tumoren der Nagelfalz.

- EEG: Herdbefund.
- CT, MRT: Tubera, intrakranielle Hamartome und Astrozytome.
- Echokardiographie: Multiple Rhabdomyome (60% der betroffenen Kinder).
- Sono: Angiolipome in parenchymatösen Organen (Niere oder selten Lunge).
- Augenkonsil: Retinale Phakome (knotige Gliawucherungen) und Hamartome.

Therapie

- Symptomatische antikonvulsive Behandlung (☞ 9.1.2).
- Operative Entfernung symptomatischer Astrozytome oder anderer Tumoren.
- Shuntimplantation bei Verschlusshydrozephalus (☞ 13.5.3).
- Genetische Beratung der Eltern. Zum Nachweis der Neumutation sind Normalbefunde bei elterlichem CCT, Funduskopie, Sono Leber und Niere notwendig.
- Selbsthilfegruppe: Tuberöse Sklerose Deutschland e.V., Südring 20, 63500 Seligenstadt, 06182/12 44.

Prognose Bei klinischem Vollbild hohe Letalität vor dem 20. Lj. Oligosymptomatische Formen sind langsam progredient und können normale Lebenserwartung haben. Ausmaß der Demenz ist abhängig von der Effektivität der antikonvulsiven Einstellung.

13.3.3 Hippel-Lindau-Syndrom

(ICD-10 Q85.8) Retinale und zerebelläre Tumoren (Hämangioblastome) sowie viszerale zystische Veränderungen. Aut.-dom. vererbt. Beginn zwischen 18. und 50. Lj.

Klinik

- Zerebelläre Symptome: Ataxie, Nystagmus, später Hirndrucksymptome, bei tiefem Sitz der Tumoren progrediente Querschnittsymptome durch Spinalkompression.
- Hämangioblastome auch in Retina (Ablatiogefahr, Glaukom), Nebenniere, Nebenhoden, Pankreas und Lunge.
- Häufige Assoziation mit Phäochromozytom, Nierenzellkarzinom und Zystenbildungen in Knochen, Pankreas, Leber, Milz, Niere, Lunge und inneren Genitalien.

Diagnostik

- CT, MRT: Oft multiple Hämangioblastome.
- Augenkonsil: Hämangioblastome, Augeninnendruckmessung.
- Sono Abdomen: Nierenveränderung, Zysten.

- Molekulargenetik: Gennachweis auf Chromosom 3 in manchen Familien möglich (humangenetisches Institut und genetische Beratung).

! Jährliche Screening-Untersuchungen (Bildgebung und Augenkonsil) bei Genträgern oder nach Erstmanifestation.

Therapie
- Operative Entfernung oder Bestrahlung inoperabler Kleinhirn- und anderer Tumoren.
- Shuntoperation bei Verschlusshydrozephalus (☞ 13.5.3).
- Laserfixierung der Retina bei Ablatio.

Prognose Sehr langsam progredient, Rezidivhäufigkeit operierter Kleinhirntumoren ~20%.

13.3.4 Sturge-Weber-Syndrom

(ICD-10 Q85.8) Enzephalotrigeminale Angiomatose mit einseitigem Naevus flammeus, ipsilateralem kapillärem Hämangiom der Meningen und konsekutiver Hirnatrophie.

Ätiologie Unbekannt, selten aut.-dom. vererbt.

Klinik
- Naevus flammeus einseitig im Bereich des 1. und/oder 2. Trigeminusastes.
- Fokale Krampfanfälle, beginnend in der Kindheit.
- Fokal-neurologische Ausfälle: Homonyme Hemianopsie, Hemiparese.
- Wesensänderung, mentale Retardierung, Demenz.
- Angiomatose der Chorioidea, oft mit konsekutivem Glaukom.

Diagnostik
- CT, MRT: z.B. verkalktes Angiom der Leptomeninx, lokale Hirnatrophie.
- Funduskopie: z.B. Angiomatose.
- EEG: Herdbefunde, epileptische Aktivität.

Therapie
- Symptomatische antikonvulsive Behandlung (☞ 9.1.2).
- Bei Pharmakoresistenz operative Entfernung des epileptogenen Fokus (☞ 9.1.2), evtl. Hemisphärektomie.
- Glaukomprävention, genetische Beratung.

Prognose Lebenserwartung 50 J. Ausmaß der Demenz abhängig von der Effektivität der antikonvulsiven Einstellung.

13.4 Infantile Zerebralparese

(ICD-10 G80) Folge einer prä- oder perinatalen Hypoxie oder Blutung. Die Symptome treten kongenital auf, werden aber bei geringer Ausprägung erst später diagnostiziert. Häufigkeit: 1/1000 Geburten.

Klinik

- Immer abhängig vom Ort der max. Gewebeschädigung.
- Spastische Parese (Läsion der Pyramidenbahn): Beinbetonte Diplegie mit Scherengang, Spitzfuß und meist normaler geistiger Entwicklung (Little-Krankheit).
- Choreo-Athetose, Dystonie und Störungen der Feinmotorik (Läsion der Stammganglien), mit spastischer Parese: athetose double.
- Ataxie, Tremor, Hypotonie und Nystagmus (Läsion des Kleinhirns).
- Wachstumsverzögerungen der betroffenen Extremität, Seh- und Hörstörungen, Krampfanfälle und geistige Retardierung bis zur Oligophrenie.

Diagnostik

- Anamnese: Geburtsanamnese einschließlich Risikofaktoren, z.B. Frühgeburt, Beckenendlage, Geburtsstillstand, APGAR-Index vermindert, Sitzen, Laufen, Sprechen verspätet, Progredienz, Besserung oder Stillstand der Symptomatik.
- EEG: Herdveränderungen, epileptische Potenziale.
- CT, MRT: Hemiatrophie, auch des knöchernen Schädels.
- Ausschluss behandelbarer oder hereditärer Erkr. (genetische Beratung!).

Differenzialdiagnosen

- Intrakranielle Raumforderungen.
- Ischämie: Zerebrovaskuläre Erkr., AV-Malformation (☞ 6.4.1).
- Fehlbildungen (☞ 11.7): Arnold-Chiari-Sy., Dandy-Walker-Malformation, Syringomyelie.
- Generalisierte Dystonien (☞ 12.5.2): Segawa-Sy. (aut.-dom., L-Dopa-sensitive Dystonie), benigne familiäre Chorea.
- Heredoataxien (☞ 13.2.1), spastische Spinalparalyse (☞ 13.1.2).

Therapie

- Physiother. nach Vojta und Bobath: Bahnung physiologischer Reflexe, Hemmung path. Tonusverteilungen und Bewegungen, Rückbildung von primitiven und Haltungsreflexen.
- Logopädische Behandlung.
- Symptomatische antikonvulsive Behandlung (☞ 9.1.2).
- Spasmolytische Behandlung (☞ 26.3).
- Versorgung mit Hörgeräten und orthopädischen Hilfsmitteln, evtl. operativ-orthopädische Behandlung.

13.5 Hydrozephalus

Erweiterung der inneren und/oder äußeren Liquorräume des Gehirns. Hydrocephalus communicans oder occlusivus.

13.5.1 Hydrocephalus communicans

(ICD-10 G91.0) Syn.: „Normaldruckhydrozephalus". Chron. verzögerte Liquorresorption (Hydrocephalus malresorptivus), degenerativ (= idiopathisch) oder durch Verklebung der basalen Zisternen bzw. der Pacchioni-Körperchen. 10% d.F. nach schwerem SHT. M > F, Erkrankungsgipfel im 7. Lebensjahrzehnt.

Klinik Charakteristische Trias:

- Frontale Gangstörung: Kleinschrittig, breitbasig, schlurfend, am Boden klebend.
- Harninkontinenz: Erst Urge-, später kortikale Inkontinenz (☞ 4.14).
- Demenz: Orientierungsstörung, psychomotorische Verlangsamung, affektive Nivellierung.

Später Entwicklung von akinetischen Symptomen (Hypomimie, Hypo- oder Bradykinese), Torsionsstarre mit Unfähigkeit der Rumpfdrehung im Liegen bis hin zum akinetischen Mutismus, Pyramidenbahnzeichen, Primitivreflexen (☞ 1.1.11), Schnauzreflex, Hakeln, Gegenhalten.

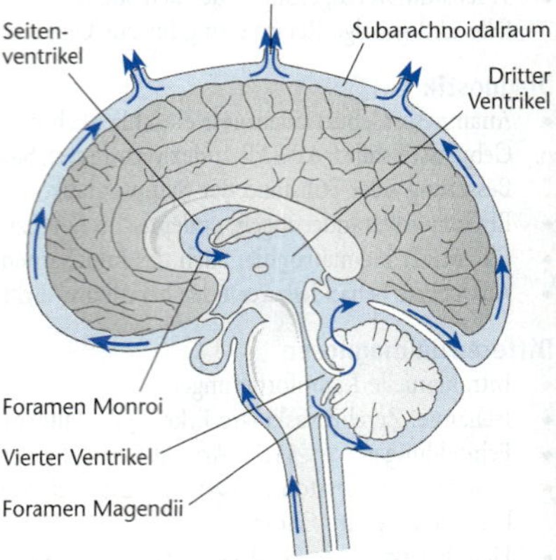

Abb. 13.1 Anatomie des Liquorflusses

Diagnostik

- CCT: Weite innere bei relativ engen äußeren Liquorräumen, subependymale Hypodensitäten (Liquorabpressungen). Häufig assoziiert mit zerebraler Mikroangiopathie (☞ 6.2.2).
- Liquorpunktion: Besserung der Symptomatik nach Punktion von 20–50 ml! Standardisierte Gang- und Demenzprüfung vor und nach der Punktion.
- Liquorflussmessung: Langzeitdruckmessungen, nur an spezialisierten Zentren.

Differenzialdiagnosen

- Parkinson-Krankheit (☞ 12.2): Tremor, Ansprechen auf L-Dopa.
- Demenz: Alzheimer-Krankheit (☞ 22.2.1, amnestische Störungen), subkortikale arteriosklerotische Enzephalopathie (☞ 6.2.2), Schlaganfälle (☞ 6.1).
- Frontalhirntumoren (☞ 10.6): CCT mit KM.

Therapie Lumbaler Katheter in geschlossenes System für 2–3 Tage, Implantation eines Shunts bei Besserung der Symptomatik.

Prognose

- Spontanverlauf langsam progredient.
- Nach Shuntimplantation Rückbildung der *Gangstörung* nach wenigen Tagen (in > 70%), Rückbildung der *Demenz* dauert länger (in 30–50%), bei lange bestehender Symptomatik nur zögernde Rückbildung.
- Keine Besserung bei gleichzeitiger schwerer zerebraler Mikroangiopathie.
- Günstig bei bekannter Ätiol., kurzer Krankheitsdauer, ausgeprägter Gangstörung.
- Shuntkomplikation in 20–40%: Shuntdysfunkion, Subduralhämatom bei Shuntüberfunktion, epileptische Anfälle.

13.5.2 Hydrocephalus occlusivus

(ICD-10 G91.1) Syn.: Verschlusshydrozephalus. Akute Behinderung des Liquorabflusses.

Ätiologie Tumoren des 3. Ventrikels (Kraniopharyngeome) mit Blockade der Foramina Monroi, durch Raumforderungen in der hinteren Schädelgrube mit Kompression des Aquäduktes (Blutung, ischämischer Infarkt mit Ödem, Metastasen, Gefäßfehlbildungen) oder durch kraniozervikale Anomalien. Auch nach Meningitiden, SAB oder SHT.

Klinik Hirndruckzeichen mit Übelkeit, morgendlichem Erbrechen im Schwall, Singultus, Nackensteife, Okulomotoriusparese und zunehmender Eintrübung bis zum Koma.

Diagnostik Im CCT und MRT Nachweis der aufgeweiteten inneren Liquorräume und der möglichen Ursache (Blutung, Infarkt oder Tumor).

Therapie

- Bohrlochtrepanation, externe Ventrikeldrainage in geschlossenes System bei akutem Verschluss (Notfall!).
- Operative Entfernung von Tumoren, Gefäßfehlbildungen oder Zysten.
- Entlastungskraniotomie bei großen Infarkten oder Blutungen der hinteren Schädelgrube mit Liquoraufstau.
- Shuntimplantation (z.B. Spitz-Holter-Ventil, Hakim-Shunt; ☞ Abb. 13.2).

13.5.3 Shuntimplantation

Shuntbestandteile

Ventrikelkatheter: Wird über ein Bohrloch in das Frontalhorn des Seitenventrikels implantiert.
Pumpen- und Ventilteil: Schwellendruck des Ventils ist einstellbar und verhindert den Rückfluss. Funktionskontrolle durch die Ballonpumpe (meist hinter dem Ohr): der Ballon muss sich nach Ausdrücken schnell wieder füllen. **Cave:** Häufiges Ausprobieren führt zum Ventrikelunterdruck.
Herz- und Peritonealkatheter: Leitet den Liquor in die V. cava sup., den linken Vorhof oder den Peritonealraum ab.

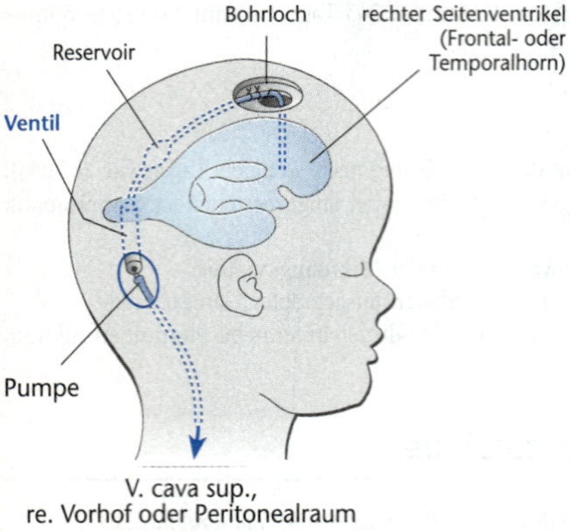

Abb. 13.2 Ventrikelshunt

Shuntkomplikationen

Ursachen

- Verstopfung des Ventrikelkatheters (durch Blut oder Eiweiß) oder des Peritonealkatheters (durch Netz).
- Unterdruckbedingte Hirnblutung durch Ventilüberfunktion (falsch eingestellt) oder durch zu häufiges Betätigen der Ballonpumpe.
- Funktionsstörung durch Wachstum des Kindes.
- Infektion mit Ventrikulitis und Meningitis.

Klinik

- Hirndruckzeichen (☞ 3.2): Kopfschmerzen, Erbrechen, Singultus.
- Meningismus, Fieber, Leukozytose.
- Fokal neurologische Ausfälle.

Diagnostik CCT.

Therapie Veränderung der Shunt-Einstellung oder Shunt-Wechsel durch Neurochirurgen.

Schädigungen des peripheren Nervensystems

14

Inhalt

Christian Bischoff _ Jürgen Klingelhöfer

492 **14.1 Nervenläsionen**
492 14.1.1 Ätiologie und Einteilung
494 14.1.2 Leitsymptome
494 14.1.3 Diagnostik
494 14.1.4 Therapie
496 14.1.5 Nervenschäden im Schulterbereich
500 14.1.6 Nervenschäden der oberen Extremität
510 14.1.7 Nervenschäden in Becken und Leiste
513 14.1.8 Nervenschäden der unteren Extremität
519 14.1.9 Läsionen der Rumpfnerven
520 **14.2 Plexusläsionen**
520 14.2.1 Leitsymptome
523 14.2.2 Differenzialdiagnosen
524 14.2.3 Läsionen des Plexus cervicobrachialis
529 14.2.4 Läsionen des Plexus lumbosacralis
531 **14.3 Spinale Wurzelkompressionssyndrome**
531 14.3.1 Ätiologie
531 14.3.2 Leitsymptome
533 14.3.3 Diagnostik und Differenzialdiagnosen
534 14.3.4 Zervikale Wurzelkompressionssyndrome
535 14.3.5 Zervikale Myelopathie
536 14.3.6 Thorakale Bandscheibenvorfälle
537 14.3.7 Lumbale Wurzelkompressionssyndrome
539 14.3.8 Cauda-equina-Syndrom
540 14.3.9 Neurogene Claudicatio intermittens
540 14.3.10 „Postdiskektomiesyndrom"
541 **14.4 Polyneuropathien (PNP)**
541 14.4.1 Leitsymptome und Differenzialdiagnosen
543 14.4.2 Diagnostik
545 14.4.3 Allgemeine Behandlungsmaßnahmen
545 14.4.4 PNP bei Stoffwechselerkrankungen
547 14.4.5 Exotoxische Polyneuropathie
549 14.4.6 Polyneuropathie bei neoplastischen Prozessen
549 14.4.7 Polyneuropathie bei Infektionen
550 14.4.8 Vaskulitische Polyneuropathie (und Kollagenosen)
551 14.4.9 Hereditäre Polyneuropathie (HSMN)
552 **14.5 Polyradikulitis**
552 14.5.1 Akutes Guillain-Barré-Syndrom (GBS)
553 14.5.2 Chronisches GBS
554 14.5.3 Multifokale motorische Neuropathie

Läsion der Hirnnerven ☞ 4.2.3

14.1 Nervenläsionen

14.1.1 Ätiologie und Einteilung

Ursachen von Nervenschäden

Scharfe Gewalteinwirkung: Schnitt-, Stich-, Schussverletzungen führen immer zu einer Kontinuitätsunterbrechung des Nerven (Neurotmesis, ☞ unten), evtl. in Kombination mit Druck- und Traktionsschädigung.
Kurzzeitige akute Druckeinwirkung: z.B. Peroneusparese bei übereinander geschlagenen Beinen, Folge ist ein umschriebener, meist gut reversibler Leitungsblock.
Länger dauernde Druckeinwirkung: z.B. Lagerungsschäden in Narkose oder Schlafdrucklähmungen des N. radialis unter Alkoholeinfluss; Neurapraxie und axonale Schädigung (Axonotmesis, ☞ unten).
Chron. Nervenkompression: z.B. endogenes Engpasssy., Nerventumoren, metastatische Infiltrationen (Hodgkin-Lymphom, lymphatische Leukämie, Myelom), Bandscheibenprolaps oder Strahlenfibrose. Anfänglich Leitungsblock, nachfolgend De- und Remyelinisierungsprozesse, gleichzeitig De- und Regenerationsprozesse bei axonaler Schädigung.
Traktionsschaden: Meist traumatische Zerrungs- und Dehnungsschädigung mit Veränderung über eine längere Strecke, u.U. auch entfernt vom Ort der Gewalteinwirkung. Meist Komb. aus Neurapraxie, Axonotmesis und Neurotmesis (☞ unten). Gleichzeitig können weitere Schädigungen an anderen Orten auftreten. Bei Motorradunfällen mitunter neben einer Armplexuszerrung zusätzlich Wurzelausrisse und Schädigungen peripherer Nerven.
Ischämische Schädigung: Durch Verletzung oder Thrombose der Vasa nervorum. Selten isoliert, meist in Kombination mit anderen Schädigungsformen.

Kompartmentsyndrom

Druckanstieg in einem Faszienraum der Extremitäten (meist Tibialis-anterior-Loge mit Läsion des N. peroneus oder Unterarmbeugerloge) mit Kompression von Kapillaren und Venen. Minderdurchblutung und hypoxisches Ödem führen zu Muskelnekrose, sek. bindegewebigem Umbau, Kontrakturentwicklung und komb. ischämischer und druckbedingter Nervenläsion.
Ätiol.: Schwellung durch Überbelastung, Hämatom, Weichteiltrauma, Arterienverschluss, Thrombose, Fraktur, OP-Folge.
Klinik: Schmerz, Schwellung und livide Verfärbung der Haut, druckschmerzhafte Muskulatur, Sensibilitätsminderung, Paresen der betroffenen Muskeln, später Kontrakturen.
Diagn.: Klinisch! Im EMG keine Einstich- und Willküraktivität. Druckmessung im betroffenen Kompartment.
Ther.: Notfallmäßig großzügige Faszienspaltung! Hautnaht erst nach Abschwellung.
Prognose: Bei Faszienspaltung innerhalb von 12 h günstig, sonst irreversible Schäden.

Klassifikation nach Seddon

Neurapraxie

Vorübergehende Blockade der Nervenleitung ohne morphologisch fassbare Schädigung des Axons, allenfalls fokale (segmentale) Demyelinisierung.

Ätiol.: Meist Drucklähmungen (N. radialis im Schlaf oder N. peroneus bei Übereinanderschlagen der Beine).

Diagn.: Neurographisch auch 6 Tage nach der Läsion normale elektrische Erregbarkeit des Nervenabschnittes distal des Schädigungsortes, Amplitudenreduktion oder Ausfall der motorischen Antwort nach Stimulation proximal des Läsionsortes als Zeichen eines kompletten bzw. inkompletten Leitungsblocks (auch nach 12–14 Tagen keine EMG-Denervierungsaktivität in der paretischen Muskulatur).

Prognose: Günstig. Komplette Rückbildung innerhalb von h bis Mon. je nach Dauer und Schwere der Druckeinwirkung.

Axonotmesis

Kontinuitätsunterbrechung des Axons bei erhaltenen Hüllstrukturen mit nachfolgender Waller-Degeneration des Nervenabschnitts distal der Schädigungsstelle (Untergang der Axone und Auflösung der Markscheide).

Ätiologie: Lang anhaltender Druck, Traktionsschaden.

Diagn.: Erlöschen der elektrischen Erregbarkeit des Nerven distal der Schädigungsstelle 4–6 Tage nach der Läsion. Im EMG nach 12–14 Tagen path. Spontanaktivität (☞ 2.2.4). Nach Wiederaussprossung des Nerven elektromyographisch nachweisbare Reinnervationspotenziale. Der Zeitpunkt der Reinnervation hängt von der Distanz zwischen der Läsionsstelle und dem betroffenen Muskel ab.

Prognose: Günstig bei distalen Läsionen, schlechter bei oberer Plexusläsion. Entlang der erhaltenen Hüllstrukturen kann der Nerv mit 1–3 mm tägl. aussprossen. Damit u.U. vollständige Restitution möglich. Durch Fehlaussprossungen bei Reinnervation evtl. funktionelles Defizit.

Neurotmesis

Komplette Durchtrennung der Nervenfaser einschließlich der Hüllstrukturen, Dehiszenz der Nervenenden und Waller-Degeneration.

Ätiol.: Schnitt- und Schussverletzungen.

Diagn.: Aufgrund des Verletzungsmechanismus. Im EMG in den ersten Mon. nicht von einer Axonotmesis zu unterscheiden, auch nach Mon. keine Reinnervation.

Ther.: Frühe Sekundärnaht.

Prognose: Ungünstig. Aufgrund der Dehiszenz und der fehlenden Leitstrukturen ist keine spontane Restitution möglich, häufig Neuromentwicklung.

Kombinationstyp

Häufigste Form, meist verschiedene Schweregrade oder Teilstörungen nebeneinander.

Unterschiedlich schnelle und vollständige Regeneration. Abhängig vom Verteilungsmuster und vom prozentualen Anteil der schwersten Schädigungsform. Ungünstig sind proximal gelegene Läsionen wegen der langen Regenerationsstrecke, nach mehr als 18 Mon. Innervationsunterbrechung meist irreversible Strukturveränderungen des Muskels.

14.1.2 Leitsymptome

- Parese (☞ 4.3): Akute schlaffe Paresen sprechen für eine vollständige traumatische Nervenläsion, isolierte Ausfälle der MER möglich, Atrophien beginnen nach etwa 2–3 Wo.
- Sensibilitätsausfall (☞ 4.9): Meist gut abgegrenzt, auf das Versorgungsgebiet des jeweiligen Nerven, der Wurzel bzw. des Plexusabschnittes zu beziehen.
- Sensible Reizerscheinung (☞ 4.9.1): Parästhesien sprechen für ein Kompressionssy.
- Schweißsekretionsstörung im Versorgungsgebiet des verletzten Nerven.

14.1.3 Diagnostik

! Bei allen Verletzungen mit V.a. peripher neurogene Schädigungen unbedingt vor OP oder Reposition eingehende neurologische Untersuchung mit Befunddokumentation!

Anamnese Hergang des Traumas, vorausgegangene Frakturen (Radialis-Spätlähmungen), Alkohol- und Drogenanamnese (bei Schlafdrucklähmung), berufliche Belastung mit wiederkehrenden Bewegungen, Familienanamnese.

Untersuchung

- Inspektion: z.B. Atrophie, Wundinspektion, trophische Störung (Nagelwachstum).
- Klinische Untersuchung (☞ 1.1; 1.3), immer prüfen: Aktive und passive Beweglichkeit, Kraft, Berührungs- und Schmerzsensibilität, MER, periphere Pulse.
- Rö: Bei V.a. knöcherne Verletzung.
- EMG: In der Akutphase außer beim Kompartmentsy. nicht sinnvoll, da sich elektromyographisch nachweisbare Veränderungen frühestens 12–14 Tage nach der Verletzung einstellen.

14.1.4 Therapie

Konservative Therapie

Vermeidung von Sekundärschäden, Anregung der Regeneration, Erlernen von Ersatzbewegungen.

Indikationen

- Prim. inkomplette motorische und sensible Ausfälle.
- Klinisch komplett imponierende Schädigungen, wenn im EMG MAP nachweisbar sind.
- Neurapraxien, wenn die elektrische Erregbarkeit der motorischen Antwortpotenziale distal der Verletzung > 6 Tage nach der Schädigung noch erhalten ist.
- Axonotmesis, wenn im EMG Reinnervationspotenziale zu einem Zeitpunkt zu registrieren sind, an dem der Nerv bei 1 mm Aussprossung tägl. den Zielmuskel wieder erreicht haben muss.
- Postop. Nachbehandlung.
- Proximal gelegene Störungen mit weiter Regenerationsstrecke, z.B. obere Armplexusläsionen oder Läsionen des Peroneusanteils des N. ischiadicus, sowie zeitlicher Abstand zur Nervenläsion < 1,5 J., da danach strukturelle Umbauvorgänge der Muskulatur keine erfolgversprechende Reinnervation mehr erwarten lassen.

Prinzip

- Lagerung: Gelenke in Mittelstellung zur Kontrakturprophylaxe. Ruhigstellung der Extremität mit einer Schiene, z.B. Abduktionsschiene bei Armplexusläsion.
- Prophylaxe von Sekundärschäden: z.B. Peroneusschiene zur Spitzfußprophylaxe, Polsterung von sensibel und trophisch gestörten Hautbezirken zur Ulkusprophylaxe.
- Druckentlastung des Nervs: z.B. volare Unterarmhandschiene bei Karpaltunnelsy. (☞ 14.1.6). Abpolsterung des Ellenbogens bei Ulnarisrinnensy. (☞ 14.1.6), Stufenbettlagerung bei lumbaler Radikulopathie.
- Prophylaxe von Kontrakturen: Passives Durchbewegen bei plegischen und hochgradig paretischen Muskeln mehrmals tägl. (durch Physiotherapeuten und Pat.).

Durchführung

Physiotherapie Auch bei geringgradigen Paresen, um falsche Bewegungsmuster zu vermeiden.
- Aktive Übungsbehandlung zur Regenerationsförderung und Kräftigung der Muskulatur.
- Bei irreversiblen Läsionen Erlernen von Ersatzbewegungen evtl. in Kombination mit Hilfsmitteln.
- Reizstrombehandlung: Nutzen umstritten; nur bei vollständig denervierten Muskeln zur Prophylaxe der Atrophie. Beim Auftreten klinischer oder elektromyographischer Reinnervationszeichen sollte die Behandlung unverzüglich beendet werden.
- Kryother.: Eisauflage für 15–20 Min. auf schmerzhafte Gelenke zur Vorbereitung der krankengymnastischen Übungsbehandlung.

Hilfsmittel

- Funktionsverbesserung: Bei irreversiblen Ausfällen, z.B. Greifapparate, spezielles Besteck.
- Unterstützung der Behandlung: Bei reversiblen Ausfällen, z.B. Peroneusschiene zur Gangverbesserung, kurzzeitige Anwendung einer Halskrawatte zur Vermeidung schmerzhafter Bewegungen bei HWS-Sy.; evtl. in Kombination mit Ersatz-OP.

Medikamentöse symptomatische Therapie Chron. Schmerzzustände ☞ 26.1.

! Förderung der Regeneration medikamentös nicht möglich. Vitamin B nur bei nutritiv bedingten Nervenläsionen.

Parästhesien: α-Liponsäure 600 mg tägl. in einer Kurzinfusion für 2 Wo. (z.B. Thioctacid®), anschließend 3 × 200 mg p.o., Carbamazepin z.B. 2 × 300–600 mg ret. tägl. p.o. (z.B. Timonil®, NW ☞ 9.1.2), Amitriptylin 50–75 mg tägl. (z.B. Saroten ret.®) Dosis langsam steigern.
Diabetische PNP: Gabapentin bis 3 × 800 mg tägl. p.o. (Neurontin®).
Muskelkrämpfe: Magnesium 300 mg tägl. p.o. (z.B. Magnesium Diasporal®), Chinin 200 mg tägl. p.o. (z.B. Limptar®).
Schmerzhafte Muskelverspannungen: Muskel relaxierende Behandlung, z.B. mit Flupiritin 3 × 100 mg tägl. p.o. (z.B. Trancopal Dolo®) oder Diazepam 3–4 × 5–10 mg tägl. p.o. (z.B. Valium®). Bei entzündlich bedingten Veränderungen NSAID, z.B. Diclofenac 3 × 50 mg als magensaftresistente Tbl. oder Supp. (z.B. Voltaren®) oder Rofecoxib 12,5–25 mg tägl. (z.B. VIOXX®). Daneben sind Antidepressiva wie Amitriptylin 25–75 mg retard p.o. zur Nacht (z.B. Saroten®) oder Clomipramin 100–150 mg tägl. p.o., Dosis langsam steigern, (z.B. Anafranil®) hilfreich.
Nervenschmerzen: Peripher wirkende Analgetika nach Zeitplan z.B. Paracetamol 1000 mg alle 6–8 h p.o. (z.B. ben-u-ron®) oder ASS 500–1000 mg alle 6–8 h (z.B. Aspirin®). Wenn nicht aus-

reichend, Kombination von Paracetamol mit Kodein sinnvoll (z.B. Nedolon® P 4 × 1–2 Tbl.). Bei Therapieresistenz zentral wirkende Analgetika wie Tramadol 50–100 mg alle 4–6 h p.o. (z.B. Tramal®) oder Buprenorphin Sublingualtbl. alle 6–8 h (Temgesic®). **Cave:** Wegen Gewöhnung nur kurzfristig anwenden.
Nervenblockaden: Bei endogenen Kompressionssy. 6- bis 10-malige Lokalanästhetika-Infiltration am Schmerzpunkt mit Carbosthesin 0,5% zur Diagnosesicherung und Ther.

Operative Therapie

Indikationen

- Alle Nervendurchtrennungen.
- Knöcherne oder Weichteilbegleitverletzungen in Nervennähe, die eine Kontinuitätsunterbrechung wahrscheinlich machen.
- Ausbleiben von klinischen oder elektromyographischen Reinnervationszeichen 3–6 Mon. nach klinisch kompletter Nervenverletzung.
- Sek. Verschlechterung: Entwicklung einer Nervenläsion nach OP (Nervenverletzung) oder Progredienz der Läsion nach einem längeren Zeitraum (bindegewebige Umbauung).
- Zunehmende sensomotorische Ausfälle bei akuten (z.B. Cauda-equina-Sy.) oder chron. Nervendruckschädigungen (z.B. Karpaltunnelsy.).
- Akute Nervenkompressionen mit rasch progredienten Paresen, z.B. durch Hämatome oder Weichteilschwellungen.

Durchführung

OP-Vorbereitung: Befunddokumentation, neurophysiologische Diagn.
Verfahren

- Mikroskopische Nervennaht: Primärnaht bei unkomplizierten Verletzungen und aseptischen Wundverhältnissen, ansonsten Sekundärnaht nach 3–6 Wo. Spannungsfreie Adaptation einzelner Nervenfaszikel, evtl. autologe Nerveninterponate (Spendernerv: N. suralis, R. superficialis n. radialis).
- Neurolyse: Entfernung des fibrotischen Gewebes, wenn der Nerv bei erhaltener Kontinuität durch epineurales Narbengewebe oder von Hämatomen komprimiert wird.
- Ersatz-OP: Sehnentranspositionen, Muskelverlagerungen, Muskelfixierung.

Nachbehandlung: KG, klinische und elektromyographische Kontrollen alle 6–8 Wo., um Reinnervation zu erfassen.

14.1.5 Nervenschäden im Schulterbereich

! Viele Nervenschädigungen im Schulterbereich sind kombinierte Läsionen des Plexus brachialis (☞ 14.2.3).

Läsion des N. accessorius (XI. Hirnnerv)

(ICD-10 G52.8) Rein motorischer Nerv, Aufteilung in die beiden Endäste nach Austritt aus der Schädelbasis. Der distale Anteil versorgt den M. trapezius, der proximale Teile des M. sternocleidomastoideus.

Ätiologie OP im seitlichen Halsdreieck (häufigste Ursache), z.B. Lk-Biopsie, Neck dissection, Halsfistel-OP, Punktion der V. jugularis. Tumoren im Bereich der hinteren Schädelgrube und der Schädelbasis, Fraktur der Schädelbasis durch das Foramen jugulare, neuralgische Myatrophie (☞ 14.2.3), stumpfe Gewalteinwirkungen im seitlichen Halsdreieck, radiogene Spätlähmungen nach Bestrahlung von Halstumoren.

Klinik

- Atrophie der oberen Anteile des M. trapezius mit Schultertiefstand und Scapula alata: Verlagerung des Angulus lateralis nach lateral und kaudal, der mediale Schulterblattrand steht von der Mittellinie ab.
- Durch die Schulterfehlstellung kann der Arm nicht mehr komplett eleviert und abduziert werden, dadurch Behinderung von Überkopfarbeiten, nach längerer Zeit Schulterschmerz und Schweregefühl des Arms.
- Nur geringe Beeinträchtigung der Kopfdrehung zur Gegenseite bei Ausfall und Atrophie des M. sternocleidomastoideus, da diese Funktion von den tiefen Halsmuskeln aufrechterhalten wird.
- Kein sensibles Defizit.

Diagnostik Rö (Schädelbasis), CCT der hinteren Schädelgrube bei Fraktur- oder Tumorverdacht, Hals-MRT bei Tumorverdacht und unauffälligem CCT.

Differenzialdiagnosen Asymmetrisch beginnende Muskelatrophie im Schultergürtelbereich, andere Formen einer Scapula alata.

Tab. 14.1 Formen der Scapula alata

Ursache	Stellung in Ruhe	Zunahme bei Armabduktion	Zunahme bei Armelevation
Serratusparese (N. thoracicus longus)	Medialstellung der Scapula, Angulus inferior mittellinien-nah	Gering	Deutlich
Trapeziusparese (N. accessorius)	Lateralstellung der Scapula, abstehender medialer Skapula-rand	Deutlich	Fehlt
Rhomboideusparese (N. dorsalis scapulae)	Lateralstellung der Scapula, Angulus inferior lateralverlagert, schlechte Schulterblattfixierung	Fehlt	Fehlt

Therapie Nervennnaht evtl. mit autologer Nerventransplantation bei iatrogener Nervendurchtrennung. Je früher die OP durchgeführt wird, desto besser ist die Progn. OP spätestens 2 J. nach der Läsion. Bei Versagen der Nervennaht evtl. Ersatz-OP mit Lateralverlagerung des M. rhomboideus unter den Ansatz des M. infraspinatus.

Läsion des N. suprascapularis

(ICD-10 G56.8) Rein motorischer Nerv, versorgt die Mm. infra- und supraspinatus.

Ätiologie Häufig bei oberer Armplexusläsion (☞ 14.2.3), neuralgischer Myatrophie (☞ 14.2.3). *Incisura-scapulae-Sy.:* Chron. Kompressionssy. (Engpasssy.) des Nerven in der Incisura scapulae bei wiederholtem Zug des Armes nach vorne, besonders bei Volleyball- oder Tennisspielern. Frakturen des Collum scapulae, stumpfe Traumen im Schulterbereich, Stich- oder Schussverletzung.

Klinik und Diagnostik Sek. Schmerzen im Schultergelenk durch veränderte Biomechanik, Atrophie der Mm. supra- und infraspinatus. Bei Veränderungen im Bereich der Spina scapulae u.U. isolierter Ausfall des M. infraspinatus, Läsionsort hinter der Abzweigung des Astes zum M. supraspinatus.
Schwäche der ersten 15° der Armabduktion und der Außenrotation des Arms in der Schulter. Untersuchung bei adduziertem Unterarm und Beugung im Ellenbogengelenk um 90°.

Differenzialdiagnosen Sehnenrupturen der Rotatorenmanschette mit Spontanschmerz, Schmerz bei Armabduktion, unauffälligem EMG, dennoch evtl. Inaktivitätsatrophie.

Therapie
- Nervennaht und Nerventransplantation (☞ 14.1.4) bei Durchtrennung.
- Vermeiden der auslösenden Situation und ggf. operative Revision mit Spaltung des Lig. transversum scapulae sup. und Neurolyse (☞ 14.1.4) bei Incisura-scapulae-Sy.
- KG bei neuralgischer Myatrophie.

Läsion des N. thoracicus longus

(ICD-10 G56.8) Versorgt motorisch den M. serratus ant. Aufgrund des langen Verlaufs zählen isolierte Ausfälle zu den häufigsten Nervenläsionen im Schulterbereich.

Ätiologie Lokale Druckeinwirkung durch Tragen von Lasten (Rucksacklähmung), Thoraxverbände, Abduktionsschienen, Sturz auf die Schulter. Zerrungsschädigung bei heftigen, ausholenden Schulterbewegungen, wie Axtschlägen oder Boxhieben. Iatrogen bei axillärer Lk-Entfernung, transaxillärer Resektion der ersten Rippe und Thorakotomie, durch ungepolsterte Schulterstützen bei OP, z.B. in Trendelenburg-Position. Neuralgische Myatrophie (☞ 14.2.3).

Klinik und Diagnostik Scapula alata mit Abstehen des medialen Randes der Scapula vom Thorax in Ruhestellung. Wegen der Fehlhaltung sek. Schmerzen und Belastungsinstabilität im Schultergelenk.
Annäherung des Angulus inferior an die Mittellinie und Drehung des Akromions nach kaudal-lateral bei Armelevation. Zunahme der Schaukelstellung bei Elevation des Armes nach vorne und bei Stemmen der Arme gegen eine Wand.

Differenzialdiagnosen Andere Formen der Scapula alata (☞ Tab. 14.1), Beginn einer progressiven Muskeldystrophie, Serratussehnenruptur bei rheumatoider Arthritis.

Therapie Bei anhaltender Beeinträchtigung durch Schulterblattinstabilität Fixation des medialen Randes mit Faszienstreifen an der 9. Rippe oder dynamische Korrektur mit Muskelfixation (Mm. pectoralis oder latissimus dorsi).

Prognose Günstig, bei nicht traumatischen Formen Rückbildung innerhalb von 2 J.

Läsion des N. axillaris

(ICD-10 G56.8) Versorgt motorisch die Mm. deltoideus und teres minor sowie sensibel die Außenfläche der Schulterwölbung.

Ätiologie

- Trauma: Vordere untere Schultergelenksluxation, Fraktur des Collum chirurgicum humeri, stumpfes Schultertrauma.
- Iatrogen: Repositionsversuch nach Schultergelenksluxation (deshalb neurologische Untersuchung vor dem Repositionsversuch mit Dokumentation!), Lagerungsdruckschädigung in Narkose bei mangelhafter Abpolsterung des Armes.
- Drucklähmungen bei Schlaf in Bauchlage mit elevierten und über dem Kopf gebeugten Armen (meist unter Alkohol- oder Medikamenteneinfluss).
- Neuralgische Myatrophie (☞ 14.2.3).

Klinik und Diagnostik Parese der Elevation, Abduktion und Zirkumduktion des Armes nach hinten. Die ersten 15–30° der Abduktion erfolgen durch den M. supraspinatus und sind somit möglich. Sofern die übrigen Schultergürtelmuskeln intakt sind, können die Paresen weitgehend ausgeglichen werden (auf Kompensationsbewegungen achten!). Atrophie des M. deltoideus mit hervorstehendem Akromion und Humeruskopf. Sensibilitätsstörung im Versorgungsgebiet des N. cutaneus brachii lateralis sup. über der lateralen Schulterwölbung bei proximaler Läsion des N. axillaris.

Differenzialdiagnosen **Ruptur der Rotatorenmanschette:** Spontanschmerz, keine path. Spontanaktivität im EMG, Diskrepanz zwischen normalem Rekrutierungsverhalten der Willkürpotenziale im EMG (☞ 2.2.4) und fehlender Kraftentfaltung bzw. fehlendem Bewegungseffekt.
Frozen-shoulder-Sy. bzw. arthrogene Inaktivitätsatrophie: schmerzhafte Bewegungseinschränkung der Schulter als „painful arc" bei Abduktion von 60–120°, keine Sensibilitätsstörung. Im EMG keine path. Spontanaktivität und normale MAP.
Progressive Muskeldystrophie (☞ 15.5): Keine Sensibilitätsstörung, progredienter Prozess, myopathisches Muster im EMG.
ALS: Proximal beginnende Form (☞ 13.1.1).
Ruptur der Sehne des M. deltoideus: Normales EMG!

Therapie

- Entlastung des Armes in einer Schlinge, sonst Gefahr einer Gelenküberdehnung.
- Frühzeitige aktive und passive KG zur Vermeidung von Kontrakturen und Gelenkveränderungen.
- Neurolyse oder Nervennaht mit Nerventransplantation bei traumatischer Läsion und Ausbleiben einer Reinnervation binnen 6–8 Wo.
- Schulterarthrodese bei irreversiblen Schädigungen und erfolgloser Nervennaht. Ersatz-OP nicht erfolgreich.

14.1.6 Nervenschäden der oberen Extremität

Läsion des N. musculocutaneus

(ICD-10 G56.8) Versorgt motorisch die Mm. coracobrachialis, biceps brachii und brachialis sowie sensibel als N. cutaneus antebrachii lateralis die radiale Unterarmbeugeseite.

Ätiologie Im Rahmen von Armplexusschädigungen (☞ 14.2.3) und neuralgischer Myatrophie (☞ 14.2.3). Iatrogen während OP (ventraler Zugang zum Schultergelenk bei OP einer habituellen Schulterluxation und beim Zugang zum Humerus) oder durch fehlerhafte Lagerung (Abduktions- und Außenrotationsstellung des Arms) in Narkose. Selten isoliert bei Schnitt- oder Stichverletzungen, sehr selten bei stumpfem Schultertrauma, Schulterluxation und Humerusfraktur.

Klinik und Diagnostik Supinationsschwäche bei gebeugtem Unterarm. Inkomplette Parese der Unterarmbeugung. Prüfung bei supiniertem Unterarm, da die Unterarmbeugung in halb pronierter Stellung durch den M. brachioradialis erfolgt. Schwäche der Armelevation bei Schädigung vor Abgang des Astes zum M. coracobrachialis. Umschriebenes Sensibilitätsdefizit an der Radialseite des proximalen Unterarms.

Therapie Prim. oder sek. Nervennaht bei Schnittverletzung. Ersatz-OP mit Transposition des M. latissimus dorsi oder des M. pectoralis bei irreversibler Schädigung.

Prognose Gute Regenerationstendenz.

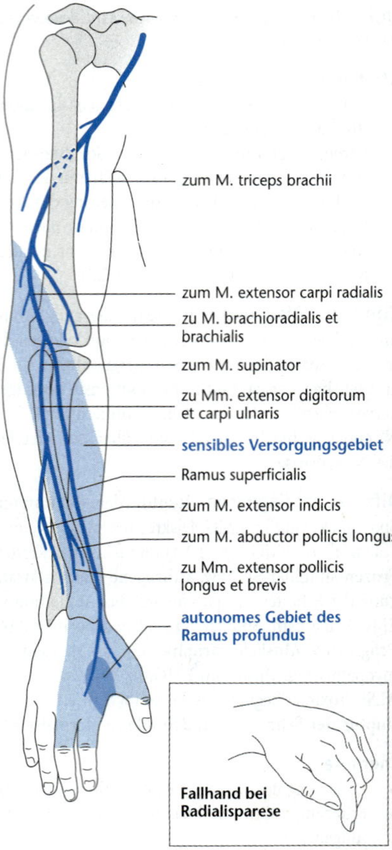

Abb. 14.1 N. radialis: Verlauf, Innervationsgebiet und Fallhand bei Parese

Läsion des N. radialis

(ICD-10 G56.3)

! Radialisschädigungen sind bei Revisions-OP und Metallentfernungen nach Humerusfraktur häufiger als beim Ersteingriff. Bei sensiblen Läsionen folgt häufig ein chron. Schmerzsy. oder eine sympathische Reflexdystrophie (☞ 5.2.2).

Klinik **Leitsymptom:** Fallhand und Fallfinger, Parese der Handextension und der Fingerstreckung im Grundgelenk.

Diagnostik

- Klinisch: Prüfung von Kraft und Sensibilität, TSR, RPR. Druckschmerz unterhalb des Epicondylus radialis humeri als Hinweis auf ein Supinatorlogensy.
- Rö: Nachweis einer Fraktur, Dislokation oder Luxation, bei länger zurückliegenden Verletzungen zum Ausschluss einer Kallusbildung.
- CT: Bei V.a. Neurom, Fibrom, intramuskuläres Hämatom.
- Neurophysiologie: Bestimmung des Schädigungsortes mit fraktionierter motorischer Neurographie (☞ 2.2.3), z.B. bei einem Supinatorlogensy. Verlängerung der Überleitungszeit zu den Fingerextensoren bei Stimulation am Oberarm. EMG. Sensible Neurographie des Ramus superficialis n. radialis.

! **Merke**

- Eine Schwäche der Streckung im Mittel- und Endgelenk der Finger wird nicht durch eine Radialisparese, sondern durch eine Schwäche der vom N. ulnaris versorgten Mm. interossei und lumbricales hervorgerufen!
- Die Fingergrundgelenke können bei Radialisparese nicht mehr fixiert werden. Daher Fingerspreizung (Ulnarisfunktion) nur nach passiver Streckung der Fingergrundgelenke untersuchen, sonst ist die Fingerspreizung scheinbar abgeschwächt.

Tab. 14.2 Lokalisation, Ursachen und Klinik einer Radialisparese

Schädigungsort	Ursachen	Sensible Ausfälle	Motorische Ausfälle	Reflexe und andere Befunde
Axilla	Krückenlähmung, Gipsverband, Verletzungen	R. cutaneus antebrachii posterior	Fallhand, Armstreckerparese, Unterarmbeugerparese in Mittelstellung zwischen Pro- und Supination	TSR und RPR ↓
Oberarm	Humerusschaftfrakturen, Metallentfernungen, Druckläsionen (Lagerung in Narkose, Parkbanklähmung), Tourniquetlähmung, Gipsverbände	Spatium interosseum I des Handrückens (Versorgungsgebiet des Ramus superficialis n. radialis)	Fallhand, Parese der Unterarmbeugung in halber Pronationsstellung	Gubler-Schwellung am Handrücken, RPR ↓

Tab. 14.2 Fortsetzung

Schädigungsort	Ursachen	Sensible Ausfälle	Motorische Ausfälle	Reflexe und andere Befunde
Proximaler Unterarm	Radiusköpfchenluxation, Kallusbildung (Spätläsionen), Schnitt- und Stichverletzungen, Muskelüberbeanspruchung, Weichteilschwellung bei rheumatoider Arthritis, Lipom, Fibrom, Neurom, (Re-)Osteosynthese am Radius, Metallentfernung, Supinatorlogensy.* (selten)	Keine	Partielle Fallhand mit Fallfinger und Abduktionsschwäche des Daumens in der Handebene, Radialabweichung der Hand	
Distaler Unterarm	Spickung von Radiusfrakturen	Keine	Teilläsionen der Fingerstrecker	
Dorsale und radiale Kante des distalen Unterarms	Schnittverletzung, Shunt-OP, Spickung von Radiusfrakturen, Injektion, Punktion	Spatium interosseum I des Handrückens	Keine	
Radiale Daumenseite (Cheiralgia paraesthetica)	Chron. Druckschädigung durch Arbeitsinstrumente (Schere, Klemme)	Hypästhesie und Dysästhesie der dorsalen Daumenseite (Versorgungsgebiet des N. digitalis dorsalis)	Keine	

* Supinatorlogensy.: Läsion des R. profundus n. radialis, der die Finger- und Handstrecker versorgt; keine Sensibilitätsstörungen.

Differenzialdiagnosen

- Zentrale Prädilektionsparese: Im Gegensatz zur peripheren Parese ist eine Dorsalextension der Hand bei Faustschluss oder Umklammerung von Gegenständen möglich; MER ↑, Muskeltonus ↑, im Zweifelsfall CCT und MRT.
- Wurzelkompressionssy. C_7: Vertebralsy., Parese des M. pectoralis, radikulärer Sensibilitätsausfall D_2, D_3 (nicht am Daumen).

- Strecksehnenabriss: Besonders häufig des M. extensor pollicis longus.
- Kompartmentsy. der Loge der tiefen Vorderarmstrecker (☞ 14.1.1).
- Spinale Muskelatrophie (☞ 13.1.3): Keine Sensibilitätsstörung.
- Polyarthritis: Durch Abgleiten der Sehnen der langen Fingerstrecker wird ein Streckdefizit vorgetäuscht, das durch passives Halten der Sehne auf der Kuppe des Grundgelenks behoben werden kann.
- Epicondylitis humeri radialis: Im Gegensatz zum Supinatorlogensy. keine motorischen Ausfälle.

Therapie

Konservativ KG, Unterarmschiene mit Aufhängung der Finger im Grundgelenk zur Verbesserung der Greiffunktion und Kontrakturprophylaxe.

Operativ **Sofortige Revision:** Inspektion des Nervenverlaufs. Bei op. Frakturversorgung ggf. prim. Nervennaht. Bei Auftreten oder Progredienz nach einer Fraktur oder OP (bindegewebige Ummauerung des Nerven)!
Sek. Revision: Nach Ausbleiben von klinischen (Hoffmann-Tinel-Zeichen, ☞ 4.9.1; Rückgang der Parese) und elektromyographischen Regenerationszeichen 3–5 Mon. nach der Schädigung, z.B. im M. brachioradialis nach Druckläsion am Oberarm.

- Neurolyse: Bei Supinatorlogensy., wenn eine motorische Läsion nachgewiesen ist.
- Ersatz-OP: Nach erfolgloser Nervennaht zur Korrektur der Fallhand. Verlagerung der Mm. flexor carpi ulnaris, pronator teres und des oberflächlichen Mittelfingerbeugers auf die Streckseite. Gute Resultate bezüglich Handgelenksstabilität und Greiffunktion der Hand.

Läsionen des N. ulnaris

(ICD-10 G56.2) Versorgt motorisch die kleine Handmuskulatur bis auf die Mm. abductor pollicis brevis, opponens pollicis und lumbricales I, II sowie am Unterarm den M. flexor carpi ulnaris und den ulnaren Anteil des M. flexor digitorum profundus. Sensibles Versorgungsgebiet ☞ Abb. 14.2.

Innervationsanomalien
Aufgrund der variablen Innervation der Handbinnenmuskulatur ist die klinische und elektrophysiologische Diagn. mitunter erschwert:
All-ulnar-Hand: Selten, alle kleinen Handmuskeln werden vom N. ulnaris versorgt.
Martin-Gruber-Anastomose (10–20% der Bevölkerung): Unterarmanastomose mit Faserabgabe des N. medianus an den N. ulnaris.
Riche-Cannieu-Anastomose: Doppelversorgung der Thenarmuskeln über einen Anastomosebogen zwischen N. ulnaris und N. medianus in der Hohlhand.

Leitsymptome **Krallenhand** (☞ Abb. 14.2): Hyperextension der Finger im Grundgelenk und leichte Flexion in den Interphalangealgelenken mit Betonung an den Fingern 4–5, Abduktionsstellung der Finger 4–5, Daumen im Grundgelenk hyperextendiert. Muskelatrophien der Spatia interossea und des Hypothenars. *DD:* C_8-Sy. (☞ 14.3.2) ohne Hyperextension der Finger 4–5.
Froment-Zeichen (☞ Abb. 14.2): Kräftiges Festhalten eines Gegenstands (z.B. Papier) zwischen gestrecktem Daumen und Zeigefinger nicht möglich, Kompensation durch Flexion des Daumenendgliedes (N. medianus).

Tab. 14.3 Lokalisation, Ursachen und Klinik einer Ulnarisparese

Schädigungsort	Ursache	Befund
Hohlhand	Druckläsionen, Fahrradgriff, Instrumente, Krücken, Verletzungen, Schnitt, Stich	Rein motorische Schädigung mit variabler Ab- und Adduktionsparese der Finger 2–4, Adduktion des Daumens, Beugung der Grundphalangen 4–5, Streckung im Mittel- und Endgelenk Finger 4–5, Thenar- und Interosseusatrophie, Aussparung der Hypothenarmuskeln
Handgelenk	Loge-de-Guyon-Sy., Trauma (Schnitt, Stich, Handgelenksfraktur), arthrogene Veränderungen, Ganglion, Lipom	☞ Schädigung in der Hohlhand. Zusätzlich Hypothenaratrophie, Parese der Kleinfingerabduktion, Krallenhand, evtl. Sensibilitätsstörung Finger 4–5
Unterarm	Kubitaltunnelsy., Frakturen, chron. Druckschäden (selten), z.B. durch Gehstützen	☞ Schädigung am Handgelenk. Zusätzlich immer sensible Ausfälle der Finger 4–5 und des Ramus dorsalis n. ulnaris, Parese der Endgelenk-Beugung Finger 4–5
Ellenbogen	Druckläsionen (häufig, Ulnarisrinnensy.), Ellenbogenfraktur, suprakondyläre Humerusfraktur, Z.n. OP	Krallenhand, zusätzlich Parese der Beugung im Kleinfingerendgelenk und der ulnaren Handbeuger, sonst wie bei Schädigung am Unterarm
Oberarm	Trauma (Stich, Schnitt), Druckläsion durch Gipsverbände, Gehstützen, paralysie des amants, Processus supracondylaris, A.-brachialis-Aneurysma, Z.n. OP	

Loge-de-Guyon-Syndrom

Ätiol.: Kompression des N. ulnaris unter dem Ligamentum carpi palmare z.B. durch chron. Druckschädigung, entzündliche Weichteilprozesse, knöcherne oder muskuläre Anomalien, direktes Trauma.

Klinik: ☞ Tab. 14.4. Wechselnde Befunde; Sensibilität meist intakt.

Diagn.: Klinik. Verlangsamung der distal motorischen Latenz zum M. interosseus dorsalis manus I bei normaler Leitungszeit zum M. abductor digiti minimi. EMG. Rö-Handgelenk in 2 Ebenen (ossäre Deformität). CT bei V.a. Neurom oder Weichteiltumor.

Ther.: Konservative Behandlung und KG. OP bei Raumbeschränkung innerhalb der Loge de Guyon.

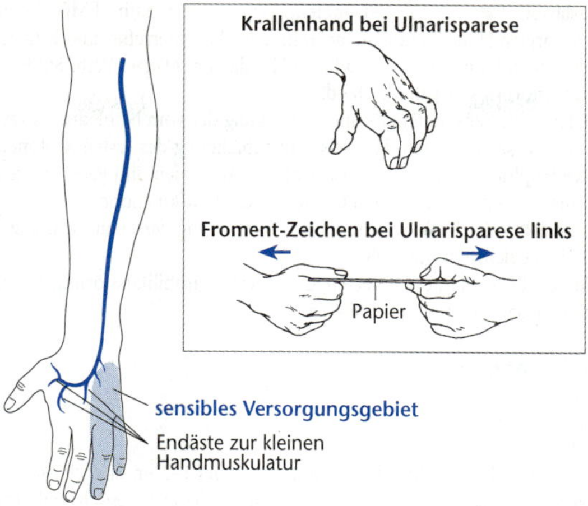

Abb. 14.2 N. ulnaris: Verlauf, Innervationsgebiet, Krallenhand und Froment-Zeichen

Ulnarisrinnensyndrom (Sulcus-ulnaris-Syndrom) **Ätiol.:** Chron. Mikrotraumatisierung des N. ulnaris im Sulcus n. ulnaris am medialen Ellenbogen z.B. durch Aufstützen der Arme (habituell, Arbeitsvorgänge, längere Bettlägerigkeit, Kachexie), Lagerungsfehler bei Narkosen, Jahre zurückliegende Ellenbogenfrakturen oder -luxationen (Spätparesen), arthrotische Veränderungen, direktes Trauma. Begünstigt durch anlagebedingte Luxation des N. ulnaris aus dem Sulcus ulnaris bei Ellenbogenbeugung in Richtung Epicondylus medialis.
Klinik: ☞ Tab. 14.4. Evtl. Hoffmann-Tinel-Zeichen (☞ 4.9.1) über dem Sulcus n. ulnaris. Palpation des Nerven im Sulcus während Beugung (Luxation, Auftreibung bei chron. Schädigung). Trophische Störungen und Schweißsekretionsstörung im hypästhetischen Areal.
Diagn.: Klinik. Fraktionierte Neurographie über dem Sulcus zum Nachweis eines Amplitudensprungs und/oder einer Verlangsamung der motorischen oder sensiblen NLG um mehr als 10 m/Sek. EMG (☞ 2.2.4). Rö-Ellenbogen in 2 Ebenen und Tangentialaufnahme des Sulcus. Ninhydrintest (☞ 1.1.12): Schweißsekretionsstörung.
Ther.: Konservativ bei fehlenden knöchernen Veränderungen und geringgradigen Paresen. Ellenbogen nicht aufstützen oder übermäßig beugen. Nächtliche Abpolsterung mit einem Schaumstoffpolster oder einer Ellenbogenröhre und Physiother. Neurolyse und evtl. Volarverlagerung des Nerven subkutan in die Ellenbeuge nur bei fortschreitenden Paresen unter konservativer Behandlung. Postop. Ruhigstellung für 14 Tage, anschließend KG.

Differenzialdiagnosen **Wurzelkompressionssy. C_8** (☞ 14.3.2): Sensibles Defizit auch an der Unterarminnenseite. Paresen und path. EMG der vom N. medianus versorgten Fingerbeuger und Handmuskeln. Trömnerreflex ↓. *Diagn.:* Rö-HWS in 3 Ebenen, EMG der Paravertebralmuskulatur, HWS-CT, normales sensibles Potenzial bei NLG.

Untere Plexusläsion (☞ 14.2.1): Atrophien, Paresen und path. EMG-Befunde der vom N. medianus versorgten Hand- und Unterarmmuskeln. Trömnerreflex und RPR ↓. Sensibilitätsstörungen auch am Unterarm und der radialen Handkante. *Diagn.:* Path. SSEP des N. ulnaris. Schweißsekretionsstörung der ganzen Hand.

ALS (☞ 13.1.1): Keine Sensibilitätsstörung! Beteiligung der vom N. medianus versorgten Muskeln, generalisierte Faszikulationen, Hinweise auf Schädigung des ersten Motoneurons.

Spinale Muskelatrophie (☞ 13.1.3): Meist bilaterale Atrophien und Paresen, die über eine Ulnarisstörung hinausgehen; keine Sensibilitätsstörungen. Faszikulationen.

Kompartmentsy. (☞ 14.1.1): Schwellung, livide Verfärbung der Haut, Schmerz. *Diagn.:* Elektrische Ruhe bei Nadeleinstich im EMG.

Syringomyelie (☞ 11.8): Starke Schmerzen, dissoziierte Sensibilitätsstörung, zusätzlich Pyramidenbahnzeichen an den unteren Extremitäten.

Läsion des N. medianus

(ICD-10 G56.1)

Leitsymptome

Schwurhand (☞ Abb. 14.4): Fehlende Beugung der Finger 1–3 im Endgelenk, weniger auch im Mittelgelenk (3 > 2) bei Faustschluss, fehlende Opposition des Daumens, laterale Thenaratrophie.

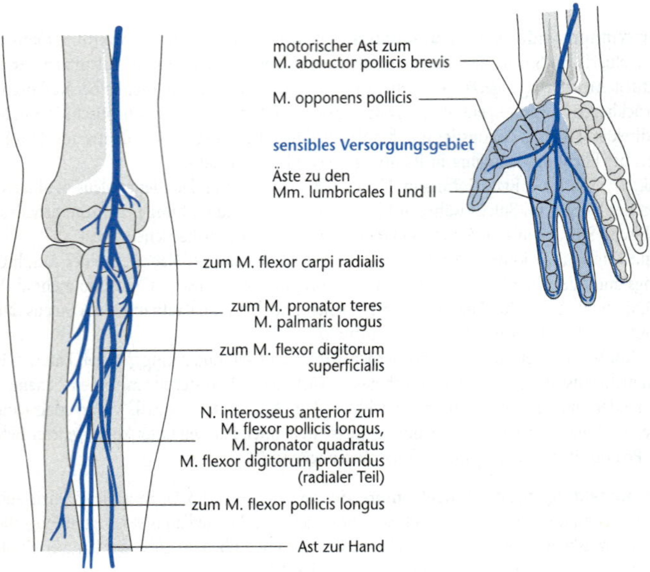

Abb. 14.3 N. medianus: Verlauf und Innervationsgebiet

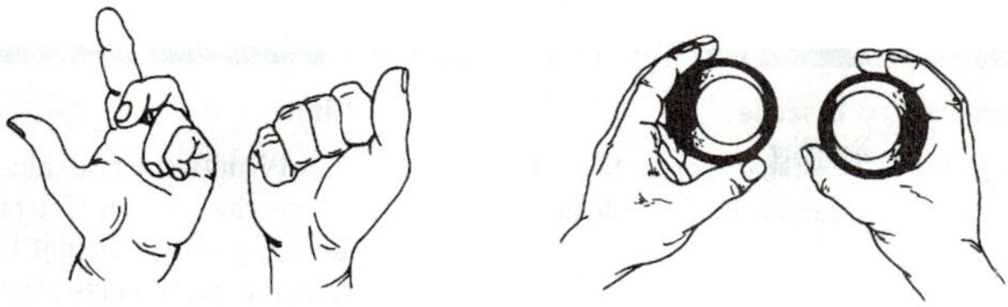

Schwurhand links Flaschen-Zeichen links

Abb. 14.4 Schwurhand und Flaschenzeichen bei Medianusparese

Flaschenzeichen (☞ Abb. 14.4): Umgreifen eines runden Gegenstands zwischen Daumen und Zeigefinger nicht möglich.

! Traumatische Läsionen des N. medianus gehen oft mit kausalgiformen Schmerzen und trophischen Störungen einher (☞ 5.2.2, sympathische Reflexdystrophie).

Tab. 14.4 Lokalisation, Ursachen und Klinik einer Medianusläsion

Schädigungsort	Ursache	Klinik
Hohlhand	Chron. Druckläsion (Fahrradgriff, Werkzeuge), Trauma (Stich, Schnitt), Hohlhandphlegmone	Rein motorische Störung mit Parese der Mm. abductor pollicis brevis und opponens pollicis, Daumenballenatrophie
Handgelenk	Karpaltunnelsy., Tendovaginitis, Diab. mell., Schwangerschaft, Ganglion, Hämatom, ossäre Veränderungen, rheumatoide Arthritis, Hypothyreose, persistierende A. mediana, AV-Fistel, Amyloidose, Akromegalie, Neurom, Paraproteinämie, Trauma, Stich, Schnitt, distale Radiusfraktur, Handwurzelknochenluxation	☞ Schädigung in der Hohlhand. Zusätzlich Sensibilitätsstörung der Finger 1–4 (☞ Abb. 14.3), Brachialgia paraesthetica nocturna, Hoffmann-Tinel-Zeichen, Parästhesien bei Dorsalflexion der Hand
Unterarm	Pronator-teres-Sy., Lacertus-fibrosus-Sy.	☞ Schädigung am Handgelenk. Zusätzlich Parese der langen Fingerbeuger, Druckdolenz am M. pronator teres, Schmerz und Parästhesie radialer Unterarm
	N.-interosseus-ant.-Sy.	Rein motorische Störung mit Parese der Mm. flexor pollicis, flexor digitorum profundus, pronator quadratus

Tab. 14.4 Fortsetzung

Schädigungsort	Ursache	Klinik
Ellenbogen	Trauma, Schnitt, Stich, Humerusfraktur, Punktionsfolge	Schwurhand bei Faustschluss, Pronationsschwäche des Unterarmes, Handbeugerschwäche mit Ulnarabweichung, Sensibilitätsstörung der Finger 1–4
Oberarm	Trauma, Schlafdrucklähmung, Anlageanomalien (Struther's Ligament, Processus supracondylaris), Krückenlähmung	
Axilla	Arterielle Punktion, Trauma	

Karpaltunnelsyndrom (CTS)

(ICD-10 G56.0) Chron., selten akute Kompression des Nerven unter dem Retinaculum flexorum. Häufigste Schädigung des N. medianus und eines der häufigsten peripheren Nervenkompressionssy.; F > M, Inzidenz steigt mit zunehmendem Alter.

Ätiologie Prädisponierend ist die konstitutionelle Enge des Karpalkanals. Die Druckerhöhung nimmt bei Extremstellungen der Hand in Hyperflexion oder -extension zu. In der Mehrzahl keine auslösenden Noxen fassbar. Manifestationsfördernde Faktoren:

- Endokrine Veränderungen: Diab. mell., Hypothyreose, prim. Amyloidose, Gichttophi, Akromegalie, Schwangerschaft.
- Handgelenksveränderungen: Z.n. Fraktur der Handwurzelknochen, degenerative knöcherne Veränderungen, rheumatoide Arthritis, knöcherne Anomalien.
- Akute Schwellungszustände: Tendovaginitis, Hämatom, Insektenstich, Handgelenksödem.
- Raumforderungen im Karpalkanal: Lipom, Neurom, abnorme Muskel- und Sehnenverläufe, persistierende A. mediana, arteriovenöse Shunts und Fisteln bei Hämodialyse, Ganglien.
- Paraproteinämie, Lupus erythematodes.

Klinik **Stadium 1 (Frühstadium):** Brachialgia paraesthetica nocturna. Nächtliches Erwachen mit Kribbelparästhesien und Schwellungsgefühl in den Fingern 1–4, gel. Ausstrahlung in Oberarm und Schulter, Besserung durch Händeschütteln oder -reiben. Morgendliches Steifegefühl der Hände, das innerhalb von Min. vergeht. Keine objektivierbaren Ausfälle.
Stadium 2: Zunahme der Beschwerden auch am Tag, v.a. bei lang anhaltender Flexion oder Extension der Hand (Zeitunglesen, Autofahren), pos. *Hoffmann-Tinel-Zeichen* über dem Karpaltunnel, pos. *Phalen-Zeichen* (Parästhesien in den Fingern 1–4 bei forcierter Plantarflexion der Hand für 30–40 Sek.), persistierende Gefühlsstörungen der Finger 1–4 mit wechselndem Ausprägungsmaximum. **Cave:** Mitunter ist nur der motorische Ramus thenaris betroffen, die Sensibilitätsstörung ist also nicht obligat. Atrophie des lateralen Thenars mit Parese der Daumenabduktion senkrecht zur Handebene und der Daumenopposition. Häufige Klage, dass alles aus der Hand falle.
Stadium 3 (Endstadium): Dauerschmerz und hochgradige laterale Thenaratrophie. Verlust der Schutzsensibilität mit Verletzungen und trophischen Störungen im Medianusversorgungsgebiet der Hand.

Diagnostik Ninhydrintest ☞ 1.1.12
Sensible Neurographie: Verlangsamung der ortho- oder antidromen sensiblen NLG des N. medianus über dem Handgelenk (< 42 m/Sek.) bei Ableitung von den Fingern 1–4. Bei rein motorischen Störungen des Ramus thenaris (selten!) Diskrepanz zwischen path. distal motorischer Latenz und normaler sensibler NLG.
Motorische Neurographie: Verlängerung der distal motorischen Latenz zum M. abductor pollicis brevis (> 4,2 ms bei 7 cm Distanz zwischen Stimulations- und Ableitort) bei allenfalls geringgradiger Verlangsamung der motorischen NLG im Unterarmabschnitt. Untersuchung immer im Seitenvergleich (häufig bilaterales CTS). Zum Ausschluss einer PNP zusätzlich Bestimmung der distal motorischen Latenz und NLG des N. ulnaris. **Cave:** Bei einer Innervationsanomalie kann trotz sensibler Störung und typischer Brachialgia paraesthetica nocturna die motorische Neurographie unauffällig sein.
EMG: Bei axonaler Schädigung path. Befund im M. abductor pollicis brevis.
Rö: Handgelenk in 2 Ebenen, Karpaltunnelaufnahme.
Labor: Schilddrüsenparameter, Glukose, Harnsäure. Bei Verdacht Rheumaserologie, STH oder E'phorese.

Therapie und Prognose **Stadium 1:** Nächtliche Ruhigstellung des Handgelenks in Mittelstellung mit volarer Unterarmhandschiene. Schonung am Tage. Antiphlogistische Begleitmedikation, z.B. Diclofenac 3 × 25–50 mg tägl. für 3 Wo. (z.B. Voltaren®).
Stadium 2: Konservativ wie in Stadium 1 bei anderweitig behandelbaren Grunderkr. (z.B. Hypothyreose) oder vorübergehenden Veränderungen (Tendovaginitis, Schwangerschaft). Operative Spaltung des Retinaculum flexorum und Neurolyse bei Zunahme der subjektiven Beschwerden und motorischen Ausfällen, evtl. in endoskopischer Technik, postop. Rückgang der Schmerzen und Parästhesien. Sensible Defizite bilden sich innerhalb von Wo. und Mon. meist vollständig zurück, motorische Ausfälle nur teilweise.
Stadium 3: Op. Spaltung des Ligamentum nur zur Schmerzther. Motorische und sensible Ausfälle erholen sich meist nicht.

Pronator-teres-Syndrom

(ICD-10 G56.1) Chron. Nervenkompressionssy. an der Durchtrittsstelle des N. medianus unter dem M. pronator teres
Ätiol.: Repetitive Drehbewegungen des Armes.
Klinik: Ruhe- und Druckschmerz an der Beugeseite des Unterarms, Schmerzen und Parästhesien der radialen Finger.
Diagn.: Distal motorische Latenz im Seitenvergleich zum M. flexor pollicis longus bei Stimulation am Oberarm um > 1 ms verlängert. Path. EMG-Befund im M. flexor digitorum profundus. Durch die Beugeschwäche der radialen Finger von einem CTS zu unterscheiden (*DD:* Epicondylitis, Tendomyopathie).
Ther.: Ruhigstellung meist ausreichend; selten OP mit Neurolyse erforderlich.

Nervus-interosseus-anterior-Syndrom (Kiloh-Nevin-Syndrom)

(ICD-10 G56.1) Nervenkompressionssyndrom
Ätiol.: Durch fibröse Bänder oder abnorme Muskelverläufe, Unterarmfraktur, neuralgische Myatrophie (☞ 14.2.3), exogene Druckläsion, z.B. durch eng anliegenden Gipsverband.

Klinik: Rein motorisch. Parese der Beugemuskeln des Daumens und Zeigefingerendgliedes unter Aussparung der kleinen Handmuskeln. Kennzeichen ist die Unfähigkeit, mit den Endgliedern von Zeigefinger und Daumen ein O zu bilden.
Diagn.: Neurographie unauffällig bei Ableitung von der kleinen Handmuskulatur. Im EMG path. Spontanaktivität in den betroffenen Muskeln. *DD:* Sehnenruptur.
Ther.: Entlastung und Physiother. Bei fehlender Rückbildung der Paresen nach 6 Mon. OP.

Chronische Druckschädigung sensibler Endäste

Sensibilitätsstörungen an der Lateralseite und der halben Fingerkuppe des betroffenen Fingers.
Ätiol.: Chron. Werkzeuggebrauch mit Druck auf die Fingergrundgelenke oder intensive sportliche Betätigung, z.B. beim Kegeln oder Tennisspiel infolge einer Neuromentwicklung.
Ther.: Meist OP.

Differenzialdiagnosen **Wurzelkompression C_7** (☞ 14.3.2): Sensibles Defizit an der Dorsalseite der Finger 3, 4 und des Unterarms, RPR und TSR ↓, elektromyographisch und klinisch Beteiligung nicht medianusversorgter Muskeln (Mm. triceps brachii, brachioradialis, pectoralis). Bei klinischem Verdacht Rö HWS und HWS-CT, paravertebrales EMG.
ALS (☞ 13.1.1): Keine Sensibilitätsstörung! Beteiligung der vom N. ulnaris versorgten Muskeln, generalisierte Faszikulationen. Muskeltonus ↑, MER ↑ und Babinski-Zeichen als Hinweis auf eine Schädigung des ersten Motoneurons.
Läsion des Plexus brachialis ☞ 14.2.1.

14.1.7 Nervenschäden in Becken und Leiste

Läsion des N. iliohypogastricus

(ICD-10 G57.8)

Ätiologie Iatrogen nach Nephrektomie und Spongiosaentnahme am Beckenkamm. Chron. Druckschädigung am Darmbeinkamm durch eng anliegende Gürtel, Kleidungsstücke oder wiederholten Druck durch Werkzeuge. Selten durch retroperitoneale Raumforderung und paranephritische Prozesse.

Klinik Sensibilitätsstörung (☞ Abb. 14.5), neuralgiformer Leistenschmerz. Nur bei gleichzeitiger Läsion des N. ilioinguinalis Bauchwandparese mit Vorwölbung der unteren Bauchwandanteile im Stehen und bei intraabdominaler Druckerhöhung.

Therapie Lokalanästhetika-Infiltration am Schmerzpunkt, Neurolyse nur selten erforderlich.

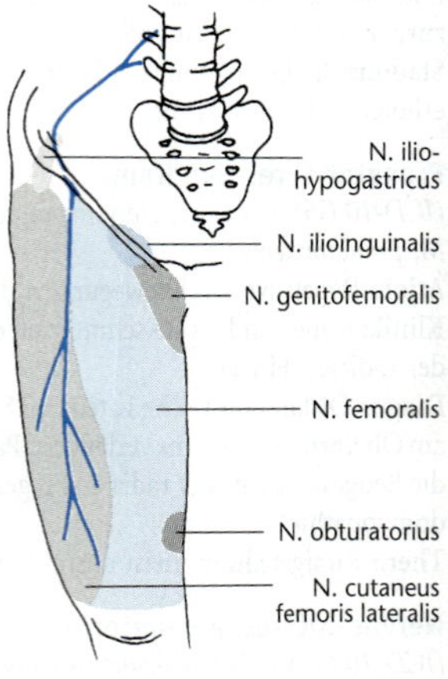

Abb. 14.5 Sensible Versorgungsgebiete der Nerven in der Leiste und an der Oberschenkelvorderseite

Läsion des N. ilioinguinalis

(ICD-10 G57.8)

Ätiologie Kompression an der Durchtrittsstelle durch die Mm. transversus abdominis und obliquus internus abdominis, iatrogen bei Herniotomie, Pfannenstielschnitt, Nephrektomie, Appendektomie.

Klinik Brennender neuralgiformer Schmerz in Leiste, medialem Oberschenkel und Genitalbereich mit Zunahme bei Hüftstreckung. Sensibilitätsdefizit (☞ Abb. 14.5), selten partieller Ausfall der Bauchwandmuskulatur, pos. Hoffmann-Tinel-Zeichen (☞ 4.9.1) medial der Spina iliaca ant. sup.

Therapie Lokalanästhetikainfiltration am Schmerzpunkt. Neurolyse nur bei Therapieresistenz.

Läsion des N. genitofemoralis

(ICD-10 G57.8)

Ätiologie Meist als Folge einer Herniotomie, Varikozelen-OP oder eines Psoasabszesses (insgesamt selten).

Klinik Spermatikusneuralgie, neuralgiformer Schmerz in der Leiste bis in das Genital ausstrahlend, der u.U. erst Jahre nach der OP auftreten kann. Sensibilitätsstörung (☞ Abb. 14.5), Ausfall oder Abschwächung des Kremasterreflexes (☞ 1.1.6).

Therapie Wie oben, bei Therapieresistenz Nervenresektion.

Läsion des N. cutaneus femoris lateralis

(ICD-10 G57.1) Syn.: Meralgia paraesthetica. Endogenes Kompressionssy. durch mechanische Irritation des Nerven bei Durchtritt durch den M. obliquus abdominis.

Ätiologie Enge Kleidungsstücke (Jeans-Krankheit), Gürtel, Druck durch Werkzeuge, Gewichtszunahme, Schwangerschaft, retrozökale Appendizitis, Lymphome, Knochenspanentnahme, Hüft-OP, Myelotomie.

Klinik Rezid., lageabhängiger Brennschmerz, Hyperpathie und Parästhesien an der Oberschenkelaußenseite, Zunahme bei gestrecktem Hüftgelenk. Umgekehrtes Lasègue-Zeichen! Anfänglich Besserung bei Beugung des Beines. Später Sensibilitätsstörung und Dysästhesien an der Vorder-Außen-Seite des Oberschenkels (☞ Abb. 14.5). Druckschmerz medial der Spina iliaca ant. sup. **Cave:** Keine Paresen oder Reflexveränderungen.

Diagnostik Klinisch! Besserung durch diagn. Nervenblockade am Druckpunkt. Nur bei unklaren Fällen sensible NLG oder SSEP.

Differenzialdiagnosen

- Wurzelreizsy. L_3 oder L_4: Vertebralsy., ADR oder PSR ↓, Parese der Kniegelenkstreckung, path. EMG.
- Koxarthrose: Rotationsschmerz der Hüfte, kein sensibles Defizit, Rö Hüfte.
- Proximale diabetische Neuropathie: Quadrizepsparese, PSR-Abschwächung.

Therapie Häufig Spontanremission. Beseitigung exogener Faktoren. Bei Therapieresistenz wiederholte lokale Nervenblockade mit Procain (z.B. Novocain®) am Durchtrittspunkt unter dem Leistenband. Neurolyse als Ultima Ratio.

Läsion des N. obturatorius

(ICD-10 G57.8) Syn.: Obturatoriusneuralgie (Howship-Romberg-Phänomen).

Ätiologie Beckenfraktur, Hernia obturatoria, Schwangerschaft, Geburtstrauma, Raumforderung im kleinen Becken (Tumor, Metastase, Retroperitonealhämatom). Iatrogen nach urologischen, orthopädischen (Endoprothesen) und gynäkologischen Eingriffen (bei Hysterektomie mitunter beidseitige Läsion).

Klinik Schmerz in der Hüfte und an der Oberschenkelinnenseite bis zum Knie, Zunahme bei Belastung des Beines. Parese der Oberschenkeladduktion, immer inkomplett, da Adduktorengruppe durch die Nn. femoralis und ischiadicus mitversorgt wird. Untersuchung der Oberschenkeladduktion bei gebeugter Hüfte. ASR ↓. Variables Sensibilitätsdefizit an der Oberschenkelinnenseite (☞ Abb. 14.5). Zirkumduktion des betroffenen Beines beim Gehen.

Diagnostik Klinik, EMG der Adduktoren. Bei V.a. Prozess im Becken CT oder MRT.

Differenzialdiagnosen Ansatztendinose im Beckenbereich (*Diagn.:* ASR erhalten, kein sensibles oder motorisches Defizit, umschriebener Druckpunkt an der Symphyse). Aseptische Hüftkopfnekrose (Rö), Wurzelkompressionssy. L_3 oder L_4 (☞ 14.3.2).

Läsion der Nn. glutei

(ICD-10 G57.8)

Ätiologie Fehlerhafte intragluteale Injektion; seltener Schussverletzung, Tumor, Hämatom im Gesäßbereich, Beckenfraktur.

Klinik Pos. Trendelenburg-Zeichen: Abkippen des Beckens zur gesunden Seite bei Stand auf der paretischen Seite. Abduktionsschwäche der Hüfte, Parese der Hüftstreckung, Schwierigkeiten beim Treppensteigen.

Differenzialdiagnosen

- Proximale Myopathie (☞ 15.7).
- Piriformissy.: Intensiver lokaler Schmerz in der Glutealregion mit Ausstrahlung zum Kreuzbein, der beim Heben zunimmt; meist nach Trauma der Gesäßgegend. Druckschmerz am Foramen ischiadicum majus, selten Glutealatrophie.
- Nicolau-Sy.: Nekrose der Glutealmuskulatur nach versehentlicher i.a. Injektion.

! Bei fehlerhafter i.m. Injektion mit Schädigung peripherer Nerven kommt es nicht immer zum Sofortschmerz, ein freies Intervall von einigen Tagen ist möglich.

Läsion des N. cutaneus femoris posterior

(ICD-10 G57.8)

Ätiologie Injektion, Sturz auf das Gesäß, Schuss- oder Schnittverletzung, Beckentumor.

Klinik Rein sensibler Ausfall an Gesäß, Damm und der medialen Oberschenkelseite oberhalb der Glutealfalte.

Läsion des N. pudendus

(ICD-10 G57.8)

Ätiologie Tumor oder OP im Becken, Trauma, lang anhaltender Druck auf die hintere Dammregion in Narkose oder unter Drogeneinfluss.

Klinik Blasenentleerungs- (Retention), Analsphinkter- und/oder Potenzstörungen bei beidseitiger Läsion immer, bei einseitiger Läsion in variablem Umfang. Perianale Sensibilitätsstörung mit Ausfall oder Abschwächung des Analreflexes.

14.1.8 Nervenschäden der unteren Extremität

Läsion des N. femoralis

(ICD-10 G57.2)

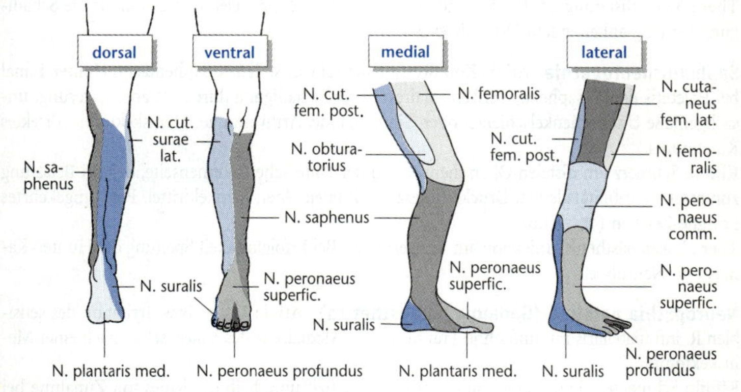

Abb. 14.6 Sensible Versorgung des Beines

Intrapelvine Schädigung

Ätiologie

- Retroperitoneales Hämatom bei Hämophilie, Antikoagulantienther., Aneurysmaruptur, Trauma, Überstreckung des Hüftgelenks oder Beckenfraktur.
- Aneurysma (vera sive falsa) der A. iliaca, Aorta abdominalis.
- Retroperitonealer Tumor oder Lymphom, retroperitonealer Abszess (Psoas).
- Iatrogen nach Hysterektomie, Appendektomie, retroperitonealer Tumor-OP, Hüftgelenksersatz.
- Z.n. Radiatio, Retroperitonealfibrose, neuralgische Myatrophie, Mononeuropathie (Lyme, Diabetes).

Klinik: Parese der Hüftbeuger, Kniestrecker, Außenrotatoren; Einknicken bei Bergabgehen, Behinderung beim Treppensteigen, PSR ↓, sensibles Defizit (☞ Abb. 14.6) an Unterschenkelinnenseite, medialem Fußrand, Oberschenkelvorderseite, Leistenschmerz besonders bei Hämatom.

Schädigung in der Leiste **Ätiol.:** Beckenfraktur, Druckschädigung, iatrogen nach Herniotomie, Appendektomie, Totalendoprothese, Hämatom bei Arterienpunktion, OP-Lagerung in Steinschnittlage, Z.n. Radiatio, Schnittverletzung, Kompression (z.B. durch Bruchband).

Klinik: ☞ oben, keine Parese der Hüftbeuger.

Retroperitoneales Hämatom **Klinik:** Akuter Schmerz in Leiste, Unterbauch und Oberschenkel. Charakteristische Entlastungsstellung des Beines in Flexion, Abduktion und Außenrotation. Bei Streckung im Hüftgelenk Schmerzzunahme. Sensible und motorische Ausfälle (☞ Tab. 14.5). Häufig ist auch der N. obturatorius (☞ 14.1.7) betroffen.

Diagn.: Daran denken. Becken-CT.

Ther.: Normalisierung der Blutgerinnung. Frühzeitige operative Dekompression, da die Schädigung bei lang anhaltendem Druck irreversibel ist.

Saphenusneuropathie **Ätiol.:** Kompression des rein sensiblen N. saphenus im Hunter-Kanal bei Phlebitis der V. saphena, Varizenexhairese, Druckschädigung durch intraop. Lagerung, unsachgemäße Unterschenkelschienen oder Gipsverbände, Arthroskopie, Meniskektomie, direktes Knietrauma.

Klinik: Schmerz am distalen Oberschenkel und der Unterschenkelinnenseite, der bei Belastung zunimmt. Sensibilitätsdefizit. Druckschmerz im distalen Oberschenkeldrittel. Pos. umgekehrtes Lasègue-Zeichen (☞ 1.1.6).

Ther.: Lokalanästhetika-Injektion am Triggerpunkt. Bei Erfolglosigkeit Spaltung des Hunter-Kanals und Neurolyse.

Neuropathia patellae (Gonalgia paraesthetica) **Ätiol.:** Läsion bzw. Irritation des sensiblen R. infrapatellaris mit und ohne Trauma an der Medialseite des Knies, selten nach einer Meniskektomie.

Klinik: Schmerzen, Parästhesien und Sensibilitätsdefizit unterhalb des Knies mit Zunahme bei Belastung.

Ther.: Lokalanästhetika-Injektion am Triggerpunkt. OP bei palpatorischem Nachweis eines Neuroms.

Diagnostik **Neurophysiologie:** Bei der Neurographie Verlängerung der distal motorischen Latenz zum M. rectus femoris bzw. M. vastus medialis.
Rö: Beckenübersichtsaufnahme bei V.a. Fraktur oder Senkungsabszess (Psoasrandverschattung). Becken-CT bei V.a. retroperitoneale Raumforderung.
Labor: Glukose zum Ausschluss einer diabetischen Neuropathie, Blutgerinnung, Lyme-Serologie und Liquor.

Differenzialdiagnosen **Wurzelkompression L_3** (☞ 14.3.2): Vertebralsy., Parese der Hüftadduktoren, ADR ↓. Path. Spontanaktivität im EMG der Paravertebralmuskulatur. In Zweifelsfällen LWS-CT, MRT und Myelographie.
Wurzelkompression L_4 (☞ 14.3.2): Vertebralsy., Schwäche der Fußhebung. Path. Spontanaktivität im EMG der Paravertebralmuskulatur. In Zweifelsfällen LWS-CT, MRT und Myelographie.
Affektion des Plexus lumbalis (☞ 14.2.1): Schwäche der Oberschenkeladduktion, ADR ↓, Sensibilitätsdefizit zusätzlich im Versorgungsgebiet der N. cutaneus femoris lateralis.
Orthopädische Affektion: Ruptur des Ligamentum patellae, arthrogene Inaktivitätsatrophie z.B. bei Arthritis oder Koxarthrose.

Läsion des N. peroneus (fibularis)

(ICD-10 G57.3)

Ätiologie **Exogene Druckschädigung am Fibulaköpfchen:** Druck des Knies gegen harte Unterlage, gewohnheitsmäßiges Übereinanderschlagen der Beine, Lagerungsschaden bei Bewusstlosen (Koma, Narkose, Alkohol- oder Drogeneinfluss), mangelhaft gepolsterte Gipsverbände oder Schienen, schnelle Gewichtsabnahme, langes Arbeiten im Knien oder in der Hocke. Bei gleichzeitigem Karpaltunnelsy. oder Ulnarisrinnensy. an hereditäre Neigung zu Druckschäden denken!.
Trauma: Knieanpralltrauma mit Hämatom und Weichteilschwellung, Fibulaköpfchen-, Tibiakopf-, suprakondyläre Femurfraktur, posttraumatische Kallusbildung, Kniegelenksluxation, Adduktionsverletzung des Kniegelenks mit Bandzerreißung, selten intraneurales Hämatom.
Iatrogen: Direkte Verletzung oder Zerrung bei Meniskektomie, Kniegelenksarthrodese, Knie-Totalendoprothese, Tibiaosteotomie oder Reposition kniegelenksnaher Frakturen.
Endogene Kompression: Selten durch Ganglien des Tibiofibulargelenks, Baker-Zyste, Aneurysma in der Kniekehle oder Neurom.
Ischämisch: Nach akutem Beinarterienverschluss.
Neuralgische Myatrophie ☞ 14.2.3.

Klinik Leitsymptom ist der Steppergang mit Fallfuß: Übermäßiges Anheben des Beines beim Gehen wegen Schwäche der Fußhebung mit Aufschlagen des Fußes auf die Unterlage beim Abrollen. *Pes equinovarus:* Parese der Dorsalextension des Fußes und der Zehen sowie der Pronation des Fußes, Fehlstellung durch Überwiegen der Fuß- und Zehenbeuger. Sensibilitätsstörung im Spatium interosseum I (N. peroneus profundus) sowie dem Fußrücken und der Lateralseite des Unterschenkels. Parästhesien, nur selten Schmerz (bei Ganglien und anderen endogenen Kompressionssy.). *Hoffmann-Tinel-Zeichen* (☞ 4.9.1) über dem Fibulakopf oder dem Nervenverlauf.

! Vom N. peroneus superficialis kann ein N. peroneus tertius abgehen, sodass bei Läsion des N. peroneus profundus die Innervation des M. extensor digitorum brevis teilweise oder vollständig erhalten sein kann.

Vorderes Tarsaltunnelsyndrom **Ätiol.:** Spontanes Kompressionssy. des N. peroneus profundus am Fußrücken unter dem Ligamentum retinaculum extensorum.
Klinik: Schmerzen über dem Fußrücken und Sensibilitätsstörung im Spatium interosseum dorsale pedis I. Parese des M. extensor digitorum brevis wird meist nicht bemerkt.

Exogene Kompression von Hautästen **Ätiol.:** Durch Schuhwerk (Berg- und Skistiefel, enge Schnürung, hohe Absätze) ausgelöstes Kompressionssy. der sensiblen Endäste des N. peroneus profundus.
Klinik: Dysästhesie, Schmerz und Hypästhesie am Fußrücken und im Spatium interosseum dorsale pedis I, pos. Hoffmann-Tinel-Zeichen am Druckpunkt. Keine Parese.
Ther.: Entlastung.

Diagnostik **Neurographie:** Bei lokalem Drucksyndrom am Fibulaköpfchen NLG ↓ (um > 10 m/Sek.) und/oder Amplitudenabnahme des MSP (Leitungsblock) im Seitenvergleich über dem Fibulaköpfchen bei Stimulation des N. peroneus proximal des Fibulaköpfchens.
EMG: Path. Befund in den Mm. tibialis ant., extensor hallucis longus und peroneus longus et brevis. **Cave:** Immer Untersuchung des M. biceps femoris zum Ausschluss einer Ischiadikusläsion.
Sono der Kniekehle bei V.a. Zyste.

Differenzialdiagnosen **Ischiadikusläsion** (☞ unten): Betonung des peronealen Anteils.
Wurzelkompressionssy. L_5 (☞ 14.3.2): Schmerz, Vertebralsy., Fußeversion weniger betroffen. TSR ↓ (nur verwertbar, wenn auf der Gegenseite auslösbar). *Diagn.:* Path. EMG der Paravertebralmuskulatur. In Zweifelsfällen CT der LWS oder MRT.
PNP (☞ 14.4): Strumpfförmige, meist symmetrische Sensibilitätsstörung, ASR ↓, Pallhypästhesie.
ALS (☞ 13.1.1): Keine Sensibilitätsstörung! Distal symmetrische Paresen und Muskelatrophien. Generalisierte Faszikulationen. Muskeltonus ↑, MER ↑ und pos. Babinski-Zeichen als Hinweis auf eine Läsion des ersten Motoneurons.
Zentrale Prädilektionsparese: MER ↑, Muskeltonus ↑, path. Reflexe, Zirkumduktion des Beines beim Gehen.
Tibialis-anterior-Sy. (Kompartmentsy.): Schmerz! Trophische Störungen (☞ 14.1.1).

Therapie
- Vermeidung der schädigenden Noxe, z.B. Übereinanderschlagen der Beine bei Druckschäden.
- Physiother.
- Peroneusschiene zur Spitzfußprophylaxe.
- OP bei Nervendurchtrennung oder ausbleibender Reinnervation 4–6 Mon. nach Trauma.
- Ersatz-OP oder Sprunggelenksarthrodese bei irreversibler Schädigung und erfolgloser Nerven-OP.

Läsion des N. tibialis

(ICD-10 G57.4)

Tab. 14.5: Lokalisation, Ursachen und Klinik einer Tibialisläsion

Schädigungsort	Ursache	Befund
Fußsohle	Nervenkompression, Morton-Neuralgie, enges Schuhwerk	Neuralgiformer Schmerz der Fußsohle, Hypästhesie zweier gegenüberliegender Zehen
Sprunggelenk	Hinteres Tarsaltunnelsy., Malleolusfraktur, Talus-Luxationsfraktur, Druckschädigung durch Gipsverband	Hypästhesie der Fußsohle, Hypo- oder Anhidrose, Schmerzen in der Fußsohle, Krallenstellung der Zehen
Unterschenkel	Offene Verletzung, Tibiafraktur	☞ Läsion am Sprunggelenk, zusätzlich Parese aller Zehenbeuger
Kniekehle	Schnitt-, Stichverletzung, suprakondyläre Femurfraktur, Kniegelenksluxation, Z.n. Kniegelenks-OP, Baker-Zyste, selten lagerungsbedingte Druckschädigung, Ganglion, Nerventumor	☞ Läsion am Unterschenkel und Parese der Zehenbeuger, Parese der Fußinversion, Parese der Plantarflexion des Fußes (Zehenspitzenstand unmöglich), Wadenatrophie, Hyp- oder Anästhesie der Unterschenkelrückseite, ASR, TSR-Verlust

Hinteres Tarsaltunnelsyndrom

(ICD-10 G57.5): Chron. Kompression des N. tibialis unter dem Retinaculum mm. flexorum am Malleolus medialis.

Ätiologie Prim. ohne erkennbare Ursache selten; sek. durch Trauma in der Knöchelgegend (Fraktur, Distorsion), Weichteilschwellung bei rheumatischen Prozessen, abnorme Gefäße.

Klinik

- Schmerzen und Parästhesien der Fußsohle, beim Gehen und nachts zunehmend.
- Hoffmann-Tinel-Zeichen: Elektrisierendes Gefühl bei Beklopfen des Nerven hinter dem Malleolus medialis mit Ausstrahlung in die Fußsohle.
- Sensibilitätsstörung im Versorgungsgebiet des N. plantaris medialis und/oder lateralis (☞ Abb. 14.6).
- Trophische Störungen: Hypohidrosis, Hautveränderungen.
- Parese und Atrophie der Fußsohlenmuskulatur, Krallenstellung der Zehen und Senkung des Fußgewölbes, statisch bedingte Fußschmerzen.

Diagnostik

- Neurographie: Bei Stimulation des N. tibialis am Innenknöchel Verlängerung der distal motorischen Latenz zum M. abductor digiti minimi und/oder zum M. abductor hallucis (selten). Verlangsamte sensible NLG des N. plantaris medialis.

- EMG: Path. Spontanaktivität der Fußbinnenmuskulatur.
- Vorübergehende Schmerzfreiheit nach diagn. Leitungsblockade (z.B. mit Carbostesin).
- Ninhydrintest (☞ 5.7.1) zum Nachweis eines Schweißsekretionsdefizits.

Differenzialdiagnosen Morton-Neuralgie, orthopädisch bedingte Fußschmerzen.

Therapie Versuch mit 6- bis 10-maliger Leitungsblockade. Neurolyse bei Erfolglosigkeit.

! Merke
- Bei Sensibilitätsstörungen an der Ferse muss die Schädigung proximal des Tarsaltunnels liegen.
- Ein neurophysiologischer Normalbefund schließt ein Tarsaltunnelsy. nicht aus!

Morton-Neuralgie

(ICD-10 G57.6)

Ätiologie Chron. Mikrotraumatisierung eines N. digitalis plantaris communis vor seiner Aufzweigung; meist im 3. oder 4. Metatarsalraum, überwiegend bei Bildung eines Neuroms.

Klinik Neuralgiforme Schmerzen am Köpfchen der Ossa metatarsalia 3 oder 4, Zunahme beim Gehen. Schmerzauslösung durch Verschieben der Metatarsalköpfchen.

Differenzialdiagnosen
- Wurzelkompressionssy. S_1 (☞ 14.3.2): Radikulärer Schmerz, Vertebralsy., pos. Lasègue-Zeichen. Beteiligung des M. gluteus maximus. Path. EMG der Paravertebralmuskulatur. In Zweifelsfällen LWS-CT und Myelographie.
- Ischiadikusläsion (☞ unten).
- PNP (☞ 14.4): Strumpfförmige, meist symmetrische Sensibilitätsstörung, bilateral ASR ↓, Pallhypästhesie.
- Tiefes hinteres Kompartmentsy. (☞ 14.1.1).

Therapie Orthopädische Einlagen, wiederholte Lokalanästhetika-Injektionen in das Spatium interosseum, Neuromexzision bei fortbestehenden Missempfindungen.

Läsion des N. ischiadicus

(ICD-10 G57.0) Mitunter Symptome einer isolierten Läsion des N. peroneus, seltener des N. tibialis wegen weit proximaler Aufteilung des N. ischiadicus in diese beiden Äste.

Ätiologie **Trauma:** Stich-, Weichteilverletzung mit Hämatombildung, Hüftgelenksluxation, Becken-, Femurfraktur, Aneurysma nach Beckenfraktur.
Iatrogen: Umstellungsosteotomie, Femurmarknagelung, Spritzenlähmung.
Druckschädigungen: z.B. bei mageren Personen durch Sitzen auf harter Unterlage, im Koma (Drogenabusus, Narkose in Steinschnittlage), durch Hämatome bei Blutgerinnungsstörungen und Entbindungen.
Seltene Ursachen: Nerventumor, Lipom in Nervennähe, Endometriose innerhalb der Nervenscheide, sakrale Meningozele.

Klinik Zusätzlich zu allen Schädigungen, die bei Läsion der Nn. peroneus und tibialis auftreten: Ausfall der ischiokruralen Muskeln mit Schwäche der Kniegelenksbeugung und geringer Parese der Hüftgelenksstreckung.

Diagnostik Entscheidend ist das EMG der Muskulatur der Oberschenkelrückseitenmuskulatur, die bei einer distalen Endastschädigung nicht betroffen ist. Fraktionierte SSEP (☞ 2.2.2) mit Ableitung über Kniekehle, Gesäß, LWS und kortikal.

Differenzialdiagnosen **Piriformissy.:** Schmerz im Gesäß mit Ausstrahlung in die Oberschenkelrückseite ohne sensible oder motorische Defizite.
Läsion des Plexus lumbosacralis (☞ 14.2.4): Paresen auch der Mm. glutei medius und maximus, Sensibilitätsstörung an der Oberschenkelrückseite und am Gesäß.
Wurzelkompressionssy. L_5 und S_1 (☞ 14.3): Schmerzhaftes Vertebralsy., radikuläre Sensibilitätsstörung, keine Schweißsekretionsstörung an den Füßen. Path. EMG der Paravertebralmuskulatur.
Vaskulitische Mononeuropathie bei Kollagenosen.

Läsion des N. suralis

(ICD-10 G57.8) Rein sensibler Nerv aus Anteilen der Nn. tibialis und peroneus. Außer bei Verletzungen an der Außenseite des Unterschenkels selten isoliert geschädigt. Häufig Spendernerv für Nerventransplantationen oder -biopsie.
Sensibilitätsausfall an der Außenseite des Unterschenkels. *Suralisneuralgie (Kamerad-Schnürschuh-Sy.):* Nach chron. Druckschädigung des N. suralis mit neuralgiformem Schmerz seitlich am Unterschenkel, z.B. durch Schnürung von Stiefeln.

14.1.9 Läsionen der Rumpfnerven

Der Begriff der Interkostalneuralgie ist nur eine Symptombeschreibung und erfordert eine intensive Ursachensuche. Im Gegensatz zu den Extremitätennerven streng metamere Gliederung der Rumpfnerven mit Versorgung eines ringförmigen Hautareals.

Ätiologie Diabetische Neuropathie, OP-Folge nach thoraxchirurgischen Eingriffen, selten Bandscheibenvorfälle (☞ 14.3.7).
Trauma: Stichverletzungen, Rippenfrakturen, Querfortsatzfrakturen der Wirbel.
Tumor: Infiltration durch kleinzelliges Bronchial-Ca, Mamma-Ca, Pleuraendotheliom, Rippentumor, Metastase oder Druckläsion durch Lymphom, Neurinom, Meningeosis carcinomatosa.
Druckläsion: Überschießende Kallusbildung nach Frakturen, in Fehlstellung verheilte Rippenfrakturen, mechanische Kompression der thorakalen Rr. dorsales bei Durchtritt durch den M. multifidus bzw. der Rr. cutanei mediales durch die Faszie des M. rectus abdominis (besonders bei Schwangerschaft).
Entzündliche Prozesse: Pleuritis parietalis, Lyme-Borreliose, Zoster.

Klinik
- Hemithorakale bzw. hemiabdominelle Schmerzen, Parästhesien.
- Sensibilitätsstörungen und Paresen meist erst bei Befall mehrerer Nerven oder Nervenwurzeln.
- Ventrale und dorsale radikuläre Sensibilitätsstörung. **Cave:** Skapuläre Elevation der Dermatome: Der latero-dorsale Abschnitt des Dermatoms ist um eine Dermatombreite nach kranial verschoben, so dass in der Skapulalinie ein Sprung der Sensibilitätsstörung auftritt.
- Paradoxe Beweglichkeit der Bauchwandmuskulatur und Ausfall der Bauchhautreflexe in einer Etage bei abdominellen Läsionen.

Musculus-rectus-abdominis-Syndrom Kompression eines N. cutaneus medialis bei Durchtritt durch die Faszie des M. rectus abdominis. Scharfer, brennender Schmerz entlang des M. rectus abdominis, besonders bei Bewegung und abdomineller Druckerhöhung. Bei F häufig nach der Entbindung (spontane Rückbildung innerhalb von Mon.). Lokale Druckdolenz und halbseitige Sensibilitätsstörung der Bauchwand.

Diagnostik

! Intensive Ursachensuche. Solange keine Ursache gefunden wurde, muss ein Tumor angenommen werden!

- Inspektion: Zoster-Effloreszenzen, paradoxe Bauchwandbewegung.
- Orientierungspunkte für die thorako-abdominelle Dermatomgliederung: Mamille Th_4, unterer Rippenbogen Th_8, Bauchnabel Th_{10}.
- Rö: Thorax (Tumor), Rippen (Fraktur, Kallusbildung, Arrosion), BWS (degenerative Veränderung, Knochentumor).
- CT der BWS: Tumorsuche in Höhe des geschädigten Dermatoms.
- MRT der BWS in unklaren Fällen.
- EMG: Nachweis path. Spontanaktivität in der Paravertebralmuskulatur zur Höhenlokalisation und zum Nachweis einer Affektion motorischer Fasern. Bei abdomineller diabetischer PNP bilaterale Spontanaktivität.
- Labor: BSG, Diff.-BB., Lyme-Titer im Serum und Liquor, bei V.a. Diab. mell. Glukose und oraler Glukosetoleranztest, Liquor.

Differenzialdiagnosen

- Schmerz in den Head-Zonen bei Erkr. innerer Organe (Ulcus ventriculi, Cholangitis, Cholelithiasis, Appendizitis, Pleurits, paranephritischer Abszess)
- Pseudoradikuläre lokale muskuläre Verspannung mit reflektorischem Hartspann
- Tietze-Sy.: Schmerzhaftes Sternokostalgelenk.

Therapie Behandlung der Grunderkr. Diagnostische und therapeutische Nervenblockade mit Carbostesin® 0,5% an der Schmerzstelle.

14.2 Plexusläsionen

(ICD-10 G54)

14.2.1 Leitsymptome

Armplexusläsion

Häufig inkomplett. Bei traumatischen Läsionen kann das klinische Bild durch zusätzliche Läsion einzelner peripherer Nerven oder durch einen Wurzelausriss von den beschrieben Formen abweichen.

Tab. 14.6 Leitsymptome der Armplexusläsion

	Globale Armplexusparese	Obere Armplexusparese (Duchenne-Erb)	Mittlere Armplexusparese (oft zusammen mit globaler)	Untere Armplexusparese (Klumpke-Dejerine)
Paresen				
Alle Arm- und Handmuskeln sowie bei supraklavikulärem Sitz der Schädigung auch Schultergürtelmuskulatur mit Scapula alata und Rotationsschwäche des Arms	×			
Oberarmabduktion, -außenrotation, Unterarmbeugung und -supination, schlaff herabhängender, nach innen rotierter Arm		×		
Armstreckung sowie partiell Hand- und Fingerstreckung			×	
Kleine Handmuskulatur, Finger- und geringer auch Handbeugung, Krallenstellung aller Finger mit Hyperextension in den Grundgelenken und Flexion in den Interphalangealgelenken				×
Reflexe				
BSR und RPR ↓	×	×		
TSR ↓	×		×	
Trömner ↓	×			×
An-, Hypästhesie				
Gesamter Arm mit Ausnahme der Oberarminnenseite (Th_2)	×			
Über dem M. deltoideus, der Außenseite des Oberarms und dem radialen Unterarm bis zum Daumen		×		

Tab. 14.6 Fortsetzung

	Globale Armplexusparese	Obere Armplexusparese (Duchenne-Erb)	Mittlere Armplexusparese (oft zusammen mit globaler)	Untere Armplexusparese (Klumpke-Dejerine)
Über der Dorsalseite des Unterarms, dem Handrücken und den Fingern 2 und 3			×	
Ulnare Unterarm- und Handkante einschließlich der Finger 4 und 5				×
An-, Hypohidrose				
Anhidrose, Durchblutungsstörung und trophische Störungen	×			
Horner-Sy. (☞ 4.1.5). Trophische Störungen der Hand mit Hypo- oder Anhidrose				×

Beinplexusläsion

Häufig Schmerzsy. mit Ausstrahlung in die Leiste und das Bein. Schwere der Ausfälle variabel. Häufig überwiegt eine Läsion des peronealen Anteils des N. ischiadicus.

Tab. 14.7 Leitsymptome der Beinplexusläsion

	Globale Beinplexusparese	Läsion des Plexus lumbalis	Läsion des Plexus sacralis
Paresen			
Gesamtes Bein einschließlich der Hüft- und Gesäßmuskulatur	×		
Hüftbeugung, Kniegelenksstreckung und -adduktion		×	
Gesäßmuskeln (pos. Trendelenburg-Zeichen), Kniebeuger und gesamte Unterschenkel- und Fußmuskulatur			×
Reflexe			
PSR und ASR ↓	×	×	
TPR, ASR ↓	×		×

Tab. 14.7 Fortsetzung

	Globale Beinplexusparese	Läsion des Plexus lumbalis	Läsion des Plexus sacralis
An-, Hypästhesie			
Gesamtes Bein	×		
Vorder-, Außen- und Innenseite des Oberschenkels und medialer Unterschenkel		×	
Oberschenkelrückseite, am Unterschenkel bis auf den medialen Rand, am Fuß sowie anogenital			×
An-, Hypohidrose			
Gesamtes Bein	×		
Am Fuß mit Temperaturerhöhung bei Grenzstrangbeteiligung			×

14.2.2 Differenzialdiagnosen

Tab. 14.8 Differenzialdiagnose der Plexusläsionen

	Armplexus	Beinplexus
Radikulopathien	Radikuläre Verteilung der motorischen und sensiblen Störungen, kein Schweißsekretionsdefizit, keine trophische Störung in Arealen mit Sensibilitätsstörung. Bei Wurzelausriss blutiger Liquor, leere Wurzeltasche in der Myelographie, im CT Hämatomnachweis im Foramen intervertebrale	
Pseudoradikuläre Beschwerden	• Überlastungsreaktionen der Schulter (z.B. Periarthropathia humeroscapularis, Tendomyose): Schmerzbedingte Bewegungseinschränkung ohne sensomotorische Defizite, normale neurophysiologische Befunde. • Entzündliche Knochenprozesse: BSG ↑, Leukozytose, Rö. • *Aseptische Knochennekrose:* Keine neurologischen Ausfälle, Rö, Szintigraphie. • *Frozen-shoulder-Sy.:* Nach Ruhigstellung des Schultergelenks infolge eines Traumas, Kontrakturen und ausgeprägte Inaktivitätsatrophien der proximalen Armmuskulatur, keine sensiblen Defizite, normaler EMG-Befund.	Arthrogene Veränderungen der Hüfte

Tab. 14.8 Fortsetzung

	Armplexus	Beinplexus
Verletzungen	• Sehnenruptur: Spontan oder traumatisch, meist an Sehnen der Rotatorenmanschette, akuter Schmerz und Parese eines Muskels, keine Sensibilitätsstörung, normales EMG des Muskels bei Innervation ohne Bewegungseffekt. • Kompartmentsy. des Unterarms (☞ 14.1.1).	• N.-ischiadicus-Läsion (☞ 14.1.8) • Kaudaläsion (☞ 14.3.8) • Tibialis-anterior-Sy. • Kompartmentsy.
Engpasssyndrome	Karpaltunnelsy. (☞ 14.1.6), Ulnarisrinnensy. (☞ 14.1.6)	
Gefäße	Thrombose der V. axillaris (Paget-Schroetter-Sy.): Schmerzen, Schwäche und livide Schwellung des Arms nach Trauma oder Überlastung der Schulter.	Becken-Beinarterienverschluss: Pulsdefizit, belastungsabhängige Schmerzen, Cauda-equina-Läsion
Sonstige	• *Syringomyelie* (☞ 11.8): Dissoziierte Empfindungsstörung, medulläre Höhle im MRT. • *Sympathische Reflexdystrophie:* Brennender Schmerz über das Versorgungsgebiet des geschädigten Nervs hinaus, auslösbar durch Berührung (Kausalgie). Atrophische, glatte, glänzende, zyanotische, kalte Haut und Knochenatrophie (Sudeck-Sy.), nur geringe Paresen, meist Folge partieller Nervenläsion. • *Funktionelle (psychogene) Lähmungen:* Atrophie durch Inaktivität möglich, aber selten ausgeprägt, atypische Sensibilitätsstörung, MER auslösbar, normale Erregbarkeit der Muskeln, unauffälliges EMG. • Intraspinale Raumforderungen (☞ 11.5).	

14.2.3 Läsionen des Plexus cervicobrachialis

(ICD-10 G54.0)

Exogene Armplexusläsionen

Ätiologie **Zerrung:** Häufigste Läsion, oft durch Motorradunfall mit Abscherung des Arms, stumpfes Schultertrauma, Schulterluxation und dislozierter Klavikulafraktur. Schweregrad abhängig von der Stärke und der Zugrichtung der einwirkenden Gewalt. Besonders häufig obere und mittlere Plexusläsionen, häufig kombiniert mit Wurzelausriss.
Traumatisch: Stich- und Schnittverletzungen.
Druckschädigung: Tragen schwerer Lasten (Rucksacklähmung, Zug eines Seiles bei Bergsteigern, Tragearbeiten) oder durch ungünstige Lage im Koma mit direktem Druck auf den Plexus in der kostoklavikulären Enge (☞ unten). Gute Progn.

Iatrogen: *Direkte Schädigung* bei Osteosynthese einer Klavikulafraktur, Axillarevision, Versorgung von Akromio-Klavikulargelenk-Verletzung oder Schultergelenks-OP, Punktion der Vv. axillaris, jugularis interna und subclavia, Stellatumblockade, Leitungsanästhesie. *Traktionsschädigung* bei medianer Sternotomie, z.B. bei Herz-OP (*DD:* Isolierte Läsion des N. intercostobrachialis), bei Reposition von Schultergelenksluxationen, bei OP in Trendelenburg-Lagerung oder bei Lagerung des gebeugten Armes über Kopf.

Diagnostik

Cave: Exakte Dokumentation der motorischen und sensiblen Ausfälle vor OP oder Repositionsmanövern!

Rö: Zum Nachweis einer knöchernen Verletzung.

MRT (direkte Plexusdarstellung) nur, wenn Klinik nicht eindeutig. Bei Stich- und Schnittverletzung Angiographie zum Ausschluss von Gefäßverletzungen.

Neurophysiologie: Bei klinisch kompletten Paresen wiederholt in der ersten Wo., Abnahme der Amplitude des Muskelsummenpotentials bei axonaler Schädigung binnen 6 Tagen. *EMG* frühestens 14 Tage nach dem Trauma path. *Sensible Neurographie* im Gegensatz zur Nervenwurzelschädigung path. *Fraktionierte SSEP* zur Lokalisation (☞ 2.2.2).

Differenzialdiagnosen

Rotatorenmanschettenabriss: Keine Sensibilitätsstörung, unauffälliges EMG.

Wurzelausriss: Erhaltenes sensibles Nervenaktionspotenzial bei sensibler Neurographie trotz klinischer Sensibilitätsstörung, erhaltenes Potenzial am Erb-Punkt bei Medianus- bzw. Ulnaris-SSEP, path. Spontanaktivität im EMG der Paravertebralmuskulatur.

Therapie

Operative Therapie

- Primär-OP bei Schnittverletzung: Nervennaht mit und ohne Transplantation nur bei Läsionen des oberen und mittleren Plexus. OP bei Durchtrennung der unteren Plexusanteile meist erfolglos (wegen langer Regenerationsstrecke bis zur Unterarm- und Handmuskulatur).
- OP möglichst innerhalb der ersten 4 Mon. bei stumpfen Verletzungen mit kompletten Ausfällen und ausbleibender Reinnervation im EMG. Je nach Befund Neurolyse, Nervennaht mit/ohne Nerventransplantation oder interkostobrachialer Anastomose.
- Ersatz-OP bei ausbleibender Regeneration nach Nerven-OP, Wurzelausriss, kompletter unterer Plexusparese: Schulterarthrodese, Sehnenverpflanzungen, Nerventransposition abhängig von der noch vorhandenen Restkraft.

Konservative Therapie Ruhigstellung des Armes auf einer Abduktionsschiene mit tägl. Durchbewegen der Gelenke. In den ersten Wo. nur mäßige Mobilisation, um eine weitere Plexuszerrung zu vermeiden. Nach 6 Wo. Fortsetzung der KG unter Einschluss des Schultergelenks, bis zur Erholung der motorischen Funktionen (bis zu 2 J.).

Geburtstraumatische Armplexusläsion

(ICD-10 G54.0) Häufigste Nervenläsion im Kindesalter. Bei Spontangeburt durch Missverhältnis zwischen Beckengröße und Schulterbreite des Kindes. Zusätzliche begünstigende Faktoren sind direkter Druck auf den Plexus bei Zangenentbindung oder durch den Geburtshelfer bei Entwicklung aus Lageanomalie. Meist einseitig. In 80% der Fälle obere, in je 10% untere bzw. kombinierte Plexusschädigung.

Klinik ☞ 14.2.1, verminderte Mitbewegung des Armes bei Spontanbewegungen und bei Prüfung der Reflexe, z.B. bei Moro-Reaktion mit Ausbreitung und anschließender Adduktion der Arme.

Komplikationen Zwerchfellparese bei Beteiligung der Wurzel C_4. Wachstumsstörung der paretischen Extremität. Synkinesien.

Therapie Zunächst immer konservativ mit Lagerung in einer Abduktionsschiene und passiver Durchbewegung. Bei Besserung Schiene für 1 J. belassen. Mikroneurochirurgische OP frühestens nach dem 3. Lebensmonat bei fehlender Besserung. Ersatz-OP (Sehnenverlagerungen) nie vor dem Schulalter. Arthrodesen nicht vor dem 14. Lj.

Prognose Besserungen bis zum Ende des 2. Lj. möglich. Spontanremission bei oberer Plexusparese bis zu 80%; untere Plexusparese prognostisch ungünstiger.

Engpasssyndrome (Thoracic-outlet-Syndrom, endogene Kompressionen)

(ICD-10 G54.9) Mechanische Schädigung des Armplexus und der ihn begleitenden arteriellen und venösen Gefäße in anatomisch vorgegebenen Engpässen. Begünstigend sind: Halsrippe oder fibröses Band anstelle einer Halsrippe, verlängerter Querfortsatz des HWK 7, verdickter M. scalenus oder abnormer Ansatz und Verlauf des Muskels.

Skalenussy.: Durchtritt der A. subclavia und des Plexus durch die hintere Skalenuslücke zwischen Mm. scalenus ant. et med.. **Kostoklavikuläres Sy.:** Kompression zwischen der ersten Rippe und der Klavikula. **Hyperabduktionssy. nach Wright:** Kompression zwischen dem Ansatz des M. pectoralis minor und dem Processus coracoideus.

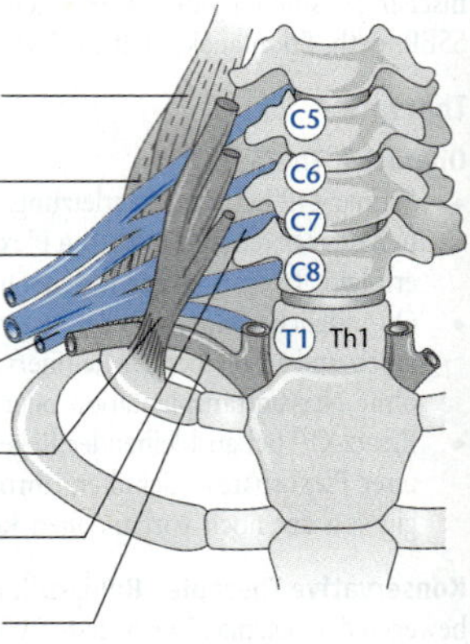

Abb. 14.7 Anatomisches Schema der Skalenuslücke

Klinik

! Ein Thoracic-outlet-Sy. mit objektivierbaren neurologischen Ausfällen ist selten!

- Brachialgien: Dumpf, lage- und belastungsabhängig, Zunahme beim Tragen schwerer Lasten bei Skalenus- und kostaklavikulärem Sy.
- Parästhesien: Besonders an der ulnaren Handkante, später sensible Ausfälle im Schmerzgebiet möglich.
- Paresen und Atrophien der kleinen Handmuskeln mit Störung der Fingerfeinmotorik.
- Blasse Verfärbung der Hand infolge der Ischämie durch gleichzeitige Einengung der A. subclavia und Reizerscheinung der efferenten vegetativen Bahnen.

Komplikation Arterielle Embolien (selten).

Diagnostik

! Pos. Provokationstests geben nur einen Hinweis auf ein mögliches Thoracic-outlet-Sy., sind aber nicht beweisend, da sie auch ohne Vorliegen von Anomalien pos. ausfallen können. Für die Diagnosestellung müssen neurologische Defizite nachweisbar sein.

- Klinische Untersuchung: Nachweis klinischer Ausfälle, Stenosegeräusch über der Supraklavikulargrube.
- Dopplersono der A. subclavia zum Stenosenachweis (☞ 2.2.7).
- Rö-HWS (verlängerter Querfortsatz), obere Thoraxapertur (Halsrippe), Klavikula (Kallusbildung, Fraktur).
- CT, MRT der oberen Thoraxapertur bei V.a. Nerventumor im Plexusbereich.
- Neurographie: Verlängerte F-Wellen-Latenz und amplitudenreduziertes Potenzial des N. ulnaris (☞ 2.2.3).
- SSEP des N. ulnaris: Umschriebene Leitungsverzögerung (☞ 2.2.2) zwischen dem Erb-Punkt und den zervikalen Ableitpunkten.
- EMG: Path. Spontanaktivität in der kleinen Handmuskulatur.
- Angiographie des Aortenbogens nur in Ausnahmefällen.

Provokationstests
- Adson-Manöver bei Skalenussy.: Abschwächung des A.-radialis-Pulses und Verstärkung der Parästhesien bei gleichzeitiger Neigung des Kopfes nach hinten, Drehung zur Läsionsseite, Anheben des Kinns und tiefer Inspiration.
- Herunterziehen der Schulter bei kostoklavikulärem Sy.: Auslösung von Parästhesien.
- Länger dauernde Armelevation bei Hyperabduktionssy.: Auslösung von Parästhesien.

Therapie

Konservative Therapie Zuerst vorübergehende Ruhigstellung und Vermeiden der auslösenden Bewegungen, dann KG zur Stärkung der Schulterhebermuskulatur. **Cave:** Volumenzunahme der für die Kompression verantwortlichen Muskeln.

Operative Therapie Nur bei progredienten sensomotorischen Ausfällen oder nachgewiesener Zirkulationsstörung, z.B. Halsrippenresektion, Skalenotomie, Durchtrennung eines fibrösen Bandes oder Kallusentfernung.

! Der alleinige Nachweis einer Halsrippe ohne neurologische Ausfälle oder zirkulatorische Störungen ist keine OP-Ind.

Tumorbedingte Armplexusläsion

(ICD-10 G54.0)

Ätiologie Infiltratives Wachstum oder bindegewebige Ummauerung bei Pancoast-Tumor (Lungenspitzen-Ca), regionaler Metastasierung (z.B. Mamma-Ca), Lymphom, benignem Nerventumor (Neurinom, Schwannom, Neurofibrom).

Klinik ☞ 14.2.1, intensive Schmerzen mit Ausstrahlung in den Arm (*DD:* Radiogene Spätschädigung ☞ unten). Progrediente Paresen und Sensibilitätsstörungen, i.d.R. anfangs der unteren

Plexusanteile. Sicht- und tastbare Veränderungen in der Supraklavikulargrube. Horner-Sy. (☞ 4.1.5, Frühzeichen bei Pancoast-Tumor). Anhidrose der Hand.

Diagnostik Rö-Thorax mit Lungenspitzenaufnahme, ggf. Thorax-CT. Neurophysiologie (☞ 2.2.3). CT der Plexusregion, bei unklaren Befunden MRT. Zur Abgrenzung einer radiogenen Spätschädigung u.U. Probebiopsie. EMG zur Bestimmung der Ausdehnung.

Therapie Schmerzbekämpfung (☞ 26.1), OP und Bestrahlung wenn möglich, ggf. Chemother.

Radiogene Armplexusläsion (Strahlenspätschädigungen)

(ICD-10 G54.0)

Ätiologie Mechanische Irritation des Plexus durch Indurationsvorgänge des die Nerven umgebenden Bindegewebes und evtl. zusätzliche ischämische Schädigung nach kurativer Axillabestrahlung bei Mamma-Ca oder Lymphom.

Klinik $^1/_2$–5 J. nach der Bestrahlung progrediente (geringe) Schmerzen und Parästhesien. Radiogene Hautveränderungen (Indurationen, Teleangiektasien, Pigmentstörungen). Progrediente sensible und motorische Ausfälle, motorische Reizerscheinungen (Faszikulationen, Myokymien).

Diagnostik Wie bei tumorbedingter Armplexusläsion. Typisch sind hoch- oder niederfrequente Serienentladungen im EMG.

Therapie Symptomatisch, Schonung des Armes. Keine Injektionen in den Arm. Lymphdrainage. Schmerzther. (☞ 26.1). Neurolyse und/oder Omentum-majus-Transplantat nicht erfolgversprechend!

Tab. 14.9 Differenzialdiagnosen der radiogenen Armplexusläsion

	Tumorrezidiv, Metastase	Radiogene Spätschädigung
Dosis	< 60 Gy	> 60 Gy
Freies Intervall	< 6 Mon.	6 Mon.–5 J.
Progredienz	Schnell	Langsam
Schmerz	Immer heftig	Meist geringer
Horner-Sy.	Vorhanden	Selten
EMG (repetitive Entladungen)	Selten	Häufig

Cave: Alle Kriterien sind letztlich nicht beweisend. Zur Diagnosesicherung sind bildgebende Verfahren und evtl. eine Biopsie erforderlich.

Neuralgische Myatrophie

(ICD-10 353.5) Syn.: Schultermyatrophie, Parsonage-Turner-Sy., Plexusneuritis, kryptogenetische Armplexusneuropathie.

Ätiologie Wahrscheinlich autoallergisch entzündlicher Prozess. Neben spontanem Auftreten auch hereditäre, meist rezidivierende Form.

Auslösefaktoren

- OP, besonders Abdominaleingriffe, Trauma.
- Entzündliche Erkr. des Gastrointestinaltrakts oder der oberen Atemwege (besonders bei Mononukleose, Toxoplasmose, Influenza-Virus, Zytomegalie).
- Autoimmunerkr. (z.B. Lupus erythematodes).
- Heroinabusus.
- Heute selten als Folge von Serumgaben und Impfungen (z.B. nach Tetanustoxoidgabe).

Klinik Beginn 24 h bis 2 Wo. nach o.g. Auslösefaktor. Meist Schulter-Oberarmbereich, selten an den unteren Extremitäten (< 10%). Häufig rechtsseitige, selten linksseitige oder bilaterale heftigste, reißende Schmerzen. Nach einigen Tagen fast vollständige Remission oder Übergang in dumpfen Dauerschmerz. Dann schlaffe Parese einzelner Muskeln meist ohne typisches Verteilungsmuster. Häufig betroffen sind die Mm. serratus ant., deltoideus, flexor pollicis longus, flexor digitorum profundus II und die Handextensoren. Selten ausgeprägte Sensibilitätsstörungen.

Diagnostik

- Typische zeitliche Abfolge von Schmerzen und Paresen.
- EMG: Path. Spontanaktivität in betroffenen und klinisch nicht betroffenen Muskeln. Meist normaler Befund der paravertebralen Muskulatur.
- Labor: BSG, CRP, E'phorese normal. Ausschluss einer Lyme-Borreliose oder Diab. mell.
- LP: Zellzahl normal, keine Schrankenstörung.

Differenzialdiagnosen Mononeuritis (z.B. Diab. mell., Panarteriitis nodosa), Lyme-Borreliose, Wurzelkompressionssy. (☞ 14.3.4).

Therapie Im akuten Stadium Ruhigstellung des Armes, Analgetika und Antiphlogistika inkl. Glukokortikoide (☞ 26.1.4). Nach 2–3 Wo. KG mit steigender Belastung.

Prognose Rückbildung des Schmerzes innerhalb weniger Tage, der Paresen innerhalb von 1–2 J. Selten bleibende Defizite. Rezidive ipsi-, kontralateral oder im Bereich des Plexus lumbosacralis in etwa 10% möglich. Rezidive gehäuft bei hereditärer Form und Heroinabusus.

14.2.4 Läsionen des Plexus lumbosacralis

(ICD-10 G54.1)

Ätiologie

Beckentumoren: Häufigste Ursache, infolge Tumorinfiltration oder Druckschädigung.
Retroperitoneale Hämatome: Blutgerinnungsstörung, Behandlung mit Kumarin oder Heparin. Flankentrauma oder Hyperextensionstrauma der Hüfte, meist Ausfälle des Plexus lumbalis.
Trauma: Beckenring-, Hüftgelenksfraktur, Beckenkompressionsfraktur, meist Ausfälle des Plexus sacralis.
Schwangerschaft: Missverhältnis zwischen kindlichem Kopf und Beckenausgang, meist gegen Ende der Schwangerschaft oder während der Entbindung.

Diab. mell.: z.B. als prädisponierender Faktor für eine Plexusneuritis.
Aneurysma der Aorta abdominalis oder der A. iliaca externa.
Iatrogen: Direkte Schädigung oder Zerrung bei Eingriffen am Hüftgelenk (Totalendoprothese, Reposition einer Luxation) oder am Schenkelhals (Frakturversorgung, Umstellungsosteotomie), mitunter verzögert auftretendes periop. Hämatom.
Seltene Ursachen: Tuberkulöser Senkungsabszess, Vaskulitis bei Kollagenose, neuralgische Myatrophie (☞ 14.2.3), Retroperitonealfibrose, Strahlenspätschaden.

Diagnostik Klinische Untersuchung. Je nach vermuteter Ursache Sono (bei V.a. Hämatom), Rö (z.B. Beckenübersichtsaufnahme), Becken-CT (bei V.a. Tumor), evtl. MRT bei unklaren Befunden. Zum Ausschluss eines Diab. mell.: Glukose und oraler Glukosetoleranztest.
EMG auch der proximalen Anteile des N. peroneus (Caput breve m. bicipitis femoris), des N. tibialis (ASR, sensibles Areal, M. gastrocnemius), des N. ischiadicus (ischiokrurale Muskeln), der Nn. glutei (Trendelenburg-Zeichen, Mm. glutei medius et maximus), des N. femoralis (PSR, Sensibilitätsstörung, M. vastus medialis) und des N. obturatorius (ADR, Adduktorengruppe, Sensibilitätsstörung)
Ninhydrin-Test zum Nachweis einer Schweißsekretionsstörung (☞ 1.1.12).
Becken-Sono und -CT: Ausschluss eines retroperitonealen Hämatoms bei akut aufgetretenen Plexusläsionen.
Labor: BSG, Diff.-BB (entzündlicher Prozess), Blutgerinnung.
Neurographie: Zur Sicherung des Verteilungsmusters 14 Tage nach Auftreten der Läsion (*KI:* Gerinnungsstörung). F-Wellen-Untersuchung der Nn. peronei und tibiales im Seitenvergleich: Verzögerung der minimalen F-Wellen-Latenz bei normaler peripherer NLG als Hinweis auf eine proximale Schädigung. Fraktionierte SSEP beider Nerven (☞ 2.2.2).

Therapie

Operative Therapie Sofort, ggf. mit Nervennaht und Transplantation bei traumatischen Plexuszerreißungen (Knochenfragment) oder Entlastung bei großem Hämatom. Revisions-OP, wenn 4 Mon. nach der Läsion keine Regeneration feststellbar.

Konservative Therapie Bei Traktionsschäden, Druckläsionen (außer bei großem retroperitonealem Hämatom); neuralgischer und diabetischer Myatrophie (gute Rückbildungstendenz). Optimale Lagerung der paretischen Extremität zur Vermeidung von Kontrakturen und Druckulzera, KG, Hilfsmitteleinsatz (Peroneusfeder, Gehstütze). Behandlung der Primärerkr.

14.3 Spinale Wurzelkompressionssyndrome

(ICD-10 G54.2-3/M50, 51)

14.3.1 Ätiologie

Meist degenerative Knochenveränderungen, wie Osteochondrose, Spondylarthrose und Unkovertebralgelenkarthrose mit Einengung des Foramen intervertebrale. Seltener Nerven- und Knochentumoren, Meningeome, Metastasen, Hämatome und Abszesse. Bandscheibenprotrusionen und Bandscheibenvorfälle. Begünstigend sind ein enger Spinalkanal und Traumen.

14.3.2 Leitsymptome

Vertebralsy.: Steil gestellte und klopfschmerzhafte WS mit Bewegungseinschränkung bei Flexion, Rotation und Neigung (*DD* bei der HWS: Meningismus). Drehung des Kopfes zur Gegenseite führt zu radikulärem (segmentalem) Schmerz. Druckschmerzhafte, verspannte Paravertebralmuskulatur mit Myogelosen. Mitunter fixierte Fehlstellung (LWS: Skoliose).
Reizerscheinungen: Parästhesien und/oder Schmerzen mit Ausstrahlung in ein Dermatom. Schmerz meist ausstrahlend von der WS, mitunter aber auch nur distal. Zunahme bei Kopfdrehung und intraspinaler Druckerhöhung (Husten, Pressen, Niesen). *LWS:* Lasègue-Zeichen (Dehnungsschmerz des N. ischiadicus bei Beinstreckung) und Bragard-Handgriff (Ischiadikusdeh-

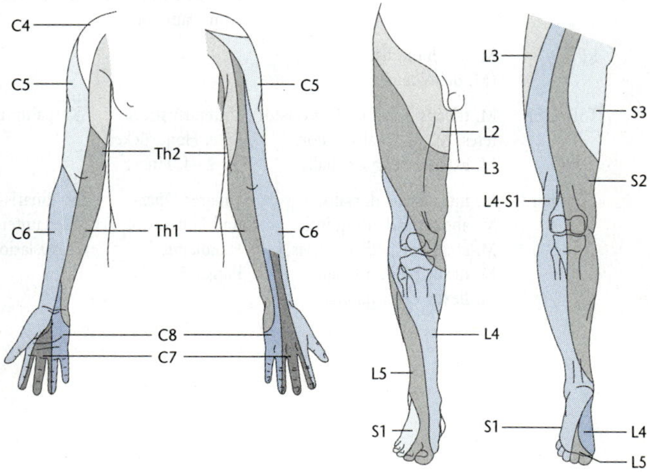

Abb. 14.8 Radikuläre segmentale Versorgung der Arme und Beine

nungszeichen durch zusätzliche Dorsalflexion des Fußes). Umgekehrtes Lasègue-Zeichen bei Kompression der Wurzel L_3 oder L_4 (Femoralisdehnungsschmerz bei Dorsalstreckung des Beines in Bauchlage). Druckschmerz am Valleix-Punkt.

Sensibilitätsstörung: v.a. Hypalgesie. Bei monoradikulären Prozessen ist das hypalgetische Areal stets kleiner als die Schmerzzone, eine Hypästhesie kann fehlen, LWS: Auf Reithosen-Sensibilitätsstörung achten (☞ 1.1.8)!

Paresen: Bei monoradikulären Kompressionen immer inkomplette Paresen der Kennmuskeln (☞ Tab. 14.10, Kennmuskeln von mehreren Wurzeln versorgt). Muskelatrophien erst nach mehreren Wo. *LWS:* Prüfung des monopedalen Zehenspitzenstand, des Hackengangs, des Aufrichtens aus der Hocke auf einem Bein. Trendelenburg-Zeichen (☞ 14.1.7).

Außerdem: MER der Kennmuskeln ↓, Blasenentleerungsstörungen bei medialen Bandscheibenvorfällen im LWS-Bereich.

! Vegetative Ausfälle, v.a. Schweißsekretionsstörungen, fehlen im Gegensatz zur Plexusläsion.

Tab. 14.10 Kennzeichen und Differenzialdiagnose zervikaler Wurzelkompressionssyndrome

Wurzel	MER ↓	Kennmuskeln	Sensibles Defizit	DD
C_5	BSR	M. deltoideus, M. biceps brachii, M. infraspinatus	Außenseite Oberarm	N.-axillaris-Läsion
C_6	BSR	M. biceps brachii	Radialer Ober- und Unterarm bis zum Daumen	N.-musculocutaneus-Läsion
	RPR	M. brachioradialis, (M. deltoideus)		
C_7	TSR, RPR	M. triceps brachii, M. pronator teres, M. pectoralis major, M. extensor carpi radialis	Unterarmstreckseite, Handrücken bis 2.–4. Finger	Karpaltunnelsy.
C_8	Trömner	M. interosseus dorsalis, M. abductor digiti quinti, M. abductor pollicis brevis, M. flexor pollicis longus, M. flexor carpi ulnaris	Ulnarer Ober- und Unterarm, Handkante bis Finger 5	N.-ulnaris- oder untere Plexusläsion

Tab. 14.11 Kennzeichen und Differenzialdiagnosen lumbaler Wurzelkompressionssyndrome

Wurzel	MER ↓	Kennmuskeln	Sensibles Defizit	DD
L_3	ADR	Adduktorengruppe, M. quadriceps femoris, M. iliopsoas	Schräg über den Oberschenkel zum Knie	N.-femoralis-Läsion; N.-obturatorius-Läsion
L_4	PSR	M. quadriceps femoris, M. tibialis anterior	Oberschenkelaußenseite, medialer Unterschenkel bis Fußrand	N.-femoralis-Läsion; diab. Myatrophie
L_5	TPR	M. extensor hallucis longus, M. tibialis anterior, M. tibialis posterior, M. gluteus medius	Unterschenkelaußenseite, Fußrücken bis Großzehe	N.-peroneus-Läsion
S_1	ASR	M. triceps surae, M. gluteus maximus, M. biceps femoris	Unterschenkelrückseite, Fußaußenrand	N.-tibialis-, N.-ischiadicus-, Plexusläsion

14.3.3 Diagnostik und Differenzialdiagnosen

Diagnostik

! Nur morphologische Veränderungen, die mit dem klinischen Befund übereinstimmen, dürfen als Ursache der Störung angesehen werden, da radiologisch ausgeprägte degenerative Veränderungen nicht mit klinischen Ausfällen einhergehen müssen.

Anamnese: Vorausgegangene Schmerzereignisse, abrupte Bewegung, Verhebetrauma, Tumoranamnese, Husten-, Press-, Niesschmerz, Miktionsstörung.

Röntgen Wirbelsäule

- HWS mit Schrägaufnahmen: Degenerative Veränderungen, Einengung der Foramina, sagittaler Durchmesser des Spinalkanals < 13 mm.
- LWS in 2 Ebenen: Nachweis von Fehlstellung, enger Spinalkanal, degenerative Veränderung, Anlageanomalie, Osteolyse, Tumor, Diszitis. Ein Bandscheibenvorfall kann mit Nativaufnahmen nicht diagnostiziert werden!

CT: Höhenlokalisation, Ursachenklärung (Bandscheibenvorfall, knöcherne Veränderung, Tumor), Beziehung des Bandscheibenprolapses zu den Nervenwurzeln (zur OP-Vorbereitung), Beurteilung der Nervenwurzelabgänge und der Myelonkompression.

MRT: Insbesondere bei V.a. medulläre Schädigung.

Myelographie: Mit wasserlöslichem KM zur Darstellung einer komprimierten Wurzeltasche mit anschließendem Myelo-CT, Funktionsaufnahmen zur Beurteilung der Wurzel- oder Markkompression bei Retroflexion.

Neurophysiologie: EMG, Unterscheidung einer Parese von einer schmerzbedingten Minderinnervation, Nachweis klinisch nicht erkennbarer Muskelbeteiligungen. Zur Abgrenzung von Plexusläsionen ist die Untersuchung der Paravertebralmuskulatur sowie sensible Neurographie notwendig. EMG-Veränderungen treten frühestens 14 Tage nach Schädigungsbeginn auf, sodass sich das Verfahren nicht zur Frühdiagn. eignet. F-Wellen-Untersuchungen und Dermatom-SSEP wenig hilfreich.
LP: Zum Ausschluss entzündlicher Prozesse (Lyme-Borreliose, GBS) oder einer Meningeosis carcinomatosa.
Labor: BSG, CRP, Diff.-BB, Lyme-Serologie.

Differenzialdiagnosen Tumor (☞ 11.5), Meningeosis carcinomatosa oder lymphomatosa (maligne Zellen im Liquor, Eiweiß ↑. **Cave:** Stoppliquor), Neuritiden (Lyme-Borreliose, GBS, Zoster, Herpes simplex), andere periphere Nervenläsionen, Arachnopathie (☞ 11.4.4), Neuropathien bei Diab. mell., Kollagenosen, neuralgische Myatrophie (☞ 14.2.3).

14.3.4 Zervikale Wurzelkompressionssyndrome

(ICD-10 G54.2/M50.1)

Ätiologie Meist degenerative Knochenveränderungen, v.a der unteren HWS (HWK 5/6 und HWK 6/7 mehr als HWK 7/BWK 1). Bandscheibenprotrusionen und -vorfälle sind an der HWS 100-mal seltener als an der LWS, häufig nach Bagatelltraumen oder spontan ruckartigen Bewegungen. Im Unterschied zum LWS-Bereich überwiegen monoradikuläre Schädigungen.

Klinik ☞ 14.3.2. Medulläre Symptome (Pyramidenbahnzeichen, Blasenstörungen, MER ↑ der Beine) können sowohl durch einen medialen Massenvorfall als auch durch zusätzliche ischämische Schädigungen hervorgerufen werden.

Diagnostik ☞ 14.3.3.
- Anamnese: Vorausgegangene Zervikobrachialgien.
- Lhermitte-Zeichen: Elektrisierendes Gefühl entlang der WS bei Druckerhöhung im Spinalkanal.
- Myelographie: Immer bei eindeutig klinischen Beschwerden ohne entsprechendes Korrelat im CT und MRT.

Differenzialdiagnosen ☞ 14.3.3. Andere periphere Nervenläsionen, z.B. Karpaltunnelsy. (☞ 14.1.6), Thoracic-outlet-Sy. (☞ 14.2.3), orthopädische Erkr. wie Arthropathia humeroscapularis, lokales Muskeltrauma oder andere chron. Überlastungssy., Neuropathie (z.B. bei Diab. mell. oder Kollagenosen), Neuralgische Myatrophie (☞ 14.2.3).

Konservative Therapie Immer zunächst Entlastung und Ruhigstellung mit Halskrawatte, außer bei Massenvorfällen mit medullären Symptomen.
- Kälte- oder Wärmeanwendungen: Bäder, Heißluft, Fangopackungen, Bestrahlungen.
- Analgetika: z.B. Paracetamol 3–4 × 500–1000 mg tägl. p.o. (z.B. ben-u-ron®); ggf. stärkere Analgetika (☞ 26.1).
- Antiphlogistika: z.B. Diclofenac 3 × 25 mg tägl. p.o. (z.B. Voltaren®) oder Indometacin 3 × 25–50 mg tägl. p.o. (z.B. Amuno®).

- Muskelrelaxanzien: Bei paravertebralem Hartspann z.B. Diazepam 3–4 × 5 mg tägl. p.o. (z.B. Valium®).
- KG und Haltungskorrektur nach Abklingen der Schmerzphase über das Ende der Symptomatik hinaus. **Cave:** Chiropraktische Manöver können zu einer Befundverschlechterung führen. Gefahr der Vertebralisdissektion.

Operative Therapie

Indikationen Progrediente motorische Ausfälle, medulläre Symptome, Blasenstörungen, therapieresistente (> 6 Wo. intensive stationäre konservative Ther.) und schwere radikuläre Schmerzsy. mit degenerativen Veränderungen.

Durchfürung
- Foraminotomie: Aufweitung des Foramen intervertebrale durch Entfernen von Knochenappositionen.
- Ventrale Diskektomie nach Cloward: Ventraler Zugang zur HWS mit Ausräumung des Bandscheibenraums und anschließender Verblockung der WK. *Vorteil:* Kurze Immobilisationsphase.

14.3.5 Zervikale Myelopathie

(ICD-10 M50.0) Myelonkompression durch bindegewebige oder meist knöcherne, degenerative Veränderungen der WS (dorsale Randleistenbildung der HWK, Wulstbildung der Ligamenta flava). M >> F.

Ätiologie

Diskogen: Medialer zervikaler Bandscheibenprolaps, gel. auch knöcherne Protrusion.
Spondylogen: Altersbedingte Degeneration der WK mit Spondylolyse und Osteophytenbildung. Einengung des zervikalen Spinalkanals (normal 20 mm in Höhe HWK 1, 17 mm in Höhe HWK 4 und 15 mm in Höhe HWK 7). Prädilektion HWK 5/6. Bei gleichzeitiger kongenitaler Enge des Spinalkanals (< 13 mm) frühere Manifestation.

Komplikationen Vaskuläre Kompression.

Klinik

- Langsam progrediente spastische Gangstörung mit Para- oder Tetraspastik (je nach Höhe der Läsion) und atrophische Paresen der Handmuskulatur.
- MER ↓ in Läsionshöhe und ↑ kaudal davon.
- Beinbetonte, dissoziierte Sensibilitätsstörungen, häufig aber nur unspezifische oder gar keine sensiblen Ausfälle.
- Diffuse Nacken- und Schulterschmerzen, Lhermitte-Zeichen (☞ 14.3.4).
- Radikuläre Ausfälle (seltener als bei diskogener Myelopathie).
- Provokation von Symptomen bei Retroflexion.

Diagnostik

- Rö: HWS in 3 Ebenen, auch in Retroflexion: Spinalkanal < 13 mm.
- MRT: Aussage über Myelonveränderungen möglich, die Enge des Spinalkanals wird aber häufig überschätzt.
- Myelo-CT: Nur bei knöchernen Veränderungen dem MRT überlegen.
- Myelographie mit Funktionsaufnahmen zur Beurteilung der Markkompression bei Retroflexion.
- Evozierte Potenziale: SSEP und transkortikale Magnetstimulation: Latenzverlängerungen.
- EMG: Arm- und Handmuskeln zur Höhenlokalisation, paravertebrales EMG.

Differenzialdiagnosen

- ALS (☞ 13.1.1): Häufig nur durch Verlauf bzw. Bildgebung zu differenzieren.
- WS-Affektionen: Halsmarktumoren, entzündliche oder maligne Wirbelprozesse, Angiom des Halsmarks, epiduraler Abszess (MRT, akuter Beginn; ☞ 11.4.1), intraspinales Hämatom (☞ 11.3.4), Wirbeldeformität (Kyphoskoliose), Spondylolyse, Spondylolisthesis.
- Friedreich-Ataxie (☞ 13.2.4): Ataxie.
- Densinstabilität bei Polyarthritis: Spastische Tetraparese, häufig auch passager in der Vorgeschichte, auch Ausfall kaudaler HN, okzipitaler Kopfschmerzen durch Wurzelläsion C_2/C_3, kardiorespiratorische Störungen. *Diagn.:* Rö-HWS in Ante- und Retroflexion. *Ther.:* Operative Stabilisierung.

Therapie

- Konservativ: Bei langsamer Progredienz KG, Spasmolytika (☞ 26.3).
- OP: Ventrale Fusion mit Ausräumung der Osteophyten oder Laminektomie mit Abtragen der WK (OP nach Cloward), postop. KG.

Prognose Verlauf variabel. Bei länger bestehenden Ausfällen ist trotz OP keine komplette Restitution zu erwarten. Das Fortschreiten der Behinderung kann jedoch häufig aufgehalten werden.

14.3.6 Thorakale Bandscheibenvorfälle

(ICD-10 M51.1/G54.3) Sehr selten.

Klinik Gürtelförmige thorakale Schmerzen und Sensibilitätsstörung in einem Dermatom. Der dorsale Dermatomstreifen ist um eine Dermatombreite weiter kaudal als der latero-ventrale Abschnitt. Bei medialen Vorfällen zusätzlich medulläre Schädigungszeichen wie Paraspastik, Blasenentleerungsstörungen, laterale Bandscheibenvorfälle an der BWS sind eine Rarität.

Diagnostik Rö BWS, CT, MRT, EMG der thorakalen Paravertebralmuskulatur. Ausschluss einer andersartigen Läsion eines Brustnerven (☞ 14.1.9).

14.3.7 Lumbale Wurzelkompressionssyndrome

(ICD-10 M51.1/G54.4) Lumbale Bandscheibenvorfälle etwa 100 × häufiger als zervikale. Inzidenz etwa 150/100 000, mit zunehmendem Alter steigend. Altersgipfel 4.–5. Dekade. M > F.

> **Protrusion:** Anulus fibrosus bleibt intakt.
> **Prolaps:** Gallertkern tritt aus; gestielt (mit Verbindung zum Gallertkern) oder sequestriert (freies Bandscheibenmaterial im Spinalkanal).

Ätiologie Meist Bandscheibenvorfälle (☞ Abb. 14.9), degenerative knöcherne Veränderungen, anlagebedingte Anomalien. Seltenere Ursache: Neurinom, Neurofibrom, Meningeom, Ependymom der Cauda equina, Abtropfmetastase bei Glioblastom, Knochentumor, ossäre Metastase, Fehlbildungstumor.
Degenerative Veränderungen können radiologisch bei fast allen älteren Menschen nachgewiesen werden, sodass sie nur bei Übereinstimmung mit dem klinischen Bild als pathogenetische Faktoren gewertet werden können. Besonders häufig (> 90% aller Fälle) LWK 4/5 und LWK 5/SWK 1. Disponierend sind Übergewicht, vorausgegangene Schwangerschaften. Der Einfluss von Traumen (z.B. Verhebetrauma) ist umstritten, da auch Spontanbewegungen zu einem Bandscheibenvorfall führen können.

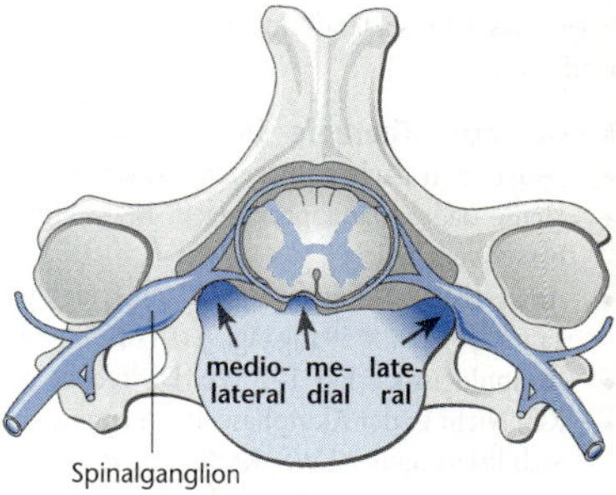

Abb. 14.9 Bandscheibenvorfälle (zervikal)

! Durch den Parallelverlauf der Nervenwurzeln im Spinalkanal kommt es häufiger als im zervikalen Abschnitt zu polyradikulären Schädigungen.

Klinik ☞ 14.3.2. Ein Babinski-Zeichen kann bei einer lumbalen Radikulopathie nicht auftreten, sondern weist auf eine Schädigung des RM (d.h. oberhalb LWK 1) hin. Wegen des langstreckigen intraspinalen Nervenwurzelverlaufs kann ein Wurzelkompressionssy. L_5 durch einen mediolateralen Bandscheibenprolaps zwischen LWK 4 und 5 oder durch einen lateralen Bandscheibenprolaps in der nächst tieferen Etage zwischen LWK 5 und Os sacrum ausgelöst sein. Deshalb immer auch radiologische Darstellung der benachbarten Segmente.

Diagnostik

- Anamnese: Vorausgegangene Lumboischialgien, abrupte Bewegung, Verhebetrauma, Tumoranamnese.
- Rö LWS in 2 Ebenen: Fehlstellung, enger Spinalkanal, degenerative Veränderung, Anlageanomalie, Osteolyse, Tumor, Diszitis. Ein Bandscheibenvorfall kann mit Nativaufnahmen nicht direkt diagnostiziert werden!
- CT, MRT, Neurophysiologie, LP, Labor ☞ 14.3.3.
- Myelographie und Myelo-CT in unklaren Fällen.
- Diskographie: Zustand der Bandscheibe bei KM-Injektion (Sequester). Selten notwendig.

! Wenn bei der radiologischen Diagnostik in der betroffenen Etage kein path. Prozess nachweisbar ist, muss der gesamte lumbale Spinalkanal bis zum Conus medullaris (etwa in Höhe LWK 1) dargestellt werden, da die lumbalen Nervenwurzeln an jeder Stelle vom Austritt aus dem RM bis zum Austritt aus dem Foramen intervertebrale geschädigt werden können.

Differenzialdiagnosen ☞ 14.3.3.

Tumor: Neurinom, Metastase (bei M > 60 J. vor allem Prostata-Ca; immer rektal-digitale Untersuchung).
Periphere Nervenläsionen: Besonders Peroneusparese und Ischiadikusläsionen (☞ 14.1.8).
Orthopädische Erkr. (pseudoradikuläre Sy.): z.B. Spondylolisthese, Koxitis, Koxarthrose, Wirbelgelenksarthrose, tendomyotisches Sy., lokales Muskeltrauma, chron. Überlastungssy., Bursitis, Piriformissy.

Konservative Therapie

Immer außer bei Massenvorfällen.

- Bettruhe in flacher Rückenlage oder im Stufenbett für wenige Tage.
- Heiße Bäder, Fangopackungen, Bestrahlungen, Heißluft. Mitunter in der Akutphase Kälte besser verträglich.
- Analgetika: z.B. Paracetamol 4 × 1 g tägl. p.o. (z.B. ben-u-ron®), bei Bedarf kurzfristig auch Tramadol 4–6 × 50 mg tägl. p.o. (z.B. Tramal®), Diazepam 4 × 5 mg tägl. p.o. (z.B. Valium®).
- Antiphlogistika: Für 1–2 Wo. Diclofenac 3 × 25–50 mg tägl. p.o. (z.B. Voltaren®).
- KG: Nicht in der Akutphase, dann zunächst im Bewegungsbad, später Übungsprogramm zur Stabilisierung der LWS, Kräftigung der Rücken- und Bauchmuskulatur. Selbstständige Weiterführung durch den Pat., Training des optimalen Gehens, Sitzens, Hebens und Tragens als Sekundärprophylaxe.
- Lumbale Wurzelinfiltration: 5 ml Carbosthesin 0,5% in die Nähe der betroffenen Nervenwurzel.

Operative Therapie

Indikationen **Absolut:** Progrediente neurologische Ausfälle, v.a. bei Entwicklung von Blasen- und Mastdarmstörungen (Cauda-equina-Sy., ☞ 14.3.8). Akute erhebliche motorische Defizite (weniger als Kraftgrad 3/5) bei nachgewiesenem Bandscheibenvorfall.
Relativ: Trotz intensiver stationärer konservativer Ther. (> 6–8 Wo.) anhaltende Schmerzen und Nachweis eines Bandscheibenprolaps. Chron. rezid. Wurzelirritationen mit geringen neurologischen Defiziten, aber radiologisch nachweisbaren Wurzelaffektionen.

Kontraindikation Nicht segmentale Schmerzzustände.

Durchführung **Offene Nukleotomie:** Mit mikrochirurgischer Technik. *Ind.:* Lumbale oder sequestrierte Bandscheibenvorfälle. Über einen möglichst kleinen Zugang Entfernung des Bandscheibengewebes. Exakte Darstellung der Dura (Verletzungsgefahr!) und der Nervenwurzel. Manchmal (Hemi-)Laminektomie erforderlich. *KO:* Instabilität. Nachblutungen mit epiduralem Hämatom, Duraverletzungen, Rezidive, Spondylodiszitis (postop. Schmerz, Fieber, BSG ↑), Verletzung der Nervenwurzel und ventral liegender Organe (V. cava, Aorta abdominalis).
Perkutane lumbale Nukleotomie: v.a. bei Läsionen in Höhe LWK 4/LWK 5 (der Bandscheibenraum LWK 5/SWK 1 ist schwer zu erreichen). Protrusionen, geringe bis mäßige motorische Defizite. *KI:* Sequestrierte Bandscheibenvorfälle, Massenvorfälle, zusätzliche degenerative WS-Veränderungen. Bandscheibenmaterial wird über ein perkutan eingeführtes Endoskop mit einem

Instrumentationskanal ausgeräumt. *Vorteile:* Minimaler Eingriff, schnelle Mobilisation, kurze Verweildauer im Krankenhaus, geringe Narbenbildung.

Postop. Nachbehandlung: Tägl. Kontrolle des neurologischen Befundes in den ersten 4 Tagen. Mobilisation nach dem 2. Tag. Körperliche Schonung für 6 Mon. Kein tiefes Sitzen und Tragen schwerer Lasten in den ersten 3 Mon. Heben schwerer Lasten für 6–12 Mon. vermeiden. Frühzeitiger Beginn der KG mit stufenweiser Steigerung. Schulung des Aufstehens aus dem Liegen, Heben, Tragen und Gangschulung zur Rezidivprophylaxe.

Chemonukleolyse
Enzymatische Andauung des Nucleus pulposus durch Chymopapain (Allergierisiko in 1% der Fälle!), das unter Bildwandlerkontrolle im OP in den Nukleus injiziert wird. Voraussetzung: Intaktes hinteres Längsband, kein sequestrierter Prolaps und keine schweren neurologischen Defizite. Das Verfahren wurde als Alternative zur OP eingesetzt, hat sich jedoch nicht durchsetzen können.

Prognose

- Spontanremission auch bei nachgewiesenen Bandscheibenvorfällen und sensomotorischen neurologischen Defiziten möglich. Rückbildung der Ausfälle abhängig von Dauer der präop. Symptomatik (evtl. Mon.).
- Das OP-Ergebnis hängt von der exakten Diagnosestellung ab. Prognostisch günstig sind jüngere Pat., monoradikulärer Prozess, kurze Anamnese, eindeutiger Prolaps.
- WS-Instabilitäten, besonders nach (Hemi-)Laminektomie mit später auftretenden degenerativen Veränderungen.
- Chron. Schmerzsy. sowohl nach konservativer als auch nach operativer Therapie.
- Postop. Narbenbildung kann Schmerzen verursachen (☞ 4.9.1).
- Re-OP in 6–10%. Prognostisch ungünstiger als Erst-OP.

14.3.8 Cauda-equina-Syndrom

(ICD-10 G54.9) Schädigung der innerhalb des lumbosakralen Spinalkanals verlaufenden Nervenwurzeln.

Ätiologie Akuter Massenprolaps einer Bandscheibe, seltener Tumor, Hämatom. Schleichend progredient meist Tumoren, Abtropfmetastasen, selten entzündliche Prozesse.

Klinik Ausfälle der sakralen Nervenwurzeln:

- Sensibilitätsstörungen der sakralen Dermatome in der Analgegend (Reithosenhyp- oder -anästhesie), der anschließenden Oberschenkelinnenseite sowie Rückseite des Ober- und Unterschenkels bis zum äußeren Fußrand.
- Analsphinktertonus ↓, erloschener Analreflex.
- Blasen-Mastdarm-Lähmung mit Harn- und Stuhlinkontinenz (Überlaufblase).
- Potenzstörungen, besonders bei chron. progredienten Verläufen.
- Bilaterale Parese des M. triceps surae, der kleinen Fußmuskeln und meist auch der Gesäßmuskulatur.
- ASR ↓.

Obere Begrenzung in Abhängigkeit der Schädigungshöhe:
L_2/L_3: Hüftbeuger und Adduktorenparese, ADR ↓.
L_4: Quadrizepsparese und PSR ↓.
L_5: Bilaterale Parese der Fuß- und Zehenheber.

Diagnostik Sofort CT, Myelographie oder MRT. Untersuchung immer bis in Höhe des Conus medullaris (LWK 1).

Differenzialdiagnose Conus-medullaris-Schädigung (☞ 16.4.1).

Therapie Immer OP, offene Dekompression der Kaudafasern, evtl. in Komb. mit Stabilisierung.

Ein Cauda-equina-Sy. ist ein neurologisch neurochirurgischer Notfall und erfordert eine sofortige OP innerhalb von wenigen Stunden, da die Schädigungen sonst irreversibel sind.

14.3.9 Neurogene Claudicatio intermittens

(ICD-10 M51.1) Syn.: Claudicatio intermittens der Cauda equina.

Ätiologie Mechanische Kompression der Cauda equina oder einzelner Nervenwurzeln bei prim. engem Spinalkanal (< 22 mm) und zusätzlichen degenerativen Veränderungen (knöchern, Bandscheibenprolaps, verdickte Ligamente).

Klinik Subakute bis chron. Entwicklung von uni- oder bilateralen, mono- oder polyradikulären sensomotorischen Defiziten am Bein.

Diagnostik Auftreten bzw. Zunahme von Schmerzen, Parästhesien und ggf. motorischen Ausfällen beim Gehen (Bergabgehen). Rückbildung erst nach Entlastung der Nervenwurzeln durch Hinsetzen, Hinlegen oder Vorbeugen des Rumpfes. Im Gegensatz zur vaskulären Claudicatio intermittens sistieren die Beschwerden nicht, wenn der Pat. stehen bleibt.

Therapie I.d.R. OP. Je nach Ausdehnung meist Laminektomie über mehrere Etagen unter Belassung der Gelenkfortsätze.

14.3.10 „Postdiskektomiesyndrom"

(ICD-10 G54.9) Nach einer Bandscheiben-OP auftretende oder anhaltende Schmerzen und sensomotorische Ausfälle.

Ätiologie

- Akutes Auftreten oder postop. Persistenz: Epidurale Blutung, unvollständige Ausräumung des Bandscheibenraums, OP in falscher Höhe, übersehene knöcherne Enge, falsche OP-Ind. wie pseudoradikuläres Sy.
- Verzögertes Auftreten: Rezidiv-Bandscheibenvorfall, lokale Narbenbildung, Spondylodiszitis (BSG !), Arachnopathie, Segmentinstabilität.
- Psychosomatik: Interaktionsstörungen Arzt-Pat. (☞ 21.4).

Diagnostik Anamnese und neurologische Untersuchung (☞ 1.1). Hinweise für psychische Auffälligkeiten. Weitergehende Diagnostik je nach Klinik:

- Rö-LWS: z.B. degenerative Veränderungen benachbarter Segmente, Spinalkanalstenose.
- CT mit KM: Zur DD Narbengewebe (Enhancement) oder Rezidivprolaps (kein Enhancement), Spinalkanalstenose.
- Labor: BSG, Diff.-BB. zum Ausschluss Spondylodiszitis.
- Szintigraphie: Ausschluss Spondylodiszitis.
- MRT: Nur bei unklaren Befunden, Narbengewebe, Tumor.
- EMG.

Therapie **Konservativ:** Zunächst immer außer bei ausgedehnten Raumforderungen. Aufklärung des Pat. zur Verbesserung der Compliance. Hinweis, dass durch weitere OP die Symptomatik auch verschlechtert werden kann (besonders bei Arachnopathien). Physiother., besonders mit Wärmeanwendungen. Medikamentös ☞ 26.1, TENS, psychosomatische Ther.
OP: Bei eindeutigem Nachweis einer Nervenwurzelkompression, Korrelation mit der Klinik. Bei Rezidivprolaps, unvollständig ausgeräumtem Bandscheibenraum, Narbengewebe, engem Spinalkanal, Hämatomen. Verfahren ☞ 14.3.7. Bei Segmentinstabilität dorsale oder ventrale Spondylodese, evtl. Fixateur interne.

Prognose Abhängig von der Ursache und der Primärpersönlichkeit.

14.4 Polyneuropathien (PNP)

(ICD-10 G60-63)

Tab. 14.12 Ätiologie der Polyneuropathie in Europa

Diab. mell.	30%	Hereditäre Formen	5%
Alkoholtoxisch	25%	Paraneoplastische/paraproteinämische PNP	3%
Nicht klassifizierbar	25%	Andere toxische, metabolische und entzündliche Formen	< 3%
Lyme-Borreliose	5%		

14.4.1 Leitsymptome und Differenzialdiagnosen

Subjektive Leitsymptome

! Parästhesien weisen immer auf eine Schädigung des peripheren NS hin und sind nicht Zeichen einer Durchblutungsstörung.

Parästhesien: Kribbeln, Prickeln, Ameisenlaufen, Pelzigkeit, Schwellungsgefühl, Wärme- oder Kältemissempfindungen → bei fokalen Nervenschädigungen, Schädigungen der aufsteigenden Bahnen im RM bei MS (☞ 8) oder heredodegenerativen Erkr. (☞ 13.1).

Spontanschmerz: Meist distal symmetrisch → bei Radikulopathie, zentralem Schmerz, z.B. bei Thalamussy. oder MS.
Burning-feet-Sy.: Quälende Brennschmerzen an den Füßen, mitunter auch den Händen, in Ruhe und in der Nacht zunehmend → Restless-legs-Sy. mit schwer beschreibbaren Missempfindungen an Knie und Oberschenkel, Akathisie bei Neuroleptikather.
Krampi: Muskelkrämpfe, besonders der Wadenmuskeln → bei Varikosis, E'lytstörungen, Myopathien, „Muskelkater".

Objektive Leitsymptome

! Viele PNP fangen mit einer Störung des Vibrationsempfindens an.

Sensible Ausfallsymptome: Können einzelne Qualitäten der Tiefensensibilität mit Lagewahrnehmung und Vibrationssinn (ataktische PNP bei Alkoholmissbrauch, Diab. mell.), der Oberflächenempfindung (Schmerz und Berührung), aber auch alle Qualitäten betreffen. I.d.R. mit Parästhesien, distal symmetrisch an den unteren Extremitäten beginnend. Strumpf- oder sockenförmig, an den oberen Extremitäten handschuhförmig. Distal meist ausgeprägter als proximal.
Paresen: Lähmungen und Muskelatrophien (Letztere nach J. und besonders peroneale und kleine Handmuskulatur), i.d.R. später als sensible Störungen. Keine Beschränkung auf das Versorgungsgebiet eines Nerven oder einer Nervenwurzel. Meist chron. progrediente Entwicklung über Mon. und J., vom Pat. anfänglich nicht bemerkt. Verteilungsmuster ☞ unten. Besonders bei diabetischer Myatrophie, Porphyrie, HSMN, paraneoplastischer und toxischer PNP (Blei, Gold, Amiodaron), Porphyrie, multifokaler Motoneuropathie.
Vegetative und trophische Störungen: Schädigung der sympathischen und parasympathischen Anteile der Nerven. Hyperhidrose (Alkohol, INH) oder Hypohidrose (Diab. mell.), Vasodilatation mit Überwärmung, Zyanose, Akrozyanose, Hyperkeratose; vasomotorisch neurotrophische Störungen mit Ulzerationen und Mutilationen. Besonders bei Diab. mell. Untergang der Schmerzfasern mit schmerzloser Affektion innerer Organe (schmerzloser Herzinfarkt, Peritonitis, Gastroparese, Diarrhö). Impotenz, Blasen- und Mastdarmlähmungen bei 10% der entzündlichen PNP, bei anderen Formen selten.

! Bei Polyradikulitiden sind die Folgen vegetativer Entgleisungen (Bradyarrhythmie, hypertone Entgleisung) die häufigste Todesursache.

Differenzialtypologie

! Eine Ursache kann zu unterschiedlichen Ausfallsmustern führen.

Distal symmetrischer Typ **Sensibler Typ:** Ausfall des ASR, socken-, strumpf- und/oder handschuhförmige Sensibilitätsstörungen, frühzeitige Abschwächung des Vibrationsempfindens. Besonders bei metabolischer, toxischer (Diab. mell., Alkohol, Urämie) und paraneoplastischer PNP.
Sensomotorischer Typ: Distal betonte Paresen meist bei entzündlicher Verlaufsform (GBS, ☞ 14.5.1), bei metabolischen oder toxischen PNP im weiteren Verlauf; bei einigen Toxinen (Chloroquin, Gold, Blei) sowie bei den hereditären Neuropathien (HSMN), bei der Porphyrie und bei vaskulitischen PNP von Anfang an.

Mononeuritis multiplex: asymmetrische Ausfälle, die später in einen symmetrischen Verlaufstyp einmünden können. *Ätiol.:* Kollagenosen, v.a. Panarteriitis nodosa, Blei, Zoster, Lyme-Borreliose.

Spezielle Verlaufsformen

- Proximale Myatrophie: Proximale Schmerzen, Paresen und Atrophien ohne sensible Defizite (z.B. Diab. mell.).
- Schwerpunktpolyneuropathie: Zusätzlich zu umschriebenen Ausfällen bestehen z.T. nur geringe distal symmetrische Ausfälle.

14.4.2 Diagnostik

Klinische Untersuchung

Inspektion: Beurteilung des Muskelreliefs (distal oder proximal betonte Atrophien, symmetrisch oder asymmetrisch), trophische Störungen (Ulzera, trockene oder feuchte Füße, Nagelveränderungen, Akrozyanose).
Kraftprüfung: Einzelmuskelprüfung zur Feststellung umschriebener oder generalisierter Schwächen, proximale oder distale Betonung.
Reflexe: MER fast immer ↓, v.a. distal.
Eingehende Sensibilitätsprüfung: Schmerz, Temperatur und Berührung im Vergleich distal und proximal. Häufig ist der Vibrationssinn betroffen, der mit einer graduierten Stimmgabel untersucht wird. Lagesinnprüfung an den Zehen- und Fingergelenken.
Romberg-Versuch: Bei fortgeschrittener sensibler Störung vermehrtes Sehnenspiel der Fuß- und Unterschenkelmuskeln und gel. ungerichtetes Schwanken mit Zunahme bei Augenschluss, ataktisches Gangbild bei geschlossenen Augen.
HN-Untersuchung (☞ 1.1.4): Mehr oder weniger deutliche Ausfälle möglich, besonders betroffen sind die Nn. facialis, trigeminus, oculomotorius (Diab. mell.).
Internistische Untersuchung: Nachweis anderer Symptome als Hinweis auf die Ursache der PNP.
Schellong-Test

Neurophysiologie

Zur Frühdiagn., Verlaufsbeurteilung und Klassifikation der PNP (demyelinisierender versus axonaler Typ).
NLG (☞ 2.2.3): Bei demyelinisierenden Erkr. motorische und sensible NLG ↓. Mind. je eine motorische und sensible NLG an den oberen und unteren Extremitäten untersuchen, bei axonalen Prozessen Amplitude der Summenpotenziale ↓.
F-Wellen-Latenz (☞ 2.2.3): Durch die längere Leitungsstrecke ist die minimale F-Wellen-Latenz bei generalisierter PNP bereits im Frühstadium verlängert, auch wenn die NLG der peripheren Leitungsstrecke noch normal ist. Bei proximal betonten Prozessen (GBS, diabetische Myatrophie) ist eine verlängerte F-Wellenlatenz manchmal der einzige path. Befund.
EMG (☞ 2.2.4): Neurogen veränderte MAP und Nachweis path. Spontanaktivität bei axonalen Prozessen. Untersuchung immer auch distaler Muskeln. Vorsicht bei der Interpretation von path. EMG-Befunden des M. extensor digitorum brevis, da dieser häufig lokalen Schädigungen, z.B. durch Schuhwerk ausgesetzt ist.

Blinkreflex (☞ 2.2.3.): Verlängerung der Leitungszeiten bei HN-Beteiligung (Nn. facialis oder trigeminus).
Sympathische Hautantwort (☞ 2.2.5): Ausfall als Zeichen einer Affektion der autonomen Fasern bei Pat. mit einem Diab. mell. oder einer HSMN.
Herzfrequenzvariationsanalyse: Reduzierte respiratorische Arrhythmie.

Schädigungstypen **Demyelinisierend:** NLG ↓↓. Die Amplituden der Muskelsummenpotenziale und der sensiblen Nervenaktionspotenziale sind nur gering verkleinert bzw. aufgesplittert. Bei proximal betonten Verlaufsformen und beim GBS kann die distal gemessene NLG normal, die minimale F-Wellen-Latenz hingegen verzögert sein, EMG normal. Besonders bei GBS, HSMN Typ 1, 3, Diab. mell. (Mehrzahl der Fälle), Blei-PNP, Leukodystrophien.
Axonal: Amplitude des Muskelsummenpotenzials und sensiblen Nervenaktionspontenzials ↓ bei normaler NLG. Im EMG path. Spontanaktivität und neurogen veränderte MAP. Besonders bei toxischer PNP (inkl. Alkohol), paraneoplastischer PNP, Porphyrie, Kollagenosen und vaskulärer PNP.

! Bei fortgeschrittener PNP häufig Mischung beider Schädigungsformen, so dass die neurophysiologische Untersuchung nur eine differenzialdiagnostische Abgrenzung gegen andere peripher neurogene Prozesse gestattet.

Laboruntersuchungen bei Polyneuropathie unklarer Genese

Obligat BSG, BB, E'phorese, Nüchternglukose und OGT, GOT, GPT, γ-GT, E'lyte, Harnstoff, Krea, TSH, ANA, Rheumafaktoren, CRP, Vit. B_{12}- und Folsäure-Spiegel, Schilling-Test, Borrelien-AK, TPHA-Test.

Fakultativ

- Bei beruflicher Exposition oder anamnestischen Hinweisen auf eine toxische PNP ist ein gezielter Toxinnachweis notwendig. Kein generelles Screening auf Schwermetalle. Je nach Klinik kann ein erweitertes Untersuchungsprogramm notwendig sein: HIV-Test, quantitative Immunglobuline, Eiweiß im Urin (Bence-Jones-Protein, α_1-Mikroglobulin), Porphobilinogen und δ-Aminolävulinsäure (Porphyrie), Lipoproteine (A-β-Lipoproteinämie, Analphalipoproteinämie), Phythansäure (Refsum-Sy.), langkettige Fettsäuren (Adrenomyeloneuropathie).
- AK-Suche bei klinischen Hinweisen auf eine Kollagenose (ENA, HBsAg, AK gegen Doppelstrang-DNS, Immunkomplexe).
- Xylose-Belastungstest bei V.a. ein Malabsorptionssy.
- V.a. entzündliche PNP: AK-Suche nach behandelbaren Erregern (Mykoplasmen, Rickettsien, Leptospiren).

Liquoruntersuchung

Dissociation cytoalbuminique bei GBS (Eiweiß ↑ bei normaler Zellzahl), Zellzahl ↑ bei entzündlichen Prozessen, atypische Zellen bei Meningeosis carcinomatosa, AK-Nachweis bei Lyme-Borreliose, Eiweiß ↑ bei HSMN 3 (☞ 14.4.9).

! Eine Eiweißerhöhung im Liquor findet sich als unspezifischer Befund bei einer Vielzahl von PNP (z.B. auch bei Diab. mell.).

Weitere Untersuchungen

! Augenhintergrundveränderungen bei Diab. mell. und Retinitis pigmentosa bei Refsum-Sy.

- Abdomensono: Tumorsuche im Rahmen eines paraneoplastischen Sy.
- Rektumschleimhautbiopsie: Amyloidose.
- Nervenbiopsie (☞ 2.4): Nur selten notwendig zur Differenzierung axonaler versus demyelinisierender Erkr. Hilfreich bei immunvaskulitischen Prozessen und bei Amyloidose. Biopsie nur bei ungeklärten PNP, bei gesicherter Diagn. nicht notwendig!
- Muskelbiopsie (☞ 2.4): Selten bei V.a. vaskulitischen Prozess oder bei mitochondrialen Erkr. mit Beteiligung des peripheren Nerven.

14.4.3 Allgemeine Behandlungsmaßnahmen

! Soweit möglich ursächliche Ther.

Physiotherapie

Bei motorischer Schwäche mit Kontraktur- und Verletzungsprophylaxe. Bei fortgeschrittenen Prozessen Hilfsmittelverordnung (z.B. Peroneusschiene).

Schmerz- und Parästhesiebehandlung

α-Liponsäure: 1 × 600 mg tägl. in 250 ml NaCl 0,9% innerhalb von 30 Min. i.v. für 2 Wo. (z.B. Thioctacid®), danach 3 × 200 mg tägl. p.o.
Carbamazepin: Zunächst 1 × 200 mg ret. tägl. p.o. (z.B. Timonil®); dann wöchentlich um 200 mg steigern bis 2 × 400–600 mg. **Cave:** Müdigkeit, Schwindel, Doppelbilder, Übelkeit bei schneller Steigerung (Laborkontrollen: BB, Leberwerte).
Amitriptylin 25–75 mg ret. tägl. p.o. zur Nacht (z.B. Saroten®).
Clomipramin: In schweren Fällen initial 1 × 25 mg in 500 ml NaCl 0,9% tägl. i.v. (z.B. Anafranil®), dann Steigerung in Schritten von 25 mg tägl. bis zu 200 mg tägl. für 2 Wo., dann 3 × 50 mg tägl. p.o.
Chinin: Bei Wadenkrämpfen Chinin 200 mg tägl. p.o. abends (z.B. Limptar®)
L-Dopa: Bei Restless-legs-Sy. 125–600 mg tägl. p.o. zur Nacht (z.B. Madopar®).

14.4.4 PNP bei Stoffwechselerkrankungen

Diabetische PNP

(ICD-10 G63.2/A36.8) Häufigste PNP. Mehr als zwei Drittel aller Diabetiker entwickeln im Laufe der Erkr. eine PNP, bei ungefähr 30% führt die PNP zur Entdeckung der endokrinen Störung.

! Da eine typische Symptomatik und ein einheitlicher Verteilungstyp fehlen, handelt es sich bei der diabetischen PNP um eine Ausschlussdiagn.

Klinik

Distal symmetrischer sensibler Typ: Häufigste Form (50–70% der Pat.). Überwiegend demyelinisierende Störung mit an den Beinen betonter, strumpfförmiger Sensibilitätsstörung, ASR frühzeitig ↓ und Verlust des Vibrationsempfindens (Pseudotabes diabetica). Schmerzen und Parästhesien, nächtlich betonte Brennmissempfindungen (Burning-feet-Sy.) und Wadenkrämpfe, mitunter auch vor sensiblen Ausfällen.

Asymmetrischer Typ (20–25% der Pat.): Ausfälle halten sich meist an das Versorgungsgebiet einzelner peripherer Nerven (Mononeuropathia multiplex). Häufiger bei Pat. > 50 J. Bei diab. Myatrophie ist v.a. der N. femoralis betroffen. Akute Symptomatik mit nächtlich betonten Schmerzen, hochgradiger Parese und sich schnell entwickelnder Atrophie des M. quadriceps (DD Radikulopathie L_3/L_4 und Plexusläsionen). Bei thorakaler Neuropathie ähneln die segmentalen Schmerzen viszeralen Schmerzzuständen. Im paravertrebralen EMG path. Spontanaktivität. Bei guter Diabeteseinstellung günstige Progn. mit Rückbildung innerhalb von einigen Mon.

Symmetrisch paretischer Manifestationstyp (5–15% der Pat.): Zu den meist vorhandenen Sensibilitätsstörungen kommen beinbetonte Paresen und Atrophien; die peroneal versorgte Muskulatur ist bevorzugt befallen.

HN-Störungen kommen isoliert oder bei generalisierter PNP vor. Häufigste Manifestationsform ist eine akut schmerzhafte, seltener schmerzlose Okulomotorius-, noch seltener Abduzensparese. Fazialisparesen und sensible Ausfälle des N. trigeminus als diabetische Mononeuropathie sind selten.

Affektion des vegetativen NS: Fast immer nachweisbar. Hypohidrosis der Füße, Vasoregulationsstörung mit livider Verfärbung, Ödeme, schmerzlose Ulzerationen, Gastroparese, Osteoarthropathie, diabetische Diarrhö, Ruhetachykardie mit fehlender Frequenzvariation, Blasenstörungen (meist atone Überlaufblase), Impotenz.

! Auch bei bekanntem Diabetes muss bei einer Okulomotoriusparese ein Aneurysma ausgeschlossen werden! Wegen der Affektion der sympathischen und der Schmerzfasern besteht die Gefahr eines schmerzlosen Herzinfarktes.

Therapie Sorgfältige Einstellung des Diab. mell. Bei schweren Ausfällen Umstellung auf Insulin empfehlenswert. Schmerz- und Reizzustände können mit Thioctsäure oder Carbamazepin behandelt werden (☞ 14.4.3).

Andere endokrine Stoffwechselstörungen mit PNP

(ICD-10 G63.3)

- Hypothyreose: PNP bei etwa 25% der Pat. mit Hypothyreose. Distal symmetrischer Verteilungstyp, überwiegend axonale Form.
- Akromegalie: Hierbei häufig lokale Nervenkompressionssy.: Karpaltunnelsy. (☞ 14.1.6), Tarsaltunnelsy. (☞ 14.1.8).
- Hypoparathyreoidismus.

Metabolische Polyneuropathie

(ICD-10 G63.3)

Urämische Polyneuropathie

(ICD-10 357.4)

60% der Pat. mit einer chron. Niereninsuff., M > F. Symmetrisch distale, zunächst sensible, später auch motorische PNP vom axonalen Typ mit erheblichen Missempfindungen, Wadenkrämpfen, Restless-legs- und Burning-feet-Sy. Unter Hämodialyse und nach Nierentransplantation i.d.R. Besserung.

Hypophosphatämie

(ICD-10 357.8)

Langzeitige parenterale Ernährung mit hohem Kohlenhydratanteil. Akut aszendierende sensomotorische PNP mit HN-Beteiligung und Lähmung der Atemmuskulatur (GBS-ähnlicher Verlauf).

Akute intermittierende Porphyrie

(ICD-10 357.4) Aut.-dom. Vererbung, F > M

Klinik: Attackenweise Abdominalkoliken, Tachykardien, Pollakisurie und psychotische Symptome. Sensible Reizsy. und überwiegend motorische Ausfälle mit distaler Betonung an den Armen (Streckerparese der Hände) und proximaler Betonung an den Beinen (Watschelgang). Im Gegensatz zu den meisten anderen PNP bleibt der ASR erhalten! Miktionsstörung. Rasche Progredienz (GBS-ähnlich, Todesfälle nicht selten).

Diagn.: Porphyrine im Urin erhöht (δ-Aminolävulinsäure, Uro- und Koproporphyrinogene). Im EMG axonale Schädigungszeichen.

DD: Panarteriitis nodosa, Blei-PNP, hepatische PNP, Wilson-Krankheit (☞ 12.4).

Nutritiv toxische Polyneuropathie

Vit.-B_{12}-Mangel (funikuläre Myelose)

(ICD-10 357.4)

Häufig nur die Beine betroffen, PNP-Symptomatik durch gleichzeitige Beteiligung der Hinterstränge nicht sicher abgrenzbar. **Cave:** Reflexe können lebhaft sein.

Andere Vitaminmangelzustände Vit. B_1, B_2, B_6, Folsäure, Vit. E treten meist bei Malabsorptionssy. oder Fehlernährung (z.B. Alkoholabusus, ☞ 23.2.1) auf. Nur in diesen Fällen ist eine Vitaminsubstitution indiziert.

14.4.5 Exotoxische Polyneuropathie

(ICD-10 G62)

Alkoholtoxische Polyneuropathie

(ICD-10 G62.1) Toxische PNP u.U. kombiniert mit einer nutritiven Komponente (Vit.-B_1-Mangel). Nach der diabetischen Form die zweithäufigste PNP.

Klinik Überwiegend distal symmetrische Verteilung mit sensiblen Reizerscheinungen, die denen der diabetischen PNP ähnlich sind. Frühzeitiger ASR-Verlust und Abschwächung des Vibrationsempfindens (Pseudotabes alcoholica). Im Gegensatz zur diabetischen PNP oft Hyperhidrose der Füße, Wadenkrämpfe, asymmetrische und proximale Verlaufsformen kommen nicht vor. Keine HN-Beteiligung.

Diagnostik Im EMG axonale Degeneration mit allenfalls gering verzögerter NLG, niedrige Amplituden des N.-suralis-Potenzials.

Therapie Bei Alkoholkarenz mitunter teilweise Rückbildung der Symptomatik. Vitaminsubstitution nur bei Fehl- oder Mangelernährung.

Medikamentös toxische PNP
(ICD-10 G62.0)
- Antibiotika und Chemotherapeutika: Sulfonamide, Aminoglykoside, Ethambutol, Amphotericin B, Chloroquin, Metronidazol, INH, Chloramphenicol.
- Zytostatika: Vincristin, Cisplatin, Taxol.
- Psychopharmaka: Amitriptylin, Lithium.
- Antiepileptika: Diphenylhydantoin, Carbamazepin.
- Herz-Kreislaufmittel: Ergotaminderivate, Amiodaron.
- Antirheumatika: Indometacin, Chloroquin, Gold.

Polyneuropathie durch gewerbliche und Umweltgifte

(ICD-10 G62.8) Überwiegend axonale PNP, i.d.R. mit zentralnervösen Erscheinungen (Enzephalopathie mit Schwindel, Kopfschmerz, Konzentrations- und Merkfähigkeitsstörung) oder anderen neurologischen und internistischen Symptomen verbunden. Berufs- oder Expositionsanamnese.

Ätiologie

Thallium: Charakteristische Hyperpathie der Fußsohle und distal betonte Schmerzen. Mees-Bänder (weiße Querstreifen an den Fingernägeln) erst nach 3–4 Wo. Zusätzlich Myoklonien, zerebrale Anfälle, Tachykardien, Psychosen.

Arsen: Ähnlich der Thalliumintoxikation. Hyperpathien, Arsenmelanose und Hyperkeratose.

Blei: Schwerpunkt-PNP mit charakteristischer Parese der Hand- und Fingerstrecker (Fallhand; *DD* Radialisparese) ohne wesentliche sensible Defizite.

Andere Gewerbegifte: Quecksilber, CO, Schwefelkohlenstoff, aliphatische Kohlenwasserstoffe, Lösemittel (Hexacarbone), Benzol, DDT, Alkylphosphat, Triarylphosphate.

Therapie Beendigung der Exposition.
- Blei: Na_2Cl-EDTA (Chelatbildner) 50–75 mg/kg für 5 Tage i.v.
- Arsen: Dimercaprol 2–5 mg i.m. für 2 Tage alle 4 h, dann 2 × tägl. (z.B. Sulfactin® Homburg).
- Thallium: Berliner Blau 500 mg alle 3 h (z.B. Antidotum Thallii Heyl®).

14.4.6 Polyneuropathie bei neoplastischen Prozessen

(ICD-10 G63.1)

Ätiologie **Sensible PNP:** v.a. bei kleinzelligem Bronchial-Ca, seltener bei Ösophagus-, Mamma- und Ovarial-Ca. Sensible Reizerscheinungen, vegetative Symptome und sensible Ausfälle überwiegen. PNP durchschnittlich 6–12 Mon. vor der Organmanifestation.
Sensomotorische PNP: 4 × häufiger als sensible Form. Häufigste Ursache ebenfalls Bronchial-Ca aber auch bei den meisten anderen Tumoren inkl. malignen Lymphomen. Primär axonale Degeneration. Die PNP geht häufig der Entdeckung des Ca voraus.

Tab. 14.13 Polyneuropathie bei Paraproteinämien

	Plasmozytom (multiples Myelom)	Waldenström-Krankheit	Gammopathie unklarer Signifikanz
Häufigkeit bei Grunderkr.	10–20%	10%	30%
Klinischer Typ	Sensomotorisch, distal-symmetrisch	Mononeuritis multiplex	Sensomotorisch, distal-symmetrisch
Histologischer Typ	Axonal	Gemischt axonal-demyelinisierend	Demyelinisierend oder axonal
Therapie	Prednison 1 mg/kg tägl. p.o. für 4 Wo. (z.B. Decortin®), Reduktion um 5–10 mg/Wo. bis zur Erhaltungsdosis. Immunsuppression mit Azathioprin 100–150 mg tägl. p.o. für 2–3 J. (z.B. Imurek®)	In schweren Fällen Plasmapherese und Immunsuppression mit Azathioprin	Prednison 1 mg/kg tägl. p.o. für 2–4 Wo. (z.B. Decortin®), Reduktion um 5–10 mg/Wo. bis zur Erhaltungsdosis, Cyclophosphamid, i.v. Immunglobulin

14.4.7 Polyneuropathie bei Infektionen

(ICD-10 G63.0)
HIV: (☞ 7.4.8) Distal sensomotorisch oder Schwerpunkt-PNP bei AIDS, selten isoliert.
Seltene Erreger: Typhus, Brucellen, Rickettsien, Leptospiren, Spirochäten, Toxoplasmen. *Klinik:* GBS (☞ 14.5.1). *Diagn.:* AK-Test.

Borrelien (☞ 7.3.8)

Übertragung durch Zeckenbisse

Klinik Schmerzen, PNP vom Multiplextyp, häufig (bilaterale) Fazialisparese und Meningoradikulitis.

Therapie Ceftriaxon 1 × 2 g tägl. i.v. (z.B. Rocephin®) als Kurzinfusion für 3 Wo.

Lepra

Klinik Asymmetrische Verteilung mit fleckförmiger dissoziierter Empfindungsstörung.

Therapie Diaminodiphenylsulfon bis 100 mg tägl. p.o. (z.B. Dapson®).

Sarkoidose (Boeck-Krankheit)

Nicht infektiöse Erkrankung.

Klinik HN-Ausfälle, besonders des N. facialis, mitunter auch beidseitig. Selten Mononeuritis multiplex oder subakut-chron. symmetrische sensomotorische Verlaufsform. Selten Erstmanifestation der Erkr.

Diagnostik ACE ↑ (nicht spezifisch), Rö-Thorax, Nervenbiopsie mit granulomatösen Infiltraten. *Liquor:* Eiweiß ↑, Lysozym ↑, β_2-Mikroglobulin ↑.

Therapie Glukokortikoide (☞ 26.5.1).

14.4.8 Vaskulitische Polyneuropathie (und Kollagenosen)

(ICD-10 G63.5) Bei allen immunvaskulitischen Prozessen möglich. Meist disseminierte PNP vom Multiplextyp.

Ätiologie Panarteriitis nodosa (bei 50%), allergische Granulomatose Churg Strauss (bei 80%), Wegener-Granulomatose (bei 15%), systemischer Lupus erythematodes (bei 10%; häufig distal symmetrische Form), rheumatoide Arthritis (bei 1–10%) mit multiplen Manifestationsformen (Mononeuritis multiplex, rein sensible PNP, sensomotorische PNP) und häufig zusätzlich umschriebenen Nervenkompressionssy. (☞ 14.3), Riesenzellarteriitis (bei < 10%), Sklerodermie (selten), Sjögren-Sy. (sensible Ganglionitis).

Diagnostik Internistische und serologische Befunde, mitunter nur in der Nervenbiopsie nachweisbar.

Therapie Meist Immunsuppression z.B. mit Prednison initial 80 mg tägl. p.o. (z.B. Decortin®), nach 2 Wo. Dosisreduktion um 5 mg/Wo., bis die Symptome noch unterdrückt sind. Ziel ist die Dosisreduktion unter die Cushingschwelle (7,5 mg tägl.). Zusätzlich Azathioprin 1 × 100–150 mg tägl. p.o. (z.B. Imurek®).

14.4.9 Hereditäre Polyneuropathie (HSMN)

(ICD-10 G60) Syn.: Hereditäre sensomotorische Neuropathie, neurale Muskelatrophie, erbliche PNP, Charcot-Marie-Tooth-Erkr.; selten.

HSMN 1–3

(ICD-10 G60.0)

! Keine spezifische Ther. Hilfsmittelversorgung, Physiotherapie.

Tab. 14.14 HSMN-Formen

	HSMN 1	HSMN 2	HSMN 3
Erbgang	v.a. aut.-dom. oder X-chromosomal	v.a. aut.-dom. oder rez.	v.a. aut.-rez.
Erkrankungsalter	5–15(–30) J.	25–40 J.	≤ 10. Lj.
Verlauf	Chron. progredient	Langsam progredient	Rasch progredient
Nervenhypertrophie	Charakteristisch	Nicht vorhanden	Vorhanden, schmerzlos
Liquoreiweiß	Selten ↑	Normal	↑↑
NLG	↓↓ (meist < 20 m/Sek.)	Normal bis ↓	↓↓ (< 10 m/Sek.)
EMG	Neurogenes Muster, gering ausgeprägt	Neurogenes Muster	Geringe neurogene Veränderungen
Histologie	Demyelinisierung, Zwiebelschalenbildung	Axonale Degeneration	Demyelinisierung
Cave: Innerhalb einer Familie können unterschiedliche Zusatzbefunde vorliegen, wie Skelettdeformitäten, Pyramidenbahnzeichen, spastische Tonuserhöhung (HSMN 5), Optikusveränderungen und andere okuläre Symptome.			

Refsum-Syndrom (HSMN 4)

(ICD-10 G60.1) Aut.-rez. metabolische Erkr. mit Phythansäurespeicherung.

Klinik Retinitis pigmentosa, Nachtblindheit, Katarakt, zerebelläre Ataxie und PNP, Hörstörung, Anosmie, Kardiomyopathie.

Diagnostik Phytansäure i.S. ↑↑ (> 0,3 mg/100 ml). EKG, ophthalmologische Diagn., NLG ↓.

Therapie Phytansäurearme Diät (keine Milchprodukte und grünen Früchte).

Prognose Unbehandelt schlecht, durch Diät Besserung möglich.

14.5 Polyradikulitis

14.5.1 Akutes Guillain-Barré-Syndrom (GBS)

(ICD-10 G61.0) Syn.: Landry-Guillain-Barré-Strohl-Sy., akute idiopathische Polyradikuloneuritis, Polyneuritis, acute inflammatory demyelinating polyradiculoneuropathy (AIDP). Häufigkeit: 1,2–1,7/100 000, zwei Erkrankungsgipfel um 25. und 60. Lj., M > F.

Ätiologie Autoimmunreaktion vom zellvermittelten Typ, die Bedeutung zusätzlicher hormonaler Faktoren ist anzunehmen.

! Neben der Atemlähmung sind Pat. mit einem GBS am häufigsten durch die kardialen Störungen gefährdet. Plötzlicher Tod durch Herzrhythmusstörungen ohne Auslöser oder bei Manipulationen (Lagerung oder Absaugen).

Klinik Häufig 2–4 Wo. nach einem Infekt der oberen Luftwege, seltener des GI-Traktes (Campylobacter jejuni), zunächst uncharakteristische Kreuzschmerzen und distale Parästhesien, dann aszendierende Lähmungen in 50% d.F. von den Beinen ausgehend, proximal > distal. In 33% an den oberen Extremitäten beginnend. In < 5% stehen HN-Ausfälle am Anfang (Polyradiculitis cranialis). Höhepunkt der Erkr. innerhalb von 3–4 Wo. (bei 90% der Pat.).

Vollbild: Symmetrische proximal, seltener distal betonte oder generalisierte Paresen und Atrophien der unteren und in wechselndem Ausmaß der oberen Extremitäten. Ausfälle der MER. Atemlähmung in etwa 20% der Fälle. HN-Ausfälle mit Diplegia facialis und Schluckstörungen. Im Extremfall Locked-in-Sy. (☞ 16.3.2). Trotz anfänglicher Parästhesien sensible Ausfälle nur gering ausgeprägt.

Vegetative Symptome: Störungen der Schweißsekretion, der Herzfrequenz (Sinustachykardie in bis zu 50% der Pat.), des Blutdrucks (Hypo- oder Hypertonus), der Sphinkteren, der Temperatur oder der Pupillomotorik sind fast immer vorhanden.

Miller-Fisher-Sy.: Typische Symptomtrias aus Ophthalmoplegie, Areflexie und zerebellärer Ataxie. Atemlähmungen und Beteiligung der Extremitätenmuskulatur sind selten. Rückbildung ohne Ther. innerhalb von 4–6 Wo.

AMAN (akute motorische axonale Neuropathie): Axonale Verlaufsform, schnell progredient nur gering ausgeprägte sensible Störungen, ausgeprägte path. Spontanaktivität im EMG, bes. nach Campylobacter-jejuni-Infektionen.

Diagnostik Klinischer Befund

LP: Zellzahl normal oder leicht ↑ (bis 50 Zellen) bei hohem Gesamteiweiß (bis 2 g/l) mit Zeichen einer Schrankenstörung. Die typische dissociation cytoalbuminique bildet sich erst nach 2–4 Wo. aus. Bei unauffälliger Erst-LP Kontrolle nach 2–3 Wo. **Cave:** Bei früherer Wiederholungs-LP muss bei erhöhter Zellzahl an eine Reizpleozytose als Folge der Erstpunktion gedacht werden!

Neurophysiologie: Hinweise für proximale demyelinisierende Störungen sind eine Verlängerung der minimalen F-Wellen-Latenzen oder Fehlen der F-Welle. Leitungsblöcke bei mehr als einem Nerv. Im Verlauf Nachweis von path. Spontanaktivität im EMG, v.a. in der distalen Muskulatur (prognostisch ungünstiges Zeichen).

Messung der Vitalkapazität mind. 3 × tägl., um eine Dekompensation mit Beatmungspflicht nicht zu übersehen (VK normal bei M: 25 ml × Körpergröße in cm, bei F: 20 ml × Körpergröße in cm).

EKG-Monitoring und engmaschige RR-Überwachung, Herzfrequenzvaribilitätstest.
Erregernachweis i.S.: Gelingt in einigen Fällen, Leptospiren, Rickettsien, Mykoplasmen, Zytomegalie, Zoster und Mononukleose, Campylobacter jejuni.

Differenzialdiagnosen
- Poliomyelitis acuta (☞ 11.4.3): Asymmetrischer Befall, nie Sensibilitätsstörung, Umgebungsinfektionen.
- Panarteriitis nodosa: Abdominalsymptome.
- Sarkoidose: Zellzahlerhöhung im Liquor, typische Veränderungen im Rö-Thorax, ACE ↑.
- Toxische PNP-Formen (☞ 14.4.5), critical illness polyneuropathy (nach Sepsis), Polyradikulitis bei AIDS oder Lyme-Borreliose (Serologie).

Therapie **Überwachung:** Engmaschig, intensivmedizinisch (Überwachung mit EKG, RR und VK-Monitoring).
Beatmung: Bei Abnahme der Vitalkapazität < 25% des Normwertes oder schnell aszendierenden Formen.
Passagerer Herzschrittmacher: Frühzeitig, absolut indiziert bei path. Sinusbradykardie, Bradyarrhythmia absoluta, AV-Block II° und III°, bifaszikulärem Block.
Prophylaxe von: Dekubitus, Kontrakturen, Pneumonie und Thrombose. Bei Tetraparese Gefahr einer Myositis ossificans, daher schonende KG und Lagerung. Ödemprophylaxe durch intermittierendes Hochlagern der Extremitäten.
Plasmapherese: Alle 2–3 Tage bei Fortschreiten der Erkr. und hochgradiger Einschränkung der Gehfähigkeit (ohne Hilfe < 5 m). Nach Plasmapherese schnellere Rückbildung der Symptomatik und kürzere Beatmungszeiten.
7S-Immunglobuline: Hoch dosiert 0,4–0,5 g/kg tägl. i.v. für 5 Tage (z.B. Venimmun®) als Alternative zur Plasmapherese.

! Glukokortikoide werden kontrovers diskutiert. Sie können derzeit nicht empfohlen werden, da darunter Verschlechterung beobachtet wurde.

Prognose Günstige Verläufe überwiegen. Restitutio ad integrum bei bis zu 70%. Letalität besonders älterer Pat. bis 10%. Schwere Residualsymptome in 15%. Bei 4% der Pat. kommt es nach Monaten oder Jahren zu einem Rezidiv.

14.5.2 Chronisches GBS

(ICD-10 G61.9) Syn.: Chron. entzündliche PNP, chronic inflammatory demyelinating polyneuropathy (CIDP), chron. idiopathische Polyneuritis.

Ätiologie Fragliche genetische Determinierung. Humoral autoimmunologischer Prozess.

Klinik Symmetrische Polyneuroradikulopathie mit sensiblen und motorischen Ausfällen, wobei im Gegensatz zum akuten GBS die Sensibilitätsstörungen ausgeprägter, HN-Störungen jedoch seltener sind. Die Symptomatik entwickelt sich meist langsamer (> 4 Wo.) als beim akuten GBS (progredient oder relapsing, remitting). Befall distaler und proximaler Muskeln. Meist Areflexie.

Diagnostik Im Liquor Protein auf 1,5- bis 4-faches des Normwertes erhöht, Zellen gering vermehrt. Motorische und sensible NLG ↓, proximal > distal, segmentale Entmarkung der peripheren Nerven, Leitungsblöcke (☞ 2.2.3).

Differenzialdiagnosen Akutes GBS (Höhepunkt meist binnen 4 Wo.), paraneoplastische PNP, PNP bei HIV, multifokale motorische Neuropathie mit Leitungsblock (multiple Leitungsblöcke, rein motorisch).

Therapie Hoch dosiert Prednison 1 × 80–100 mg tägl. (z.B. Decortin®) mit langsamer Reduktion (maximal 5 mg tägl. innerhalb einer Wo.) über Wo. und Mon., bei Therapieresistenz gleichzeitig Azathioprin 1 × 100–150 mg tägl. (z.B. Imurek®). Evtl. i.v. 7S-Immunglobuline wie bei der rasch progredienten akuten Form.

Verlauf Chron. progredient (66% d.F.), schubweise oder chron. intermittierende Verlaufsform. Schleichender Beginn mit Progredienz über 6–12 Mon. bis zum Höhepunkt, keine vollständige Rückbildung der Symptomatik (34% d.F.).

14.5.3 Multifokale motorische Neuropathie

(ICD-10 G61.9) Syn.: MMN. Seltene Erkr. der motorischen Nerven mit langsam progredienten Atrophien und Paresen.

Ätiologie Unklar, ob es sich um eine eigenständige Erkr. oder eine Sonderform des chron. GBS handelt.

Klinik Über J. progressive Paresen und Muskelatrophien, oft in Verbindung mit Faszikulationen und Muskelkrämpfen. Im Frühstadium einem Nerven zuzuordnen. Asymmetrisches Muster, meist an den Armen > Beinen. Sensible Ausfälle selten und nur gering ausgeprägt. Keine Affektion des 1. Motoneurons!

Diagnostik Beweisend ist der elektrophysiologische Nachweis von Leitungsblöcken im Verlauf klinisch betroffener aber auch unauffälliger Nerven (proximale Stimulation; F-Wellen-Untersuchung, ☞ 2.2.3). Häufig Nachweis von GM_1-Ak, jedoch unspezifisch (auch bei anderen motoneuronalen Prozessen inkl. PNP und selten bei ALS pos. < 1%). Liquor meist normal.

Differenzialdiagnosen

- ALS (☞ 13.1.1): v.a. wenn überwiegend das 2. Motoneuron betroffen ist. Bei MMN nie Zeichen einer Affektion des 1. Motoneurons, keine HN-Beteiligung, langsamerer Verlauf, Atrophien meist peripheren Nerven zuordenbar.
- Spinale Muskelatrophie (☞ 13.1.3): Kein Leitungsblock; paravertebrale Veränderungen.

Therapie Hoch dosierte Immunglobuline (tägl. mind. 20–30 g über 5 Tage); Wiederholung nach 2–3 Mon. Bei schweren Verläufen Versuch mit Glukokortikoiden z.B. Prednisolon 80 mg (z.B. Decortin® H) in absteigender Dosis bis zur Erhaltungsdosis von 5–7,5 mg und Cyclophosphamid i.v.

Verlauf Langsam (über viele Jahre) progredient. Vereinzelt gute Rückbildung nach Immunglobulingabe.

Muskelerkrankungen

15

Inhalt

Matthias Spranger

556 **15.1 Leitsymptome**
556 **15.2 Diagnostik**
556 15.2.1 Anamnese
557 15.2.2 Klinische Untersuchung
557 15.2.3 Labor- und apparative Diagnostik
558 **15.3 Myasthenie**
558 15.3.1 Myasthenia gravis
564 15.3.2 Lambert-Eaton-Syndrom
564 **15.4 Entzündliche Muskelerkrankungen**
564 15.4.1 Polymyositis und Dermatomyositis
567 15.4.2 Polymyalgia rheumatica
568 **15.5 Muskeldystrophien**
568 15.5.1 Muskeldystrophien Duchenne und Becker
569 15.5.2 Andere Muskeldystrophien
571 **15.6 Myotonien**
571 15.6.1 Myotone Dystrophie Curschmann-Steinert
572 15.6.2 Seltene Myotonien
574 **15.7 Metabolische Myopathien**
574 15.7.1 Glykogenosen
575 15.7.2 Mitochondriale Myopathien
576 15.7.3 Lipidspeichermyopathien
576 15.7.4 Rhabdomyolyse
577 15.7.5 Episodische Lähmungen
578 **15.8 Kongenitale Myopathien mit Strukturbesonderheiten**
579 **15.9 Fibromyalgie**

Myasthene und cholinerge Krise ☞ 3.5.2, alkoholische Myopathien ☞ 23.2.2, spinale Muskelatrophie ☞ 13.1.3

15.1 Leitsymptome

Facies myopathica: Schlaffe Gesichtszüge, offen stehender Mund, Schwierigkeiten beim Pfeifen und Backenaufblasen.
Periphere, schlaffe Lähmung: Meist mit Atrophien und abgeschwächten MER; schleichende Entwicklung über Monate bis Jahre (☞ 1.1.6).
Myotone Reaktion: Verzögerte Erschlaffung des Muskels nach Kontraktion, meist Verschlechterung bei Kälte und Besserung der Beschwerden bei wiederholter Bewegung („warm up"), aber auch „Myotonia paradoxa" mit Verschlechterung der Myotonie durch Bewegung (Myotonien ☞ 15.6).
Myalgien, Druckdolenz → Myositis, Fibromyalgie, Arzneimittel, Stoffwechselstörung, Polymyalgia rheumatica, entzündliche Muskelerkr. (erregerbedingt, autoimmunologisch ☞ 15.4).
Vorzeitige Ermüdbarkeit der Muskulatur → episodische Lähmungen, metabolische Myopathien, Myasthenie, Lambert-Eaton-Sy. (☞ 15.3.2).
Muskelkrämpfe → E'lytstörungen (v.a. in der Schwangerschaft und bei alten Menschen), metabolische Myopathien (☞ 15.7), Myotonien (☞ 15.6), spinale Muskelatrophie (☞ 13.1.3), Polyneuropathien (☞ 14.4).

15.2 Diagnostik

15.2.1 Anamnese

Krankheitsanamnese **Erkrankungsbeginn:** Motorische Meilensteine, häufige Stürze im Kindergarten, Beteiligung am Schulsport, belastungsabhängige Schwäche mit anschließender Erholung in Ruhe (Myasthenie).
Dynamik: Über Jahre progredient (Dystrophien, Myopathien), fluktuierend (Myasthenie, episodische Lähmungen) oder subakut über Monate (Myositis).
Lokalisation: Proximal (Arme heben, Haare kämmen, Treppensteigen erschwert), distal (Pat. stolpert über die eigenen Füße, kann Tür kaum aufschließen), Gesicht.

Begleitsymptome

- Fieber → entzündliche Muskelerkr.
- ZNS-Beteiligung (Krampfanfälle, rezid. Schlaganfälle, CCT-Auffälligkeiten) → mitochondriale Myopathien.
- Myoglobinurie → traumatische Muskelzerstörung, starke Beanspruchung der Muskulatur, prolongierter Krampfanfall, metabolische Myopathien, nekrotisierende Myositis.
- Verstärkung der Symptomatik bei Kälte → Myotonien.
- Bekannte Stoffwechselstörungen → metabolische oder endokrine Myopathien (☞ 15.7).
- Kardiale Symptome → Muskeldystrophien Duchenne und Becker, myotone Dystrophie, Pompe-Krankheit.

Familienanamnese Betroffene Familienangehörige, Fehlgeburten, unklare Todesursachen im Frühkindesalter. **Cave:** Ausprägung der Symptome innerhalb einer Familie sehr unterschiedlich, daher bei V.a. hereditäre Myopathie immer Familienangehörige auf Minimalsymptome untersuchen.

15.2.2 Klinische Untersuchung

! Immer einen Ganzkörperstatus erheben und auf nicht neurologische Symptome achten (z.B. Hautverfärbung, Skelettdeformierung).

Inspektion

Facies myopathica, livide Verfärbung des Gesichts bei Dermatomyositis, Muskelatrophien (Storchenbeine), -hypertrophien (Myotonien), Pseudohypertrophie (Becker-Dystrophie), Muskelfaszikulationen ☞ 1.1.5.

Muskelstatus

Akzentuierung der Paresen

- Proximal: Meist bei Myopathien, Muskeldystrophien, Myositis.
- Distal: Distale Muskeldystrophie.
- Symmetrisch: z.B. Polymyositis.
- Asymmetrisch: z.B. Fazio-scapulo-humerale Muskeldystrophie.
- Generalisiert: V.a. Myoglobinurie.

Schmerzhafte Muskulatur

- Druckschmerz bei Myositis.
- Bewegungsschmerz bei Polymyalgie.
- Muskelkaterartige Schmerzen nach Belastung bei Muskeldystrophien, während der Belastung bei metabolischen Myopathien.

Reflexstatus: Bei lebhaften Muskeleigenreflexen Verdachtsdiagnose Myopathie infrage stellen.
Muskeltonus: Hypotonus, „floppy infant" bei Muskeldystrophien.
Gangbild ☞ 4.8: z.B. Trendelenburg-Gang (Dystrophien mit Befall der proximalen Extremitätenmuskulatur, Watschelgang (Duchenne-Dystrophie), Steppergang (myotone Dystrophie Curschmann-Steinert).
Skelettdeformitäten: Skoliose, Kontrakturen (z.B. Gliedergürteldystrophie), Hohlfuß.
Myotone Reaktion ☞ 15.1, myasthene Reaktion ☞ 15.1, Muskelkrämpfe.

15.2.3 Labor- und apparative Diagnostik

Obligate Untersuchungen

! CK-Bestimmung (mehrfach!) immer vor EMG durchführen, da Erhöhung schon durch geringes Muskeltrauma möglich.

Labor: CK, Aldolase, Laktat (↑ bei metabolischen Myopathien), K^+ (episodische Lähmungen), BSG (↑ bei entzündlichen Muskelerkr.), Schilddrüsenwerte, ACH-Rezeptor-AK, AK gegen quer gestreifte Muskulatur, ANA, ENA, ANCA, Immun-E'phorese, Rheumaserologie; Myoglobin im Urin.
EMG: Bei unklaren Lähmungen, Unterscheidung von neurogenen und myopathischen Mustern (☞ 2.2.4), Nachweis einer myotonen Reaktion, Dekrement bei Myasthenie.
Herzdiagn. (EKG, Echo): Ausschluss einer Kardiomyopathie, Kardiomegalie, Reizleitungsstörungen.

Fakultative Untersuchungen

Belastungstests: Laktat-Ischämie-Test oder Fahrradbelastungstest bei V.a. metabolische Myopathien mit Laktat ↑↑ und Pyruvat ↓, Ammoniak ↓ bei Myoadenylatdeaminasemangel.
Bildgebende Verfahren: Sonographie, CT oder MRT des Muskels z.B. zur DD zwischen funktioneller und Pseudohypertrophie, Auswahl eines Ortes für eine Muskelbiopsie.
Muskelbiopsie: Aus klinisch mittelgradig betroffenen und nicht zuvor im EMG untersuchten Muskeln. Histologie, Spezialfärbungen, Immunzytochemie, biochemische Analysen. Ein Teil tiefgefroren, ein Teil in Formalin oder Glutaraldehyd fixiert einschicken. Vor Biopsie Kontakt mit untersuchendem Labor aufnehmen. *KO:* Wundheilungsstörungen, Infektionen, bei Suralisbiopsie Sensibilitätsstörungen.
Molekulargenetik: Humangenetisches Institut (diagn. Möglichkeiten des Labors, Art der Materialröhrchen und der Verschickung vorher abklären).

15.3 Myasthenie

15.3.1 Myasthenia gravis

(ICD-10 G70.0) Autoimmunerkr. mit AK gegen den postsynaptischen ACH-Rezeptor an der neuromuskulären Endplatte bei 90% aller Myasthenie-Erkr.; Erkrankungsgipfel 20.–40. Lj. und nach dem 60. Lj.; Prävalenz 7 : 100 000.

Ätiologie Ungeklärt. In ~60% mit Thymuserkr. verbunden (Thymom, Hyperplasie, Ca^{2+} als AK-Bindungsort).

Klinik Frühzeitige belastungsabhängige Schwäche und Ermüdbarkeit der Willkürmuskulatur, bes. der proximalen Muskeln mit deutlicher Besserung nach Ruhe. Abends schlechter als morgens. Initial oft Ptose, Doppelbilder durch Augenmuskelparesen, näselnde Sprache und Dysarthrie, Kauschwäche, Schluckstörungen (= bulbäre Symptomatik). Später Fluktuation der Beschwerden und dauerhafte Paresen. Symptomatik wird durch Infektionen, Stress, Hitze, Menstruation und Medikamente verstärkt.

Tab. 15.1 Klinische Verlaufsformen (nach Ossermann und Genkins 1971)

Form, Häufigkeit		Klinik	Ansprechen auf CHE-Hemmer	Prognose
I	Okulär, 15–20%	Ptose und Augenmuskelparesen mit Doppelbildern. In 50% später Generalisierung, M : F = 3 : 1	Variabel	Gut
IIa, b	Leicht und schwer generalisiert, ~55%	Okuläre und bulbäre Symptomatik (Doppelbilder, Schluckstörungen) mit Ermüdbarkeit der Extremitätenmuskulatur	Gut	Recht gut bis mäßig

Tab. 15.1 Fortsetzung

Form, Häufigkeit		Klinik	Ansprechen auf CHE-Hemmer	Prognose
III	Akut, schwer und generalisiert, 10–15%	Akute schnell progrediente Schwäche der bulbären, der Extremitäten- sowie der Atemmuskulatur	Mäßig bis schlecht	Schlecht
IV	Chron., schwer und generalisiert, 10–15%	Entsteht aus Symptomen der Gruppen I und II innerhalb der ersten zwei Krankheitsjahre	Oft schlecht	Schlecht
V	Defektmyasthenie	Muskelatrophie innerhalb von 6 Mon. nach Beginn, entsteht meist aus Symptomen der Gruppen II (und III).	Schlecht	Endzustand

Diagnostik

Provokationstests

Simpson-Test: Zunehmende Ptose bei Blick nach oben für 1–2 Min.

Tensilon-Test: Edrophoniumchlorid 1–2 mg i.v. (Tensilon®) vorspritzen, bei guter Verträglichkeit den Rest der Ampulle geben (= 8 mg). Nach 40–60 Sek. rasche Verbesserung der Muskelschwäche für etwa 5 Min. Überprüfung anhand des Testes, der vorher die schwächste Ausgangsleistung zeigte. **Cave:** Immer 1–2 mg Atropin bereit halten, sofortige Injektion bei muskarinergen NW (v.a. Bradykardie). *KI:* Gefahr der Ateminsuff.

Vorhalteversuche der Extremitäten nach standardisiertem Schema für die Verlaufsuntersuchung (☞ Tab. 15.2).

Laboruntersuchungen

ACH-Rezeptor-AK i.S.: Pos. bei generalisierter Myasthenie in 80–90% der Fälle, bei rein okulärer Form in 50%. Keine strenge Korrelation zwischen Titerhöhe und Krankheitsschwere. Dauerhafter Abfall der AK-Titer zeigt jedoch intraindividuell eine klinische Besserung an. **Cave:** Falsch pos. Werte bei Penicillamineinnahme.

Diagn. assoziierter Autoimmunerkr.: Hyper- oder Hypothyreose (10%, TSH, T_3, T_4), Polyarthritis (RF, ANA, BSG), perniziöse Anämie (Diff.-BB, Auto-AK gegen Parietalzellen), systemischer Lupus erythematodes (ANA, Anti-ds-DNS), Sarkoidose (Rö-Lunge, ACE).

Apparative Diagnostik

EMG: Bei repetitiver Serienreizung (mit 3 Hz) peripherer Nerven nimmt die Amplitude der evozierten Muskelsummenpotenziale mehr als 10% ab (Dekrement).

Thymusdiagn.: Mediastinal-CT oder -MRT. **Cave:** Normaler Befund schließt eine Hyperplasie nicht aus.

Tab. 15.2 Besinger score (Besinger et al. 1981)

Test		0 Punkte	1 Punkt	2 Punkte	3 Punkte
Armvorhalten 90°, stehend		> 180 Sek.	60–180 Sek.	10–60 Sek.	< 10 Sek.
Beinvorhalten 45°, liegend		> 100 Sek.	30–100 Sek.	5–30 Sek.	< 5 Sek.
Kopfheben 45°, Rückenlage		90 Sek.	30–90 Sek.	5–30 Sek.	< 5 Sek.
Vitalkapazität	Männer	> 4 l	2,5–4 l	1,5–2,5 l	< 1,5 l
	Frauen	> 3 l	2,0–3 l	1,2–2,0 l	< 1,2 l
Kauen, Schlucken		Normal	Ermüdung	Verschlucken	Nicht möglich
Doppelbilder bei Seitwärtsblick		> 60 Sek.	10–60 Sek.	0–10 Sek.	Spontane Doppelbilder

Auswertung: 0 Punkte keine myasthene Symptomatik, < 7 Punkte geringe, 8–11 mäßige und > 11 Punkte schwere Beeinträchtigung.

Differenzialdiagnosen

- Okuläre oder okulopharyngeale Muskeldystrophie (☞ 15.5): Bilaterale Ptose, Doppelbilder, Gesichtslähmung, Schluckstörung. Keine Belastungsabhängigkeit. Klinische Unterscheidung evtl. schwierig, aber ACH-Ak-Titer und Tensilontest sind neg.
- Okuläre Myositis (☞ 15.4): Akuter Beginn, Exophthalmus, Augenmuskelparesen, Ödeme, Leukozytose, BSG ↑.
- Endokrine Ophthalmopathie: Bei Hyper- und Hypothyreose und selten bei hypophysären Erkr.
- Lambert-Eaton-Sy. ☞ 15.3.2.
- Botulismus (☞ 3.7): Erbrechen, Doppelbilder, innere und äußere Okulomotoriusparese, Schluckstörung, Tachykardien, Diarrhö nach Genuss z.B. von verdorbenen Konserven.
- Kearns-Sayre-Sy. (☞ 15.7.2): Demenz, keine vorzeitige Ermüdbarkeit, Tensilon-Test neg.

Therapie **Beratung:** Regelmäßiger Lebensrhythmus mit Ruhepausen; leichte sportliche Betätigung unbedenklich; keine besondere Diät, bei Doppelbildern ist Autofahren nur mit ophthalmologischen Hilfsmaßnahmen (z.B. Prismenbrille) erlaubt.

Myasthene Krise vermeiden: Keine Impfungen; Infektionsprophylaxe, schnelle Fiebersenkung und großzügige Antibiose (**Cave:** Myasthenie auslösende Medikamente).

Soziale Aspekte: Berufsberatung (wenig körperliche Beanspruchung, aber möglichst keine vorzeitige Berentung). Bei permanenten Paresen Schwerbehindertenausweis.

Hilfsmaßnahmen nach Bedarf: z.B. Nasen-Magen-Sonde, Kopfstützen, Korsett, Blepharorrhaphie oder Prismengläser nur bei stabilen Defektmyasthenien.

Selbsthilfegruppen: Informationsschriften bei der Deutschen Myasthenie-Gesellschaft, Langemarckstraße 106, 28199 Bremen, Tel.: 0421/592060.

Spezifische Therapie

Stufenplan

1 Leichte Verlaufsform: Pyridostigmin, z.B. Mestinon®.
2 Moderate oder generalisierte Verlaufsform: Mestinon® und Thymektomie bei Patienten < 60 J., bei älteren Bestrahlung bei Nachweis eines Thymoms oder Thymuskarzinoms.
3 Bei fehlender Remission: + Glukokortikoide + Azathioprin.
4 Bei myasthener Krise oder fehlender Remission: Plasmapherese oder Immunglobuline.
5 Ciclosporin A, Cyclophosphamid.

Cholinesterasehemmer Präparate: Pyridostigmin (Mestinon®), Neostigmin (z.B. Prostigmin®, kürzere Halbwertszeit, dadurch häufigere Einnahme notwendig).
Wirkung: Verhindern den enzymatischen Abbau von ACH im synaptischen Spalt.
Dos.: Nach Wirkung dosieren, bei Pyridostigmin mit 3–4 × 60 mg tägl. p.o. beginnen. Auf feste Einnahmezeiten achten. Bei morgendlicher Schwäche abends 1 × 180 mg zusätzlich (Mestinon retard®), max. 600–800 mg tägl. Bei gutem Ansprechen evtl. später Dosis reduzieren.

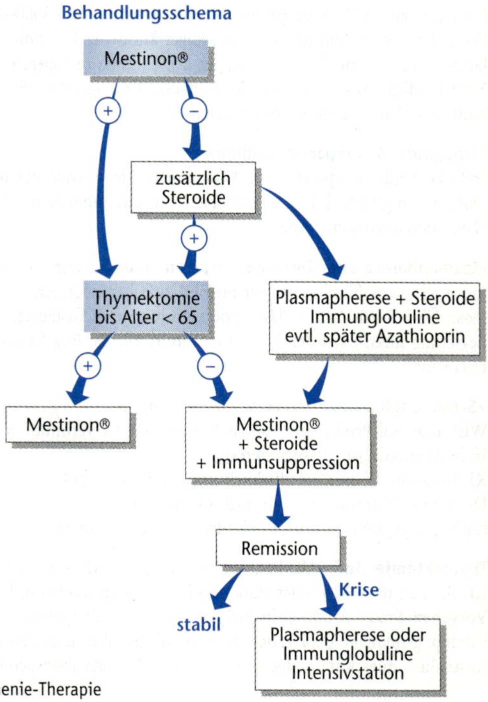

Abb. 15.1 Schema der Myasthenie-Therapie

NW: Hypersalivation, Schwitzen, Diarrhö, Bradykardie und Muskelschwäche. Bei bedrohlicher Bradykardie Atropin 0,5 mg i.v., dann Belladonnysat Bürger® 3 × 6–24 Tr. tägl. p.o. (*DD* myasthene und cholinerge Krise ☞ 3.5.2).

Glukokortikoide **Ind.:** Mangelhaftes Ansprechen auf CHE-Hemmer.
Dos.: Einschleichend Prednison 10–25 mg tägl. p.o. (z.B. Decortin®). Steigerung alle 3 Tage bis auf 75–100 mg tägl. p.o. **Cave:** Initial Verschlechterung möglich. Nach klinischer Besserung langsam bis auf Erhaltungsdosis von etwa 15 mg p.o. jeden 2. Tag reduzieren. Bei schwerer Symptomatik (Ossermann III/IV) Prednisolon 500–1000 mg tägl. i.v. (z.B. Decortin H®) über 5 Tage nur unter Intensivüberwachung. Initial oft deutliche Verschlechterung der Symptomatik für Stunden bis einige Tage. Häufige Befundkontrollen einschließlich Vitalkapazität.
NW: ☞ 26.5.1, zusätzlich schwere Rezidive nach Absetzen und 20% Nonresponder bei Monother., daher Dauerbehandlung nur in Komb. mit Azathioprin.

Azathioprin **Präparat:** Imurek®.
Ind.: Mangelhaftes Ansprechen auf CHE-Hemmer.
KI: In der Schwangerschaft relativ kontraindiziert.
Dos.: Initial 2,5 mg/kg tägl. p.o. Wirkungseintritt erst nach 3 Mon., deshalb initial mit Kortison kombinieren (in 5% Nonresponder). Leukozytenzahl von 3000–4000/µl anstreben. Bei anhaltender Stabilisierung und unter engmaschiger klinischer Kontrolle (Antikörpertiter, klinische Verlaufskontrollen) möglichst Dosis über 2 J. langsam reduzieren (☞ 26.5.2).
NW: Übelkeit, Schädigung der Myelopoese, Teratogenität ☞ unten. Daher regelmäßige Blutbildkontrollen, strenge Kontrazeption.

Ciclosporin A **Präparat:** Sandimmun®.
Ind.: Fehlendes Ansprechen auf Glukokortikoide + Azathioprin, schwere Myasthenie.
Dos.: 3–5 mg/kg tägl. in 2 Dosen. Titerkontrolle monatlich.
NW: Nierentoxizität, Hypertonus.

Plasmapherese oder Immunadsorption **Ind.:** Schwere generalisierte Myasthenie und myasthene Krise zur Elimination der im Blut zirkulierenden AK.
Dos.: Über 8–10 Tage 5 Plasmapheresen mit ~2 l Austauschvolumen durchführen. Klinische Besserung meist nach der 2. Plasmapherese. Gleichzeitig Prednison 75–100 mg tägl. p.o. (z.B. Decortin®).

7S-Immunglobulin **Präparat:** z.B. Venimmun®.
Wirkung: Soll Produktion von ACH-Rezeptor-AK vermindern.
Ind.: Alternativ zur Plasmapherese.
KI: Bekannte Überempfindlichkeit gegen Immunglobuline.
Dos.: 30 g 7S-Immunglobulin tägl. i.v. für 5 Tage.
NW: Allergische Reaktionen (Blutdruckabfall, Exantheme).

Thymektomie **Ind.:** Alle Pat. mit generalisierter Myasthenie bis zum 60. Lj.
KI: Bei Pat. über 60 J. oder stark erhöhtem OP-Risiko prim. Radiatio erwägen.
Vorgehen: Präop. Azathioprin absetzen, Kortison weitergeben. Am OP-Tag keine CHE-Hemmer. Intraop. gründliche Exploration zum Ausschluss aberrierenden Thymusgewebes. Histologischer Ausschluss eines Karzinoms. Postop. immer Intensivüberwachung, bis die CHE-Hemmer oral

gegeben werden können, 8 h postop. mit der Hälfte der ursprünglichen Dosis beginnen. Bei Karzinomnachweis postop. Bestrahlung und evtl. Zytostase. 14 Tage postop. wieder Immunsuppression (Azathioprin). Pneumonieprophylaxe durch Mobilisation, frühzeitige antibiotische Behandlung.
Prognose: In ~60% der Fälle deutliche Besserung.

Verlauf und Prognose

- Bei 85% Generalisation innerhalb von 2 J.
- Meist chron. progredienter Spontanverlauf, dessen Schwere im Einzelfall nicht vorausgesagt werden kann.
- Unter Kombinationsther. Pat. in 95% der Fälle voll berufsfähig.
- Verlaufskontrolle zunächst alle 3 Mon. mit Anamnese und Besinger-Score (☞ oben), bei Verschlechterung Tensilon-Test.
- Spontanremission in 10%.

Besondere Probleme

Myasthenie und Schwangerschaft Azathioprin relativ kontraindiziert (teratogene NW), daher 3 Mon. vor geplanter Konzeption absetzen. Bei versehentlicher Konzeption Azathioprin absetzen, engmaschige Kontrollen (Sono → Fehlbildungen) und humangenetische Beratung, keine absolute Ind. zur Abruptio. CHE-Hemmer und niedrig dosierte Glukokortikoide können weitergegeben werden. Oft Verschlechterung vor der Geburt, Geburtsverlauf meist komplikationslos, keine absolute Indikation zur Sectio caesarea.

Neonatale Myasthenie

(ICD-10 P94.0)
Voll reversible myasthene Symptome für 4–8 Wo. durch pränatalen diaplazentaren AK-Übertritt. Daher Entbindung immer in Kliniken mit neonataler Intensivstation. Kinder zeigen Saug- und Trinkschwäche, Hypotonie, allgemeine Muskelschwäche.

Myasthenie und Operationen Lokal- und Regional- bzw. Spinalanästhesien problemlos. Bei Intubationsnarkosen nur geringe Dosen mittellang wirksamer Muskelrelaxanzien geben (Atracurium), da deren Wirkung erheblich verlängert sein kann.

Myasthenie und Medikamente **Symptomverstärkung durch:** Ajmalin, Amantadin, Aminoglykoside, Barbiturate, Benzodiazepine, β-Blocker, Furosemid, Kortison, Lidocain, Neuroleptika (niedrigpotent), orale Kontrazeptiva, Phenytoin, Polymyxine, Sulfonamide, Tetrazykline, Triamteren, trizyklische Antidepressiva.
Erlaubt sind: Cephalosporine, Kalziumantagonisten, L-Dopa, Thioridazin, Valproinsäure. *Therapiebeginn nur unter stationärer Kontrolle* bei Tuberkulostatika, Carbamazepin, Chloralhydrat, Digitalis, Gyrasehemmern, Penicillinen, Promethazin.

15.3.2 Lambert-Eaton-Syndrom

(ICD-10 G73.1) Seltene Autoimmunerkr. mit AK gegen Kalziumkanäle der präsynaptischen Membran. Bis zu 70% als Paraneoplasie (☞ 10.6.12) v.a. beim kleinzelligen Bronchial-Ca. Begleitende Autoimmunerkr. (Sjögren-Sy., perniziöse Anämie) bei 50% der Pat.

Klinik Proximal und beinbetonte Schwäche der Extremitätenmuskulatur. Selten auch Ptose und leichte Schluckstörungen.

Diagnostik

- Tensilon®-Test: Meist nicht so eindeutig wie bei Myasthenie.
- EMG: Inkrement des Muskelsummenpotenzials von > 100% nach tetanischer Reizung (> 20 Hz) für 10–20 Sek. (☞ 2.2.4) bei initial sehr kleinem Potenzial.
- Labor: ACH-AK neg., AK gegen Ca^{2+}-Kanäle.
- Tumorsuche: Rö-Thorax, Durchleuchtung, evtl. Bronchoskopie und Thorax-CT, Oberbauchsonographie, gynäkologisches und urologisches Konsil.

Therapie

- Glukokortikoide: z.B. Prednisolon 25–50 mg tägl. p.o. (z.B. Decortin H® ☞ 15.3.1), im Gegensatz zur Myasthenie keine initiale Verschlechterung.
- Therapie eines manifesten Karzinoms.
- Plasmapherese und Immunsuppression sind meist weniger effektiv als bei Myasthenia gravis, Guanidin wegen zahlreicher NW obsolet.
- Experimentell: 3,4-Diaminopyridin einschleichend bis 4 × 20 mg p.o. soll zu einer Verbesserung der Transmitterausschüttung an der präsynaptischen Nervenendigung führen.

15.4 Entzündliche Muskelerkrankungen

15.4.1 Polymyositis und Dermatomyositis

(ICD-10 M33) Autoimmunerkr. unbekannter Ätiologie mit entzündlichen Veränderungen der quer gestreiften Muskulatur und der Haut. Häufigkeit 5 : 1 000 000, F > M.

Klinik Akuter bis subakuter Beginn, proximale, symmetrische Muskelschwäche v.a. der unteren Extremitäten (Schwäche beim Treppensteigen), Mitbefall der Nackenheber, selten auch der Larynx- und Atemmuskulatur, druckschmerzhafte Muskulatur; dumpfe, muskelkaterartige Myalgien. In 70% begleitende Kardiomyopathien. Fieber bei akuter Verlaufsform. Schluckbeschwerden durch hypomobilen Ösophagus. Ateminsuff. im Terminalstadium durch Kontrakturen und Schwäche der Atemmuskulatur.

Dermatomyositis: Hauterscheinungen meist vor Auftreten von Paresen. Blauviolettes Gesichtserythem mit Teleangiektasien der Augenlider und periorbitalen Ödemen sowie erythematöse Dermatitis über den Streckseiten von Fingern, Ellenbogen und Knien.

Assoziierte Erkr.: Kollagenosen (Lupus erythematodes, rheumatoide Arthritis, Sjögren-Sy.) und Neoplasien (Dermatomyositis > Polymyositis: bis zu 70%) v.a. von Mamma, Uterus, Ovar, Lunge, Magen.

Diagnostik

Labor: Erhöhung von BSG, CK, LDH und Aldolase (CK bis zu 60fach ↑). Myoglobin im Urin kündigt oft Verschlechterung an. ANA, ENA, ANCA zum Ausschluss von Kollagenosen.
EMG: Myopathische Veränderungen (☞ 2.2.4) mit path. Spontanaktivität (Fibrillationen).
Muskelbiopsie mit lymphozytären Infiltraten, Fasernekrosen, perifaszikuläre Atrophien (meist Typ-II-Faser-Atrophie).
MRT und **CT** der betroffenen Muskeln zur Verlaufsbeurteilung (Ödem).
Tumorsuche: Rö-Thorax, Oberbauchsono, urologisches und gynäkologisches Konsil, Labor (Ferritin, Eisen, Haemoccult®, evtl. Tumormarker wie CA 15-3-Mamma, SCC-Uterus, CA-125-Ovar).
Kardiale Diagn. Bei V.a. Kardiomyopathie (EKG, Echokardiographie, Konsil Innere), auch im weiteren Verlauf alle 6–12 Mon.

Differenzialdiagnosen

Myositische Begleitsymptome bei Panarteriitis nodosa, Lupus erythematodes, Sklerodermie, Wegener-Granulomatose und Sarkoidose (in 20–40% der Fälle): Schmerzen stehen im Vordergrund, im EMG herdförmige path. Veränderungen neben normalen Potenzialen.
Medikamentös: Penicillamin, Tryptophan, Retrovir® (AZT).
Polymyalgia rheumatica ☞ 15.4.2.
Einschlusskörpermyositis: Beginn 15.–30. Lj. Langsam progrediente, schmerzlose, atrophische, beinbetonte, asymmetrische Paresen. Dysphagie. Oft kardiale Beteiligung. Histologisch beweisend sind basophile Vakuolen („rimmed vacuoles“) in der Muskelbiopsie. Elektronenmikroskopischer Nachweis von filamentösen Einschlüssen in Zellkern oder Zytoplasma. Therapeutischer Versuch mit Immunglobulinen.
Eosinophile Myositis: Sehr selten, klinisch nicht von der akuten Polymyositis zu unterscheiden, begleitende Myokarditis, DD durch Muskelbiopsie (Gewebeeosinophilie), Prognose infaust.
Andere: Muskeldystrophien (☞ 15.5), metabolische und endokrine Myopathien (☞ 15.7) und spinale Muskelatrophien (langsamerer Verlauf, keine entzündlichen Zeichen ☞ 13.1.3, DD durch Muskelbiopsie).

Tab. 15.3 Infektiöse Myositiden (selten)

Erreger	Klinik	Diagnostik	Therapie
Parasitäre Myositis			
Trichinen (*ICD-10 B75, M63.1*)	Häufig asymptomatisch, Muskelschmerzen, Exantheme	Eosinophilie, Erregernachweis im schmerzhaften Muskel, CK ↑, Serologie	Mebendazol 20 mg/kg (z.B. Vermox®) in 3 Einzeldosen tägl. p.o.
Zystizerken (*ICD-10 B69.8, M63.1*)	Generalisierte Pseudohypertrophien ohne Paresen, zerebrale Anfälle durch Hirnbefall	Tastbare knotige Verhärtungen der Muskulatur, Rö	Praziquantel 30–50 mg/kg (z.B. Cysticide®) in 3 Einzeldosen tägl. p.o.

Tab. 15.3 Fortsetzung

Erreger	Klinik	Diagnostik	Therapie
Virale Myositis			
Coxsackie, Influenza (*ICD-10 M60*)	Bornholm-Krankheit mit intensiven Schmerzen, schmerzbedingten Atemstörungen und spontaner Rückbildung innerhalb von Tagen	Eosinophilie im BB, CK ↑, Erreger- und Ak-Nachweis, Rö, CT: Verkalkungen in Muskulatur und Gehirn	Symptomatisch
Bakterielle Myositis (sehr selten)			
Staphylokokken, Clostridien, Toxoplasmen, Borrelien (*ICD-10 M60*)	Abszedierungen der Muskulatur oder lokale Myositis, Entzündungszeichen	Blutkulturen, Erregernachweis im Serum	Antibiose, ggf. chirurgische Ausräumung von Abszessen

Therapie **Physiotherapie:** Zur Prophylaxe von Dekubiti und Thrombosen bei schweren Lähmungen, Kontrakturen und Stärkung erhaltener Muskelfunktionen sowie von pulmonalen Infekten durch Atemgymnastik.

Prednison (z.B. Decortin H®, ☞ 26.5.1): 100 mg tägl. als Einzelgabe p.o. morgens über 4 Wo., dann langsame Reduktion über 3 Mon. unter klinischer und CK-Kontrolle. Bei Bedarf Erhaltungsth. mit minimal nötiger Kortisondosis.

Azathioprin (z.B. Imurek®, ☞ 26.5.2) 2,5 mg/kg tägl. p.o. *Ind.:* Unzureichende Besserung nach etwa 6 Mon. unter Kortison oder Kortisonbedarf > 30 mg tägl. Wirkungseintritt erst nach 3 Mon. Leukozytenzahl bei 3000/µl. Nach etwa zweijähriger Behandlung Reduzierung der Immunsuppressiva unter klinischer Kontrolle.

Zytostatika bei Therapieversagern. Cyclophosphamid (z.B. Endoxan®, ☞ 26.5.2) 1 g als Infusion alle 3 Wo. oder Methotrexat zunächst 10–15 mg i.v., später bis zu 50 mg i.v. 1 ×/Wo. Ther. nur in spezialisierten Zentren. Bei klinischer Besserung nach 2 Mon. seltenere Behandlungszyklen.

Verlauf und Prognose Fluktuierender Verlauf mit Exazerbationen innerhalb der ersten 2–3 J. in 25%. Nach 5–10 J. meist klinischer Stillstand. Letalität 20–30% durch kardiale oder respiratorische KO.

Monitoring Zunächst dreimonatige Verlaufskontrollen mit Kraftgradprüfung, Vitalkapazität bei Beteiligung der Atemmuskulatur, Serum-CK (Erhöhung geht häufig einer klinischen Exazerbation voraus). Alle 6 Mon. kardiologische Untersuchungen mit EKG, LZ-EKG, Echokardiographie. Jährlich erneute Suche nach Tumoren und Zeichen von Immunerkr.

15.4.2 Polymyalgia rheumatica

(ICD-10 M35.3) Alterskrankheit mit Erkrankungsgipfel 65. Lj. F >> M. Häufigkeit 11/100 000, über 70. Lj. 100–500/100 000.

Klinik

- Subakuter Beginn innerhalb von Tagen, Gewichtsverlust.
- Myalgien und Gefühl der Steifigkeit in Nacken, Schulter- und Beckengürtel. Druckschmerz der Oberarmmuskulatur, später Inaktivitätsatrophien und Beteiligung von Rumpf- und Kiefermuskulatur.
- Paresen, häufig von schmerzbedingter Minderinnervation schlecht zu unterscheiden.
- Proximale Polyarthritiden mit Gelenkschwellungen und schmerzhafter Bewegungseinschränkung.
- Häufig assoziiert mit Riesenzellarteriitis (Kopfschmerzen, Schwellung der A. temporalis, Visusstörungen), *Diagn.:* Temporalisbiopsie und Erkr. anderer großer Gefäße (Aortenbogen, A. subclavia), Dopplersono. *KO:* Erblindung.

Diagnostik

- Ausschlussdiagnose.
- Labor: BSG ↑↑ („Sturzsenkung"), CK normal, Anämie, Serumalbumin ↓, ENA, ANA und ANCA ↑, Rheumafaktor pos. bei Kollagenose.
- EMG: Gelegentlich myopathische Veränderungen.
- Biopsie: Bei gleichzeitiger Arteriitis temporalis lymphozytäre Infiltrate, Muskelbiopsie selten ergiebig.

Differenzialdiagnosen

- Muskelbeteiligung bei rheumatoider Arthritis, Lupus erythematodes, Polyarteriitis nodosa, Sklerodermie, Malignomen oder infektiösen Erkr.
- Wurzelkompression (☞ 14.3): Segmentale Paresen, Sensibilitätsstörungen und Schmerzen.
- Neuroborreliose (☞ 7.3.8): Zeckenbiss, Hyporeflexie, entzündlicher Liquor.
- Polymyositis (☞ 15.4.1) und infektiöse Myositiden: EMG-Veränderungen, CK ↑.
- Neuralgische Schulteramyotrophie: Schmerzen, Paresen, neurogene Veränderungen im EMG.
- Diabetische Amyotrophie: Atrophische, schmerzhafte Paresen.

Therapie

- Prednison 80 mg tägl. p.o. (z.B. Decortin®) über mehrere Wo., dann unter klinischer und BSG-Kontrolle in 5-mg-Schritten über 1 J. reduzieren.
- Azathioprin bei fehlender klinische Besserung unter Prednison 2,5 mg/kg tägl. p.o. (z.B. Imurek®).

Verlauf und Prognose Spontanremission möglich. Besserung der Schmerzen nach Glukokortikoidgabe innerhalb von Tagen. Exazerbation nach Dosisreduktion auch nach Jahren möglich.

15.5 Muskeldystrophien

(ICD-10 G71.0) Genetisch bedingte Muskelerkr. mit progredienter, atrophischer Muskelschwäche ohne Sensibilitätsstörungen und unterschiedlichem Verlauf.

15.5.1 Muskeldystrophien Duchenne und Becker

X-chrom.-rez. vererbte Erkr. mit progredienter Degeneration der Skelettmuskulatur durch fehlende oder mangelhafte Expression des Muskelmembraneiweißes Dystrophin (Defekt Chromosom Xp 21). Häufigkeit 1 : 3300 (Duchenne) bzw. 1 : 100 000 (Becker) der männlichen Neugeborenen. Beginn im Kleinkindesalter bei Duchenne, zwischen 4.–19. Lj. bei Becker.

Klinik

- Im Kleinkindesalter Trinkschwäche, Gedeihstörung, „floppy infant".
- Schwäche des Beckengürtels, später auch des Schultergürtels und des Rumpfes mit Watschelgang, mühsames Treppensteigen.
- Charakteristisch sind Pseudohypertrophien der Waden („Gnomenwaden") und das „Gower-Zeichen" (Pat. benutzt eigene Oberschenkel als Stütze, um sich aufzurichten), Hyperlordose durch Schwäche der Bauchwandmuskulatur.
- MER abgeschwächt bis erloschen.
- Dilatative Kardiomyopathie: Fast alle Fälle von Duchenne.
- Konduktorinnen sind klinisch meist unauffällig, weisen aber erhöhte CK-Werte auf.

Diagnostik

Labor: CK bis zu 300fach ↑ (bei Becker geringer), GOT, GPT und LDH leicht ↑. Mit abnehmender Muskelmasse Abfall der CK. **Cave:** CK immer vor der Nadelmyographie abnehmen!
DNA-Diagn.: EDTA-Blut des Pat. und seiner Angehörigen in DNA-Labor schicken, Humangenetik kontaktieren.
EMG: Myopathisches Bild (kleine polyphasische Muskelaktionspotenziale, frühzeitig dichtes Muster), NLG zum Ausschluss neurogener Ursachen (PNP, spinale Muskelatrophie).
Muskelbiopsie: Beweis durch fehlendes (Duchenne) oder vermindertes Dystrophin (Becker) in der Biopsie bzw. im Immunoblot eines Muskelhomogenisats. Histologisch Bindegewebsvermehrung, Faserhypertrophien und Atrophien.
EKG, Echokardiographie wegen möglicher kardialer Mitbeteiligung.
Sono oder **MRT** der Muskulatur: Vermindertes Echosignal bei Atrophie, vermehrtes bei fibrotischem Umbau.

! Bei beiden Erkr. unbedingt genetische Beratung mit Familienanamnese: Nur 30% sind Neumutationen. Schwestern des Pat. haben mit 50%iger Wahrscheinlichkeit das erkrankte Gen (CK häufig erhöht → Screening) und können es an ihre Söhne weitergeben. Pränatale Diagnostik ab 10. SSW möglich.

Therapie

- Glukokortikoide (z.B. Prednison®).
- Myoblastentransfer und Gentherapie sind noch im Versuchsstadium.

- Selbstständigkeit erhalten: Übergewicht vermeiden, Rollstuhl wegen rascher Ausbildung von Immobilisationsparesen so spät wie möglich.
- Kontrakturen vermeiden: Verkürzte Muskulatur dehnen, aktive Geh- und Stehübungen, Schwimmen, vorbeugendes Haltungstraining, passives Durchbewegen, Stehbrett oder Aufrichtrollstuhl bei Stehunfähigkeit, Lagerung mit Nachtschienen.
- Bei Kontrakturen evtl. operative Umstellung, Skoliose-Operationen oder orthopädische Hilfsmittel (Korsett, Rollstuhl, Badehilfen).
- Intensive Aufklärung und Führung der Eltern.
- Selbsthilfegruppe: Deutsche Gesellschaft für Muskelkranke, e.V. Im Moos 4, 79112 Freiburg.

Verlauf und Prognose Langsam progredienter Verlauf mit Gehunfähigkeit im 8.–15. Lj. (Duchenne) bzw. 30.–40. Lj. (Becker). Im Endstadium Behinderung durch Skoliose mit restriktiver Ventilationsstörung und Kontrakturen besonders der Beine. Lebenserwartung 20–30 J. bei Duchenne bzw. 20–60 J. bei Becker. Tod durch respiratorische Insuff., Pneumonie oder Herzinsuff.

15.5.2 Andere Muskeldystrophien

Tab. 15.4 Seltene Muskeldystrophien

Typ, Erbgang	Klinik und Diagnostik	Verlauf
Facio-scapulo-humerale MD (Landouzy-Déjerine) aut.-dom.	• Beginn 10.–20. Lj. • Erstmanifestation in der Gesichtsmuskulatur: Facies myopathica. • Schwäche des Schultergürtels mit beidseitigen Scapulae alatae, Achsel-Brust-Falten, Hängeschultern, Trapeziusparese. Oft asymmetrischer Beginn. • Später Schwäche der distalen Extremitätenmuskulatur. Auch scapulo-peroneale Verteilung möglich.	Langsame Progredienz über Jahrzehnte mit Stillstand. Normale Lebenserwartung. Große intrafamiliäre Variabilität, Minimalvarianten ohne subjektiven Krankheitswert möglich, daher immer Verwandte mituntersuchen
Gliedergürteldystrophien, Sarkoglykanopathie meist aut.-rez.	• Beginn 4.–20. Lj. • Progrediente atrophische Paresen des Beckengürtels, seltener des Schultergürtels, später Generalisierung, selten Atemstörungen. • Wadenhypertrophie und Spitzfußstellung, später Kontrakturen und Skoliosen. • Keine Facies myopathica. • Kardiale Beteiligung möglich. • Schwerhörigkeit.	Behinderung nach 20 J. Sehr variabler Verlauf, auch Minimalvarianten möglich: immer Familienangehörige mituntersuchen!

Tab. 15.4 Fortsetzung

Typ, Erbgang	Klinik und Diagnostik	Verlauf
Emery-Dreifuss X-chrom.-rez.	• Beginn 4.–5. Lj., nur Jungen betroffen. • Humeroperoneale mit frühzeitigen Beugekontrakturen (auch schon vor Paresen). • Pectus excavatum. • Kardiale Mitbeteiligung (AV-Block, Synkopen, Kardiomyopathie, daher frühzeitig Schrittmacherimplantation).	Langsam progredient über Jahrzehnte, Lebenserwartung wegen Kardiomyopathie verkürzt
Kongenitale MD aut.-rez.	• Pränataler Beginn. • Minderbewegung in utero mit multiplen Gelenkkontrakturen (Arthrogrypose multiplex congenita). • Postnatal generelle, proximal betonte Muskelschwäche und -hypotonie („floppy infant"), auch der Gesichtsmuskulatur. • Variable Atemstörungen, Schluckstörungen. • CK im Gegensatz zum Duchenne nur leicht ↑.	Sehr variabler Verlauf, zum Teil wird die Gehfähigkeit erlangt, 30% sterben im Kleinkindalter

Diagnostik

- **Labor:** CK und Aldolase leicht, nur bei Gliedergürteldystrophie stark erhöht.
- **EMG:** Myopathisch verändert (☞ 2.2.4).
- **Muskelbiopsie** aus mittelgradig betroffenem Muskel. Zur Diagnose immer erforderlich, zeigt myopathisch degenerative Veränderungen. Immunhistochemie (z.B. Sarkoglykane, Emerin) und zum Ausschluss Dystrophinopathie (Muskeldystrophie Becker ☞ 15.5.1).

Differenzialdiagnosen

- Periphere Neuropathien (☞ 14): Sensibilitätsstörungen, NLG-Verzögerung.
- Sek. Myopathien: endokrin (Hyper- oder Hypothyreose), toxisch, medikamentös.
- Myositiden (☞ 15.4): Akuter Beginn, rascher Verlauf, BSG-Erhöhung.
- Spinale Muskelatrophie (☞ 13.1.3): Neurogene Veränderungen in EMG und Biopsie.
- Metabolische Myopathien (☞ 15.7), Myopathien mit Strukturanomalien (☞ 15.8), Myasthenia gravis (☞ 15.3.1), Lambert-Eaton-Sy. (☞ 15.3.2).

15.6 Myotonien

(ICD-10 G71.1)

15.6.1 Myotone Dystrophie Curschmann-Steinert

Häufigkeit 1–5 : 100 000. Aut.-dom. Erbgang mit hoher Penetranz, bekannter Gendefekt (triplet repeat) auf Chromosom 19q. 50% der Nachkommen sind betroffen, Beginn zwischen 15 und 30. Lj., selten nach dem 40. Lj. Große intrafamiliäre Variabilität. Erkr. wird im Verlauf der Generationen immer schwerer und tritt immer frühzeitiger auf (Antizipation). Kongenitale Form mit hoher Letalität.

Klinik der Erwachsenenform **Myotonie,** v.a. der kleinen Handmuskeln, fest geschlossene Faust kann nicht rasch geöffnet werden. *Perkussionsmyotonie* (andauernde Dellenbildung beim Schlag mit dem Perkussionshammer auf den Thenar) und Verschlechterung bei Kälte. Pat. klagen über Steifigkeit der Muskeln. Warm-up-Phänomen (myotone Reaktion nimmt mit zunehmender Wiederholung der Bewegung ab).

Atrophische Paresen der Gesichtsmuskulatur (Facies myopathica), der Kau- und Schluckmuskulatur und distalen Extremitätenmuskeln (schlaffe, atrophische Paresen mit abgeschwächten MER und herabgesetztem Tonus); charakteristisch ist M.-temporalis-Atrophie. **Cave:** Auch Atemmuskulatur kann betroffen sein → alveoläre Hypoventilation.

Systemische Beteiligungen (charakteristisch)

- Katarakt: in 98% Nachweis durch Spaltlampenuntersuchung. Evtl. retinale Degeneration und Hornhautläsionen (auch isoliert bei minimaler Muskelbeteiligung möglich).
- Innenohrschwerhörigkeit.
- Endokrine Störungen: Hodenatrophie und Potenzminderung, ovarielle Dysfunktion mit erhöhter Abortrate und Menstruationsstörungen, Stirnglatze (83% der Männer und 16% der Frauen), erhöhte Insulinresistenz mit subklinischem oder manifestem Diab. mell. bei Hyperinsulinismus.
- Evtl. Beteiligung der glatten Muskulatur: Ösophagus- und Darmmotilitätsstörung mit Schluckstörung, Aspiration und Obstipation, erhöhte Gallensteininzidenz.
- Kardiale Störungen: Reizleitungsstörungen, AV-Block, Vorhofflattern (Schrittmacherindikation prüfen).
- Psychiatrische Symptome: Apathie, mentale Retardierung, Verhaltensstörungen, Depressionen, vermehrtes Schlafbedürfnis.

Klinik der kongenitalen Form Meist durch betroffene Mütter übertragen. Anamnestisch spärliche intrauterine Kindsbewegungen. Saug- und Trinkschwäche im Säuglingsalter bei Facies myopathica, verzögerte geistige und motorische Entwicklung, respiratorische Insuff. bei Zwerchfellbeteiligung. Initial keine Myotonie! Bei Überleben der kritischen Neonatalperiode weiterer Verlauf und Klinik wie bei der Erwachsenenform, häufig zusätzlich mentale Retardierung.

Diagnostik **Labor:** CK leicht erhöht; FSH, LH, Östrogene, Gestagene und Testosteron im Serum vermindert, Insulin erhöht.
EMG: Myopathisches Bild mit niedrigamplitudigen und polyphasischen Potenzialen motorischer Einheiten. Daneben myotone, hochfrequente Entladungsserien („Sturzkampfbombergeräusch") monomorpher Potenziale von Muskelfasern mit abnehmender Frequenz und Amplitude.
EKG: Blockbilder, Sinusbradykardie, Vorhofflimmern.
Molekularbiologische Untersuchung und **genetische Beratung** mit ausführlicher Familienanamnese. Diagnosesicherung durch DNA-Diagnostik zum Nachweis des erkrankten Gens, auch pränatal möglich. Ausmaß der Genveränderung (Länge der „triplet repeats" weist auf Schwere der Erkr. und Manifestationsalter hin.
Rö-Breischluck: Verminderte Ösophagusmotilität bei Angabe von Schluckstörungen.
Kranielles MRT: Periventrikuläre und subkortikale Signalanhebungen.

Differenzialdiagnosen ☞ 15.1, 15.6.2

Therapie **Antiarrhythmika:** Nur bei starker Behinderung durch myotone Reaktion. Regelmäßige EKG-Kontrollen! Mexiletin 2–3 × 200 mg tägl. p.o. (z.B. Mexitil®) oder Phenytoin 3 × 100 mg tägl. p.o. (z.B. Phenhydan®). Alternativ Tocainid 800–1200 mg tägl. p.o. (z.B. Xylotocan®).
Physiotherapie: Wie bei Dystrophie (☞ 15.5.1).

! Muskelrelaxanzien verschlechtern die Myotonie → Intubationsschwierigkeiten!

Verlauf und Prognose Variable Progredienz aller Symptome, schon früh eingeschränkte Arbeitsfähigkeit, aber meist erhaltene Gehfähigkeit. Lebenserwartung leicht verkürzt.

15.6.2 Seltene Myotonien

Myotonia congenita Becker

Aut.-rez., Häufigkeit: 1 : 50 000, Beginn im 4.–12. Lj. in den Beinen.

Klinik Generalisierte Myotonie, Perkussionsmyotonie und selten paradoxe Myotonie, Einschränkung der schnellen Feinmotorik und Reflexbewegungen, daher häufige Stürze. Ausgeprägte Muskelhypertrophie mit athletischem Habitus. Keine ausgeprägten Paresen, keine Atrophien, keine Katarakt, keine Hodenatrophie oder andere Begleitsymptome der myotonen Dystrophie.

Diagnostik CK leicht erhöht, im EMG myotone Entladungsserien nach dem Nadeleinstich, keine myopathischen Zeichen.

Therapie ☞ 15.6.1.

Prognose Progredienz bis zum Erwachsenenalter, normale Lebenserwartung, arbeitsfähig.

Paramyotonia congenita Eulenberg

Aut.-dom., Häufigkeit 1 : 180 000. Beginn im Säuglingsalter.

Klinik Passagere myotone Reaktion nach Kälteexposition vor allem der Gesichts- und Handmuskulatur. Paradoxe Myotonie! Oft im Anschluss an die Myotonie schlaffe Paresen mit Rückbildung in Wärme über Stunden. Keine Atrophien. Häufig Komb. mit hyperkaliämischer Lähmung.

Diagnostik Familienanamnese. CK erhöht. Im EMG auch im beschwerdefreien Intervall myotone Entladungen, Perkussionsmyotonie.

Therapie Als Prophylaxe vor Kälteexposition Mexiletin 360–1080 mg p.o. ret. (Mexitil® Depot).

Prognose Gleich bleibend, normale Lebenserwartung.

Myotonia congenita Thomsen

Aut.-dom., Häufigkeit: 1 : 230 000. Beginn im Säuglingsalter mit verzögerter motorischer Entwicklung.

Klinik Schwächer ausgeprägt als bei Myotonia congenita Becker, zusätzlich schmerzhafte Muskelsteife.

Diagnostik Familienanamnese. CK normal, zur DD gegen myotone MD auch Sexualhormone abnehmen (normal). EMG wie Myotonia congenita Becker. Muskelbiopsie nicht wegweisend.

Therapie ☞ 15.6.1.

Neuromyotonie

Aut.-dom. oder erworben, selten. Beginn jederzeit möglich.

Klinik Muskelsteife zunächst der Hände, später aller Extremitäten und der Gesichts-, Atem- und Zungenmuskulatur mit mimischer Starre, Atemlähmung und Schluckstörung. Faszikulationen, Myokymien, später Kontrakturen. MER abgeschwächt oder fehlend. Hyperhidrose und erhöhter Grundumsatz.

Diagnostik Im EMG Daueraktivität bei normalen Aktionspotenzialen, Multiplets, Faszikulationen, hohe Entladungsfrequenz (bis 180 Hz). NLG leicht verlangsamt. Muskelbiopsie normal.

Therapie Carbamazepin 3 × 200 mg tägl. p.o. (z.B. Tegretal®) oder Phenytoin 3 × 100 mg tägl. p.o. (z.B. Phenhydan®) als Dauermedikation.

Prognose Schubweiser Verlauf, Spontanremission möglich.

Stiff-man-Syndrom

Autoimmunerkr., selten. Beginn: 30.–45. Lj. M > F.

Klinik Schmerzhafte, einschießende Steifigkeit der Stamm-, Extremitäten- und Gesichtsmuskulatur. Durch Außenreize provozierbar. Keine Paresen, Atrophien oder Pyramidenbahnzeichen.

Diagnostik AK gegen GAD, Schilddrüse und Inselzellen i.S.

Therapie Clonazepam bis 10 mg tägl. p.o. (z.B. Rivotril®) in 3 Einzeldosen einschleichend oder Immunsuppression mit Glukokortikoiden ☞ 26.5.1 oder Plasmapherese.

15.7 Metabolische Myopathien

(ICD-10 G73.6) Insgesamt seltene Störungen des Energiestoffwechsels (Kohlenhydrat-, Lipid- und mitochondrialer Stoffwechsel). Am häufigsten sind Pompe-Krankheit und McArdle-Krankheit. Bei unklaren Myopathien sind die genannten Erkrankungen differenzialdiagnostisch zu berücksichtigen, besonders wenn auch andere Organsysteme betroffen sind und metabolische Veränderungen vorliegen.

15.7.1 Glykogenosen

Aut.-rez. Erkr. mit Enzymdefekten im Kohlenhydratstoffwechsel, die zu Glykogenablagerungen in Leber und Muskel führen. Genannt werden nur die Erkrankungen mit neurologischen Symptomen.

Pompe-Krankheit, Glykogenose II, Saure-Maltase-Mangel

Klinik Paresen der Schulter- und Beckengürtelmuskulatur, Muskelhypotonie und -atrophie, Muskelfibrillationen, Wadenhypertrophie, Zwerchfellparese mit Atemstörungen, Kardiomyopathie, Hepatomegalie.

Diagnostik CK ↑, im EMG myopathisches Bild, im Biopsat vakuoläre Myopathie, Enzymdefekt nachweisbar in Fibroblastenkulturen. Pränatale Diagnose möglich.

Prognose Nur bei leichter Ausprägung überleben die Pat. die Pubertät.

McArdle-Krankheit, Glykogenose V, Phosphorylasemangel

Klinik Belastungsabhängige Muskelschmerzen; Myoglobinurie bis zur Rhabdomyolyse und Kontrakturen nach körperlicher Belastung.

Diagnostik CK nach Anstrengung ↑, im EMG kein Aktionspotenzial nach Anstrengung, im Biopsat Phosphorylasemangel, im Ischämie-Test fehlender Laktatanstieg.

Forbes-Krankheit, Glykogenose III, Amylo-1,6-Glukosidasemangel

Klinik Proximale Paresen, rasche Ermüdbarkeit, selten Hypoglykämien, Minderwuchs, Hepatomegalie.

Diagnostik CK normal, nach Glukagon kein BZ-Anstieg, im Biopsat PAS-pos. Vakuolen, Enzymdefekt in Fibroblastenkulturen nachweisbar.

Prognose Häufig spontane Besserung nach Pubertät.

15.7.2 Mitochondriale Myopathien

(ICD-10 G71.3) Insgesamt selten, Defekt des mitochondrialen Stoffwechsels. Auch andere Gewebe sind betroffen (ZNS, Herz, Leber).

Diagnostik Im Labor erhöhte Laktat- und Pyruvatwerte i.S. Im Biopsat Nachweis von „ragged red fibers", elektronenmikroskopisch Mitochondrienveränderungen. Molekulargenetik.

Therapie Experimentell (Coenzym Q bei Kearns-Sayre-Sy.) oder symptomatisch (antikonvulsiv ☞ 9.1.2).

! Diagnosestellung häufig erst in höherem Lebensalter.

Kearns-Sayre-Syndrom (Ophthalmoplegia plus)

Erkrankungsbeginn im 10. Lj.

Klinik **Leitsymptome:** Externe Ophthalmoplegie, beginnend mit Ptose, später Doppelbilder und tapetoretinale Degeneration, chronisch progredient, Reizleitungsstörungen des Herzens (Adams-Stokes-Anfälle).
Weitere: Generalisierte Muskelschwäche, dauerhafte fokal neurologische Ausfälle (Sensibilitätsstörungen mit Hyporeflexie, Ataxie), Demenz.

Diagnostik Im EKG AV-Block, im CCT Verkalkungen der Basalganglien, im Muskelbiopsat Cytochrom-C-Oxidase-Mangel (auch bei asymptomatischen Pat.). Augenärztliches Konsil mit Elektroretinogramm („Salt-and-pepper-Retina").

Therapie Evtl. Schrittmacherimplantation.

MERRF-Syndrom (Myoklonien, Epilepsie, ragged red fibers)

Beginn vor dem 20. Lj.

Klinik **Leitsymptome:** Myoklonien, generalisierte Krampfanfälle.
Weitere: Proximal betonte Muskelschwäche, Gangataxie, Demenz.

Diagnostik Im CCT Hirnatrophie, Verkalkungen, Hypodensitäten, Ventrikelerweiterung, im EMG myopathische und neurogene Veränderungen.

MELAS-Syndrom (mitochondriale Myopathie, Enzephalomyopathie, Laktatazidose und „stroke like episodes")

Beginn im Kindesalter.

Klinik **Leitsymptome:** „stroke like episodes" (Hemiparese, Hemianopsie, Sprachstörungen), Krampfanfälle.
Weitere: Proximal betonte Muskelschwäche, Hirnnervenbeteiligung (Makuladegeneration, Hörstörungen). Keine Ophthalmoplegie oder Retinopathie. Mentale Retardierung, Kleinwuchs, Gewichtsminderung.

Diagnostik Im EKG Kardiomyopathie, im CCT hypodense Bezirke, selten Verkalkungen, Hirnatrophie, EMG meist unauffällig.

15.7.3 Lipidspeichermyopathien

(ICD-10 G73.6) Carnitin ist Carrier für den Transport von Fettsäuren in die Mitochondrien. Ein isolierter muskulärer Mangel (autosomal rezessiv, Beginn meist im Schulalter) ist vom systemischen Carnitinmangel (wahrscheinlich autosomal rezessiv) zu unterscheiden.

Carnitinmangel

Klinik **Hereditärer (primärer) Carnitinmangel:** Im Schulalter beginnende progrediente, proximal betonte, atrophische Muskelschwäche, verstärkt durch körperliche Anstrengung oder Fasten. Häufig zusätzlich Myalgien.
Sekundärer Carnitinmangel: Bei mitochondrialen Myopathien, chron. Myopathien, medikamentös (Valproinsäure), nach parenteraler Langzeiternährung.
Systemischer Carnitinmangel: Leberfunktionsstörungen, später hepatische Enzephalopathie, Hypoglykämie, Erbrechen, Verwirrtheit, Krampfanfällen, schließlich Koma. Meist letaler Verlauf.

Diagnostik **Labor:** Serum-CK meist erhöht, Carnitin i.S. erniedrigt.
Muskelbiopsie: Histologisch vermehrt Lipide in Typ I Fasern, biochemisch erniedrigter Carnitingehalt.

Therapie Kohlenhydratreiche Diät, Gabe mittelkettiger Triglyzeride, L-Carnitin 100–170 mg/kg tägl. (z.B. Biocarn®).

Carnitin-Palmitoyl-Transferase-Mangel

Enzym fördert Fettsäurentransport durch Mitochondrienmembran, daher Energiemangel bei vermehrter Beanspruchung.

Klinik Nach körperlicher Belastung oder Fasten Schwäche der beanspruchten Muskulatur, Myoglobinurie, selten Rhabdomyolyse.

Diagnostik **Labor:** Serum-CK nach Belastung erhöht, Hypertriglyzeridämie; Laktat-Ischämie-Test meist normal.
Muskelbiopsie: Intrazelluläre Triglyzeridansammlung; Nachweis des Enzymmangels durch biochemische Analyse.

Therapie Kohlenhydratreiche Mahlzeiten, Fasten vermeiden.

15.7.4 Rhabdomyolyse

(ICD-10 M62.8) Akute Schädigung des Skelettmuskels mit Freisetzung von Myoglobin, Kreatin, Aminosäuren und Elektrolyten ins Blut.

Ätiologie Hereditär, Trauma (z.B. Polytrauma, Verbrennung, Schock), Krampfanfälle, toxisch (Alkohol, Barbiturate) und infektiös (Coxsackie, Herpes, Typhus).

Klinik Generalisierte Muskelschwäche mit Myalgien, Schwellungen, Rigidität, Rot- bis Braunfärbung des Urins (Myoglobinurie), häufig Nierenversagen.

Diagnostik
- Labor: CK ↑↑, Myoglobin i.S. ↑, Hyperkaliämie, Hypokalzämie.
- Ätiologische Abklärung: Bei massivem Trauma oder prolongiertem, generalisiertem Krampfanfall nicht notwendig, sonst mit Virusserologie, gerichtsmedizinischer Untersuchung auf Toxine und Alkohol, Familienanamnese (z.B. maligne Hyperthermie).
- Muskelbiopsie und EMG nur selten nötig.

Therapie
- Intensivmedizinische Überwachung, stündliche Flüssigkeitsbilanzierung, ZVD-Kontrolle.
- Kreislaufstabilisierung durch Volumenzufuhr (z.B. Ringerlösung).
- Forcierte Diurese mit Furosemid nach ZVD und Ausscheidung z.B. 40 mg langsam i.v. (z.B. Lasix®), bei ausgeprägter Niereninsuff. 500 mg mit 50–100 mg/h, max. Tagesdosis 2000 mg und 4–6 l Volumen (z.B. Ringerlösung).
- Alkalisierung des Urins mit Natriumbikarbonat bis Urin pH > 8 (z.B. 500 ml Glukose 5% + 45 mmol $NaHCO_3$), dabei ständige pH-, E'lyt- und Krea-Kontrolle.

15.7.5 Episodische Lähmungen

(ICD-10 G72.3) Attackenweise generalisierte Lähmungen mit Serumkaliumveränderungen durch verschiedene, aut.-dom. vererbte Defekte der Muskelzellmembran.

Tab. 15.5 Episodische Lähmungen

	Hypokaliämisch	Hyperkaliämisch
Beginn	10.–20. Lj.	Kindesalter
Klinik	Nächtlich oder frühmorgendlich schlaffe, symmetrische, proximal betonte Lähmung, MER erloschen. Keine HN-Beteiligung. **Cave:** Fehldiagnose psychogene Lähmung	Beginn in den Beinen, Schweregrad variiert von leichtem Schwächezustand bis zur Gehunfähigkeit, Sprach- und Schluckstörung
Dauer und Häufigkeit der Attacken	Stunden bis Tage; selten auch einmalig bis 10/J.	Minuten; häufig bis zu mehrere tägl.
Kalium	Im Anfall 2–3 mval/l	Im Anfall ↑
Provokation	Anstrengung, kohlenhydratreiche Mahlzeiten	Anstrengung, Kaliumeinnahme (Cola)

Tab. 15.5 Fortsetzung

	Hypokaliämisch	Hyperkaliämisch
Diagnostik	*Anfallsprovokation* mit Glukose 2 g/kg mit Insulin 12–16 IE i.v. über 1 h	*Anfallsprovokation* mit Kalium 40 mmol (vorsichtig z.B. mit 1 Tbl. Kalinor®)
	EKG: Im Anfall U-Welle, Abflachung der T-Welle, Depression der ST-Strecke	*EKG:* Im Anfall zeltförmige T-Welle, (CK gelegentlich ↑)
	EMG: Während der Lähmung keine oder kaum Aktionspotenziale. Muskel ist elektrisch nicht reizbar, im Intervall normal	*EMG:* Während der Lähmung Potenzialverkürzung und Amplitudenverminderung, im Intervall normal
Therapie	*Im Anfall* KCl 120 mmol p.o. (z.B. Kalinor Brause®), bei bleibender Lähmung Wiederholung nach Bestimmung des Serum-K^+-Spiegels, bei schweren Lähmungen 30–50 mval KCl i.v. unter intensivmedizinischer Überwachung. *Prophylaxe* mit Azetazolamid 2 × 250 mg tägl. p.o. (Diamox®), natrium- und kohlenhydratarme (60–80 g tägl.) Diät, starke körperliche Anstrengung vermeiden	*Prophylaxe:* Kohlenhydratreiche Diät, kaliumreiche Lebensmittel meiden. Attacken können durch körperliche Bewegung kupiert werden Azetazolamid 250–750 mg tägl. p.o. (Diamox®) bei hoher Attackenfrequenz
Prognose	10% Letalität im Anfall. I.d.R. volle Arbeitsfähigkeit. Nach gehäuften Anfällen persistierende Myopathie mit Paresen möglich. Häufigkeit der Attacken nimmt im Alter ab	Keine Todesfälle, Verschlimmerung während der Schwangerschaft, nach gehäuften Anfällen persistierende Myopathie mit Paresen möglich. Abnahme der Häufigkeit im Alter

15.8 Kongenitale Myopathien mit Strukturbesonderheiten

(ICD-10 G71.2) Uneinheitliche Gruppe von seltenen Muskelerkr. mit charakteristischen histologischen Anomalien. Am häufigsten ist die Central-core-Krankheit. DD bedeutsam für Muskeldystrophien und andere Myopathien.

Central-core-Krankheit

Kongenital, aut.-dom.

Klinik Muskelhypotonie und -hypoplasie, verzögerte motorische Entwicklung und proximale Paresen. Assoziiert mit Skelettanomalien (Kyphose, Hüftluxation, Fußdeformitäten) und maligner Hyperthermie (☞ 3.6.6). Wenig Progredienz im Erwachsenenalter.

Diagnostik CK leicht ↑ oder normal. Im EMG neurogene und myopathische Veränderungen. Im Biopsat zentral angeordnete abnorme Fibrillen (central cores) und herabgesetzte Aktivität oxidativer Enzyme (NADH). DNA-Diagnostik.

Multicore-Krankheit

Klinik Generalisierte Hypotonie, Ptose, Ophthalmoplegie, Skelettdeformationen.

Diagnostik Im Biopsat Phosphorylase und ATPase vermindert, Mitochondrien fehlen.

Nemaline-Myopathie

Klinik Wie bei Central-core-Krankheit. Zusätzlich Facies myopathica und Kardiomyopathie.

Diagnostik Im Biopsat stäbchenartige Strukturen in Muskelfasern („rods").

15.9 Fibromyalgie

Häufigkeit 2–3%, Ätiologie ungeklärt

Klinik
- Polytope Schmerzhaftigkeit des Bewegungsapparates, v.a. an Sehnenansätzen (Schmerzen bei digitaler Palpation bei 11 von 18 „tender points").
- Multiple vegetative funktionelle Störungen: Schlafstörung, GI-Beschwerden.
- Psychische Auffälligkeiten.

Diagnostik Klinisch tender points, im Labor BB, BSG, K, TSH, ANA zum Ausschluss sekundärer Fibromyalgien.

Differenzialdiagnosen
- Myofasziales Schmerzsyndrom: Akuter Beginn, regionale Schmerzempfindung, „trigger points" mit Muskelverhärtung.
- Sekundäre Fibromyalgie bei rheumatischen, entzündlichen (Sarkoidose, Colitis ulcerosa), infektiösen (Borreliose) oder endokrinen Erkrankungen (Hypothyreose).
- Sekundäre Fibromyalgie bei Muskelerkrankungen: Myositis, metabolische oder endokrine Myopathien, medikamentös-toxische Myopathien (Statine, D-Penicillamin).

Therapie
- Aufklärung, Selbsthilfestrategien, Psychotherapie.
- Medikamentös: Amitriptylin 10 mg abends, bis 75 mg tägl. steigern (z.B. Saroten®). Bei gleichzeitigen Schlafstörungen Timipramin 25 mg abends, auf 100–150 mg tägl. steigern (Stangyl®).

16 Traumatische Schäden des ZNS

Inhalt

Dirk Sander

582 16.1 **Schädel- und Hirnverletzungen**
582 16.1.1 Leitsymptome
583 16.1.2 Diagnostik
586 16.1.3 Therapie
588 16.1.4 Schädelprellung
589 16.1.5 Schädelfraktur
591 16.1.6 SHT I°, Commotio cerebri
591 16.1.7 Schädelhirntrauma II° und III°, Contusio cerebri
593 16.1.8 Schädelhirntrauma im Kindesalter
593 16.1.9 Offene Schädelhirnverletzung
594 16.2 **Traumatische Blutungen**
594 16.2.1 Epidurales Hämatom
596 16.2.2 Akutes und subakutes subdurales Hämatom
597 16.2.3 Chronisches subdurales Hämatom
598 16.2.4 Intrazerebrales Hämatom
599 16.3 **Folge von Schädelhirnverletzungen**
599 16.3.1 Posttraumatische epileptische Anfälle
600 16.3.2 Apallisches Syndrom
602 16.3.3 Dissoziierter Hirntod
603 16.4 **Wirbelsäulen- und Rückenmarksverletzungen**
603 16.4.1 Diagnostik
603 16.4.2 Commotio spinalis
604 16.4.3 Contusio spinalis
605 16.4.4 HWS-Distorsion
608 16.5 **Elektrotrauma und Strahlenschäden des Nervensystems**
608 16.5.1 Elektrotrauma
609 16.5.2 Strahlenschäden

Hirndrucktherapie ☞ 3.2, traumatische Schäden des Nervensystems ☞ 14, Plexusläsionen ☞ 14.2, Bandscheibenvorfälle ☞ 14.3.7, Cauda-equina-Syndrom ☞ 14.3.8, Konussyndrom ☞ 11.1.1, spinale Blutung ☞ 11.3.3

16.1 Schädel- und Hirnverletzungen

Inzidenz in Deutschland ~800/100 000, durchschnittliche Letalität 10–20/100 000. Das SHT gehört zu den häufigsten Todesursachen bei Pat. < 40 Lj.! Die Inzidenz von RM-Traumen mit bleibender Querschnittssymptomatik beträgt 2–5/100 000.
***Ätiologie:** Verkehrsunfälle (50%), Stürze, Schläge, Arbeits- und Sportunfälle.*

16.1.1 Leitsymptome

! Ansprechbarkeit und Bewusstseinsaufklarung zwischen initialem Ereignis und erneuter Verschlechterung der Symptomatik (mit zunehmendem einseitigem Kopfschmerz, Bewusstseinstrübung; in etwa 20% d.F.) sprechen für ein epidurales Hämatom (☞ 16.2.1).

Unspezifische Symptome: Kopfschmerz, Übelkeit, Erbrechen, Hörstörung, Schwindel, evtl. Amnesie.
Verletzungszeichen
- Wunden, Hämatome (z.B. galeal, subgaleal).
- Brillen-, Monokel- oder retroaurikuläres Hämatom bei Schädelbasisfraktur, charakteristisch ist stärkste Ausprägung 1–2 Tage nach dem Trauma.
- Hämatotympanon und einseitige Schwerhörigkeit bei Schädelbasisfraktur.
- HN-Läsionen (☞ 4.2), in Abhängigkeit von Lokalisation und Schwere der Fraktur von lokalisatorischer Bedeutung.

Fokale neurologische Symptome ☞ 4, Pupillenweite, -reaktion, -motorik ☞ 4.1.4, Hirndruckzeichen ☞ 3.2.1, Krampfanfälle ☞ 9.1.
Bewusstseinsstörung: Einstufung nach GCS (☞ 3.1.2), Bewusstlosigkeit ist obligat bei Commotio cerebri.
Amnesie für den Augenblick des Traumas (kongrad), gewisse Zeit danach (anterograd) und häufig für die Zeit unmittelbar vor dem Trauma (retrograd).
Liquorrhö: Bei offenem SHT durch Schädelfraktur lageabhängig aus Nase oder Ohr (Liquorfistel).

! Schwindel, Nystagmus, Übelkeit, Erbrechen sowie Hörstörung können auf gleichzeitiger Schädigung des Innenohrs beruhen („Commotio labyrinthi") und beweisen keine Commotio cerebri.

Einteilung

Tab. 16.1 Klinische Gradeinteilung des Schädelhirntraumas

	Leicht (Grad I)	Mittelschwer (Grad II)	Schwer (Grad III)
Bewusstlosigkeit	$\leq$ 1 h	$\leq$ 24 h	> 24 h oder < 24 h und Hirnstammdysfunktion
Anterograde Amnesie	$\leq$ 1 h	$\leq$ 48 h	> 1 Woche
Neurologische Ausfälle	Selten, i.d.R. reversibel	Selten, oft reversibel	Häufig, meist nur z.T. reversibel
Vegetative Störungen	Selten	Oft	Immer
Hirnödem	–	Gelegentlich	Meist
Subjektive Beschwerden	Rückbildung innerhalb von 3–4 Tagen	Oft Rückbildung, Dauerbeschwerden möglich	Meist Dauerbeschwerden

Morphologische Einteilung des SHT nach Petit, Bruns, Bergemann

Commotio cerebri: Reversible kolloidale Veränderung des Hirnparenchyms. Bewusstseinsstörung, mnestische Lücke, vegetative Symptome.

Contusio cerebri: Hirnsubstanzschädigung, gedeckte oder offene Hirnverletzung, Coup-Contre-Coup-Verletzungen, oberflächliche Rindenprellung, Marklager- und Stammganglienblutung, bis Wochen dauernde Bewusstseinsstörung, Durchgangssy., mnestische Lücke.

Compressio cerebri: Hirnkompression durch Drucksteigerung in der frühen Sekundärphase nach Contusio, erneute Eintrübung.

! Schwere eines SHT durch anfänglich geringe Symptomatik nicht unterschätzen. Daher regelmäßiger neurologischer Status (initial alle 4 h)!

16.1.2 Diagnostik

! Zur späteren (versicherungsrechtlichen) Beurteilung der Unfallfolgen ist eine sorgfältige Anamnese und initiale neurologische Untersuchung durch den erstbehandelnden Arzt notwendig!

Anamnese Koagulopathien, Alkoholabusus, Antikoagulanzien (z.B. Marcumar®).

Klinische Untersuchung **Inspektion des Kopfes:** z.B. Prellungen, Hautverletzungen, Brillen- oder Monokelhämatom, subgaleatisches oder subperiostales Hämatom, retroaurikuläres Hämatom, Stufenbildung an der Kalotte, Impression, Liquoraustritt aus Nase oder Ohr, Austritt von Hirngewebe, Schussverletzungen (Schmauchrand, Pulversaum, Prellring bei Nahschuss, Ein- und Ausschussöffnung).

Neurologische Untersuchung: z.B. Anosmie, Pupillenreaktion, Pupillenweite, Augenmuskelparesen, Gesichtsfeld, Visus, Fazialisfunktion, andere HN-Ausfälle, einseitiger Hörverlust (C_5-Senke), Hämatotympanon, Motorik, motorische Antwort auf (Schmerz)-Reize, Hirnstammbeteiligung (☞ 3.2.1), fokale oder generalisierte epileptische Anfälle (☞ 9.1), Meningismus.

Warnzeichen, die eine erneute Untersuchung und Überwachung erfordern:

- Zunehmende Bewusstseinstrübung nach zwischenzeitlicher Besserung → epidurales Hämatom.
- Dauerhaftes oder über längere Zeit wiederholtes Erbrechen → Hirndruck.
- Veränderungen von Pupillenreaktion bzw. Anisokorie → Hämatom, Hirndruck.
- Gangstörungen, Sprachstörungen, zunehmender Kopfschmerz → Hirndruck.
- Anfälle.

Röntgenaufnahme des Schädels in 2 Ebenen

! Bei Schädelbasisfrakturen häufig initial im Röntgenbild keine Frakturlinie nachweisbar!

Ind.: V.a. Fraktur (wegen steigender Zahl späterer gutachterlicher Fragestellungen eher großzügig), immer bei Kindern < 2 J. (Ausgangsbefund für wachsende Fraktur), Liquoraustritt aus Nase oder Ohr, Blut im Mittelohr, penetrierende Schädelwunde, Galealhämatom, tast- oder sichtbarer Impression der Kalotte. Auch bei chron. intrakraniellem Druckanstieg (Entkalkung des Dorsum sellae), bei Verlagerung des Corpus pineale durch Massenverschiebungen (beim Erwachsenen sichtbar, da verkalkt).

Spezialaufnahmen: Nach Schüller (Felsenbeinlängsfraktur) und Stenvers (Felsenbeinquerfraktur); Nasennebenhöhlen-, Orbitaspezialaufnahme oder Jochbein bei V.a. Fraktur.

Röntgenaufnahme der HWS in 4 Ebenen Immer mit Densaufnahme und Einschluss des 7. HWK.

Ind.: Beurteilung von Wirbelfrakturen, Instabilitäten. Schrägaufnahmen zur Beurteilung der Foramina intervertebralia. Bei Polytrauma immer HWS in 2 Ebenen auch ohne Klinik.

Computertomographie CCT mit „Knochenfenster" (Darstellung des für den Knochen typischen Dichtebereiches).

Ind.: Alle akuten SHT, ☞ Tab. 16.2.

Befunde

- Luft im frontalen Subarachnoidalraum, blutiges Sekret in Siebbeinzellen → frontobasale Fraktur.
- Luft in mittlerer und hinterer Schädelgrube → Felsenbeinfraktur.
- Ventrikelweitenzunahme, Dysfunktion des Ventils → ventilversorgter Hydrozephalus.
- Bei Querfraktur der Temporalschuppe epidurales Hämatom möglich, bei Liquorrhö (Dünnschicht-CCT) gelingt Frakturnachweis nicht in jedem Fall.

Tab. 16.2 Zeitpunkt und Dringlichkeit der CCT-Diagnostik nach einem Schädelhirntrauma

Zeitpunkt	Indikation, Dringlichkeit	Fragestellung
Initial, d.h. direkt nach Sicherung der Vitalfunktionen	◆ Bei jedem SHT mit nicht sicher beurteilbarer Bewusstseinslage (auch bei fehlenden neurologischen Ausfällen) und bei SHT mit nativröntgenologischem Schädelfrakturnachweis. ◆ Bei intubierten, beatmeten, sedierten Pat., deren Bewusstseinslage nicht sicher beurteilbar ist. ◆ Ausnahme: wenn Vitalfunktionen nicht stabilisierbar (z.B. Milzruptur, Aortenbogenabriss), zuerst chirurgische Intervention, dann CCT-Diagn. und ggf. neurochirurgische Intervention.	Epidurales Hämatom, akutes subdurales Hämatom, Kontusionsblutungen
Frühzeitig, d.h. nach der Erstversorgung, die über die Sicherung der Vitalfunktionen hinausgeht	◆ Sek. Verschlechterung von Bewusstseinslage und/oder Klinik. ◆ Geplante länger dauernde Narkose. ◆ Vor Anlage einer Crutchfield-Extension bei zusätzlicher HWS-Verletzung, weil CT später wegen Metallartefakten nur schlecht beurteilbar.	Sek. extra- oder intrazerebrales Hämatom
Kontroll-CT erforderlich	Initiales CT path. ohne unmittelbare OP-Ind., z.B. schmales extrazerebrales Hämatom („Pan-cake-Hämatom").	Vergrößerungstendenz
	Hypodense Marklagerläsion	Einblutung
	Intrakranieller Lufteinschluss	Abszess
	V.a. Hirnödem	Einklemmungszeichen
	Initiales CT o.B., jedoch mittelschweres oder schweres Hirntrauma ohne klinische Besserung	Sek. Blutung, Hirnödem und/oder Einklemmung
	Postop. Kontrolle nach Ausräumung eines traumatischen Hämatoms	Nachblutung
Im Verlauf	Verzögert auftretende Traumakomplikationen	z.B. chron. Subduralhämatom

! Bei jeder nicht eindeutig erklärbaren Befundverschlechterung EEG- und CCT-Kontrolle!

Elektroenzephalographie **Ind.:** V.a. mittelschweres und schweres SHT, psychomotorische Verlangsamung, Befundverschlechterung; bei leichtem SHT möglichst initial und Kontrolle vor Entlassung; nicht als Notfalldiagn.

Befunde: Allgemeinveränderung. Im akuten Stadium Verlangsamung, häufig Herdbefunde; müssen nach 24 h abgeklungen sein. Im Verlauf Beschleunigung des Grundrhythmus (Normalisierung meist innerhalb von 6 Mon.).

Monitoring **Intrakranieller Druck** (☞ 3.2.3): Großzügig, möglichst immer bei GCS < 8.
Vitalfunktionen, Pupillenreaktion: Engmaschig kontrollieren, besonders im Hinblick auf epidurales Hämatom. **Cave:** Auf venöses epidurales Hämatom (Frakturhämatom mit Blutung aus der Diploe) achten, da es sich u.U. der initialen CCT-Diagnostik entzieht.

Lumbalpunktion Ausschluss nicht traumatischer DD, wie entzündlichen Veränderungen (Zellen, Eiweiß, Albumin, IgG), Sperrliquor, Blut (z.B. spinale SAB, Angiomblutung). **Cave:** Keine (notfallmäßige) Lumbalpunktion vor CCT-Diagn. zur Beurteilung der Ventrikelweite.

Diagnostik bei V.a. Liquorrhö

- Die Seite des Austrittes ist in 95% auch die Seite der Perforation!
- Wasserklare Flüssigkeit aus einem Nasenloch oder Ohr mit Nachweis von Glukose (> 30 mg%) z.B. durch Glukostix®. **Cave:** Blut verfälscht das Ergebnis, da Zuckergehalt im Blut doppelt so hoch!
- Bei verschwollener Nase Untersuchung der Rachenhinterwand erforderlich (HNO-Konsil!).
- CT-Zisternographie zum exakten Nachweis des Austrittsortes.

MRT I.d.R. kein Einsatz in der Notfalldiagn. Bei Hirnstammläsionen und zur Myelondarstellung (Kontusionsherde mit erhöhter Signalintensität) dem CT überlegen.

16.1.3 Therapie

Äußere Versorgung

- Wundversorgung: Reinigung, gründliche Rasur der behaarten Kopfhaut zur Beurteilung des Wundgrundes, Wundrandexzision, zweischichtige Naht von Galea und Haut (bei Kopfschwartenverletzungen innerhalb von 6 h), ggf. Tetanusprophylaxe.
- Hämatomentlastung: Punktion größerer subgalealer Hämatome mit anschließendem Kompressionsverband.
- Lokale Kühlung.

Erstversorgung bei Schädelhirntrauma

Hirndruckprophylaxe ☞ 3.2.4.

Atemwege freihalten, Atmung sicherstellen

Sauerstoff: Bei leichter Bewusstseinstrübung mit gezielten Abwehrbewegungen und ungestörter Atmung 4–6 l/Min. über Nasensonde, dabei stabile Seitenlage.
Intubation: Bei anhaltender Bewusstlosigkeit oder GCS < 8; pO_2 < 65 mmHg, pCO_2 > 55 mmHg, Tachypnoe > 35/Min., Vitalkapazität < 15 ml/kg. Kopfreklination nur, wenn eine begleitende HWS-Verletzung ausgeschlossen ist (☞ 11.1.1), kontrollierte Beatmung mit Hyperventilation. Bei längerer Beatmung Tracheotomie.

Kreislaufstabilisierung

Volumensubstitution: Über großlumigen Zugang zur Optimierung der Herz-Kreislauffunktion, rasche Korrektur eines RR-Abfalls zur Verbesserung der Hirndurchblutung (Autoregulation meist gestört!), z.B. durch Dopamin 250 mg i.v. auf 50 ml NaCl 0,9% (= 5 mg/ml) 4–8 ml/h

Volumenersatz: Je nach Blutverlust mit Erykonzentraten, Plasma oder Hydroxyethylstärke (HAES®).

Management bei Polytrauma

! Schwere neurotraumatologische Verletzungen erfordern eine enge Kooperation von Notarzt, Unfallchirurg, Anästhesist, Neurologe und Neurochirurg, um ischämische oder hypoxische Hirnschäden zu vermeiden.

Interdisziplinäre simultane Notfalldiagn. und -ther., bei Hirndruck- oder Hirnstamm-Symptomen aufschiebbare OPs (z.B. Extremitätenfrakturen) vermeiden, um Gehirn nicht zusätzlich zu gefährden.

Aufnahme auf Intensivstation, Notfall-Labor (Hb, Hk, Gerinnung, E'lyte, BZ, Blutgruppe und Kreuzprobe), arterieller Zugang zur blutigen RR-Messung, Kreislaufstabilisierung, Hirndruckmessung ☞ 3.2.3 und Hirndruck senkende Therapie ☞ 3.2.4.

Ausgleich von Gerinnungsstörungen

- Gezielte Substitution bei bekanntem Faktorenmangel, wenn nicht verfügbar „fresh frozen plasma" (FFP).
- PPSB (z.B. Beriplex HS®) bei markumarisierten Pat., Faktor-VIII- oder -IX-Mangel oder Leberinsuff. Substitutionseinheiten =% gewünschter Anstieg des Quickwertes × kg.
- Protaminchlorid (z.B. Protamin Roche®) 1000 IE i.v. antagonisieren 1000 IE Heparin i.v.; bei subkutaner Gabe Protamin in IE i.v. entsprechend 50% der letzten s.c. Heparingabe in IE.

Körpertemperatur auf 35,5–36,5 °C einstellen. Fieber senkende Maßnahmen, z.B. Paracetamol max. 3 × 1000 mg tägl. p.o. (z.B. ben-u-ron®).

Wasser und E'lytersatz, bilanzierte parenterale Ernährung

- Kontrolle von ZVD, Urinausscheidung (Blasenkatheter), Serumosmolarität, spezifisches Gewicht im Urin.
- Berechnung des Kalorienbedarfs: Ruhestoffwechsel RS (normal 100%) abhängig von Bewusstseinslage (GCS), Herzfrequenz (HF) und der Anzahl der Tage nach dem Trauma (TnT). Bei komatösen Pat.: % RS = 152–14 (GCS) + 0,4 (HF) + 7 (TnT); bei nicht komatösen Pat. (GCS > 8):% RS = 90–3 (GCS) + 0,9 (HF).

Ulkusprophylaxe z.B. mit Ranitidin 2 × 300 mg tägl. i.v. (z.B. Sostril®) oder Omeprazol 40 mg tägl. i.v. (z.B. Antra®).

! **Merke**

- Frühzeitig Rehabilitationsmaßnahmen (Physiotherapie, Ergotherapie, Logopädie).
- Frühzeitig Kontakt mit Angehörigen oder Sozialstation (Klärung der weiteren Versorgung) v.a. bei Gefahr schwerer oder langwieriger Folgen.

Medikamentöse Therapie

! Sedierende Medikamente wegen Verschleierung der Bewusstseinslage vermeiden! Nie Mydriatikum geben (Beurteilung von Lichtreaktion oder einer evtl. Anisokorie nicht möglich)!

Analgesie: Peripher wirksame, nichtopiathaltige Analgetika, wie Paracetamol 3 × 500 mg tägl. p.o. (z.B. ben-u-ron®).
Antibiotika: Bei V.a. offenes SHT (z.B. intrakranielles Luftbläschen im CCT, Liquorrhö) z.B. Amoxicillin + Clavulansäure 3 × 1,2 g tägl. i.v. (Augmentan®) oder Cefotaxim 3 × 2 g tägl. i.v. (z.B. Claforan®) zur Vermeidung von Hirnphlegmone (Frühstadium) oder Hirnabszess (Spätstadium).
Anfallsprophylaxe: Umstritten. Allenfalls für Phenytoin in der ersten posttraumatischen Woche Wirksamkeit nachgewiesen. Sonst generell Antikonvulsiva nach Klinik (☞ 9.1.2).

Stationäre Beobachtung

Schädelprellung und SHT I°: Kurzfristige stationäre Überwachung für 24 h, Bettruhe für max. 2–3 Tage.
SHT II° und III°: Initial vierstündlich Bewusstsein, Pupillenreaktionen und HN-Funktionen überprüfen, v.a. bei temporoparietalen, okzipitalen und Impressionsfrakturen (epidurales Hämatom ☞ 16.2.1), außerdem:
- Beatmung mit Anpassung an aktuelle Erfordernisse (Hyperventilation, Langzeitbeatmung, assistierte Beatmung).
- Zentralvenöse parenterale Ernährung und baldmögliche Umstellung auf enterale Ernährung über eine Magensonde.
- Engmaschige Laborkontrolle.
- Kontinuierliche Kontrolle des intrakraniellen Drucks über epidurale, subdurale oder intraventrikuläre Druckaufnehmer (nicht obligat).
- Intermittierende oder kontinuierliche EEG-Diagnostik (nicht obligat).
- Nachbehandlung: Bei Säuglingen und Kleinkindern mit Frakturnachweis nach 2–3 Mon. Rö-Kontrolle zum Ausschluss einer wachsenden Fraktur (ggf. OP mit Verschluss der Durazerreißung).

16.1.4 Schädelprellung

(ICD-10 S00.0)

Ätiologie Fast immer nach Sturz, Schlag oder Stoß.

Klinik Leichteste Form des Kopftraumas ohne Bewusstseinsstörung.

Therapie Ggf. Analgetika, Schonung für 1–2 Tage, ggf. kurzfristige stationäre Überwachung für 24 h (z.B. wenn Pat. alleine lebt, Wohnung weiter entfernt), engmaschige Beobachtung bei Risikopatienten.

Prognose Gut; Abklingen der Symptome innerhalb weniger Tage. V.a. bei Alkoholikern nach Latenz von 2 Wo. bis 6 Mon. gelegentlich Entwicklung eines chron. subduralen Hämatoms (☞ 16.2.3).

16.1.5 Schädelfraktur

(ICD-10 S02.0) Fraktur von Kalotte, Schädelbasis oder Gesichtsschädel bei stärkerer Gewalteinwirkung, auch ohne SHT (☞ 16.1.6).

Einteilung

Kalottenfrakturen **Einfache (lineare) Fraktur:** Häufig ohne äußere Verletzungszeichen oder neurologische Symptome. **Cave:** Eine Fraktur der Hinterhauptsschuppe weist oft auf eine stärkere Gewalteinwirkung im Bereich der hinteren Schädelgrube (Kleinhirn-, Hirnstammkontusion) hin!
Impressionsfraktur, Biegungs- und Berstungsbruch: Neurologische Ausfälle in 12%, abhängig vom Sitz der Fraktur, v.a. bei temporoparietaler Fraktur z.B. Hemiparese, HN-Ausfälle, fokale Anfälle. Verletzung eines venösen Sinus in 12%, intrakranielles Hämatom in 5–7%. Häufig Verletzungen von Haut und Galea. Lokale Substanzschädigung oder Irritation der Hirnrinde bei offener Impressionsfraktur oder durch eingedrückte Knochenfragmente (traumatische Frühanfälle mit erhöhtem Risiko einer Spätepilepsie möglich, Neurochirurgie hinzuziehen).
Spezielle Frakturen im Säuglings- und Kleinstkindesalter: „Wachsende Frakturen" (kontinuierliche Verbreiterung des Frakturspaltes) und „Zelluloidballimpression" (durch Knochenelastizität keine Fraktur sondern lediglich Impression, insbes. der Scheitelregion, z.B. bei der Geburt).
Fortsetzung der Frakturlinie in die Schädelbasis oder Schädelbasisbruch: Vordere (= frontobasal), mittlere (= laterobasal, „Otobasis") oder hintere Schädelgrube (= Hinterhauptsloch).

Gesichtsschädelfrakturen **Le Fort I:** Fraktur unterhalb des Proc. zygomaticus.
Le Fort II: Fraktur durch Nasenbein und beide Orbitabögen.
Le Fort III: Abtrennung des Gesichtsschädels vom Hirnschädel.

Klinik Brillen- oder Monokelhämatom, retroaurikuläres Hämatom, lageabhängige Liquorrhö aus Nase oder Ohr (Liquorfistel), Hämatotympanon, einseitige Schwerhörigkeit, HN-Läsionen (☞ 4.2).
Offene Hirnverletzung: In 10% (☞ 16.1.9), v.a. bei Fraktur von Siebbeinplatte, Stirnhöhlenhinterwand, Felsenbeinquer- („pseudonasale Liquorfistel") und -längsfraktur (Trommelfellruptur und Liquorrhö aus dem Ohr).
Liquorfistel: 2–3% nach SHT, 5–11% nach Schädelbasisfraktur. Meist im Bereich des Siebbeins, seltener Stirnhöhle, Felsenbeinpyramide, Mastoidzellen und Keilbeinhöhle.

! Keine Korrelation zwischen Schwere des Traumas und Auftreten einer Fistel; in 50% jedoch kurzzeitige Bewusstlosigkeit nachweisbar! Liquorrhö meist innerhalb von 48 h (55%), in 95% innerhalb der ersten 3 Mon. Auftreten jedoch bis J. nach Trauma möglich!

Indikationen für operative Therapie

- Unmittelbar offene Verletzung.
- Gedeckte Impressionsfraktur > Kalottenbreite oder begleitende neurologische Ausfälle.
- Progredienter, raumfordernder Pneumenzephalus.
- Trümmerbrüche von Stirnhöhlenhinterwand, Orbitadach und Siebbein; Felsenbeinquerfraktur.
- Liquorrhö > 4 Tage anhaltend oder spät nach dem Trauma auftretend; nasale Liquorfistel. Frontobasale Deckung nicht notfallmäßig indiziert; bei OP-Ind. hängt der OP-Zeitpunkt von anderen Faktoren (z.B. Schwellungszustand des Hirns) ab.
- Felsenbeinfrakturen mit persistierender Otoliquorrhö (selten).

Konservative Therapie **Impressionsfraktur:** Immer ein offenes SHT annehmen (oft Verletzung der Dura mater); umgehende Antibiose z.B. mit Amoxicillin + Clavulansäure z.B. 3 × 1,2 g tägl. i.v. (Augmentan®) oder Cefotaxim 3 × 2 g tägl. i.v. (z.B. Claforan®) bis zur OP. **Cave:** Infektionsrisiko bei offener Impressionsfraktur 2–10%.

Schädelbasisfraktur: Frei halten der Atemwege (Aspirationsgefahr bei Liquorrhö!), Abwarten bei Sistieren der Liquorrhö (< 4 Tage) und fehlendem größerem Knochendefekt (Rö-Schädel, CCT), Felsenbeinlängsfraktur mit otogener Fistel (häufig Spontanverschluss), Aufklärung über das Risiko einer Spätmeningitis (5%). **Cave:** Initial keine Magensonde oder Intubation durch die Nase (Sonde gleitet frakturbedingt u.U. ohne Widerstand nach intrakraniell).

Tab. 16.3 Therapie bei Verletzungen der Hirnnerven

	Ätiologie	Therapie	Prognose
Fila olfactoria (5%)	Rhinobasisfraktur, stumpfes SHT, Kontusionen	Keine	Spontanremission bis Ende 1. J., danach ungünstig
N. opticus	Orbitafraktur, mittlere Schädelbasisfraktur	Op. Dekompression	Abhängig von OP, variabel
N. oculomotorius	Orbita-, Gesichtsschädelfraktur, schweres SHT	Glukokortikoide (☞ 26.5.1)	Gut
N. trochlearis	Orbitafraktur	Glukokortikoide (☞ 26.5.1)	Ungünstig
N. trigeminus	Gesichtsschädel-, Orbita-, Felsenbeinfraktur	OP bei Läsion des N. mandibularis, sonst Glukokortikoide (☞ 26.5.1)	Variabel
N. abducens	Orbitafraktur, schweres SHT	Glukokortikoide (☞ 26.5.1)	Variabel
N. facialis (2–3%)	Laterobasale Frakturen; Querfraktur: 50%, meist Sofortlähmung, Längsfraktur: 20–25%, meist Spätlähmung	Bei Sofortlähmung OP, bei Spätlähmung Kortikoide (☞ 26.5.1); Beobachtung	Abhängig von OP, variabel
N. vestibulocochlearis	Laterobasale Frakturen, Hirnkontusionen	Bei Mittelohrschwerhörigkeit OP, bei Innenohrtaubheit keine OP	Bei Mittelohrschwerhörigkeit günstig, bei Innenohrschwerhörigkeit irreversibel
Nn. glossopharyngeus und vagus	Frakturen der hinteren Schädelgrube	Keine	Variabel

Tab. 16.3 Fortsetzung

	Ätiologie	Therapie	Prognose
N. accessorius	Halsverletzungen	End-zu-End-Naht oder autologes N.-suralis-Interponat	Ungünstig
N. hypoglossus	Fraktur des Canalis hypoglossus	Op. Dekompression	Ungünstig

Komplikationen **Aufsteigende Infektionen:** Frühmeningitis innerhalb der ersten Woche infolge nicht rechtzeitig oder unzureichend antibiotisch abgedecktem SHT. Spätmeningitis (auch nach J. noch rezidivierend; v.a. Pneumokokken), Meningoenzephalitis und seltener Hirnabszess. **Karotis-Sinus-Cavernosus-Fistel:** Stirnkopfschmerzen, Doppelbilder, Visusminderung, pulssynchrones Ohrgeräusch, pulsierender Exophthalmus. *Diagn.:* Angiographie; *Ther.:* Embolisation. **Pneumatozele** (sehr selten): Eindringen von Luft in Intraduralraum (Kopfschmerzen, Hirndrucksymptomatik); *Diagn.:* CCT.

16.1.6 SHT I°, Commotio cerebri

(ICD-10 S06.0) Reversible kolloidchemische Veränderung des Hirnparenchyms.

Klinik Kurzfristige Bewusstseinsstörungen (< 1 h) möglich, vegetative Begleitsymptome flüchtig (3–4 Tage), keine Restbeschwerden.

Therapie Ggf. kurzzeitige stationäre Beobachtung (Gefahr eines epiduralen Hämatoms) und Bettruhe für max. 2–3 Tage, bei starker Übelkeit ggf. Metoclopramid (z.B. Paspertin®) bis 3 × 20 mg tägl. p.o.

Prognose Gut, meist keine dauerhaften neurologischen Ausfälle; gelegentlich länger anhaltende Kopfschmerzen oder verminderte Belastbarkeit („postkommotionelles Sy.", ☞ 16.1.7).

16.1.7 Schädelhirntrauma II° und III°, Contusio cerebri

(ICD-10 S06.2) Hirnsubstanzschädigung durch gedeckte oder offene Hirnverletzungen, Beschleunigungs- und/oder Verzögerungstraumen, Coup-Contre-Coup-Verletzungen, oberflächliche Rindenprellungen, Marklager- und Stammganglienblutungen (☞ 16.1.1).

Klinik Bewusstseinsstörung, zerebrale Herdsymptome (Parese, epileptischer Anfall), traumatisch bedingte psychische Störung (Delir, Psychose). Verlauf häufig in 3 Stadien:
Koma ☞ 3.1.2

Delir (☞ 22.1): Fluktuierende Bewusstseinslage, Desorientiertheit, psychomotorische Unruhe, ängstliche Erregung, Enthemmung, antero-, kon- und/oder retrograde Amnesie, Konfabulationen, Halluzinationen und illusionäre Verkennung. Gelegentlich nur diskrete Symptomatik mit Euphorie und Unruhe oder Gleichgültigkeit und Aspontaneität ohne Halluzinationen. Meist Restitutio ad integrum innerhalb von Tagen, seltener Wo.; Amnesie für den Zeitraum des Delirs. Seltener Übergang in traumatisches Korsakow-Sy. *Ther.:* Haloperidol 5–10 mg p.o., i.m. oder i.v. (z.B. Haldol®).

Korsakow-Sy. (☞ 17.3): Pat. bewusstseinsklar, wechselnd desorientiert, ausgeprägte Merkfähigkeitsstörungen. Häufig Übergang in organisch bedingtes Psychosy. (☞ 22.3). Ther.: zügige Mobilisierung, ggf. niedrigpotente Neuroleptika, z.B. Pipamperon 3 × 40 mg tägl. p.o. (z.B. Dipiperon®).

Warnsymptome im Verlauf eines SHT (akute Gefährdung!)

- Weite lichtstarre Pupillen oder einseitig weite, reaktionslose Pupille→ Zunehmende Raumforderung (z.B. Blutung, Ödem).
- RR-Abfall, Volumenmangel, Schock → Blutung, Hämolyse.
- Zunehmend erschwerte Atmung oder insuffiziente Beatmung → neurogenes Lungenödem, Tubusverlegung.
- Zerebraler Anfall → Gestörte Hirnperfusion.
- Bradykardie → Zunehmender Hirndruck.

Komplikationen

Postkommotionelles, postkontusionelles Syndrom (evtl. über Wo. bis Mon.)

Klinik: Konzentrationsstörungen, Schwindel, Kopfschmerzen, Reizbarkeit und Ungeduld, emotionale Labilität, Angst, frühzeitige Erschöpfbarkeit, Schlafstörungen, evtl. depressive Verstimmung.

Diagn.: Psychometrische Testverfahren und ausführliche psychiatrische Untersuchung, EEG (z.B. Herdsymptome, Allgemeinveränderung).

Traumatischer Spätabszess nach gedeckter Hirnverletzung (Schädelbasisbruch).

Dissektion der ACI oder A. vertebralis (nach Halstraumen mit Dorsalflektion des Kopfes) mit der Gefahr eines Hirninfarktes. *Diagn.:* (Farb-)Duplexsonographie, Hals-MRT.

Anfallsleiden (☞ 9.1), posttraumatischer Hydrozephalus (☞ 13.5).

! Spätfolgen traumatischer Substanzschäden des Gehirns sind fast immer im CCT oder MRT nachweisbar als lokalisierte, nicht gefäßabhängige Defekte in der Substanz der Hirnrinde und/oder lokale Ausweitung des Ventrikelsystems.

Diagnostik Kontusionsnachweis im CCT oder MRT.

Prognose Bei komatös eingelieferten Pat. mit schwerem SHT Letalität bei 32%, apallisches Sy. (☞ 16.3.2) oder hochgradige Invalidität bei 11% und Restitutio ad integrum oder mäßiggradige Invalidität bei 57%. Schlecht bei alten Pat., vorbestehenden Hirnerkr., initialen Zeichen einer Hirnstammschädigung oder vegetativen Störungen.

16.1.8 Schädelhirntrauma im Kindesalter

(ICD-10 S06.2)

Ätiologie Meistens Stürze (z.B. vom Wickeltisch, aus dem Bett) oder Kindesmisshandlung („battered child" ☞ 24.11.2).

Besonderheiten
- Schweres SHT durch geringfügige Unfälle wegen fehlender Schutzmechanismen möglich.
- Initialer Bewusstseinsverlust häufig mit anschließendem Labilitätssy. (Agitiertheit, Benommenheit, Erbrechen, Übelkeit, vermehrtes Einschlafen).
- Neurologische Ausfälle sind häufiger durch Hirnstammkontusion als durch supratentorielle Läsionen bedingt.
- Oft rasche Hirndruckentwicklung aufgrund geringer Volumenreserve.
- Epidurale Hämatome häufig nach Fahrradunfällen; v.a. sich langsamer entwickelnde, venöse Frakturhämatome durch Blutungen aus Diploevenen werden oft zu spät diagnostiziert und therapiert.

Kindesmisshandlung

(☞ auch 24.11.1).
- Vorkommen in allen sozialen Schichten.

Diagnostik Verdacht bei multiplen Verletzungen, wenn Hauthämatome unterschiedliches Alter (Farbe!) aufweisen, häufig mit inneren Verletzungen. *Sonderform:* „shaken-baby-syndrome". Schüttelverletzung des Kleinkindes mit Netzhautblutungen, subarachnoidalen oder subduralen Blutungen und nur geringen oder fehlenden äußeren Verletzungen.

Vorgehen Gründliche Dokumentation der Verletzungen des Kindes (z.B. Fotos) und der Angaben der Eltern (diese aber nicht kritiklos übernehmen). Bei begründetem Verdacht bzw. Nachweis einer Misshandlung stationäre Aufnahme (ermöglicht Behandlung und ausführliche Diagnostik, Entspannung der Situation). Gespräch mit den Eltern verlangt Erfahrung und Fingerspitzengefühl. Enge Zusammenarbeit mit Jugend-, Gesundheitsamt und Kinderschutzbund anstreben.

16.1.9 Offene Schädelhirnverletzung

(ICD-10 S06.21) Immer Verletzung der Dura mater.

Ätiologie Scharfe Gegenstände (z.B. Metallteile, Holzspitzen, Schusswaffenprojektile), stumpfe Verletzungen (z.B. Werkzeuge, Balken, Steinschlag, Hufschlag), Pfählungsverletzungen mit äußerlich sichtbar bleibenden Gegenstand (z.B. Messer, Fahrradspeichen, Spielzeugautoachsen) am häufigsten über Orbita oder Nasenhöhle, Schädelbasisfrakturen (☞ 16.1.5).

Klinik Rhino- oder Otoliquorrhö als sicheres Zeichen. Keine zwingende Bewusstlosigkeit trotz eröffnetem Schädel und ausgedehnter Substanzschäden (kein massiver Anstieg des intrakraniellen Druckes!). **Cave:** Bei Pfählungsverletzungen Gefahr der Blutung durch verletztes, zuvor komprimiertes Gefäß.

Diagnostik

- Inspektion (☞ 16.1.2).
- Röntgen: Beurteilung der Eindringtiefe bei Pfählungsverletzungen.
- CCT: Meist intrakranielle Luft. Außerdem z.B. Ventrikelblutung, Hirnstammbeteiligung, Kontusionsherde, intrazerebrale Hämatome, Ausmaß und Lage von Knochensplittern, Schusskanal.

Therapie

- Initiale Antibiose schon bei V.a. offenes SHT (☞ 16.1.3).
- Grundlegende Behandlung entsprechend der Schwere der Hirnverletzung (☞ 16.1.1).
- Chirurgisches Vorgehen immer erforderlich: Ausräumen der Wunde, Verschluss der Duralücke. Bei Polytrauma mit nicht lebensgefährlichen Hirnverletzungen Duraverschluss nach Stabilisierung der Vitalfunktionen nach einigen Tagen.

Prognose Letalität 30–97%. Häufig posttraumatische Epilepsie (40–60%), v.a. bei Verletzung der Zentroparietalregion.

16.2 Traumatische Blutungen

16.2.1 Epidurales Hämatom

(ICD-10 S06.4) Extradurale Blutung durch Zerreißung der A. meningea media oder ihrer Äste. 73% temporal, seltener frontal (11%) oder okzipital. Vorwiegend M zwischen 20 und 30. J. Inzidenz ~1% der SHT.

Ätiologie Meist Querfrakturen der Temporalschuppe. Seltener Vv. meningeae, Sinus betroffen.

Klinik

- Prim. Bewusstseinsstörung mit sek. Verschlechterung bei schwerem Hirnödem mit progredienten neurologischen Herdzeichen, v.a. Mydriasis, Hemiparese, Deviation conjuguée.
- Bei 15–20% der Pat. „freies Intervall" (Min. bis 12 h) mit Ansprechbarkeit und Bewusstseinsaufklarung zwischen initialem Ereignis und erneuter Verschlechterung (mit zunehmendem einseitigem Kopfschmerz, Bewusstseinstrübung).

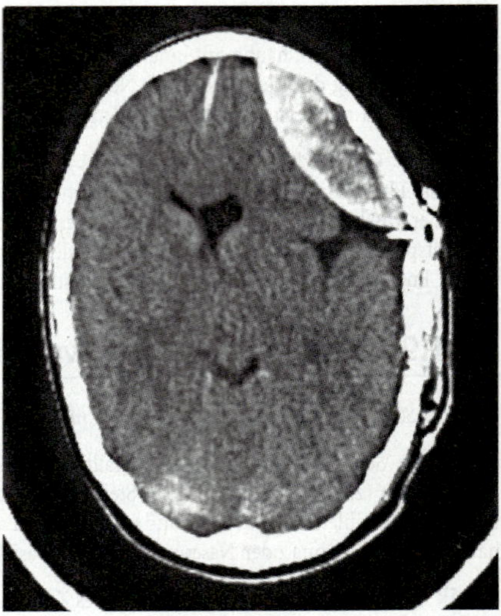

Abb. 16.1 Epidurales Hämatom

- Hemiparese in 10% *homolateral* zur Blutung durch Kompression des gegenseitigen Hirnstammes.
- Pupillenerweiterung ipsilateral (Einklemmung! Meist hohe lokalisatorische Bedeutung). **Cave:** Keine STP wegen der akuten Hirndrucksteigerung.
- Später Einklemmung des Hirnstammes mit Versagen der medullären Kreislauf- und Atemregulation.
- Bei Säuglingen und Kleinkindern häufig initial Symptome des Kreislaufschockes (Blässe, Tachykardie, Hb-Abfall) noch ohne neurologische Herdsymptome.

! Bei einem sich langsam entwickelnden Hämatom aus Diploevenen ist die Klinik weit weniger beeindruckend. Es wird deshalb oft übersehen und zu spät therapiert.

Diagnostik

Lebensgefahr durch rasch ansteigenden Hirndruck, daher bei jedem SHT mit progredienter Klinik (Anisokorie, Halbseitensymptomatik, Hirnstammkompression) epidurales Hämatom ausschließen!

CCT: Hyperdense Raumforderung unter der Schädelkalotte mit scharfer Abgrenzung gegen das Hirngewebe. Schichtung bis hoch parietal erforderlich. Häufig Schädelfraktur (90%, bei Kindern jedoch nur zu 60–75%; ☞ 16.1.8).
EEG: Amplitudenminderung („Abflachung") über der betroffenen Hemisphäre.

Differenzialdiagnosen

- Kontusionsblutung: Oft ohne Schädelfraktur, meist fronto-temporal.
- Akutes subdurales Hämatom (☞ 16.2.2): Meist protrahierter, tiefere Bewusstlosigkeit, seltener freies Intervall.
- Tumorblutung (☞ 10.3): z.B. „apoplektisches Gliom", anamnestisch Kopfschmerz, psychomotorische Verlangsamung, Wesensänderung.

Therapie

! Bei typischer Klinik und Frakturnachweis im Rö-Schädel Diagnose ohne CCT wahrscheinlich: unverzügliche Trepanation! Faustregel: Die Zeit bis zur Hämatomentleerung muss kürzer sein als die Zeit zwischen Unfall und dem Auftreten der ersten relevanten Symptome.

- Intensivther., immer OP (Schädeltrepanation und Ablassen des Hämatoms), entscheidend ist das frühe Erkennen und die rasche Verlegung in eine neurochirurgische Klinik!
- Intraop. immer Inspektion des Subduralraumes durch Duraschlitzung (dort kann sich zusätzlich ein akutes Subduralhämatom verbergen) – eine unterlassene Schlitzung der Dura ist ein Kunstfehler!
- Osmother. bei beginnender Einklemmungssymptomatik auf dem Weg zur OP mit 20%iger Mannitlösung 100–150 ml in 10–15 Min. i.v. (z.B. Osmofundin®).
- Ggf. Nottrepanation mit erweitertem Bohrloch erforderlich (☞ 3.2.4).
- Anfallsprophylaxe (☞ 9.1.2).

Prognose Bei rechtzeitiger Diagn. und Ther. gut; 70–90% arbeitsfähig, in 5% Entwicklung einer symptomatischen Epilepsie. Letalität zwischen 0% (OP > 12 h nach Trauma erforderlich) und 35% (OP 6 h nach Trauma erforderlich). Einseitige Mydriasis und Hemiparese ohne prognostische Wertigkeit; beidseitig weite, lichtstarre Pupillen bedeuten infauste Prognose.

16.2.2 Akutes und subakutes subdurales Hämatom

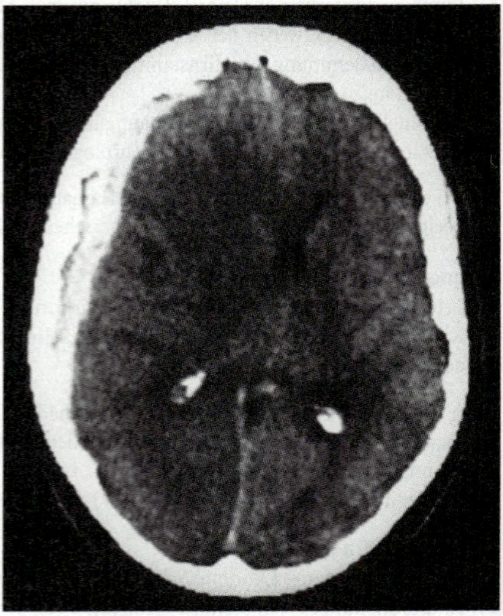

Abb. 16.2 Subdurales Hämatom

(ICD-10 S06.5) Akute (innerhalb 72 h, meist aber innerhalb der ersten 8 h) oder subakute (bis zum 14. Tag) Blutansammlung zwischen Dura und Arachnoidea.

Ätiologie Häufig eingerissene Brückenvenen (10% aller SHT). Nach schwerem SHT mit begleitender Parenchymverletzung meist frontotemporal und parietal, in 30–50% zusätzliche Schädelfraktur.

Klinik Wie bei epiduralem Hämatom, jedoch meist protrahierter. Raumfordernde Wirkung nicht nur durch das Hämatom, sondern auch durch regionale Hirnschwellung. Meist tiefere Bewusstlosigkeit, bei akutem subduralem Hämatom seltener freies Intervall, häufig Herdsymptome, z.B. Hemiparese, Deviation conjuguée.

Diagnostik CCT: Schmale Blutablagerungen zwischen Gehirn und Schädelkalotte, gegen das Gehirn oft weniger glatt begrenzt als epidurale Hämatome. Grenze zwischen subduraler Blutung und benachbarten Rindenkontusionsherden nur schwer zu erkennen. Bei beidseitigem Hämatom im isodensen Stadium keine Mittellinienverlagerung. Diagn. im MRT.

Differenzialdiagnosen ☞ 16.2.1.

! Merke
- Bei Coup-Contre-Coup-Verletzungen epidurales Hämatom auf der einen und subdurales Hämatom auf der anderen Seite möglich.
- Blutmenge wird im CCT oft unterschätzt. Bei deutlich sichtbarem Hämatomrand ist das Hämatom mind. 1 cm dick! Bis 7. Tag hyperdens, 7.–21. Tag isodens (!), nach dem 21. Tag hypodens.
- Isodense und hypodense subdurale Flüssigkeitsansammlungen sind meist keine akuten, sondern chron. Subduralhämatome (subdurale Hygrome).

Therapie
- Beobachtung engmaschig, stündlich, wenn hyperdense Zone im CCT < 10 mm ohne Mittellinienverlagerung. Bei Verschlechterung der Bewusstseinslage OP.

Kraniotomie: Ausräumung des Hämatoms und Blutstillung, wenn hyperdense Zone im CCT > 10 mm und Mittellinienverlagerung. Osteoplastische Kraniotomie bei frontotemporalem und parietalem Sitz, osteoklastische Kraniotomie nur bei Zugängen zur hinteren Schädelgrube.
Antiödematöse Ther. bei Hinweis eines erhöhten Hirndruckes ab Phase 2 (☞ 3.2.1): 15%ige Mannitlösung 100–150 ml in 10–20 Min. i.v. (z.B. Osmofundin®).
Anfallsprophylaxe ☞ 9.1.2.

Prognose **Akutes subdurales Hämatom:** Letalität 70%, schwere Beeinträchtigung 10%, weitgehende Erholung 20%, abhängig von der Zeitspanne zwischen Unfall und Auftreten der Symptome, dem Grad der zerebralen Beeinträchtigung zum Zeitpunkt der OP und dem Alter.
Subakutes Hämatom: Letalität 16–25%.

16.2.3 Chronisches subdurales Hämatom

(ICD-10 I62.0) Blutung (meist aus Brückenvenen) zwischen Dura und Arachnoidea, klinisch manifest > 20 Tage nach Trauma, 90% parietal, doppelseitig in 9–16%! Inzidenz etwa 10% aller SHT. Risikofaktoren: Vorwiegend M zwischen 45 und 60 J., Alkoholabusus, Epilepsie, Koagulopathien, Dialyse, Liquorshunt.

Klinik Langsam zunehmende Bewusstseins- und Antriebsstörung (Apathie, Konzentrationsschwäche, Verwirrtheit: 30%), selten Koma (4%). Motorische Halbseitensymptomatik (50%), Stauungspapille (25%), fokale, seltener generalisierte Anfälle (7%), zunehmende Kopfschmerzen, Schwindel.

Diagnostik
- Anamnese: Häufig leer (40%) oder Bagatelltrauma vor Wo.
- CCT: Breitflächige, häufig sichelförmige extrazerebrale Raumforderung. Abhängig vom Alter des Hämatoms hypo-, iso- und hyperdense Anteile. In 20% bilaterale Hämatome; neuroradiologische Zeichen der Hirnmassenverlagerung fehlen, bei isodensem Hämatom nur indirekte Hinweise, z.B. altersunübliche Ventrikelengstellung. Bei diagnostischer Unsicherheit (isodense Phase!) MRT.
- EEG: Amplitudenverminderung („Abflachung“) über dem Hämatom.
- Ausschluss einer Koagulopathie: Antikoagulanzien, Quick, PTT, ggf. Gerinnungsfaktoren.

Differenzialdiagnosen
- Demenz (☞ 22.2): Längere Anamnese, meist keine fokal neurologische Symptomatik.
- TIA (☞ 6.2.2): Anamnese, Aphasie, Dauer der Ausfälle.
- Endogene Psychose: Vorgeschichte, meist keine neurologischen Ausfälle.
- Normaldruckhydrozephalus (☞ 13.5): Blasenstörungen, kleinschrittiger Gang.

Therapie
- Keine bei fehlender raumfordernder Wirkung („Pan-cake-Hämatom“, häufig Zufallsbefund).
- Op. Hämatomentleerung mit externer Drainage über Bohrlochtrepanation (in 80–90% der Fälle möglich), anschließend Flachlagerung zur Vermeidung eines intrakraniellen Unterdruckes (Hygrom!)
- Bei Erfolglosigkeit oder KO Kraniotomie und offene Hämatomausräumung.

Prognose Gut, Letalität 5%, in 90% trotz oft hohen Alters der Pat. vollständige Erholung.

16.2.4 Intrazerebrales Hämatom

(ICD-10 I61.9) Inzidenz etwa 10% nach SHT. Überwiegend frontotemporal (80% orbitale Stirnhirnfläche!), nach SHT in 20% multilokulär!

Ätiologie Gedeckte Hirntraumen und Gewalteinwirkung mit hoher kinetischer Energie und geeigneter Beschleunigungsrichtung. Nicht traumatisches intrazerebrales Hämatom (☞ 6.3).

Klinik

- Gel. kurzes freies Intervall.
- Allgemeinsymptome: Kopfschmerzen, Erbrechen, RR-Anstieg, Atemstörungen, Bewusstseinstrübung bis zum Koma.
- Herdsymptome: überwiegend Hemiparese mit lokalisatorischer Bedeutung.

Diagnose

- CCT: Kontusionsblutungen demarkieren sich häufig erst etwa 6 h nach Trauma.
- Hirndruckmessung bei Hirndrucksymptomen der Phase 2 (☞ 3.2.1).
- Ausschluss einer Koagulopathie: Antikoagulanzien, Quick, PTT, ggf. Gerinnungsfaktoren.

Differenzialdiagnosen ☞ 16.2.1.

Therapie Korrektur von Gerinnungsstörungen, bei Bewusstseinsstörungen bzw. Hirndrucksteigerung ☞ 3.2.4.
Neurologische Überwachung: Sorgfältig und engmaschig (initial 2-stündlich), Kontrolle der intrakraniellen Drucksteigerung (☞ 3.2.3).
Op. Hämatomentleerung: Abhängig von Klinik, Hirndruck und CCT-Befund (große, unilokuläre, gut abgegrenzte Hämatome, Mittellinienverlagerung > 15 mm). Eher keine OP bei Beteiligung der Stammganglien, v.a. linksseitig.
Stereotaktische Punktion: Bei tief liegenden Hämatomen > 2 cm Durchmesser (Neurochirurgie). Die wiederholte Instillation von insgesamt 5000 IE Urokinase zur Beschleunigung von Lyse und Resorption der Hämatome ist umstritten und noch keine Standardther.

Prognose Letalität bei op.-bedürftigen Hämatomen 50–58%, ungünstig sind große Zeitspannen zwischen Unfall und Auftreten der Symptome, starke zerebrale Beeinträchtigung zum Zeitpunkt der OP und hohes Alter.

16.3 Folge von Schädelhirnverletzungen

16.3.1 Posttraumatische epileptische Anfälle

(ICD-10: G40.8) Inzidenz etwa 10% aller mittelschweren und schweren SHT.

Tab. 16.4 Risikofaktoren für die Entwicklung einer posttraumatischen Epilepsie

Ursache	Risiko	Ursache	Risiko
Schussverletzungen	40–60%	Schädelbasisfrakturen mit langer Bewusstlosigkeit	20–40%
Offenes SHT	30–60%	Frühanfälle innerhalb der ersten Woche	30%
Impressionsfraktur	30–50%	Entwicklung eines epileptogenen Fokus im EEG	30%
Intrakranielle Hämatome	20–40%	Familiäre Epilepsiebelastung	10–20%

Frühestanfälle

Sek. bis wenige Min. nach dem Unfall.

Klinik Meist Muskelstarre mit anschließenden symmetrischen Kloni. **Cave:** Kein erhöhtes Risiko einer posttraumatischen Spätepilepsie

Therapie Nicht erforderlich

Frühanfälle

In der 1. Wo. nach dem Unfall.

Ätiologie Kontusionsherde, intrakranielle Hämatome, E'lytstörungen, Zirkulationsstörungen und entzündliche Komplikationen.

Klinik Fokale Anfälle (am häufigsten Jackson-Anfälle) mit sek. Generalisierung (☞ 9.1); Status epilepticus in 5–10%.

Diagnostik Nach erstem Anfall CCT oder MRT zum Ausschluss einer anderen Epilepsieursache (z.B. Tumor, AV-Malformation).

Therapie Nach dem ersten Anfall beginnen, da sonst Gefahr der chron. Epilepsie.

Spätepilepsie

Nach der 2.–4. Wo. und meist innerhalb der ersten 6 Mon., bis Ende des 1. J. in 50%, bis Ende des 2. J. in 94%. Jährliches Risiko bis Ende des 10. J. etwa 1%, dann < 0,3%. Häufigkeit 5–10%, Risiko umso größer, je schwerer das SHT.

Klinik Meist einfach und komplex fokale Anfälle, generalisierte Anfälle häufig im weiteren Verlauf.

Diagnostik Nach erstem Anfall CCT oder MRT zum Auschluss einer anderen Epilepsieursache (z.B. Tumor, AV-Malformation).

Therapie Nach dem ersten Anfall beginnen, da sonst Gefahr der chron. Epilepsie.

16.3.2 Apallisches Syndrom

(ICD-10 S06.7) Syn.: Coma vigile; „persistent vegetative state". Zustand der Wachheit mit Fehlen jeglicher kognitiver Funktion, jeder zielgerichteten Handlung und verbalen Äußerung. Hirnstammfunktionen weitgehend intakt.

Ätiologie Hypoxischer Hirnschaden (z.B. Atemstillstand, Beinahe-Ertrinken, Aspiration), ischämischer Hirnschaden (z.B. Herzkreislaufstillstand), SHT, seltener Enzephalitiden, toxische bzw. metabolische Enzephalopathien.

Tab. 16.5 Prognostische Faktoren für die Entwicklung eines apallischen Syndroms

< 12 Stunden	1 Tag	3 Tage
• Negativer vestibulookulärer Reflex (☞ 3.2.1). • Fehlende Pupillenreaktion auf Licht. • Glukose > 300 mg/dl.	• Keine konjugierten spontanen Augenbewegungen. • Fehlen von spontanen Bulbusbewegungen.	Keine motorische Antwort außer Beugesynergismen

Klinik

- Augen geöffnet, „schwimmende Bewegungen", optokinetischer Nystagmus nicht auslösbar, Blick starr ins Leere gerichtet.
- Fehlen kognitiver, kortikaler Funktionen (Aufforderungen werden nicht befolgt, keine emotionale Beteiligung).
- Intermittierende, spontane und sehr langsame Bewegungen der Extremitäten.
- Häufig erhöhter Muskeltonus.
- Auftreten oraler Automatismen (Saugen, Lecken der Lippen, Schmatzen), Schnauz- und Greifreflex auslösbar.
- Vegetative Störungen: Hyperthermie, Tachykardie, Hypersalivation.
- Harn- und Stuhlinkontinenz.

Diagnostik Klinische DD ☞ Tab. 16.6.

EEG: Häufig schwere Allgemeinveränderung mit aufgehobenem Schlaf-Wach-Rhythmus, gelegentlich auch Alphagrundaktivität oder nur leichte Allgemeinveränderung. Typisch ist das Fehlen einer EEG-Veränderung (z.B. α-Blockade) nach akustischen, visuellen oder Schmerzreizen.

Tab. 16.6 Differenzialdiagnose des apallischen Syndroms

	Ätiologie	Besondere Merkmale	Augenlider, Vigilanz	Kognitive Leistung	Läsion
Apallisches Sy.	Hypoxie, globale Ischämie, Hypoglykämie, Enzephalitis, Einklemmung	Kein optokinetischer Nystagmus, Primitivreflexe (Schnauz-, Saug-, Greifreflexe), Kauen, Schmatzen	Augen geöffnet, Schlaf-Wachphasen	Erloschen, kein Fixieren	Deafferenzierung
Locked-in-Sy.	Basilaristhrombose, Hirnstammkontusion, Ponsblutung	Strecksynergismen, vertikale Augenbewegungen möglich, Spontanatmung erhalten	Augen meist geschlossen, Pat. aber wach	Voll erhalten, aber schwer erkennbar	Deafferenzierung
Akinetischer Mutismus	Hydrozephalus, bilateraler Anteriorinfarkt, frontale Hirnblutung	Keine Spontanbewegung, keine Abwehr auf Schmerzreize	Augen geöffnet, Schlaf-Wachphasen	Eingeschränkt, aber vorhanden, schwer prüfbar	Fraglich fehlende frontale Aktivierung
Prolongierte Hypersomnie	Thalamusinfarkt, hypothalamische Blutung	Kurze Erweckbarkeit, Gähnen, Strecken, normale Schlafposition	Augen geschlossen, Schlaf (erweckbar)	In Wachphasen erhalten	Temporäre Blockierung retikulärer Afferenzen

Vorgehen

- Therapie der Grunderkrankung.
- Frühzeitig Gespräch mit den Angehörigen und Klärung der Weiterbehandlung.
- Verlegung in Spezialklinik zur Langzeitbetreuung.
- Selbsthilfegruppe: Bundesverband für Schädel-Hirn-Verletzte, Patienten im Wachkoma, apallisches Durchgangssyndrom und ihre Angehörigen, Bayreuther Straße 33, 92224 Amberg, Tel.: 09621/64800.

Prognose

- In etwa 20% Defektheilung. Restitutio ad integrum auch in der Frühphase äußerst fraglich.
- Bei Dauer > 3 Mon. erlangen ~10% das Bewusstsein wieder, sind jedoch vollständig auf Fremdhilfe angewiesen.
- Letalität innerhalb des 1. J. 60%.

16.3.3 Dissoziierter Hirntod

Totalnekrose des Gehirns bei intaktem Herzkreislaufzentrum mit durch kontrollierte Beatmung noch aufrechterhaltener Herzkreislauffunktion.

Klinische Kriterien des Hirntodes (zwei unabhängige Untersucher)

- Koma.
- Apnoetest: Ausfall der Spontanatmung; nach Beatmung mit 100% O_2 Reduktion des Ventilationsvolumens auf 25%, bis $pCO_2 > 60$ mmHg, dann Diskonnektion von der Beatmungsmaschine. Der Ausfall der Spontanatmung ist bewiesen, wenn innerhalb einer angemessenen Frist keine spontane Atmung auftritt.
- Beidseits lichtstarre Pupillen, die mind. mittelweit, meist max. weit sind.
- Kein Kornealreflex, kein okulozephaler Reflex (Puppenkopfphänomen), keine Reaktion auf Schmerzreize im Trigeminusgebiet (Stich ins Nasenseptum), kein pharyngealer Trachealreflex (keine Reaktion beim Absaugen).

Diagnostik

! Ausgeschlossen sein müssen: Intoxikation, Relaxation, Sedierung, prim. Hypothermie, hypovolämischer Schock, metabolisches und endokrines Koma, Hirnstammenzephalitis.

Klinisch (☞ oben) **durch zwei unabhängige Untersucher:** Hirntoddiagn. ohne zerebrale Angiographie (Richtlinien der Bundesärztekammer) → Maßgebliche Symptome des Ausfalls der Hirnfunktion sollten über 12–24 h bestehen und mehrfach von unabhängigen Untersuchern erhoben und dokumentiert werden.

Beobachtungszeit

- Erwachsene: 12 h nach prim. Hirnschädigung z.B. Blutung, SHT, Hirninfarkt, 72 h nach sek. Hirnschädigung (Hypoxie, Intoxikation etc.), Verkürzung bei pos. technischen Hilfsuntersuchungen.
- Kinder: Immer mind. 24 h, nach sek. Hirnschädigung immer 72 h.
- Kleinkinder (bis vollendetes 2. Lj.): Immer 24 h und obligat EEG-Verlaufskontrolle 24 h nach dem ersten Nulllinien-EEG.
- Früh- und Neugeborene (bis 4. Lebenswoche): Immer 72 h und obligat EEG-Verlaufskontrolle 72 h nach dem ersten Nulllinien-EEG.

Technische Hilfsuntersuchungen

- Bei pos. Befund Verkürzung der Beobachtungszeit möglich (s.o.).
- EEG: Isoelektrisch (Null-Linie) über 30 Min. (Doppelte Verstärkung, Zeitkonstante 1,5).
- AEP: Verlust der Hirnstammpotenziale III–V bei vorherigem Nachweis dieser Potenziale.
- Angiographie bzw. ECD und TCD: Zerebraler Zirkulationsstillstand („Stoppangio") in den vier Gehirn versorgenden Gefäßen (Aa. vertebrales, Aa. carotis internae).

! Möglichkeit einer Organspende überprüfen und Kontakt mit Transplantationszentrum aufnehmen. Der Mangel an Spenderorganen verpflichtet dazu, Angehörige auch in einer derartig schwierigen Situation anzusprechen.

16.4 Wirbelsäulen- und Rückenmarksverletzungen

Leitsymptome und -syndrome ☞ 11.1.1, Therapie ☞ 11.2

16.4.1 Diagnostik

Untersuchung **Körperliche Untersuchung:** Inspektion des Rückens (z.B. Prellungen, Hautverletzungen), Druck- oder Klopfschmerz paravertebral.
Neurologische Untersuchung: Bestimmung des letzten motorisch, sensibel und vegetativ intakten Segmentes, Wurzelaffektion, Verlaufskontrollen (gute Dokumentation; 6-stündlich in den ersten 48 h, dann täglich).

Apparative Diagnostik **Röntgen:** WS in 4 Ebenen zum Ausschluss von Frakturen (z.B. HWK-1-Berstungsfraktur nach Jefferson mit vorderem und hinterem Bogenbruch des Atlas, Densfraktur, Luxationsfraktur HWK 2/HWK 3 = „hangman's fracture"). **Cave:** Einwandfreie Darstellung der HWK-7/BWK-1-Region, Densaufnahmen. Bei 7% gleichzeitig Frakturen in verschiedenen WS-Abschnitten!
Myelographie mit Myelo-CT: Kontrolle unter Bildwandler mit gezielten Aufnahmen in 2 Ebenen (z.B. Myelonkompression, Diskusprolaps, Wurzelausriss). Höchster diagn. Aussagewert zur Abklärung einer OP-Ind.
Spinales CT: Nativscan nur lumbal und subokzipital sinnvoll. Zur Höhenlokalisation exakte klinisch neurologische Vordiagnostik. Kontrast-CT nur in Ausnahmefällen (Wurzelausriss, unklare Kompression von Duralsack oder Myelon).
Spinales MRT: z.B. Kontusionsherde mit erhöhter Signalintensität oder Weichteilschäden bei klinisch unklarem Schädigungsniveau, notfallmäßig bei neurologischen Ausfällen ohne nachweisbare knöcherne oder diskoligamentäre Verletzungen. Keine Notfalldiagn.!
Funktionstests: EMG (radikuläre Schäden, ☞ 2.2.4), SEP (auch fraktioniert zur Höhenlokalisation und im Verlauf, ☞ 2.2.2), F-Welle, H-Reflex (☞ 2.2.3).

16.4.2 Commotio spinalis

(ICD-10 S14/24.0) Höchstens 48 h anhaltende neurologische Reiz- oder Ausfallerscheinungen.

Klinik Gefühlsstörungen in den Extremitäten, Reflexdifferenzen ohne Lähmungen, gel. Blasenstörungen.

Diagnostik Klinischer Verlauf nach Ausschluss einer Contusio spinalis.

Therapie Bettruhe für wenige Tage; spezielle Ther. in Abhängigkeit von der Klinik; bei neurologischer Ausfallssymptomatik immer Ödemprophylaxe.

16.4.3 Contusio spinalis

(ICD-10 T09.3) Traumatische Funktionsstörungen des RM mit unmittelbarem Auftreten spinaler neurologischer Symptome und einer verzögerten (> 48 h), häufig unvollständigen Rückbildung. Verhältnis Para- zu Tetraplegie etwa 6 : 4.

Ätiologie Kontusion, Kompression (Knochenfragmente, Diskusgewebe, epidurale Blutung), Hämatomyelie, akutes Halsmarksy. (z.B. durch Flexions-Deflexionstraumen, Stauchungsverletzungen, Rotationstraumen, Sturz aus großer Höhe, Sprung in flaches Wasser).

Klinik

1. Phase: Spinaler Schock mit Erlöschen aller RM-Funktionen Komplette, schlaffe Parese, Verlust der MER. Keine Pyramidenbahnzeichen. Blasenatonie („Schockblase“: Atone Überlaufblase, große Harnretention), Darmentleerungsstörungen. Querschnittförmiger Ausfall aller sensiblen Qualitäten mit hyperalgischer radikulärer Zone oberhalb (meist 1 Dermatom), Vasomotorenkollaps (Ausfall der Gefäß- und Wärmeregulation).

2. Phase: Erholung der spinalen Automatismen
Nach Tagen bis etwa 8 Wo.; Querschnittsy. ☞ 16.4.1
- Spastische Para-/Tetraplegie mit Hyperreflexie und Pyramidenbahnzeichen unterhalb der segmentalen Läsion.
- Ggf. schlaffe Paresen durch Schädigung der Vorderhornzellen (2. Motoneuron) mit Atrophien auf betroffener Segmentebene.
- Spastische Reflexblase bei Läsionen oberhalb Th_{12} (hyperton, kleine Blase, geringer Restharn) oder schlaffe Überlaufblase bei Läsionen in Höhe des Blasenzentrums oder tiefer (hypoton, viel Restharn, Einleitung der Miktion durch Pressen).
- Kompletter Ausfall der sensiblen Qualitäten.

Weiterer Verlauf
- Ausfälle vom Typ der zentralen RM-Schädigung (☞ 16.4.1).
- Blutdruckregulationsstörungen (orthostatische Hypotonie, paroxysmale Blutdruckkrisen), Atemstörungen (Reduktion der Vitalkapazität bei plegischer Interkostalmuskulatur).
- Konus- und Kaudasy. (☞ 16.4.1).
- Wenige Wo. nach vollständiger Querschnittläsion Eigentätigkeit des RM (Enthemmung spinaler Automatismen unterhalb der Läsion) mit Beuge- oder Streckspastik der Extremitäten (Gefahr der Kontraktur) mit spontanen, unwillkürlichen Bewegungen und automatischer Blasenentleerung.

Operationsindikationen
- Dringend bei Lähmung nach freiem Intervall, Übergang einer prim. inkompletten in eine komplette Paraplegie, Fremdkörper im Spinalkanal, offene RM-Verletzung.
- Allmähliche Verschlechterung bei zunächst stationärem inkompletten Querschnittsy.
- Instabile Frakturen auch ohne neurologische Symptome.
- HWS-Frakturen mit inkomplettem Querschnitt und fortdauernder Kompression des RM trotz adäquater Traktion.
- Abgerutschte WS-Fragmente oder Fremdkörper im Spinalkanal nach kombinierten Verletzungen.
- Traumatischer Bandscheibenprolaps.

Komplikationen, Folgezustände

- Sympathikoparalyse bei zervikalem oder thorakalem Querschnitt möglicherweise mit Gefahr der Vasoparalyse, Hypotension, Bradykardie. *Ther.:* Langsames Aufrichten, Aufsetzen.
- Druckulzera der Haut, Dekubitalulzera. *Ther.:* Nekrosenabtragung. Ggf. plastische OP (Vollhaut- oder Muskel-Haut-Verschiebelappen).
- Gelenkfehlstellungen, Kontrakturen: intensive KG, ggf. OP.
- Paraossäre Verkalkungen, neurogene Weichteilverknöcherungen bei etwa 15% der Querschnittsgelähmten. *Diagn.:* AP ↑, Knochenszintigraphie. *Ther.:* Bewegungsverbessernde OP bei Ankylosierung nach Beruhigung des Ossifikationsprozesses. **Cave:** Hohe Rezidivrate.
- Harnwegsinfekte, Neigung zu Nieren- und Blasensteinen. Regelmäßige Urinkontrollen. Prophylaxe: Trinken von 2–2,5 l Flüssigkeit. Ansäuerung des Harns, z.B. mit Methionin 3–4 × 500–1000 mg tägl. p.o. (z.B. Acimethin®). Bei manifesten Infekten gezielte Antibiose nach Antibiogramm.
- Schwere Skoliosen und Kyphoskoliosen bei Para- oder Tetraplegie im Wachstumsalter.
- Chron. Schmerzen, Osteoporose (path. Fraktur!), Spastik (☞ 4.4).
- Posttraumatische Myelopathie: Zusätzliche Lähmungen oberhalb der Läsionshöhe nach Mon. bis J.
- Unvollständige Blasenentleerung: Blasentraining, ggf. Lernen des intermittierenden Selbstkatheterisierens (Einmal-Set). Angestrebte Restharnmenge < 100 ml.

Prognose

- Restitutio ad integrum umso wahrscheinlicher, je geringer der Befund in der bildgebenden Diagnostik.
- Häufig unvollständige Restitution: Spastische oder schlaffe Paresen, Gefühlsstörungen, Blasen- und Mastdarmstörungen, bei M Potenzstörungen. Bessere Rückbildung bei sensiblen Störungen, Symptomen der langen Bahnen, Schäden von Nervenwurzeln; schlechtere Rückbildung bei motorischen Störungen, nukleären Lähmungen, Schäden des RM-Graus.
- Bei Para- und Tetraplegie Einschränkung der Lebenserwartung um etwa 5 J.

16.4.4 HWS-Distorsion

(ICD-10 S13.6) Scherverletzung der mittleren HWS (meist HWK 3/4 oder HWK 4/5) durch plötzliche Beschleunigung des unfixierten Kopfes gegen den fixierten Rumpf zunächst nach hinten und anschließend nach vorn, z.B. bei Auffahrunfall (Schleudertrauma, Begriff sollte nicht mehr verwendet werden) oder Hyperextensions- und Hyperreflexionstraumen (häufig in Verbindung mit Kopfverletzungen, z.B. Sprung in zu flaches Wasser).

Klinik

- Nackenschmerzen (91%), Nackensteife (89%), Kopfschmerzen (68%), Schulter- und Armschmerzen (35–46%), Schwindel (30–50%).
- Progrediente reflektorische Kopfzwangshaltung und Hartspann der Nackenmuskulatur. Schwerste Form: Zerreißung einer Bandscheibe (stärkste Nackenschmerzen, Kopf kann nicht frei gehalten werden).
- Brennende Schmerzen v.a. an der Ulnarseite von Armen und Händen, häufig auch Hyperpathie bei Quetschung der Vorder- und Hinterwurzeln sowie Hinterhornverletzungen; bei handschuhförmiger Verteilung V.a. Hinterhornläsion.

- Gefahr eines akuten Halsmarksy. (☞ 14.3.4) bzw. Exazerbation einer vorbestehenden zervikalen Myelopathie (☞ 14.3.5) bei degenerativen HWS-Veränderungen (Zervikalspondylose, enger Spinalkanal).

Diagnostik

! Fixierung der HWS bis zur radiologischen Diagn. (wegen möglicher Fraktur).

Rö: HWS in 2 Ebenen, Dens-Zielaufnahmen, Schräg- und ggf. Funktionsaufnahmen.
Wiederholte neurologische Untersuchung mit Beachtung von Wurzel- oder RM-Symptomatik (☞ 16.4.1) initialer Befund wichtig für spätere Begutachtung, daher möglichst genaue Dokumentation!
Myelographie (Panmyelographie): Bei neurologischen Defiziten und hochgradigem V. a. RM- und/oder Wurzelbeteiligung; zur Abklärung einer OP-Ind. in der Notfalldiagn. höchster diagnostischer Aussagewert.
CT: Zur Beurteilung knöcherner Verletzungen (z.B. Gelenks- und/oder Bogenfrakturen mit „Knochenfenstern" und Rekonstruktionsaufnahmen sinnvoll. Im Myelo-CT lässt sich die Höhenlokalisation besser bestimmen.
Spinales CT oder **MRT** bei Wurzelreizsy. mit sensiblen Störungen und/oder Paresen (z.B. Bandscheibenverletzungen). Bei Hyperextensions- und Flexionstraumen auch Darstellung des zervikothorakalen Überganges (axiale Wirbeldarstellung). Keine Notfalldiagn. Zervikale Bandscheibenvorfälle und Myelonkompressionen (zervikale Myelopathie) lassen sich im MRT am besten beurteilen.
EMG einschließlich F-Welle, fraktionierte SEP, MEP bei radikulärer Symptomatik.
Doppler-, Duplexsono: Dissektion der Vertebrales und seltener der Karotiden, „Thoracic outlet"-Sy.
Ggf. Hals-MRT.

Tab. 16.7 Einteilung der HWS-Distorsion nach Schweregraden (nach Krämer 1986)

Schweregrad	Morphologischer Befund	Klinischer Befund	Neurologischer Befund	Röntgen (Nativ)	Beschwerdefreies Intervall
I Leicht verletzt	Leichte Distorsion der HWS	Nacken-Hinterkopf-Schmerz, geringe Bewegungseinschränkung der HWS	Unauffällig	Unauffällig	> 1 h
II Nicht gefährlich verletzt	Gelenkkapselbänderrisse ohne Bandscheibenruptur, Muskelzerrungen, retropharyngeales Hämatom	Starke Beschwerden, Nackensteife, Schluckbeschwerden	Unauffällig	Steilstellung der HWS, evtl. kyphotischer Knick	< 1 h

Tab. 16.7 Fortsetzung

Schweregrad	Morphologischer Befund	Klinischer Befund	Neurologischer Befund	Röntgen (Nativ)	Beschwerdefreies Intervall
III Gefährlich verletzt	Isolierter Bandscheibenriss, Rupturen im dorsalen Bandapparat, Frakturen, Luxationen	Zwangshaltung der HWS, Kopf- und Armschmerzen	Wurzel- und RM-Symptome	Abnorme Aufklappbarkeit (Funktionsaufnahmen!), Fehlstellung, Frakturzeichen	Sofort starke Beschwerden
IV Tödlich verletzt					

Operative Therapie

Indikationen Schwere radikuläre Symptomatik und Bandscheibenprotrusion, notfallmäßig bei akuter, auch inkompletter Querschnittssymptomatik, zervikaler Myelopathie oder akuten radikulären motorischen Defiziten im Zusammenhang mit korrelierenden CT/Rö-Befunden.

Verfahren

OP modifiziert nach Cloward: Bei isoliertem traumatischem zervikalem Bandscheibenvorfall. Ausräumung des Zwischenwirbelraumes von ventral, Bandscheibenvorfallentfernung, Abtragen von raumfordernden Osteochondrosen und anschließende ventrale Stabilisierung mittels Palacos.
AO-Platte von ventral: Notfallmäßig bei Luxation, Subluxation (je nach Ausmaß, ggf. auch ohne Nachweis neurologischer Defizite). Stabilisierung über mind. ein Bewegungssegment kranial und kaudal der Luxation, Subluxation, ggf. zusätzlich OP modifiziert nach Cloward, ggf. zusätzlich Drahtzerklage von dorsal (ggf. präop. Crutchfield-Extension).
Kombinierte OP: Notfallmäßig bei instabilen WK-Frakturen und/oder mehrsegmentigen Gelenk- oder Bogenfrakturen (je nach Ausmaß, ggf. auch ohne Nachweis neurologischer Defizite). Prim. Anlage einer Crutchfield-Extension, anschließend ventrale Stabilisierung (s.o.), Dekompressionslaminektomie, Entfernung von Segmenten.
Densverschraubung von ventral: Notfallmäßig bei Densfrakturen (in jedem Fall, auch ohne Nachweis neurologischer Defizite). Sollte das nicht möglich sein: Anlage eines Halo-Fixateurs.

Konservative Therapie

Medikamentös: Myotonolytika, z.B. Flupiritin 3 × 100–200 mg tägl. p.o. (z.B. Katadolon®), und Analgetika, z.B. Diclofenac 3 × 50–100 mg tägl. p.o. (z.B. Voltaren®), unter Magenschutz, Paracetamol bis 3 × 1000 mg tägl. p.o. (z.B. ben-u-ron®).
Ruhigstellung mit Camp-Kragen bis zu 2 Wo. (max. Entlastung der HWS bei leichter Anhebung des Kinns), ggf. nur nachts. Physiotherapie (Wärmeeinwirkung, Fango).
Mobilisierung: Keine völlige Schonung über mehrere Wochen, zumutbare Aktivitäten gestatten, günstige Prognose betonen, um chron. Beschwerden zu vermeiden.

16.5 Elektrotrauma und Strahlenschäden des Nervensystems

16.5.1 Elektrotrauma

(ICD-10 T75.4) Durch Stromeinwirkung verursachte Verletzungen.

Ätiologie Hochspannung (> 1000 V) erzeugt überwiegend Verbrennungen, bei der häufigeren Niederspannung (< 1000 V) überwiegt die Reizwirkung z.B. an Herz, Nerven. Häufig Auftreten von Strommarken (umschriebene Verbrennung an Ein- und Austrittsstelle des Stromes). Blitzschlag ist durch Auftreten hoher Spannungen (Millionen Volt), Stromstärken (10 000 A), Temperaturen und einer starken Druckwelle gekennzeichnet.

Klinik bei Niedrigspannungsschaden

- Parästhesien, Kontraktion der Handmuskulatur. Verkrampfung von Brust-, Bauch- und Atemmuskulatur (Hypertonus, Atemstörung, Atemstillstand), Reizbildungs- und Reizleitungsstörungen (Vorhofflattern, Vorhofflimmern), Herz- und Kreislaufversagen.
- Bei Gleichstromschaden Schwäche, gel. Bewusstlosigkeit, Verbrennungen, Rhythmusstörungen, aber nur selten Kammerflimmern.

Klinik bei Hochspannungsschaden

- Stromüberschlag (Lichtbogen) mit hohen Temperaturen (20 000 °C) möglich ohne Berührung. Faustregel: Sicherheitsabstand von 1 cm/1000 V.
- Leichtere Schädigung: Kopfschmerzen, Tinnitus, Hörverlust, Gleichgewichtsstörungen. Bei Intimaschädigung mit arterieller Thrombose Gefahr des Hirninfarktes.
- Bewusstseinstrübung oder Bewusstlosigkeit, evtl. Anfälle durch Hirnödem (☞ 9.1): Initial häufig, Vorübergehende vorwiegend sensible Querschnittsymptomatik (☞ 11.1.1).
- Schwere Verbrennungen meist äußerlich und innerlich (Muskulatur) bei Durchströmung möglich.
- Bräunlich bis schwarze Verfärbung des Urins nach Muskelzerfall und Hämolyse.
- **Schockgefahr:** Anstieg von Myoglobin, Hämoglobin, Hyperkaliämie mit Azidose und Gefahr des Nierenversagens (3.–8.Tag), Herz- und Kreislaufversagen.
- Atemstillstand, Herzrhythmusstörungen, seltener Kammerflimmern.

Klinik bei Blitzschlag

- Bewusstlosigkeit und Amnesie meist für nur wenige Minuten.
- Häufig Lähmungen der HN, Parästhesien, Sensibilitätsstörungen, Reizleitungs- und Reizbildungsstörungen.
- Verbrennungen I°–III°, Versengung der Haare, Katarakt, Hörstörungen (Mittelohrschädigung mit Trommelfellruptur, Innenohrläsion).
- Blitzfiguren (typisch): Oberflächliche, astartig verzweigte, teils rot-braun gefärbte Hautzeichnungen (Vasoparalyse).

! Bei großflächiger Berührung, festem Kontakt und geringem Übergangswiderstand keine Strommarken nachweisbar! (35% der tödlichen Niedrigstromunfälle)

Diagnostik

! Der Tod darf nur anhand sicherer Todeszeichen (Totenflecke, Leichenstarre) diagnostiziert werden!

- Strommarken häufig an Ein- und Austrittsstellen, z.T. Metallabsprengungen.
- EKG: z.B. Rhythmusstörungen, Überleitungsstörungen.
- CCT: z.B. Hirnödem.
- Urin: Muskelzerfall und intravasale Hämolyse führen durch Chromoproteid-Abbauprodukte für 1–5 Tage zu einer bräunlich bis schwarzen Verfärbung des Urins. **Cave:** Aufhellung innerhalb von 1–2 h und vermehrte Urinmenge Hinweis auf Crush-Sy.
- Labor: Harnstoff, Krea, BGA, K^+. Starker Anstieg der Serum-CK (Zerfall von Muskelgewebe).

Therapie

- Befreiung von den Strom führenden Teilen (an eigene Sicherheit denken! z.B. Isolation mit nicht leitendem Material, Stromzufuhr abschalten).
- Bettruhe und Beobachtung bei Benommenheit, Schwäche und Schmerzen in der Herzgegend (wiederholt EKG-Kontrollen!).
- Reanimation (☞ 3.1.1) bei Atem- und Kreislaufstillstand; Defibrillation bei Kammerflimmern.

Brandwunden
- Schutz vor Verschmutzung, bei Schmerzen z.B. Pethidin 25–100 mg langsam i.v. (Dolantin®), max. 500 mg tägl.; bei Unruhe z.B. Morphium 2,5–5 mg i.v., max. 100 mg tägl.
- Mehrere großvolumige Zugänge, Flüssigkeitssubstitution (E'lyte, Plasmaexpander).
- Rascher Transport in spezialisiertes Zentrum (Hubschrauber!).
- Frühzeitig Antibiotika und Tetanusprophylaxe.

Prognose Irreversible Vorderhornnekrosen (Stromfluss von einer Hand zur anderen) mit nach wochenlanger Latenz einsetzenden Muskelatrophien. Letalität bei Blitzschlag 30%.

16.5.2 Strahlenschäden

(ICD-10 T66) Entmarkungen mit Kolliquationsnekrosen und Zystenbildung, größeren Ödemen, Hämorrhagien sowie ischämischen Nekrosen. Lokalisation: Markscheiden, Oligodendrogliazellen und Gefäßsystem der Großhirnhemisphären, Hirnstamm, RM und peripheren Nerven (Cauda equina und HN). Latenz zerebraler Spätschäden Wo. bis J., Hirnstammschäden treten meist früher auf, RM-Schäden durchschnittlich 6–16 Mon. nach Bestrahlung.

! Kritische Strahlenmenge abhängig von Zeit-Dosis-Relation der Bestrahlung (Gesamtdosis, Gesamtbestrahlungszeitraum, Anzahl der Fraktionen, Einzeldosis). Anhaltswerte: Hemisphären 40–60 Gy; Hirnstamm: 35–45 Gy; RM: 30–40 Gy Gesamtdosis, max. 2 Gy Einzeldosis, bei Kindern geringere Toleranzwerte (15–20% weniger).

Therapie **Operativ:** Entfernung von raumfordernden Strahlennekrosen im Bereich der Großhirnhemisphären.

Medikamentös: Prednison initial 100 mg tägl. p.o. für 3 Tage (z.B. Decortin®), dann langsames Ausschleichen mit meist nur vorübergehende Besserung bei Strahlenmyelopathie. Symptomatische Ther., z.B. Carbamazepin, Amitriptylin bei Plexus- und peripherer Nervenaffektion mit neuralgiformer Symptomatik (☞ 14.1.2). Behandlung bzw. Prophylaxe von zerebralen Anfällen (☞ 9.1.2). Behandlung der Querschnittsymptomatik (☞ 11.2).

Frühreaktionen

Initial Zunahme des Hirnödems (☞ 3.2.1), z.B. bei Tumorbestrahlung mit Verschlechterung der bereits vorbestehenden Symptomatik. Vermehrte Müdigkeit, Schläfrigkeit, Verlangsamung durch Leukoenzephalopathie; insbes. bei Kindern!

Spätschäden Großhirnhemisphäre

Klinik Fokale Anfälle, Hemisymptomatik, progrediente Hirndrucksymptome durch raumfordernde Strahlennekrose.

Diagnostik CCT, MRT ggf. PET, Angiographie (Fehlen path. Vaskularisation).

Differenzialdiagnose Tumorrezidiv.

Prognose Nach OP meist gut, mittlere Latenzzeit 3 J.

Spätschäden Mittellinie (Chiasma opticum, Hypothalamus)

Klinik Bitemporale Hemianopsie, Erblindung, endokrine E'lyt- und Stoffwechselentgleisungen, Korsakow- und andere Psychosy. (☞ 17.3).

Prognose Schlecht, mittlere Latenzzeit 10–12 Mon.

Spätschäden Hirnstamm

Klinik HN-Paresen, gekreuzte Hemisymptomatik (☞ 6.2.2), kardiovaskuläre und respiratorische Krisen, Ataxie, Dysarthrie.

Diagnostik MRT.

Prognose Schlechtere als supratentorielle Strahlennekrose, mittlere Latenzzeit 12 Mon., meist nur kurze Überlebenszeit bei progredienter Nekrose (Wo. bis Mon.).

Spätschäden Rückenmark

Klinik Partielles zervikales oder thorakales Querschnittsy. (☞ 11.1.1), auch vom Typ Brown-Séquard (☞ 11.1.1) mit brennenden Parästhesien und Dysästhesien, dissoziierten Empfindungs- und Blasenstörungen. Symptome können sich schubförmig entwickeln, bleiben aber immer auf eine Region des RM beschränkt.

Diagnostik Liquor (Eiweißerhöhung, Stoppliquor), MRT, Myelographie.

Differenzialdiagnosen Extra- und intramedulläre Metastasen, Rezidive, selten nekrotisierende paraneoplastische Myelopathie.

! Konus-Kauda-Symptome (☞ 11.1.1) nach Bestrahlung paraaortaler Lk, seltener Plexusläsionen oder Schäden peripherer Nerven (☞ 14.1).

Neurologische Komplikationen internistischer Erkrankungen

17

Inhalt

Martina Näher-Noé _ Jürgen Klingelhöfer

612 **17.1 Leitsymptome und ihre Differenzialdiagnosen**
612 17.1.1 Enzephalopathie
613 17.1.2 Extrapyramidale Symptome
613 17.1.3 Zerebelläre Symptome
613 17.1.4 Psychische Störungen
614 17.1.5 Myopathien
615 **17.2 Hepatische Enzephalopathie**
618 **17.3 Wernicke-Korsakow-Syndrom**
619 **17.4 Enzephalopathien bei Nierenerkrankungen**
619 17.4.1 Urämische Enzephalopathie
620 17.4.2 Dialyse-Dysequilibrium-Syndrom
621 **17.5 Enzephalopathien bei Elektrolytstörungen**
621 17.5.1 Enzephalopathie bei Hyponatriämie
622 17.5.2 Zentrale pontine Myelinolyse
623 17.5.3 Störungen des Kalziumstoffwechsels
623 **17.6 Enzephalopathien bei Endokrinopathien**
623 17.6.1 Enzephalopathie bei Hyperthyreose
624 17.6.2 Enzephalopathie bei Hypothyreose
625 17.6.3 Andere endokrine Enzephalopathien
625 **17.7 Enzephalopathie bei Porphyrie**
626 **17.8 Myopathien**
626 17.8.1 Endokrine Myopathien
627 17.8.2 Myopathien bei HIV-Infektion
628 17.8.3 Alkoholische Myopathie
629 **17.9 Vitaminstoffwechselstörungen**
629 17.9.1 Vitamin A/Retinol
629 17.9.2 B_1-/Thiaminmangel
630 17.9.3 B_2-/Riboflavinmangel
630 17.9.4 Niacinmangel (Pellagra)
630 17.9.5 B_6/Pyridoxin
631 17.9.6 Pantothensäuremangel
631 17.9.7 Biotinmangel
631 17.9.8 Folsäuremangel
631 17.9.9 B_{12}-/Cobalaminmangel
632 17.9.10 Vitamin-C-/Ascorbinsäuremangel
632 17.9.11 Vitamin D – Calciferol
632 17.9.12 Vitamin-E-/Tocopherolmangel
633 **17.10 Neurologische Nebenwirkungen ausgewählter internistischer Medikamente**

Wilson-Krankheit ☞ 12.4, Polyneuropathien ☞ 14.4, vaskuläre Enzephalopathien ☞ 22.2.5

17.1 Leitsymptome und ihre Differenzialdiagnosen

17.1.1 Enzephalopathie

Klinik

- Bewusstseinsstörung: Somnolenz, Koma (*DD:* Metabolische Komaursachen ☞ 3.1.2).
- Psychopath. Veränderungen: Desorientiertheit, mnestische Störungen, psychomotorische Antriebssteigerung oder -minderung, affektive Auffälligkeiten (Ängstlichkeit, Gereiztheit, depressive Verstimmung, Manie), paranoid-halluzinatorische Symptome oder Denkstörungen (Ideenflucht, Perseveration, Inkohärenz).
- Vegetative Symptome: Schwindel, Übelkeit, Erbrechen, Atemstörungen (Cheyne-Stokes-Atmung, Hyperventilation), Tachykardie.
- Zerebrale Krampfanfälle (☞ 9.1): Fokal, generalisiert.
- Zerebrale Herdsymptome: HN-Störungen (Augenmuskel- oder Fazialislähmung, Visusstörungen), Nystagmus, Blickparesen, Aphasie, Apraxie, Dysarthrie, Spastik, Ataxie, Hemiparesen, Sensibilitätsstörungen.

Diagnostik

- Anamnese: Bekannte Nieren- oder Lebererkr., Medikamente (Sedativa, Analgetika), arterieller Hypertonus.
- Labor: Alkoholspiegel, Leberwerte, Krea, Harnstoff, E'lyte, Glukose, bei V.a. Intoxikation Blut und Urin, evtl. Mageninhalt asservieren, Drogenscreening, Ammoniak bei V.a. Lebererkr., Thiamin bei V.a. chron. Vit.-B_1-Mangel.
- EEG: DD prim. zerebrale Krampfanfälle oder Enzephalitis.
- CCT: Ausschluss von Blutung, Ischämie, Tumoren oder Abszess.
- LP: Ausschluss einer Meningoenzephalitis.

Differenzialdiagnosen

- Hypoxie: Herzstillstand, „Beinaheertrinken", CO-Vergiftung.
- Hypoglykämie: Psychomotorische Unruhe, Kaltschweißigkeit, Kopfschmerzen (BZ < 30 mg/dl), später Desorientiertheit und Bewusstseinseinschränkung (BZ < 20 mg/dl), Progression zu Koma mit Mydriasis und Bradykardie (BZ < 10 mg/dl).
- Hypertensive Krise: Kopfschmerzen, Bewusstseinsstörung.
- E'lytstörungen (☞ 17.5), Urämie (☞ 17.4.1), hepatische Enzephalopathie (☞ 17.2), Intox. (☞ 3.7), Addison-Krankheit, andere Endokrinopathien (☞ 17.6), paraneoplastische Enzephalopathie (☞ 10.6.13).

17.1.2 Extrapyramidale Symptome

Klinik Rigor, Akinese (☞ 12.1.2), Tremor (☞ 12.1.1), Asterixis, Choreoathetose (☞ 12.1.3), Dysarthrie (☞ 4.2.4), Dystonie (☞ 12.5).

Diagnostik ☞ 12

Differenzialdiagnosen

- Erworbene hepatozerebrale Degeneration (☞ 17.2): Nach hepatischem Ausfallkoma oder chron. Lebererkr. Zusätzlich langsam progrediente Demenz, gel. Primitivreflexe, Rigor und zerebelläre Zeichen, wie Intentionstremor oder Nystagmus.
- Hypoparathyreoidismus: Nach Thyreoidektomie oder idiopathisch.
- Akut: Tetanie durch Kalziummangel.
- Chron.: Durch Kalziumablagerung in den Basalganglien Choreoathetose, Rigor und Ataxie.
- Delir, Prädelir (☞ 22.1).

17.1.3 Zerebelläre Symptome

Klinik Gangataxie, Zeigeataxie (☞ 4.7), Dysarthrie (☞ 4.2.4), Nystagmus (☞ 4.1.7).

Diagnostik ☞ 5.5

Differenzialdiagnosen Wernicke-Enzephalopathie (☞ 17.3), Hypothyreose, Myxödem, Hyperthermie (initial Koma und zerebrale Anfälle, später zerebelläre Residuen), paraneoplastische Sy. (☞ 10.6.13).

17.1.4 Psychische Störungen

Ätiologie Exogene psychische Störungen durch intensivpflichtige Erkr., Intoxikation, Infektion, onkologische Erkr., nach größerer OP, Hypoxie, SHT, (zerebro-)vaskulärer Erkr., Vitaminstoffwechsel- oder E'lytstörungen.

Klinik **Demenz** (*ICD-10 F02.8;* ☞ 22.2): Beeinträchtigung höherer kortikaler Funktionen, wie Gedächtnis, Denken, Orientierung, Auffassung, Lernfähigkeit, Sprache, Rechnen und Urteilsvermögen. Begleitend Veränderungen des Sozialverhaltens, der Motivation und der emotionalen Kontrolle, Apraxie, Stereotypien. Keine quantitative Bewusstseinsstörung (wichtig wegen DD Delir!). Bei internistischen Grunderkr. meist raschere Entwicklung der Sy. (*DD* Alzheimer-Demenz).
Delir (*ICD-10 F05, bei Alkoholentzug/psychotropen Substanzen F1x.4;* ☞ 22.1): Störung von Bewusstsein und Aufmerksamkeit. Auffassungsstörung, Beeinträchtigung des abstrakten Denkens, Orientierungsstörung, Wahrnehmungsstörungen (meist optische Halluzinationen), gel. Wahnideen. Psychomotorische Störungen, Schlafstörung. Affektive Störungen (z.B. Reizbarkeit, Angst).
Organisches amnestisches Syndrom (*ICD-10 F04, bei Alkohol/psychotropen Substanzen F1x.6;* ☞ 22.3, Korsakow-Syndrom 17.3): Störung des Kurzzeitgedächtnisses (und meist auch Langzeitgedächtnisses) mit antero- und retrograder Amnesie bei Störung des Erwerbs neuer Gedächtnisinhalte mit intaktem Immediat-Gedächtnis. Orientierungsstörung, häufig Konfabulation.

Sonstige psychische Störungen (*ICD-10 F06:* ☞ 22.3): Organisch bedingte halluzinatorische, katatone, wahnhafte oder affektive (Depression, Manie) Störungen. Organische Angststörung. Organische Persönlichkeitsstörung.

Diagnostik ☞ 22.2.2.

Differenzialdiagnosen **Steroidpsychose** (*ICD-10 F06.8*): Meist iatrogen nach abruptem Absetzen oder unter hoher Dosis von Glukokortikoiden. Schlaflosigkeit, Unruhe, emotionale Labilität, später Euphorie, Hypomanie, seltener auch Depression. Selten Entwicklung von Halluzinationen. Rückbildung innerhalb von Tagen bis Wo. nach Absetzen der Medikamente.
Pankreatitis (*ICD-10 F05.9*): Psychomotorische Unruhe, Desorientiertheit, Halluzinationen, Bewusstseinstrübung, selten Koma, Dysarthrie, Rigor. Fluktuierender Verlauf. Internistisch: gürtelförmiger Oberbauchschmerz, Übelkeit, Erbrechen, Subileus. *Diagn.:* Labor, Sono, CT Abdomen.
Whipple-Krankheit: Gewichtsverlust, Fieber, Anämie, Steatorrhö, Arthralgien, Lymphadenopathie. Langsam progrediente Demenz, Hypersomnie, supranukleäre Ophthalmoplegie, Ataxie, Krampfanfälle. *Diagn.:* PAS-positive Zellen im Biopsat der Jejunumschleimhaut und im Liquor, Nachweis von Tropheryma Whipplei.
Endokrine Erkr.: Hyperthyreose, Hypothyreose (☞ 17.6), Hyperparathyreoidismus (☞ 22.2.7).
Andere: E'lytstörungen (☞ 17.5), Vitaminstoffwechselstörungen (☞ 17.9), exogene Intoxikationen (☞ 3.7), Missbrauch und Abhängigkeit von psychotropen Substanzen (☞ 23), HIV (☞ 7.4.3), Lues (☞ 7.3.5); endogene psychische Störungen, angeborene Intelligenzminderung.

17.1.5 Myopathien

Klinik Generalisierte, progrediente Muskelschwäche mit Begleitsymptomen der internistischen Grunderkr.

Diagnostik Allgemeines diagnostisches Vorgehen bei V.a. Myopathie ☞ 15.1.

Differenzialdiagnosen
- Endokrine Myopathien (☞ 17.8.1), Myopathien bei HIV-Infektion (☞ 17.8.2), alkoholische Myopathien (☞ 17.8.3).
- Primäre Myopathien (☞ 15): Erblichkeit, CK ↑, myopathisches Muster im EMG, Muskelbiopsie.
- PNP (☞ 14.4): Sensibilitätsstörungen, trophische Störungen, vegetative Symptome, NLG (☞ 2.2.4).
- Myotonien (☞ 15.6): Perkussionsmyotonie, Erblichkeit.
- Entzündliche Muskelerkr. (☞ 15.4): Schmerzhaftigkeit, BSG ↑.
- Periodische Lähmungen (☞ 3.5.3): Triggerbare, reversible Lähmungen.

17.2 Hepatische Enzephalopathie

(ICD-10 K72.9)

Ätiologie Mangelnde Entgiftung neurotoxischer Stoffe durch die Leber (Ammoniak als Abbauprodukt) und Akkumulation hemmender Neurotransmitter im ZNS. Mögliche Auslöser sind Medikamente (z.B. Sedativa, Analgetika, Diuretika), Alkohol, gastrointestinale Blutungen, übermäßige Proteinzufuhr und Obstipation.

Klinik und Verlauf **Chronisch hepatische Enzephalopathie:** Meist bei Leberzirrhosen, v.a. im Stadium Child B oder C (☞ unten). Bewusstseinsstörung mit Somnolenz, über Tage bis Wo. Progression bis zum Koma. Motorische Reiz- und Ausfallerscheinungen, wie orale Automatismen, motorische Enthemmungsphänomene, wie Schnauz-, Palmomental- und Greifreflex. Derbe Konsistenz der Leber, Spider naevi, Palmarerythem, glatte rote Zunge, Mundwinkelrhagaden, Gynäkomastie, Bauchglatze, Ikterus, Foetor hepaticus, Petechien bei hämorrhagischer Diathese.
Akute Enzephalopathie: Bei Leberzerfall- oder -ausfallkoma (z.B. akut nekrotisierende Virushepatitis) oder als akute Exazerbation einer chron. hepatischen Enzephalopathie.

Tab. 17.1 Enzephalopathie-Index, modifiziert nach Conn und Lieberthal (1978)

Symptom	Gewichtungsfaktor	Grad 0	Grad 1	Grad 2	Grad 3	Grad 4
Psychischer Befund	3	Normal	Störung von Aufmerksamkeit und Konzentration, Euphorie, Angst	Lethargie, Desorientiertheit, inadäquates Verhalten, Persönlichkeitsveränderung	Somnolenz, Stupor, völlige Desorientiertheit	Koma
Zahlenverbindungstest	1	< 30 Sek.	31–50 Sek.	51–80 Sek.	81–120 Sek.	> 120 Sek.
Asterixis	1	Keine	Selten	Selten irregulär	Häufig	Ständig
EEG (Grundrhythmus)	1	Normal	7–8/Sek.	5–7/Sek.	3–5/Sek.	< 3/Sek.
Arterieller NH_3-Spiegel (nüchtern)	1	< 150 µg	151–200 µg	201–250 µg	251–300 µg	> 300 µg

Diagnostik **Anamnese:** Fremd-, Berufs-, Familienanamnese (Stoffwechselstörungen), Alkohol, Medikamente, GIT-Blutungen, opulente Mahlzeiten (Proteinzufuhr).

Labor

- Syntheseleistung: Albumin, Quick, CHE, Bili.
- Zelluntergang: Transaminasen ↑.
- Ammoniakspiegel: In Blut und Liquor, Normwerte i.S.: M 15–55 μmol/l, F 11–48 μmol/l; EDTA-Blut innerhalb von 10 Min. verarbeiten oder max. 1 h bei 4 °C (Eiswasser).

EEG: Generalisierte hochamplitudige Delta-Aktivität im späteren Stadium. Im frühen Stadium paroxysmal, manchmal auch vor den ersten klinischen Symptomen. Verlaufskontrolle.

Sono: Lebergröße, -oberfläche, -binnenstruktur, Aszites, Splenomegalie, Lk, Zeichen eines Umgehungskreislaufs, evtl. Punktion.

Differenzialdiagnosen **Subkortikale arteriosklerotische Enzephalopathie** (☞ 6.2.2): Zerebrale Herdsymptome, psychopath. Auffälligkeiten, Demenz, vaskuläre Risikofaktoren.

Hirnblutung, -ischämie (☞ 6.2, 6.3): Akutes neurologisches Defizit, evtl. Hemiparese, Aphasie, Neglekt, Gesichtsfeldausfälle, Augenmotilitätsstörungen, Pupillenstörungen.

Psychomotorische Anfälle (☞ 9.1): Dauer 2–5 Min., attackenweise auftretend, evtl. mit Aura, Automatismen (Schmatzen, Lecken, Nesteln, Grimassieren), allmähliche Reorientierung, epileptische Potenziale im EEG.

Intoxikationen (☞ 3.7): Vorangehendes Exzitationsstadium, dann Pupillenstörungen (Miosis, Mydriasis), zerebrale Anfälle, extrapyramidale Symptome, Hirndruckzeichen, Veränderungen des Muskeltonus (Hypertonie, Hypotonie), (Fremd-)Anamnese, Hinweise auf Injektionen (Ellenbeugen), Medikamente.

Enzephalitis (☞ 7.3.1): Neurologische Herdsymptome, zerebrale Krampfanfälle, Fieber, Leukozytose, Liquorpleozytose.

Wernicke-Enzephalopathie (☞ 17.3): Augenmotilitätsstörungen, mnestische Störungen, Ataxie.

Andere Enzephalopathien: z.B. urämisch (☞ 17.4.1), endokrin (☞ 17.6) oder bei Pankreatitis.

Reye-Sy. (*ICD-10 G93.7*): Bei Kindern und Jugendlichen, nach ASS oder viralen Infekten, Fieber, Erbrechen, Tachypnoe, Tachykardie, zerebrale Krampfanfälle, später Koma mit Streckkrämpfen und Verlust von Hirnstammreflexen.

Therapie

- Grunderkr. behandeln, z.B. Hepatitis oder Intoxikation.
- Auslösende Ursachen beseitigen, z.B. Alkohol, Medikamente oder GIT-Blutung.
- Lebertoxische Medikamente vermeiden (☞ 26.8).
- Hohe Einläufe mit Magnesiumsulfat bei akut exazerbierter Enzephalopathie.
- Notfall-Lebertransplantation bei akuter hepatischer Enzephalopathie.

Tab. 17.2 Therapie der chronischen hepatischen Enzephalopathie

Basismaßnahmen	• Intensivüberwachung. • Proteinkarenz: Max. 20–30 g tägl. für max. 2–3 Tage, dann 10 g tägl. mehr bis 1 g/kg tägl. • Kalorienzufuhr: Hochprozentige Glukoselösungen (mind. 1600 kcal). • Laktulose (z.B. Bifiteral®): 30–50 ml p.o. alle 2 h oder als Einlauf.
Grad I	• Stressulkusprophylaxe (☞ 26.6.2). • Bei Gerinnungsstörungen Vitamin K 10 mg tägl. (Konakion®).
Grad II	Zusätzlich Laktulose 250 ml + 750 ml Wasser über Magensonde
Grad III	Zusätzlich: • Neomycin 6–8 g tägl. (z.B. Bykomycin®) über Magensonde für 5–6 Tage, dann Erhaltungsdosis 2 g tägl. bis zur Normalisierung des Rest-N. • Bei anhaltenden Gerinnungsstörungen 4–8 FFP tägl., nach Quick.
Grad IV	Zusätzlich verzweigtkettigen Aminosäuren 500–1000 ml tägl. i.v. (Comafusin® Hepar), nach Besserung Umsetzen auf orale Ther., z.B. Falkamin® 0,3 g/kg

Prognose

Tab. 17.3 Child-Pugh-Score zur Prognoseabschätzung der Leberzirrhose

	1 Punkt	**2 Punkte**	**3 Punkte**
Albumin	> 35 g/l	28–35 g/l	< 28 g/l
Aszites	Fehlend	Gering	Ausgeprägt
Bilirubin	≤ 2 mg/dl (≤ 34 µmol/l)	2–3 mg/dl (34–51 µmol/l)	≥ 3 mg/dl (≥ 51 µmol/l)
Quick	> 70	40–70	< 40
Enzephalopathie	Keine	Leicht	Präkoma, Koma

Child A: 5–6 Punkte, *Child B:* 7–9 Punkte, *Child C:* 10–15 Punkte

17.3 Wernicke-Korsakow-Syndrom

(ICD-10 G31.2, E51.2) Syn.: Polioencephalopathia haemorrhagica superior.

Ätiologie Thiamin(= Vitamin B_1)-Mangel am häufigsten als Folge der Mangelernährung bei chron. Alkoholismus; Fehlernährung anderer Ursache, wie exzessives Fasten, inadäquate parenterale Ernährung mit zu hoher Kohlenhydratzufuhr, Hyperemesis gravidarum; Urämie und Hämodialyse, Tbc, Ca. des oberen GIT, Tumoren des lymphatisch hämatopoetischen Systems.

Klinik

Wernicke-Enzephalopathie

- Zerebelläre Ataxie (meist Gang- und Standataxie), Bewusstseinsstörungen und Desorientiertheit mit Halluzinationen, Desinteresse, Konzentrations- und Aufmerksamkeitsstörung, verminderter Spontansprache, Apathie. Daneben häufig Alkoholentzugserscheinungen mit vegetativen Zeichen eines Delirs (☞ 22.1). Zerebrale Krampfanfälle.
- Augensymptome: Nystagmus, Augenmuskelparesen (meist N. abducens), horizontale Blickparesen, internukleäre Ophthalmoplegie (☞ 4.1.3), Pupillenstörungen (Miosis, Mydriasis).
- Kardiovaskuläre Störungen: Tachykardie, Dyspnoe, orthostatische Dysregulation, arterielle Hypotension.
- Vegetative Dysregulation: Hypothermie, Orthostase, Schock.
- Bei Alkoholismus chron. Gastroduodenitis, chron. rezidivierende Pankreatitis, Alkoholhepatitis, Fettleber, Leberzirrhose, erhöhtes Infektionsrisiko, Neigung zu Hypoglykämie.

Korsakow-Syndrom (☞ 17.1.4 organische amnestische Störung) Störung des Erwerbs neuer Gedächtnisinhalte mit Störung des Kurzzeit-(und Langzeit-)Gedächtnisses, gut erhaltene übrige kognitive Funktionen. Konfabulation (meist zu Beginn der Erkr. oder in Rückbildungsphase), Desorientiertheit. **Cave:** Keine Bewusstseinsstörung.

Isoliertes Korsakow-Syndrom
Bei Thiaminmangel (Alkoholismus, Mangelernährung) oder Schädigung des Dienzephalons und des Temporallappens anderer Genese (Tumoren des 3. Ventrikels, Infarkt des Temporallappens, HSV-Enzephalitis, SHT, anoxischer Enzephalopathie, Alzheimer-Krankheit).

Diagnostik

- Labor: Thiaminspiegel i.S. ↓, Erythrozytentransketolase auf 30–50% ↓, Pyruvat und Laktat i.S. ↑, γ-GT ↑, Transaminasen, Bilirubin i.S. ↑, Quick ↓.
- EEG: Mittelgradige Allgemeinveränderung in 50% der Fälle.
- Evozierte Hirnstammpotenziale (AEP, SEP): Latenzverzögert.
- MRT: Selten Nachweis degenerativer Veränderungen mit perivaskulären Blutungen im Mesenzephalon (Hypothalamus, Corpora mamillaria, Thalamus, periaquäduktales Gewebe).
- Oberbauchsono: z.B. Leberzirrhose, Splenomegalie.

Notfalltherapie
Thiamin initial 100 mg i.v. schon bei V.a. Wernicke-Enzephalophathie, dann 50 mg tägl. i.v. bis zur klinischen Stabilisierung des Pat. Bei weiter bestehendem Thiaminmangel Thiamin 5 mg tägl. p.o. (z.B. Betabion®) als Dauerprophylaxe. *NW:* In seltenen Fällen anaphylaktische Reaktionen bei parenteraler Anwendung.
Ausgeglichene Diät und Substitution aller B-Vitamine.

Verlauf und Prognose

- Beginn akut oder subakut, selten chronisch, meist in Kombination mit zerebellärer Ataxie. Alle Kardinalsymptome können (selten) isoliert oder in Kombination mit Ataxie auftreten. Entwicklung mnestischer Defizite innerhalb von Tagen bis Wo.
- Besserung der Augensymptomatik und Bewusstseinsstörung nach hoch dosierter parenteraler Thiaminther. innerhalb eines Tages. Besserung der Ataxie nach 1–3 Wo., mit 40% Residuen.
- Letalität in der akuten Phase aufgrund der vegetativen Dysregulation mehr als 10%, auch bei frühzeitiger Ther. Unbehandelt Progression bis zum Koma und Tod innerhalb von 1–2 Wo.
- Korsakow-Sy. (isoliert und im Anschluss an Wernicke-Enzephalopathie) verläuft meist chron. progredient, Rückbildung in 80% nur inkomplett innerhalb von Mon.

17.4 Enzephalopathien bei Nierenerkrankungen

17.4.1 Urämische Enzephalopathie

(ICD-10 G93.4)

Ätiologie Bei dekompensierter Niereninsuff. und akutem Nierenversagen führen die Anreicherung harnpflichtiger Substanzen i.S. und E'lytverschiebungen zu einer Störung der Blut-Hirn-Schranke mit Hirnödem.

Klinik Beginn mit Müdigkeit, Verlangsamung, Apathie, Konzentrations- und Orientierungsstörungen, psychomotorische Unruhe, Affektlabilität. Dann Halluzinationen, katatone Symptome und Koma, Hirnstammsymptome, wie Myoklonien, Nystagmus, Strecksynergismen, MER ↑. Meningismus, Hirndrucksteigerung mit Kopfschmerzen, STP, Erbrechen, Singultus und sek. Eintrübung. Zerebrale Krampfanfälle (meist bei akutem Nierenversagen).

Diagnostik

- Labor: K^+ ↑, Phosphat ↑, Albumin ↓, Ca^{2+} ↓, Kreatinin ↑, Harnstoff ↑, Anämie, Liquorpleozytose bis 100/3 Zellen.
- EEG: Leicht- bis mittelgradige Allgemeinveränderung (☞ 2.2.1).

Differenzialdiagnosen

- Intrakranielle Blutungen (☞ 6.3) oder Ischämien (☞ 6.2), besonders des hinteren Kreislaufs mit akuter Bewusstseinstrübung, Hemi- oder Tetraparese, HN-Störungen.
- Meningitis, Meningoenzephalitis (☞ 7.3.1): Kopfschmerzen, Fieber, Meningismus, Krampfanfälle, zerebrale Herdsymptome (Hemiparese, Hemianopsie) und Bewusstseinsstörung (Somnolenz, Koma).
- Zerebrale Krampfanfälle anderer Ursache (☞ 9.1).
- Andere Enzephalopathien: z.B. hepatische Enzephalopathie (☞ 17.2) oder zentrale pontine Myelinolyse (☞ 17.5.2).
- Andere bei Dialysepatienten gehäuft auftretende Erkr. mit neurologischen oder psychopath. Symptomen: Dialyse-Dysequilibrium-Sy. (☞ 17.4.2), E'lytstörungen (☞ 17.5), Vitaminmangelsy. (☞ 17.9), subdurale Hämatome (☞ 16.2), hypertensive Enzephalopathie, Medikamentennebenwirkungen, Intoxikationen mit Spurenelementen.

Therapie

- Ther. der Grunderkr., Verlegung auf Intensivstation, Flüssigkeitsbilanzierung.
- Steigerung der Diurese: Furosemid bis 1500 mg tägl. (z.B. Lasix®), Dopamin in „Nierendosis“ 250 mg/50 ml, 3 ml/h, Etacrynsäure bis zu 100 mg i.v. einmalig (z.B. Hydromedin®).
- E'lytausgleich:
  - Hyperkaliämie: 8 IE Altinsulin/h in 500 ml 5%iger Glukoselösung und/oder Ionenaustauscher, z.B. Resonium® A 3–4 × 15 mg tägl. p.o., 1–2 × 30 g tägl. rektal.
  - Hyperphosphatämie: Aluminiumhydroxid 3–4 × 600–1800 mg tägl. p.o. (z.B. Anti-Phosphat®) vor den Mahlzeiten (nach Phosphatspiegel).
- Parenterale Ernährung: Über ZVK mit möglichst hochkonzentrierten Lösungen und damit geringer Flüssigkeitszufuhr.
- Peritoneal- oder Hämodialyse: Intermittierende oder kontinuierliche arteriovenöse Hämofiltration.
- Ggf. antikonvulsive Ther. (☞ 9.1.2). Dabei Veränderungen der Pharmakokinetik durch Nierenversagen und ggf. Dialyse beachten.
- Ggf. Hirnödemther. (☞ 3.2.4).

Verlauf und Prognose

- Entwicklung der Symptome innerhalb von Tagen bis wenigen Wo., abhängig von der Akuität der Niereninsuff.
- Typischerweise fluktuierender Verlauf, Beginn mit Müdigkeit, später Halluzinationen, katatone Symptome und schließlich Koma.
- Rasche Besserung der neurologischen Symptome durch Dialyse, nach rechtzeitiger Nierentransplantation häufig restitutio ad integrum.
- Unter chron. Hämodialyse abhängig von der Harnstoffkonzentration. Rezid. enzephalopathische Symptome möglich, jedoch milder als bei der Erstmanifestation.

17.4.2 Dialyse-Dysequilibrium-Syndrom

(ICD-10 G93.4)

Ätiologie Aufgrund zu rasch durchgeführter Dialyse führen E'lytverschiebungen, Liquorazidose und verzögerte Harnstoffelimination aus dem ZNS zum Hirnödem. Auftreten gegen Ende bis 1 Tag nach Dialyse.

Klinik Pochende, bilaterale Kopfschmerzen, Übelkeit, Erbrechen, Muskelkrämpfe, psychomotorische Unruhe, Bewusstseinsstörung, selten tonisch klonische Anfälle.

Diagnostik

- Labor: E'lyte, Krea, Harnstoff (meist normal, als DD gegen urämische Enzephalopathie), BB, Hb (evtl. Anämie).
- EEG: Leichte Allgemeinveränderung.
- CT: o.B., aber wichtig zum Ausschluss anderer Ursachen (z.B. Tumor, Ischämie).

Therapie

- Schnelle Rückbildungstendenz, daher meist keine Ther. notwendig.
- Bei fehlender spontaner Besserung innerhalb von Stunden Gabe osmotisch aktiver Lösungen, z.B. 50 ml 20%ige Glukoselösung i.v.
- Bei Krampfanfällen Akutther. mit Clonazepam 0,5–1 mg i.v. (Rivotril®) zur Anfallsunterbrechung, keine Dauerprophylaxe.
- Änderung des Dialyseprotokolls.

Dialyseenzephalopathie

Aluminiumintox. durch zu hohen Aluminiumgehalt der Dialyseflüssigkeit. Kommt heute kaum noch vor.

Klinik Subakut psychopath. und neuropsychologische Symptome (Dyspraxie, Aphasie, Desorientiertheit, Verwirrtheit, Gedächtnisstörungen, Delir, Wahn, Halluzinationen), zerebrale Anfälle, Myoklonien.

Diagnostik Aluminiumspiegel i.S. > 200 mg/l; im EEG bilaterale langsame Wellen, generalisierte epileptische Aktivität.

Therapie Verwendung aluminiumfreier Dialysatflüssigkeiten. Desferoxamin (z.B. Desferal®), bis die Aluminiumkonzentration < 200 mg/l, 4–6 g/Wo., von denen 1–2 g während der letzten beiden Stunden der Dialyse i.v. gegeben werden.

17.5 Enzephalopathien bei Elektrolytstörungen

17.5.1 Enzephalopathie bei Hyponatriämie

(ICD-10 G93.4)

Ätiologie Hyponatriämie durch renalen Salzverlust, iatrogen durch zu hohe Flüssigkeitszufuhr und Gabe von Diuretika oder bei vermehrter ADH-Produktion (Sy. der inadäquaten ADH-Sekretion *SIADH* oder *Schwartz-Bartter-Sy.* mit Oligurie und hypervolämischer Hyponatriämie z.B. nach SHT, Meningitis, SAB, GBS, Hirntumoren).

Klinik Verlangsamung, Konzentrations- und Gedächtnisstörungen, Müdigkeit bis zu Bewusstseinsstörung und Koma, zerebrale Krampfanfälle und Myoklonien, schlaffe Tetraparese.

Diagnostik E'lyte i.S. (Na^+ i.S. < 120 mmol/l).

Differenzialdiagnosen ☞ 17.1.1.

Therapie **Cave:** Zentrale pontine Myelinolyse (☞ 17.5.2).
Normovolämische Hyponatriämie: Langsamer Ausgleich der Na^+-Konzentration (max. um 0,6 mmol/l/h) bis auf grenzwertig hyponatriämische Werte (Abschätzung des Na^+-Bedarfs ☞ unten), 5 Amp. NaCl 20% in Perfusor (1 g NaCl = 17,1 mmol NaCl = 5 ml NaCl 20%).

Hypovolämische Hyponatriämie: Volumensubstitution mit isotonischen Lösungen (z.B. Ringer) meist ausreichend. Bei $Na^+ < 120$ mmol/l und neurologischen Symptomen Zusatz von 20 ml NaCl 20% in 500 ml Ringerlösung.
Hypervolämische Hyponatriämie: Flüssigkeitsrestriktion und Bilanzierung, niedrig dosierte Schleifendiuretika, z.B. Furosemid 5 mg (z.B. Lasix®). **Cave:** Keine hyperosmolaren Lösungen, da Gesamt-Na^+-Gehalt des Körpers erhöht ist.

Na^+-Bedarf (in mmol) = 135 – Na^+ (mmol/l) × 0,3 × kg.

17.5.2 Zentrale pontine Myelinolyse

(ICD-10 G37.2) Symmetrische, nicht entzündliche Demyelinisierung der zentralen Brücke durch zu raschen Ausgleich einer Hyponatriämie. Häufig im Alkoholentzugsdelir oder in Zusammenhang mit anderen schweren Erkr. (Nieren- oder Leberversagen). In etwa 10% begleitende Demyelinisierungsherde in Stammganglien, Thalamus und Rückenmark.

Klinik

- Variabel: Milde pontine Funktionsstörung bis „Locked-in-Sy." (☞ 16.3.2).
- Okulomotorik: Miosis, Doppelbilder, Nystagmus, horizontale Blickparese.
- Zentrale Tetraparese: Hyperreflexie, pos. Babinski-Zeichen.
- Pseudobulbärparalyse: Dysarthrie, Dysphagie.
- Bewusstseinsstörung bis zum Koma.

Diagnostik

- Labor: E'lyte i.S. ($Na^+ < 120$ mmol/l).
- MRT: Pontine Demyelinisierungen in T_2-gewichteten Bildern.

Differenzialdiagnosen

- Vertebrobasiläre Zirkulationsstörungen (☞ 6.2): Hemi- oder Tetraparese, Okulomotorikstörungen, faziale Parese mit Dysarthrie und Schwindel.
- Akute demyelinisierende Enzephalitis, MS (☞ 8).
- Progressive multifokale Leukenzephalopathie (☞ 7.4.8) z.B. bei HIV-Infektion.

Therapie Intensivüberwachung. Vorsichtiger Ausgleich der E'lytstörung: Anstieg des Serum-Na nicht schneller als 0,5 mmol/l/h. Anstreben einer milden Hyponatriämie von ~130 mmol/l. Intubation bei Ateminsuff. (z.B. Aspirationspneumonie bei Dysphagie, BGA: $pCO_2 > 50$ mmHg, $pO_2 < 70$ mmHg).

! Nach Auftreten von Demyelinisierungsherden keine kausale Ther. möglich.

Prognose Abhängig von Dauer und Schwere der Symptomatik. Hohe Letalität innerhalb eines Mon.

17.5.3 Störungen des Kalziumstoffwechsels

(ICD-10 E83.5)

Tab. 17.4 Störungen des Kalziumstoffwechsels

	Hypokalzämie	Hyperkalzämie
Ätiologie	Nebenschilddrüseninsuff., Vit.-D-Mangel	Hyperparathyreoidismus, maligne Tumoren (V.a. ossäre Metastasen), Plasmozytom, Vit.-D-Intox.
Klinik	Neuromuskuläre Erregbarkeit ↑, Krämpfe, Pfötchenstellung, periorale Parästhesien, Angst, psychotisches Sy., kardiovaskuläre Symptome: Hypotonie, Rhythmusstörungen, EKG-Veränderungen	Neuromuskuläre Erregbarkeit ↓, muskuläre Hypotonie, Bewusstseinstrübung, Halluzinationen, Desorientiertheit, Übelkeit, Erbrechen, Dehydratation, Nierenversagen
Labor	Ca^{2+}-Spiegel i.S., Parathormon, Tumormarker	
Therapie	Therapie der Grunderkr., Kalziumglukonat 10% 10–20 ml tägl.	Ther. der Grunderkr. Calcitonin 5–10 IE/kg i.v. (z.B. Karil®) in der hyperkalzämischen Krise bzw. s.c. bei chron. Hyperkalzämie, Diphosphonate 300 mg (z.B. Ostac®) in 500 ml NaCl 0,9% über mind. 2 h i.v. für 10 Tage, Volumensubstitution mit Bilanzierung, ZVD- und E'lyt-Kontrolle

17.6 Enzephalopathien bei Endokrinopathien

Häufig bei Störungen des Schilddrüsenhormonstoffwechsels.

17.6.1 Enzephalopathie bei Hyperthyreose

(ICD-10 E05.9)

Ätiologie Hyperthyreose meist durch Autoimmunerkr. oder funktionelle Autonomie der Schilddrüse. Akute lebensbedrohliche Dekompensation als thyreotoxischer Krise, die bei Hyperthyreose, z.B. unter Iodexposition (Röntgen-KM!), inadäquater Ther., OP, Trauma, Infekten, auftreten kann.

Klinik Intermittierende Verwirrtheitszustände, von psychomotorischer Unruhe bis zu ausgeprägten wahnhaften Zustandsbildern, z.T. mit affektiver Entgleisung oder Halluzinationen. Neuromuskuläre Symptome (Myopathie, PNP, Hyperreflexie). Zerebrale Krampfanfälle und Herdsymptome, wie Tremor und Choreoathetose.

Diagnostik

- Labor, internistische Diagnostik.
- EEG: Allgemeinveränderung.
- EMG, NLG (☞ 2.2.4): Neurogen oder myopathisch verändert.

Differenzialdiagnosen Enzephalitis, Ischämie, Blutung, Tumor, andere endokrine Enzephalopathien.

Therapie der thyreotoxischen Krise

Intensivüberwachung, Kühlung

Thyreostatika: Thiamazol 4 × 40 mg i.v. (z.B. Favistan®).

Iodid 1 g tägl. , Beginn etwa 2 h nach Thiamazol, bei vorheriger Iodexposition alternativ Lithium 1 g tägl.

Prednisolon 100–200 mg tägl. i.v. (z.B. Decortin® H) mit Magenschutz (☞ 26.5.2).

β-Blocker : Bei Tachykardie, Hypertonie und Tremor, z.B. Propanolol initial 1–10 mg i.v. unter Monitorkontrolle, danach 4 × 1 mg tägl. p.o. (z.B. Dociton®).

17.6.2 Enzephalopathie bei Hypothyreose

(ICD-10 E03.9)

Ätiologie Meist bei lange unbehandelter Hypothyreose, Auslösung durch Infekte, Kälte, sedierende Medikamente, Narkose, Trauma.

Klinik Enzephalopathisches Allgemeinsy. (☞ 17.1.1), psychopath. Sy. (Apathie, depressive Verstimmung). Neuromuskuläre Symptome (PNP, Engpasssy., Myopathie, Sensibilitätsstörungen, Hyporeflexie, Paresen). Zerebrale Krampfanfälle, v.a. bei postop. Myxödem, Herdsymptome mit Ataxie, Nystagmus, Hörstörungen. Internistische Symptome.

Diagnostik

- Labor, internistische Diagnostik.
- EEG: Allgemeinveränderung.
- EMG, NLG (☞ 2.2.4): Neurogen oder myopathisch verändert.
- CCT: Bei Hypothyreose Verkalkung der Stammganglien möglich.

Differenzialdiagnosen Enzephalitis, Ischämie, Blutung, Tumor, andere endokrine Enzephalopathien.

Therapie des Myxödemkomas

Intensivüberwachung, Intubation bei $pCO_2 > 50$ mmHg.

L-Thyroxin initial 500 mg, danach Thyroxin 100–200 mg tägl. i.v. (z.B. Euthyrox®).

Hydrocortison 200 mg tägl. i.v.

Erwärmung langsam um ~1 °C/h bis Normaltemperatur.

Digitalisierung: Bei Myokardinsuff. und Herzrhythmusstörungen, evtl. passagerer Herzschrittmacher.

Antikonvulsive Ther. ☞ 9.1.2.

! Nach Ausgleich der Hormonstörung meist rasche Rückbildung der neurologischen Symptome.

17.6.3 Andere endokrine Enzephalopathien

Hyperparathyreoidismus (☞ 17.5.3): Ausmaß der zerebralen Symptome (enzephalopathisches Allgemeinsy., ☞ 17.1.1, Herdsymptome, zerebrale Anfälle) korreliert mit Ca^{2+} i.S., zusätzlich häufig Myopathien und PNP.

Hypoparathyreoidismus: Stammganglienverkalkungen (Fahr-Krankheit), neuromuskuläre Übererregbarkeit.

NNR-Überfunktion: Hypertensive Enzephalopathie, Myopathie.

NNR-Unterfunktion: Pseudobulbärparalyse, spastische Tetraparese, kortikale Blindheit, zunehmende Demenz, Myopathie.

Pankreatitis: Akute Verwirrtheitszustände bis zum Delir, Halluzinationen, zerebrale Krampfanfälle, MER ↑, pos. Babinskizeichen. Im weiteren Verlauf neurologische Herdsymptome, wie Hemiparese, Aphasie und fokale Krampfanfälle.

17.7 Enzephalopathie bei Porphyrie

(ICD-10 E80) Selten im Rahmen einer akuten intermittierenden Porphyrie.

Ätiologie Meist auslösende Medikamente, z.B. Barbiturate, Benzodiazepine, Clonidin, Diclofenac, Halothan, orale Kontrazeptiva, Sulfonamide, Theophyllin.

Klinik

- Gedächtnis- und Konzentrationsstörungen, Schläfrigkeit, Verwirrtheitszustände, psychotische Episoden. Bulbärhirnsymptome, wie HN-Paresen, Schluckstörungen, Dyspnoe. Andere neurologische Herdsymptome, wie Hemiparese, Aphasie, extrapyramidale Symptome (Rigor, Tremor).
- Intermittierende Rotfärbung des Urins, abdominale Krisen (Bauchschmerzen, Erbrechen, Fieber, Leukozytose), kardiovaskuläre Symptome (Tachykardie, Hypertonie).

Diagnostik Porphyrin i.S. ↑; Porphobilinogen und δ-Aminolävulinsäure i.U. normal oder ↑.

Differenzialdiagnosen Endogene Psychosen (☞ 18, 19).

Hartnup-Krankheit: Prim. Enzephalopathie bei Aminosäurestoffwechselstörung (endogener Niacinmangel durch aut. rez. vererbte renale und intestinale Transportstörung für Tryptophan). *Klinik:* Intermittierend auftretende Photodermatosen, zerebelläre Ataxie, PNP, psychopath. Symptome. *Ther.:* Parenterale Niacinsubstitution mit 200 mg tägl. (z.B. Nicobion®).

Therapie **Glukose** 500 g tägl. in hochkonzentrierten Lösungen.
Analgetika: Bei Schmerzen ASS 500 mg p.o. (z.B. Aspirin®), Morphine, z.B. Morphinsulfat 10 mg p.o. kein Diclofenac, Phenylbutazon, Ergotamin, Pentazosin.
β-Blocker: Bei Tachykardie oder arterielle Hypertonie, z.B. Metoprolol 100 mg tägl. p.o. (z.B. Beloc®), kein Clonidin, Hydralazin, Methyldopa.
Promethazin: Bei Übelkeit oder Unruhe, z.B. 3 × 25 mg tägl. p.o. (z.B. Atosil®), keine Benzodiazepine.
Clomethiazol: Bei zerebralen Krampfanfällen z.B. 3 × 500 mg tägl. p.o. (z.B. Distraneurin®), kein Ethosuximid, Mesuximid, Phenytoin, Primidon, Valproinat, Benzodiazepine.

17.8 Myopathien

17.8.1 Endokrine Myopathien

(ICD-10 G73.5) Oft Erstmanifestation der Endokrinopathie mit akuter Myopathie in der endokrinen Krise. Langsam progrediente Myopathie als Frühsymptom der endokrinen Störung.

Klinik Proximal und beinbetonte, schmerzlose Paresen, häufig begleitet von Symptomen der Endokrinopathie.

Prognose Abhängig von der Grunderkr., normalerweise bildet sich die muskuläre Symptomatik nach Normalisierung der Hormonspiegel vollständig zurück.

Tab. 17.5 Klinik und Diagnostik der endokrinen Myopathien

	Trophik	MER	Begleit-symptome	CK	EMG	Biopsie	Labor
Hypo-thyreose	–	↓	Myalgien, Krampi, Engpasssy.	↑	Unauf-fällig	Unauffällig	fT_3 < 3,5 pg/ml, fT_4 < 0,8 ng/dl, TSH basal > 3,5 mU/l
Hyper-thyreose	–	++	Bulbärpa-ralyse bei Thyreoto-xikose	Unauf-fällig	Unauf-fällig	Allgemeine Atrophie, Fettgewebs-vermehrung	fT_3 > 8 pg/ml, fT_4 > 1,8 ng/dl, TSH basal < 0,3 mU/l

Tab. 17.5 Fortsetzung

	Trophik	MER	Begleit-symptome	CK	EMG	Biopsie	Labor
Conn-Krankheit, Addison-Krankheit, Hyperinsulinismus	Unauffällig	Unauffällig	Transiente Paresen	Unauffällig	Unauffällig	Unauffällig	*Conn-Krankheit:* Aldosteron > 100 ng/l, K^+ ↓ *Addison-Krankheit:* Aldosteron < 20 ng/l, K^+ ↑ *Hyperinsulinismus:* Insulin > 17 mU/l, BZ ↓
Hyperparathyreoidismus	–	Unauffällig	Hyperkalzämie, Adynamie	Unauffällig	Unauffällig	Unauffällig	PTH intakt > 65 ng/l, Ca^{2+} ↑
Cushing-Sy.	–	Unauffällig	Mondgesicht, Stiernacken, Striae, Hypertonie, Ödeme, Thromboembolien	Unauffällig	Unauffällig	Faser-2-Atrophie	Cortisol > 25 μg/dl morgens, > 5 mg/dl abends, 17-Hydroxykortikoide im 24 h-Urin > 10 mg, Leukos ↓↓, K^+ ↓, BZ ↓

17.8.2 Myopathien bei HIV-Infektion

(ICD-10 G73.4)

Myopathie durch HIV

Klinik Rasch progrediente, gelegentlich schmerzhafte, proximal betonte Paresen.

Diagnostik CK ↑, Muskelfasernekrosen (Typ-2-Fasern) und entzündliche lymphozytäre Infiltrate in der Muskelbiopsie.

Therapie Allgemeine Ther. von Myopathien ☞ 15, HIV ☞ 7.4.8.

Prognose Chron. progredienter Verlauf.

Zidovudinassoziierte Myopathie

Nach etwa 1 J. Ther. mit Zidovudin kann eine Myopathie mit mitochondrialen Strukturanomalien auftreten, die klinisch kaum von einer HIV-assoziierten Myopathie zu unterscheiden ist.

Klinik Rasch progrediente, proximal betonte Paresen.

Diagnostik Evtl. CK ↑, mitochondriale Strukturanomalien in der Muskelbiopsie.

Therapie Umstellung der antiretroviralen Therapie mit Absetzen von Zidovudin.

17.8.3 Alkoholische Myopathie

(ICD-10 G72.1)

Tab. 17.6 Alkoholische Myopathien

	Akute Phase: Rhabdomyolyse	Chronische Phase: Alkoholmyopathie
Klinik	Starke Schmerzen, Schwellung und Bewegungseinschränkung der betroffenen Extremitätenmuskulatur; Augenmuskeln o.B.; akutes Nierenversagen	Schmerzlose, proximal betonte Paresen und Atrophie, Kardiomyopathie, meist zusätzlich sensomotorische PNP
Diagn.	CK ↑↑, Myoglobinurie, akutes Nierenversagen mit Harnstoff ↑, Krea ↑, K^+ ↑	Labor: CK o.B., γ-GT ↑, MCV ↑ EMG: Myopathisches Muster; NLG bei meist gleichzeitiger vorliegender PNP verzögert Muskelbiopsie: Typ-2-Faser-Atrophie
Ther.	Forcierte Diurese, Hämodialyse, Regulation von Flüssigkeits-/E'lythaushalt, Alkoholkarenz, evtl. Analgetika	Alkoholkarenz
Progn.	Bei akutem Nierenversagen hohe Letalität, Rückbildung der motorischen Störungen unter strikter Alkoholkarenz nach Mon. möglich	Günstig bei Alkoholkarenz

17.9 Vitaminstoffwechselstörungen

Ätiologie

Hypovitaminosen

- Ungenügende Zufuhr: Sehr einseitige Ernährung (Vegetarier), Mangelernährung bei chron. Alkoholabusus, Anorexia nervosa oder Reduktionsdiät.
- Mangelhafte Resorption: Chron. Darm-, Pankreas-, Lebererkr., Thyreotoxikose, Diab. mell.
- Erhöhter Verbrauch: Schwangerschaft, Still- und Wachstumsperiode, konsumierende Erkr.
- Genetisch: Hartnup-Krankheit (Niacinmangel), Homozystinurie (B_6-Mangel), familiäre megaloblastäre Anämie (B_{12}- oder Folsäuremangel).

Hypervitaminosen: Meist iatrogen.

17.9.1 Vitamin A/Retinol

Ätiologie Malabsorption, Konversionsstörung bei Diab. mell. oder Hypothyreose, Lebererkr.; erhöhter Verbrauch.

Klinik

- Mangel (*ICD-10 E50*): Hirndruck, Augensymptome (Nachtblindheit, Hornhautveränderungen), Optikusatrophie.
- Überschuss: Nystagmus, Exophthalmus, Hepatomegalie, Leberzirrhose, Hautveränderungen, Pseudotumor cerebri.

Diagnostik Retinol i.S. (Norm: 25–80 μg/dl), Karotin i.S. (Norm: 20–200 μg/dl).

Therapie

- Hypovitaminose: Retinol 100 mg tägl. p.o. für Mon. (z.B. Vitamin-A-saar®).
- Hypervitaminose: Sofort absetzen.

17.9.2 B_1-/Thiaminmangel

(ICD-10 G63.4 und E51.1)

Ätiologie Mangelernährung, z.B. Alkoholismus, Resorptionsstörung.

Klinik **Beriberi:** Kardiale Symptome und PNP mit lanzinierenden Schmerzen, Parästhesien, exzessives Schwitzen der Füße, Lähmungen (☞ 1.1.5).
Wernicke-Enzephalopathie, Korsakow-Sy. (☞ 17.3).
Strachan-Sy.: Optikusatrophie, sensomotorische PNP, sensible Ataxie mit Parästhesien und orogenitaler Dermatitis (selten).

Diagnostik Labor ☞ 17.3. PNP-Diagnostik ☞ 14.4.2.

Therapie Bei Beriberi B_1 2 × 50 mg tägl. p.o. (z.B. Betabion®), langsame, meist inkomplette Restitution; Wernicke-Enzephalopathie ☞ 17.3.

17.9.3 B_2-/Riboflavinmangel

(ICD-10 E53)

Klinik PNP (☞ 14.4).

Diagnostik ☞ 14.4.2.

Therapie Riboflavin 10–30 mg tägl. (z.B. B_2-ASmedic®).

17.9.4 Niacinmangel (Pellagra)

(ICD-10 E52)

Ätiologie Reine Maiskost, Tryptophanmangel, Alkoholismus, Resorptionsstörungen bei GIT-Erkr., Hartnup-Sy., INH-Ther.

Klinik

- Zunächst Schlaflosigkeit, Nervosität, Depression, Apathie.
- Progrediente demenzielle Sy. mit Merkfähigkeitsstörung und Primitivreflexen.
- Extrapyramidale Symptome (Rigor, Zahnradphänomen).
- Myelopathie mit spastischer Paraparese.
- Scharf begrenzte Erytheme an belichteten Hautarealen.
- Gastrointestinale Schleimhautveränderungen mit Stomatitis, Übelkeit, Erbrechen, blutige Diarrhö.

Diagnostik Niacinmetaboliten i.U. ↓ (Methylnikotinamid, Norm: 3 mg/24 h).

Therapie Initial Niacin 3 × 200 mg tägl. p.o. (z.B. Nicobion®). Erhaltungsdosis 1–3 × 100 mg tägl. p.o.

17.9.5 B_6/Pyridoxin

(ICD-10 E53.1, G63.3)

Ätiologie Alkoholismus, INH.

Klinik

- Mangel: Epilepsie, PNP (Dysästhesien). Symmetrisches Erythem, Stomatitis und Glossitis.
- Überschuss: Sensorische PNP (☞ 14.4.5), sensible Ataxie.

Diagnostik Pyridoxin i.U. (< 1,0 mg). Xanthurensäureausscheidung i.U. ↑ nach Tryptophan p.o.

Therapie Pyridoxinhydrochlorid 50–150 mg tägl. p.o., bei PNP 300 mg tägl. p.o. (z.B. Hexobion®).

17.9.6 Pantothensäuremangel

(ICD-10 E53.8, G63.3)

Klinik Parästhesien, Muskelkrämpfe, Ataxie.

Diagnostik Pantothensäure i.S. (Norm: 0,2–1,9 mg/l).

Therapie Multivitaminpräparat 20–40 mg tägl. p.o.

17.9.7 Biotinmangel

(ICD-10 E53.8)

Ätiologie Bei geschädigter Darmflora.

Klinik Depression, Somnolenz, Halluzinationen, Kopf- und Muskelschmerzen, Hautveränderungen, Haarausfall, Hypercholesterinämie.

Diagnostik Biotin i.S. (Norm: 160–810 ng/l).

Therapie Biotin 1000 mg tägl. p.o. (z.B. Rombellin®).

17.9.8 Folsäuremangel

(ICD-10 E53.8, G63.3) Häufigster Vitaminmangel in Europa.

Ätiologie Darmerkr. (Sprue), Lebererkr., Folsäureantagonisten (Aminopterin, Cyclophosphamid), Schwangerschaft.

Klinik Isoliert meist nur makrozytäre hyperchrome Anämie, in Komb. mit B_{12}-Mangel Depression, sensible PNP, restless legs, funikuläre Myelose (☞ 14.4.4).

Diagnostik Folsäure i.S. (Norm: 4–20 ng/ml), Histidinbelastungstest, BB (MCV ↑).

Therapie Akut Folsäure 15 mg tägl. i.m., nach Spiegelausgleich 2–3 × 5 mg tägl. p.o. (z.B. Lafol®).

17.9.9 B_{12}-/Cobalaminmangel

(ICD-10 E53.8, G63.3)

Ätiologie Magenresektion (Mangel an intrinsic factor), Schwangerschaft, Darmparasiten, Ileumresektion.

Klinik Funikuläre Myelose; Pallhypästhesie, Dysästhesien und ataktische Paraparese mit Gangunsicherheit und abgeschwächten MER; später auch zentrale Paresen mit gesteigerten MER, Babinski, Kontrakturen. Enzephalopathie mit Apathie oder psychomotorischer Unruhe, Desorientiertheit, emotionaler Labilität, organische Psychose, Zentralskotom. Sensomotorische PNP (☞ 14.4). Perniziöse Anämie.

Diagnostik Cobalamin i.S. (Norm: 0,2–0,9 ng/ml), Schillingtest, VEP, SSEP, Blutbild: MCV ↑.

Therapie Akut 1 mg tägl. i.m. für 1–2 Wo., nach Spiegelausgleich 1 × 1 mg/Mon. i.m. (z.B. Cytobion®).

17.9.10 Vitamin-C-/Ascorbinsäuremangel

(ICD-10 E54)

Klinik Hämorrhagische Diathese mit Blutungen intrakraniell und in Nervenscheiden.

Diagnostik Ascorbinsäure i.S. (Norm: 2–14 mg/l).

Therapie Vitamin C 150–2000 mg p.o., i.m. oder i.v. tägl. (z.B. Cebion®).

17.9.11 Vitamin D – Calciferol

(ICD-10 E55.0)

Klinik
- Mangel: Rachitische Myopathie, Tetanie.
- Überschuss: Kopfschmerz, Schmerzen in Kiefergelenken und Muskeln, MER ↓, zerebrale Anfälle.

Diagnostik
- Hypovitaminose: 25-Hydroxycholecalciferol i.S. (Norm: 13–43 nmol/l).
- Hypervitaminose: Hyperkalziämie/-urie, radiologisch Knochenverdichtungen.

Therapie
- Hypovitaminose: Colecalciferol 5–10 mg tägl. p.o. oder 15 mg tägl. i.m. (z.B. Vigorsan®).
- Hypervitaminose: Absetzen, NaCl 0,9% i.v., Prednisolon 0,5 mg/kg tägl. p.o. für 2–3 Mon. (z.B. Decortin® H).

17.9.12 Vitamin-E-/Tocopherolmangel

(ICD-10 E56, G63.3)

Klinik Spinozerebelläre Degeneration (☞ 13.2.5), PNP (☞ 14.4), Retinitis pigmentosa.

Diagnostik Tocopherol i.S. (Norm: 4,7–20,3 µg/ml).

Therapie Akut Tocopherolacetat 2 g tägl. p.o. für 14 Tage, danach 800 mg tägl. p.o., nach 1 J. 100 mg tägl. p.o., bei A-β-Lipoproteinämie 100 mg/kg tägl. p.o. (z.B. Eusovit®).

17.10 Neurologische Nebenwirkungen ausgewählter internistischer Medikamente

Andere Medikamente ☞ 26.

Tab. 17.7 Neurologische Nebenwirkungen ausgewählter internistischer Medikamente

Nebenwirkung	Medikament
Krampfanfälle ☞ 9	Antihistaminika, Chlorambucil, Ciclosporin A, Cisplatin, 5-Fluorouracil, Gyrasehemmer, Makrolide, Methotrexat, Penicilline, Sulfonamide, Theophyllin, Vindesin
Kopfschmerzen, Schwindel ☞ 4.12; 5.1	β-Blocker, Chlorambucil, Cyclophosphamid, Diuretika, Domperidon, Gyrasehemmer, Herzglykoside, Kalziumantagonisten, Makrolide, Metoclopramid, Nitrate, NSAID, Polypeptidantibiotika, Sulfonamide, Theophyllin
Enzephalopathie ☞ 17.1.1	Chlorambucil, Cisplatin, Methotrexat, Procarbazin
ZNS-Demyelinisierung	BCNU, Carmustin, CCNU, Lomustin, Nimustin
Polyneuropathie ☞ 14.4	Bleomycin, Cisplatin, Cytarabin, Procarbazin, Vinblastin, Vindesin
Wadenkrämpfe, Paresen	Diuretika
Parästhesien	Aminoglykoside, Ciclosporin A
Extrapyramidalmotorische Symptome ☞ 12	Antihistaminika, Ciclosporin A, Domperidon, Flunarizin, 5-Fluorouracil, Metoclopramid, Sulfonamide
zerebelläre Symptomatik ☞ 4.7	5-Fluorouracil
Müdigkeit	β-Blocker, Domperidon, Herzglykoside, Kalziumantagonisten, Metoclopramid
Depression ☞ 18.5	β-Blocker, Bleomycin, Herzglykoside, Sulfonamide
Halluzinationen, Verwirrtheit, Agitiertheit	β-Blocker, Diuretika, Gyrasehemmer, Herzglykoside, Makrolide, NSAID, Vinblastin
Hörstörungen	Aminoglykoside, Cisplatin, Diuretika, NSAID, Polypeptidantibiotika
Sehstörungen	Cytarabin, 5-Fluorouracil, Herzglykoside, Polypeptidantibiotika

18 Affektive Störungen

Inhalt

RUPERT MÜLLER _ MICHAEL RENTROP

636 **18.1 Epidemiologie**
636 **18.2 Ätiologie**
638 **18.3 Psychopathologie**
640 **18.4 Differenzialdiagnosen**
641 **18.5 Klinische Subtypen nach ICD-10**
641 18.5.1 Manische Episode
643 18.5.2 Bipolare affektive Störung
645 18.5.3 Depressive Episode
648 18.5.4 Rezidivierende depressive Störung
649 18.5.5 Anhaltende affektive Störungen
650 18.5.6 Sonstige affektive Störungen
650 18.5.7 Nicht näher bezeichnete affektive Störung
651 **18.6 Therapie**
651 18.6.1 Therapie der Manie
652 18.6.2 Therapie der bipolaren affektiven Störung
653 18.6.3 Arzneimitteltherapie der Depression
660 18.6.4 Weitere Therapieverfahren bei Depression
660 18.6.5 Psychotherapie bei Depression

Organische depressive und maniforme Störungen (ICD-10 F06.3) ☞ 22.3.2, Anpassungsstörung (ICD-10 F43.2) ☞ 20.4.6, Suizidalität ☞ 3.8.3, Stupor ☞ 3.8.2, Erregtheit ☞ 3.8.1

(ICD-10 F3) Affektive Störungen sind gekennzeichnet durch path. Veränderungen der Stimmung (Affekt). Diese kann gehoben sein (Manie) oder gedrückt (Depression). Die Störung betrifft meist ebenfalls das Aktivitätsniveau und das Denken (geminderter Antrieb/Denkhemmung: Depression; vermehrter Antrieb/gesteigerter Ideenfluss: Manie). Die Störungen tendieren zum wiederholten Auftreten.

18.1 Epidemiologie

Depressionen sind neben den Angststörungen die häufigsten psychischen Erkr.

- Punktprävalenz der depressiven Störung und Dysthymie 5–10%, die Lebenszeitprävalenz bei 16% (M 10,4 und F 20,4%), Dysthymie 6%.
- Punktprävalenz der Major Depression 2–7%, davon 25% mit somatischen Symptomen (Melancholie).
- Evtl. Zunahme insbesondere der leichten depressiven Störungen, Vorverlagerung des Ersterkrankungsalters (Kohorteneffekt).
- 65% der Fälle unipolar depressiver Verlauf, etwa 30% der Fälle bipolar, d.h. manische und depressive Phasen, etwa 5% der Fälle rein manisch.
- Ersterkr. der unipolaren Depression: 30.–45. Lj.
- Ersterkr. der bipolare Störung: 20.–35. Lj.
- Lebenszeitrisiko bipolare affektive Störung 1–2%.
- Lebenszeitprävalenz der Zyklothymie 0,4–1%.
- Altersdepression bei 10% der über 65-Jährigen.

18.2 Ätiologie

Das Wissen um die Entstehung ist lückenhaft. Die Unterscheidung „endogen“ versus „neurotische“ affektive Störung wurde aufgrund mangelnder wissenschaftlicher Grundlage aufgegeben. Das aktuelle „Vulnerabilitäts-Stress-Modell“ geht von einer anlagebedingten Verletzlichkeit, depressiogenen oder Manie provozierenden Lebensereignissen (Stressoren) und einer aminerg-cholinergen Imbalance als gemeinsamer Endstrecke von affektiven Störungen aus.

Biologische Faktoren

Genetische Disposition Bei allen affektiven Störungen Hinweise auf genetische Disposition, vermutlich Alterationen auf verschiedenen Genen (Chr. 11?), unterschiedliche Kombinationen dieser Gene im Individuum.

- Major Depression: Risiko bei Verwandten 1. Grades mind. 10–15%.
- Bipolare Störungen: Risiko bei Verwandten 1. Grades 15–20%, bei Erkrankung beider Eltern etwa 55%, eineiige Zwillinge Konkordanzrate 80% zweieiige 15–20%. Erhöhte Vulnerabilität vermitteln Chromosom 4p, 16p, 18q, 18 perizentrometrisch, Xq, 21q.

Neurochemische Befunde

- Katecholaminmangelhypothese: Funktionales Defizit von Noradrenalin (NA) in zentralen noradrenergen Funktionssystemen.
- Monoaminmangelhypothese: Mangel an Noradrenalin (NA), Serotonin (5HT), Dopamin (DA).

- β-Down-Regulation: Erhöhte Sensitivität insbesondere der noradrenergen β-Rezeptoren während der Depression, Down-Regulation durch Antidepressiva.
- Störung der α_2-Rezeptoren: Verminderte Ausschüttung des Somatotropen Hormons (STH) im Clonidintest als Hinweis auf Störung der α_2-Rezeptoren.
- Cholinerg-noradrenerge Imbalance-Hypothese: Überwiegen des cholinergen Systems bei der Depression, relativer aminerger Überschuss bei der Manie.
- Second-messenger-Systeme: Rolle in der Balance der Erregungsweiterleitung, Signaltransmission ins Zellinnere, intrazelluläre Modulation. Hemmende Wirkung durch Lithium und Carbamazepin auf Phosphoinositolsystem und intrazelluläre Kaliumfreisetzung.

Neuroendokrinologie

- Hyperkortisolismus: Hyperaktivität der Hypothalamus-Hypophysen-Nebennieren (HHN)-Achse. Bidirektionalität: Durch Depression bedingt und/oder Depression aufrechterhaltend oder gar ursächlich für Depression. Führt zu verminderter Wachstumshormonausschüttung (STH), inhibierende Wirkung auf Schilddrüsenachse (TRH-Test: TSH-Antwort ↓).
- Evtl. Störung der Feedback-Mechanismen der HHN durch stressinduzierte Glukokortikoide.
- Hormonelle Veränderungen im Wochenbett.

Schlaf

- REM-Schlaf-Dysregulation: Vorverlagerung und Verlängerung.
- Überaktivität cholinerger Transmission: evtl. Korrektur durch Schlafentzug.

Somatische Erkrankungen und Pharmaka Häufig Ursachen, Auslöser oder Kofaktoren affektiver Störungen.

Chronobiologische Faktoren Saisonale Rhythmik, Häufung im Frühjahr und Herbst.

Psychosoziale Faktoren

Typus melancholicus Persönlichkeitsfaktoren: ordentlich, gewissenhaft, akkurat, empfindlich.

Psychodynamische Aspekte Ich-Schwäche durch Verlust des Selbstwertgefühls (narzisstische Krise). Verlust wichtiger Bezugspersonen. Frühkindliche Mangelerfahrungen und Verlustängste führen zu dem Gefühl des „existenziellen Zu wenig" (Zu-wenig-Sein, Nichts-wert-Sein, Nicht-Können). Gegen sich selbst gerichtete Aggression.

„Life events" Psychoreaktive Auslösung durch kritische Lebensereignisse im Sinne einer Stressreaktion. Häufig Verlust wichtiger Bezugspersonen. Verluste mit z.T. langen sozialen Folgen. Länger dauernde Überlastung mit Rückzug.

Lerntheoretische und kognitive Aspekte

- Verstärkerverlust: Insbesondere Verlust von Bindungen.
- „Gelernte Hilflosigkeit": Hilfloses Ausgeliefertsein gegenüber aversiven Reizen.
- Internale Attribution: Gefühl der selbstverschuldeten Hilflosigkeit.
- Wechselwirkung zwischen kognitiven und affektiven Prozessen: Negative Sicht der eigenen Person, (der Vergangenheit,) der Zukunft und der Umwelt (kognitive Triade). Kognitiv dysfunktionale Wahrnehmung unterhält Depression.

18.3 Psychopathologie

Tab. 18.1 Gegenüberstellung der wichtigsten Krankheitsssymptome der Depression und Manie

Symptomcluster	Depression	Hypomanie/Manie
Stimmung	Gedrückte/depressive Stimmung, im Extrem Gefühl der Gefühllosigkeit, Verlust der emotionalen Resonanz auf Ereignisse im Lebensumfeld	Gehobene (euphorische) oder dysphorische Stimmung (Reizbarkeit)
Motivationale Symptome	Interessenverlust	Schnell wechselnde Interessen, mangelnde Ausdauer in der Beschäftigung mit einer Angelegenheit
Antrieb	Verminderung der Energie und des Antriebs mit erhöhter Ermüdbarkeit, Aktivitätseinschränkung, im Extrem depressiver Stupor; in einer anderen syndromalen Ausprägung einer Depression agitierte, ungerichtete Unruhe und vielfaches Klagen	Erleben einer ungeheuren eigenen Vitalität, Antriebssteigerung (v.a. sozial, beruflich, sexuell),
Formaler Gedankengang, Konzentration, Auffassung, kognitive Symptome	Verminderte Konzentration und Aufmerksamkeit, bei geringem Ideenzufluss, bis hin zur depressiven Pseudodemenz	Verminderte Konzentration und Aufmerksamkeit bei Ideenflucht oder subjektivem Gefühl von Gedankenrasen; bis hin zur verworrenen Manie mit schwersten formalen Denkstörungen
	Negative und pessimistische subjektive Zukunftsperspektiven, positive Leistungen werden nicht der eigenen Person zugeschrieben	Überaus positive Einschätzung eigener Möglichkeiten und Zukunftsperspektiven
Gedankeninhalte, inhaltliche Denkstörung	Vermindertes Selbstwertgefühl und Selbstvertrauen, Schuldgefühle und Gefühle von Wertlosigkeit bis hin zu Schuld-, Versündigungs- oder nihilistischem Wahn	Überhöhte Selbsteinschätzung bis hin zur Entwicklung eines Größenwahns
Suizidalität/Fremdgefährdung	Suizidgedanken, Selbstverletzungen oder Suizidhandlungen	Bei Überwiegen der Reizbarkeit stellenweise fremdgefährliche, aggressive Handlungen Suizidalität kann gegeben sein

Tab. 18.1 Fortsetzung

Symptomcluster	Depression	Hypomanie/Manie
Schlaf	Schlafstörungen im Sinne von Ein- und Durchschlafstörung oder morgendlichem Früherwachen	Geringes oder fehlendes Schlafbedürfnis
Somatische Beschwerden	Verminderter Appetit, Gewichtsverlust (5% des Körpergewichts innerhalb eines Monats), somatisches Syndrom mit Gefühl eines Ringes um die Brust, Kloß im Hals	–
Krankheitseinsicht	Teilweise Fehlen einer angemessenen Krankheitseinsicht, Erkr. wird als gerechte Strafe aufgefasst. Fehlende Hoffnung auf ein Ende der Depression	Überwiegend fehlende Krankheitseinsicht. Pat. erleben sich häufig als vollkommen gesund
Verhalten	Sozialer Rückzug, vielfach wird die Zeit allein verbracht, Verlust externer Verstärker	Tollkühnes oder leichtsinniges Verhalten, dessen Risiken die Betroffenen nicht erkennen (übertriebenen Einkäufe, rücksichtsloses Fahren)
	Verlust innerer Themen, mangelnde Fähigkeit zur zwischenmenschlichen Kommunikation, Entwicklung sozialer Hemmungen und Kontaktstörungen	Erhöhte Kontaktfreudigkeit, vermehrte Gesprächigkeit, Rededrang (Logorrhö) Verlust des sozialen Feingefühls bis hin zum völligen Fehlen von Hemmungen
	Deutlicher Libidoverlust	Erheblich erhöhte Libido, bis hin zum Eingehen flüchtiger sexueller Kontakte
Tagesverlauf	Zirkadiane Rhythmik überwiegend mit Morgentief und relativer Besserung am Abend	–

18.4 Differenzialdiagnosen

Eine exakte Differenzialdiagnose mit Ausschluss anderer psychischer Krankheiten und organischer Ursachen ist für die Diagnosestellung unumgänglich. Zahlreiche psychiatrische Krankheitsbilder gehen mit depressiven Syndromen einher. Eine Vielzahl körperlicher Krankheiten und psychotrope Substanzen verursachen depressive und manische Zustandsbilder.

! Bis zu 40% der „depressiven" Pat. leiden an einer bislang nicht erkannten somatischen Erkrankung.

Obligate Untersuchungen
- Somatische Anamnese, Medikamentenanamnese.
- Neurologische und internistische Untersuchung.
- Labor, EEG, EKG
- Bei Ersterkrankung zerebrale Bildgebung , evtl. Liquordiagnostik.
- Ein Drogenscreening ist insb. bei manischen Pat. erforderlich.

Psychiatrische Krankheiten mit affektiven Symptomen

- Schizophrenien, postschizophrene Depression (*ICD-10 F20.4*) ☞ 19.1.4.
- Schizoaffektive Störungen (*ICD-10 F25*) ☞ 19.2.
- Angst und depressive Störung gemischt (*ICD-10 F41.3*) ☞ 20.2.1.
- Anpassungsstörungen (und Trauerreaktion).
- Kurze depressive Reaktion (*ICD-10 F43.20*) ☞ 20.4.3.
- Länger dauernde depressive Reaktion (*ICD-10 F43.21*) ☞ 20.4.3.
- Persönlichkeitsstörungen, insbesondere emotional instabile Persönlichkeitsstörung (*ICD-10 F60.3*) ☞ 21.1.7.

Somatische Erkrankungen als mögliche Ursachen für affektive Erkrankungen

Organische affektive Störungen (*ICD-10 F06.3* ☞ 22). Vor allem depressive Störungen, seltener manische Symptome.

Gehirnerkr.: z.B. Parkinson-Krankheit (☞ 12.2), zerebrovaskuläre Erkr. (☞ 6), Apoplex (☞ 6), ZNS Traumen (☞ 16), ALS (☞ 13.1.1), Chorea Huntington (☞ 12.3.2), Myasthenia gravis (☞ 15.3.1), Encephalomyelitis disseminata (☞ 8), Alzheimer-Krankheit (☞ 22.2.1), Epilepsien (☞ 9), Hirntumoren (☞ 10).

Endokrinologische Erkr.: z.B. Schilddrüsenstörungen, Glukosestoffwechselstörungen, Addison-Krankheit, Cushing-Syndrom, Hyperparathyreoidismus, Hypoparathyreoidismus.

Stoffwechselstörungen: z.B. hepatische Enzephalopathien, Niereninsuff., Dialysepat., Vit.-B_{12}-Mangel (☞ 17.9), Folsäuremangel (☞ 17.9), Wilson-Krankheit, Porphyrie.

Autoimmunerkr.: z.B. Lupus erythematodes, Polymyalgia rheumatica, Panarteriitis nodosa.

Infektionserkr.: z.B. Mononukleose, Neurolues (☞ 7.3.7), Neuroborreliose (☞ 7.3.8), HIV-Enzephalopathie (☞ 7.4.8), Viruspneumonie, Influenza.

Kardiovaskuläre Erkr.: z.B. Herzinfarkt, Herzinsuff., Arrhythmien.

Pulmonologische Erkr.: Chron. obstruktive Bronchitis, Asthma bronchiale, Schlafapnoe, Z.n. Herz-OP.
GIT-Erkr.: z.B. Enteritis Crohn, Colitis ulcerosa, Whipple-Krankheit, Pankreatitis, Meulengracht-Krankheit.
Sonstiges: z.B. Strahlentherapie.

Medikamente und Substanzen, die affektive Störungen verursachen können (Auswahl)

Substanzinduzierte depressive oder manische Symptome (*ICD-10 F1x.54/55*).

- Antihypertonika: z.B. Reserpin, α-Methyl-Dopa, hirngängige β-Blocker (z.B. Propranolol), Clonidin, Prazosin.
- Antibiotika: z.B. Gyrasehemmer, Isoniazid.
- Antirheumatika, Analgetika: Gold, Chloroquin, Indometazin, Phenazetin, Ibuprofen, Opiate.
- Parkinsonmittel: z.B. L-Dopa, Amantadin, Bromocriptin.
- Psychopharmaka: Neuroleptika (insbesondere klassische hochpotente Neuroleptika), Barbiturate.
- Andere: Acetazolamid, Disulfiram, Glukokortikoide, Interferon, orale Kontrazeptiva. Mefloquin.
- Genussmittel/illegale Drogen: Koffein, Nikotin, Alkohol, Amphetamine, Kokain, Opiate.

18.5 Klinische Subtypen nach ICD-10

(ICD-10 F3) Affektive Störungen sind gekennzeichnet durch pathologische Veränderungen der Stimmung (Affekt). Diese kann gehoben (Manie) oder gedrückt sein (Depression). Die Störung betrifft meist ebenfalls das Aktivitätsniveau und das Denken (geminderter Antrieb/Denkhemmung: Depression; vermehrter Antrieb/gesteigerter Ideenfluss: Manie). Die Störungen tendieren zum wiederholten Auftreten. Die Subtypisierung der affektiven Störungen erfolgt nach deskriptiven Merkmalen. Es wird zwischen leichten, mittelgradigen und schweren Formen der affektiven Störung, nach dem Vorliegen von somatischen Symptomen, stimmungskongruenter und stimmungsinkongruenter psychotischer Symptome unterschieden. Weitere wesentliche Merkmale sind der Verlauf, einmalig versus rezid., monopolar versus bipolar und die Dauer der Symptomatik sowie die saisonale Rhythmik.

18.5.1 Manische Episode

(ICD-10 F30.x) Gemeinsames Charakteristikum ist die gehobene Stimmung, gesteigerte Aktivität. Unterteilt in drei Schweregrade: Hypomanie, Manie ohne psychotische Symptome, Manie mit psychotischen Symptomen. Bei vorbekannter depressiver Phase muss eine bipolare affektive Störung diagnostiziert werden. Die isolierte manische Episode ist selten. Ätiologisch ist die manische Episode zu einem hohen Anteil genetisch determiniert (☞ 18.2). Rezidivierende hypomanische oder manische Episoden werden unter bipolaren affektiven Störungen F31. diagnostiziert, da sie diesen ätiologisch nahe stehen. Pathopysiologisch ist von einer regionalen Hyperaktivität des noradrenergen und dopaminergen Systems auszugehen (☞ 18.3). Gefunden wurden auch Veränderungen im GABA-System.

Klassifizierung nach ICD-10

F30: Manische Episode
- F30.0: Hypomanie.
- F30.1: Manie ohne psychotische Symptome.
- F30.2: Manie mit psychotischen Symptomen.
  - .20: Synthyme psychotische Symptome.
  - .21: Parathyme psychotische Symptome.
- F30.8: Sonstige manische Episoden.
- F30.9: Nicht näher bezeichnete manische Episode.

Diagnostik

- Bei vorbekannter depressive Phase muss eine bipolare affektive Störung (☞ 18.5.1) diagnostiziert werden.
- Bei schwerer oder vollständiger Ausprägung mit schwerer Einschränkung der persönlichen Lebensführung Diagnose einer Manie, ansonsten Hypomanie.
- Rezidivierende hypomanische oder manische Episoden werden unter bipolaren affektiven Störungen F31. diagnostiziert, da sie diesen ätiologisch nahe stehen.

! Abzugrenzen sind exogene psychische Störungen und organische Ursachen → Drogenscreening, internistische und neurologische Abklärung, ggf. zerebrale Bildgebung.

Für die Diagnose erforderlich sind mind. für einige Tage durchgehend Merkmal 1 und mind. 3 der unter 2 genannten Merkmale

1. - Gehobene (oder euphorische) Stimmung oder dysphorische Stimmung (Reizbarkeit).
2. - Antriebssteigerung (v.a. sozial, beruflich, sexuell), vermehrte Gesprächigkeit, Rededrang (Logorrhö)
   - Ideenflucht oder subjektives Gefühl von Gedankenrasen
   - Ablenkbarkeit oder andauernder Wechsel von Aktivitäten oder Plänen
   - Vermindertes Schlafbedürfnis
   - Gesteigerte Libido
   - Überhöhte Selbsteinschätzung oder Größenwahn
   - Verlust normaler sozialer Hemmungen
   - Tollkühnes oder leichtsinniges Verhalten, dessen Risiken die Betroffenen nicht erkennen (übertriebenen Einkäufe, rücksichtsloses Fahren)
   - Gesteigerte Geselligkeit oder übermäßige Vertraulichkeit.

Komplikationen

- Finanzielle Probleme mit Verschuldung, Beziehungsprobleme, Scheidung, Trennung Promiskuität, berufliche Probleme mit Kündigung.
- Straftaten, Aggressivität.
- Drogen- und Alkoholmissbrauch.
- Körperliche Erschöpfung, Schäden durch Leichtsinn, Überanstrengung.
- **Cave:** Erhöhtes Suizidrisiko bei Ende der Manie (Scham und Schulderleben, Depression).
- Schwere Krisen nach Ende der Manie bei Bilanzierung der durch die Manie entstanden materiellen und sozialen Schäden.

Differenzialdiagnosen

- Schizophrenie (*ICD-10 F20.0*), schizoaffektive Störung (*ICD-10 F25.0*).
- Organische psychische Störungen (*ICD-10 F06.30*).
- Psychische Störungen durch psychotrope Substanzen (Alkohol *F10.*, Kokain/Amphetamine *F14.*, Cannabis *F12.*).
- Anhaltende affektive Störungen, Zyklothymia (*ICD-10 F34.0*).
- Agitierte Depression (*ICD-10 F32.11*), Zwangsstörung (*ICD-10 F42.*), Anorexia nervosa (*ICD-10 F50.0*).
- Emotional instabile Persönlichkeitsstörung (*ICD-10 F60.3*).

Therapie ☞ 18.6.1.

Verlauf und Prognose Manien entwickeln sich nach langen hypomanen Vorstadien, jedoch ebenso akut innerhalb weniger Tage. Manchmal nur hypomane Symptomatik. Abklingen über hypomane Zustandsbilder oder abrupt. Bis zu 70% der Pat. haben vor oder nach der manischen eine depressive Episode (bipolare affektive Störung *ICD-10 F31.x*). Dauer sehr unterschiedlich zwischen einigen Tagen (selten) bis zu Wochen und Monaten. Prognose der einzelnen Phasen fast immer gut. Allerdings sind einmalige Episoden selten!

18.5.2 Bipolare affektive Störung

(ICD-10 F31.x) Sehr gut belegter genetischer Faktor. Lebenszeitrisiko 1–2%.

Klinik Die Episoden sind gekennzeichnet durch eine Wechsel zu einer Episode mit entgegengesetzter Stimmung oder mit gemischter Symptomatik. Die Episoden können durch einer Remission voneinander abgegrenzt sein. 20% der Pat. mit einer depressiven Episode und 50–70% der Pat. mit einer Manie gehen in ein bipolare affektive Störung über. Im Gegensatz zur Depression keine Geschlechtsunterschiede und früherer Beginn in Adoleszenz bzw. frühem Erwachsenenalter. Wiederkehrende Manien werden hier ebenfalls klassifiziert.
Bei seit der Jugend auftretender, wenig ausgeprägter, nicht episodisch verlaufender hypomaner und depressiver Symptomatik Diagnose einer Zyklothymie (F34.0).

Klassifizierung nach ICD-10

F31 bipolare affektive Störung:

- F31.0: Bipolare affektive Störung, gegenwärtig hypomanische Episode.
- F31.1: Bipolare affektive Störung, gegenwärtig manische Episode ohne pschotische Symptome.
- F31.2: Bipolare affektive Störung, gegenwärtig manische Episode mit psychotischen Symptomen.
- F31.3: Bipolare affektive Störung, gegenwärtig leichte oder mittelgradige depressive Episode.
  .30: Ohne somatisches Syndrom.
  .31: Mit somatischem Syndrom.

Forts. ▶

- F31.4: Bipolare affektive Störung, gegenwärtig schwere depressive Episode, mit psychotischen Symptomen.
- F31.7: Bipolare affektive Störung, gegenwärtig remittiert.
- F31.8: Sonstige bipolare affektive Störung.
  .80: Bipolar II.
  .81: Bipolare Störung mit schnellem Phasenwechsel (rapid cycler).
  .82: Monopolare Manie.
- F31.9: Nicht näher bezeichnete bipolare affektive Störung.

Diagnostik Eine durch Antidepressivatherapie aufgetretene Hypomanie wird als medikamentös induzierte hypomane Störung diagnostiziert (*ICD-10 F06.8.*).

Für die Diagnose erforderlich sind folgende Symptome:

1. Gegenwärtig manische (*ICD-10 F30.1*) oder hypomanische (*ICD-10 F30.0*) Episode
   und
2. in der Anamnese mind. eine andere affektive Episode, welche die Kriterien für eine hypomanische oder manische Episode, eine depressive oder gemischte affektive Störung* erfüllt

oder

1. Gegenwärtig depressive Episode. Dann Klassifizierung der gegenwärtigen depressiven Episode nach den Kriterien der depressiven Episode (*ICD-10 F32*): Leicht, mittel, schwer, mit oder ohne somatisches Syndrom, mit oder ohne psychotische Symptomatik (☞ 18.2.3)
   und
2. in der Anamnese mind. eine andere affektive Episode, welche die Kriterien für eine hypomanische oder manische Episode, eine depressive oder gemischte affektive Störung* erfüllt.

oder

1. Gegenwärtig gemischte affektive Episode
   und
2. in der Anamnese mind. eine andere affektive Episode, welche die Kriterien für eine hypomanische oder manische Episode, eine depressive oder gemischte affektive Störung* erfüllt.

* Gemischte Episode: Zeitgleiches Auftreten oder schneller Wechsel (innerhalb von Stunden) von hypomanischen, manischen und depressiven Symptomen, welcher über einen Zeitraum von zwei Wochen die meiste Zeit vorhanden ist.

Komplikationen

- Komplikationen der Manie bei manischer Episode beachten (☞ 18.5).
- Komplikationen der Depression bei depressiver Episode beachten. Hier insbesondere die Suizidalität.
- Rascher Wechsel von manischer zu depressiver Symptomatik mit Suizidalität.
- Wechsel von Depression zur Manie nicht zuletzt medikamentengetriggert („Switch"-Phänomen).
- Zunehmende Phasenhäufigkeit und zunehmende Dauer der Phasen im Verlauf der Erkrankung evtl. getriggert durch inkonsequente Phasenprophylaxe.
- Verlust der phasenprophylaktischen Wirkung der Medikation durch Absetzen (Incompliance).

Höchstes Suizidrisiko aller affektiver Erkrankungen. Suizidmortalität 15%! Nach Ende der Manie Gefahr der Suizidalität durch beginnende Depression oder Bilanzierung. Besondere Gefährdung besteht auch in affektiven Mischzuständen!

Differenzialdiagnosen ☞ 18.4.

Therapie ☞ 18.6.

Verlauf und Prognose Pat. mit nur manischen Episoden sind selten (*ICD-10 F31.82*). Manische Episode dauern zwischen Tagen bis zu Monaten (Mittel 4 Mon.). Depressionen meist länger (etwa 6 Mon.). Verläufe bis zu einem Jahr sind möglich. Gelegentlich Übergänge in dauerhafte depressive Episoden sind bekannt. Episoden entstehen häufig nach Belastungen. Krankheitsbeginn in jedem Lebensalter. Tendenz der Zunahme der Episoden und der Episodendauer im höheren Lebensalter.
Unterschieden wird in Krankheitsverläufe mit Depression und Manie (*bipolar I*) und Depression mit ausschließlicher Hypomanie (*bipolar II ICD-10 F31.80*). Ein schneller Wechsel zwischen den Phasen (> 4 innerhalb 1 J.) wird als „rapid cycling“ bezeichnet (*ICD-10 F31.81*).

18.5.3 Depressive Episode

(*ICD-10 F32.X*)

Klassifizierung nach ICD-10
F32 depressive Episode:
- F32.0. Leichte depressive Episode.
  .00: Ohne somatisches Syndrom.
  .01: Mit somatischem Syndrom.
- F32.1: Mittelgradige depressive Episode.
  .10 ohne somatisches Syndrom.
  .01 mit somatischem Syndrom.
- F32.2: Schwere depressive Episode, ohne psychotische Symptome.
- F32.3: Schwere depressive Episode, mit psychotischen Symptomen.
  .30: Synthyme psychotische Symptome.
  .31: Parathyme psychotische Symptome.
- F32.8: Sonstige depressive Episode.
- F32.9: Nicht näher bezeichnete depressive Episode.

Diagnostik

! Abzugrenzen sind exogene psychische Störungen und organische Ursachen → Drogenscreening, internistische und neurologische Abklärung, ggf. zerebrale Bildgebung.

Die rein deskriptive Klassifizierung der affektiven Störungen macht zur genauen Diagnosestellung die Beurteilung einer depressiven Episode nach typischen Symptomen, anderen häufigen Symptomen, somatischem Syndrom, psychotischen Symptomen, weiteren Merkmalen (z.B. Dauer und Verlauf) zur Abgrenzung von anderen affektiven Störungen und die Einteilung des Schweregrades erforderlich.

Für die Diagnose relevante Symptome:

I. Typische Symptome

- a Gedrückte/depressive Stimmung
- b Interessenverlust oder Freudlosigkeit
- c Verminderung der Energie mit erhöhter Ermüdbarkeit (nach kleinen Anstrengungen), Aktivitätseinschränkung, Verminderung des Antriebs

II. Andere häufige Symptome

1. Verminderte Konzentration und Aufmerksamkeit
2. Vermindertes Selbstwertgefühl und Selbstvertrauen
3. Schuldgefühle und Gefühle von Wertlosigkeit
4. Negative und pessimistische Zukunftsperspektiven
5. Suizidgedanken, Selbstverletzungen oder Suizidhandlungen
6. Schlafstörungen
7. Verminderter Appetit

Die Stimmung ändert sich wenig von Tag zu Tag, jedoch sind Tagesschwankungen charakteristisch. Angst, Gequältsein, Reizbarkeit, histrionische Symptome, phobische/ zwanghafte Symptome, Hypochondrie und motorische Unruhe (Agitiertheit) können klinisch im Vordergrund stehen.

Schweregrade **Leichte depressive Episode:** Zwei Symptome von Ia–c (depressive Stimmung, Verlust von Interesse/Freude, erhöhte Ermüdbarkeit) und zwei Symptome von II1–7. Die Symptome sind nicht besonders ausgeprägt. Nur teilweise Einschränkung der täglichen Aktivitäten/sozialen Kontakten/Beruf.

Mittelgradige depressive Episode: Zwei Symptome von Ia–c (depressive Stimmung, Verlust von Interesse/Freude, erhöhte Ermüdbarkeit). Drei (besser vier) Symptome von II1–7. Einige Symptome besonders ausgeprägt oder eine Vielzahl von Symptomen durchgängig vorhanden. Erhebliche Einschränkungen der häuslichen Aktivitäten/sozialen Kontakten/ Beruf.

Schwere depressive Episode: (Melancholie) Alle drei Symptome von Ia–c (depressive Stimmung, Verlust von Interesse/Freude, erhöhte Ermüdbarkeit). Dabei wird die Stimmung oft mit einem Gefühl der Gefühllosigkeit umschrieben. Vier Symptome von II1–7, einige besonders ausgeprägt. Somatisches Syndrom praktisch immer Vorhanden. Nicht mehr (allenfalls begrenzt) in der Lage, häusliche Aktivitäten/soziale Kontakte/ Beruf fortzuführen.

Somatisches Syndrom Bei leichter oder mittelgradiger depressive Episode fakultativ, bei schwerer depressiver Episode immer vorhanden. Mind. vier Symptome erforderlich oder einige besonders ausgeprägt:

1 Deutlicher Interessenverlust oder Verlust der Freude an normalerweise angenehmen Aktivitäten.
2 Mangelnde Fähigkeit zur emotionalen Resonanz auf Ereignisse oder Aktivitäten.
3 Früherwachen mind. 2 h vor üblicher Zeit.
4 Morgentief.
5 Psychomotorische Hemmung (Antriebshemmung) oder Agitiertheit.
6 Deutlicher Appetitverlust.
7 Gewichtsverlust (5% des Körpergewichts innerhalb eines Monats).
8 Deutlicher Libidoverlust.

Zusätzlich psychotische Symptome

- Ausschließlich bei schwerer depressiver Episode!
- Wahnideen: Häufig Ideen der Versündigung, der Verarmung, oder bevorstehender Katastrophe, gelegentlich nihilistischer Wahn („Ich bin schon tot, lebe nicht mehr, habe nie existiert"). In synthym/parathym (☞ 4.19.3) unterteilbar.
- Halluzinationen: Selten, wenn vorhanden dann diffamierende anklagende Stimmen, olfaktorische Halluzinationen Fäulnis/verwesendes Fleisch.
- Depressiver Stupor: Schwere psychomotorische Hemmung.

Weitere Merkmale

- Zur Diagnosestellung soll die depressive Episode mind. 2 Wo. andauern. Falls ungewöhnlich schwer oder rasch auftretend, kann eine depressive Episode auch bei kürzerer Dauer klassifiziert werden.
- In der Anamnese keine manischen oder hypomanischen Symptome, welche die ICD-10-Kriterien *F30* erfüllen, ansonsten Diagnose einer bipolaren affektiven Störung (☞ 18.5.1).
- Keine weitere depressive Episode in der Anamnese, sonst Diagnose einer rezid. depressiven Störung.
- Ausschluss Missbrauch psychotroper Substanzen oder einer organische psychischen Störung (*ICD-10 F0*).

Komplikationen

! 15% der Pat. mit einer depressiven Episode unternehmen einen Suizidversuch. 50% aller Suizide geschehen im Rahmen einer Depression

- Bei langem Verlauf oder nur teilweiser Besserung Verlust des Arbeitsplatzes, finanzielle Probleme, Beziehungsprobleme, Scheidung, Trennung.
- Somatische Probleme, v.a. kardiovaskuläre Erkr.

Differenzialdiagnosen ☞ 18.4

Therapie

- Bei schwerer depressiver Episode, bei Suizidalität, häufig bei Komorbidität stationäre Behandlung erforderlich. Gegebenenfalls Zwangseinweisung aufgrund Suizidalität.
- Die Therapie kann die Phasen verkürzen.
- Eine fachgerechte Behandlung erfordert eine Komb. aus pharmakother. und psychother. Elementen. Pharmakotherapie ☞ 18.6.3, Psychotherapie ☞ 18.6.4.

Verlauf und Prognose Meist selbstlimitierende Krankheitsphasen. Etwa 60% komplette Remission, etwa 30% Teilremission, etwa 15% ungünstiger Verlauf, d.h. Dauer > 12 Mon. oder Chronifizierung. Leichte depressive Störungen haben eine hohe Spontanheilungstendenz. Ohne Medikation Phasendauer 6–8 Mon. Prognostisch ungünstig sind Komorbidität mit Substanzmissbrauch, Persönlichkeitsstörungen, Dysthymie („double depression") und Essstörungen. Bei etwa der Hälfte der Patienten kommt es zu mind. einer weiteren depressiven Episode, bei schwerer depressiver Episode (*ICD-10 F33.x*) 75% Rezidive. $^2/_3$ bleiben unipolar, bei 10% kommt es zu einer hypomanen Nachschwankung (bipolar II *F31.80*). Durchschnittliche Dauer bis zum erneuten Auftreten einer Phase (Zykluslänge) 4 J. bei individuell sehr großer Bandbreite.

18.5.4 Rezidivierende depressive Störung

(ICD-10 F33) Klassifiziert werden wiederkehrende depressive Störungen, deren Unterscheidung nach den Kriterien der depressiven Episode erfolgt. Keine hypomanen oder manischen Episoden in der Vorgeschichte, ansonsten bipolare Störung (ICD-10 F31.x). Alter bei Beginn der Störung häufig im 5. Lebensjahrzehnt. Episodendauer im Mittel 6 Mon. (3–12 Mon.) Im Allgemeinen völlige Remission. Rückfälle seltener als bei bipolaren Störungen. Häufig ausgelöst durch negative Lebensereignisse. Verhältnis Frauen zu Männer: 2:1. Gelegentlich entwickelt sich eine anhaltende depressive Störung (ebenfalls als F33 zu klassifizieren).

Diagnostik Für die Diagnose erforderlich sind folgende Kriterien:
- Kriterien für rezid. depressive Störung müssen erfüllt sein. D.h. wiederholte depressive Episode und keine hypomanen oder manischen Episoden im Vorfeld. Dann Klassifizierung der gegenwärtigen depressiven Episode entsprechend der Kriterien der depressiven Episode *F32* (leicht, mittelschwer, mit oder ohne somatisches Syndrom, mit oder ohne psychotische Symptomatik).
- Mind. 2 Episoden sollten 2 Wo. gedauert haben und mehrere Monate weitgehend symptomfrei voneinander getrennt sein. Ansonsten *F38.1*.

Der vorherrschende Typ der vorangegangenen Episoden kann bezeichnet werden.

Klassifizierung nach ICD-10

F33 rezidivierende depressive Störung:
- F33.0: Rezid. depressive Störung, gegenwärtig leichte Episode.
  - .00: Ohne somatisches Syndrom.
  - .01: Mit somatischem Syndrom.
- F33.1: Rezid. depressive Störung, gegenwärtig mittelgradige Episode.
  - .10: Ohne somatisches Syndrom.
  - .01: Mit somatischem Syndrom.
- F33.2: Rezid. depressive Störung, gegenwärtig schwere Episode, ohne psychotische Symptome.
- F33.3: Rezid. depressive Störung, gegenwärtig schwere Episode, mit psychotischen Symptomen.
  - .30: Synthyme psychotische Symptome.
  - .31: Parathyme psychotische Symptome.
- F33.4: Rezid. depressive Störung, gegenwärtig remittiert.

Therapie ☞ 18.6.3. Rezidivprophylaxe siehe auch bipolare affektive Störung ☞ 18.5.1.

18.5.5 Anhaltende affektive Störungen

(ICD-10 F34.x) Jahrelang andauernde affektive Störung, die in ihrem Schweregrad und/oder den Verlaufskriterien nicht oder nur selten die Voraussetzungen zur Diagnose einer depressiven oder hypomanischen/manischen Episode erfüllt. Unter diese Klassifikation fallen die früher als depressive Persönlichkeitsstörung diagnostizierten Störungen. Zusätzliche depressive Episoden (in 10–25% der Fälle) möglich („double depression").

Klinik Häufig Beginn in der späten Adoleszenz oder dem frühen Erwachsenenleben. Zyklothyme Störungen können aufgrund der gehobene Stimmung Aktivität und Appetenz als angenehm erlebt werden und häufig bleiben sie ohne ärztliche Behandlung. Folge der Dysthymie ist ein beträchtliches subjektives Leiden und Beeinträchtigung.

Diagnostik Für die Diagnose erforderlich sind folgende Symptome:

Zyklothymie
- Anhaltende Stimmungsinstabilität.
- Zahlreiche Perioden leicht depressiver und leicht gehobener Stimmung, davon keine ausreichend schwer oder lang genug andauernd, um die Kriterien einer bipolaren affektiven oder einer rezid. depressiven Störung zu erfüllen.

Dysthymie
- Lang andauernde depressive Verstimmung, die nie oder selten die Kriterien der rezid. leichten oder mittelgradigen depressiven Episode erfüllt.
- Beginn gewöhnlich im frühen Erwachsenenalter. Dauer mind. einige Jahre oder Lebenslang.
- Bei Auftreten im höheren Lebensalter meist nach einer depressiven Episode oder Trauerfall.

! Merke
Dysthymie: Keine Geschlechtsunterschiede. Tendenz zur Chronizität. Häufig Suizidversuche und selbst verschuldete Unfälle.
Zyklothymie: Keine Geschlechtsunterschiede. In hypomaner Phase sozial/beruflich erfolgreich, durch Umschlagen in depressive Gestimmtheit launisch wirkend. Alkohol-, Drogen-, Medikamentenmissbrauch häufig. In 15–50% Übergang in bipolar I oder bipolar II.

Klassifizierung nach ICD-10
F34 anhaltende affektive Störungen:
- F34.0: Zyklothymia.
- F34.1: Dysthymia.
- F34.8: Sonstige anhaltende affektive Störung.
- F34.9: Nicht näher bezeichnete anhaltende affektive Störung.

Therapie

Dysthymie Antidepressiva bewirken bei 50% eine deutliche Besserung. Daneben interpersonelle Therapie (IPT) und kognitive Verhaltenstherapie erfolgreich (40–50%). Kombination sinnvoll.

Zyklothymie

- Lithium, Carbamazepin und Valproat. Dosierung wie zur Rezidivprophylaxe bipolarer Störungen (☞ 18.5.1).
- Antidepressiva können in 40–50% hypomanische oder manische Syndrome auslösen.
- Keine Untersuchungen zur Wirksamkeit einer Psychotherapie.

18.5.6 Sonstige affektive Störungen

(ICD-10 F38.x) Von Bedeutung ist v.a. die rezid. kurze depressive Störung, die nicht die Zeitkriterien (mind. 2 Wo.) jedoch die anderen Kriterien einer depressiven Episode erfüllt, und die saisonale affektive Störung.

Diagnostik Für die Diagnose erforderlich sind folgende Symptome:

Gemischte affektive Episode Mind. 2 Wo. Dauer, Mischung oder rascher Wechsel (innerhalb von Stunden) von hypomanisch, manischen oder depressiven Symptomen.

Rezidivierende kurze depressive Störung Im vergangenen Jahr etwa einmal pro Monat rezid. depressive Episoden, alle kürzer als 2 Wo. (typischerweise 2–3 Tage, vollständige Erholung). Andere Kriterien für leichte, mittelgradige oder schwere depressive Episode werden erfüllt.

Saisonale affektiver Störung In mehreren Jahren hintereinander auftretende affektive Störung, immer in derselben Jahreszeit d.h. innerhalb eines Zeitraums von 90 Tagen.

Klassifizierung nach ICD-10
F38. sonstige affektive Störungen:
- F38.0: Sonstige einzelne affektive Störung.
  F38.00: Gemischte affektive Episode.
- F38.1: Sonstige rezidivierende affektive Störungen.
  F38.10: Rezid. kurze depressive Störung.
- F38.8: Sonstige affektive Störungen.
  F38.80: Saisonale affektive Störung.

Therapie

- Rezidivierende kurze depressive Störung: Moclobemid (Aurorix® ☞ Tab. 18.4).
- Saisonale affektive Störung: Antidepressiva (☞ 18.6.3), Lichttherapie (☞ 18.6.4).

18.5.7 Nicht näher bezeichnete affektive Störung

Restkategorie. Als letzte Möglichkeit zu betrachten

Klassifizierung nach ICD-10
F39: Anhaltende affektive Störungen.

18.6 Therapie

Die Therapie affektiver Störungen umfasst neben den pharmakologischen, weitere biologische und verschiedene psychotherapeutische Verfahren. Die pharmakologische Behandlung wird in eine Akut-, eine Erhaltungs- und eine rezidivprophylaktische Therapie eingeteilt.
Eine Pharmakother. allein wird keinem Pat. mit einer affektiven Störung gerecht. Vielmehr gehört eine ärztlich psychotherapeutische Grundversorgung ebenso wie eine psychoedukative Aufklärung des Betroffenen über sein Krankheitsbild zu den Mindestanforderungen einer fachgerechten Behandlung.

! Eine stationär psychiatrische Behandlung ist bei akuter Selbst- oder Fremdgefährdung dringend indiziert.

Bei der inzwischen guten Behandelbarkeit der affektiven Störungen und der guten Führbarkeit insbesondere depressiver Pat. wird die überwiegende Mehrheit der Pat. ambulant behandelt. Bei akuter Suizidgefährdung, Gefahr großer sozialer Schäden oder Fremdgefährdung (insbes. bei manischen Pat.) kann auch eine stationäre Therapie ggf. gegen den Willen des Pat erforderlich sein (☞ 1.3.6).

18.6.1 Therapie der Manie

Grundlagen Gesamtbehandlungskonzept aus medikamentöser Therapie und psychotherapeutischer Grundversorgung. Dabei ist eine psychoedukative Aufklärung über das Krankheitsbild sowie eine taktvolle Auseinandersetzung mit den sozialen und wirtschaftlichen Folgen notwendig. Im Umgang mit manischen Pat. ist eine in der Grundhaltung konsequente und gleichzeitig im Detail kompromissbereit flexible Haltung erforderlich. *Beispiel*: Es besteht eine psychische Störung, ein Klinikaufenthalt ist erforderlich, eine medikamentöse Therapie unumgänglich (Grundhaltung). Kompromisse über die Wahl eines Neuroleptikums, das Lithiumpräparat, Dauer eines Ausganges mit Angehörigen etc. möglich.

! **Merke**

- Krankheitsbedingt fehlt den Pat. häufig die Therapiemotivation, deshalb oft fremdmotiviert oder nicht freiwillig in Klinik.
- Hyperaktivität und Aggressivität können Zwangsmaßnahmen als Ultimo Ratio erforderlich machen (parenterale Medikamentenapplikation ggf. Fixierung).
- Einrichtung einer Betreuung bei fehlender Krankheits- und Behandlungseinsicht, nicht zuletzt zur Ordnung der finanziellen Angelegenheiten. Manische Pat. sind nicht geschäftsfähig!
- Die Therapie kann die Phasen verkürzen.

Arzneimitteltherapie

- Lithium: z.B. Hypnorex ret.®. Antimanische Wirkung bei 1,0–1,2 mmol/l. Mittel der Wahl.
- Carbamazepin (z.B. Tegretal®): *Alternativ* zu Lithium. Langsames Aufdosieren erforderlich. Dosierung nach Medikamentenspiegel. Zieldosis 400–600 mg tägl. p.o.
- Valproat (z.B. Ergenyl®). *Alternativ* zu Lithium. Langsames Aufdosieren erforderlich. Dosierung nach Medikamentenspiegel. Zieldosis 600–900 mg tägl. p.o.

- Neuroleptika: Ergänzend bei Bedarf hochpotente oder atypische Neuroleptika (☞ 19.1.7) in schizophrenieüblicher Dosierung, wie Haloperidol 10–15 mg tägl. p.o. (z.B. Haldol®), Olanzapin 20–40 mg tägl. p.o. (Zyprexa®) oder Clozapin 200–600 mg tägl. p.o. (z.B. Leponex®). **Cave:** Anwendungsvorschriften beachten!
- Sedierung und Schlafinduktion: Niederpotente Neuroleptika, wie Levomepromazin (z.B. Neurocil®), oder Benzodiazepine, wie Diazepam (z.B. Valiquid®).

! Merke

- Häufig Kombinationsbehandlung und hohe Dosierung erforderlich.
- Bei Wirkungslosigkeit medikamentöser Therapie ist eine Elektrokrampfbehandlung möglich.
- Mit Abklingen der manischen Episode Absetzen der hochpotenten, niederpotenten Neuroleptika sowie Benzodiazepine und Monother. mit Lithium bzw. Moodstabilizern anstreben.
- Eine beginnende Depression muss rechtzeitig erkannt und eine antidepressive Behandlung eingeleitet werden (bipolare affektive Störung F31.x).

Rezidivprophylaxe Bereits nach der ersten schweren manischen Episode indiziert. Bevorzugt mit Lithium oder alternativen Moodstabilizern. Falls wirkungslos, mit atypischen Neuroleptika ergänzen (☞ 18.6.2).

Psychotherapie Während der akuten manischen Phase häufig wirkungslos. Nach Abklingen aufgrund der psychosozialen Komplikationen sinnvoll.

18.6.2 Therapie der bipolaren affektiven Störung

Therapie der manischen Episode ☞ 18.6.1.
Therapie der depressiven Episode 18.6.3. und Psychotherapie ☞ 18.6.4.

Erhaltungstherapie Es empfiehlt sich, die manische Symptomatik mit der Therapie, unter der die Remission eingetreten ist (Lithium, Anikonvulsivum, Neuroleptikum), noch einige Monate weiterzubehandeln.

Rezidivprophylaxe Bei zwei Episoden innerhalb von 4 J. einschließlich der Indexepisode, aber auch bei der ersten manischen Episode ist eine rezidivprophylaktische Therapie empfohlen.

- Lithium: Mittel der Wahl, Zieldosis: 0,6–1,0 mmol/l. Vollständiges Sistieren der Phasen bei etwa 50% der Pat., teilweise Besserung bei 25%, unzureichende Wirkung bei 25%. Weniger geeignet bei rapid cycling und Mischzuständen. Einige Studien weisen auf eine spezifische suizidprophylaktische Wirkung hin.
- Antiepileptika: *Alternativ* zu Lithium. Carbamazepin (z.B. Tegretal®), Valproat insbesondere bei rapid cycling (z.B. Ergenyl®), Lamotrigen (Lamictal®) mit guter Wirksamkeit gegen weitere depressive Episoden, unterlegen bei der Prophylaxe manischer Episoden. **Cave:** Schrittweise aufdosieren, Carbamazepin und Valproat bis in therapeutischen Spiegel aufdosieren.
- Bei Wirkungslosigkeit einer Monotherapie Kombinationsbehandlung (z.B. Lithium und Carbamazepin).

Derzeit in der Prüfung befindliche Alternativen: Oxcarbazepin, Topiramat, Nimodipin.

! **Merke**
- Die Wirksamkeit kann erst nach 2 J. beurteilt werden.
- Dauer der Rezidivprophylaxe ist umstritten, möglicherweise lebenslang. Bei Absetzen Gefahr eines Rebound-Effekts, u.U. dann Verlust des rezidivprophylaktischen Effekts.

18.6.3 Arzneimitteltherapie der Depression

Substanzauswahl

Seit Mitte der 1990er-Jahre stehen in der antidepressiven Therapie eine Reihe verschiedener Substanzklassen zur Verfügung: selektive Serotonin-Wiederaufnahmehemmer (SSRI), trizyklische und tetrazyklische Antidepressiva (TZA), irreversible und reversible Monoaminooxidasehemmer (MAO-Hemmer, RIMA), selektive Noradrenalin-Wiederaufnahmehemmer (NaRI), AD mit anderer Wirkweise.

Bei der Auswahl des geeigneten Medikamentes sollten folgende Aspekte einbezogen werden:
- Schweregrad der Depression: Erst ab mehr als nur leichtgradiger Ausprägung sind Antidepressiva Plazebo eindeutig überlegen (z.B. Hamilton Score > 20).
- Klinik des depressiven Syndroms: Bei antriebslosen depressiven Erkr. eher antriebsteigernde Medikamente, z.B. SSRI, bei agitierten Krankheitsbildern oder quälender Schlaflosigkeit sedierendes Antidepressivum bevorzugen, z.B. Mirtazapin. **Cave:** Suizidalität → Benzodiazepinmedikation in der initialen Therapiephase erwägen!
- NW und Risiken: Begleiterkr. und Lebensalter beachten! Im Zweifel immer mit einer möglichst risikoarmen Therapie beginnen (z.B. SSRI mit geringem Interaktionspotenzial und guter Steuerbarkeit).
- Aufklärung des Pat. über die zu erwartende Wirklatenz von etwa 2 Wo., Compliancesicherung!
- Bei schweren depressiven Syndromen kann eine parenterale Therapie in der Anbehandlungsphase erwogen werden (schnellere unspezifische Wirkung, z.B. Schlafregulation, psychologischer Effekt, Ausschaltung des First-pass-Effektes).

Tab. 18.2 Übersicht ausgewählter Antidepressiva

Präparat	HWZ	Applikation	Dos.	KI	NW	Bewertung
SSRI						
Citalopram (Cipramil®)	33 h	p.o.	20–40–60 mg	Kombination mit MAOH oder tryptophanhaltigen Medikamenten, akute Intoxikationen, **Cave:** Bei Suizidalität zusätzliche Sedierung (z.B. Benzodiazepin) erwägen	Appetitlosigkeit, Übelkeit, Diarrhö, Unruhe, Schlaflosigkeit, Kopfschmerzen, Tremor, Schwindel, sexuelle Funktionsstörungen	Gut wirksames, nicht sedierendes AD, wenig Interaktionspotenzial. Besondere Ind. zur Behandlung von Angsterkr.
Sertralin (z.B. Zoloft®)	26 h	p.o.	50–200-mg			
Fluoxetin (z.B. Fluctin®)	1–7 Tage	p.o.	20–80 mg		s.o., zusätzlich BZ-Kontrolle bei Diabetikern, Hypo- und Hyperglykämien möglich. **Cave:** Interaktionen mit anderen Pharmaka	Gut wirksames, nicht sedierendes AD, jedoch Nachteil der langen t½ und des hohen Interaktionspotenzials mit anderen Pharmaka
Paroxetin (z.B. Seroxat®)	~18 h	p.o.	20–50 mg		Cave: Interaktionen mit anderen Pharmaka	Gut wirksames, nicht sedierendes AD, Nachteil des Interaktionspotenzials mit anderen Pharmaka. Besondere Ind. zur Behandlung von Zwangsstörungen

Tab. 18.2 Fortsetzung

Präparat	HWZ	Applikation	Dos.	KI	NW	Bewertung
Serotonin- und Noradrenalin-Wiederaufnahmehemmer						
Venlafaxin (Trevilor®)	5 h	p.o.	75–375 mg	☞ SSRI	Innere Unruhe, Agitiertheit, Schlafstörungen, Kopfschmerzen, allergische Hauterscheinungen, initial RR ↑	Gut wirksames nicht sedierendes AD, bislang keine bekannten Interaktionen. In niedriger Dosis ähnlich SSRI, in hoher Dosis zusätzlich noradrenerger Effekt
Selektive Noradrenalin-Wiederaufnahmehemmer						
Reboxetin (Edronax®)	13–30 h	p.o.	4–12 mg in 2 Einzeldosen, Aufdosierung!	Leber- und Niereninsuff., kardiale Vorschädigung, Glaukom, Prostatahypertrophie. Komb. mit TZA, SSRI, Lithium, Valproat fraglich, MAO-Hemmer ebenfalls noch keine Erfahrungen	Mundtrockenheit, Obstipation, Hypotonie, Kopfschmerzen, Übelkeit, Schwitzen, Schlafstörungen; innere Unruhe, Tachykardie. **Cave:** Harnverhalt!	Wirksames, antriebssteigerndes AD

Tab. 18.2 Fortsetzung

Präparat	HWZ	Applikation	Dos.	KI	NW	Bewertung
Andere: 5HT2- und -3-Antagonist, α_2-Antagonist, dadurch 5HT1-Stimulation und erhöhte 5HT-Freisetzung						
Mirtazapin (Remergil®)	20–40 h	p.o., i.v.	oral: 15–45 mg, vorzugsweise abends i.v.: 6–21 mg in 250–500 ml Glukose 5%, Aufdosierung erforderlich!	Alkohol-, Schlafmittel-, Psychopharmakaintoxikation, Komb. mit MAOH, schwere Leber-, Nierenschäden, erhöhte Krampfbereitschaft, kardiale Vorschäden	Sedierung, Mundtrockenheit, Appetit und Gewichtszunahme, selten Ödeme, Tremor, Orthostase, Beinunruhe im Sinne eines Restless-legs-Sy.	Gut wirksames sedierendes AD
Pflanzlich						
Johanniskraut (z.B. Jarsin 300®)	8–37 h	p.o.	3 × 300 mg tägl.	Schwangerschaft, Stillzeit	Reduktion der Serumspiegel verschiedener Pharmaka möglich	Ind. nur bei leichter depressiver Störung
Trizyklische Antidepressiva						
Amitriptylin (z.B. Saroten®)	15 h	p.o., i.v.	p.o.: 75–150 mg tägl., schrittweise aufdosieren i.v.: 25–100 mg in 500 ml Infusionslsg.	Akute Intoxikation, Harnverhalt, Prostatahypertrophie, Engwinkelglaukom, Leber-, Nierenschäden, kardiale Vorschädigung	Sedierung, Mundtrockenheit, Orthostase, Delir, Erregungsleitungsstörungen	Wirksames AD, häufig (dosisabhängig) NW, besondere Ind. als Schmerzmittel in niedriger Dos.
Amitriptylinoxid (Equilibrin®)	2 h	p.o.	75–150 mg, schrittweise aufdosieren		s.o., in geringerer Ausprägung	s.o.

Tab. 18.2 Fortsetzung

Präparat	HWZ	Applikation	Dos.	KI	NW	Bewertung
Imipramin (z.B. Tofranil®)	15 h	p.o.	p.o.: 25–300 mg	s.o. **Cave:** Aufgrund Antrieb ↑ akute Suizidalität!!	s.o.; zusätzlich innere Unruhe, Schlafstörung, Schweißausbrüche	Gehemmt depressive Syndrome, i.m.-Gabe bei depressivem Stupor
Doxepin (z.B. Aponal®)	15–20 h	oral, i.v., i.m.	p.o.: 3 × 100 mg tägl. i.v.: Infusionslsg., aufsteigend dosiert bis 150 mg	s.o.	s.o.	Agitiert-depressive Syndrome, in der Entzugsbehandlung, bei Schlafstörungen
Trimipramin (z.B. Stangyl®)	13 h	p.o., i.v., i.m.	25–400 mg, schrittweise aufdosieren	s.o.	s.o., geringer ausgeprägt	Bei ängstlich agitierten depressiven Syndromen; Schlafstörungen
Clomipramin (z.B. Anafranil®)	35 h (Metabolit 50 h)	p.o., i.v., i.m.	p.o.: 2 × 25 mg bis 3 × 75 mg tägl.; bei Zwangserkr. bis 300 mg tägl. i.v.: Infusionslsg. 25–150 mg über 180 Min.	Ähnlich Imipramin	☞ Imipramin, gehäuft Auslösung von Krampfanfällen	Gehemmt depressive Syndrome, Depression mit Angst, Zwangserkr., Panikstörung
Tetrazyklische Antidepressiva						
Maprotilin (z.B. Ludiomil®)	40 50 h	p.o., i.v.	75–150 mg	☞ TZA	Geringer als TZA, zu Beginn deutliche Sedierung, gehäuft Auslösung von Krampfanfällen	

Tab. 18.2 Fortsetzung

Präparat	HWZ	Applikation	Dos.	KI	NW	Bewertung
Irreversible, nicht selektive Monoaminooxidasehemmer (MAOH)						
Tranylcypromin (Jatrosom N®)	1,5–3 h	p.o.	10–40 mg. Aufdosierung erforderlich!	Komb. mit SSRI, Clomipramin und Venlafaxin. Bei Vorbehandlung mit genannten Substanzen Übergangszeit beachten! Ernährungshinweise: Kein Genuss von reifem Käse, keine tyraminhaltige Kost (z.B. Rotwein, Saubohnen, Bananen)	Unruhe, Schlafstörungen, Hyper- und Hypotonien, Kopfschmerzen, Übelkeit. **Cave:** Hypertensive Blutdruckkrisen bei Genuss tyraminhaltiger Nahrungsmittel	Wirksames AD, Reservepräparat
Selektive reversible Monoaminooxidasehemmer Typ A						
Moclobemid (Aurorix®)	1–3 h	p.o.	300–600 mg in 2–3 Einzeldosen	Akute Intoxikationen, Verwirrtheitszustände, Phäochromozytom, Thyreotoxikose. Wechsel auf SSRI erst am übernächsten Tag. Umsetzen von SSRI oder Clomipramin auf Moclobemid Karenzzeit 2 Wo.	Übelkeit, aus Sicherheitsgründen Verzicht auf reife Käsesorten	Wirksames, nicht sedierendes AD

Abkürzungen: TZA = trizyklische Antidepressiva; SSRI = selektive Serotonin-Wiederaufnahmehemmer, MAO-Hemmer = Monoaminooxidasehemmer; AD = Antidepressivum

Grundsätze

- Bei mangelnder Wirksamkeit Dosissteigerung des Präparates nach etwa 2 Wo., Wechsel der Substanzklasse nach etwa 6 Wo.
- Bei zusätzlich bestehender wahnhafter Symptomatik oder bei schwerer depressiver Episode oder als Augmentation zusätzliche Neuroleptikather. möglich. Dabei atypische Neuroleptika bevorzugen, wie Olanzapin 5–25 mg (z.B. Zyprexa®). Klassische hoch- oder mittelpotente Neuroleptika gelten als weniger geeignet.
- Augmentation mit Lithium (z.B. Hypnorex® ret.).
- Alternativ: Zusätzliche Gabe eines Moodstabilizers, wie Carbamazepin (z.B. Tegretal®), Valproat (z.B. Ergenyl®) oder Lamotrigin (z.B. Lamictal®). Langsames Aufdosieren.
- Bei bipolaren Krankheitsbildern, einschließlich Verläufen mit hypomanen Nachschwankungen (Bipolar II, *ICD-10 F31.80*) gilt die Medikation mit Lithium bzw. Moodstabilizern als Therapie der ersten Wahl, in manchen Fällen ist eine zusätzliche antidepressive Therapie nicht notwendig. **Cave:** Switch-Phänomen (Umschlagen einer Depression in eine Manie) gehäuft unter TZA!

Tab. 18.3 Einteilung in Therapiephasen

	Dauer	Dosis	Indikation	Beendigung
Akuttherapie	Bis Vollremission	Zunächst Standarddosis, bei mangelnder Wirkung > 4 Wo. bis Höchstdosis, > 6 Wo. Präparatewechsel	Mittelgradige oder schwere depressive Symptomatik	
Erhaltungstherapie	4–9 Mon.	Unverändert gegenüber der Akuttherapie	Erfolgreiche Akuttherapie	Langsam über mehrere Wo.
Rezidivprophylaxe	Jahre	Antidepressiva unverändert gegenüber der Akuttherapie Lithium und Moodstabilizer nach Serumspiegel	Unipolare Depression: 3 Episoden Bipolare affektive Störungen: 2 Episoden Bei schweren Episoden insbesondere Manie bereits bei Ersterkr.	In Abwägung des Risikos u.U. lebenslang Behandlung notwendig

18.6.4 Weitere Therapieverfahren bei Depression

Schlafentzug

Partieller (zweite Nachthälfte) oder totaler Entzug des Nachtschlafes für eine Nacht, hat bei 60% der Pat. antidepressive Wirksamkeit. Wiederholte Anwendung 2–3 ×/Woche notwendig. Effekt meist kurzzeitig, Therapieeffekt wird durch Nickerchen am Tag nach Schlafentzug zunichte gemacht.

Lichttherapie

Anwendung bei saisonaler Depression. 2–4h helles Licht (mind. 2500 Lux). Wirkung morgens am besten.

Elektrokrampftherapie (EKT)

Auslösung eines generalisierten Krampfanfalls durch Stromapplikation. Kommt in Deutschland überwiegend bei therapieresistenten Pat. zur Anwendung. In dieser Patientengruppe > 50% Erfolgsrate. Anwendung unter Kurznarkose und Muskelrelaxation durch Anästhesisten. Zur erfolgreichen Behandlung ist eine Serie von 6–12 Anwendungen erforderlich.

NW im Sinne vorübergehender antero- und retrograder Gedächtnisstörungen. Bei unipolarer Stromapplikation an der nicht dominanten Hemisphäre geringer ausgeprägt. Keine dauerhaften Schädigungen bekannt.

KI: Fehlende Narkosefähigkeit, zerebrale Aneurysmen, akuter Herzinfarkt.

Vagusstimulation

Experimentelles Verfahren.

Transkranielle repetitive Magnetstimulation

Wirksamkeit bei schwerer depressiver Störung noch nicht ausreichend belegt.

18.6.5 Psychotherapie bei Depression

Interpersonelle Psychotherapie (IPT)

Manualisierte Kurzzeittherapie, bei welcher der Behandlungsfokus in der Bearbeitung der akuten oder langfristigen interpersonellen Belastungsfaktoren des Pat. liegt, z.B. Konflikte in der Partnerschaft, Trennungen, Verlust einer vertrauten Aufgabe oder Rolle.

Indikation Geeignet für unipolare Depressionen ohne psychotische Symptome.

Therapiedauer 10–20 Einzelsitzungen

Behandlungsablauf **Initiale Phase** (1–3 Sitzungen): Klärung der Vorgeschichte und Diagnose, Untersuchung des Beziehungssystems des Pat. und der interpersonellen Probleme, Zielsetzung und Behandlungsvertrag.
Mittlere Behandlungsphase (etwa 10 Sitzungen): Bearbeitung des vereinbarten Fokus, z.B. des Zusammenhangs der Symptome der Depression mit den Schwierigkeiten in der Bewältigung der Lebenssituation, Verarbeitung von Trauer, Einführung positiver Sichtweisen in der neuen Rolle, Wiederherstellen des Selbstwertgefühls.
Abschlussphase (etwa 3 Sitzungen): Umgang mit dem Abschied, Stärkung der Autonomie, Vorbereitung auf die Zukunft und Rückfallprophylaxe.

Beurteilung Für die IPT konnte in mehreren Studien die Wirksamkeit in der Behandlung depressiver Störungen nachgewiesen werden. Eine Anpassung an stationäre Behandlungssettings wird erprobt. Eine Kombination mit Psychopharmaka, Psychoedukation und anderen Elementen stationärer Depressionsbehandlungen ist unproblematisch.

Psychoanalyse und psychodynamisch orientierte Verfahren

Psychoanalytische Verfahren gehen von der Grundannahme aus, dass es neben der bewussten Ebene auch eine vorbewusste und unbewusste Ebene gibt die Einfluss auf das Denken, Fühlen, Handeln und Wollen des Menschen haben. Unterschieden werden können drei Therapieverfahren: Die tiefenpsychologisch fundierte Psychotherapie, die psychoanalytische Psychotherapie und die Psychoanalyse.

Modelle zur Psychodynamik der Depression

- Ambivalenz von Liebe und Hass. Zurückgehend auf Freud ist hier ein Konflikt gemeint zwischen dem Wunsch nach innigen, harmonischen Beziehungen einerseits und aggressiven Gefühlen, Enttäuschungen und Vorwürfen andererseits. Dieser Konflikt drückt sich in Schuldvorwürfen und Selbstanklagen aus. „Wendung der Aggression gegen das eigene Selbst."
- Konflikt um Abhängigkeitswünsche und -ängste. Formuliert von Abraham und Rado ist hier der übermäßige Wunsch nach Versorgung und der gleichzeitige Eindruck zu wenig zu bekommen gemeint. Einteilung in eine Gruppe offen abhängiger und fordernder Pat. und eine Gruppe pseudounabhängiger, altruistisch helfender Pat.
- Konflikt um Hilflosigkeit und Hoffnungslosigkeit. Zurückgehend auf Bibring, Engel und Schmale wird die Entstehung einer Spannung im „Ich" durch das Erleben einer depressiven Symptomatik postuliert, die der Depressive in Form von Hilf- und Hoffnungslosigkeit verarbeitet. Es entsteht ein circulus vitiosus depressiver Selbstverstärkung.
- Konflikt um „Ich-Ideal", Selbstentwertung und Narzissmus. Formuliert von Jacobson und Kohut ist hier eine zunehmende Spannung zwischen dem überhöhten Ich-Ideal und dem real erlebten Kleinheitsselbst gemeint. In der Folge kommt es zu einem sich ständig wiederholenden Erleben von Scheitern und Selbstentwertung.

Indikationen **Tiefenpsychologisch fundierte Psychotherapie:** Kurzzeittherapie; Auseinandersetzung mit dem gegenwärtigen Leben, dem auslösenden Konflikt, aktuellen Schwierigkeiten in Familie, Beruf und Beziehungen. Geeignet zur Krisenbearbeitung und bei reaktiven Depressionen. *Setting:* Behandlung findet im „Sitzen" statt. Aktive Rolle des Therapeuten.
Psychoanalytische Psychotherapie: Über Jahre hinweg angelegt; analytische Bearbeitung der aktuell wirksamen psychischen Mechanismen des Pat. mit dem Ziel der Veränderung der path. mentalen Prozesse. Behandlungstechnik: Konfrontation, Klärung sowie Deutungen des unbewussten Geschehens im „Hier und Jetzt". Besondere Akzentuierung der Übertragung und Gegenübertragung zwischen Therapeut und Pat., geeignet auch für Pat. mit gering integrierter Persönlichkeitsstruktur und psychotisch Depressive. *Setting:* Behandlung findet im „Sitzen" statt. Aktive Rolle des Therapeuten. Wahrung der technischen Neutralität.
Psychoanalyse: Über Jahre dauernde Therapie; Bearbeitung der aktuell wirksamen Konflikte, depressiogenen Persönlichkeitsstrukturen sowie infantiler Konflikte und path. Beziehungsmuster. Technik ist die freie Assoziation, die Traumdeutung, Arbeit mit Übertragung und Gegenübertragung, Regression und Widerstand. Nur geeignet für Pat. mit gut integrierter Persönlichkeitsstruktur und großer Introspektionsfähigkeit. *Setting:* Klassischerweise im „Liegen". Abstinente Haltung des Therapeuten.

Beurteilung Die Wirksamkeit der Behandlung wurde bislang nur unzureichend durch klinische Studien belegt. Psychoanalytische Psychotherapie und Psychoanalyse haben den offensichtlichen Nachteil einer sehr langen Therapiedauer.

Kognitive Verhaltenstherapie

Die Verhaltenstherapie orientiert sich an wissenschaftlichen Grundlagen, dazu gehören die Objektivierung, Reliabilitäts- und Validitätsprüfung der Methode. Die Behandlung erfolgt problemorientiert mit zeitlicher Limitierung. Wichtig ist die Transparenz des Behandlungsprozesses und die aktive Rolle des Patienten. Ausgangspunkt ist die Annahme dass pathologisches Verhalten gelernt wurde und wieder verlernt werden kann.

Indikationen Reaktive, neurotische, atypische und chronische Depressionen sowie Therapieresistenz auf Antidepressiva.

Behandlungsansätze Gegenwarts- und ressourcenorientiert. Wiederholtes Üben und reale Auseinandersetzung mit emotional bedeutsamen Personen und Situationen.
Ziele sind:
- Aufbau einer tragfähigen therapeutischen Beziehung.
- Entfaltung befriedigender Aktivitäten.
- Veränderung kognitiver Prozesse insbesondere verzerrter Wahrnehmungs- und Bewertungsmuster (dysfunktionale Grundannahmen nach Beck). Gezielte Aufmerksamkeitslenkung auf positive Selbstkonzeptanteile (Kanfer).
- Erweiterung sozialer Fertigkeiten, v.a. von Wahrnehmung und Äußerung von Wünschen und Bedürfnissen, Setzen eigener Grenzen, Ausdruck von Ärger und Enttäuschung, Gefühle der Zuneigung und konstruktiver Umgang mit Kritik.
- Einbeziehung der engsten Angehörigen, wenn sich depressiogene Verhaltensmuster aus der Interaktion ergeben (z.B. Helferrolle und Überforderung des Partners durch klagendes Verhalten depressiver Pat.).

Therapiedauer 20–80 Stunden

Behandlungsablauf

- Auswahl der zu bearbeitenden Situation.
- Exploration der Situation.
- Exploration der dazugehörigen Kognition.
- Exploration des Verhaltens.
- Auswahl des nächsten Schrittes.
- Hausaufgaben als Hilfe für den Transfer.
- Bei Bedarf Bearbeitung von Vermeidungsverhalten, kognitive Mikroanalyse und Adaptation des Vorgehens.

Beurteilung In einer Vielzahl von Studien nachgewiesene Wirksamkeit in der Behandlung depressiver Störungen. Anwendung in Einzel- und Gruppensettings, ambulant und stationär. Kombination mit Psychopharmaka, Psychoedukation und anderen Elementen stationärer Depressionsbehandlungen ist unproblematisch.

Schizophrene Psychosen, schizoaffektive, schizotype und wahnhafte Störungen

19

Inhalt

Michael Rentrop _ Rupert Müller

666	**19.1**	**Schizophrene Psychosen**
666	19.1.1	Ätiologie
667	19.1.2	Psychopathologie
668	19.1.3	Operationalisierte Diagnosekriterien nach ICD-10 und Differenzialdiagnosen
670	19.1.4	Syndromatische Ausprägungen
670	19.1.5	Stadieneinteilung und Verlauf
672	19.1.6	Allgemeine Maßnahmen
673	19.1.7	Neuroleptikatherapie
680	19.1.8	Nicht medikamentöse Behandlung
682	**19.2**	**Schizoaffektive Störungen**
683	**19.3**	**Schizotype Störung**
683	**19.4**	**Anhaltende wahnhafte Störungen**
684	**19.5**	**Akute vorübergehende psychotische Störungen**
684	**19.6**	**Induzierte wahnhafte Störung**

19.1 Schizophrene Psychosen

(ICD-10 F20) Formenkreis psychischer Störungen mit charakteristischen Veränderungen von Denken, Wahrnehmung, Willen, Leistungsfähigkeit, Psychomotorik und Affekt, die insgesamt ein solches Ausmaß erreichen, dass die Fähigkeit zu adäquatem Realitätsbezug und sozialer Lebensbewältigung beeinträchtigt ist. I.d.R. keine Störung intellektueller Fähigkeiten, jedoch im Verlauf Entwicklung kognitiver Defizite möglich; keine Bewusstseinsstörungen.

Epidemiologie

- Lebenszeitprävalenz kultur- und geschlechtsunabhängig ~1 %. M und F gleich häufig betroffen.
- Ersterkr. meist zwischen 20. und 40. Lj., M bei Ersterkr. 3–4 J. jünger als F, bei F 2. Ersterkrankungspeak nach Menopause; Anteil der Ersterkr. < 15. Lj. etwa 3–4 %; Erstauftreten > 40. Lj. = Spätschizophrenie.
- Erhöhte Prävalenz in unteren Schichten, bei Immigranten.

19.1.1 Ätiologie

Bis heute ungeklärt, derzeit wird eine multifaktorielle Genese im Sinne des „Vulnerabilitäts-Stress-Modells" vermutet: Die individuelle Prädisposition (Vulnerabilität) führt in Verbindung mit auslösenden Belastungen (Stressoren) zur Manifestation.

Biologische Faktoren

Genetische Disposition Vermutlich polygene Vererbung, familiäre Häufung mit 10 % Risiko bei Verwandten 1. Grades, etwa 40 %, falls beide Eltern erkrankt sind. Höhere Konkordanz bei eineiigen Zwillingen (~50 %) gegenüber zweieiigen (~17 %).

Biochemisch

Dopaminhypothese: Dopamin im mesolimbischen System ↑ (psychotische Symptomatik); möglicherweise Dopamin im mesokortikalen System ↓ (Negativsymptomatik, katatone Symptome).
Glutamathypothese: Unterfunktion des glutamatergen Systems, vermutlich durch enge Kopplung an Dopaminsystem für die o.g. Veränderungen verantwortlich. Weitere mögliche Einflüsse durch GABA und serotonerges System.

Neuropathologisch Hinweise auf Schädigungen in zentralen limbischen Strukturen des Temporalhirns (prä-, perinatal) im Sinne eines „minimalen Hirndefekts". Diskutiert wird u.a. eine Virusinfektion der Mutter um den 5. Schwangerschaftsmonat (Virushypothese).

Neuropsychologisch Komplexe Störungen der Wahrnehmung und Informationsverarbeitung; Schwäche der selektiven, filternden Wahrnehmung führt zur „Systemüberlastung"; Ausfall der gezielten Decodierung aus dem Langzeitspeicher: Verschiedene Reaktionsweisen können nicht mehr geordnet und die angemessenste ausgewählt werden (Verlust von Gewohnheitshierarchien).

Psychologische Faktoren

Schizotype Störung (☞ 19.3).
Paranoide Primärpersönlichkeit (☞ 21.1.1) mit emotionaler Zurückgezogenheit, Kontaktstörung, evtl. Misstrauen.

Ich-Entwicklungsstörung Ich-Schwäche, ungelöster Nähe-Distanz-Konflikt.

Situative Faktoren
- Soziale Isolation vor Erkrankungsausbruch.
- Lebensereignisse oder Entwicklungsschritte mit starker emotionaler Beteiligung als Auslöser.
- Konsum halluzinogener Substanzen (Cannabis, LSD, Ecstasy u.a.).
- „High expressed emotion"-Familien mit kritischer oder überprotektiver Haltung gegenüber dem Erkrankten erhöhen das Rezidivrisiko.

19.1.2 Psychopathologie

(☞ 1.2.2) Tief greifende Störung des Denkens, Fühlens, Wahrnehmens und Handelns. Für den Betroffenen häufig verbunden mit der Beeinträchtigung des Gefühls von Individualität, Einzigartigkeit und Autonomie. Der Umgebung imponiert zumeist eine Störung des Realitätsbezugs und der zwischenmenschlichen Kommunikation.

Leitsymptome

Unterschieden wird eine Plus-Symptomatik, die durch ein „mehr" an psychischen Wahrnehmungs- und Erlebensmöglichkeiten gekennzeichnet ist, von einer Minus-Symptomatik mit einer Verminderung oder einem Verlust früher vorhandener Persönlichkeitsmerkmale. Basisstörungen sind die Veränderungen, die auch in den schubfreien Phasen der Psychose zu Symptomen führen, z.B. als Residuum (Ausprägung ☞ 19.1.3).

Einteilung schizophrener Symptome

Positive Symptome: Halluzinationen, Wahnphänomene, Ich-Störungen, positive Denkstörungen (insbesondere Zerfahrenheit), bizarres oder desorganisiertes Verhalten.

Negative Symptome: Alogie (Sprachverarmung), Affektverarmung, Apathie, Anhedonie und Asozialität (einschließlich der Vernachlässigung der Körperpflege), Aufmerksamkeitsstörungen.

Formale Denkstörungen (☞ 4.19.3).

Häufig finden sich Störungen der *Gedankenassoziation* bis hin zur *Zerfahrenheit, Danebenreden* und *Sprachauffälligkeiten.* Letztere reichen von *Manirismen* und grammatikalischen Auffälligkeiten über die Verwendung von *Neologismen* bis hin zum *Sprachzerfall (Schizophasie).* Die Sprache kann verarmt sein, bis hin zu *Verbigerationen.* Der Rededrang kann Auffälligkeiten vom *Mutismus* bis zur *Logorrhö* aufweisen.

Inhaltliche Denkstörungen (☞ 4.19.3).

Im Vordergrund steht das *wahnhafte Erleben,* es umfasst schwer greifbare Phänomene, wie die *Wahnstimmung* bis hin zum meist gut identifizierbaren *systematisierten Wahn.* Häufige Wahnthemen stellen das Beziehungs-, Beeinträchtigungs, und Verfolgungserleben dar, daneben finden sich auch Größen- oder Liebeswahn. Als charakteristisch für schizophrene Krankheitsbilder gilt das Auftreten von *Wahnwahrnehmungen.*

Ich-Störungen (☞ 4.19.7).
Diese reichen von unspezifischen Veränderungen, wie *Depersonalisation* und *Derealisation* hin zu schizophrenietypischen Erlebnissen von *Gedankenentzug, -eingebung, -ausbreitung* und *-lautwerden. Fremdkontrolle* des Willens und leibliche Beeinflussung sowie ein Gefühl des Gemachten kommen ebenfalls ganz überwiegend bei schizophrenen Krankheitsbildern vor.

Wahrnehmungsstörungen (☞ 4.19.6).
Am häufigsten finden sich *akustische* und *Leibhalluzinationen*, seltener optische, olfaktorische oder gustatorische Trugwahrnehmungen.

Störungen der Affektivität (☞ 4.19.8).
Als typisch für schizophrene Erkrankungen gelten die *Parathymie, Ratlosigkeit* sowie *Ambivalenz* und *Autismus*. Im Krankheitsverlauf zeigt sich häufiger eine *Affektverflachung*, in akuten Krankheitsstadien *Reizbarkeit* und *Gespanntheit. Manisch-depressive Stimmungslagen* zeigen sich v.a. bei schizoaffektiven Störungen. Nach akuten Krankheitsepisoden treten gelegentlich länger andauernde *depressive Verstimmungen* auf (siehe postschizophrene Depression).

Störungen der Psychomotorik (☞ 4.19.9).
Insbesondere bei katatonen Verlaufsformen zeigen sich eine *Bewegungsverarmung* bis hin zum *katatonen Stupor* oder eine *motorische Erregung (Bewegungssturm)*. Hier finden sich auch *Negativismus* und *Befehlsautomatismus*. Andere Unterformen schizophrener Psychosen zeigen gelegentlich *Manirismen, Grimassieren* oder *Bewegungsstereotypien*.

! Suizidalität und Fremdgefährdung
- Suizidgefahr durch imperative Stimmen, Gefühl der Ausweglosigkeit in psychotischer Angst oder im Verfolgungswahn; auch in postschizophrener Depression. Suizidrate im Krankheitsverlauf bis zu 20 %!
- Fremdgefährdung, z.B. durch Angriff auf vermeintliche Verfolger.

19.1.3 Operationalisierte Diagnosekriterien nach ICD-10 und Differenzialdiagnosen

! Zur Diagnosestellung sind mindestens erforderlich:
- 1 eindeutiges Symptom der folgenden Gruppen 1–4 *oder*
- 2 weniger eindeutige Symptome der Gruppen 5–8

wenn diese über mind. 1 Mon. ständig oder an der überwiegenden Anzahl von Tagen vorgelegen haben. Bei Zeitraum < 1 Mon. ☞ 19.5.
Zur Diagnose einer Schizophrenia simplex (*ICD-10 F20.6*; ☞ 19.1.4) sollen Symptome der Gruppe 9 über mind. 1 J. bestanden haben.

Symptomgruppen nach ICD-10
1. Gedankenlautwerden, -eingebung, -entzug oder -ausbreitung.
2. Kontroll- oder Beeinflussungswahn, Gefühl des Gemachten, deutlich bezogen auf Körper- oder Gliederbewegungen, bestimmte Gedanken oder Empfindungen; Wahnwahrnehmungen.
3. Kommentierende oder dialogisierende Stimmen; oder Stimmen die aus einem anderen Teil des Körpers kommend wahrgenommen werden.

4. Anhaltender kulturell unangemessener oder bizarrer Wahn.
5. Anhaltende Halluzinationen jeder Sinnesmodalität, begleitet von Wahngedanken, überwertigen Ideen ohne deutliche affektive Beteiligung über Wo. und Mon. täglich auftretend.
6. Gedankenabreißen oder Einschiebungen in den Gedankenfluss, Zerfahrenheit, Danebenreden, Neologismen.
7. Katatone Symptome.
8. Negativsymptome.
9. Eindeutige und durchgängige Veränderungen des Verhaltens einer Person (Ziellosigkeit, Trägheit, selbstverlorene Haltung, sozialer Rückzug).

! Immer Ausschluss „exogener" Ursachen, d.h. obligat sind internistisch und neurologische Untersuchung, Drogenscreening, Labor, EEG, bei Ersterkrankten zerebrale Bildgebung, evtl. Liquoruntersuchung.

Differenzialdiagnosen

Nicht organische psychische Störungen

Affektive Störungen (☞ 18), depressive oder manische Stimmungslage, Persönlichkeitsstörungen (☞ 21), paranoid, schizoid, emotional instabil vom Borderline-Typ, Zwangsstörungen (☞ 20.3), dissoziative Störungen (☞ 20.5), wahnhafte Störungen (☞ 19.4).

Organische Krankheitsbilder

Erkr. des Gehirns: Alkoholtoxische Enzephalopathien (☞ 23.2.2), Alkoholentzugsdelir, Alkoholhalluzinose, Wernicke-Korsakow-Sy. (☞ 17.3), Epilepsien (☞ 9), Enzephalitis (☞ 7.3, 7.4), Neurolues (☞ 7.3.7), Neuroborreliose (☞ 7.3.8), HIV-Enzephalopathie (☞ 7.4.8), Creutzfeldt-Jakob-Krankheit (☞ 7.5.1), Schädel-Hirn-Trauma (☞ 16.1), zerebrale Systemerkr., Parkinson-Krankheit (☞ 12.2), multiple Sklerose (☞ 8), Chorea Huntington (☞ 12.4.1), zerebrale Raumforderung, zerebrale Gefäßerkr. (☞ 6).

Erkr. mit sek. Hirnbeteiligung: Endokrine und Stoffwechselstörungen, Schilddrüsenstörung, Glukosestoffwechselstörung, Cortisolstoffwechselstörung (☞ 17.6); Porphyrien (☞ 17.7), hepatische Enzephalopathien (☞ 17.2), „Durchgangssy." postop., periinfektiös, E'lytentgleisungen (☞ 17.5), Autoimmunerkr., Lupus erythematodes, Vitaminmangelerkr. (☞ 17.9), Vit.-B_{12}-Mangel, Folsäuremangel (☞ 17.9), Speicherkrankheiten (Wilson-Krankheit, Niemann-Pick-Krankheit, Gaucher-Krankheit, Tay-Sachs-Krankheit), metachromatische Leukodystrophie.

Medikamente und Substanzen, die ein schizophreniformes Syndrom verursachen können (Auswahl)

Medikamente: Anticholinergika, Barbiturate, Chloroquin, Gyrasehemmer, Isoniazid, Kortison, L-Dopa in der Parkinsonther., Mefloquin, Procain-Penicillin, trizyklische Antidepressiva.

Rauschmittel: Alkohol, Amphetamine, Designerdrogen (z.B. Ecstasy), Halluzinogene (Cannabis, LSD, Psylocibin), Kokain, organische Lösemittel, Phencyclidin (PCP, „Angel-Dust").

19.1.4 Syndromatische Ausprägungen

Paranoide Schizophrenie (*ICD-10 F20.0*): Häufigste Unterform. Vorherrschen von Wahn und akustischen Halluzinationen. Oft akuter Beginn, Minus-Symptomatik, katatone Symptome nicht vorhanden oder weniger ausgeprägt (s.u.). *Progn.:* Eher günstig.

Hebephrene Schizophrenie (*ICD-10 F20.1*): Beginn meist 15.–25. Lj. Vorwiegend affektive Störungen (Parathymie; inadäquate Heiterkeit; Gleichgültigkeit; läppischer, flacher Affekt), formale Denkstörungen; Störungen des Sozialverhaltens; Minus-Symptomatik. Wahn und Halluzinationen nur flüchtig und fragmentarisch. *Progn.:* Eher ungünstig.

Katatone Schizophrenie (*ICD-10 F20.2*): v.a. psychomotorische Störungen, wie Mutismus oder Stupor; Hyperkinesien, Erregungszustände; Rigidität; Haltungsstereotypien, -verharren (Katalepsie), prüfbar als wächserne Biegsamkeit (flexibilitas cerea) der Extremitäten. In Industrieländern selten geworden. **Cave:** Gefahr einer lebensbedrohlichen (perniziösen) Katatonie mit Stupor, Hyperthermie, E'lytentgleisung. *DD:* Malignes neuroleptisches Sy. (☞ 3.6.5) *Progn.:* Eher günstig.

Undifferenzierte Schizophrenie (*ICD-10 F20.3*): Zustandsbild, das die Kriterien einer Schizophrenie erfüllt, ohne den Kategorien F20.0, -.1, -.2, -.4, -.5 zu entsprechen oder mehreren Kategorien zugehört.

Postschizophrene Depression (*ICD-10 F20.4*): Im Vordergrund quälende depressive Symptome und zusätzlich schizophrene Restsymptomatik bei schizophrener Störung in den letzten 12 Mon.

Schizophrenes Residuum (*ICD-10 F20.5*): Auffallende negative schizophrene Symptome nach früherer akuter Episode, geprägt von emotionaler Abstumpfung, sozialem Rückzug, Passivität und Antriebsverlust; allenfalls geringe produktive Symptomatik.

Schizophrenia simplex (*ICD-10 F20.6*): Symptomarme Form ohne produktive Symptome mit schleichendem Beginn und chron. Verlauf; überwiegend Minussymptome. *Progn.:* Ungünstig; Stellung dieser Diagnose äußerst problematisch!

19.1.5 Stadieneinteilung und Verlauf

Häufig zeigt der Verlauf einer schizophrenen Erkrankung bestimmte Stadien:

Prodromalphase Häufig bereits J. vor Beginn der floriden Phase unspezifische negative Symptome wie Absinken des Leistungsniveaus, sozialer Rückzug, Kommunikationsstörung, Angst oder Depressivität. Im Durchschnitt 2 J. vor Indexaufnahme bereits schizophrenietypische (positive und negative) Symptome (☞ 1.2.1). Unmittelbar vor Übergang in floride Psychose häufig Frühsymptome, wie Schlafstörungen, Geräuschempfindlichkeit, Unruhe.

Floride Phase Akute Psychose, meist rasches Aufblühen, Psychopathologie ☞ 19.1.3. Dauer auch bei sofortiger Behandlung Tage bis Wochen. Im Langzeitverlauf auch als akute Reexazerbation.

Postremissive Phase Wo. bis Mon. anhaltender postpsychotischer Erschöpfungszustand mit Antriebsverlust und depressiver Verstimmung. Zeit der Auseinandersetzung mit der Krankheit (☞ 19.1.4).

Residuum Im Krankheitsverlauf nach Abklingen der Akutsymptomatik Entwicklung einer anhaltenden Minus-Symptomatik möglich (v.a. kognitive Störungen, Erschöpfbarkeit, Affektabflachung), häufig zudem geringe produktive Symptome, Beeinträchtigung der allgemeinen Leistungsfähigkeit und der sozialen Integration (☞ 19.1.4).

Weiterer Verlauf In bis zu 1/3 günstiger Verlauf mit wenigen oder in 10–15 % keinen Rezidiven, keine Residualsymptomatik; mitbedingt durch Vollremission nach Ersterkr., Compliance der Pat., Umweltfaktoren.
In ~1/3 chron. schubförmig mit häufigen Rezidiven; unterschiedliche Ausprägung von Residualsymptomen; Wiedererkrankungen häufig durch Absetzen der Medikation.
In ~1/3 ungünstiger Verlauf mit mangelnder Remission und dauerhafter Residualstörung. Dabei auch nach Jahren Besserungen möglich!

Prognose **Günstigere Progn.:** bei Erstmanifestation in höherem Alter, akutem Beginn, frühzeitiger Behandlung, unauffälliger prämorbider Persönlichkeit, abgeschlossener Ausbildung und guter sozialer Integration.
Ungünstigere Progn.: bei Erstmanifestation in jugendlichem Alter, niedrigem sozialen Entwicklungsniveau, schleichendem Beginn, fehlender oder inkonsequenter Behandlung, überwiegender Minus-Symptomatik.

! Wiedererkrankungsrisiko im 1. J. nach schizophrener Psychose ohne neuroleptische Medikation bei 80 %!

Tab. 19.1 Verlaufskodierung nach ICD-10

Kodierung in der ICD 10	Verlaufsbild
F20.x0	Kontinuierlich
F20.x1	Episodisch, mit kontinuierlichem Residuum
F20.x2	Episodisch, mit stabilem Residuum
F20.x3	Episodisch remittierend
F20.x4	Unvollständige Remission
F20.x5	Vollständige Remission
F20.x6	Sonstige
F20.x7	Beobachtungszeitraum weniger als 1 Jahr

19.1.6 Allgemeine Maßnahmen

! Eine stationär psychiatrische Behandlung ist bei akuten schizophrenen Störungen dringend indiziert. Cave: Selbst- oder Fremdgefährdung. Rasche Einleitung der Ther. verbessert Progn.

Zunächst immer versuchen, den Pat. zu einer Behandlung zu motivieren, daher ruhige Gesprächssituation herstellen, Zeit nehmen, u.U. Angehörige mit einbeziehen. Der überwiegende Teil der stationär psychiatrisch versorgten Pat. begibt sich freiwillig in Behandlung. Viele Pat. werden ambulant oder teilstationär behandelt; dies sollte erfahrenen Ärzten vorbehalten bleiben.

Einweisung

Pat. können gegen ihren Willen durch polizeiliche Unterbringung nach den entsprechenden Ländergesetzen (z.B. PsychKG, ☞ 1.3.6) oder gerichtlich verfügte Einweisung bei bestehender Betreuung, bei Selbst- oder Fremdgefährdung einer psychiatrischen Behandlung zugeführt werden. Dies erfolgt auf ärztliches Attest. Pat. muss aufgeklärt werden, hat ein Recht auf einen Rechtsanwalt.
Der Verbleib eines Pat. auf einer geschlossenen Station ist durch § 1846 BGB geregelt bei akut bedrohlicher Situation („Gefahr im Verzug“, rechtfertigender Notstand). Genaue Dokumentation, bei nächster Gelegenheit („ohne schuldhaftes Zögern“) schriftlicher Antrag beim Vormundschaftsgericht auf sofortige, vorläufige Unterbringung. Vormundschaftsrichter sollte innerhalb 24 h nach Anhörung des Pat. über Unterbringung bzw. erforderliche medizinische Maßnahmen entscheiden (☞ 1.3.6).

! **Betreuung**
Einrichtung einer Betreuung bei fehlender akuter Selbst- oder Fremdgefährdung durch Arzt oder Angehörige beim Vormundschaftsgericht (zeitaufwändig). *Voraussetzung:* Pat. ist nicht in der Lage, wichtige Bereiche, z.B. eine erforderliche ärztliche Behandlung, selber zu gewährleisten (☞ 1.3.5).

Umgang mit Patienten auf der Station

- Ruhige Umgebung ohne gefährliche Gegenstände.
- Klare, einfache, beruhigende Sprache, eindeutiges Verhalten, zielorientierte, eher direktive Gesprächsführung.
- Produktive Symptome (Wahn, Halluzination) als subjektives Erleben des Pat. ernst nehmen, ohne diese zu bestätigen. Soweit möglich dem Pat. entgegenkommen, z.B. Vergiftungsängste: Nahrung aus verschlossenen Packungen anbieten, Flaschen erst beim Pat. öffnen.
- Intensive Überwachung, konstante Bezugspersonen.
- Ausgangswunsch: Gefahr durch Suizidalität oder Entweichen abschätzen. Bei geordnetem Verhalten zunächst einzeln in Begleitung mind. eines Pflegers, später auch in der Pat.-Gruppe. Oft auch mit Familie möglich.
- Nur im Notfall Injektion von Neuroleptika gegen den Willen des Pat. Körperliche Fixierung als Mittel der letzten Wahl anordnen. Bei Selbst- oder Fremdgefährdung, Überwachung durch geschultes Pflegepersonal (Gründe, Notwendigkeit und Zeitdauer protokollieren).

19.1.7 Neuroleptikatherapie

Befundabhängige Therapie

! Merke

- Information des Pat. über Ziel und mögliche NW der Behandlung (besonders über Frühdyskinesien, da subjektiv oft als besonders bedrohlich empfunden!). Aufklärung dem jeweiligen Einsichtsvermögen anpassen bzw. nachholen. Schriftliche Einverständniserklärung (z.B. Perimed®-Bogen) im Laufe der Behandlung empfehlenswert.
- Compliance einschätzen, tatsächliche Einnahme kontrollieren (Tr. gegenüber Tbl. bevorzugen!), in der Akutphase die Gabe schnelllöslicher Tbl. erwägen (z.B. Risperdal Quicklet®, Zyprexa Velotab®), u.U. Plasmaspiegel kontrollieren.
- Routineuntersuchungen unter Neuroleptika, wie bei Antidepressiva (☞ 18.6.3).

Schwerste Erregungszustände

Haloperidol (z.B. Haldol®): Als Sofortmaßnahme 5–10 mg p.o., ggf. auch i.m. oder i.v. (Wiederholung jeweils nach 1–2 h bis zur Tageshöchstdosis 50 mg) *und* Benzodiazepine, z.B. Lorazepam 2,5 mg, Tageshöchstdosis 10 mg (z.B. Tavor® expidet) *oder* Levomepromazin 25–50 mg oral oder i.m. (Neurocil®) *alternativ*

Chlorprothixen 25–50 mg i.v. als Kurzinfusion in 250 ml NaCl 0,9 % (z.B. Truxal®).

Zuclopenthixol (z.B. Ciatyl-Z-Acuphase®): Bei länger anhaltender schwerer Erregung mit antipsychotischer und sedierender Wirkung, als 2- bis 3-Tage-Depot; 50–150 mg i.m als Reservepräparat.

! Merke

- Insbesondere nach Gabe von niedrig potenten Neuroleptika (Neurocil®, Truxal®) ständige Kontrolle der Vitalfunktionen, Bettruhe, ggf. Fixierung zur Sturzverhinderung notwendig!
- Bei i.v. Gabe von Benzodiazepinen Atemsuppression möglich; u.U. auch paradoxe Reaktionen (Unruhe und Erregung ↑). Antidot: Flumazenil (Anexate®).

Akuter Beginn mit Plus-Symptomatik im Vordergrund Bewährte Behandlungsmethode mit klassischen hochpotenten Neuroleptika, z.B. Haloperidol 10–15 mg tägl. p.o. (z.B. Haldol®); alternativ atypische, nebenwirkungsarme Präparate, z.B. Olanzapin 15–20 mg tägl. p.o. (z.B. Zyprexa®). Zur Compliancesicherung schnelllösliche Tablettenform erwägen (Zyprexa Velotab®). Monother. bevorzugen (bessere Wirkungskontrolle, geringere NW). Bei Sedierungsbedarf Komb. mit Benzodiazepin, z.B. Lorazepam (z.B. Tavor®), oder mit niedrig potentem Neuroleptikum, z.B. Levomepromazin 3 × 30–50(–100) mg (Neurocil®).

Subakuter Beginn, Syndrom mit Plus- und Minussymptomatik Einschleichende, niedrige Dos., auf NW achten, z.B. Haloperidol 3–5 mg (z.B. Haldol®) *oder* mittelpotente Neuroleptika, z.B. Perazin 100–200 mg tägl. p.o. (z.B. Taxilan®) *oder* atypische Neuroleptika z.B. Olanzapin 10–15 mg tägl. p.o. (z.B. Zyprexa®), Amisulprid 400–800 mg tägl. p.o. (Solian®). Bei fehlendem ther. Effekt Dosiserhöhung nach 1–2 Wo., Präparatewechsel nach 4–6 Wo. **Cave:** Bei älteren Pat. vorsichtiger dosieren, oft genügt schon 1/3–1/4 der Normaldosis (Gefahr von Delir oder Kollaps)!

Akute Katatonie Initial schnell wirksames Benzodiazepin, z.B. Lorazepam 2,5 mg p.o. (z.B. Tavor® expidet), bei Ansprechen bis max. 10 mg tägl. Zusätzlich hohe Dosis eines hochpotenten Neuroleptikums, z.B. Haloperidol 3 × 5–10(–20 mg) i.m. oder langsam i.v. (z.B. Haldol®) in Komb. mit Biperiden 2 × 4 mg tägl. i.v. (z.B. Akineton®), um Überlagerung der katatonen Symptomatik durch extrapyramidalmotorische NW (☞ unten) zu vermeiden. Ggf. intensivmedizinische Versorgung. Bei Wirkungslosigkeit nach 2 Tagen oder vitaler Gefährdung (perniziöse Katatonie) Elektrokrampfther. als Mittel der Wahl (☞ 18.6.4).

Postakute Phase Bei deutlichem ther. Effekt vorsichtige Dosisreduktion im Verlauf einiger Wo. orientiert an NW. Entscheidung über Langzeitprophylaxe (☞ 19.1.6).

! **Therapieresistenz**
- Haloperidol: Dosissteigerung auf z.B. 15–20 mg tägl., bei unsicherer Compliance evtl. Übergang auf parenterale Applikation (z.B. 10–15 mg tägl. i.v. oder i.m.).
- Neue, atypische Medikamente: z.B. Olanzapin (z.B. Zyprexa®) Dosissteigerung auf 30–40 mg tägl. p.o. möglich oder Komb. z.B. Olanzapin 20 mg mit Haloperidol 2–4 mg oder mit Risperidon 2–4 mg tägl. (z.B. Risperdal®).
- Wechsel des Neuroleptikums erst nach 4–6 Wo. sinnvoll (Wirklatenz!).
- Bei weiterer Therapieresistenz Versuch mit Clozapin initial 12,5–25 mg p.o. (z.B. Leponex®), vorsichtige Erhöhung um 25 mg tägl. bis auf 400–500 mg tägl. (bis max. 700 mg).

Neuroleptika

Wirkungsmechanismus Neuroleptika greifen in unterschiedlicher Intensität und Verteilung in den Stoffwechsel einer Vielzahl zerebraler Transmittersysteme (insbesondere Dopamin-, Serotonin- und Glutamatsystem) ein. Entscheidende Wirkungen und NW erklären sich durch Dopaminantagonismus (Blockade postsynaptischer, mesolimbischer D_2-Rezeptoren). Prim. Wirkung auf Plus-Symptome (Erregung, Wahn, Halluzinationen); Reduktion der Minus-Symptome trotz Fortschritten der Pharmakother. weiter unbefriedigend.

Nebenwirkungen

! Plötzliche Hypotonie und Kollapszustände bei niedrig potenten Neuroleptika in hoher Dos.; deshalb regelmäßige RR-Kontrollen, ggf. Dihydroergotamin (z.B. Dihydergot®), als Ultima Ratio vorsorgliche Fixierung zur Vermeidung von Stürzen!

Anticholinerge NW Ähnlich wie bei Antidepressiva (☞ 18.6.3): Vegetative, kardiovaskuläre (Hypotonie, Tachykardie), orthostatische Störungen.

Extrapyramidal-motorische Symptome (EPM-Sy.)

Frühdyskinesie: Gesichtsspasmen, Zungen-, Schlund- oder Blickkrämpfe. Nach Stunden bis Tagen auftretend. *Ther.:* Biperiden 2,5–5 mg i.v. (z.B. Akineton®), anschließend 3 × 2 mg oder 1–2 × 4 mg ret. tägl. p.o. Nicht prophylaktisch ansetzen!

Parkinsonoid (Rigor, Tremor, Akinese): nach Tagen bis Wochen auftretend, *Ther.:* Biperiden (z.B. Akineton®), Wechsel des Präparates.

Akathisie (Sitz- und Bewegungsunruhe, innere Spannung): Nach 1–2 Wo. auftretend. *Ther.:* Dosisreduktion, Wechsel des Präparates, Gabe von Benzodiazepinen, wie Diazepam 3 × 2 mg tägl. p.o. (z.B. Valium®), oder β-Blockern, wie Propanolol 3 × 10–20 mg tägl. p.o. (z.B. Dociton®), alternativ niedrig dosiert niederpotente Neuroleptika, z.B. Promethazin 3 × 10–15 Tr. (z.B. Atosil®).

Spätdyskinesie (☞ auch 3.8, stereotype orofaziale, Rumpf- oder Extremitäten-Hyperkinesien): nach Langzeitanwendung v.a. hochpotenter Neuroleptika in 15–20 %; in 30–50 % der Fälle irreversibel. Höheres Risiko für Pat. > 50 J. Zur Prophylaxe strenge Indikationsstellung zur Neuroleptikather., vorsichtige Dos., Anwendung risikoarmer, atypischer Präparate. *Ther.:* Unbefriedigend; Dosisreduktion, Umstellung auf atypische Neuroleptika, z.B. Olanzapin (Zyprexa®) oder Clozapin (z.B. Leponex®). Alternativ Umstellung auf Sulpirid (z.B. Dogmatil®). Darüber hinaus Gabe von niedrig potenten Neuroleptika, wie Thioridazin 50–100 mg tägl. p.o. (z.B. Melleril®) oder Tiaprid 300–600 mg tägl. p.o. (z.B. Tiapridex®).

Andere Nebenwirkungen

- Endokrine Effekte: Hyperprolaktinämie, Galaktorrhö, sexuelle Dysfunktion, Gewichtszunahme.
- Photosensibilität der Haut; Exantheme.
- Leukopenien, Agranulozytose (Absetzen des Neuroleptikums).
- Leberenzymerhöhung (meist nur mäßig ohne klinische Konsequenz, andernfalls Umstellung auf anderes Präparat), selten cholestatischer Ikterus.
- Zerebrale Krampfanfälle, depressive Verstimmung.
- Delirien, insbesondere bei Kombinationsbehandlung mit anderen Medikamenten (z.B. Trizyklika oder Biperiden) relativ häufig. DD schwierig von Verschlechterung der Psychose abzugrenzen.
- Alle Neuroleptika sind plazentagängig und werden auch mit der Muttermilch ausgeschieden; teratogene NW sind nicht sicher nachgewiesen.

Malignes neuroleptisches Syndrom

Inzidenz 0,07–0,5 %, meist in den ersten 10 Behandlungstagen, aber auch nach jahrelanger Neuroleptikather.

Klinik: Hauptsymptome Fieber > 40°, Rigor, CK ↑↑. Außerdem schwere Akinese, Tachykardie, Blutdrucklabilität, Tachypnoe, Schwitzen, Leukozytose, Bewusstseinstrübung.

Diagn.: Es sollte ein klarer zeitlicher Zusammenhang mit der Einnahme von Neuroleptika bestehen!

Ther.: Sofortiges Absetzen aller Neuroleptika, intensivmedizinische Behandlung, Dantrolen 2,5 mg/kg i.v. (☞ 3.6.6)

Progn.: Letalität 20%!

Klassische Neuroleptika

Tab. 19.2 Wichtige klassische Neuroleptika

	Substanz	Handelsname (z.B.)	Mittlere Tagesdosis	Sedierende und anticholinerge Wirkung	Antipsychotische Wirkung und EPM-Sy.
Hochpotent	Benperidol	Glianimon®	1–10 mg	↑	↑↑↑
	Haloperidol	Haldol®	3–15 mg		
	Fluphenazin	Dapotum®	3–15 mg		
	Flupentixol	Fluanxol®	3–15 mg		
	Pimozid	Orap®	2–10 mg		
Mittelpotent	Perazin	Taxilan®	50–500 mg	↑↑	↑↑
	Zuclopentixol	Ciatyl-Z®	2–150 mg		
	Pipamperon	Dipiperon®	10–360 mg		
	Sulpirid	Dogmatil®	50–1000 mg		
Niedrig potent	Chlorprothixen	Truxal®	25–500 mg	↑↑↑	↑
	Levomepromazin	Neurocil®	10–200 mg		
	Thioridazin	Melleril®	25–500 mg		
	Promethazin	Atosil®	25–150 mg		

* Übliche Dosierung. Fachinformation beachten, bei verschiedenen Präparaten langsame Aufdosierung notwendig.

Atypische Neuroleptika

Neuroleptika, die (wenig bis) keine extrapyramidal-motorischen Nebenwirkungen haben, insbesondere keine Spätdyskinesien hervorrufen sollen, keine Prolaktinspiegelerhöhung verursachen und bei ansonsten therapieresistenten Pat. eine therapeutische Wirkung haben. Modellsubstanz ist Clozapin (z.B. Leponex®). Die nachfolgend genannten atypischen NL erfüllen diese Anforderungen nur zum Teil.

Die Präparate Risperdal® und Zyprexa® sind auch als schnelllösliche Tbl. verfügbar, die unmittelbar im Mund schmelzen und so die Behandlungscompliance sicherstellen. Risperdal® und Solian® liegen darüber hinaus in Tropfenform vor. Leponex® und Zeldox® können auch parenteral als i.m. Injektion verabreicht werden.

Tab. 19.3 Atypische Neuroleptika

Substanz	Handelsname (z.B.)	Mittlere Tagesdosis	Nebenwirkungen (Auswahl)	Besondere Hinweise
Clozapin	Leponex®	200–400 mg	BB-Veränderungen, sedierende und anticholinerge NW, Speichelfluss ↑, Fieber, Krampfschwelle ↓, Gewicht ↑, Pankreatitis, Hyperglykämie (sehr selten)	Schrittweise aufdosieren! Besondere Verordnungsvorschriften! **Cave:** Benzodiazepine
Risperidon	Risperdal ®	4–8 mg	Dosisabhängig EPMS möglich, Akathisie, Prolaktinspiegel ↑, Schlaflosigkeit, Agitation	Schrittweise aufdosieren
Olanzapin	Zyprexa®	10–30 mg	Gewicht ↑, sedierende und anticholinerge NW, Transaminasen ↑, Hyperglykämie	
Amisulprid	Solian®	50–800 mg	EPMS in höherer Dos. möglich, selten Hyperkinesien, Angst, Gewicht ↑, Prolaktinspiegel ↑	
Quetiapin	Seroquel®	50–750 mg	Mundtrockenheit, GIT-NW, Orthostase, Hypotonie, Tachykardie, Gewicht ↑, Transaminasen ↑, reversible Leukopenie	
Zotepin	Nipolept®	75–400 mg	Anticholinerge NW, in höherer Dos. EPMS möglich	
Ziprasidon	Zeldox®	40–160 mg	QT-Intervall-Verlängerung, Benommenheit, Unruhe, EPMS möglich, Athetose	**Cave:** Antiarrhythmika der Klassen IA und III

Clozapin

Wichtige Behandlungsalternative bei Akut- und Langzeitther.

! Merke

- Vor der 1. Gabe muss ein unauffälliges Differenzialblutbild vorliegen!
- Wegen besonderer Gefahr lebensbedrohlicher Agranulozytose nur kontrollierte Anwendung; Ausgabe an bei der Herstellerfirma registrierte Ärzte. **Cave:** Wegen dieser besonderen Situation vor erster Anwendung sorgfältig aktualisierte Anwendungsvorschriften beachten.
- Besondere Aufklärung und Einwilligung des Pat. (bei mangelnder Einsichtsfähigkeit im Akutzustand später nachholen), Ausstellen eines Therapieausweises.

Präparat: Leponex®

Ind.: Strenge Indikationsstellung. Unwirksamkeit oder Unverträglichkeit anderer Neuroleptika, schweres EPM-Sy., Spätdyskinesien, notwendige weitere Behandlung. **Cave:** Nur bei Pat. mit guter Compliance!

Dos.: Einschleichend 12,5–25 mg initial, Erhöhung um 25– max. 50 mg tägl. bis auf 200–400 mg, max. 600 mg tägl., in Einzelfällen bis 900 mg tägl.

Monitoring: Zunächst tägl. RR-, Puls- und Temperaturkontrolle. In den ersten 18 Behandlungswo. wöchentliche Diff-BB, danach alle 4 Wo. **Cave:** Bei Leukozyten $< 3000/mm^3$ oder Neutrophilen $< 1500/mm^3$ oder Eosinophilie $> 3000/mm^3$ oder Thrombozyten $< 50000\ /mm^3$ Clozapin sofort absetzen!

NW: Besondere Beachtung von Mundschleimhautentzündungen, Halsschmerzen, unklarem Fieber (V.a. Leukopenie!). Müdigkeit (evtl. Gesamtdosis abends geben); Hypotonie (ggf. Dihydergot®); vermehrte Speichelsekretion (ggf. Atropinum sulfuricum® oder Pirenzepin 25–50 mg tägl. p.o.), längerfristig massive Gewichtszunahme. EEG-Veränderungen. Bei Behandlungsbeginn häufig vorübergehender Temperaturanstieg, Leukozytose, Kreislauflabilität (vorübergehende Dosisreduktion, dann vorsichtig wieder erhöhen).

Wechselwirkungen

- Keine Komb. mit trizyklischen Neuroleptika, NSAID oder Carbamazepin (Agranulozytosegefahr ↑).
- Keine Komb. mit TZA oder Biperiden (Gefahr für anticholinerges Delir ↑).
- Keine Komb. mit Medikamenten, die über das Cytochrom-P450-System metabolisiert werden (z.B. SSRI wie Fluvoxamin, Fluoxetin), da Plasmaspiegel und NW ↑.
- Keine Komb. mit Erythromycin oder Cimetidin.
- Komb. mit Benzodiazepinen nur unter strenger Indikationsstellung.

Neuroleptische Rezidivprophylaxe

Reduktion des hohen Rückfallrisikos (☞ 19.1.5) auf etwa 20 %. Im Einzelfall sorgfältige Abwägung von Nutzen bzw. Risiko, Compliance und Lebensqualität. Als Leitlinie werden 1–2 J. Neuroleptikagabe bei Ersterkr., 3–5 J. bei Mehrfacherkr. empfohlen.

Vorgehen

- Information und Aufklärung des Pat.
- Medikation zunächst fortführen, nach Stabilisierung des Pat. in seinem Lebensumfeld vorsichtige und schrittweise Dosisreduktion möglich, Minimaldosis nicht unterschreiten. (z.B. 2,5 mg Haloperidol tägl.).

- Regelmäßige Laborkontrollen.
- Konstante psychotherapeutische und psychoedukative Begleitung.

Depotpräparate Vorteile bei pos. Erfahrungen des Pat.; bevorzugte Anwendung bei Pat. mit Compliance-Problemen. Umsetzen der oralen Remissionsdosis auf das Depot-Äquivalent: letzte orale Tagesdosis (mg) mit einem Umrechnungsfaktor multiplizieren, z.B. Haloperidol 5 mg p.o. × 15 → 75 mg Haloperidol-Dekanoat i.m. alle 4 Wo. *oder* Flupentixol 5 mg p.o. × 3 → 15 mg Flupentixol-Dekanoat 2 % i.m. alle 2 Wo. Dabei für einige Tage noch überlappend orale Medikation in niedriger Dosierung.

Tab. 19.4 Depotneuroleptika

Substanz (z.B.)	Mittlere Wirkdauer in Wo.	Mittlere Dosis i.m.
Fluphenazin-(Dapotum®-)Dekanoat	2–3	25–50 mg
Perphenazin-(Decentan®-)Dekanoat	2–3	50–200 mg
Flupentixol-(Fluanxol®-)Dekanoat	2	20–60 mg
Fluspirilen (Imap®)	1–2	2–10 mg
Haloperidol-(Haldol®-)Dekanoat	4	50–300 mg

Risperidon in Depotform (Risperdal Consta®)

- Erste als Depotform verfügbare atypische Substanz; neuartige Zubereitungsform: Suspension von Risperidon-getränkten Milchsäurepolymeren; sehr gut verträglich.
- Darreichungsformen: Injektionslsg. zu 25 mg (≅ 3–4 mg tägl. p.o.), 37,5 mg (≅ 5–6 mg tägl. p.o.) und 50 mg (≅ 7–8 mg tägl. p.o.).
- Anfangsdosis: 25 mg i.m.
- Immer die komplette Ampulle injizieren, da der Wirkstoff in Teilmengen nicht gleichmäßig verteilt ist.
- Dosisintervall: 14 Tage.
- Orale Medikation erst nach der 2. Depotinjektion schrittweise reduzieren.

Intervalltherapie Ausschleichen des Neuroleptikums nach Vollremission und Wiederansetzen bei erneut auftretenden Symptomen nicht empfehlenswert. Mittel der letzten Wahl bei ansonsten mangelnder Compliance, unter der Voraussetzung einer gesicherten fortlaufenden ärztlichen Betreuung.

Problemfälle der Neuroleptikatherapie

Postschizophrene Depression

(ICD-10 F20.4) ☞ *19.1.4*

Neuroleptika reduzieren (evtl. pharmakogene Depression!)

Biperiden: Bei starker Bewegungs- und Antriebshemmung 4–8 mg tägl. p.o. (z.B. Akineton® retard).

Atypische Neuroleptika: Umstellung z.B. auf Olanzapin 10–20 mg tägl. p.o. (Zyprexa®), alternativ Clozapin 150–400 mg tägl. p.o. (z.B. Leponex®), alternativ Amisulpirid 50–800 mg tägl. p.o. (Solian®), alternativ Ziprasidon 40–160 mg tägl. p.o. (Zeldox®).

Antidepressiva: Bei ausbleibendem Erfolg bevorzugt zusätzlich SSRI mit geringer Halbwertszeit und geringem Interaktionspotenzial mit anderen Pharmaka, z.B. Citalopram 20–40 mg tägl. p.o. (z.B. Cipramil®). **Cave:** Ohne Neuroleptikaschutz können Antidepressiva einen Rückfall provozieren.

Schizophrenes Residuum

(ICD-10 F20.5) ☞ *19.1.4*
Pharmakologisch nur beschränkt behandelbar; Versuch mit atypischen Neuroleptika Olanzapin (Zyprexa®), Clozapin (Leponex®), evtl. zusätzlich Antidepressiva (☞ postschizophrene Depression). Dabei möglichst niedrige Neuroleptikados. **Cave:** Suizidalität.

Ausgeprägte Minussymptomatik Mäßige Beeinflussbarkeit, dem schizophrenen Residuum entsprechendes medikamentöses Therapieregime. Behandlungsversuch mit atypischen Neuroleptika in niedriger Dosierung, in der Literatur Hinweise auf gute Erfolge mit Amisulpirid 50–200 mg p.o. (Solian®).

19.1.8 Nicht medikamentöse Behandlung

! Die alleinige medikamentöse Ther. wird dem Pat. nicht gerecht. Für eine erfolgreiche Behandlung sind ein vertrauensvoller Kontakt und psychotherapeutisch orientiertes Handeln notwendig (☞ 19.1.6).

Psychotherapeutisch orientierte Behandlungsmaßnahmen

Supportive Maßnahmen: Ich-stützende Gesprächsführung, entlastende, verständnisvolle, patientenzentrierte Grundhaltung. Hilfe beim Umgang mit der Krankheit, konkrete Schritte zur Aktivierung, sozialen Rehabilitation und Konfliktbewältigung; möglichst konstante, u.U. jahrelange Betreuung. Grundlage für den Erfolg aller prophylaktischen und rehabilitativen Bemühungen.
Kognitives Training: Training der Reiz- und Informationsverarbeitung, Verbesserung kognitiver Fertigkeiten.
Psychoedukative Verfahren: Umfassende Aufklärung des Pat. und der Angehörigen über Ursachen, Auslöser, Frühwarnzeichen, Behandlung und Rückfallverhütung zur Förderung selbstverantwortlichen Umgangs mit der Erkr.
Kunst-, Musikther.: Förderung des Gefühls- und Erlebnisausdrucks durch nonverbale Kommunikationsformen. Dabei ist die Kunsttherapie in vielen Kliniken der erste psychotherapeutische Zugang bei Akuterkrankten.
Gymnastik, Sport: Aktivierung, körperlicher Ausgleich, Gruppenerleben.

Soziotherapie

Längerfristig orientierte Gestaltung des Milieus, Ordnung der Lebensverhältnisse, rehabilitative Maßnahmen. Ziele sind Übernahme von Eigenverantwortung und möglichst autonome Lebensführung.

! Vermeiden von Über- oder Unterforderung des Pat.: Rezidivgefahr bei Überstimulation, erhöhte Minussymptomatik bei Unterstimulation! Eine eher zurückgezogene, reizarme Lebensweise kann auch einen notwendigen Schutz vor krankheitsfördernden Belastungen darstellen.

Verfahren **Milieutherapie:** Tolerante, offene Gestaltung des Stationsklimas mit nachvollziehbarer Tagesstruktur und transparenten Regeln.
Tagesstrukturierung: Planung der täglichen Aktivitäten wirkt Antriebs- und Initiativlosigkeit entgegen. Bei Pat. mit deutlicher Negativsymptomatik Vereinbarung konkreter Tagespläne.
Beschäftigungs-, Arbeitstherapie: Stufenweise steigende Anforderungen zum Training von Konzentration, Ausdauer, Kooperation. Förderung einer sinnvollen Tagesstruktur.

Vor Entlassung Einschalten des sozialpädagogischen Dienstes der Klinik. Vermittlung gemeindenaher Behandlungsinstitutionen, wie Tag- und Nachtklinik, Übergangseinrichtungen, Dauerwohnheime, therapeutische Wohngemeinschaften, sozialpsychiatrische Dienste.
Erstellung eines Krisenplans in Vorbereitung möglicher Krankheitsrezidive (Bedarfsmedikation, Adressen, Handlungsanweisungen). Bei Mehrfacherkrankten gemeinsames Erstellen eines Krisenpasses oder einer Behandlungsvereinbarung erwägen. Information über Selbsthilfeorganisationen geben (z.B. Münchener Psychiatrie Erfahrene, MÜPE).
Soziale und berufliche Rehabilitation: Hilfe bei Wohnungsfragen; Vermittlung geeigneter Arbeitsplätze (stufenweise Reintegration z.B. über beschützende Werkstätten, Teil- bis Vollzeitarbeit); Planung von Freizeitaktivitäten.

! Keine Frühentlassung ohne Einleitung einer Nachbetreuung. Während eines postremissiven Erschöpfungssyndroms besteht erhöhte Suizidgefahr!

Psychotherapie im engeren Sinne

! Nähe-Distanz-Problem beachten: Zu weit gehendes persönliches Engagement ist wegen der Furcht des Psychotikers vor zu großer Nähe ebenso zu vermeiden wie distanzierende Abgrenzung!

Kognitive Verhaltensther.: (Einzeln oder in der Gruppe) Veränderung ungünstiger krankheitsbezogener und sonstiger Bewertungs- und Verhaltensmuster; Förderung von Strategien zur Krankheits-, Stress- und Problembewältigung; Bearbeitung neg. Emotionen; ressourcenorientierte Förderung von Aktivitäten; Training sozialer Kompetenz (z.B. mit Rollenspielverfahren).
Psychodynamische Ther.: Modifizierte analytische Ther., konfliktzentriert; analytischen Therapeuten mit Zusatzqualifikation vorbehalten.
Familienther.: Verhaltenstherapeutisch, tiefenpsychologisch oder systemisch orientierte Behandlung. Einbeziehung der Angehörigen mit dem Ziel der Verringerung familiärer Spannungen, Modifikation ungünstiger Beziehungsmuster.

Hinweise für den Umgang mit Angehörigen

! Ziel sollte zunächst die Entlastung der Angehörigen sein: Selbstvorwürfe und Schuldgefühle reduzieren, darüber hinaus Informationen und Verständnis für die Situation des Pat. vermitteln.

- Aufklärung über Ursachen der Erkr. bzw. von Rezidiven, v.a. „Vulnerabilitäts-Stress-Modell".
- Notwendigkeit der medikamentösen Rückfallprophylaxe erläutern.
- Hinweis auf Vermeidung von Spannungen, übermäßiger Kritik und Überforderung des Pat.
- Empfehlung klarer Vereinbarungen im gemeinsamen Umgang und Alltag.
- Frühwarnzeichen erläutern: Nervosität, innere Unruhe, Gereiztheit, Schlafstörungen, auffälliger Rückzug, inadäquates Verhalten.

- Bei Rückfallanzeichen Aufsuchen des Arztes, Medikationserhöhung, stationäre Aufnahme.
- Bei akuter Psychose den Pat. nicht allein lassen, behutsam begleiten, (nerven-)ärztlichen Notdienst einschalten.
- Empfehlung von Angehörigengruppen unter ärztlicher oder psychologischer Leitung, meist an einer psychiatrischen Klinik.

19.2 Schizoaffektive Störungen

(ICD-10 F25) Episodische Störungen mit affektiver (☞ 18) und schizophrener Symptomatik (☞ 19.1.2) in einer Krankheitsepisode; in Beziehung stehend zu den affektiven (manisch-depressiven) und schizophrenen Störungen. Überwiegend vollständige Remission, nur selten Residualsymptomatik, Progn.: eher günstig.

! Schwierige Diagnose, da schizophrene Störungen häufig mit affektiven Symptomen einhergehen und affektive Erkr. oft z.B. wahnhafte Symptome zeigen können.

Diagnosekriterien nach ICD-10 Diagnose kann nur bei Auftreten eindeutig schizophrener (☞ 19.1.3; Symptomgruppe 1–4) und eindeutig affektiver Symptome gestellt werden; diese sollen gleichzeitig bestehen oder nur durch wenige Tage getrennt sein. Alleiniges Auftreten vereinzelter parathymer Wahnideen oder Halluzinationen bei affektiven Störungen (*F30.2, 31.2, 31.5, 32.2, 33.3*) rechtfertigt die Diagnosestellung nicht. Sorgfältige Abgrenzung gegenüber affektiven Verstimmungen bei schizophrenen Erkr. (z.B. *F20.4*) notwendig.

Subtypen **Schizomanische Störung** (*ICD-10 F25.0*): Floride Psychose mit schizophrenen Plus-Symptomen (z.B. Beziehungs- oder Verfolgungswahn, Stimmenhören, Ich-Störungen) und manischen Symptomen (z.B. Größenwahn, Antriebssteigerung, gehobene Stimmung), häufig gereizt, aggressive Gestimmtheit. Meist floride Psychose mit akutem Beginn. Meist innerhalb weniger Wo. abklingend. *Progn.:* Günstig.
Schizodepressive Störung (*ICD-10 F25.1*): Depressive Symptomatik mit stimmungsinkongruentem Wahn (z.B. Verfolgungsideen, die nicht in vermeintlicher eigener Schuld begründet sind oder sich bis zur Angst vor Ermordung steigern), kommentierenden oder dialogisierenden Stimmen. Eher längere Dauer. *Progn.:* Weniger günstig.
Gemischte schizoaffektive Störung (*ICD-10 F25.2*): Störung mit den Symptomen einer Schizophrenie und denen einer gemischten affektiven Störung (*ICD-10 F31.6*).

Therapie Neuroleptika ☞ 19.1.7.
Akuttherapie schizomanischer Störungen: Zusätzlich Lithium (z.B. Hypnorex ret.®), Plasmaspiegel von 1,0 mmol/l anstreben oder hochdosiert Carbamazepin (z.B. Tegretal®). Häufig ist der Einsatz sedierender Substanzen notwendig, z.B. Benzodiazepine oder mittel- bzw. niedrig potente Neuroleptika (Levomepromazin, z.B. Neurocil®).
Schizodepressive Störungen: Zusätzlich Antidepressiva, z.B. SSRI mit geringer Halbwertszeit und geringem Interaktionspotenzial mit anderen Pharmaka, z.B. Citalopram 20–40 mg tägl. p.o. (z.B. Cipramil®).
Prophylaxe schizoaffektiver Störungen: Lithium (z.B. Hypnorex ret.®), Plasmaspiegel von 0,6–0,8 mmol/l. *Alternativ:* Carbamazepin (z.B. Tegretal®), Plasmaspiegel von 4–10 µg/ml oder Valproat (z.B. Ergenyl®), Plasmaspiegel von 14–23 µg/ml.
Nicht medikamentöse Behandlung ☞ 19.1.8 und 18.6.4.

19.3 Schizotype Störung

(ICD-10 F21) Störung mit exzentrischem Verhalten und Anomalien des Denkens und der Stimmung, die schizophren wirken, obwohl nie eindeutige und charakteristische schizophrene Symptome aufgetreten sind. Die Störung zeigt einen chron. Verlauf.

Diagnosekriterien nach ICD-10 (gekürzt) Zur Diagnose sollen 3–4 der nachfolgenden Kriterien mind. 2 J. kontinuierlich oder episodisch bestanden haben, Betroffene dürfen niemals die Kriterien einer Schizophrenie erfüllt haben.
- Inadäquater oder eingeschränkter Affekt.
- Seltsames, exzentrisches oder eigentümliches Verhalten, wenig soziale Bezüge.
- Seltsame Glaubensinhalte und magisches Denken, Misstrauen und paranoide Ideen, Zwanghaftes Grübeln ohne inneren Widerstand.
- Ungewöhnliche Wahrnehmungserlebnisse mit Körpergefühlsstörungen, Illusionen, Depersonalisations- und Derealisationserleben.
- Denken und Sprache vage, gekünstelt, umständlich, metaphorisch.
- Gelegentliche quasipsychotische Episoden.

! Die Diagnosestellung wird nicht allgemein empfohlen, da eine besondere Schwierigkeit in der Abgrenzung schizoider bzw. paranoider Persönlichkeitsstörungen und der Schizophrenia simplex besteht.

Therapie Versuch einer neuroleptischen Behandlung (☞ 19.1.7), häufig wenig beeinflussbar.

19.4 Anhaltende wahnhafte Störungen

(ICD-10 F22) Gruppe von Störungen, bei denen ein anhaltender, „alltäglich" wirkender Wahn das einzige oder hervorstechende Symptom ist. Eine Zuordnung zu den organischen, affektiven oder schizophrenen Störungen ist nicht möglich. Häufig chron. Verlauf.

Diagnosekriterien nach ICD-10
- Krankheitsbild durch eine einzelne Wahnidee oder einen systemischen Wahn geprägt.
- Alltägliches, nicht bizarres Wahnthema (z.B. Verfolgungs-, Größen-, Eifersuchts-, Liebes- oder hypochondrischer Wahn).
- Bestehen über mind. 3 Mon.
- Ausschluss von:
  - Weitergehenden formalen Denkstörungen.
  - Mehr als vereinzelt vorkommenden Halluzinationen jeglicher Sinnesmodalität.
  - Ich-Störungen.
  - Weitergehenden affektiven Verstimmungen.
  - Hirnorganischen oder substanzbedingten Störungen.

Therapie Versuch einer neuroleptischen Behandlung (☞ 19.1.7), häufig wenig beeinflussbar.

19.5 Akute vorübergehende psychotische Störungen

(ICD-10 F23, F23.x1 mit akuter Belastung) Gruppe akut beginnender Störungen mit einem schnell wechselnden (polymorphen) oder schizophren anmutendem Syndrom, das innerhalb von 3 Mon. vollständig remittiert. Die Symptomatik entspricht nicht den Kriterien einer organischen oder affektiven Störung.

! Diese Gruppe von Störungen ist im Sinne einer vorläufigen Diagnose zu betrachten. Sollte sich im Behandlungsverlauf zeigen, dass die Störung länger andauert, ist die Diagnose zu ändern.

Subtypen und Diagnosekriterien nach ICD-10

Akute polymorphe psychotische Störung ohne Symptome einer Schizophrenie (*ICD-10 F23.0*): Synonyme Bouffe delirante; zykloide Psychose; Angst-Glückspsychose. Akuter Beginn (innerhalb von 2 Wo.), mehrere, in Art und Ausprägung wechselnde Wahnphänomene oder Halluzinationen, wechselndes affektives Zustandsbild.
Akute polymorphe psychotische Störung mit den Symptomen einer Schizophrenie (*F23.1*): Synonyme Bouffe delirante; zykloide Psychose. Es gelten die Kriterien für F23.0. Zusätzlich gelten während der überwiegenden Zeit die Kriterien für eine Schizophrenie (*ICD-10 F20.X*, ☞ 19.1.3).
Akute schizophreniforme Störung (*ICD-10 F23.2*): Synonyme akute Schizophrenie, schizophrene Reaktion, Oneirophrenie. Akuter Beginn (innerhalb 2 Wo.), schizophrene Symptome (☞ 19.1.3) während der überwiegenden Zeit. Kriterien einer akuten polymorphen psychotischen Störung sind nicht erfüllt. Die Störung besteht weniger als 1 Mon.

Therapie Neuroleptische und nicht medikamentöse Behandlung (☞ 19.1.6). Eine medikamentöse Rezidivprophylaxe ist allenfalls für den Zeitraum eines Jahres indiziert.

19.6 Induzierte wahnhafte Störung

(ICD-10 F24) Synonym: Folie à deux. Seltene wahnhafte Störung, die von zwei (oder mehreren) Personen geteilt wird, die in engem emotionalen Kontakt stehen. Nur eine leidet unter einer echten psychotischen Störung, die Wahnvorstellungen sind bei dem (den) anderen induziert und verschwinden nach Trennung der Personen meist. Es handelt sich um ein chron. Krankheitsgeschehen, Wahninhalte – häufig Verfolgungs- oder Größenwahn – werden nur unter besonderen Umständen preisgegeben.

Diagnosekriterien nach ICD-10

- 2 oder mehr Personen teilen und bestärken sich in einem Wahn oder Wahnsystem.
- Die Personen sind durch eine außergewöhnlich enge, häufig von anderen isolierte Beziehung miteinander verbunden.
- Innerhalb der Beziehung ist ein dominierender von einem passiven Partner zu unterscheiden.
- Der Wahn des passiven Partners ist durch Kontakt induziert.
- Ausschluss: Unabhängig voneinander bestehende psychotische Störungen.

Therapie Neuroleptische und nicht medikamentöse Behandlung (☞ 19.1.6). Therapeutisch ist v.a. die Trennung der Partner notwendig.

20 Neurotische Störungen

Inhalt

Martin Rieger

686 **20.1 Dysthymia (depressive Neurose)**
688 **20.2 Angststörungen**
690 20.2.1 Phobie
691 20.2.2 Panikstörung
692 20.2.3 Generalisierte Angststörung (Angstneurose)
692 **20.3 Zwangsstörung (Zwangsneurose)**
694 **20.4 Reaktionen auf schwere Belastungen und Anpassungsstörungen**
695 20.4.1 Akute Belastungsreaktion
695 20.4.2 Posttraumatische Belastungsstörung
696 20.4.3 Anpassungsstörungen
697 **20.5 Dissoziative Störungen (Konversionsstörungen)**
697 20.5.1 Bewegungs- und Empfindungsstörung
698 20.5.2 Dissoziative Amnesie
699 20.5.3 Dissoziative Fugue
700 **20.6 Somatoforme Störungen**
700 20.6.1 Somatisierungsstörung
701 20.6.2 Hypochondrische Störung
702 20.6.3 Somatoforme Schmerzstörung
704 20.6.4 Andere somatoforme Störungen
705 **20.7 Neurasthenie**
705 **20.8 Depersonalisations- und Derealisationssyndrom**
706 **20.9 Ausgewählte psychotherapeutische Behandlungsverfahren**
706 20.9.1 Tiefenpsychologische Verfahren
708 20.9.2 Verhaltenstherapie
711 20.9.3 Andere psychotherapeutische Verfahren
711 20.9.4 Gruppentherapien
712 20.9.5 Familien- und Paartherapie
712 20.9.6 Entspannungsverfahren
713 20.9.7 Nonverbale Behandlungsverfahren

Neurosen sind psychische Störungsbilder ohne wesentliche Beeinträchtigung des Realitätsbezugs, wahrscheinlich als Verformung des Erlebens-, Reaktions- und Verhaltensmusters. Ätiol.: Einerseits traumatische Kindheitserlebnisse, die durch belastende Lebensumstände aktiviert werden, oder überfordernde, ohne fremde Hilfe nicht „lösbare" Alltagskonflikte. Außerdem wurden genetische Faktoren, Veränderungen der Transmitterchemie und des Hirnstoffwechsels nachgewiesen. Die neuen Klassifikationssysteme (ICD-10, DSM IV) benutzen nicht mehr den Neurosebegriff. Es wird empfohlen im Klinik- und Praxisalltag die neue Terminologie einzusetzen, z.B. Angststörung statt Angstneurose.

20.1 Dysthymia (depressive Neurose)

(ICD-10 F34.1) Mind. 2 J. (bei Jugendlichen 1 J.) anhaltende, in ihrer Intensität fluktuierende niedergeschlagene Stimmung. Die Pat. erfüllen meist ihre beruflichen und sozialen Aufgaben. Häufigkeit 6–7% der Bevölkerung. Beginn meist im frühen Erwachsenenalter.

Auslöser Auslöser können Verluste sein, z.B. von vertrauten Personen, Trennungssituationen, wie Umzug, Entwurzelung, Emigration sowie körperliche Erkr., z.B. chron. Schmerzsy.

Klinik

- Anhaltende herabgesetzte Stimmungslage (2 J. oder länger), z.T. dysphorischer Affekt, herabgesetztes Selbstwertgefühl und Insuffizienzgedanken.
- Fluktuierender Befund mit symptomarmen Abschnitten.
- Energiemangel, Genussunfähigkeit, Schlafstörungen.
- Häufig nur leichte Abnahme der allgemeinen Leistungsfähigkeit.

Diagnostik

- Anamnese: Meist andauernde Traurigkeit, Antriebsarmut und körperliche Mattigkeit. Bei Auftreten belastender Lebensumstände i.d.R. Aggravierung der Symptomatik. Nach Medikamenten fragen; häufig längere, niedrig dosierte Benzodiazepineinnahme, Behandlung mit (Depot-)Neuroleptika. V.a. nach Länge und Konstanz der Beeinträchtigungen, Auslöser und zusätzlichen psychischen oder körperlichen Erkrankungen fragen.
- Fremdanamnese: Beurteilung von Leistungsfähigkeit, Krankheitsverlauf, sozialen Bindungen.
- Ausschluss organischer Ursachen: Labor, EEG, MRT.

Differenzialdiagnosen **Depressive Episode:** Starke Antriebsstörung, ausgeprägtes Morgentief, mitunter depressiver Wahn (besonders Schuld, Versündigung, Verarmung, unheilbare Krankheit), häufig auch Suizidgedanken, erheblich stärker ausgeprägte Alltagsbeeinträchtigung, kürzere Dauer von weniger als 6 Mon. Gelegentlich Auftreten einer depressiven Episode bei vorbestehender Dysthymia („double depression").

Schizophrene Störungen: Depressivität als Begleiterscheinung, v.a. bei beginnender schizophrener Psychose.

Persönlichkeitsstörungen: Depressivität entweder als Begleiterscheinung, z.B. bei der ängstlichen und der abhängigen Persönlichkeitsstörung, oder als syndromnaher Bestandteil der emotional instabilen Persönlichkeitsstörung.

Organische Ursachen: Hypo-, Hyperthyreose, Hirntumor, chron. subdurales Hämatom, Enzephalitis, Cushing-Sy. und Addison-Krankheit, chron. Anämie, Parkinson-Krankheit.

Pharmaka: v.a. Neuroleptika, Reserpin, L-Dopa, Benzodiazepine, Kontrazeptiva und Glukokortikoide.

Anpassungsstörungen, Trauerreaktionen: Dauer < 2 J.
Chron. verlaufende Angststörungen: Angstsymptome im Vordergrund stehend, ggf. sek. depressive Symptome.

Therapie

- I.d.R. kombinierte Pharmako- und Psychother.
- Ind. zur stationären Aufnahme: Suizidalität, nicht effiziente ambulante Behandlung.

! Häufig vorausgegangen ist mangelnde Wirksamkeit haus-/fachärztlicher ambulanter Behandlung.

Tab. 20.1 Pharmakotherapie der Dysthymia

Indikationen	Substanz	Handelspräparat (z.B.)	Tägl. orale Dosis
Leichte depressive Verstimmungen	Johanniskraut (Hypericum aconitum)	Jarsin®	900 mg
Antriebslosigkeit, Verhaltenshemmung	Imipramin	Tofranil®	100–150 mg
	Dibenzepin	Noveril®	240–480 mg
	Moclobemid	Aurorix®	300–600 mg
	Tranylcypromin*	Parnate®	10–20 mg
	Fluoxetin	Fluctin®	20–40 mg
	Paroxetin	Seroxat®	20–40 mg
	Sertralin	Gladem®	50–150 mg
	Nortriptylin	Nortrilen®	100–150 mg
Unruhe, Ängstlichkeit	Amitriptylin	Saroten®	100–150 mg
	Trimipramin	Stangyl®	100–150 mg
	Doxepin	Aponal®	100–150 mg
	Mirtazapin	Remergil®	15–45 mg
	Trazodon	Thombran®	200–400 mg

* Tyraminfreie Diät erforderlich! 1 Wo. Pause beim Umstellen auf ein anderes Antidepressivum!

Psychoanalyse

Überwiegend psychoanalytische Standardtechniken mit stabiler therapeutischer Beziehung, empathischem Einfühlen und Stützung. Vorsicht vor zu starker Idealisierung des Therapeuten (Übertragung) mit nachfolgender Enttäuschung des Pat. und Überaktivität des Therapeuten (Gegenübertragung). Bei Abschluss der Psychother. oft erneute Schwächung und Depressivität des Pat. infolge aufkommender Trennungsängste („neg. ther. Reaktion") → Behandlungsende behutsam vorbereiten. Bei abgrenzbarem Konflikt ggf. niederfrequente oder fokussierte Behandlung. Sind in der Einzelbehandlung therapieresistente regressive Zustände zu erwarten, analytische Gruppenther. (☞ 20.9.4).

Verhaltenstherapie Kognitiver Ansatz: Realitätsferne neg. Einstellungen und Denkschemata gegenüber der eigenen Person und der Umwelt aufspüren und korrigieren. Pat. im „sokratischen Dialog" durch Fragen zur eigenen Erkenntnis führen. Zusätzlich Verhaltensexperimente zur Korrektur der neg. Einstellungen und Denkschemata. Allmähliches Ersetzen eines bestehenden Verhaltensprogramms durch ein neues. Aufbau von pos. erlebbaren Aktivitäten und Verbesserung sozialer Fertigkeiten (☞ 20.9.2).

20.2 Angststörungen

(ICD-10 F40 und F41) 17% der Bevölkerung sind betroffen. Im Rahmen einer Angststörung nimmt der sonst im seelischen Erleben auftretende Gefühlszustand der Angst path. Ausprägungen an. Intensität und Dauer der Angst nehmen zu, entsprechend auch die physischen Begleiterscheinungen. Die Angst verliert ihre situationsbezogene Zweckmäßigkeit.

Ätiologie **Genetik:** Konkordanzrate für Angststörungen bei eineiigen Zwillingen 30–40%, bei zweieiigen Zwillingen nur ~5%.
Auslösende Lebensereignisse: Trennungserlebnisse, biografische Schwellensituationen, traumatische Ereignisse, psychosoziale Probleme, körperliche Erkr.

Pathogenese U.a. erhöhte Aktivität des aufsteigenden noradrenergen Systems und des Locus coeruleus.

Leitsymptome Unerwartet auftretende Angst mit Beklemmungsgefühlen, Schwitzen, Zittern; Unvermögen, bestimmte oder situationsgebundene, angstbesetzte Alltagsaktivitäten auszuführen, z.B. Einkaufen, zur Bank gehen, öffentliche Verkehrsmittel benutzen.

Erscheinungsformen der Angst
- Angstattacken (meist minutenlang) mit angstfreien Zeiträumen → Panikstörung (☞ 20.2.2).
- Angst tritt nur bei Konfrontation mit einem definierten Auslöser auf → Phobie (☞ 20.2.1).
- Anhaltende Angst oder Besorgnis (nicht situations- oder objektgebunden) über mehrere Wo. hinweg → generalisierte Angststörung (☞ 20.2.3).
- Vegetative Symptome (Herzklopfen, Erröten, Schweißausbrüche, Brustschmerz, Erstickungsgefühle, Schwindel, Harndrang, Hyperventilation) und viszerale Beschwerden (z.B. Übelkeit) → Begleiterscheinung der Angst.
- Entfremdungsgefühle.

Angstinhalte
- Angst vor einem Stimulus z.B. bestimmte Situationen oder Tiere.
- Frei flotierende Angst, die nicht an einen bestimmten Gegenstand gebunden ist.
- Furcht zu sterben oder wahnsinnig zu werden.
- Angst vor Kontrollverlust.

Differenzialdiagnosen **Organische Erkr.:** Vielgestaltige Angstsymptome nicht als Phobie sondern als Panikstörung oder generalisierte Angststörung.
Organische Ursachen: Hyperthyreose, Hyperparathyreoidismus, Hypoglykämie bei Diab. mell.; paroxysmale supraventrikuläre Tachykardie, Phäochromozytom, Mitralklappenprolaps. Epilepsie (☞ 9.1).

Medikamente und Suchtstoffe: Koffein, Amphetamin, Halluzinogene, Entzug von Benzodiazepinen oder Barbituraten, Delir.
Ängstliche (vermeidende) Persönlichkeitsstörung: Gefühle der Unsicherheit und Minderwertigkeit, Sehnsucht nach Zuneigung, Überbetonung potenzieller Gefahren und Risiken im Alltag. Keine Angstattacken, keine mit der Alltagsbewältigung interferierende Symptomatik (Angstgefühle, vegetative Störungen, Vermeidungsverhalten).
Schizophrenie (☞ 19): Angst entspringt oft einer wahnhaften Überzeugung. Sie kann auch in Zusammenhang mit halluzinierten Erlebnissen oder mit abnormen Leibwahrnehmungen stehen.
Depressive Episode (☞ 20.1): Ausgeprägte Veränderungen von Stimmung und Antrieb; Angst bezieht sich häufig auf die charakteristischen Themen des depressiven Erlebens. Besteht vor einer depressiven Episode eine phobische Angst, verschlimmert sie sich fast immer während dieser Episode.

Diagnostik Fachärztliche Behandlung meist erst nach hausärztlicher Vorstellung und Klärung organischer Ursachen.
Exploration und Anamnese: Fragen nach Bedingungen für das Auftreten von Angst, psychische und körperliche Störungen im Rahmen der Angst, Art und Ausmaß des Vermeidungsverhaltens. Medikamentenanamnese. Beruhigende, stützende, empathische Explorationstechnik. Klärung internistischer Erkr. (BB, Schilddrüsenwerte, EKG).
Psychodiagn. Verfahren: Beck-Angstinventar (BAI), Hamilton-Angstskala (HAMA), Panik- und Agoraphobieskala (PAS) etc.
EEG: Hinweis auf Medikamenteneinnahme, Ausschluss Epilepsie.

Therapie

! Stationäre Aufnahme bei schwerem subjektiven Leiden und der Unfähigkeit, gewöhnliche berufliche und soziale Anforderungen im Alltag zu bewältigen.

Verhaltenstherapie

Psychoedukation: Aufklärung über Erscheinungsformen und Ursachen von Angststörungen, ggf. unter Einbeziehung von Familienangehörigen.
Kognitive Ther.: Identifizierung, Bewertung und Korrektur der mit der Panik verbundenen irrationalen Annahmen und Gedanken des Pat. (v.a. bei Panikstörung, generalisierter Angststörung).
Desensibilisierung: Pat. setzt sich nach dem Erlernen einer Entspannungstechnik (progressive Muskelrelaxation oder autogenes Training) in systematischer und hierarchisch abgestufter Weise dem Angstauslöser in vivo aus (sog. gestufte Exposition). Allmähliche Löschung des Verhaltensmusters der Angst. *Ind.:* Nur sinnvoll, wenn ein „pathologisches" Verhalten, also ein Vermeidungsverhalten, vorliegt (bei Phobie).

Psychoanalytische Verfahren Abhängig von Persönlichkeitsstruktur und Introspektionsfähigkeit psychoanalytisches Standardsetting bis zu niederfrequenter Ther. Klare Settingabsprache wegen z.T. ängstlichen Verhaltensweisen der Pat. Bei ichschwachen Pat. mit ubiquitärer Angstsymptomatik (v.a. generalisierte Angststörung) vorrangig Anstreben von Ichstärkung und erhöhter Angsttoleranz, nicht von vornherein Konfliktaufdeckung. Bei Vermeidungsverhalten den Pat. anhalten, sich begleitend zur Ther. den betreffenden Situationen auszusetzen (☞ 20.9.1).

Soziotherapeutische Ansätze Bei chron. Verläufen mit psychosozialen Folgeerscheinungen (gesell. Isolierung, berufl. Scheitern). Reintegrationsmaßnahmen. Gruppenangebote, v.a. Selbsthilfegruppen. Reha-Beratung über Arbeitsamt.

Medikamentöse Therapie

- Antidepressiva (☞ 18.6.3): Wegen Wirklatenz von 10–20 Tagen initial Komb. mit Anxiolytika (Benzodiazepinen).
- Benzodiazepine (☞ 26.2.2): Um keine Abhängigkeit zu erzeugen, in absteigender Dosierung geben, spätestens nach 3 Wo. absetzen. *KI:* Angststörung durch Benzodiazepinabusus.
- Pflanzliche Anxiolytika: Vergleichsweise geringere Wirkung, sehr gut verträglich, keine Abhängigkeit. Sie können unterstützend eingesetzt werden.
- Andere Anxiolytika wie Buspiron (Bespar®).

20.2.1 Phobie

Objekt- oder situationsgebundene Angst, wobei der (meist ungefährliche) Angst auslösende Stimulus außerhalb der betroffenen Person liegt. Der Stimulus wird gemieden, häufig besteht Angst vor der Angst (Erwartungsangst = Phobophobie). Erstauftreten i.d.R. im Jugendalter. Agoraphobie 7% der Bevölkerung, F > M, soziale Phobie ~2%, spezifische (isolierte) Phobien ~6%.

Klinik

! Phobien können zu schwerstem Vermeidungsverhalten führen: Unfähigkeit zur Ausübung der beruflichen Tätigkeit, länger dauernde völlige Isolierung mit unzureichender Ernährung und sek. Gesundheitsstörungen.

Agoraphobie

(Ohne Panikstörung ICD-10 F40.00, mit Panikstörung F40.01)

- Inhalte der Angst: Das eigene Haus verlassen, Geschäfte betreten, sich in eine Menschenmenge begeben oder selbstständig in Zügen, Bussen oder Flugzeugen reisen (für die Diagn. müssen Ängste in mind. 2 dieser Situationen bestehen).
- Vermeidung der phobischen Situation als entscheidendes Symptom.
- Oft Isolation, Depressivität, Insuffizienzgefühle und Unfähigkeit, Alltagsaufgaben zu erledigen. Das Fehlen eines jederzeit nutzbaren Fluchtweges wird als besonders fatal erlebt.

Soziale Phobien

(ICD-10 F40.1)

- **Inhalte der Angst:** Prüfend durch andere Menschen in verhältnismäßig kleinen Gruppen betrachtet werden, Essen und Sprechen in der Öffentlichkeit, Treffen mit anderem Geschlecht, Furcht zu erröten oder auch zu erbrechen.
- Oft Persönlichkeiten mit niedrigem Selbstwertgefühl und Furcht vor Kritik.
- Vegetative Symptome.
- Bei ausgeprägter Störung soziale Isolation.

Spezifische (isolierte) Phobien

(ICD-10 F40.2)

Inhalte der Angst sind eng umgrenzte Situationen. Selten vegetative Symptome; häufiger Bewusstseinsverlust. Beispiele:

- Zoophobie: Angst vor Tieren.
- Klaustrophobie: Angst vor geschlossenen Räumen.
- Anblick von Blut, Höhenangst, Examensangst.
- Karzinophobie und Aidsphobie sind meist der hypochondrischen Störung zuzuordnen.

Therapie Zunächst nicht medikamentös. Bei subjektiv nicht zu bewältigenden Symptomen über 2–3 Mon. medikamentös. Auslassversuch bei Abklingen der Symptome und Wirksamkeit der Verhaltensther. Bei chron. Phobien oft kontinuierliche Medikation erforderlich (Antidepressiva bevorzugen). Verhaltensther. bei angestrebter zügiger Symptomreduktion bevorzugter Behandlungsansatz (☞ 20.9.2). Psychoanalytische Behandlungsverfahren ☞ 20.9.1.

Antidepressiva: SSRI wie Fluoxetin 20–40 mg tägl. p.o. (Fluctin®), Paroxetin 20–40 mg tägl. p.o. (z.B. Seroxat®), Imipramin 150 mg tägl. p.o. (Tofranil®), Clomipramin 150 mg tägl. p.o. (Anafranil®) *oder* MAO-Hemmer, wie Tranylcypromin 5–20 mg tägl. p.o. (Parnate®), Moclobemid 300–600 mg tägl. p.o. (Aurorix®).

Benzodiazepine: z.B. Alprazolam 2–4 mg tägl. p.o. (z.B. Tafil®) *oder* Clonazepam 0,5–1 mg tägl. p.o. (z.B. Rivotril®).

! Etwa 50% aller phobischen Störungen persistieren.

20.2.2 Panikstörung

(ICD-10 F41.0) Syn.: Episodisch paroxysmale Angst. Anfallsartig auftretende Angst, nur initial kein auslösender Stimulus erkennbar. Nach wenigen Angstanfällen jedoch ausgeprägte Erwartungsangst und Vermeidungsverhalten. Häufigkeit: ~2% der Bevölkerung. Risikofaktoren sind genetische Einflüsse (Vater und/oder Mutter betroffen) und Depressionen.

Klinik

- Angstattacken (bis zu 30 Min.) mit angstfreien Intervallen.
- Angst, wahnsinnig zu werden, zu kollabieren oder zu sterben.
- Vermeidung von Situationen, in denen im Falle des befürchteten Angstanfalls kein Entkommen möglich oder keine Hilfe verfügbar wäre.
- Vegetative Symptome, wie Herzklopfen, Schwindel etc.

Diagnostik Eindeutige Diagnose nur zu stellen bei mehreren Angstattacken innerhalb eines Monats.

Therapie

Verhaltenstherapie Bei angestrebter zügiger Symptomreduktion bevorzugtes Behandlungsverfahren (☞ 20.9.2). Gestufte Exposition in vivo bei sek. Vermeidungsverhalten, kognitive Ther. bei Angstattacken ohne Vermeidungsverhalten.

Psychoanalytische Behandlungsverfahren ☞ 20.9.1

Medikamentös

Antidepressiva: SSRI wie Fluoxetin 20–40 mg tägl. p.o. (Fluctin®), Paroxetin 20–40 mg tägl. p.o. (z.B. Seroxat®), Imipramin 75–150 mg tägl. p.o. (z.B. Tofranil®), *alternativ* Tranylcypromin 20–40 mg tägl. p.o. (z.B. Parnate®) *oder* Moclobemid 300–600 mg tägl. p.o. (z.B. Aurorix®).

Anxiolytika: Initial zur sofortigen Symptomreduktion, z.B. Lorazepam 1–3 mg tägl. p.o. (z.B. Tavor®) oder Alprazolam 2–4 mg tägl. p.o. (z.B. Tafil®).

Prognose Chronizität wie bei Phobien. Anteil freier Intervalle (u.U. Jahre) ist mit 40% am höchsten unter den Angststörungen. Kontinuierliche Anbindung in der Behandlung, um möglichst langfristig Beschwerdefreiheit zu erreichen.

20.2.3 Generalisierte Angststörung (Angstneurose)

(ICD-10 F41.1) Anhaltende Form der Angst ohne auslösenden Stimulus und ohne spezifisches Vermeidungsverhalten, F > M. Spezielle Auslöser sind nicht eruierbar.

Klinik

- Unerwartet auftretende und wieder abklingende Angstzustände, ohne dass die Pat. jemals ganz frei von Befürchtungen oder Ängsten sind.
- Situations- und objektungebundene Ängste (frei flotierend). Ständige Ängstlichkeit und Erwartungsangst (Hypervigilanz); ständig befürchtete Katastrophen. Inhalte der Ängste v.a. geknüpft an Alltagsbereiche (Gesundheit, Arbeit, Familie und Finanzen).
- Vegetative Symptome, psychomotorische Anspannung, auch Schlafstörungen.
- Pat. weisen Symptome der Angst an den meisten Tagen über mehrere Wo., meist mehrere Mon. auf.

Therapie Verhaltenstherapie, v.a. kognitive Behandlungsverfahren (☞ 20.2.3 und 20.9.2), psychoanalytische Behandlungsverfahren (☞ 20.2.3 und 20.9.1), Entspannungsverfahren zum adjuvanten Einsatz (☞ 20.9.6).

Medikamentöse Therapie **Antidepressiva:** Amitriptylin 150 mg tägl. p.o. (z.B. Saroten®). Bei hochgradiger ängstlicher Unruhe Doxepin 150 mg tägl. p.o. (z.B. Aponal®). Bei weniger starker Unruhe nebenwirkungsärmere Präparate, wie Mianserin 90–120 mg tägl. p.o. (z.B. Tolvin®).
Anxiolytika: Benzodiazepine ☞ 26.2.2. Buspiron 15–30 mg tägl. p.o. (Bespar®), vergleichbar Angst lösend wie Benzodiazepine, volle Wirksamkeitsentfaltung erst nach einigen Wochen. Pflanzliche Anxiolytika ☞ 20.2.3.
β-Blocker: Zusätzlich bei ausgeprägten kardiovaskulären und vegetativen Symptomen oder bei starkem Tremor, z.B. Propranolol bis 80 mg tägl. p.o. (z.B. Dociton®).

Prognose Insgesamt häufig chronifizierende psychische Störung, auch bei sorgfältiger Behandlung (20–30% Erfolgsquote).

20.3 Zwangsstörung (Zwangsneurose)

(ICD-10 F42) Die Zwangsstörung ist gekennzeichnet durch wiederkehrende, auf den Pat. im Inhalt quälend oder sinnlos erscheinende Zwangsgedanken und Zwangsimpulse und durch stereotyp wiederholte Zwangshandlungen. Beginn in der Kindheit oder im frühen Erwachsenenalter, Häufigkeit rund 2% der Bevölkerung.

Klinik Häufigste Inhalte aggressiv, sexuell oder blasphemisch. Pat. verspüren z.B. den Zwang, Gott öffentlich beschimpfen oder auf andere Personen mit einem Messer losgehen zu müssen, um sie schwer zu verletzen. Immer besteht Einsicht in die Unsinnigkeit und Ich-Fremdheit der Gedankeninhalte, daher auch der quälende Charakter für die Betroffenen mit innerer Anspannung. Häufig depressive Verstimmungen.

Zwangshandlungen, meist wiederholt oder ritualartig (häufigste Formen: Reinigen, Wiederholen, Kontrollieren) werden als Vorbeugung gegen ein objektiv unwahrscheinliches Ereignis erlebt, das Schaden zufügt oder Unheil anrichtet.
Fast immer Versuch des Vermeidungsverhaltens, um befürchtete Folgen der Zwangsgedanken zu vermeiden. Eine nach außen nicht erkennbare Form des Vermeidungsverhaltens: Gegendenken, d.h. bewusstes Ablenken der Gedanken, um Zwangsgedanken zu verdrängen.
In 2/3 der Fälle treten Zwangsgedanken und -handlungen kombiniert auf.

Diagnostik

- Sowohl Zwangsgedanken als auch -handlungen müssen über mind. 2 Wo. bestehen, damit die Diagn. gestellt werden kann.
- Neben Exploration auch Einsatz psychodiagn. Verfahren, z.B. Hamburger Zwangsinventar, Yale Brown Obsessive Compulsive Scale (YBOCS).

Differenzialdiagnosen

- Zwanghafte (anankastische) Persönlichkeitsstörung (☞ 21.1.3): Zwanghafte Menschen empfinden ihre Überkorrektheit und ihr Kontrollbedürfnis als sinnvoll und berechtigt.
- Anankastische Depression: Zwangssymptome im Rahmen einer (meist schweren) depressiven Episode (☞ 18).
- Schizophrene Psychose: z.B. paranoide Symptomatik mit Zwängen, die als von außen gemacht erlebt werden, oder mit imperativ auftretenden Stimmen.
- Erkr. der Basalganglien: z.B. Gilles-de-la-Tourette-Sy. (☞ 12.5.3), häufig komorbides Auftreten von Zwangssymptomen.

Therapie

Medikamentöse Therapie

Serotonerge Antidepressiva: Clomipramin 150 mg tägl. p.o. (z.B. Anafranil®). Neuere selektiv serotonerge Antidepressiva, z.B. Fluoxetin 20–60 mg tägl. p.o. (z.B. Fluctin®), Paroxetin 20–60 mg tägl. p.o. (z.B. Tagonis®) oder Sertralin 50–200 mg tägl. p.o. (z.B. Gladem®), hinsichtlich des Behandlungserfolges vergleichbar.
Neuroleptika: Bei schwerwiegender klinischer Ausprägung bzw. wahnhafter Nähe der Symptome, z.B. im Rahmen einer schizotypen Störung, ggf. niedrig dosiert, z.B. Pimozid 4–12 mg tägl. p.o. (Orap®).

Verhaltenstherapie (☞ 20.9.2).

- Gestufte Konfrontation mit bisher vermiedenen Situationen und mit gefürchteten Stimuli (wichtig, dass Pat. lange genug in der Konfrontationssituation bleibt, um Abklingen der Angst zu bemerken). Im Einzelfall auch Einsatz reizüberflutender Technik (flooding).
- Wiederholte, systematische Konfrontation mit den Zwangsgedanken, -impulsen oder -vorstellungen (Habituation) oder Üben, dass sich die Dauer der zwanghaften Gedanken allmählich reduziert (Gedankenstopp).
- Kognitive Bearbeitung (Sammlung, Bewertung) der mit Auftreten der Zwangsgedanken und -handlungen verbundenen Annahmen und Interpretationen.
- Übergang zu selbstgesteuerter Konfrontation und Reaktionsverhinderung.
- Soziales Kompetenztraining.
- Psychoedukation: z.B. Förderung der Einsicht des Pat., dass in d.R. Zwangsgedanken und -impulse nicht in die Tat umgesetzt werden. Einbezug der Fam. günstig.

Psychoanalytische Behandlungsverfahren (☞ 20.9.1).
Therapieeinleitung wegen Ambivalenz der Pat. meist schwierig. Oft lang dauernde Behandlungsverläufe. Psychoanalytische Standardtechnik. Behandlungsansätze ausgerichtet auf Analyse des Übertragungs- und v.a. des Abwehrgeschehens (rigide Überichstruktur, Einsatz mannigfaltiger Abwehrmechanismen gegen triebhaft und emotional bestimmtes Erleben). **Cave:** Bei ichschwachen bzw. psychosegefährdeten Pat. keine hochfrequente Analyse, sondern modifizierte niederfrequente Behandlung.

Entspannungsverfahren (☞ 20.9.6).
Adjuvanter Einsatz.

! Nur in 10–15% Ausheilung, meist chron. Verlauf. Behandlungsziel i.d.R. symptomatische Besserung.

20.4 Reaktionen auf schwere Belastungen und Anpassungsstörungen

(ICD-10 F43) Psychische Beeinträchtigungen als Folge eines außergewöhnlich belastenden Lebensereignisses oder einer besonderen Veränderung im Leben, die zu einer anhaltend belastenden Situation geführt hat.

Leitsymptome

Psychische Störungen: Depressive Verstimmung, evtl. Suizidgedanken, Angst, Ängstlichkeit, Besorgnis, Bewusstseinseinengung („Betäubung"), Desorientiertheit, Rückzugsverhalten, Teilnahmslosigkeit, Depersonalisation.
Vegetative Symptome: Tachykardie, Erröten, Schwitzen, vegetative Übererregtheit. Schlaflosigkeit.

Diagnostik

Ein- bzw. Überweisungsgrund: Häufig Verdachtsdiagn. Depression. Zunächst Beobachtung und symptomorientierte Behandlung; evtl. später bei kooperativen Pat. Durchführung von Persönlichkeitstests.
Anamnese, Medikamenten- und Familienanamnese:
Meist ist die Vorgeschichte hinsichtlich psychischer Veränderungen unauffällig. Traumatisierende Ereignisse in der Anamnese:
- Ernsthafte Bedrohung für die Sicherheit oder körperliche Unversehrtheit des Betroffenen oder einer geliebten Person, z.B. Naturkatastrophe, Unfall, Verbrechen, Vergewaltigung.
- Entscheidende Lebensveränderungen (z.B. Emigration), belastende Ereignisse (z.B. Todesfall, Trennungserlebnisse), körperliche Krankheit (z.B. Karzinom).
- Plötzliche, unerwartete, bedrohliche Veränderung der sozialen Stellung, z.B. Verluste durch Todesfälle, Besitzverlust, Emigration.
- Kampfhandlungen im Krieg, z.B. gewaltsamer Tod anderer oder selber Opfer von Folterung, Terrorismus, Vergewaltigung.

! Die zeitliche Kopplung des Auftretens von Symptomen mit dem belastenden Ereignis ist diagnostisch wichtig!

Differenzialdiagnosen **Schizophrene Psychose:** Akute Exazerbation mit Mutismus, Teilnahmslosigkeit, Erstarrung (Katatonie), Klärung durch Anamnese und Verlauf.
Depressiver Stupor: Depressivität, suizidale Gedanken; affektive Regungslosigkeit, Mutismus. Klärung durch Anamnese und Verlauf.
Persönlichkeitsstörungen: z.B. dependente, ängstlich depressive, emotional instabile Persönlichkeitsstörung. Symptome länger bestehend, kein spezifisches auslösendes Ereignis.

Therapie

- Psychother.: Kognitive VT, Gesprächspsychoth., Entspannungsverfahren.
- Medikamentös: Antidepressiva (☞ 18.6.3) und/oder Anxiolytika (☞ 20.2.3).

20.4.1 Akute Belastungsreaktion

(ICD-10 F43.0) Vorübergehende (Stunden bis mehrere Tage andauernde), meist wenige Min. nach einem belastenden Ereignis auftretende psychische Störung bei einer bislang psychisch unauffälligen Person. Wird in ICD-10 unter neurotischen Störungen geführt, ist aber im engeren Sinne nicht zu diesen zu rechnen.

Klinik Klagen der Pat. lassen i.d.R. das belastende Ereignis sofort erkennen. Typische Symptome sind ängstlich depressiver Affekt und die vorübergehende Unfähigkeit zur Reizverarbeitung („fühle mich wie im Schock, wie gelähmt").
Fluktuierendes Symptombild mit Depression, Angst, Verzweiflung, Überaktivität, Rückzug, auch Stupor, Bewusstseinseinengung, eingeschränkte Aufmerksamkeit, Unfähigkeit, Reize zu verarbeiten, vegetativen Störungen, somatisierenden Symptomen, Desorientiertheit, dissoziativer Symptomatik.

Therapie

Medikamentös

Antidepressiva: Kurz- bis mittelfristige Gabe z.B. von Amitriptylin (z.B. Saroten®) oder Trazodon (Thombran®) bis zu einer Standarddosis von 150 mg tägl. SSRI wegen geringeren NW bevorzugen, z.B. Citalopram (Cipramil®) 20 mg p.o., bei gestörtem Nachtschlaf Mirtazapin (Remergil®), 15–30 mg p.o.
Anxiolytika: z.B. Lorazepam 0,5–1 mg tägl. p.o. (z.B. Tavor®), nur zur kurzfristigen Erleichterung und Entspannung.

Psychotherapie

- Stützende Gespräche im Sinne einer Krisenintervention (Suizid ☞ 3.8.3).
- Kognitive Ther. (☞ 20.9.2) v.a. bei vorbestehenden Persönlichkeitsstörungen.
- Psychoanalytische Fokalther. (☞ 20.9.1).
- Selbstsicherheitstraining, erlernen von Entspannungstechniken.

20.4.2 Posttraumatische Belastungsstörung

(ICD-10 F43.1) Verzögerte Reaktion (Latenz von Wo. bis 6 Mon.) auf eine außergewöhnliche Bedrohung oder Katastrophe, die i.d.R. bei jedem Menschen eine psychische Beeinträchtigung hervorruft (keine neurotische Störung im engeren Sinne).

Klinik Wiederkehrende, eindringliche Erinnerung an das Ereignis. Besonders häufig Gefühl der emotionalen Stumpfheit, Starrheit des Affektes und Desinteresse an den gewohnten Lebensabläufen. Träume, Alpträume mit Nachhallerinnerungen („flashbacks"). Vegetative Übererregtheit mit Vigilanzsteigerung, Schlaflosigkeit. Gleichgültigkeit gegenüber anderen Menschen, Rückzugsverhalten. Vermeiden von Aktivitäten, Orten oder Menschen, die an das Trauma erinnern. Seltener Ausbrüche von Angst, Panik oder Aggressivität. Suizidgedanken.

Therapie **Anxiolytika**, ggf. **Antidepressiva** (☞ 20.4.3). Bei belastender Traumaktivität Clomipramin 25–50 mg tägl. zur Nacht p.o. (Anafranil®) zur Supprimierung der REM-Aktivität.
Psychotherapie (psychoanalytisch, VT), i.S. von Krisenintervention, ggf. länger dauernde Ther. (☞ 20.9).
Speziell: Expositionsverfahren (v.a. in sensu), Angstbewältigungstraining („Stressimpfung"), EMDR (eye movement desensitization and reprocessing nach Shapiro), kognitive Verfahren. Psychodynamische Verfahren meist fokusorientiert mit Bearbeitung der Verleugnungsprozesse bzw. der innerpsychischen Auslieferung oder Überflutung bzgl. der traumatischen Ereignisse.

! Spezielle Therapieeinrichtungen für Folteropfer und vergewaltigte Frauen, Behandlungszentrum für Folteropfer, Klinikum Westend, Haus 6, Spandauer Damm 130, 14050 Berlin, Tel.: 030/3039060.

Prognose Bei 80–90% Remission. Chron. Verlauf möglich mit Übergang zu einer andauernden Persönlichkeitsstörung (*ICD-10 F62.0*).

20.4.3 Anpassungsstörungen

(ICD-10 F43.2) Subjektives Leiden und emotionale Beeinträchtigung mit Einschränkung der sozialen Funktionen und Leistungen nach entscheidenden Lebensveränderungen (z.B. Emigration) oder belastenden Ereignissen (z.B. Todesfall, Trennungserlebnisse). Individuelle Disposition bzw. Vulnerabilität; v.a. selbstunsichere, dependente Persönlichkeiten. Meist innerhalb 1 Mon. nach dem belastenden Ereignis auftretend. Dauer meist nicht länger als 6 Mon.

Klinik
- Auf Suizidalität achten (☞ 3.8.3).
- Depressive Verstimmungen, Ängstlichkeit; Besorgnis, die Zukunft nicht bewältigen zu können. Schwierigkeiten mit der Bewältigung der Alltagsaufgaben.
- Bei Jugendlichen häufiger gereizt aggressives Verhalten, bei Kindern häufig regressives Rückzugsverhalten und gemischte emotionale Auffälligkeiten.

Therapie Supportive Psychother. in jedem Fall indiziert. Bei erheblichem Leidensdruck oder ausgeprägter Symptomatik Anxiolytika und Antidepressiva (☞ 20.4.3) nur kurzfristig einsetzen, v.a. bei Suizidalität und starker Angst. Psychother. (☞ 20.9) bei auffälliger Persönlichkeit stützende Gespräche, kognitive Ther., Selbstsicherheitstraining, soziales Kompetenztraining, evtl. ergänzend Entspannungstechniken.

20.5 Dissoziative Störungen (Konversionsstörungen)

(ICD-10 F44) Verlust der eigenen Integrität im Sinne des Kontrollverlustes über Funktionen des eigenen Körpers. Meist fehlgeleiteter und dysfunktionaler Versuch, ein bestimmtes akutes Lebensproblem zu lösen. Wichtiges Störungsmuster der heterogenen Krankheitskategorie „hysterische Neurose".

Leitsymptome Erinnerungen an die Vergangenheit, Identitätsbewusstsein, unmittelbare Sinnesempfindungen und Kontrolle von Körperbewegungen gehen ganz oder teilweise verloren, ohne dass sich körperliche Ursachen finden lassen, z.B. psychogene Blindheit, Lähmungen, Gefühlsstörungen oder Amnesie. Verlauf ist wechselhaft in Intensität und Dauer: Beginn meist plötzlich (auch im Zusammenhang mit einem belastenden Ereignis), häufig abrupte Symptomremission nach Wo. bis Mon. Bei bleibendem Auslöseereignis auch chron. Formen über J. möglich, dann häufig therapieresistent. Oft ersichtlicher sek. Krankheitsgewinn (Aufmerksamkeit, Konflikt- und Belastungsvermeidung).

Diagnostik
- Anamnese: Psychische und soziale Vorgeschichte, um psychogene Ursachen zu ermitteln, Fragen nach beruflichen, familiären oder zwischenmenschlichen Schwierigkeiten unmittelbar (1–3 Mon.) vor Erstmanifestation.
- Psychogene Auslöser: Enge zeitliche Verbindung zu traumatisierenden Ereignissen, unlösbaren Konflikten oder belastenden Beziehungen.
- Ausschluss einer körperlichen Erkr.
- Häufig Komorbidität mit anderen psychischen Störungen, insbesondere emotional instabiler Persönlichkeit (☞ 21.1.7).
- Chronifizierter PTSD.

Therapie **Medikamentös:** Antidepressiva bei starker Ausprägung depressiv ängstlicher Symptome bis zur täglichen Standarddosis, z.B. Amitriptylin, Doxepin, SSRI.
Psychotherapie: Vorgehen konfliktzentriert. Lösung von sozialen und Alltagskonflikten. Möglichst frühzeitiger Beginn. Bei reaktivem Geschehen fokussierte Therapieansätze, bei vorausbestehender neurotischer Grundstruktur ggf. umfassenderen Therapieansatz (psychoanalytische Psychother., kognitive Ther. ☞ 20.9.2).
Gelegentlicher Einsatz von hypnotischen Techniken.

20.5.1 Bewegungs- und Empfindungsstörung

(ICD-10 F44.4 und F44.6). Verlust oder Veränderung von Bewegungsfunktionen oder Empfindungen (meist der Haut) ohne Nachweis einer körperlichen Ursache. F > M.

Klinik Einschränkung der Bewegungsfähigkeit oder Störung der Empfindung, z.B. Lähmung, Gangstörungen, Blindheit, Anfallssymptome, Sprechstörungen, Schluckstörungen, Schiefhals, Schreibkrampf, Sensibilitätsstörungen, auch nicht organische Geruchs- und Geschmacksstörungen. Prämorbide Auffälligkeiten der Persönlichkeit: Selbstunsicher, dependent. Diskrepanz zwischen physiologischen oder anatomischen Gegebenheiten und den Vorstellungen des Pat. von Körperfunktionen.

Differenzialdiagnosen

- MS (☞ 8): Im Frühstadium bei entsprechenden Klagen manchmal schwierig. *Diagn.:* Klärung durch Verlauf.
- Depression: Larvierte Form der Depression mit Klagen über körperliche Funktionsstörungen; zusätzlich typische affektive Symptome (☞ 18).
- PNP (☞ 14.4): Sensible Ausfallsymptome, ggf. Paresen, vegetativ trophische Störungen. *Diagn.:* Klinischer Untersuchungsstatus, Reflexstatus, NLG, EMG etc.; Anamnese (zugrunde liegende Stoffwechselerkr., Toxine).
- Zerebraler Insult, zerebelläre Störungen (☞ 6.2): Parese entsprechend zerebralem Infarktgebiet. *Diagn.:* Klinischer Status; Bildgebung (CCT, MRT).
- Krampfanfälle (☞ 9.1): Bewusstlosigkeit, oft Terminalschlaf, Urinabgang im Anfall, häufig Verletzungen. *Diagn.:* EEG-Befund; Anamnese.
- Simulation: Willentlich gesteuert, vorgetäuschte Störung (z.B. Rentenbegehren).
- Belastungs- und Anpassungsstörung: Anamnese mit auslösenden Ereignissen (☞ 20.4.3).
- Somatisierungsstörung: Meist multiple, wechselnde somatische Beschwerden (☞ 20.6.1).

Therapie

- Benzodiazepine vermeiden, da sie Lähmungsgefühle des Pat. durch ihre Muskelrelaxation verstärken können und die Gefahr der Abhängigkeit besteht.
- Medikamentös: Angst lösende Behandlung, z.B. mit Opipramol 50–150 mg tägl. p.o. (z.B. Insidon®).
- Psychotherapie (☞ 20.9), ggf. Einsatz von Suggestivmaßnahmen und Hypnoseverfahren.
- Bei dramatischen Konversionszuständen (Anfälle, Erregung) und geklärter Diagnose am besten Nichtbeachtung, um angestrebten sek. Krankheitsgewinn zu löschen, dennoch niemals in der Ther. Zuwendung brüsk entziehen.
- Begleitende KG zur Prophylaxe von Atrophien oder Kontrakturen.

! Bei akuter Störung rasch behandeln, fortschreitende Konditionierung (z.B. soziale Verstärkung) verschlechtert die Therapierbarkeit und begünstigt organische Folgeschäden.

Prognose Vorübergehende Störungen (bis 6 Mon.) in der Jugend häufig. Längere Verläufe (viele J.) im frühen Erwachsenenalter. Bei Reexazerbationen häufig sich wiederholendes Symptommuster.

20.5.2 Dissoziative Amnesie

(ICD-10 F44.0) Erinnerungsverlust für kurz zurückliegende, meist traumatisierende Ereignisse, meist selektiv oder unvollständig. Häufig bei jungen Erwachsenen, M > F. Auslöser häufig traumatisierende Ereignisse oder auch akute Konflikte. Häufig Remission.

Klinik Vollständige und generalisierte Amnesie selten, dann gewöhnlich Teil einer Fugue, Amnesie überwiegend retrograd. Fluktuation der Intensität der Amnesie innerhalb von Tagen. Ratlosigkeit, Gequältsein, aufmerksamkeitssuchendes Verhalten, depressive Verstimmungen.

Differenzialdiagnosen **Chron. subdurales Hämatom** (☞ 16.2.3): Störung von weiteren kognitiven Leistungen; chron. progrediente Symptomatik. *Diagn.:* Bildgebung (CCT).

Intoxikation (☞ 3.7): Zusätzlich Minderung der Wachheit und Aufmerksamkeit. *Diagn.:* Auslösendes Agens mit evtl. körperlichen Begleiterscheinungen.
Extreme Erschöpfung: Kognitive Leistungen global beeinträchtigt. *Diagn.:* Charakteristische Vorgeschichte mit körperlicher und/oder seelischer Belastung.
Organisch bedingte psychische Störungen (☞ 22): i.d.R. zusätzlich andere kognitive Störungen. *Diagn.:* Kein Zusammenhang mit belastenden Lebensereignissen.
Simulation: Abgrenzung schwierig. *Diagn.:* Genaue Untersuchung der Motivation, prämorbiden Persönlichkeit und gegenwärtigen Lebenssituation (simulierte Amnesie bei finanziellen Problemen, Lebensgefahr in Kriegszeiten, drohender Gefängnisstrafe).
SHT (☞ 16.1): Amnesie zwar retrograd, wie bei dissoziativer Amnesie, mitunter aber auch anterograd. *Diagn.:* Unfallereignis erhebbar.
TIA: z.B. Amaurosis fugax, Paresen etc., ggf. zusätzlich Bewusstseinsminderung (☞ 6.2). *Diagn.:* Akute neurologische Defizite.
TGA (transient global amnesia): Globale, meist anterograde Amnesie; v.a. Pat. der 2. Lebenshälfte. *Diagn.:* Wach, ratlos, perseverierend, Routinetätigkeiten möglich; kein Zusammenhang mit traumatischen Ereignissen; Migräneanamnese (☞ 5.1.1).
Epileptischer Dämmerzustand: Iktual bzw. postikual, Bewusstseinsminderung, evtl. stuporös, Erregungszustand, automatisierte Tätigkeit meist möglich, ungezieltes Weglaufen. *Diagn.:* EEG; Anfallsanamnese (☞ 9.1).
Komplex-partielle Anfälle: Bewusstseinsminderung, Automatismen, evtl. iktuale Sprachstörung, tonische Symptome. *Diagn.:* EEG; Anfallsanamnese (☞ 9.1.4).

Therapie ☞ 20.5.3

20.5.3 Dissoziative Fugue

(ICD-10 F44.1) Wesentliches Merkmal ist eine unbegründete, plötzlich vorgenommene, für die Umgebung und die Betroffenen selbst nicht nachvollziehbare Ortsveränderung von zu Hause oder vom Arbeitsplatz fort, wobei die betreffende Person sich während der Handlung geordnet und orientiert verhält. Zusätzlich Symptome der dissoziativen Amnesie. Insgesamt selten.

Klinik Ortsveränderungen über den täglichen üblichen Aktionsbereich hinaus („psychogenes Weglaufen"). Mitunter Annahme neuer Identität mit Reise zu früher vertrauten Plätzen und Orten. Aufrechterhalten der einfachen Selbstversorgung (z.B. Essen, Waschen) und einfacher sozialer Interaktionen mit Fremden (z.B. Kauf von Fahrkarten, Tanken an Tankstellen, Einholen von Auskünften). Kennzeichen der dissoziativen Amnesie (☞ 20.5.2), d.h. die Betroffenen erinnern sich später nicht mehr an ihr „Weglaufen", sie „wachen" irgendwo auf und wissen nicht, wie sie dort hin gekommen sind.

Differenzialdiagnosen ☞ 20.5.2, v.a. transiente globale Amnesie, Dämmerzustände, komplex partielle Anfälle.

Therapie ☞ 20.5.3

20.6 Somatoforme Störungen

(ICD-10 F45)

Klinik Über lange Zeit wiederholte Darbietung körperlicher Symptome in Verbindung mit hartnäckigen Forderungen nach medizinischen Untersuchungen trotz wiederholt neg. Ergebnisse und entsprechender ärztlicher Aufklärung. Häufig Widerstand gegen den Versuch, die Möglichkeit einer psychischen Ursache zu diskutieren. Wichtiges Störungsmuster der heterogenen Krankheitskategorie „hysterische Neurose".

Diagnostik Lang anhaltende, verschiedenartigste körperliche Symptome, die wortreich, aber ohne affektive Beteiligung geschildert werden und eine lange Patientenkarriere können für eine somatoforme Störung wegweisend sein.

20.6.1 Somatisierungsstörung

(ICD-10 F45.0) Multiple, wiederholt auftretende, häufig wechselnde körperliche Symptome. Oft langjähriges Bestehen vor psychiatrischer Erstvorstellung. Plötzlicher Beginn meist im frühen Erwachsenenalter. Hohe Krankenhausbehandlungsrate, oft wiederholte OP. Fast ausschließlich bei F.

Klinik

- Klagen der Pat. über oft wechselnde Beschwerden, die noch kein Arzt zutreffend zugeordnet hätte, manche auch nicht ernst nehmen. Keiner könne helfen, das ginge schon J. so.
- Mind. 2 J. anhaltende multiple und unterschiedliche körperliche Symptome ohne Nachweis somatischer Verursachung: GIT-Beschwerden (Meteorismus, Rumination, Übelkeit, Erbrechen), Schmerzen in den Gelenken, Rückenschmerzen, Hautmissempfindungen (Jucken, Brennen, Taubheitsgefühl, Ausschlag), sexuelle und menstruelle Störungen.
- Depressive Verstimmungen, Angst. Hartnäckige Weigerung, nicht organische Ursachen in ärztlichen Aufklärungsgesprächen anzunehmen. Beeinträchtigung familiärer und sozialer Funktionen durch die Art der Symptome.

Differenzialdiagnosen **Simulation:** Häufig weniger anhaltende Auffälligkeiten. Meist entsprechen Symptome der individuellen Vorstellung von einer bestimmten Erkr.; oft an einen sozialen oder finanziellen Vorteil geknüpft.

Psychosomatische Störungen: i.d.R. weniger vielgestaltig; eingehende körperliche Untersuchung und Diagn. erbringt auffällige Befunde.

Hypochondrische Störung ☞ 20.6.2.

Somatoforme Schmerzstörung: Nicht alle möglichen Beschwerden, sondern immer bestimmte, oft sehr quälende Schmerzen.

Dissoziative Störungen (☞ 20.5): Symptomatik weniger fluktuierend und abwechslungsreich.

Wahnhafte Störungen: z.B. Schizophrenie mit somatischem Wahn („von außen gemacht", Koenästhesien, z.T. bizarre Beschwerdekomplexe).

Depressive Episode (☞ 20.1): Vorherrschende affektive Störung, im Allgemeinen kürzerer Verlauf, somatoforme Beschwerden weniger vielgestaltig.

Therapie

- Spezielle Ther. nicht bekannt.
- Antidepressiva: z.B. Amitriptylin 75–150 mg tägl. p.o. (z.B. Saroten®) oder Doxepin 75–150 mg tägl. p.o. (z.B. Sinquan®), die sich in der Behandlung von Schmerzzuständen zusätzlich zum antidepressiven Effekt bewährt haben, sofern derartige Symptome im Vordergrund stehen und nicht zu rasch mit anderen Beeinträchtigungen wechseln.
- Stets begleitende körperliche Erkr. (z.B. Herzerkr.) behandeln, da deren Linderung zur Besserung der Somatisierungsstörung beitragen kann.
- Psychother.: Distanzierung von den Beschwerden und vermeintlichen Symptomen und normale Lebensbewältigung möglichst weitgehend wiederherstellen. Im Allgemeinen supportive Führung. Fokusorientiert. Im Einzelfall bei neurotischer Grundstörung und Introspektionfähigkeit aufdeckende psychother. Verfahren (Psychoanalyse, Verhaltensther. mit kognitivem Ansatz; ☞ 20.9). Entspannungsverfahren.
- Ggf. physikalische Therapiemaßnahmen.

Prognose Die Erfolgsaussichten der Ther. sind gering. Meist chron. fluktuierender Verlauf. Früher Behandlungsbeginn empfohlen.

20.6.2 Hypochondrische Störung

(ICD-10 F45.2) Inhaltlich definierbare, unbegründete Angst oder Besorgnis, an einer schweren körperlichen Erkr. zu leiden.

Klinik Beharrliche Beschäftigung mit der Möglichkeit, an einer oder mehreren schweren und fortschreitenden körperlichen Erkr. zu leiden. Anhaltende körperliche Beschwerden, normale Empfindungen werden als abnorm interpretiert. Fokussierung der Aufmerksamkeit auf bestimmte Organe oder Organsysteme. Depressive Verstimmungen, Ängstlichkeit. Ständige Weigerung, auch nach Untersuchung und ärztlicher Aufklärung, das Fehlen somatischer Auffälligkeiten zu akzeptieren.

Diagnostik Die Diagnose kann nur gesichert sein, wenn eine somatische Ursache ausgeschlossen wurde. Eine gründliche körperliche Diagnostik der jeweils bestehenden Beschwerden ist unabdingbar.

Differenzialdiagnosen **Somatisierungsstörung** (☞ 20.6.1): v.a. körperliche Beschwerden ohne bestimmte Krankheitsbefürchtungen, oft fluktuierend und abwechslungsreich.
Depression (☞ 20.1): Affektive Störung führend, bei schwerer Depression ggf. wahnhafte hypochondrische Ideen.
Schizophrenie (☞ 19.1, Koenästhesien): Abnorme Leibgefühle als Empfindungen, nicht Befürchtungen. Oft ist die Qualität dieser Empfindungen nicht nachvollziehbar und widerspricht dem natürlichen Organaufbau.

Therapie **Medikamentös:** Keine spezifische Behandlung bekannt; ggf. je nach symptomatischer Ausprägung Anxiolytika, Antidepressiva, im Einzelfall niedrig dosiert Neuroleptika.
Psychother. (frühzeitige Einleitung wegen chronifizierender Tendenz): Versuch, dem Pat. zunächst die Sicherheit zu vermitteln, dass kein ernsthaftes Leiden vorliegt. Anschließend wird versucht, seine Einstellung gegenüber den als Krankheitsbeweis gedeuteten Wahrnehmungen zu än-

dern. Wichtig: Identifikation von Lebensproblemen und Hilfe bei deren Bewältigung. Bei tragfähiger Motivation des Pat. (☞ 20.9) längerfristige Psychother., v.a. kognitive Therapieverfahren. Vernetzung, Austausch zwischen behandelnden Ärzten anstreben.

Bei älteren Pat.: Überwindung von sozialer Isolation und Aufbau befriedigender Aktivitäten wie bei der Behandlung der Depression.

! Verlauf meist chronisch.

20.6.3 Somatoforme Schmerzstörung

(ICD-10 F45.4)

! Beim chron. Schmerzsy. ist es meist nicht möglich, eine eindeutige organische, psychische, soziale oder soziokulturelle Ursache zu finden.

Epidemiologie Stark schwankende Zahlen je nach Einschlusskriterien. Insgesamt sind in Deutschland etwa 5–6 Mio. Menschen betroffen, davon etwa 500.000 mit Bedarf an ständiger ärztlicher Behandlung. Bedeutender volkswirtschaftlicher Kostenfaktor durch Arbeitsausfälle, Diagnostik- und Therapiekosten, Rehabilitationsmaßnahmen und vorzeitige Renten.

Klinik Leitsymptom ist ein andauernder und schwerer Schmerz, der medizinisch nicht vollständig erklärt werden kann und in Verbindung mit Lebensproblemen auftritt („Psychalgie").

Diagnostik Länger als 6 Mon. anhaltende Schmerzen sowohl psychischer als auch körperlicher Ursachenkomplexe. Ein andauernder, schwerer und quälender Schmerz, der durch einen physiologischen Prozess oder eine körperliche Störung nicht vollständig erklärt werden kann, gilt als überwiegend psychogenes Schmerzgeschehen.

Schmerzdiagnostik

- Schmerzanamnese (☞ unten), biografische und soziale Anamnese.
- Erklärungsmodell des Pat. (Kausalattribution des Schmerzes).
- Bisherige Ther. einschließlich genauer Medikamentenanamnese (Dosierung, Abhängigkeit).
- Erwartungen an die Ther. und den Therapeuten, Bereitschaft zu aktiver Mitarbeit.
- Wissensstand hinsichtlich psychophysiologischer Grundlagen von Schmerzentstehung und -modulation.
- Schmerzfragebogen zur subjektiven Bewertung des Schmerzes auf sensorischer, affektiver und kognitiver Ebene, Schmerztagebücher einschließlich Bewertung von Schmerzintensität und -erträglichkeit (Schmerz-Messskalen).

Psychophysiologische Messungen: Bei Rentenbegehren z.B. EMG-Aktivität, Hauttemperatur und -widerstand, ereigniskorrelierte evozierte Potenziale, EKG.

Ursachenanalyse: Auslöser oder mitbeeinflussende organische Ursachen, was erhält das Schmerzverhalten aufrecht.

Tab. 20.2 Richtungsweisende Merkmale „organischer" und „nicht organischer" Schmerzen

Merkmal	Organisch	Nicht organisch
Lokalisation	Eindeutig umschrieben	Vage, unklar, wechselnd
Affekt	Passend	Inadäquat
Zeitdimension	Eindeutige Phasen	Dauernd
Bewegungsabhängigkeit	Vorhanden	Fehlt
Schmerzschilderung	Adäquat	Dramatisch
Mitmenschliche Beziehung	Unabhängig davon	Damit verbunden
Sprache	Einfach, klar, nüchtern	Umständlich, Ärztejargon
Medikamentenwirkung	Plausibel	Nicht verständlich
Gegenübertragung	Einfühlsamkeit, Ruhe, Aufmerksamkeit	Ärger, Wut, Langeweile, Ungeduld, Hilflosigkeit, Verwirrung

Differenzialdiagnosen Organische Erkr., v.a. bei prim. psychogenen Schmerzsy. nicht übersehen! Schmerzen als untergeordnetes Symptom bei prim. psychiatrischen Erkr., wie Depression (☞ 18.5), Angsterkr., auch in Form der Herzneurose (☞ 20.6.4), Schizophrenie (☞ 19). Rentenbegehren.

Therapie **Psychosomatisch-psychotherapeutisch:** Die multimodalen ambulanten oder stationären Therapieprogramme (☞ unten) sind erfolgversprechend, weil sie der nicht mehr auflösbaren Verflechtung von organischen, psychischen und soziokulturellen Ursachen am ehesten gerecht werden.

Medikamentöse Ther.: Analgetika, Antidepressiva (z.B. Amitriptylin, z.B. Saroten®), niedrig potente Neuroleptika, bei schwersten therapieresistenten Schmerzen Komb. mit Carbamazepin (z.B. Tegretal®). **Cave:** Vor Beginn einer Ther. den Anteil der organischen Ursachen am Schmerzgeschehen klären und evtl. Medikamentenabusus beenden!

Multimodale Therapieprogramme

Ziele

- Modifikation von Schmerzwahrnehmung, -bewertung und -empfindung.
- Einflussnahme auf physiologische Vorgänge mit Bezug auf Schmerzen.
- Wahrnehmung der kognitiven Seite des Stresserlebens und der Stressbewältigung.
- Förderung des „gesunden Verhaltens" einschließlich Verbesserung sozialer Aktivitäten.
- Veränderung von Konfliktverhalten, das disponierende oder stabilisierende Bedeutung für die Schmerzen hat.

Forts. ▶

Methoden

„Der Patient wird zum Experten seines eigenen Schmerzes."

- Basisinformationen vermitteln (günstig in Gruppen!) über Pathophysiologie der Schmerzentstehung bzw. -verarbeitung und das Spektrum auslösender Bedingungen (körperliche, situative und psychologische Faktoren).
- Einführung in die systematische Selbstbeobachtung hinsichtlich Schmerzverlauf und auslösenden Situationen.
- Schmerztagebücher, Schmerzskalen erstellen lassen.
- Strategien individueller Schmerzbewältigung aufzeigen.

Tab. 20.3 Weitere Therapiebausteine chronischer Schmerzsyndrome

Eher ambulant	Eher stationär
• Entspannungstechniken erlernen: z.B. progressive Muskelrelaxation, autogenes Training, Hypnose als autosuggestive Beeinflussung der Schmerzwahrnehmung. • „Schmerzbewältigungstraining": Aktive Schmerzkontrolle und -regulation erlernen, z.B. durch Biofeedback und verschiedene verhaltenstherapeutische Techniken (Aufmerksamkeitsfokussierung und Verschiebung, Gedankenstopp, kognitive Umstrukturierung). • Adäquate Konfliktlösestrategien erarbeiten (auch in Gruppen), Selbstsicherheitstraining verbunden mit Erhöhung des allgemeinen Aktivitätsniveaus im Alltag.	• Körperliche Aktivierung des Pat. durch individuell angepasste, langsam gesteigerte Übungsprogramme mit pos. Verstärkung durch den Sporttherapeuten. • Nonverbale, körperorientierte Verfahren zur Schulung von differenzierter Körperwahrnehmung außerhalb des Schmerzes und damit verbundenen emotionalen Aspekten, z.B. konzentrative Bewegungsther., Tanzther. • Ergother. als Konzentration auf neue Tätigkeiten und Quelle von Erfolgserlebnissen und Selbstwertgefühl.

Prognose Bei komb. Programmen (operantes Konditionieren, Physiother. und Entspannungstraining) Behandlungserfolge bei 60–70% der Pat.

! Die beste Methode allein oder in Kombination ersetzt nicht eine tragfähige Arzt-Pat.-Beziehung.

20.6.4 Andere somatoforme Störungen

Somatoforme autonome Funktionsstörung (*ICD-10 F45.3*): Beschwerden und Befürchtungen des Pat. beziehen sich auf ein vegetativ innerviertes Organ (früher „Herzneurose", „Magenneurose").

Dysmorphophobie (Thersites-Komplex): Hypochondrische Störung (*ICD-10 F45.2*). Hartnäckige Befürchtung, körperlich missgestaltet zu sein. **Cave:** Wahnhafte Störung (*ICD-10 F22.8*) ausschließen.

20.7 Neurasthenie

(ICD-10 F48.0) Psychische Symptombilder mit einem generellen Nachlassen von körperlicher Kraft und Ausdauer mit Ablenkbarkeit und Einbußen bei der Alltagsbewältigung. Keine Geschlechtsbevorzugung. Weitgehend synonym mit chronic fatigue syndrome.

Klinik Anhaltende, quälende Klagen über gesteigerte Ermüdbarkeit und über körperliche Schwäche und Erschöpfung nach geringsten Anstrengungen, Sorge über abnehmendes geistiges und körperliches Wohlbefinden. Freudlosigkeit, depressive Verstimmungen. Vermehrtes Schlafbedürfnis, Konzentrationsstörungen.

Diagnostik Mind. 2 der folgenden Symptome sind zur Diagnosestellung wichtig: Muskelschmerzen und -beschwerden, Schwindelgefühle, Spannungskopfschmerzen, Schlafstörungen, Reizbarkeit, Dyspepsie.

Differenzialdiagnosen
- Körperliche Erkr.: Karzinomleiden mit Reduktion des körperlichen und psychischen AZ; chron. Viruserkrankung etc.
- Depressive Störung (☞ 20.1): Schwerere depressive Verstimmungen; Anamnese hilfreich.
- Angststörung (☞ 20.2): Leitsymptom Angst, attackenartiges Auftreten, häufig Objektgebundenheit (phobische Störung).

Therapie **Medikamentös:** Bei deutlichen depressiven Symptomen mit erheblichem Leidensdruck vorübergehender Einsatz von antidepressiv wirkenden Substanzen, wie Imipramin bis 75–150 mg tägl. p.o. (z.B. Tofranil®), SSRI oder reversiblen MAO-Hemmern (Aurorix®).
Psychother.: Erkennen und Beseitigung tatsächlicher Überforderungen im Alltag, autogenes Training, kognitive Ther. mit Exploration vorhandener Konflikte, Förderung der Einsicht in den Zusammenhang von Ereignis und Symptomen, Bearbeitung des Konfliktes.
Physikalische Maßnahmen: Roborierend regelmäßige körperliche (sportliche) Betätigung.

20.8 Depersonalisations- und Derealisationssyndrom

(ICD-10 F48.1) Depersonalisation bezeichnet die veränderte Wahrnehmung der eigenen Person, Derealisation die der Umgebung. Seltene Störung, keine Geschlechtsbevorzugung, Erstauftreten meist nach der Pubertät. Milde Formen und vorübergehende Episoden (Tage, Wochen) häufig in Verbindung mit traumatisierenden und/oder deprivierenden Ereignissen. Bei chron. rezid. Symptomatik oft kein Zusammenhang mit Auslösebedingungen herstellbar.

Klinik Eigene Gefühle und Erfahrungen werden als unvertraut, fremd, fern erlebt (Depersonalisation). Objekte und Menschen werden als unwirklich, künstlich, leblos erlebt (Derealisation). Gefühl, sich selbst im Abstand zuzuschauen oder tot zu sein, Gefühl der „Leere im Kopf“. Subjektives Erkennen dieses Gefühls- und Erlebniswandels (Krankheitseinsicht), klares Bewusstsein.

Diagnostik Ausschluss körperlicher Ursachen. Anamnese bezüglich Auslösebedingungen. Psychodiagn. mit strukturiertem Interview für DSM IV dissoziative Störungen (SCID-D).

Differenzialdiagnosen
- Temporallappenepilepsie (☞ 9.1.4): Krampfanfälle, EEG-Auffälligkeiten, Vorgeschichte.
- Akutes Delir (☞ 22.1): Stark fluktuierende kognitive und affektive Störungen, Vorgeschichte.
- Schizophrenie (☞ 19): Ich-Störungen, Beeinflussungserleben, Gedanken und Wünsche werden von außen gemacht erlebt, in Verknüpfung mit paranoiden Ängsten.
- Depressionen (☞ 18.1.1): Entfremdungserlebnisse, manchmal verbunden mit nihilistischem Wahn. (Der Pat. glaubt, nicht mehr zu existieren.)
- Panikstörung (☞ 20.2.5), Intoxikation (☞ 3.7).
- Persönlichkeitsstörung: z.B. emotional instabile Persönlichkeitsstörung, Entfremdungserlebnisse im Zusammenhang mit emotionaler Instabilität, mangelnder Impulskontrolle auftretend.
- Drogenintoxikation: Anamnese, Labor.

Therapie **Medikamentös:** Eine spezifische Ther. ist nicht bekannt. Empfehlenswert ist ein Versuch mit Fluoxetin 20–40 mg tägl. p.o. über 3–6 Wo. (z.B. Fluctin®).
Psychother.: Spezifische Behandlung nicht bekannt. Psychodynamisch orientierte Psychother., die auf mögliche abgewehrte aggressive Erlebnisweisen zielt. Man handelt nach der Vorstellung, die Entfremdung sei eine Abwehrmaßnahme des Ichs gegen nicht zu bewältigende, z.B. stark schuldhaft verarbeitete Regungen oder Einstellungen.

20.9 Ausgewählte psychotherapeutische Behandlungsverfahren

20.9.1 Tiefenpsychologische Verfahren

Einzelpsychoanalyse

Klassisches psychoanalytisches Therapieverfahren.

Indikationen Neurosen, Persönlichkeitsstörungen auf reifem und mittlerem Strukturniveau, psychosomatische Störungen (eher selten, soweit motivational erreichbar).

Setting
- Lang dauernd, 3–5 J. Behandlungsdauer, 3–5 Sitzungen pro Woche à 50 Min. (Kassenleistung i.d.R. auf 300 h begrenzt = 3 h pro Wo.).
- Pat. auf der Couch liegend.
- Grundregel: Freie Assoziation des Pat.
- Gleichschwebende Aufmerksamkeit und Abstinenzhaltung des Analytikers.

Technik

- Übertragungsanalyse mit Erreichen einer ther. Regression des Pat., Einbezug der Gegenübertragung des Analytikers (konkordant, komplementär).
- Analyse des Widerstands gegen mit der Behandlung einhergehende Veränderungen.
- Durcharbeiten und Deutung der Konflikte, die im Rahmen der Übertragungbeziehung auftreten, Traumdeutung und Rekonstruktion früher Erlebnisse.

Behandlungsziel Ausrichtung auf Lösung von Kernkonflikten, Verschwinden der neurotischen Symptomatik. Veränderung zu reiferer Persönlichkeitsstruktur, die nicht mehr auf neurotische Konfliktverarbeitung angewiesen ist.

Psychoanalytische Psychotherapie

Häufigste tiefenpsychologische Behandlungsform.

Indikationen Neurosen (v.a. wenn Einzelanalyse nicht realisierbar), Persönlichkeitsstörungen (auch Pat. mit niedrigerem Ichstrukturniveau), Angstneurosen (v.a. generalisierte Angststörung ist häufig mit defizitärer Ichstruktur verbunden), somatoforme Störungen (soweit Konfliktbearbeitung zugänglich), ggf. posttraumatische Belastungsstörung.

Setting Niederfrequent mit 1–2 Sitzungen pro Wo., Behandlungsdauerdauer 100–300 h (Kurzpsychother. bis 50 h); meist im Sitzen.

Technik Standardtechniken, d.h. Übertragungs- und Widerstandsanalyse, weniger weit gehende ther. Regression angestrebt bei nicht voll ausgeprägter Übertragungsneurose. Im Vergleich zu Einzelanalyse geringerer Anteil genetischer Deutungen (Bezug nehmen auf frühkindliches Material).

Behandlungsziel Abbau der neurotischen Konfliktmuster und Symptomreduktion. Entwicklung reiferer Persönlichkeitsstrukturen (allerdings weniger tief greifend als bei Einzelanalyse), bei Persönlichkeitsstörungen auf niedrigem Strukturniveau (z.B. Borderline-Störungen) Stabilisierung der Objektbeziehungen und Affektintegration.

Psychoanalytische Fokaltherapie

Indikationen Krisenintervention (z.B. Belastungsreaktionen), kurzfristig bestehende neurotische Manifestationen, meist bei wenig gestörter Persönlichkeitsstruktur, probatorische Behandlungsphase vor Beginn einer länger dauernden Ther.

Setting Insgesamt 10–40 Sitzungen mit 1–2 h pro Wo.; im Sitzen.

Technik Begrenzung der Deutung auf aktuellen Hauptkonflikt (Fokus), Deutung von Übertragungsphänomenen, soweit sie auf Fokus rekurrieren, Einsatz aktiverer Techniken (z.B. Klärung, Konfrontation).

Behandlungsziele Symptomreduktion, Klärung des aktuellen Konfliktes.

Übertragungsfokussierte Psychotherapie (TFP)

Von Kernberg entwickeltes Verfahren zur Behandlung von schweren Persönlichkeitsstörungen.

Setting
- Nieder- bis hochfrequent, meist 2 Sitzungen/Wo.
- Klar definierter Behandlungsvertrag, inhaltlich v.a. Absprachen bezüglich drohender Gefährdungsmomente und Compliance des Pat.
- Modifizierte Grundregel: Aufforderung „offen über alles zu sprechen, was ihm (dem Pat.) in den Sinn kommt".
- Technische Neutralität des Analytikers vorübergehend aufgehoben, wenn Agieren des Pat. es erfordert.

Technik
- Klärung, meist explorative Fragen im Hinblick auf unklar wirre Inhalte.
- Konfrontation, z.B. Ansprechen auf nicht beachtete Details, Gesten etc.
- Übertragungsanalyse im Wesentlichen ausgerichtet auf aktuelle Situation.

Behandlungsziele Herstellung reiferer, integrierter Objektbeziehungen, v.a. auch größeres Repertoire an Beziehungsmöglichkeiten. In Abhängigkeit von diesen Entwicklungsfortschritten höheres Maß an Lebensbewältigung. Abbau von Selbst- und Fremdgefährdung.

! Weiteres tiefenpsychologisches Verfahren zur Behandlung von schweren Persönlichkeitsstörungen: Interaktionelle Psychotherapie (nach Heigl-Evers).

20.9.2 Verhaltenstherapie

Psychotherapeutische Behandlungsverfahren, die auf Erkenntnissen der empirischen Psychologie (v.a. der Lerntheorien) basieren.

Prinzip Standen früher die Behandlungsmethoden des operanten, sodann auch des verdeckten Konditionierens im Vordergrund, so sind heutzutage kognitive bzw. gemischt kognitiv behaviorale Behandlungsansätze vorherrschend.

Ansatz Pat. erlernt ein neues Verhalten und neue Problemlösestrategien, um sie anschließend selbstständig umzusetzen.
Grundlage klassischer behavioraler Ansätze (operantes Konditionieren) ist die Verhaltensgleichung nach Kanfer: S-O-R-K-C (S = Stimulus, O = Organismusvariable, R = Reaktion bzw. Verhalten, K = Kontingenz d.h. Auftrittswahrscheinlichkeit der Konsequenz, C = Konsequenz im Sinne pos. bzw. neg. Verstärkung). Beispiel der Agoraphobie: Eine Menschenmenge (S) löst bei dem Pat. mit bestimmter Disposition (O) Angst (R) aus, die unmittelbar (K) die Flucht aus der Situation (C) zur Folge hat.

Behandlungsplanung Überwiegend operationalisiert.
Formung eines Arbeitsbündnisses: Information des Pat. zum Behandlungsansatz und Abklärung bzgl. der Motivation des Pat. zur Verhaltensänderung.
Problemdefinition und Bedingungsanalyse: Ausgehend von den Beschwerden des Pat. und den zusätzlich erhobenen Informationen. Zur Informationsgewinnung werden u.a. strukturierte Interviews, Fragebögen, Skalen und Selbstbeobachtungsprotokolle eingesetzt.

Therapieplan: Auf der Grundlage der Ergebnisse der Bedingungsanalyse (Auslösung und Aufrechterhaltung des Problemverhaltens) werden Ansatzpunkte für spezifische verhaltensther. Verfahren herausgearbeitet, aus denen der Therapieplan zusammengestellt wird.

Systematische Desensibilisierung

Ziel Minderung oder Auflösung der Verknüpfung von Auslösesituation und Reaktion (Angst).

Vorgehen Unter Anwendung eines Entspannungsverfahrens (z.B. progressive Muskelrelaxation) gestufte Heranführung an Angst auslösende Situationen (in sensu oder in vivo).

> Aus der systematischen Desensibilisierung weiterentwickeltes Verfahren: Training zur Angstbewältigung mit Diskriminationslernen bzgl. ängstlicher Gefühle.

Exposition und Reizüberflutung (flooding)

Vorgehen Nach Erstellen einer Angsthierarchie Darbietung einer vom Pat. stark bis max. gefürchteten Situation (in sensu oder in vivo). Wichtig ist, dass in der Übung das Angstplateau überschritten wird und Pat. die Abnahme der Angst unter Exposition erlebt. Vor Durchführung Absprache zur Reaktionsverhinderung (response prevention), um Auftreten von Vermeidungsverhalten zu verhindern. **Cave:** Gefahr massiver Angstaffekte, z.B. kein Einsatz bei selbstgefährdeten Pat.

Operante Methoden

Meist aufwändige, mit starkem personellen Einsatz verbundene Methoden. Häufig zur Behandlung von essgestörten (v.a. magersüchtigen) Pat. zum Aufbau eines angemessenen Essverhaltens.

Ziele Ausformung von nicht vorhandenen Verhaltensfähigkeiten, z.B. Selbstständigkeit bei chron. kranken Pat., Sprechen bei autistischen Kindern.

Vorgehen Verhaltensaufbau unter Einsatz von Verstärkern. Übergang zu intermittierender Verstärkung, um Aufrechterhaltung des erlernten Verhaltens zu erreichen.

- Shaping: Schrittweiser Aufbau von komplexen Verhaltensmustern.
- Chaining: Aufbau von Handlungsabläufen beginnend mit dem letzten Glied.

Verdecktes Konditionieren

Einbeziehen kognitiver (verdeckter = nicht beobachtbarer) Vorgänge als verdeckter Reize bzw. Reaktionen in die o.g. Verhaltensgleichung anstelle der Organismusvariable O. Techniken, die auf Veränderung der Auftrittswahrscheinlichkeit verdeckter Reize bzw. Reaktionen zielen: Verdecktes Gegenkonditionieren, verdeckte Löschung, verdeckte Sensibilisierung etc. Einsatz v.a. bei Programmen, die auf Selbstkontrolle abheben: z.B. Selbstregulation nach Kanfer, covert conditioning nach Cautela, coverant control nach Homme.

Aversionsverfahren

Einsatz aversiver Stimuli nach Modell des klassischen Konditionierens, um Verhaltensweisen zu reduzieren bzw. abzubauen. Verfahren hat an Bedeutung verloren. Nur sinnvoll (z.B. in komplexen Manualen), wenn parallel alternatives Verhalten aufgebaut wird.

Modelllernen

Aufbau neuer Handlungen und Reaktionen durch Nachahmung des Modellverhaltens, z.B. „Kontakt-Desensibilisierung", Therapeut führt Modell des angestrebten Verhaltens in steigender Schwierigkeit vor, nach jeder Einheit Nachvollzug durch Pat. Kombiniert mit Verstärkerprogrammen. Einsatz u.a. auch in Gruppentherapien, Selbstsicherheitstraining.

Soziales Kompetenz- und Selbstsicherheitstraining

Soziale Kompetenz nach Lazarus: Fähigkeit, Nein zu sagen, Wünsche und Forderungen zu stellen, pos. und neg. Gefühle zu äußern sowie Gespräche beginnen, fortführen und beenden zu können.

Ziel Abbau von sozialer Angst und Vermeidungsverhalten.

Vorgehen Meist komplexe Therapieprogramme (z.B. Ulrich und Ulrich de Muynck) mit Einsatz von Rollenspiel, In-vivo-Training, Modelllernen, Selbstinstruktionen, Videofeedbacks etc. Einzel- und Gruppenverfahren. Gruppe aus etwa 8 Pat., günstig sind zusätzlicher Kotherapeut und homogene Klientel.

Kognitive Verfahren

Training von Selbstverbalisationen (nach Meichenbaum) Ausgehend vom Modell (Vorführen des Verhaltens durch Therapeut) und von Instruktionen durch Therapeuten schrittweiser Übergang zu Verhaltensausführung unter lautloser Selbstverbalisation. Anwendung: z.B. Aufmerksamkeitstraining für impulsive Kinder, Stressimpfungstraining.

Kognitive Therapie von Depressionen (nach Beck) Mehrstufiges Therapieprogramm mit gemischt kognitiv behavioralem Ansatz. Meist im Anschluss an die erste Behandlungsphase, die auf ein erhöhtes Maß an Eigenaktivität, Alltagsbewältigung und pos. verstärkenden Erfahrungen abzielt, setzt kognitive Therapie ein.
Ziele: Modifikation bzw. Aufhebung der depressionstypischen neg. Denkinhalte und kognitiven Muster.
Behandlungsschritte (Auswahl): Sammlung automatischer Gedanken (stereotype und irrationale Kognitionen, z.B. „es gelingt mir nie etwas"), Auseinandersetzung mit den erhobenen Gedanken (Zweispaltentechnik mit rationaler Erwiderung), Identifizierung verzerrter übergreifender Themen, Austesten und Neubewertung von Kognitionen, Umattribution (Analyse und Bewertung von Situationen, in denen sich die verzerrten kogn. Muster wirksam zeigten), Aufbau von Zukunftserwartungen.

Rational-emotive Therapie (nach Ellis) **Grundannahme:** Störungen der Emotionen und Problemverhalten sind begründet in irrationalen Annahmen (beliefs).
Behandlungsansatz: Einsatz zahlreicher kognitiver und behavioraler Methoden. Im Zentrum der Behandlung steht kognitive Methode des sokratischen Dialogs mit dem Ziel, irrationale Annahmen des Pat. bewusst zu machen und zu widerlegen. Mitunter direktiv konfrontierendes Vorgehen des Therapeuten. Außerdem Einsatz von Vorstellungstechniken. wie verdecktem Konditionieren, emotiv expressiven Übungen, Rollenspielen, Modelllernen, systematischer Desensibilisierung, In-vivo-Übungen etc.

20.9.3 Andere psychotherapeutische Verfahren

Klientenzentrierte Gesprächspsychotherapie (nach Rogers)

Zählt zu humanistischen Therapieverfahren, weitere Verfahren: Gestalttherapie, Bioenergetik, Transaktionsanalyse.

Indikationen Neurosen, Persönlichkeitsstörungen, v.a. Pat. mit Störungen des Selbstwertgefühls.

Setting Einzelther. im Umfang von 30–60 h, 1–2 Sitzungen/Wo. im Sitzen mit routinemäßigen Tonbandaufzeichnungen (Supervision). Annehmende, empathische und nicht direktive Grundhaltung des Therapeuten. Auch Anwendung als Gruppenther. Therapieverfahren setzt am Selbstkonzept des Pat. und dessen Auswirkungen auf Beziehungsgestaltung und Umgang mit Realität an.

20.9.4 Gruppentherapien

Analytische Gruppentherapie

Indikationen Neurosen, leicht- bis mittelgradige Persönlichkeitsstörungen, v.a. auch depressive Neurosen (Dysthymia).

Setting Meist stationär, auch ambulant möglich (max. Kassenleistung 150 Sitzungen), 6–10 Pat., 1–2 Doppelstunden/Wo., Therapie im Sitzen.

Vorgehen Deutung der Übertragungsprozesse in der Gruppe.

Verhaltenstherapeutische Gruppen

Meist multimodale Therapieprogramme, z.B. Gruppen für soziales Kompetenztraining, auch diagnosespezifische Gruppenther. (Sucht, Angststörungen, Essstörungen etc).

Psychodrama (nach Moreno)

Indikationen Neurotische Störungen, leicht- bis mittelgradige Persönlichkeitsstörungen, auch Anwendung im Kindes- und Jugendalter. Meist in Komb. mit anderen Therapieansätzen und Einzelbehandlung.

Vorgehen Überwiegend gruppenther. eingesetztes Rollenspielverfahren mit Reinszenierung von bedeutsamen Konfliktereignissen. Ziel ist das kathartische Wiedererleben und die Herstellung von weniger stereotypen Mustern im Umgang mit zwischenmenschlichen Beziehungen und Realitätsanforderungen.

20.9.5 Familien- und Paartherapie

Unterschiedliche Therapieansätze: Analytisch, systemisch strukturell, verhaltenstherapeutisch.

Indikationen Psychisch und psychosomatisch erkrankte Pat. mit ausgeprägt dependenten Familienbeziehungen. Störungsbilder mit deutlichen Auswirkungen auf intrafamiliäre Abläufe (z.B. Essstörungen, Sucht). Paarther. bei ausgeprägten neurotischen Verstrickungen (Kollusionen) zwischen Partnern (z.B. neurotische Depression, Phobie). Chron. Erkrankungsverläufe mit Auswirkung auf gesamtes Familiensystem. Häufig bei Kindern und Jugendlichen, sowie bei wenig abgelösten jungen Erwachsenen.

Setting Von Paarther. bis zu Einbezug mehrerer Generationen. Frequenz der Sitzungen abhängig vom Verfahren stark divergierend 1 Sitzung pro Wo. bis 1 Sitzung alle 3 Mon. Meist mit Einsatz eines Kotherapeuten.

Therapieansatz Einfluss der wechselseitigen innerfamiliären Beziehungen auf die psychische Symptomatik des einzelnen Familienmitglieds und umgekehrt Auswirkungen der Erkr. auf das Familiensystem.

20.9.6 Entspannungsverfahren

Autogenes Training (nach Schultz)

Indikationen Neurotische Störungen, v.a. Angststörungen, psychsomatische Erkr. (z.B. Asthma bronchiale), Schlafstörungen.

Setting Behandlung einzeln oder meist in Gruppen (~10 Pat.), Therapieeinheit ~40 Min. Nach Durchlaufen der Therapiestufen eigenständige tägl. Anwendung durch Pat. angestrebt. Meist kombiniert mit anderen Therapieverfahren.

Vorgehen Autosuggestives Verfahren zur Relaxation der Muskulatur und Beeinflussung der vegetativen Funktionen. Erlernen des Verfahrens nur unter Anleitung eines in der Methode erfahrenen Therapeuten.

Progressive Muskelrelaxation (nach Jakobson)

Indikationen Ähnlich wie bei autogenem Training, weniger regressionsfördernder Behandlungsansatz.

Setting Ther. Durchführung einzeln (z.B. im Rahmen verhaltensther. Sitzungen) und in Gruppen (15–20 Pat, Therapieeinheit ~40 Min.). Meist komb. mit anderen Therapieverfahren.

Vorgehen Willkürliche, in Serien durchgeführte kräftige Anspannung und anschließende Relaxation bestimmter Muskelgruppen mit Anstreben einer muskulären, vegetativen und emotionalen Entspannung.

20.9.7 Nonverbale Behandlungsverfahren

Kunst- und Gestaltungstherapie, Musiktherapie, Bewegungs- und Tanztherapie

Indikationen Neurotische Störungen, Persönlichkeitsstörungen, psychosomatische Krankheitsbilder, schizophrene Psychosen und affektive Störungen. Besonders sinnvoll bei Pat. mit eingeschränkter Verbalisierungsfähigkeit bzgl. ihres innerpsychischen Erlebens.

Setting Meist kombiniert mit anderen Behandlungsverfahren, z.B. im Rahmen eines stationären Settings (psychiatrische und psychosomatische Kliniken). Überwiegend als Gruppenverfahren, z.T. auch Einzeltherapie. Verschiedene Ansätze und Schulen mit Schwerpunkten auf expressiven und/oder introspektiven Techniken, auch abhängig vom Krankheitsbild.

Persönlichkeitsstörungen, Verhaltensauffälligkeiten und Psychosomatosen

21

Inhalt

KATJA REBELL

716 **21.1 Persönlichkeitsstörungen**
718 21.1.1 Paranoide Persönlichkeitsstörung
718 21.1.2 Schizoide Persönlichkeitsstörung
719 21.1.3 Anankastische Persönlichkeitsstörung
719 21.1.4 Histrionische Persönlichkeitsstörung
719 21.1.5 Ängstliche (vermeidende) Persönlichkeitsstörung
720 21.1.6 Abhängige Persönlichkeitsstörung
721 21.1.7 Emotional instabile Persönlichkeitsstörung
722 21.1.8 Dissoziale Persönlichkeitsstörung
723 21.1.9 Narzisstische Persönlichkeitsstörung
724 **21.2 Störungen der Geschlechtsidentität**
724 21.2.1 Transsexualismus
725 21.2.2 Transvestitismus
726 **21.3 Verhaltensstörungen mit körperlichen Faktoren**
726 21.3.1 Essstörungen
731 21.3.2 Sexuelle Funktionsstörungen
734 **21.4 Andere Verhaltensstörungen**
734 21.4.1 Störungen der Impulskontrolle
736 21.4.2 Störungen der Sexualpräferenz
738 21.4.3 Artifizielle Störungen
739 **21.5 Psychosomatosen**

21.1 Persönlichkeitsstörungen

Bei Persönlichkeitsstörungen handelt es sich um eine schwere Störung der charakterlichen Konstitution und des Verhaltens. Betroffen sind Wahrnehmung, Denken, Fühlen und die Beziehungen zu anderen. Typisch sind starre Reaktionen auf verschiedene persönliche und soziale Lebenslagen. Sie treten andauernd und nicht nur episodenhaft auf.

Epidemiologie Prävalenz bei Erw. 5,7%, in Großstädten häufiger als in ländlichen Bezirken. Beginn in der Kindheit mit endgültiger Manifestation im Erwachsenenalter.

Ätiologie Multifaktoriell. Störungen der frühkindlichen Entwicklung nach psychodynamischen Erklärungsmodellen. Familiäre Umstände und andere soziale Umwelteinflüsse. Genetische Faktoren. Organische Mitwirkung ist möglich.

Tab. 21.1 Leitsymptome bei Persönlichkeitsstörungen

Symptom	Häufigkeit
Innere Unruhe	33%
Suchtverhalten (insbes. Nikotinabusus)	32%
Depressive Verstimmungen	31%
Ermüdung und Erschöpfung	26%
Ängste	25%

Diagnostik

! Keine voreilige Diagnose, welche die Pat. „abstempelt", z.B. „hysterische Persönlichkeit"! Keine Diagnose einer Persönlichkeitsstörung bei Kindern und Jugendlichen vor dem 16. Lj.

- Sorgfältige internistische und neurologische Untersuchung (☞ 1.1).
- Anamnese (immer in mehreren Sitzungen): Objektive Berichte (Fremdanamnese), Sozialanamnese (soziale Anpassung, Berufsleben), Familienanamnese.
- Beobachtung der Gegenübertragung in der Arzt-Pat.-Beziehung.
- Persönlichkeitstest (z.B. MMPI, MPT, ☞ 1.2).
- Strukturierte diagnostische Interviews, z.B. Skid II.
- Apparative Zusatzuntersuchungen: Labor, Liquor, bildgebende Verfahren (☞ 2).

Diagnostische Leitlinien
- Verhaltensmuster ist tief greifend verändert und in vielen persönlichen und sozialen Situationen eindeutig unpassend.
- Unausgeglichenheit in den Einstellungen und im Verhalten, z.B. Affektivität, Antrieb, Impulskontrolle, Wahrnehmen, Denken, Beziehungen.
- Kombiniert mit Einschränkungen der beruflichen und sozialen Leistungsfähigkeit.

Forts. ▶

- Deutlich subjektives Leiden, manchmal jedoch erst im Verlauf des Lebens durch neg. Reaktionen der Umwelt (Ehepartner, Arbeitgeber).
- Der im klinischen Sprachgebrauch häufig verwendete Begriff der „akzentuierten Persönlichkeit“ ist diagnostisch nicht als Persönlichkeitsstörung einzustufen, sondern als „Probleme verbunden mit Schwierigkeiten bei der Lebensbewältigung“ (*ICD-10 Z73*).

Differenzialdiagnosen

- Die Abgrenzung zu den genannten DD ist oft extrem schwierig!
- Neurotische Störungen (z.B. phobische Störung, ☞ 20.2.1, Zwangsstörung, ☞ 20.3): Störung erfasst einen Teil der Persönlichkeit, Leidensgefühl um ein Symptom zentriert.
- Organisch bedingte Persönlichkeits- und Verhaltensstörung, z.B. Frontalhirnsy., posttraumatisches Psychosy. (☞ 20.4.2): Unauffällige prämorbide Persönlichkeit.
- Anpassungsstörungen (z.B. posttraumatisch) und Belastungsreaktionen (z.B. Depression mit Störung des Sozialverhaltens, ☞ 20.5): Im Vordergrund Trauma, Belastung.
- Endogene Psychosen (☞ 18, 19).
- Pat. erfüllen häufig die diagn. Kriterien mehrerer Persönlichkeitsstörungen. Möglich ist die Diagnose einer gemischten Persönlichkeitsstörung unter Nennung der Hauptcharakteristika (ICD-10 F61.0) oder die diagn. Festlegung auf eine klinisch führende Persönlichkeitsstörung.
- Ausgeschlossen werden muss eine Persönlichkeitsänderung, etwa infolge einer hirnorganischen Erkr., einer Abhängigkeitserkr. oder einer chronifiziert verlaufenden anderen psychischen Störung. Diese erworbenen Änderungen der Persönlichkeit werden unter den entsprechenden Grunderkr. klassifiziert.
- Akzentuierte Persönlichkeitszüge, welche nicht die Kriterien einer Persönlichkeitsstörung erfüllen, können unter Z73.1 in der ICD-10 festgehalten werden.

Psychotherapie

! Ind. zur stationären Ther.: Suizidalität, selbst- oder fremdaggressives Verhalten, Suchtmittelabusus, z.B. bei emotional instabiler Persönlichkeitsstörung (☞ 21.1.7).

Indikationen Probleme bei der Lebensbewältigung und in zwischenmenschlichen Beziehungen, ausgeprägter Leidensdruck, Therapiemotivation.

Therapieformen

- Kognitiv behavioral: Kognitive und Selbstwert stabilisierende Schwerpunkte, angemessenere Verhaltens- und Bewertungsmuster werden erlernt.
- Psychodynamisch: Schwerpunkt im Durcharbeiten der unbewussten Konflikte des Pat. in der Übertragungsbeziehung zum Therapeuten.
- Soziother. Maßnahmen: Verbesserung der (oft gestörten) sozialen Integration, Veränderung belastender beruflicher Umstände.
- Interpersonal: z.B. Familientherapie.
- Humanistisch: z.B. Psychodrama, körperorientierte Ther.

! Zusätzliche medikamentöse Unterstützung bei krisenhafter Verschlechterung: niedrig potente Neuroleptika, Antidepressiva, Tranquilizer (cave: Abhängigkeit).

Prognose Insgesamt ungünstig, günstiger bei ängstlicher und abhängiger Persönlichkeitsstörung. Mit fortschreitendem Alter schwächen sich die Störungen ab. Bezüglich der Lebensbewältigung gilt die Drittelregel (nach Tölle):

- 1/3 der Pat. mit günstigem Verlauf: Gute berufliche und soziale Anpassung.
- 1/3 der Pat. mit kompromisshafter Lebensbewältigung: Einengung der Umweltbeziehungen und Vitalitätsverlust zugunsten von Entlastung und Ausgeglichenheit.
- 1/3 der Pat. mit ungünstigem Verlauf: Keine Berufstätigkeit, eingeschränkte Beziehungsfähigkeit.

Persönlichkeitsstörungen mit ausgesprochen schlechter Prognose sind die dissoziale und emotional instabile Persönlichkeitsstörung (☞ 21.1.7).

21.1.1 Paranoide Persönlichkeitsstörung

(ICD-10 F60.0) Durch Misstrauen und feindliche Missdeutung von Erlebtem oder Handlungsweisen anderer gekennzeichnete Persönlichkeit. Störung selten diagnostiziert, da Pat. selten therapeutische Hilfe sucht. M > F.

Klinik Path. Eifersucht, Streitsucht, situationsunangemessenes Beharren auf eigenen Rechten, übertriebene Empfindlichkeit auf Zurückweisung, Tendenz zu überhöhtem Selbstwertgefühl und Selbstbezogenheit. Gedanken an Verschwörungen als Erklärung für Ereignisse in der Umgebung und der ferneren Welt: Pat. glaubt beispielsweise, dass der Nachbar seinen Müll am frühen Morgen herausstellt, nur um ihn zu ärgern.

Differenzialdiagnose Paranoid halluzinatorische Schizophrenie (☞ 19.1.3): Verfolgungs- und Größenwahn, Halluzinationen, Denkstörungen.

Therapie Stützende (supportive) Psychother.; Entspannungsverfahren (z.B. Progressive Relaxation nach Jacobson); übende Verfahren (z.B. Rollenspiele), niedrig potente Neuroleptika (☞ 19.1.7).

21.1.2 Schizoide Persönlichkeitsstörung

(ICD-10 F60.1) Durch flache Affektivität und soziale Kontaktschwäche gekennzeichnete Persönlichkeit. Häufiger bei Verwandten ersten Grades von Schizophrenen (☞ 19.1). Prävalenz in der Gesamtbevölkerung 1,2%.

Klinik Mangel an vertrauensvollen Beziehungen, Unvermögen, Gefühle oder Ärger zu zeigen, Einzelgängertum, exzentrisches Verhalten, Mangel im Erkennen und Befolgen gesellschaftlicher Regeln, schwache Reaktion auf Lob oder Kritik, Vorliebe für Fantasie.

Differenzialdiagnosen Schizophrenie, schizotype Störung (☞ 19.3) mit Verlust des Strukturzusammenhangs der Persönlichkeit. Inhaltliche und formale Denkstörungen. Affektabflachung.

Therapie Soziother. Hilfestellung, Gruppenther., analytische Psychother.

21.1.3 Anankastische Persönlichkeitsstörung

(ICD-10 F60.5) Durch Zweifel, übermäßige Vorsicht und Perfektionismus gekennzeichnete Persönlichkeit. Prädisponiert sind Verwandte ersten Grades bereits Betroffener. M > F. Prävalenz in der Gesamtbevölkerung 0,7%.

Klinik Inadäquat große Gewissenhaftigkeit und Leistungsbezogenheit, Vernachlässigung von Vergnügen und zwischenmenschlichen Beziehungen, Rigidität und Eigensinn. Pat. bestehen anderen gegenüber auf Unterordnung unter eigene Gewohnheiten, eingeschränkte Fähigkeit zum Ausdruck positiver Gefühle. Andrängen beharrlicher Gedanken und Impulse, tiefe innere Unsicherheit, Bedürfnis nach ständiger Kontrolle.

Differenzialdiagnosen Zwangsneurose, Zwangssy. bei Schizophrenie (☞ 19.1), anankastische Form der endogenen Depression (☞ 18.5).

Therapie Verhaltenstherapeutische Methoden (Exposition, kognitive Therapieverfahren) oder aufdeckende Psychother. Autogenes Training, Hypnose.

21.1.4 Histrionische Persönlichkeitsstörung

(ICD-10 F60.4). Durch oberflächliche, labile Affektivität und übermäßiges Verlangen nach Anerkennung gekennzeichnete Persönlichkeit. F > M.

Klinik Aktivitäten, bei denen die betreffende Person im Mittelpunkt steht, erhöhte Kränkbarkeit, theatralisches Verhalten, Egozentrik, manipulatives Verhalten zur Befriedigung eigener Bedürfnisse, leichte Beeinflussbarkeit durch andere. Typische Äußerung: „Der Urlaub war einfach fantastisch", der Pat. kann jedoch keine Einzelheiten berichten.

Differenzialdiagnosen Manisches Sy. (☞ 18.5) mit Euphorie, Affekt- und Triebenthemmung, Uneinsichtigkeit und Witzelsucht. Somatisierungsstörung (☞ 20.6.1), dissoziative Störungen (☞ 20.5).

Therapie Analytische Psychother., Verhaltensther.

21.1.5 Ängstliche (vermeidende) Persönlichkeitsstörung

(ICD-10 F60.6) Durch Minderwertigkeitsgefühle und ein übertriebenes Bedürfnis nach Gewissheit und Sicherheit gekennzeichnete Persönlichkeit. Häufiges Auftreten (~2,5% der Bevölkerung), F > M. Entstellende Krankheiten und Vermeidungsverhalten in der Kindheit und Adoleszenz sind prädisponierend.

Klinik

- Befangenheit gegenüber anderen, eingeschränkte persönliche Bindungen, andauernde Sehnsucht nach Akzeptiertwerden und Zuneigung verbunden mit Überempfindlichkeit gegenüber Kritik und Zurückweisung.

- Zurückstellen eigener Bedürfnisse, ständige, umfassende Besorgtheit und Anspannung, Überbetonung potenzieller Gefahren in alltäglichen Situationen bis hin zur Vermeidung bestimmter Aktivitäten.
- Beispielhafte Reaktion: Aus Angst vor Ablehnung werden Auseinandersetzungen vermieden.

Differenzialdiagnosen

Schizoide Persönlichkeit (☞ 21.1.2): Pat. sind ebenfalls isoliert, sie haben jedoch weniger Verlangen nach sozialen Kontakten.
Phobische Störung (☞ 20.2.1): Gerichtete, an einen Gegenstand oder eine Situation gebundene Ängste.
Narzisstische Persönlichkeitsstörung (☞ 21.1.9): Ebenfalls Selbstwertproblematik, allerdings Wechsel von Minderwertigkeitsgefühlen und Größenfantasien. Entwertung anderer Menschen.
Vermeidungsverhalten in Kindheit oder Adoleszenz: Ähnliches klinisches Bild, ist jedoch auf ein Entwicklungsstadium begrenzt.

Therapie

- Verhaltenstherapie, soziales Kompetenztraining.
- Bei schweren Formen stützende Psychother. kombiniert mit SSRI, z.B. Paroxetin (Seroxat®) oder Imipramin 100–150 mg tägl. p.o. (z.B. Tofranil®).
- Themenzentrierte Gruppenther. zur Stärkung der Selbstverantwortung.

21.1.6 Abhängige Persönlichkeitsstörung

(ICD-10 F60.7) Asthenische Persönlichkeitsstörung. Durch Gefühl der Inkompetenz und Nachgiebigkeit gegenüber anderen Personen gekennzeichnete Persönlichkeit. Bei Kindern und Adoleszenten kann eine chron. körperliche Krankheit prädisponierend sein.

Klinik Selbstwahrnehmung als hilflos, inkompetent und schwach, Neigung, bei Missgeschicken die Verantwortung anderen zuzuschieben. Die Verantwortung für wichtige Bereiche des eigenen Lebens wird anderen überlassen. Häufige Ängste vor Verlassenwerden und Alleinsein mit ständigem Bedürfnis, sich des Gegenteils zu versichern. Erleben von innerer Zerstörtheit und Hilflosigkeit, nachdem eine enge Beziehung beendet wurde. *Beispiel:* Ein Pat. überlässt die Entscheidung über den Wohnort, Tagesplanung oder gemeinsame Freunde dem Ehepartner.

Differenzialdiagnosen Depressive Episode, Dysthymia (früher: neurotische Depression, ☞ 18.51) mit vordergründig chron. depressivem Verstimmungszustand.

Therapie Verhaltensther. dominierend; Selbstbehauptungs- und Selbstsicherheitstraining, Psychodrama, Rollenspiel.

21.1.7 Emotional instabile Persönlichkeitsstörung

(ICD-10 F60.3) Durch ausgeprägte Instabilität des Selbstbildes, der Emotionen und der zwischenmenschlichen Beziehungen gekennzeichnete Persönlichkeit. Absolute Häufigkeit: ~1,7%, F > M. Die Prävalenz von Borderline-Pat. in psychiatrischen Einrichtungen liegt laut NIMH-Erhebung bei ambulanten Pat. bei 11%, bei stationären bei ~19%. In der Anamnese dieser Patientengruppen finden sich gehäuft eigene Erfahrungen bzw. Miterleben körperlicher oder sexueller Gewalt sowie emotionale Deprivation.

Klinik Tendenz, Impulse auszuagieren ohne Berücksichtigung von Konsequenzen, wechselhafte, launenhafte Stimmung, häufige depressive Einbrüche; aggressive Verhaltensweisen, wiederholte Auseinandersetzungen mit anderen im Lebensumfeld, eingeschränkte Fähigkeiten vorauszuplanen, Suizidalität und selbstschädigendes Verhalten; vielfach Komorbidität mit anderen somatischen und psychischen Störungen.

Einteilung

Impulsiver Typus (ICD-10 F60.30)
Mangelnde Impulskontrolle, in Konfliktsituationen Neigung zu aggressiven Durchbrüchen mit gewalttätigem Verhalten.

Borderline-Typus (ICD-10 F60.31)

- Selbstbild, Ziele und innere Präferenzen unklar und gestört.
- Neigung zu intensiven, unbeständigen Beziehungen mit einem Muster aus Idealisierung und Entwertung. In diesem Zusammenhang häufige emotionale Krisen.
- Dominante Angst vor tatsächlichem oder vermeintlichem Verlassenwerden oder Alleinsein.
- „Lower-level-depression" (nach Kernberg): Verbunden mit Gefühlen innerer Leere, Selbstentwertung und ohnmächtiger Wut.
- Selbstschädigendes Verhalten, z.B. in den Bereichen Sexualität, Umgang mit finanziellen Ressourcen, Substanzmissbrauch, Essen, Straßenverkehr.
- Selbstverletzungen, häufig im Sinne von oberflächlichen Schnittverletzungen, im Krankheitsverlauf mit der Tendenz zur Verschlechterung bis hin zu schweren selbstverstümmelnden Verletzungen; teils in Zuständen von Dissoziation, teils zur Abwehr negativer Affektzustände oder in Phasen innerer Leere und Gefühllosigkeit, jedoch auch zur Erzeugung subeuphorischer Zustände.
- Wiederholte Phasen von Suizidalität, Suiziddrohungen, Suizidversuchen oder parasuizidalen Handlungen (Suizidrate ~10%, bei zusätzlicher Suchterkr. bis zu 40%).
- Stressabhängige paranoide Symptome, auch vorübergehende halluzinatorische Symptome (akustisch, optisch), häufiger jedoch pseudohalluzinatorisches Erleben.
- Dissoziatives Erleben im Sinne eines ausgeprägten Depersonalisations- und Derealisationserlebens.
- Vielfach psychiatrische Komorbidität: Insbes. mit affektiven Störungen, posttraumatischen Belastungsstörungen, Suchterkr., Essstörungen, Angsterkr., gelegentlich diagn. schwer fassbare polysymptomatische neurotische Störungen.
- Neuropsychiatrisch Ausprägung von 3 Typen: Ohne fassbare zerebrale Grundlage, mit erworbenen hirnorganischen Defiziten/neurologischen Ausfällen, mit Entwicklungsstörungen (Aufmerksamkeit ↓, Lernstörung).

Therapie In den letzten Jahren Entwicklung von 2 störungsspezifischen, manualisierten Psychotherapieverfahren. Beiden Verfahren ist die vordringliche Bearbeitung der Suizidalität und Selbstschädigung gemeinsam. Beide Verfahren arbeiten mit einem klar definierten, verbindlichen Therapievertrag und verpflichten die Therapeuten zu regelmäßiger Supervision.

Dialektisch behaviorale Therapie (DBT) nach Marsha Linehan Verhaltensther. Behandlung aus Einzeltherapie, gruppentherapeutischem Fertigkeitentraining („Skills") und Telefonberatung. Vermittelt werden Informationen zum Krankheitsbild, Techniken der Symptombewältigung, kognitive Umstrukturierung, Möglichkeiten der differenzierten Selbstwahrnehmung.

Übertragungsfokussierte Psychotherapie (TFP) nach OF Kernberg Analytische Behandlung in Einzeltherapie mit einer Frequenz von 2 h/Wo. über mind. 1 J. Fokussiert werden insbesondere die mit neg. Affekten beladenen Probleme, Verhaltensweisen und interpersonellen Konflikte, die in der Übertragungssituation aktualisiert werden. Mittels Konfrontation, Klärung und Deutung soll eine Integration der widersprüchlichen inneren Vorstellungen von sich und anderen erreicht werden.
Für Pat., die aufgrund fehlender Verfügbarkeit spezifischer Verfahren oder fehlender Therapiemotivation nicht für o.g. Therapien infrage kommen, bietet sich die Möglichkeit einer niederfrequenten supportiven Psychotherapie.

! Besondere Vorsicht gilt bei der Bearbeitung früher Traumatisierungen. Häufig bedeutet die Auseinandersetzung mit dieser Thematik für dieses Patientenklientel eine emotionale Retraumatisierung. Zu fordern ist vor einer Traumather. eine ausreichende Stabilisierung und die innere Möglichkeit für Pat., den Prozess der Erinnerung steuern zu können.

Psychopharmakotherapie Unverzichtbar bei schwer ausgeprägten Symptomen, wie Angst, Depressivität, Impulsdurchbrüchen, Schlafstörungen oder paranoid-halluzinatorischem Syndrom. Bewährt haben sich selektive Serotonin-Wiederaufnahmehemmer (SSRI, z.B. Citalopram), Mood-Stabilizer (z.B. Carbamazepin, Valproat, Lamotrigen) und atypische Neuroleptika (z.B. Risperidon, Olanzapin, Quetiapin).
Von Behandlungen mit klassischen Neuroleptika und trizyklischen Antidepressiva sowie Benzodiazepinen ist i.d.R. abzuraten.

Prognose Insgesamt handelt es sich um eine überwiegend chron. verlaufende Erkr. mit schwieriger Prognose. Als prognostisch günstig gelten hohe Intelligenz, Integration, soziale Kompetenz, Zuverlässigkeit. Als besonders prognoseverschlechternd gelten Komorbidität mit einer Suchterkr. oder einer anderen Persönlichkeitsstörung, besondere Ausprägung der Suizidalität oder emotionalen Instabilität.

21.1.8 Dissoziale Persönlichkeitsstörung

(ICD-10 F60.2) Durch Missachtung sozialer Normen, Verpflichtungen und Unbeteiligtsein gegenüber Gefühlen anderer gekennzeichnete Persönlichkeit. Geschätzte Häufigkeit: M ~3%, F < 1%. Am häufigsten in den unteren Bevölkerungsschichten. Prädisposition in der Präpubertät: Aufmerksamkeitsstörung und hyperkinetisches Sy. *(☞ 24.3.1).*

Klinik

- Mangel an Empathie, Verantwortungslosigkeit.
- Unvermögen aus negativen Erfahrungen zu lernen.
- Neigung, andere zu beschuldigen oder vordergründige Rationalisierungen für das eigene Verhalten, durch das Konflikte in der Gesellschaft entstehen, anzubieten.
- Andauernde Reizbarkeit mit geringer Frustrationstoleranz und niedriger Schwelle zu gewalttätigem Verhalten.
- Unvermögen zu längerfristigen Beziehungen, häufiger Partnerwechsel.
- Neigung zur Delinquenz (Straftaten in der Anamnese!).
- Missbrauch von Tabak, Alkohol und Drogen.
- Ab der 2. Lebenshälfte deutliche Stabilisierung der Lebensverhältnisse.

Diagnostik Diagnose wird erst gestellt, wenn Pat. älter als 18 J. und die Störung bereits vor dem 15. Lj. beobachtet wurde!

Therapie Gruppenther., auch Selbsthilfegruppen, soziother. Maßnahmen.

21.1.9 Narzisstische Persönlichkeitsstörung

(ICD-10 F60.8 sonstige spezifische Persönlichkeitsstörungen). Durch eine schwere Störung des Selbstwertgefühls, der Selbstliebe und eine übermäßige Selbstbezogenheit gekennzeichnete Persönlichkeit. M > F.

Klinik

- Wechsel von Größenfantasien und Minderwertigkeitsgefühlen.
- Intensive Gefühle von Leere, Sinnlosigkeit und häufig auch Depressionen.
- Erhöhte Kränkbarkeit und Schamanfälligkeit.
- Ständiger Wunsch nach Bestätigung und Bewunderung.
- Im Umgang mit anderen steht die Befriedigung eigener Bedürfnisse im Vordergrund, eingeschränkte Fähigkeit, Anteilnahme für andere aufzubringen.

Differenzialdiagnosen

- Ängstliche (vermeidende) Persönlichkeitsstörung (☞ 21.1.5): Bewusstes Erleben von Minderwertigkeitsgefühlen, Idealisieren von anderen Menschen und zurückstellen eigener Bedürfnisse. Häufige Beziehungskonstellation mit narzisstischen Persönlichkeiten (narzisstische Kollision).
- Paranoide Persönlichkeitsstörungen (☞ 21.1.1): Misstrauen steht im Vordergrund.
- Emotional instabile Persönlichkeitsstörung (☞ 21.1.7): Neben einer Störung des Selbstwertgefühles findet sich eine mangelhafte Affektkontrolle und Angsttoleranz, unbeständige Beziehungen, eine instabiles Selbstbild und selbstschädigendes Verhalten.

Therapie

- Analytische Psychotherapie (Otto F. Kernberg oder H. Kohut).
- Verhaltensther.: Modifikation inadäquater Beziehungsmuster und des Interaktionsstils.

21.2 Störungen der Geschlechtsidentität

Divergenz zwischen biologisch geschlechtlichem Erscheinungsbild und subjektivem Geschlechtszugehörigkeitsempfinden. Geschätzte Häufigkeit (bei Transsexualismus) M 1 : 30 000, F 1 : 100 000. Prädisponierend wirkt übersteigerte, massive Feminität bei Jungen und Maskulinität bei Mädchen.

Diagnostik

- Somatische Untersuchung einschließlich Endokrinologie und Genetik.
- Ausführlicher psychischer Befund mit Ausschluss einer Schizophrenie (☞ 19.1.3).
- Sozial- und Fremdanamnese.

Differenzialdiagnosen

- Geschlechtschromosomale Anomalien: Anatomisch intersexuell (z.B. Klinefelter-Sy.) mit typischem somatischen und/oder labordiagnostischen Befund.
- Endokrinologische Erkr.: z.B. testikuläre Feminisierung.
- Schizophrenie, v.a. paranoide Form (☞ 19.4).
- Homosexualität mit sek. Wunsch (effeminierte Homosexuelle) zur Geschlechtsumwandlung aber aufrechterhaltener Geschlechtszugehörigkeit.

Therapie Nur sinnvoll, wenn der Pat. unter seiner Deviation oder andere unter der Verhaltensweise leiden (Straftaten). Psychiatrische Betreuung bei Geschlechtsumwandlungen: Präop. psychiatrische Begutachtung und psychother. Vorbereitung, postop. psychother. Unterstützung.

21.2.1 Transsexualismus

(ICD-10 F64.0) Subjektives Bewusstsein, dem anderen Geschlecht anzugehören, obwohl das biologische Erscheinungsbild auch nach Ansicht des Betroffenen keinen Anlass dazu bietet. Beginn meist in der Kindheit, Pubertät als kritische Schwellensituation.

Ätiologie Ungeklärt, möglicherweise Ergebnis familiendynamisch konflikthafter Entwicklung.

Klinik Intensives Bestreben, medikamentöse, operative und rechtliche Möglichkeiten der Geschlechtsumwandlung zu realisieren. Bestreben, auch äußerlich als Angehöriger des anderen Geschlechts zu leben und anerkannt zu werden. Häufung von Depressionen, Selbstverletzungen (Selbstkastration), Suizidversuchen und Persönlichkeitsstörungen (prognostischer Faktor!).

Differenzialdiagnose ☞ 21.2.1.

Therapie

Psychotherapie Psychother. psychiatrische Behandlung mit tiefenpsychologischer Ausrichtung zum Ausschluss aktuell konfliktreaktiver Genese des transsexuellen Wunsches und ggf. von Ambivalenzkonflikten, anderen psychischen Störungen oder Psychosen. Erarbeitung realistischer Erwartungen bezüglich der geschlechtsumwandelnden Behandlung und dem späteren Leben mit der erstrebten Geschlechtsidentität.

! Eine Psychotherapie mit dem Ziel, den Wunsch nach einer Geschlechtsumwandlung rückgängig zu machen, ist in aller Regel erfolglos.

Organmedizinische Geschlechtsumwandlung

- Nur an spezialisierten Zentren!
- Erfüllung spezieller Indikationsrichtlinien und organischer Ausschlussdiagn. (genetische oder intersexuelle Anomalien, internistisch endokrinologische, gynäkologische oder andrologische Erkr.)
- Gegengeschlechtliche Hormonbehandlung über mind. 6 Mon., danach geschlechtsumwandelnde OP.
- Postop. Fortführung der Hormonbehandlung sowie psycho- und soziother. Behandlung bis zur psychosozial stabilen Integration des Pat.

Transsexuellengesetz (TSG im Bundesgesetzblatt Jahrgang 1980)

- Möglichkeit der Vornamensänderung bei durch 2 Gutachten bestätigter, mind. 3 J. bestehender Transsexualität.
- Möglichkeit der Geschlechtszugehörigkeitsänderung nach erfolgter operativer Geschlechtsumwandlung.
- Begutachtung durch 2 unabhängige ärztliche Gutachter.

Prognose **Günstig** (volle Adaption im Berufs- und Alltagsleben), wenn bereits mehrjähriges Leben in der angestrebten Geschlechtsrolle, stabiles soziales Netz, Kontinuität der psychother. Behandlung.

Ungünstig (unzureichende Bewältigung der Berufs- und Alltagsprobleme) bei psychopath. Auffälligkeiten, z.B. Persönlichkeitsstörung, OP-Wunsch erst im höheren Lebensalter, überhöhten Erwartungen an die postop. Veränderungen.

! V.a. bei operierten Mann-zu-Frau-Transsexuellen besteht die Gefahr des sozialen Abstiegs.

21.2.2 Transvestitismus

(ICD-10 F64.1) Wunsch nach zeitweiser Erfahrung der gegengeschlechtlichen Identität. Meist lebenslanges Bestehen. Ätiol. wie Transsexualismus (☞ 21.2.1)

Klinik

- „Cross-Dressing“: Zeitweises Tragen gegengeschlechtlicher Kleidung und anderer Attribute.
- Auftreten als Frau bzw. Mann hat innere Entspannung und Bestätigung zur Folge, ist jedoch nicht mit sexueller Erregung verbunden.
- I.d.R. heterosexuelle Beziehungen, auch Familiengründung.
- Konflikte entstehen durch quälende Verheimlichung oder fehlende Akzeptanz seitens der Familie oder sozialen Umwelt.
- Kein Bedürfnis nach biologischer Geschlechtsumwandlung, selten Übergang in Transsexualismus mit Anstreben einer Geschlechtsumwandlung.

Differenzialdiagnosen

- Fetischistischer Transvestitismus: Sexuelle Erregung im Zusammenhang mit dem Fetisch steht im Vordergrund.
- Transsexualismus (☞ 21.2.1): Anstreben einer Geschlechtsumwandlung steht im Vordergrund.
- Weitere DD ☞ 21.2.1.

Therapie

- Bei Arrangement mit einer verständnisvollen näheren Umgebung durchaus befriedigende Lebensführung möglich.
- Psychother. bei sozialer Deprivation, psychopath. Auffälligkeiten (z.B. Wahnsymptomatik), Suizidalität, Depression, familiären oder sozialen Konflikten.
- Paar- und Familienther.

21.3 Verhaltensstörungen mit körperlichen Faktoren

Unter Verhaltensstörungen werden Erkr. zusammengefasst, die durch path. Verhaltensmuster mit Krankheitswert gekennzeichnet sind. Störungen der Handlungsmotivationen werden direkt in path. Verhaltensmuster umgesetzt. Hintergrundsymptome, wie Depressionen, werden meist erst im Verlauf der Behandlung erkennbar.

21.3.1 Essstörungen

Einteilung Nach H. Bruch 3 psychopath. Kardinalsymptome für Anorexie und Bulimie:

- Körperschemastörung mit veränderter Wahrnehmung des eigenen Körpers (Gewicht und Gestalt) und die überwertige Idee, zu dick zu sein, oder die Angst, dick zu werden.
- Veränderung der Wahrnehmung der vom eigenen Körper ausgehenden Reize, z.B. Hungerempfindung, Störung der emotionalen Wahrnehmung.
- Ein alles durchdringendes Gefühl eigener Insuffizienz.

Diagnostik

Anamnese

- Gewichtsanamnese: Erklärungsmodell des Pat., Ernährungsgewohnheiten (möglichst mit Essprotokoll über eine Wo.). Bisherige Versuche, das Gewicht in der gewünschten Richtung zu verändern (speziell: Diätkuren, Laxanzienmissbrauch, selbst induziertes Erbrechen, Fasten, übertriebene sportliche Aktivitäten).
- Medikamentenanamnese: ggf. Genussgift- oder Medikamentenabusus.
- Familienanamnese hinsichtlich Gewichtsproblemen.
- Sozialanamnese beruflicher oder privater Konfliktkonstellationen.
- Sexualanamnese.

Körperliche Untersuchung

- Körpergröße und Gewicht. **Cave:** Gewicht wegen Reproduzierbarkeit und häufiger Manipulationen unbedingt in Unterwäsche messen.
- Achten auf: Parotisschwellung, Akrozyanose, Hauttemperatur, Hautveränderungen, zahnärztlichen Status, da häufig massive Schäden der Zähne und des Zahnhalteapparates (Süßigkeiten, Säureschäden durch Erbrechen und veränderte Speichelzusammensetzung).

Labor BB, BSG, Krea, Harnstoff, Transaminasen, Gesamtbilirubin, Amylase, E'lyte (Hypokaliämie!), Gesamteiweiß, Lipide; ggf. Hormonstatus.

Apparative Diagnostik EKG. Im CCT ggf. erweiterte Windungsfurchen und Ventrikel im Sinne einer Hirnatrophie, nach Gewichtsnormalisierung rückbildungsfähig. Im EEG Dysrhythmie, Verlangsamung bis hin zur leichten Allgemeinveränderung, ebenfalls rückbildungsfähig.

Therapie

- Die Essstörung hat einen unbewussten Sinn für Leben und Umfeld der Pat., da sie in der Regel die Psyche stabilisiert.

Psychotherapie Psychoanalytische, verhaltens- oder familienther. Verfahren:

- Gruppenther. von Pat. mit homogenem Diagnosespektrum sinnvoll.
- Ambulante Ther. bei Anorexie schwierig, da mit den Pat. nur schwer ther. Bündnisse zu erreichen sind, bei Bulimie oft erfolgreich.
- Soziales Umfeld: Kann fördern oder hemmen, je nach Einstellung der Familie zu Krankheit und Therapiebedürftigkeit der Pat.

Somatische Ther. ☞ unten.

> Selbsthilfegruppe ANAD, Anorexia-Bulimia Nervosa e.V., Rottmannstraße 5, 80333 München, Tel.: 089/5236633.

Anorexia nervosa

(ICD-10 F50.0) Psychogenes Sy., für das ein absichtlich herbeigeführter Gewichtsverlust bis zur ausgeprägten Untergewichtigkeit charakteristisch ist. Die Störung steht vor dem Hintergrund adoleszenter Entwicklungskonflikte.

Epidemiologie In westlichen zivilisierten Ländern Prävalenz etwa 1% der adoleszenten Bevölkerung (F : M = 20–30 : 1), überwiegend junge F (12.–30. Lj.). Im höheren Lebensalter wesentlich seltener (meist als chronifizierte Form).

Ätiologie **Psychodynamische Sicht:** Adoleszenztypische Ablösungsproblematik mit Konflikt zwischen (angstbesetztem) Erwachsenwerden einerseits und (Geborgenheit gebender) Unterwerfung unter elterliche Normen anderseits. Abwehr von angstbesetzten sexuellen Bedürfnissen. Bewältigung durch Fasten als erfolgreiche Kontrolle der autonomen und sexuellen Impulse.
Verhaltensther. Sicht: Anorexie basiert auf in der Lerngeschichte entwickelten Körperwahrnehmungsstörungen, kognitiven Defiziten und ungünstigen Problemlösestrategien.

Klinik **Selbst herbeigeführter Gewichtsverlust:** Hochkalorische Speisen werden gemieden; Appetitzügler, Diuretika, Schilddrüsenhormone eingenommen, übertriebene körperliche Aktivitäten.

Psychopathologische Symptome

- Ehrgeiz und Leistungsbewusstsein, um die innere Unsicherheit zu kompensieren.
- Häufig auch depressive Symptomatik.
- In der Selbstdarstellung nach außen demonstrative Autonomie.
- Ausgeprägte Krankheitsverleugnung.
- Bei sehr ausgeprägter Kachexie ggf. psychomotorische Verlangsamung.
- Meist Überprotektion innerhalb und soziale Isolation außerhalb der Familie.

Somatische Folgeerscheinungen **Untergewicht:** Mind. 15% unter Idealgewicht; genauer: Body-Mass-Index = Körpergewicht in kg : (Körpergröße in Metern)^2 < 17,5.
Endokrine Störungen: Amenorrhö. Als Folge eines Östrogenmangels sowie eines z.T. erhöhten Kortisolspiegels Osteoporose möglich! Unter hormonellem Kontrazeptivum regelmäßige Abbruchblutung, nach Absetzen Amenorrhö! Bei Männern Libido- und Potenzverlust.
Internistische Erkr.: Hypotonie, Bradykardie, Bradypnoe, Obstipation, Hypothermie (evtl. fehlende Fieberentwicklung bei Infektionen!), Parotisschwellung beidseits.
Hautveränderungen: Trockene, raue Haut, Ekchymosen, Petechien, Akrozyanose.
Laborveränderungen: Hypoglykämie und veränderte Glukosetoleranz, Leuko- und Thrombopenie, Krea, Harnstoff, Transaminasen, Gesamtbilirubin, Amylase ↑. Nur selten E'lytverschiebungen, meist durch selbst induziertes Erbrechen und Laxanzienabusus, sowie Diuretikagebrauch oder vermindertes Gesamteiweiß.

Differenzialdiagnosen

- Organische Erkr.: Stenosierende GIT-Prozesse, Malabsorptionssy., Nierenerkr., Hirntumoren (insbes. Pinealome) und andere Malignome.
- Psychisch bedingte Essstörungen: Neurotisch bedingtes Erbrechen, psychotisch bedingte Essstörung (z.B. Vergiftungswahn).

Therapie

Psychotherapie

Tab. 21.2 Indikationen zur Aufnahme in internistische Abteilungen oder psychotherapeutische Spezialkliniken

Körperliche Gründe	• < 70% Normalgewicht • Extreme Hypotonie; Bradykardie oder -arrhythmie • Ausgeprägte E'lytverschiebungen, v.a. extreme Hypokaliämie • Starke Kachexie, evtl. plus Infektion
Psychosoziale Gründe	Ausgeprägte Familienkonflikte mit starker sozialer Isolation
Psychother. Gründe	• Krisenhafte Zuspitzung, Depressivität, Suizidalität • Fehlende Therapiemotivation trotz lebensbedrohlicher Krankheitsausprägung • Scheitern ambulanter Therapien • Längere Krankheitsdauer • Krankheitsbeginn im höheren Lebensalter

Somatische Therapie

- Substitution von E'lyten bei ausgeprägten Verschiebungen.
- Eiweiß- und Vitaminpräparate bei starker Kachexie.
- „Auffütterung" durch Sondenernährung sehr umstritten.
- In letzter Zeit vermehrt Empfehlungen zur Östrogensubstitution als Osteoporoseprophylaxe, Kombinationspräparate (Östrogene, Gestagene), Presomen 0,6 compositum® zyklisch.

Prognose Vollständige Heilung bei etwa 40% (10–85%), Besserung bei 30%, Chronifizierung oder Verschlechterung bei 20%, letaler Ausgang bei 10%.
Günstig: Alter bei Erstmanifestation > 18 J., bereits erfolgte Ablösung vom Elternhaus zum Zeitpunkt des Erkrankungsbeginns.
Ungünstig: Alter bei Erstmanifestation < 18 J., Krankheitsverleugnung, fehlende Ablösung von den Eltern, Suchtmittelabhängigkeit.

Bulimia nervosa

(ICD-10 F50.2) Essattacken mit meist wahllosem Verschlingen großer Nahrungsmengen in kurzer Zeit. Anschließend Selbstvorwürfe und Schamgefühle.

Epidemiologie Mind. 3% der 12- bis 35-jährigen weiblichen Bevölkerung in westlich zivilisierten Ländern. Häufung zwischen 20. und 30. Lj., vorwiegend bei höherem Bildungsniveau; F : M = 30 : 1. Vor Beginn einer Ther. oft bereits Krankheitsverlauf ≥ 4 J. In den letzten 15 J. Zunahme der Krankheitsinzidenz, fraglich verfälscht durch höheren Bekanntheitsgrad der Erkr.

Ätiologie **Psychodynamische Sicht:** Essattacken dienen der durchbruchsartigen Befriedigung einer verleugneten Bedürftigkeit. **Cave:** Die Abwehr von sexuellen Wünschen und allem Triebhaften ist nicht wie bei der Anorexie durch eine Reifungskrise bedingt, sondern Ausdruck einer Furcht vor weiterer Kränkung und Objektverlust bei einem brüchigen Selbstwertgefühl. Auslöser sind: Erlebte bzw. drohende Kränkungen, reale oder befürchtete Verluste nahe stehender Menschen, enttäuschte Erfahrungen in intimen Beziehungen.
Verhaltensther. Sicht: Es wurde keine konstruktive Konfliktbewältigung erlernt, dadurch können intrapsychische Spannungen nicht abgebaut werden. Körperwahrnehmungsstörungen führen zu körperbezogenen unrealistischen Bewertungen und unerfüllbaren Erwartungen, Körpergewicht rückt als ständige Quelle von Enttäuschungen ins Zentrum der Gefühlsverarbeitung. Es kommt zu Kontrollverlust in Form von Essattacken als akut spannungsreduzierende Problemlösungsstrategie, die als nicht steuerbar und ich-dyston erlebt werden (dadurch scheinbare Enthebung aus der Verantwortung). Die Spannung der nach Wiedererlangen der Kontrolle auftretenden Schuldgefühle wird durch autodestruktives und selbstbestrafendes Verhalten (Erbrechen, Sport „bis zum Umfallen") abgebaut.

Klinik Episodischer Heißhunger mit Essattacken vorwiegend nachmittags und abends, im Intervall Fasten oder diätetische Nahrungsrestriktion. Gewichtszunahme wird durch selbst induziertes Erbrechen, Abusus von Laxanzien, Diuretika, Schilddrüsenhormonen und Appetitzüglern zu vermeiden versucht. Verheimlichung von Essattacken und Erbrechen vor der Umwelt, dadurch häufig soziale Isolation. Normal- bis Übergewicht, häufig in der Anamnese Episode einer Anorexie. Häufig Selbstwertproblematik.

Psychopathologie

- Ständige Beschäftigung mit Essen und Gewicht, panische Angst vor Gewichtszunahme.
- Kombination mit Impulskontrollverlusten (selbstschädigende Handlungen), Alkohol-, Medikamenten- und/oder Drogenkonsum.
- Versagens-, Scham- und Schuldgefühle bis hin zu depressivem Zustandsbild, nicht selten auch Suizidgedanken.
- Geistige Entwicklung, Introspektionsfähigkeit und kognitive Leistungen wirken bei bulimischen im Vergleich zu anorektischen Patientinnen ausgereifter.
- Im Gegensatz zur Anorexie Krankheits- und Leidensgefühl.

Häufige somatische Befunde

- Heiserkeit, Dysphagie, Schmerzen in der Speiseröhre, Ösophagusperforation, funktionelle Magen-Darm-Störungen (v.a. Obstipation), Zahnschäden.
- Akrozyanose, Amenorrhö (beide seltener als bei Anorexie).
- E'lytverschiebungen im Sinne einer metabolischen Alkalose, ggf. Hyperglykämie und Störung der Glukosetoleranz.
- EEG- und CCT-Veränderungen wie bei Anorexie möglich.

Differenzialdiagnosen

- Erbrechen: Schwangerschaft, stenosierende GIT-Prozesse, dissoziative (☞ 20.5) und hypochondrische Störungen (☞ 20.6.2).
- Essattacken: Emotional stark belastende Ereignisse.
- Polyphagie: Neuropsychiatrische Erkr., z.B. Klüver-Bucy-Sy. und Kleine-Levin-Sy.
- Bulimisches Verhalten bei Persönlichkeitsstörungen (untergeordnetes Symptom).
- Bulimisches Verhalten zur Abwehr von Depressionen.

Therapie

! Stationäre Aufnahme bei E'lytentgleisungen, Magenperforation, Selbstschädigungstendenzen, Chronifizierung, sozialer Isolation, ausgeprägter familiärer Konfliktsituation.

- Multimodaler Therapieansatz mit symptomzentrierter Einzeltherapie und psychodynamischer, interaktioneller Gruppenther.
- Psychoanalytische Ther.: Selbstwertstabilisierung, Integration der abgewehrten Persönlichkeitsanteile.
- Verhaltensther.: Essprotokoll, Förderung der differenzierten Wahrnehmung psychophysiologischer Reize und Auslösesituationen für bulimisches Verhalten.

Prognose Insgesamt bei etwa 1/3 Heilung, 1/3 Besserung und 1/3 Chronifizierung oder Verschlechterung nach 6- bis 12-monatiger Ther. Außer in Extremfällen (Ösophagus-, Magenperforation, sek. Depression mit Suizid) kein letaler Ausgang.

21.3.2 Sexuelle Funktionsstörungen

(ICD-10 F52) Psychosomatische Störungen (ohne prim. organische Ursache), die eine von der betroffenen Person gewünschte sexuelle Beziehung verhindern.

Epidemiologie

Chron. Erektionsstörungen bei M < 30 J. 0,4% Bevölkerungsanteil, bei 65-Jährigen 25%, danach weiter ansteigend. Ejaculatio praecox bei verheirateten M um 4%. Anorgasmie bei F < 19 J. um 50% Bevölkerungsanteil, bei 35-Jährigen 10%. Vaginismus bei verheirateten F < 2%. Sexuelle Störungen zumindest zeitweilig 45–60% bei Paaren.

Ätiologie Partnerbezogene oder psychische Konflikte können latente, organisch bedingte Symptome manifest werden lassen. Neurotische Ängste in einer sexuell gestörten Partnerschaft sind z.B. Triebängste, Beziehungsängste (besonders Angst vor regressiver Hingabe) und Gewissensängste. Die sexuelle Störung einer Paarbeziehung kann kollusiv sein, d.h. der symptomfreie Partner kann unbewusstes Interesse an der Störung des anderen haben (komplementäre neurotische Paarstruktur). Viele Störungen sind abhängig von der inneren Einstellung und Erwartung bezüglich Sexualität, Selbstbild, Paardynamik und Grad der sexuellen Erfahrung.

Diagnostik

- Kein schnelles Kausalitätsdenken in nur einer Richtung (organisch versus psychisch)! Eher von Beginn an beide Aspekte berücksichtigen! Vor Beginn der Psychother. steht immer Ausschlussdiagnostik hinsichtlich prim. organischer Ursachen!
- Arznei- bzw. Suchtmittelanamnese, Sexualanamnese, Persönlichkeitsstruktur, Partnerinteraktion.

Differenzialdiagnosen

Organische Ursachen einer verminderten sexuellen Appetenz, Erregungs-, Ejakulations- und Orgasmusfähigkeit können sein: Diab. mell. (PNP), Z.n. Herzinfarkt, Hypertonie, hormonelle Störungen (v.a. bei F Östrogenmangel in der Postmenopause), chron. Nierenschäden, Dialyse, Alkohol und Folgeerkr. (PNP, Leberzirrhose), mediale Bandscheibenvorfälle mit Kaudakompression und RM-Verletzung. *Medikamente:* Antihypertonika, Parkinsonmittel, Psychopharmaka (Antidepressiva, Tranquilizer, Neuroleptika, Lithium schon in jeweils niedriger Dos.).
Sek. gesteigertes sexuelles Verlangen möglich bei: Affektiver Störung (v.a. manischem Sy., ☞ 18.5), hirnorganischer Erkr. (Frontalhirnprozesse, wie Tumoren, Entzündungen), Z.n. perinataler oder traumatischer Hirnschädigung, degenerativen oder tox. Hirnabbauprozessen im Frühstadium.

Therapie Nach Ausschluss einer organischen Hauptursache zunächst klären, ob eine Sexualberatung i.S. eines informierenden, stützenden Einzel- oder Paargesprächs nicht schon ausreicht (z.B. bei sexueller Unaufgeklärtheit, mangelnder sexueller Erfahrung).

Medikamentöse Therapie **Sexualhormone** nur bei endokrinologischem Befund (z.B. Hypogonadismus). Bei normalem Plasmatestosteronspiegel verbessert z.B. eine Androgenbehandlung weder Appetenz noch Erektionsfähigkeit.

Schwellkörper-Autoinjektions-Therapie (SKAT): Intrakavernöse Injektion vasoaktiver Substanzen (meist Papaverin) führt zu 30–90 Min. anhaltender Erektion. *NW:* Priapismus, bei häufiger Anwendung Fibrosierung der Schwellkörper. Sinnvoll zum Ausschluss bestimmter organischer Ursachen, ther. nur als Ultima Ratio.
Sildenafil (z.B. Viagra®): Erwiesene Steigerung der Erektionsfähigkeit. Allerdings erhebliche kardiale NW mit bereits mehreren Todesfällen. Strenge Indikationsstellung nur durch Urologen.
Aphrodisiaka: Nur auf suggestivem Weg im Einzelfall passagere Wirkung möglich.

! Von Psychopharmaka (z.B. bei Ejaculatio praecox) ist eher abzuraten.

Klassische Paarther. nach Masters und Johnson (1973) **Grundsetting:** Bei allen Formen sexueller Funktionsstörung Paarther., Therapeutenteam (je ein weiblicher und männlicher Therapeut), Intensivther. (tägl. Sitzungen über 2–3 Wo.). I.d.R ambulant mit Entlastung der Pat. von üblichen Alltagsverpflichtungen, wie Berufstätigkeit, Kinderversorgung. Zu Hause gemeinsame körperliche Verhaltensübungen des Paares mit genauen inhaltlichen und zeitlichen Vorgaben.
Prinzip: Zunächst nicht genitale, entspannende Übungen, dann stufenweise stärkere Einbeziehung sexueller Komponenten bis hin zum Koitus.
Konzeptmodifikation: Symptomhomogene Paargruppen mit praktischem häuslichen Übungsteil wie oben. Für allein stehende Pat. Frauen- bzw. Männergruppen, Gefahr einer Sexualisierung der ther. Beziehung.

Prognose Bei entsprechend erfahrenen Therapeuten und positiv motiviertem symptomfreien Partner gut, schlechter bei allein stehenden Pat.

Mangel an oder Verlust von sexuellem Verlangen

(ICD-10 F52.0) F > M.

Ätiologie Bei F möglich in Phasen der Schwangerschaft, Wochenbett, Kinderversorgung. Sexuelle Erregung und Befriedigung sind nicht ausgeschlossen. Häufig partnerbezogenes Problem: Durch Drängen des Partners kommt es reaktiv zur zunehmend aversiven Besetzung gemeinsamer sexueller Aktivitäten, ggf. auch zu Schuldgefühlen des Betroffenen. Bei älterer Generation auch sozial pos. bewertete sexuelle Inappetenz.

! Bei F und M physiologisches Nachlassen der Appetenz im höheren Lebensalter (interindividuelle Varianz).

Klinik Sexuelle Aktivitäten werden seltener initiiert, wobei der Vergleich zum früher vorhandenen Maß an sexueller Appetenz entscheidend ist.

Gesteigertes sexuelles Verlangen

(ICD-10 F52.7) Syn.: F Nymphomanie, bei M Satyriasis. Wird meist nur von jungen Pat. als eigenständiges Problem empfunden.

Ätiologie Häufig Selbstwertproblematik zugrunde liegend.

Differenzialdiagnose Psychische Störungen, organische (meist Hirn-)Erkr.

Erektions- oder Erregungsstörungen

(ICD-10 F52.2)

Klinik Bei vorhandener Libido führen sexuelle Stimuli nicht zur Erektion (beim Mann) oder zur Lubrifikation (bei der Frau). Bei M besonders stark als Versagen und Bloßstellung empfunden mit erheblicher Beeinträchtigung des Selbstwertgefühls, ggf. Generalisierung der Versagensgefühle, zunehmender Versagensangst, hypochondrischen Befürchtungen und depressivem Rückzug. Bei F geringere Störung des Selbstwertgefühls, eher Probleme in der direkten sexuellen Interaktion.

Differenzialdiagnose Organische Ursachen. Für eine überwiegend psychogene Ursache spricht ein sek., situationsgebundenes Auftreten, das von der Sexualpraktik und vom Partner abhängig ist.

Ejaculatio praecox

(ICD-10 F52.4) Häufig bei jüngeren M und bei geringer sexueller Erfahrung.

Klinik Ejakulation vor, während oder kurz nach der Immissio penis. Bei Masturbation meist keine ungewollt schnelle Ejakulation.

Differenzialdiagnose Selten organische Ursachen. Möglich als psychische Reaktion auf organische Beeinträchtigung, z.B. auf Erektionsschwäche oder Schmerzen.

Orgasmusstörung

(ICD-10 F52.3) F > M. Oft situationsgebunden, praktik- oder partnerabhängig.

Klinik Stark verzögert oder gar nicht eintretender Orgasmus (bei M selten auch trotz Ejakulation).

Differenzialdiagnose Bei ständiger Anorgasmie organische Ursachen möglich, z.B. bei autonomer Nervenstörung, jedoch diagnostisch kaum verifizierbar.

Vaginismus

(ICD-10 F52.5)

Ätiologie Meist prim. Störung psychogener Ursache (unbewusste Koitusphobie). Häufig komplementär beim Partner eigene unbewusste sexuelle Ängste, sodass bei beiden Partnern eher geringer Leidensdruck entsteht.

Klinik Unwillkürlicher, reflexartiger Spasmus der die Vagina umgebenden Beckenbodenmuskulatur meist nur beim Koitusversuch mit muskulärem „Verschluss" des Scheideneingangs, sodass die Immissio penis unmöglich ist. Der Spasmus selbst ist nicht schmerzhaft, nur Versuche, ihn zu durchbrechen. In schweren Fällen auch außerhalb sexueller Aktivitäten, z.B. beim Versuch, Tampon einzuführen oder bei gynäkologischer Untersuchung. Sexuelle Erregbarkeit und Orgasmusfähigkeit bei manueller oder oraler Stimulation oft vorhanden.

Differenzialdiagnose Als sek. Störung meist Reaktion auf lokale Schmerzen organischer Ursache, z.B. Vaginitis, postpartale Vernarbung, Atrophie.

Dyspareunie

(ICD-10 F52.6) F > M.

Ätiologie Ursache ist meist mangelnde vaginale Lubrifikation (besonders bei F im höheren Lebensalter oder als Folge einer Erregungsstörung). Selten bei F, noch seltener bei M (Eichelphobie) als „kognitive Sexualschmerzen" i.S. einer phobischen Schmerzerwartung.

Klinik Schmerzen beim Koitus.

Differenzialdiagnosen Infektionen, Vernarbungen, hormonelle Störungen, Atrophien.

21.4 Andere Verhaltensstörungen

21.4.1 Störungen der Impulskontrolle

Unfähigkeit, einem Impuls, einem Trieb oder einer Versuchung zu widerstehen, welche für die Person oder andere schädlich sind. Die Betroffenen fühlen sich dem für sie unkontrollierbaren Impulscharakter der Handlungen hilflos ausgeliefert. Verhaltensauffälligkeiten sind nur im Kontext der jeweiligen Gesellschaftsnorm definierbar.

Klinik

- Nicht kontrollierbarer Drang mit Anspannung, Ruhelosigkeit und Reizbarkeit vor, Befriedigung nach einer Handlung.
- Handlung kann als persönlichkeitsfremd erlebt werden, zwischen den Handlungen können Angst, Schuldgefühle und Depressionen auftreten, selten Suizidalität.
- Verfall der Orientierung an sozialen und moralischen Werten, Vernachlässigung der beruflichen und familiären Verpflichtungen.
- Phasen werden vom Pat. als Attacken oder Anfälle bezeichnet mit fremd- oder selbstagressivem Handeln.
- Jeder Episode können echte Reue und Selbstvorwürfe folgen.

Diagnostik Körperliche Untersuchung mit neurologischem und psychischem Status.

Differenzialdiagnosen

- Vorsätzliche Taten (z.B. Brandstiftung oder Stehlen): Motiv ist erkennbar.
- Manie, Schizophrenie: Anamnese, Symptomatik der Grunderkrankung.
- Dissoziale oder emotional instabile Persönlichkeitsstörung (☞ 21.1.7): Gestörtes Sozialverhalten, weitere psychopath. Auffälligkeiten.
- Hirnorganische Störungen: Verwirrtheit, Bewusstseinstrübung, Kritiklosigkeit, Gedächtnisstörung, fehlende Selbststeuerung.
- Rauschzustände mit Erregung: Substanznachweis, z.B. Alkohol, Drogen.

Therapie Nur bei entsprechendem Leidensdruck oder wenn andere durch die Verhaltensweisen beeinträchtigt werden bzw. es zu Straftaten kommt.

- Analytische oder verhaltenstherapeutische (systematische Desensibilisierung, soziales Kompetenztraining) Psychother.: Gruppentherapeutisches Setting hilfreich.

- Schwach sedierendes Neuroleptikum oder Antidepressivum (☞ 18.6.3) in Komb. mit Psychother.
- Einweisung in die geschlossene psychiatrische Abteilung bei ernsthafter Gefahr für die Allgemeinheit (Fremdgefährdung) oder Selbstgefährdung.

Prognose Meist lässt die Störung im mittleren Lebensalter nach.

Spielsucht

(ICD-10 F63.0) Etwa 1–3% der Erw.

Ätiologie Multikausal. Genetisch, familiär lerngeschichtliche Faktoren, Umstände der sozialen Umgebung.

Klinik Glücksspiel, Beschaffung von Geld (auch durch kriminelle Handlungen), häufig Suizidversuche.

Therapie Selbsthilfegruppen (in größeren Städten), spezielle Gruppenther., Verhaltensther.

Prognose Oft chron. Verlauf

> Deutsche Hauptstelle gegen die Suchtgefahren (DHS) e.V., Westring 2, 59065 Hamm.
> Tel.: 0 23 81/90 15-0. Fax: 0 23 81/1 53 31.

Pyromanie

(ICD-10 F63.1) 39% der Brandstifter in den USA, bei F extrem selten.

Ätiologie Brandstiftung als Sexäquivalent, als path. Kommunikationsmuster, Wunsch nach Aufmerksamkeit und Zuwendung.

Klinik Vorsätzliches Legen von Feuer ohne Motiv, Vergnügen an der Beobachtung von Feuer und dessen Begleitumständen. Beginn in der Kindheit, häufig Exazerbationen.

Therapie Überwiegend Verhaltensther., bei Fremdgefährdung geschlossene Unterbringung notwendig!

Prognose Besonders schlecht bei intellektueller Minderbegabung oder Alkoholismus.

Kleptomanie

(ICD-10 F63.2) 3–8% der Ladendiebstähle in den USA.

Ätiologie Störungen in der ödipalen Phase; sexuelle Ersatzhandlung, hysterische Ausdrucksform, emotionale Entladung bei psychosozialem Stress. Versuch, Aufmerksamkeit und Zuwendung zu erhalten.

Klinik Wiederholtes Stehlen von Gegenständen, die nicht zum persönlichen Gebrauch benötigt werden.

Therapie Verhaltensther. einschließlich systematischer Desensibilisierung, aversive Konditionierung.

Prognose Oft chron. Verlauf.

Trichotillomanie

(ICD-10 F63.3) Bei Kindern häufiger als bei Erw., keine genauen Zahlen bekannt.

Ätiologie Kinder mit Kontaktstörungen, Hospitalismus, nach anderen seelischen Traumen. Autoaggressive Handlung bei aggressiv gehemmten Personen.

Klinik Haare zupfen und ausreißen bis zum sichtbaren Haarverlust an Augenbrauen, Kopfhaaren, seltener auch Wimpern oder Körperhaaren.

Differenzialdiagnose Stereotype Bewegungsstörung (Entwicklungsrückstand, Intelligenzminderung; Bewusstseinstrübung, z.B. Dämmerzustand bei komplex fokaler Epilepsie), dermatologische Erkr.

Therapie Verhaltensther., psychoanalytische Verfahren, Versuch mit Clomipramin (☞ 18.6.3), Biofeedback, dermatologisches Konsil.

Prognose Häufig Verlauf über 1–2 J., selten länger als 2 Jahrzehnte.

21.4.2 Störungen der Sexualpräferenz

Syn.: Sexuelle Devianz, Perversion, Paraphilie.

! Pädophilie ist strafbar, Exhibitionismus wird strafverfolgt auf Antrag oder bei Belästigung. Pat. kommen meistens aufgrund gerichtlicher Auflage als Bedingung für eine Strafaussetzung in die Therapie.

Ätiologie Reine Zuschreibung aus der jeweiligen gesellschaftlichen Norm (soziologischer Ansatz) oder als Symptombildung i.S. einer psychodynamischen Abwehr (psychoanalytisches Modell). Manifestation ab der Pubertät als Episode aufgrund einer Lebenskrise oder als chron. Form.

Psychotherapie Bei Fremdgefährdung, Ich-Fremdheit, zwanghaftem, quälendem Ausschließlichkeitscharakter der Störung, Schuldgefühlen bis hin zur Depression, Schwierigkeiten bei der Lebensführung durch Unverständnis und Ablehnung seitens sozialer Umgebung.

Verfahren

- Verhaltensther.: Selbstkontrolltechniken, Selbstsicherheitstraining.
- Analytische Psychother.: Einzel- oder Gruppenther., Paar- oder Familienther.
- Entspannungsverfahren: Autogenes Training, progressive Relaxation nach Jacobson.

Medikamentöse Therapie **Neuroleptika** (☞ 19.1.7), z.B. Thioridazin (z.B. Melleril®) zur Reduktion einer quälenden inneren Spannung.
Antiandrogene: z.B. Cyproteronacetat 100–200 mg tägl. oder als injizierbares Langzeitpräparat.
Östrogene: Hoch dosiert zur chemischen Kastration bei krimineller Ausprägung der Devianz und gescheiterter Psychother.

Fetischismus

(ICD-10 F65.0) Bei Männern hetero- oder homosexueller Orientierung.

Klinik Sexuelle Erregbarkeit ist an Gegenstände geknüpft (Kleidungsstücke aus Lack, Seide, Pelz, Leder, Gummi) oder an Körperteile (Fuß, Gesäß). Fetisch kann ritualhaft und völlig isoliert von partnerschaftlicher Sexualität zum Partneräquivalent werden, v.a. bei konflikthaften Beziehungen zum anderen Geschlecht.

Sonderform: Fetischistischer Transvestitismus mit Anlegen gegengeschlechtlicher Kleidung und anderer Attribute (z.B. Perücke), verbunden mit sexueller Erregung und Befriedigung.

Differenzialdiagnose Transsexueller Transvestitismus (☞ 21.2.2), bei dem die gegengeschlechtliche äußerliche Ausstattung nicht der sexuellen Erregung dient.

Exhibitionismus

(ICD-10 F65.2) Nur bei heterosexuellen Männern, Beginn nach der Pubertät, oft Jahrzehnte bestehend.

Klinik Unwiderstehlicher Drang, die eigenen Genitalien vor Frauen oder Kindern zu zeigen. Dadurch sexuelle Erregung und Erektion, oft auch Masturbation und Ejakulation, Steigerung der Erregung durch Angst oder Erschrecken des Opfers. Kein direkter Kontakt, Flucht bei Ansprache.

Psychopathologie Tat wird als Demonstration von Macht, oft auch als ich-fremd erlebt. Frauen gegenüber selbstunsicheres Verhalten, sonst eher unauffälliges Persönlichkeitsprofil.

Voyeurismus

(ICD-10 F65.3) Meist Männer, Beginn nach der Pubertät, oft Jahrzehnte bestehend

Klinik Sexuelle Erregung und Befriedigung durch heimliches Beobachten des Entkleidens oder sexueller Aktivitäten von Frauen oder Paaren.

Psychopathologie Im sonstigen Sozialverhalten eher unauffällige Persönlichkeiten mit Selbstwertproblemen, v.a. in sexueller Hinsicht.

Sadomasochismus

(ICD-10 F65.5)

Klinik Sexuelle Aktivitäten mit Ausführung (sadistische Form) oder Erdulden (masochistische Form) körperlich oder verbal quälender und erniedrigender Rituale als Hauptquelle sexueller Erregung. Ausleben häufig innerhalb entsprechender Subkulturen als kontrollierte Sexualität mit gegengesinnten Partnern in Form ritualisierter Beziehungsarrangements und vereinbarten Regeln.

Psychopathologie Hetero-, homosexuelle, pädophile oder sodomistische Orientierung.

Pädophilie

(ICD-10 F65.4) Meist Männer.

Klinik Sexuelle Neigung zu Kindern jeden Alters (meist in Vorpubertät oder früher Pubertät) und sexuelle Beziehung mit ihnen.

Typische Tätergruppen

- Sozial isolierte und unterprivilegierte M mit wenig differenzierter personaler Beziehungsfähigkeit und geringer Triebkontrolle. Häufig Suchtanamnese (Alkohol).
- Minderbegabte, retardierte und kontaktgestörte Jugendliche mit schweren biographischen Belastungen durch zerrüttete Familien, gewalttätige Eltern, Heimaufenthalte, Missbrauch in der eigenen Biografie.
- Angehörige pädagogischer Berufe und Ehrenämter (z.B. Lehrer, Jugendfreizeit-Gruppenleiter), bei denen eine sexualisierte Überidentifizierung mit der pädagogischen Grundeinstellung vorliegt (scheinbar pädagogische Motivbegründungen).

! Sexueller Missbrauch findet weitaus am häufigsten in der eigenen Familie statt!

Therapie Bei Straftaten Betreuung in der forensischen Psychiatrie.

21.4.3 Artifizielle Störungen

(ICD-10 F68.1) Artifizielle Störungen beschreiben das absichtliche, heimliche Erzeugen oder Vortäuschen einer körperlichen oder psychischen Erkrankung. Häufig fügen sich diese Patienten absichtlich Verletzungen, wie Kratzwunden, Verbrennungen oder Schnittverletzungen, zu. Frauen sind deutlich häufiger betroffen (oft Angehörige medizinischer Berufe).

Anamnese Besonders Pat. mit emotional instabiler Persönlichkeitsstörung. In der Lebensgeschichte der Erkrankten finden sich gehäuft traumatische Erlebnisse, z.B. sexueller Missbrauch. Häufige Auslösemomente sind Verluste und Enttäuschungen. In der Vorgeschichte wurden ähnliche körperliche Symptome bereits wiederholt abgeklärt. **Cave:** Hohe Bereitschaft zu invasiven Untersuchungen und Operationen.

Psychopathologie Psychodynamisch betrachtet findet eine masochistische Verarbeitung aggressiver und destruktiver Impulse statt.

Münchhausen-Syndrom

Klinik Vortäuschung von körperlichen Erkr., Doktor-Shopping und Pseudologie, d.h. Erfinden von Lügengeschichten, an welche die Pat. selber glauben.

Differenzialdiagnose **Simulation** *(ICD-10 Z76.5):* Vortäuschen einer Erkr. in Belastungssituation, um persönliche Vorteile zu erreichen, z.B. zur Vermeidung von Strafvollzug, Militärdienst, Rentenbegehren.

Münchhausen by proxy *(ICD-10 T74.8):* Hierbei werden einer anderen, sich in der Obhut befindenen Person (z.B. Kinder) absichtlich Manipulationen beigefügt, um einen Krankheitszustand vorzutäuschen.

Therapie

- Psychoanalytische oder verhaltensther. Verfahren (☞ 20.9). **Cave:** Häufig kommt die psychother. Behandlung nicht zustande, da das Eingestehen der Täuschung beschämend ist, daher stützender, verstehender Umgang mit der Schamproblematik.
- Ggf. zusätzlich medikamentöse Ther., z.B. Antidepressiva, niedrig potente Neuroleptika.

21.5 Psychosomatosen

(ICD-10: keine eigene Gruppe, stattdessen Zusatz der Ziffer F54 vor der ICD-Ziffer der entsprechenden Erkrankung aus dem jeweiligen Fachbereich). Unter Psychosomatosen werden die psychosomatischen Erkr. im engeren Sinne verstanden. Es handelt sich um organische Erkr. mit morphologischen Veränderungen, bei denen psychische Faktoren einen wesentlichen Einfluss auf die Entstehung und Aufrechterhaltung haben.

Prävalenz

- Ulcus ventriculi: 1%.
- Asthma bronchiale: 0,5–1%.
- Colitis ulcerosa: 0,1%.
- Enteritis Crohn: 0,009–0,03%.
- Arterielle Hypertonie: 12%.

Ätiologie Psychosozialer Stress, intrapsychische Konflikte, Belastungssituationen, wie Verlusterlebnisse, haben nachweislich einen Einfluss auf immunologische, allergische und entzündliche Prozesse.

Psychoanalytische Erklärung: Die Aktivierung unbewusster, psychischer Konflikte führt zu körperlichen Symptomen. Auslösend sind Konflikte, die eine Regression auf den vorsprachlichen, bzw. vorsymbolischen Entwicklungsstand zur Folge haben, auf dem Erlebnisse noch ausschließlich körperlich erfahren werden.

Verhaltensther. Erklärung: An sich physiologische Reaktionen (z.B. Magensaftsekretion) werden infolge erlernter inadäquater Kopplung von Emotionen an bestimmte Reize oder Situationen dauerhaft ausgelöst und bewirken path. Organveränderungen.

Leitsymptome

Typische Leitsymptome für psychosomatische Erkr. gibt es nicht. Gehäuft fallen jedoch bestimmte Verhaltensweisen auf.

- Probleme bei der Wahrnehmung und Äußerung von Gefühlen (Alexithymie = Seelenblindheit). Stattdessen ausführliche Schilderung der körperlichen Beschwerden.
- Hohe Ansprüche hinsichtlich schneller Linderung der Symptome, möglichst ohne Anstrengungen und Einschränkungen in Kauf nehmen zu müssen.
- Festhalten an der ausschließlich organischen Bedingtheit der Erkr., da die ausschließliche medizinisch organische Behandlung für den Pat. zeitlich und emotional weniger belastend und sozial weniger stigmatisierend ist.
- Scheinbare Sachlichkeit und innere Distanz bei oft umfangreichem (laienhaften) medizinischen Wissen über das jeweilige Krankheitsbild.
- Skepsis gegenüber einer Verbesserung oder gar Heilung und Skepsis gegenüber dem Arzt („Kapazitätenkiller“).

Differenzialdiagnosen

- Somatoforme Störung (☞ 20.6.1): Meist keine eindeutig fassbaren Organläsionen!
- Dissoziative Störung (☞ 20.5): Symbolcharakter der Symptome.
- Somatopsychische Erkr.: Seelische Veränderungen, die als Reaktion auf eine körperliche Erkr. auftreten. Entweder direkt somatopsychisch, z.B. ruft eine Hypothyreose durch direkten hormonalen Einfluss psychische Veränderungen hervor, oder indirekt somatopsychisch, z.B. können chron. rheumatische Erkr. reaktive psychische Symptome, wie Depressivität, hervorrufen.

Diagnostik

- Anamnese: Prädisponierend sind andauernder Stress (Familienkonflikte, Berufsprobleme), soziales Unrecht bzw. Benachteiligungen (z.B. Arbeitslosigkeit), langfristige körperliche Behinderungen (chron. organische Erkr.) oder unangemessene Verarbeitungsstrategien von Lebenskrisen und lebensverändernden Ereignissen. Fragen nach Vorerkr., Prädispositionen, Patientenkarriere: Bereits durchgeführte Diagnostik und Ther. Familien- und Sozialanamnese.
- Erweiterung der Diagn. durch psychologische Tests, wie MMPI-Test, Gießener Beschwerdebogen.
- Abklärung organischer Ursachen: Körperliche Untersuchung, laborchemische Diagn. (z.B. Rheumafaktoren), apparative Diagn. (z.B. CT, Röntgen). **Cave:** Organische Ursachen erneut abklären bei plötzlicher Änderung von Quantität, Qualität oder Verteilungsmuster der Beschwerden.

! Merke

- Auf individuelle Probleme des Pat. achten: Überforderung im Beruf, Ehekonflikte, Überdrüssigsein übernommener sozialer Verpflichtungen.
- Fragen nach Erwartungen, Gefühlen, innerem Erleben des Pat. in Verbindung mit der Erkr. (z.B. „Wie empfinden Sie selber Ihre Einschränkungen durch die Krankheit? Was meinen Sie, was Ihre Frau, Ihre Kollegen darüber denken? Was würden Sie sich in Ihrem Leben anders wünschen?“).

Therapie

! Konkrete realistische Ziele in kleinen Schritten gemeinsam mit dem Pat. planen. Cave: Meist über viele Jahre (bis Jahrzehnte!) entwickelte und durch vielerlei Umstände aufrecht erhaltene psychosomatische Symptome können nicht nach 6 Wo. verschwunden sein!

Es gilt als erwiesen, dass die gleichzeitige Psycho- und Somatother. einer ausschließlich somatother. Behandlung überlegen ist, daher Komb. von psychother. Behandlungsmaßnahmen mit der somatischen, medikamentösen und physikalischen Ther. Das Arzt-Patienten-Verhältnis hat für den Pat. v.a. stützende Funktion, daher auf Kontinuität achten.
Erwartungen sollten von beiden Seiten ausgesprochen werden, Bereitschaft des Pat. zu aktiver Mitarbeit an der Ther., innere Veränderungsbereitschaft, Ängste vor Veränderungen, (Mögliche Fragen an den Pat.: „Was erwarten Sie von mir, von der Behandlung? Was sehen Sie an eigenen Möglichkeiten, zur Genesung beizutragen? Wo sehen Sie Schwierigkeiten, wovor haben Sie Angst?“). Überhöhte Erwartungen des Pat. korrigieren. Beugt Enttäuschungen und vorzeitigem Therapieabbruch vor.

Pat. über psychophysiologische Zusammenhänge aufklären: Erröten in peinlicher Situation; Blasswerden, Schwitzen, Pulsanstieg bei Schreck und Angst; Harndrang, Durchfall in angespannten Situationen, z.B. vor Prüfungen; Kopfschmerzen nach längerer geistiger Anstrengung. Förderung der Wahrnehmung des inneren Erlebens (Gefühle, Fantasien).

! Nicht versuchen, dem Pat. eine psychologische Sichtweise aufzudrängen: Je stärker der Arzt darauf beharrt, desto unverstandener fühlt sich der Pat. Daraus folgt, dass der Arzt abgelehnt wird und der Pat. ausweicht.

Psychotherapie

- Analytische Psychother. entsprechend der zugrunde liegenden Persönlichkeitsstruktur eher Konflikt aufdeckend oder stützend.
- Verhaltensther.: Selbstbeobachtungstraining, kognitive Umstrukturierung etc.
- Entspannungsverfahren: Autogenes Training, progressive Muskelrelaxation nach Jacobson.
- Suggestive und übende Verfahren, z.B. Biofeedback.
- Musik-, Gestaltungs-(Kunst-)ther., konzentrative Bewegungsther.
- Familientherapie.
- Stationäre Psychother. meist in Form einer Komb. der oben genannten Therapieformen.

Organisch bedingte psychische Störungen

22

Inhalt

Heike Mentrup _ Janine Diehl

744 **22.1 Delir**
747 **22.2 Demenz**
752 22.2.1 Alzheimer-Krankheit
753 22.2.2 Lewy-Body-Demenz
754 22.2.3 Vaskuläre Demenz
755 22.2.4 Frontotemporale Demenz (FTD)
755 22.2.5 Andere Ursachen einer Demenz
756 **22.3 Weitere organisch bedingte psychische Störungen**
757 22.3.1 Amnestisches Syndrom
757 22.3.2 Organische depressive und maniforme Störungen
758 22.3.3 Organisch bedingtes Wahnsyndrom
758 22.3.4 Organisch bedingte Halluzinose
759 22.3.5 Organisch bedingte Angststörung
759 22.3.6 Organisch bedingte Persönlichkeitsstörung
760 **22.4 Organisch bedingte psychische Störungen bei speziellen Erkrankungen**
760 22.4.1 Organisch bedingte psychische Störungen bei Infektionserkrankungen
761 22.4.2 Organisch bedingte Störungen nach SHT und Operationen
762 22.4.3 Organisch bedingte psychische Störungen bei Endokrinopathie
762 22.4.4 Psychische Probleme in Schwangerschaft und Wochenbett

22.1 Delir

Akut oder subakut auftretende psychische Störung auf dem Boden einer organischen Ursache, die mit einer (qualitativen oder quantitativen) Bewusstseinsstörung, kognitiven Beeinträchtigungen, psychomotorischen Störungen, vegetativen Symptomen und einem gestörten Schlaf-Wach-Rhythmus einhergeht. Prädisponierend sind höheres Alter (> 60 J.), vorbestehende strukturelle, v.a. vaskuläre ZNS-Schädigung oder chron. Erkr., Missbrauch oder Abhängigkeit von Alkohol, Medikamenten oder Drogen, kombinierte Einnahme verschiedener Medikamente (v.a. Anticholinergika), Schlafmangel, soziale Isolation und ungewohnte Umgebung.

Ätiologie

Durch Alkohol und psychotrope Substanzen bedingtes Delir

☞ auch 23.
(ICD-10 F1x.4)
Auslöser können alle Umstände sein, die eine weitere Alkoholaufnahme verhindern, z.B. fieberhafte Infektionen, Dehydratation, postop., Hypoglykämie, Pankreatitis, Leberfunktionsstörungen, GIT-Blutungen, nach Trauma, sowie v.a. Mangelernährung, z.B. Thiaminmangel.
Entzug *(ICD 10 F10.4 – F19.4 in Abhängigkeit von der Substanz)*: Barbiturate, Sedativa, Hypnotika und Anxiolytika. Bei Abusus von Benzodiazepinen mit längerer Halbwertszeit Manifestation des Delirs noch bis zu 2 Wo. nach Absetzen möglich. Vermeiden durch langsames Reduzieren der Medikamente.
Intoxikation mit Amphetaminen, Kokain, Halluzinogenen, Inhalanzien (☞ 23.3.3, dann Kodierung unter *ICD-10 F11-19* in Abhängigkeit von der Substanz).
Medikamente: Anticholinergika (z.B. Belladonnaalkaloide, Parkinsonmedikamente, ☞ 12.2.4); Antihistaminika (v.a. bei Überdosierung, bei älteren Pat. auch normale Dosis); trizyklische Antidepressiva (☞ 18.6.3 v.a. bei organischen Vorschäden, älteren Pat. und Kindern auch in Normaldosis, NW-Risiko ↑ bei Plasmakonzentrationen > 300–500 mg/l); L-Dopa (☞ 12.2.4); Neuroleptika (☞ 19.1.7); Diuretika und Laxanzien (durch Exsikkose, E'lytentgleisung); Digitalis (v.a. bei Überdosierung); Cimetidin (v.a. bei älteren und schwerkranken Pat. auch in Normaldosis); Glukokortikoide (bei länger dauernder und höher dosierter systemischer Anwendung); Antiepileptika (☞ 9.1.2).

Nicht durch Alkohol oder andere psychotrope Substanzen bedingtes Delir

(ICD-10 F05.0–05.9)
Metabolische Störungen: Hyper- oder Hypoglykämie, Urämie, hepatische Enzephalopathie, (v.a. akute) E'lytstörung (Na^+ < 110 mmol/l, bei schneller Korrektur Gefahr der zentralen pontinen Myelinolyse ☞ 17.5.2), Störungen des Endokriniums (Schilddrüse, Nebenschilddrüse, Nebennierenrinde, Hypophyse), Hypovitaminosen (Vit. B_{12}, Thiamin und Folsäure), Porphyrie, Störungen im Säure-Basen-Haushalt.
Hochfieberhafte Infektionserkr.: z.B. Typhus, Sepsis, Enzephalitis, Meningitis.
Kardiovaskuläre Erkr.: z.B. Herzrhythmusstörungen, Herzinsuff.
Andere: Schockzustände. SHT, nach OP („Durchgangssy."). Postiktual, Exsikkose und Mangelernährung, Hirntumor, intrakranielle Blutung, Hirninfarkt. Intoxikation mit Schwermetallen (☞ 3.7). Hypertensive Enzephalopathie. Hypoxisch (Anämie, CO-Vergiftung). Malignes neuroleptisches Sy. (☞ 3.6.5), maligne Hyperthermie (☞ 3.6.7).

Klinik Kennzeichnend für das Delir sind ein relativ akuter Beginn und ein fluktuierender Verlauf (alle Symptome können stark wechseln oder verschwinden) mit nächtlicher Akzentuierung der Symptomatik.

- Frühsymptome: Ängstlichkeit, psychomotorische Unruhe, erhöhte Reizbarkeit.
- Wechselnde Bewusstseinslage (zwischen leichter Bewusstseinsminderung und Koma).
- Kognitive Beeinträchtigungen mit Störung der Aufmerksamkeit, Beeinträchtigung des Immediat- und Kurzzeitgedächtnisses, Störungen des Denkens (Weitschweifigkeit), Desorientierung, leichte Ablenkbarkeit.
- Wahrnehmungsstörungen mit meist optischen Halluzinationen (kleine, meist bewegt Objekte, wie Tiere, szenenhafte Abläufe), Illusionen.
- Wahnideen, erhöhte Suggestibilität.
- Psychomotorische Störungen: Gesteigerte oder verminderte psychomotorische Aktivität (Nesteln) in nicht vorhersehbarem Wechsel; verlängerte Reaktionszeit, verstärkte Schreckreaktion.
- Störungen des Schlaf-Wach-Rhythmus mit z.T. schweren Schlafstörungen, Tagesschläfrigkeit, Albträume, die nach dem Erwachen als Halluzinationen weiter bestehen können.
- Affektive Störungen: Depression, Angst, Furcht, Reizbarkeit, Euphorie, Apathie.
- Vegetative Störungen: Tachykardie, Schwitzen, Fieber, Blutdruckanstieg, Erbrechen, Diarrhö, grobschlägiger Tremor (6–8/ Sek.).

> Alkoholentzugsdelir: Vegetative Begleitsymptome stehen oft im Vordergrund. 8–12 h nach Absetzen des Alkohols Prädelir, Abklingen innerhalb von 5–7 Tagen oder Übergang in Delir. Dauer unbehandelt 4–10 Tage. Cave: In bis zu 40% d.F. ist ein Grand-mal-Anfall Initialsymptom. Herzversagen ist die häufigste Todesursache.

Diagnostik

- Führend ist die Klinik, daher immer Überprüfung der Bewusstseinslage, Puls, RR, Fieber messen, EKG (s.u.). Bei Bewusstseinsstörung und/oder vegetativen Symptomen weitere Behandlung auf Wach-/Intensivstation.
- Anamnese: Fremdanamnese, Anfälle, Medikamente und Dosis, Suchtanamnese.
- Erhebung des psychopath. Befundes.
- Körperliche Untersuchung: Internistisch, neurologisch.
- Labor: Krea, E'lyte (z.B. Hyponatriämie, Hypokaliämie), BZ, BB (Leukozytose), Hb, Leberenzyme (γ-GT ↑ bei Alkoholfettleber; GOT ↑↑, GPT ↑ bei Fettleberhepatitis), Gerinnung (Quick ↓ bei Leberschäden), CK, Amylase, Lipase, NH_3, Alkohol- und Medikamentenspiegel, Serum und Urinproben (Drogenscreening).
- EKG: z.B. Arrhythmien, tachy- oder bradykarde Rhythmusstörungen, Blockbilder.
- Rö-Thorax: z.B. Pneumonie, Rippenserienfraktur (z.B. bei Alkoholikern durch Sturz), Pneumothorax (Hypoxie).
- Lumbalpunktion bei V.a. Meningitis.
- EEG: Diffuse Verlangsamung des Grundrhythmus.
- CCT bei V.a. intrakranielle Blutung, Hirnödem, Hirntumor, Ischämie.

> Regelmäßige EKG- und Blutdruckkontrollen wegen der oft ausgeprägten vegetativen Störungen. Beim Alkoholentzugsdelir regelmäßige Kontrollen der Kreatinkinase zur frühzeitigen Diagnose einer prognostisch ungünstigen Rhabdomyolyse.

Differenzialdiagnose
Demenz (☞ 22.2).

Allgemeine Therapie
- Stationäre Aufnahme, Monitoring, im schweren Delir Wach- oder Intensivstation, ggf. Fünf-Punkt-Fixierung mit Sitzwache.
- Ggf. Absetzen von Delir auslösenden Medikamenten.
- Sicherung der Vitalfunktionen: Ausreichende Kalorienzufuhr, Flüssigkeits- und E'lytsubstitution 2500–4500 ml tägl. Häufig Hypokaliämie, Einstellung auf $K^+ > 4{,}5$ mmol/l. Langsame Korrektur einer Hyponatriämie.
- Behandlung der Grunderkrankung.

Medikamentöse Therapie
! Prinzip: Pharmaka nach Symptomatik dosieren; motorische Unruhe sollte unterdrückt, Pat. aber erweckbar sein.

Neuroleptika: Haloperidol (z.B. Haldol®): Beeinflusst produktive psychomotorische Symptome, wie Wahn und Halluzinationen, sowie psychomotorische Erregungszustände. Im Akutfall 2,5–10 mg ggf. als Kurzinfusion oder i.v.; falls notwendig 3–4 × 0,5–1 mg tägl. p.o. Oft in Kombination mit sedierenden niederpotenten Neuroleptika, wie Melperon 50–100 mg tägl. p.o. oder i.m. (z.B. Eunerpan®), falls notwendig 3–4 × 25–50 mg tägl. p.o., oder Pipamperon 20–40 mg (z.B. Dipiperon®), falls notwendig 3–4 × 20–40 mg tägl. p.o.
Benzodiazepine: Diazepam Bei Krampfanfall 10 mg i.v. (z.B. Valium®), alternativ Lorazepam 1 mg i.v. (Tavor®, ☞ 3.4). **Cave:** Bei Alkoholrausch KI für Benzodiazepine.

Therapie bei Delir durch Alkoholentzug, Drogen, Hypnotika
(ICD 10 F10.4 – F19.4 in Abhängigkeit von der Substanz)

Clomethiazol (Distraneurin®) **KI:** Pneumonie, obstruktive Lungenerkr., Thoraxverletzung, respiratorische Insuff., kardiopulmonale Vorerkr. (☞ unten).
Dos.: Initial 2–4 Kps. à 192 mg p.o. Ist nach 30–60 Min. keine Symptomfreiheit erreicht, können bis zu 6 weitere Kps. in den ersten 2 h verabreicht werden. Erhaltungsdosis 2 Kps. alle 1–2 h, max. 24 Kps. in 24 h. Ab 2. Tag Dosisreduktion. Bei schwerem Delir oder nicht ausreichender oraler Ther. Clomethiazol i.v. (nur auf Intensivstation unter Intubationsbereitschaft, Atemmonitoring). 0,8%ige Lösung, initial 60–150 Tr./Min. (60–120 ml in den ersten 10 Min.) bis zum Eintritt eines oberflächlichen Schlafs, später 10–20 Tr./Min., max. 12–20 g tägl. (500– max. 2000 ml i.v.). 1–2 × tägl. Versuch der Dosisreduktion um 20–30%, Wechsel auf orale Medikation so schnell wie möglich (1.–3. Tag), tägl. Dosisreduktion um die Hälfte und Ausschleichen innerhalb von 14 Tagen.
Vorteil: Antikonvulsive, antiadrenerge und hypnotische Wirkung.
NW: Atemdepression, RR ↓, bronchiale Hypersekretion (ggf. Komb. mit Atropinsulfat 3 × 0,5 mg tägl. s.c.), Hypersalivation, Erbrechen, Hyperhidrosis.
Hohes Suchtpotenzial, deshalb möglichst nicht länger als 8–14 Tage geben!

Benzodiazepine **KI** ☞ 26.2.3
Dos.: Diazepam 10 mg mehrmals tägl. p.o. oder i.v. (z.B. Valium®) bis zur Symptomfreiheit. Alternativ Chlordiazepoxid 25 mg mehrmals tägl. p.o. (z.B. Librium®) bis zur Symptomfreiheit, dann 50 mg alle 6 h, ab dem 2. Tag Dosisreduktion. **Cave:** Intensive Überwachung! Ausschleichen über 5–7 Tage, Suchtpotenzial.

Vorteil: Antikonvulsive und hypnotische Wirkung.
NW (☞ 26.2.3): Atemdepression v.a. bei älteren Pat., bei diesen auch paradoxe Wirkung möglich.
Nachteil: Bei gleichzeitigem Benzodiazepinabusus (☞ 23.3.8) unwirksam.

Haloperidol Bei starker psychotischer Symptomatik evtl. zusätzlich, bei schweren Fällen bis etwa 10–15 mg tägl. i.v. (z.B. Haldol®).

Clonidin Bei schwerem Delir mit Hypertonie. Oral oder über Perfusor. Initial 0,15 mg am liegenden Pat., dann bis max. 1,2 mg tägl. i.v. (Catapresan®). **Cave:** Ausschleichen (Rebound-Phänomen!). *KI:* Bradykarde Herzrhythmusstörung, AV-Block, Sick-Sinus-Sy.

! Bei Intoxikation mit Anticholinergika
Dos.: Physostigmin 2 mg i.m. oder langsam i.v. (z.B. Anticholium®), bei Bedarf nach 20 Min. erneut 1–4 mg. **Cave:** Applikation nur unter EKG- und RR-Kontrolle!
NW: Bei Überdosierung cholinerge Krise mit Bradykardie, Speichelfluss, Erbrechen, Durchfall, selten Krampfanfällen, Pankreatitis. Antagonisierung durch Atropin in halber Dosierung des Physostigmins (1 mg Atropin für 2 mg Physostigmin).
KI: Asthma bronchiale, Diab. mell., KHK, mechanischer Harnverhalt oder Ileus, Hypotonie, Bradykardie, SHT, Hyperkapnie.

Prognose Dauer des Delirs unbehandelt etwa 4–10 Tage, unbehandelt Letalität 15–30%, behandelt 1–5%. Tod meist durch Herzversagen.

22.2 Demenz

(ICD-10 F00–F03) Organisch bedingte, meist progrediente und nicht reversible Minderung der in früheren Lebensabschnitten erworbenen intellektuellen Fähigkeiten. Häufigkeit: ~6% der über 65-Jährigen.

Ätiologie Bis zu 70% Alzheimer-Krankheit (☞ 22.2.1, *ICD 10 F00.0–9*), bis zu 20% Lewy-Body-Demenz, 10% vaskuläre Demenz (☞ 22.2.3, *ICD 10 F01.0–9*), > 10% Mischformen. Andere Ursachen ☞ 22.2.5 *(ICD 10 F02).*

Leitsymptome

- Abnahme der Gedächtnisleistung, die ein solches Ausmaß erreicht, dass die Funktionsfähigkeit im täglichen Leben beeinträchtigt ist.
- Abnahme der intellektuellen Möglichkeiten mit Beeinträchtigung von Denkvermögen und Urteilsfähigkeit.
- Verminderung der Affektkontrolle, Vergröberung des Sozialverhaltens, Verminderung des Affekts.
- Symptome müssen seit mind. 6 Mon. vorliegen.
- Es muss ausgeschlossen sein, dass ein Delir den Veränderungen zugrunde liegt.

Klinik

Uncharakteristische Anfangssymptome

Konzentrationsschwäche, Vergesslichkeit, Schwindel, Kopfschmerzen, Abnahme von Initiative und Interesse sowie Vernachlässigung von Routinetätigkeiten.

Kognitive Beeinträchtigungen

- Störungen des Kurz-, später auch des Langzeitgedächtnisses (mit biografischen Daten): Fragen werden wiederholt, Antworten schnell vergessen; Verlegen von Gegenständen; am Satzende weiß Pat. den Anfang nicht mehr.
- Desorientiertheit zu Ort und Zeit, später zu Person und Situation.
- Denkstörungen mit Verlangsamung, Umständlichkeit, zähflüssigem Gedankenablauf, inhaltlicher Einengung, Beeinträchtigung der Urteils- und Abstraktionsfähigkeit (Überprüfung durch Fragen nach Ähnlichkeiten und Unterschieden), Konzentrationsstörungen.
- Agnosie, Apraxie, Aphasie, Agraphie, Alexie.

Nicht kognitive Symptome Zuspitzung von charakterlichen Eigentümlichkeiten (z.B. wird aus Sparsamkeit Geiz), Antriebslosigkeit (> 80%), Unruhe (> 50%), Depressivität (40%), Wahn (30%), Halluzinationen (15%), Aggressivität.

Schweregrade
Leicht: Trotz Beeinträchtigung der Arbeit und sozialer Aktivitäten kann Pat. unabhängig leben.
Mittelschwer: Selbstständige Lebensführung ist nur mit Schwierigkeiten möglich, Pat. muss in erheblichem Umfang beaufsichtigt werden.
Schwer: Kontinuierliche Hilfestellung ist nötig; i.d.R. Schwerstpflegebedürftigkeit, Immobilität.

Diagnostik

Ausschluss sekundärer Demenzgenese

! Behandelbare Demenzursachen ausschließen (fast jeder 10. Fall)!

Anamnese: Schulbildung, berufliche Aktivität, familiäre und persönliche Vorgeschichte; somatische Anamnese, Beginn und Verlauf der Beschwerden. Medikamentenanamnese. Suchtanamnese. Immer auch Fremdanamnese zur Überprüfung der Patientenangaben.
Internistische, neurologische und psychiatrische Untersuchung zur Erfassung sekundärer Demenzursachen und von nicht-kognitiven Symptomen.
Labor zur Erfassung möglicher organischer Ursachen (☞ 22.2.5): BB, BSG, BZ, Gesamtprotein, Krea, Harnstoff, E'lyte, Cholesterin, Triglyzeride, T_3, T_4, TSH, Transaminasen, Vitamin B_{12}, Folsäure, Ammoniak, Medikamentenspiegel, Lyme-Serologie, evtl. HIV- und TPHA-Test, ANA.
CCT: z.B. Atrophie, vaskulär bedingte Veränderungen (lakunäre Infarkte), Raumforderung, Hinweise auf Hypoxie, Normaldruckhydrozephalus, subdurales Hämatom.
Vaskuläre Risikofaktoren (☞ **6.2**)

- RR: Regelmäßige RR-Kontrollen, bei wiederholt erhöhten Werten 24-h-RR-Messung (z.B. Hypertonus, zirkadianes Blutdruckverhalten). Fehlender nächtlicher Blutdruckabfall als Hinweis auf sek. Hypertonus.
- Dopplersono: z.B. Stenosen, Plaques.
- EKG, Langzeit-EKG: z.B. Rhythmusstörungen, Infarktzeichen.
- Herzecho (ggf. transösophageal): z.B. Emboliequellen, Klappenfehler.

Liquorpunktion: Bei V.a. entzündliche Genese (☞ 7.2.2), Eiweiß ↑ (Schrankenstörung), entzündliche Veränderungen (v.a. bei Pat. < 60 J.) mit Zellzahl ↑, Ak-Nachweis, oligoklonale Banden, Tau-Protein, β-Amyloid. Verbesserung der Symptomatik nach LP bei Normaldruckhydrozephalus (☞ 13.5).

Weitere Untersuchungen
- EEG: z.B. Herdbefunde, Allgemeinveränderungen, anfallstypische Potenziale.
- Rö-Thorax in 2 Ebenen: Anhalt für Tumor, Metastasen.
- MRT: Bei unklaren CCT-Befunden, entzündlichen Veränderungen, Raumforderungen.
- Ggf. SPECT, PET: Beurteilung der Durchblutung und des Stoffwechsels (überwiegend wissenschaftliche Fragestellungen).

Neuropsychologische Untersuchung mittels standardisierter Testverfahren
- „Demenz-Screening": Mini-Mental-Status-Test (MMST), 5–10 Min. lang Fragen zur Beurteilung von Orientierung, Aufmerksamkeit, Kurzzeitgedächtnis, visuokonstruktiven Fähigkeiten. Auffällig bei ≤ 26 von 30 möglichen Punkten.
- Ausführliche kognitive Testung: CERAD-Batterie (Consortium to Establish a Registry for Alzheimer's Disease).
- Zahlreiche neuropsychologische Tests für spezifische Fragestellungen (Sprache, exekutive Funktionen etc.).
- Uhrentest.
- Überprüfung des Wissens zum aktuellen Tagesgeschehen, Sprichwörter erklären lassen, Rechnen.

Schweregradeinteilung
Anhand von Anamnese/Fremdanamnese sowie der Leistungen in der neuropsychologischen Untersuchungen. z.B. GDS (Global Deterioration Scale), CDR (Clinical Dementia Rating).

Therapie

! Merke
- Sek. Demenzen (inf. Hypothyreose, Vit.-B_{12}-Mangel etc.): Behandlung der Grunderkr.!
- Prim. Demenzen (90% der Fälle): Keine kausale Ther. möglich!

- Allgemeinmedizinische Basistherapie
- Vaskuläre Demenz: Behandlung der Risikofaktoren (☞ 6.1.3), vor allem RR-Optimierung. Acetylsalicylsäure 100 mg tägl. p.o.

Nicht medikamentöse Therapie
Ziel: Erhaltung und Förderung kognitiver Funktionen, Unterstützung der Selbstständigkeit, Erhalt des Selbstwertgefühls und des emotionalen Wohlbefindens.
Therapieformen: z.B. Realitätsorientierungstraining, Milieuther., Validation, Selbsterhaltungsther., kognitive Aktivierung. **Cave:** Konfrontation mit kognitiven Defiziten vermeiden (daher „Gedächtnistraining" im eigentlichen Sinn kontraindiziert). Beratung und Betreuung der pflegenden Angehörigen.

Beratungshilfe bei der Deutschen Alzheimer-Gesellschaft e.V., Kantstr. 152, 10623 Berlin, Tel.: 030/31505733, auch bei Sozialdiensten von Wohlfahrtsverbänden und in Krankenhäusern.

Medikamentöse Therapie nicht kognitiver Störungen

Generell sind nebenwirkungsarme Präparate zu bevorzugen. Auf trizyklische Antidepressiva sollte wegen der anticholinergen NW verzichtet werden. Unter den Neuroleptika sind die Substanzen mit geringen anticholinergen Wirkungen und geringer Verzögerung der kardialen Überleitung zu bevorzugen.

Risiko der Benzodiazepine: Starke Sedierung, Sturzgefahr, paradoxe Reaktion.

Schlafstörung: Pat. tagsüber wach halten (Beschäftigungsther., Gymnastik, häufige Ansprache). Zur Nacht Promethazin 25 mg p.o. (z.B. Atosil®) oder Trazodon 25–75 mg p.o. (Thombran®), *alternativ* Pipamperon 20–80 mg zur Nacht p.o. (Dipiperon®) oder Melperon 25–100 mg tägl. p.o. (z.B. Eunerpan®). Immer auch RR-Messung am Abend, da oft RR-Abfall für Ein- oder Durchschlafstörung verantwortlich ist.

Paranoid halluzinatorische Syndrome und Erregtheit: Pipamperon 3 × 40–80 mg tägl. p.o. (Dipiperon®), Risperidon 1–2 mg tägl. p.o. (z.B. Risperdal®), Haloperidol 2 × 1 mg tägl. p.o. (z.B. Haldol®). Dos. möglichst niedrig halten, regelmäßige Wirksamkeitskontrolle, rasches Absetzen bei Symptombesserung. **Cave:** Keine Benzodiazepine wegen paradoxer Reaktion, verlängerter HWZ, Abhängigkeit, Zunahme kognitiver Störungen, vorzeitigem Auftreten von Inkontinenz und Stürzen.

Unruhe: Carbamazepin 100–800 mg tägl. p.o. nach Serumspiegel (z.B. Tegretal®), Valproat 250–500 mg tägl. p.o. nach Serumspiegel (z.B. Ergenyl®) oder Melperon 10–100 mg tägl. p.o. (z.B. Eunerpan®) oder Pipamperon 3 × 40 mg tägl. p.o. (z.B. Dipiperon®).

Depressive Verstimmung: Bei beginnenden Demenzen psychother. Interventionen durchaus erfolgversprechend. Medikamentös (falls kontinuierlich bestehend) Serotonin-Wiederaufnahmehemmer, wie Citalopram 20–40 mg tägl. p.o. (z.B. Cipramil®), Sertralin 50 mg tägl. p.o. (z.B. Zoloft®), Paroxetin 20–40 mg tägl. p.o. (z.B. Seroxat®). Alternativ Moclobemid initial 150–600 mg tägl. p.o., später bis zu 1200 mg tägl. p.o. (Aurorix®, NW und KI ☞ 18.6.3), bei starker Unruhe Trazodon initial 50 mg, später 100–200 mg p.o. (z.B. Thombran®).

Inkontinenz: Initial Hinauszögern schwerer Inkontinenz durch Blasentraining, insgesamt medikamentös kaum beeinflussbar, regelmäßige Urinkontrolle auf Harnwegsinfekte.

! Ausgleich von E'lytstörungen und Vitaminmangel.

Therapie mit Antidementiva Acetylcholinesterasehemmer Medikamente der 1. Wahl bei leicht- und mittelgradiger Alzheimer-Krankheit.

Ziel: kognitive Fähigkeiten und Alltagsfähigkeiten des Patienten möglichst lange erhalten, positive Beeinflussung nicht-kognitiver Symptome (Antriebslosigkeit, Wahn, Halluzinationen, Depressionen).

Tab. 22.1 Antidementiva

Substanz	Dosierungsschema	Indikation	Kontraindikationen	Wichtige unerwünschte Wirkungen
Donepezil (Aricept®)	1. Mon.: 5 mg abends 2. Mon.: 10 mg abends	Leicht- und mittelgradige Alzheimer-Krankheit, Lewy-Body-Demenz[1]; Parkinson-Demenz[1]; Alzheimer-vaskuläre Mischformen[1]	Wirkstoffüberempfindlichkeit, kardiale Erregungsüberleitungsstörung, Sick-Sinus-Sy., COPD, GIT-Ulkus, schwere Leberinsuff.	Überwiegend GIT-Beschwerden (dosisabhängig); Unruhezustände
Rivastigmin (Exelon®)	Langsam aufdosieren von 2 × 1,5 mg auf max. 2 × 6 mg			
Galantamin (Reminyl®)	1. Mon.: 2 × 4 mg 2. Mon.: 2 × 8 mg (ggf. bis 2 × 12 mg)			

[1] Therapieempfehlung basierend auf kleineren Studien, noch keine offizielle Zulassung

Tab. 22.2 Nootropika

Substanz	Dosierungsschema	Indikation	Kontraindikationen	Wichtige unerwünschte Wirkungen
Memantine (Ebixa®, Axura®)	Langsam von 5 mg auf max. 2 × 10 mg aufdosieren. **Cave:** Nie abends wegen Schlafstörungen	Schwere Demenz	Niereninsuff., Epilepsie	Unruhe, Schwindel, Übelkeit
Ginkgo biloba (Tebonin®)	240 mg täglich	Demenz, bei Unverträglichkeit oder KI für Cholinesterasehemmer	Keine	Kopfschmerzen, Hautreaktionen
Piracetam (z.B. Normobrain®)	Diese Präparate sind zwar für die Behandlung chron. hirnorganisch bedingter Leistungsstörungen in Deutschland zugelassen, haben aber den Wirksamkeitsnachweis in der Behandlung der Demenz basierend auf den heute geforderten Standards bisher nicht erbracht.			
Nimodipin (z.B. Nimotop®)				
Dihydroergotoxin (z.B. Hydergin®)				
Nicergolin (Sermion®)				
Pyritinol (z.B. Encephabol®)				

22.2.1 Alzheimer-Krankheit

(ICD-10 F00.0–00.9) Bei 3% d.F. genetischer Einfluss nachgewiesen; Chromosomen 21 (Amyloid-Präkursorprotein-Gen), 14 (Präsenilin-Gen 1) und 1 (Präsenilin-Gen 2). Prävalenz: 5% im Alter > 60 J.; etwa 70% der Pat. mit Demenz. Beginn vor dem 65. Lj. (präsenil), nach dem 65. Lj. (senil).

Risikofaktoren Alter, pos. Familienanamnese, Allelkonfiguration APO-ε4 auf Chromosom 19, Alter der Mutter bei Geburt (> 32 J.), SHT in der Anamnese. Bei F senkt postmenopausale Östrogensubstitution das Erkrankungsrisiko.

Pathologie Kortikale neuronale Degeneration besonders der Temporal- und Parietalregion, Gliose, Auftreten von extrazellulären „amyloiden Plaques“ (Amyloid-β-Protein) und intrazellulären Neurofibrillenveränderungen (Tau-Protein). Zusätzlich Befall mehrerer Transmittersysteme, v.a. des cholinergen Systems.

Klinik

Langsamer Beginn, schleichender Verlauf.
Frühsymptome: Gedächtnisschwäche, räumliche Orientierungsstörung, verminderte Kompetenz bei Alltagsaktivitäten, z.T. depressive Symptomatik, lange relativ gut erhaltene Persönlichkeitsmerkmale mit Beibehalten der sozialen Fähigkeiten.
Im Verlauf: Merkmale einer Demenz kortikalen Musters mit ausgeprägter Kurzzeitgedächtnisstörung, später auch Langzeitgedächtnis, biografisches Gedächtnis. Visuell räumliche Verarbeitungsstörung; Sprachstörung, insbesondere Benennen. Zunehmende nicht kognitive Symptome (☞ 22.2.1).
Spätsymptome: Abbau aller höheren Hirnleistungen, Mutismus, Inkontinenz. Tod durch interkurrente Erkr. (Infektionen, v.a. Pneumonie).
Neurologische Symptomatik meist erst später im Verlauf mit Gangstörung, Rigor, Pyramidenbahnzeichen, epileptischen Anfällen, Myoklonien.

Diagnostik

- Ausschluss anderer organischer Ursachen: Nur unspezifische Befunde in den Zusatzuntersuchungen. Diagnosesicherung nur neuropath.
- EEG: Verlangsamter Grundrhythmus (4–8/Sek.) mit eingelagerten langsamen Wellen.
- Liquor: Eiweißerhöhung (Schrankenstörung), Tau-Protein ↑, β-Amyloid ($A\beta_{1-42}$) ↓.
- CCT: In frühen Stadien oft keine Auffälligkeiten, in fortgeschritteneren Krankheitsstadien Erweiterung der inneren und äußeren Liquorräume (Atrophie).
- MRT: Volumetrie zeigt Gesamthirnvolumen ↓, Gesamtliquorraum ↑, Volumen des Hippocampus ↓.
- SPECT: Abnahme der temporoparietalen Hirndurchblutung.
- PET: Verminderter temporoparietaler Glukosestoffwechsel.
- DNA-Analyse: evtl. Genmutationsnachweis bei familiären Formen.

Differenzialdiagnosen

- Vaskuläre Demenz (☞ 22.2.3): Meist neurologische Symptomatik; Fluktuationen; Bild der subkortikalen Demenz mit Antriebsmangel, Verlangsamung, Erschöpfbarkeit, diffuser Minderung der intellektuellen Fähigkeiten, Affektlabilität und Reizbarkeit.

- Tumor (☞ 10.2): Frühzeitige fokalneurologische Symptome.
- Normaldruckhydrozephalus (☞ 13.5): Demenz, Gangstörung und Blasenstörung.
- „Pseudodemenz" bei Depression.
- Leichte kognitive Störung: Kognitive Leistungen insbesondere in Lernen und Gedächtnis unter dem Altersdurchschnitt, aber keine Alltagsbeeinträchtigung. Etwa 10fach erhöhtes Risiko der Entwicklung einer Demenz.

Tab. 22.3 Differenzialdiagnose von Pseudodemenz und Demenz

Pseudodemenz	Demenz
Rascher Beginn	Schleichender Beginn
Episodischer Verlauf	Chronischer Verlauf
Bewusste Wahrnehmung der kognitiven Defizite	Keine bewusste Wahrnehmung, Überspielen der Defizite
Keine nächtliche Verschlechterung	Nächtliche Verschlechterung
Allgemeine Gedächtnisbeeinträchtigung	v.a. Kurzzeitgedächtnisbeeinflussung
Mitarbeit in Tests eher schlecht, typ. Antwort „Ich weiß nicht"	Gute Mitarbeit, beinahe korrekte Antwort, bzw. Bemühen darum
Im Tagesablauf schwankendes kognitives Defizit	Im Tagesablauf konstant kognitives Defizit

Prognose Mittlere Lebenserwartung nach Auftreten der ersten Symptome durchschnittlich 8 J. (3–26 J.). Tod meist durch Infekte, v.a. Pneumonie.

22.2.2 Lewy-Body-Demenz

Demenz bei Präsenz zahlreicher „Lewy-Körperchen" (rundliche, eosinophile, intraneuronale Einschlusskörperchen) kortikal und im limbischen System. 15–20% aller Demenzpat.

Klinik Demenz ähnlich dem Bild der Alzheimer-Krankheit sowie zusätzlich mind. 2 der folgenden 3 Kernmerkmale:

- Dopa-responsive Parkinson-Symptomatik.
- Fluktuationen der kognitiven Leistungsfähigkeit (v.a. der Aufmerksamkeit).
- Ausgeprägte optische Halluzinationen (z.T. sehr detailliert, wobei die Pat. sich häufig gut davon distanzieren können).

Weitere, die Diagnose stützende Symptome sind unerklärliche Stürze, Synkopen, vorübergehender Bewusstseinsverlust, abnorme Sensitivität auf Neuroleptika (bis hin zu tödlichen Reaktionen), systematisierter Wahn, nicht visuelle Halluzinationen.

Diagnostik Entsprechend Alzheimer-Krankheit (☞ 22.2.1); neurologische Untersuchung.

22.2.3 Vaskuläre Demenz

(ICD-10 F01.0–01.9) 10% der Pat. mit Demenz. Beginn meist mit 55–60 J. Mischformen von Alzheimer-Krankheit und vaskulärer Demenz in über 10%.

Pathogenese Mikroangiopathisch: Subkortikale vaskuläre Demenz, subkortikale arteriosklerotische Enzephalopathie (SAE), Binswanger-Krankheit.
Makroangiopathisch: Multi-Infarkt-Demenz (MID), singuläre Infarkte in strategischer Lokalisation (selten, z.B. beidseitiger Thalamusinfarkt).

Klinik Abhängig von zugrunde liegender Pathologie unterschiedliche Symptomatik

Tab. 22.4 Klinik bei vaskulärer Demenz

	Multi-Infarkt-Demenz	Subkortikale vaskuläre Demenz
Beginn	Plötzlich, nach Schlaganfall	Schleichend
Verlauf	Stillstand oder Verschlechterung	Langsam progredient
Kognitive Störungen	Lokalisationsabhängig: Amnesie, Apraxie, Aphasie, Agnosie, Agraphie	Dysexekutives Sy., mnestische Störungen
Nicht kognitive Symptome	Antriebsstörung, Persönlichkeitsveränderung	Verlangsamung, Antriebsdefizit, Affektlabilität, Depression, Persönlichkeitsveränderung
Neurologische Symptome	Lokalisationsabhängig Mono- oder Hemiparese, sensible Defizite, Gesichtsfeldausfall, Neglect	Dysarthrie, Dysphagie, Gangataxie, Primitivreflexe, Harninkontinenz, Pseudobulbärparalyse
Bildgebung	Multiple kortikale und subkortikale Infarkte	Lakunäre Infarkte, periventrikuläre Dichteminderung der weißen Substanz

Diagnostik Anhaltspunkte für die Abgrenzung zur Alzheimer-Krankheit mit der Hachinski-Ischämie-Skala (☞ 1.2.2).
Körperliche Untersuchung: Hinweise auf Risikofaktoren für Gefäßerkr. (Rauchen, Hypertonus, Diab. mell., etc.) oder Vorhandensein einer allgemeinen Arteriosklerose wie Gefäßgeräusche, periphere arterielle Verschlusskrankheit, Nephrosklerose (Krea > 1,5 mg/dl), Fundus hypertonicus.
Dopplersono: Plaques, Stenosen, Gefäßverschluss.
Herzecho: Bei unklarem Befund oder bei berechtigtem V.a. path. Befund, z.B. stattgehabte Endokarditis und unauffälligem Echo, *transösophageales Echo* (Emboliequellen, Klappenfehler).
CCT/MRT: Hypodense Infarktbereiche, bei Binswanger-Krankheit lakunäre Infarkte und ausgedehnte Demyelinisierung im frontalen und parietalen Marklager.
MR-Angiographie, konventionelle Angiographie: z.B. Stenose, Verschluss. *DD:* Vaskulitis.

Prognose Beginn mit 55–60 J. Schubförmig progredienter oder fluktuierender Verlauf abhängig von der zerebrovaskulären Grunderkr. (☞ 6).

22.2.4 Frontotemporale Demenz (FTD)

(ICD-10 F02.0) Prävalenz etwa 1% aller Demenzen, allerdings mehr als 20% der präsenilen Demenzen; z.T. aut.-dom. Erbgang; Beginn zwischen dem 50. und 60. Lj, mittlere Dauer 8 J. (3–15 J.).

Pathologie Wechselnd ausgeprägte, oft asymmetrische Rindenatrophie mit frontaler und/oder temporaler Betonung. Histologisch Nervenzellverluste und Gliose, fakultativ zytoplasmatische Einschlusskörper „Pick-Körperchen" und ballonierte chromatolytische Neuronen „Pick-Zellen". Erst wenn diese histologischen Besonderheiten in der Autopsie nachweisbar sind, spricht man genau genommen von „Pick-Krankheit", der Begriff wird aber häufig als Synonym für die FTD verwendet.

Klinik Schleichender Beginn, progredienter Verlauf. Frühe Veränderung des interpersonalen Sozialverhaltens, frühe Beeinträchtigung der persönlichen Führung, Störung der Krankheitseinsicht.

Stützende Symptome
- Verhaltensauffälligkeiten; Vernachlässigung der Körperpflege, mentale Rigidität, Inflexibilität, Ablenkbarkeit, verminderte Aufmerksamkeit, Hyperoralität, perseveratives und stereotypes Verhalten, zwanghafte Manipulationen von Objekten im Sinne eines utilisation behavior.
- Veränderung der Sprache und des Sprechens: Sprachreduktion und stereotype Sprache, Echolalie, Perseveration, Mutismus.
- Körperliche Symptome: Primitivreflexe, Inkontinenz, Akinese, Rigor, Tremor, Blutdruckveränderungen.

Diagnostik
- CCT, MRT: Frontotemporale Atrophie (nicht zwingend).
- PET, SPECT: Frontotemporaler Hypometabolismus bzw. Hypoperfusion.
- EEG: Meist lange im Verlauf unverändert.

22.2.5 Andere Ursachen einer Demenz

Normaldruckhydrozephalus (☞ 13.5): Häufig schon in beginnenden Stadien zusätzlich zur Demenz Inkontinenz und Ataxie. *CCT:* Erweiterung des gesamten Ventrikelsystems; Entlastungs-LP, Shuntanlage.
Subdurales Hämatom (☞ 16.2.3): Auch nach Bagatelltrauma daran denken! Hirndruckzeichen, fokal neurologische Symptome. *CCT, MRT:* Sichelförmige Ausbreitung der Blutung.
Frontobasale Hirntumoren (☞ 10.6): Frontalhirnsy., Hemiparese; Liquor: Eiweiß ↑; *EEG:* Herdbefunde; *CCT, MRT:* Raumforderung.
Hypothyreose: T_3, T_4, TSH.

Sehr seltene Ursachen
- Chron. hepatische Enzephalopathie (☞ 17.2): Transaminasen, Ammoniak i.S. ↑.
- Urämie: Harnstoff und Krea i.S. ↑↑.
- Vit.-B_{12}-Mangel: BB (Anämie, MCV ↑, MCH ↑, MCHC ↑), Magensaftanalyse, Schilling-Test.
- Z.n. zerebraler Hypoxie: Aufhebung der Mark-Rindengrenze im CCT.
- SHT (☞ 16.1): Selten nach schweren oder rezid. Traumen (Dementia pugilistica, Boxerdemenz). *CCT:* Kontusionsblutung, Coup- und Contre-Coup-Herde.

- Neurolues, progressive Paralyse (☞ 7.3.7): TPHA, VDRL, Liquorserologie; *CCT:* Multiple Infarkte. Penicillinther.
- AIDS (☞ 7.4.3): Serologie, EEG.
- Creutzfeldt-Jakob-Krankheit (☞ 7.5.1): Bewusstseinsstörung, rasche Progredienz; *EEG:* Triphasische Komplexe; *Liquor:* Pleozytose.
- MS (☞ 8): Schubförmiger Verlauf, Paresen, Ataxie, Blasenstörung; Liquor (oligoklonale Banden, ☞ 2.1.2), MRT (Demyelinisierungsherde).
- Myoklonische Epilepsie (☞ 9.1.3): Im EEG Paroxysmen.
- Chorea Huntington (☞ 12.3.2): Familienanamnese, Gendiagn.
- Parkinson-Krankheit und Parkinson-Sy. (☞ 12.2): Selten Demenz, Akinese, Tremor, Rigor, Apomorphintest.
- Wilson-Krankheit (☞ 12.4): Athetose, Hepatomegalie, Kayser-Fleischer-Kornealring; Cu^{2+} und Coeruloplasmin i.S. ↓ und Urin ↑.
- Zerebelläre Heredoataxie (☞ 13.2.4): Ataxie, spastische Paresen; im CCT Kleinhirnatrophie, pos. Familienanamnese.
- Spastische Spinalparalyse (☞ 13.1.2): Spastische Parese v.a. der Beine, bilateraler Adduktorenspasmus.
- Phakomatosen (☞ 13.3): Anfälle, Café-au-lait-Flecken, CCT, MRT: Raumforderung.
- CADASIL: Cerebrale autosomal dominant vererbte Arteriopathie mit subkortikalen Infarkten und Leukenzephalopathie: Chromosom 19, klinische Symptomatik entsprechend der Infarktlokalisation und Demenz. *Diagnosesicherung:* Muskel- und Hautbiopsie (elektronenmikroskopisch typische Veränderungen der Gefäße und Basalmembranen). Bei Verdacht auf CADASIL möglichst keine konventionelle zerebrale Angiographie wegen vermehrter Kontrastmittelzwischenfälle bei dieser Erkrankung.
- Lipidspeicherkrankheiten: Ataxie, Myoklonien, Erblindung, Spastik; Leberbiopsie.
- Lupus erythematodes: ANA, Anti-dsDNS i.S.
- Intoxikation (☞ 3.7): Schwermetalle, Medikamente (Brom, Disulfiram).
- Endokrinopathien: Hyperthyreose, Hypo-/Hyperparathyreoidismus.

22.3 Weitere organisch bedingte psychische Störungen

Diagnostik

- Genaue Anamnese (v.a. Medikamente), psychiatrische und körperliche Untersuchung, (Suizidalität ☞ 3.8.3, Fremd- oder Selbstgefährdung, Einstichstellen).
- Münchner-Alkoholismus-Test, Trierer Alkoholismusinventar (☞ 1.2.2).
- Labor: Leukozytose, BSG, BZ, CRP, Quick, PTT, T_3, T_4, TSH, E'lyte, Ca^{2+}, ANA, Anti-DNA-Ak, TPHA-Test, Tine-Test, ggf. Serum- und Urinasservation für toxikologische Bestimmungen (Drogenscreening), Kortisolbestimmung i.S. und Urin.
- Liquordiagn. (☞ 2.1.2) z.B. Entzündungszeichen.
- EEG (☞ 2.2.1): z.B. Allgemeinveränderungen, Krampfpotenziale, Herdbefunde.
- Rö-Thorax: z.B. entzündliche Infiltrate.
- CCT, MRT: z.B. Hirninfarkt, Raumforderung, entzündliche Veränderungen.

22.3.1 Amnestisches Syndrom

Isolierte Gedächtnisstörung. Die Diagnose kann nur gestellt werden, wenn eine Hirnschädigung als Ursache nachweisbar ist.

Ätiologie Traumatische, vaskuläre, entzündliche, nutritiv tox. und metabolische Hirnschäden, z.B. SHT (☞ 16.1), nach epileptischen Anfällen (☞ 9.1), zerebrale Ischämie (☞ 6.2), zerebrale Hypoxie, Korsakow-Sy. (☞ 17.3), Wernicke-Enzephalopathie (☞ 17.3), Herpes-simplex-Enzephalitis (☞ 7.4.2), bilaterale Defekte dienzephaler und mediotemporaler Strukturen, Hypophyseninsuff.

Klinik Kurzzeitgedächtnisstörungen bei erhaltenem Immediatgedächtnis, antero-, kon- oder retrograder Amnesie und daraus folgender Desorientiertheit. Evtl. Ausfüllung der amnestischen Lücken mit Konfabulationen. Erhalt aller übrigen intellektuellen Fähigkeiten.

Diagnostik

- Labor: BB, BSG, CRP, Transaminasen, ggf. Prolaktin (nach epileptischem Anfall evtl. ↑).
- EEG (☞ 2.2.1): z.B. Allgemeinveränderung, anfallstypische Potenziale, temporaler Herdbefund (HSV-Enzephalitis).
- Liquor: z.B. entzündliche Veränderungen.
- CCT, MRT: Kontusionsherd, andere strukturelle Schäden.
- Psychometrische Testverfahren (☞ 1.2.2).

Differenzialdiagnosen

- Dissoziative Amnesie (☞ 20.5.2): Zeitlicher Zusammenhang zu stark belastenden Ereignissen, oft selektive, im Ausmaß variierende Gedächtnislücken.
- Intoxikationen (☞ 3.7) v.a. mit Suchtmitteln.
- Demenz (☞ 22.2).

22.3.2 Organische depressive und maniforme Störungen

Ätiologie

Depressive Symptome: Demenz (☞ 22.2), Parkinson-Krankheit (☞ 12.2), Chorea Huntington (☞ 12.3.2), nach Hirninfarkten (☞ 6.2), MS (☞ 8), Epilepsie (interiktual, ☞ 9.1), SHT (☞ 16.1), Infektionen (z.B. Tuberkulose, Pneumonie, Enzephalitis), hormonelle Veränderungen (Hypo- und Hyperthyreose; Hypo- und Hyperglykämie; Störungen der Nebennierenrindenfunktion; Hyper- und Hypoparathyreoidismus; F: Kontrazeptiva, Menopause; M: Testosteron ↓), Niereninsuff., maligne Tumoren (v.a. Pankreaskarzinom), Lupus erythematodes, Medikamente (Reserpin, Methyldopa, Propranolol, Clonidin, NSAID, Barbiturate, Benzodiazepine, Neuroleptika), langjähriger Cannabisabusus (amotivales Sy. ☞ 23.1), Heroinabusus (☞ 23.3.7).
Maniforme Symptome: MS (☞ 8), Epilepsie (☞ 9.1), Hirntumoren (☞ 10), Herpes-simplex-Enzephalitis (☞ 7.4.2), Hyperthyreose, Nebennierenrindenüberfunktion, Medikamente (L-Dopa, Glukokortikoide), Drogen (Amphetamine, Kokain, Halluzinogene), selten auch bei Demenz (☞ 22.2).

Klinik Siehe affektive Erkrankungen (☞ 18).

Therapie **Depressive Symptome:** Behandlung der Grunderkr.; supportive psychother. Maßnahmen. Antidepressiva entsprechend den Richtlinien bei affektiven Erkr. (☞ 18.6.3) unter Dosisreduktion auf 1/3–1/4. SSRI haben Vorzug vor TZA. Zur Akutbehandlung ggf. Komb. mit Sedativa, wie Diazepam 5–10 mg p.o. (z.B. Valium®) oder Lorazepam 3 × 0,5–1 mg (z.B. Tavor®).
Maniforme Symptome: Behandlung der Grunderkr.; supportive psychother. Maßnahmen. Beruhigendes Gespräch (talk-down), ggf. Diazepam 5–10 mg p.o. (z.B. Valium®) oder Haloperidol 5–10 mg p.o. oder i.m. (z.B. Haldol®). Bei Selbst- oder Fremdgefährdung psychiatrische Unterbringung (☞ 1.3.6).

22.3.3 Organisch bedingtes Wahnsyndrom

Ätiologie Drogenabusus (Amphetamine, Halluzinogene, Cannabis, ☞ 23.3), Alkoholabusus (☞ 23.2), Medikamente (Anticholinergika, Dopaminergika), Demenz (☞ 22.2), Temporallappenepilepsie, raumfordernde Prozesse, Chorea Huntington (☞ 12.3.2), Parkinson-Krankheit (i.d.R. medikamentös bedingt, ☞ 12.2), Wilson-Krankheit (☞ 12.4), infektiöse ZNS-Erkr. (Neurolues, Herpes-simplex-Enzephalitis ☞ 7.4.2, HIV ☞ 7.4.8).

Klinik Wahnideen und Wahngedanken. Häufige Wahnthemen: Verfolgungswahn (☞ 4.19.3), Eifersuchtswahn (v.a. bei alkoholabhängigen Männern, unterstützt durch alkoholbedingte Potenzstörungen und Ehekrisen), Größenwahn.

Differenzialdiagnosen
- Delir (☞ 22.1): Fluktuierender Verlauf, Bewusstseinsstörung, vegetative Begleitsymptome.
- Schizophrenie (☞ 19): Affektive Beteiligung des Pat. am Wahngeschehen meistens stärker. Keine auslösende Ursache eruierbar, Familienanamnese, Pat. i.d.R. jünger als 40 J.

Therapie Behandlung der Grunderkr., ggf. Benzodiazepine (nicht bei pos. Suchtanamnese), wie Diazepam 5 mg p.o. oder i.m. (z.B. Valium®) *oder* Haloperidol 5 mg p.o. oder i.m. (z.B. Haldol®), *alternativ* Melperon 25–50 mg p.o. oder i.m. (z.B. Eunerpan®), Pipamperon-HCL 20–40 mg p.o. (z.B. Dipiperon®).

22.3.4 Organisch bedingte Halluzinose

Ätiologie Alkoholabusus (☞ 23.2.1), Medikamenten- (z.B. Antidepressiva ☞ 18.6.3, Dopaminergika ☞ 12.2.4), Halluzinogen- oder Amphetaminabusus (☞ 23.3.5), Epilepsie (☞ 9.1) mit Krampfherden temporal oder okzipital, sensorische Deprivation bei Blindheit oder Taubheit, degenerative und/oder ischämische Veränderungen, raumfordernde Prozesse, Radioiodther. bei Hyperthyreose, sehr selten Charles-Bonnet-Sy.

Klinik Lebhafte und anhaltende optische, akustische und/oder taktile Halluzinationen (☞ 4.19.6):
Alkoholhalluzinose: Meist während oder spätestens 48 h nach Alkoholeinnahme bei chron. Alkoholabusus: Häufig nachts auftretende akustische Halluzinationen (vorwurfsvoll, bedrohlich), Pat. reagiert mit Angst, depressiver Verstimmung. I.d.R. wahnhafte Interpretationen.
Taktile Halluzinose: z.B. Dermatozoenwahn, v.a. bei Frauen auf dem Boden eines Pruritus.

Differenzialdiagnosen

- Physiologisch: Hypnagoge (beim Einschlafen) und hypnopompe (beim Aufwachen) Halluzinationen.
- Delir (☞ 22.1): Wechselnde Bewusstseinslage, Desorientiertheit, vegetative Störungen.
- Schizophrenie (☞ 19): Vorwiegend akustische Halluzinationen, affektive Beteiligung des Pat. an Halluzinationen meistens stärker. Andere Störungen (z.B. Störungen des Ich-Erlebens).

Therapie

- Behandlung der Grunderkr., ggf. Diazepam 5 mg p.o. oder i.m. (z.B. Valium®); oder Haloperidol 5 mg p.o. oder i.m. (z.B. Haldol®), alternativ Melperon 25–50 mg p.o. oder i.m. (z.B. Eunerpan®), Pipamperon-HCL 20–40 mg p.o. (z.B. Dipiperon®).
- Bei Alkoholabusus Entzug. Bei gleichzeitiger quälender Angst Chlordiazepoxid 25–100 mg p.o. (z.B. Librium®), evtl. nach 4 h wiederholen. Alternativ Haloperidol 2–10 mg p.o. (z.B. Haldol®).

22.3.5 Organisch bedingte Angststörung

Ätiologie Epilepsie (☞ 9.1), Hypo- und Hyperthyreose, Hyperkortisolismus, Phäochromozytom, Hypoglykämie, Hirntumoren, Abusus z.B. von Kokain, Amphetaminen, Halluzinogenen.

Klinik Ausgeprägte wiederholte Panikattacken (☞ 20.2.2) oder generalisierte Angst (☞ 20.2.3).

Therapie Behandlung der Grunderkr.; akut: beruhigendes Gespräch (Hinweis auf Behandelbarkeit der Erkr.), ggf. Diazepam (Valium®) 5–10 mg p.o. oder i.m.

22.3.6 Organisch bedingte Persönlichkeitsstörung

Ätiologie Hirntumor (☞ 10), vaskuläre Erkr. (☞ 6), SHT (☞ 16.1), Temporallappenepilepsie (☞ 9.1.4), Chorea Huntington (☞ 12.3.2), Demenz (☞ 22.2), entzündliche ZNS-Erkr. (MS ☞ 8, Neurosyphilis ☞ 7.3.7), chron. Intox. (☞ 3.7).

Klinik

- Zuspitzung charakteristischer Persönlichkeitsmerkmale, Umständlichkeit, Misstrauen und paranoides Denken, Apathie, exzessive und ausschließliche Beschäftigung mit einem Thema.
- Verminderte Beständigkeit bei Aktivitäten, Pat. können Befriedigungen nicht aufschieben (z.B. Hyperphagie), emotionale Labilität.
- Verminderte soziale Urteilsfähigkeit, sozial auffällige Handlungen (sexuelle Indiskretionen), verändertes Sexualverhalten.
- „Frontalhirnsy.“: Akinetische Antriebsstörung, Apathie oder flacheuphorische Enthemmung, verminderte Kritikfähigkeit, Takt- und Distanzverlust.

Therapie Behandlung der Grunderkrankung.

22.4 Organisch bedingte psychische Störungen bei speziellen Erkrankungen

Klinik und Diagn. sind von der jeweiligen Grunderkr. abhängig. Die Ther. umfasst die Behandlung der Grunderkr., ggf. eine symptomatische Ther. mit sorgfältiger pflegerischer Überwachung (Freihalten der Atemwege, Nahrungszufuhr, Bilanzierung) sowie bei Selbst- oder Fremdgefährdung die kurzfristige Unterbringung (☞ 1.3.6) und sorgfältige Beobachtung.

22.4.1 Organisch bedingte psychische Störungen bei Infektionserkrankungen

(ICD-10 F07.1)

Postenzephalitisches Sy.: Unspezifische, meist reversible Verhaltensänderung nach Enzephalitis. Apathie, Reizbarkeit, Schlafstörungen, bleibende neurologische Funktionsstörungen (z.B. Aphasie, Apraxie, Lähmungen).

Endarteriitis (Nissl-Alzheimer): Hirnatrophie durch Arteriitis der kleinen Rindengefäße (**Cave:** Multiple Ischämien). Fokale und generalisierte Anfälle, progrediente Demenz, Halluzinationen, Verfolgungswahn, Desorientiertheit. Herdsymptome in Abhängigkeit von der Lokalisation der Ischämie.

Progressive Paralyse: Progrediente Hirnatrophie durch chron. Enzephalitis (☞ 7.3.7). Initial Konzentrationsstörung, rasche Ermüdbarkeit, Reizbarkeit, Schlafstörungen. Chron. progrediente Demenz mit gleichmäßiger Beteiligung des Alt- und Neugedächtnisses, euphorische Stimmung, mangelnde Krankheitseinsicht und Kritikfähigkeit. In mehr als 50% interkurrente Episoden mit wahnhaften, manischen, depressiven oder deliranten Symptomen. Nur in 10–20% euphorisch-expansives Sy. mit Größenwahn, gesteigerter Aktivität, Distanzlosigkeit, Witzelsucht und paranoiden Symptomen.

Herpes-simplex-Enzephalitis (☞ 7.4.2). Während des Prodromalstadiums oft depressive Verstimmung. Später Halluzinationen, wahnhafte Störungen, Gedächtnisstörungen, Desorientiertheit, Antriebsminderung, Aphasie, Krampfanfälle und Bewusstseinstrübung bis zum Koma.

HIV-Enzephalopathie: AIDS-Demenz (-Komplex), subakute AIDS-Enzephalitis (☞ 7.4.8). Depressive Verstimmung, Konzentrations- und Merkfähigkeitsstörungen, allgemeine Verlangsamung, Apathie, Antriebsminderung, Angstzustände, progrediente Demenz.

Paranoid halluzinatorische Störungen

(„Alternativpsychosen") Als „Alternative" zum Anfall können im anfallsfreien Intervall paranoid-halluzinatorische Symptome bestehen.

Klinik Akustische und optische Halluzinationen, Wahnideen, illusionäre Verkennung, Bewusstseinsklarheit. Abbrechen der psychotischen Symptomatik bei Auftreten von Krampfanfällen.

Therapie Nach Diagnosesicherung ggf. Reduktion der antikonvulsiven Medikation, notfalls bis zur Krampfschwelle und vorsichtige neuroleptische Ther. (☞ 19.1.7).

22.4.2 Organisch bedingte Störungen nach SHT und Operationen

Etwa 40% der Pat. nach einem SHT sind zumindest teilweise desorientiert.

Organisches Psychosyndrom

(ICD-10 F07.2) Postkommotionelles oder postkontusionelles Sy.
Konzentrationsstörungen, Schwindel, Kopfschmerzen, Reizbarkeit und Ungeduld, emotionale Labilität, Angst, frühzeitige Erschöpfbarkeit, Schlafstörungen, evtl. depressive Verstimmung.

Traumatischer „Dämmerzustand"

Klinik Nach Erwachen aus Bewusstlosigkeit Bewusstseinseinengung mit unzureichender Situationserfassung, illusionären Verkennungen und wahnhafter Bedeutungsbeimessung. Antriebsstörung, ängstliche Erregung, Desorientiertheit. Geordnete, u.U. aber unbesonnene Handlungen (Selbst- und Fremdgefährdung!). Nach Dämmerzustand kongrade Amnesie für diesen Zeitraum.

Differenzialdiagnosen Postiktualer Dämmerzustand (☞ oben), histrionischer (psychogener) Dämmerzustand (☞ oben).

Therapie Stationäre Einweisung und Überwachung, ggf. in geschlossener psychiatrischer Abteilung. Initial möglichst keine Sedierung wegen nötiger Überwachung der Bewusstseinslage, ggf. schwachpotente Neuroleptika, z.B. Promethazin 10–20 Tr. (z.B. Atosil®). Bei paranoid-halluzinatorischen Symptomen hochpotente Neuroleptika, z.B. Haloperidol 5–10 mg p.o. oder i.v. (z.B. Haldol®).

Traumatisches Delir

Nach SHT mit Substanzschädigung (☞ 22.1).

Klinik Fluktuierende Bewusstseinslage, Desorientiertheit, psychomotorische Unruhe, ängstliche Erregung, Enthemmung, antero-/kon- und/oder retrograde Amnesie, Konfabulationen, Halluzinationen und illusionäre Verkennung. Gel. nur diskrete Symptomatik mit Euphorie und Unruhe oder Gleichgültigkeit und Aspontaneität ohne Halluzinationen.

Prognose I.d.R. Restitutio ad integrum innerhalb von Tagen, seltener Wo.; Amnesie für den Zeitraum des Delirs. Seltener Übergang in traumatisches Korsakow-Sy.

Traumatisches Korsakow-Syndrom

Desorientiertheit, Merkfähigkeitsstörung, Apathie; Pat. sind weniger suggestibel als beim alkoholbedingten Korsakow-Sy. (☞ 17.3).

Postoperative organisch bedingte Störung

Postoperatives Delir, in der Klinik oft als „Durchgangssyndrom" bezeichnet. Besonders häufig nach OP am offenen Herzen, zerebral vorgeschädigten Pat. sowie bei kranialen neurochirurgischen OP.

Ätiologie Intraop. Hypoxie, E'lyt- und Zirkulationsstörungen, Blutverlust, Infektionen.

Klinik Postop. Desorientiertheit, Halluzinationen, wahnhafte Verkennung, ängstliche Erregung, Antriebsstörung (Aspontaneität), Amnesie, emotionale Labilität.

Therapie Zügige Mobilisierung, ggf. niedrigpotente Neuroleptika, z.B. Pipamperon 3 × 40 mg p.o. Saft (z.B. Dipiperon®); bei schwerer Ausprägung Haloperidol (Haldol®) 2–6 mg tägl. p.o., ggf. i.v.

22.4.3 Organisch bedingte psychische Störungen bei Endokrinopathie

Hyperthyreose: Wechsel zwischen agitierten und apathischen Phasen, depressive oder maniforme Verstimmung, Unruhe; während der Radioiodther. passagere Halluzinosen. In der thyreotoxischen Krise Bewusstseinsstörungen (bis zum Koma) und andere delirante Symptome. Nicht psychiatrische Symptome.
Hypothyreose: Antriebsverarmung, Apathie, depressive Verstimmung (☞ 18.5), paranoide Symptome, unbehandelt Demenz (☞ 22.2). Nicht psychiatrische Symptome.
Hypophyseninsuff.: Amnestisches Sy. (☞ 22.3), Delir (☞ 22.1), Apathie, Aspontaneität, Interesselosigkeit. Nicht psychiatrische Symptome initial durch Ausfall der Gonadotropine sek. Amenorrhö bei Frauen, Libido- und Potenzverlust, Schwinden der Sekundärbehaarung. Später sek. Hypothyreose und NNR-Insuff. (s.u.).
Cushing-Sy.: Depressive Verstimmung, Antriebsmangel, schizophrene Störungen. Nicht psychiatrische Symptome: Umverteilung der Depotfette (Vollmondgesicht, Stammfettsucht), Muskelschwund, Osteoporose, diabetogene Stoffwechsellage, Hypertonie, Akne.
Akromegalie: Jähe Stimmungsschwankungen, motorische Unruhe oder Apathie, Mutismus. Nicht psychiatrische Symptome: Vergröberung der Gesichtszüge, Vergrößerung der Hände, Füße, Akren, Zunge sowie der inneren Organe. Oft Sehstörungen, Gesichtsfeldausfälle, Karpaltunnelsy. (☞ 14.1.6), Kopfschmerzen, Hypertonie, Hyperhidrosis und Hypertrichosis.
Hypoglykämie: Konzentrationsstörungen, Merkschwäche, Amnesie, Störungen der Affektivität (☞ 18), paranoid halluzinatorische Symptome, ggf. Krampfanfälle (☞ 9.1). Nicht psychiatrische Symptome.
Hyperparathyreoidismus/Hypoparathyreoidismus: Reizbarkeit, depressive Verstimmung.

22.4.4 Psychische Probleme in Schwangerschaft und Wochenbett

Gestationspsychose

Insgesamt selten, Störungen im Wochenbett etwa 10 × häufiger.

Ätiologie Letztlich ungeklärt, evtl. hormonelle Umstellung, genetische Disposition.

Klinik Depressive Verstimmung, Unruhe, Erregung, erhöhtes Suizidrisiko oder schizophreniforme Symptomatik mit Antriebsstörung, Halluzinationen. Mischformen können auftreten.

Differenzialdiagnose Affektive Störung (☞ 18.5).

Therapie Supportive Psychother., bei Suizidrisiko stationäre Einweisung, ggf. Unterbringung (☞ 1.3.6). Bei depressiver Verstimmung Amitriptylin (z.B. Saroten®), Clomipramin (z.B. Anafranil®) oder Imipramin initial 2 × 25 mg tägl. p.o. (z.B. Tofranil®), Steigerung auf 150–200 mg tägl. p.o. unter strenger Indikationsstellung. Bei schizophreniformer Symptomatik Haloperidol 3–10 mg tägl. p.o. (z.B. Haldol®).

Prognose Gut. Häufig An- und Abfluten der Symptomatik, z.T. unberechenbare Suizidalität. Selten postpartal Übergang in affektive Störung, meist post partum deutliche Besserung.

Psychische Störungen im Wochenbett

Manifestation je nach Art der Störung (s.u.) oft erst nach Entlassung aus der Wochenbettstation.

Ätiologie Ungeklärt. Reduzierte Östrogen-, Progesteron- und Tryptophanspiegel nach Geburt der Plazenta, Rolle von Prolaktin, genetische Disposition.

Postpartale Psychose

Selten, Inzidenz 0,1–0,3%.

Prädisposition Puerperalpsychose bei vorangegangener Schwangerschaft, bekannte affektive oder schizophrene Störung bei Pat. oder in der Familie, Durchschlafstörungen.

Klinik Ind. zur stationären Einweisung großzügig stellen. **Cave:** Suizidgefährdung und Gefahr eines erweiterten Suizids (mit Tötung des Kindes). Meist akute, vorübergehende psychotische Störung mit dem Vollbild einer schizophreniformen oder depressiven affektiven Störung. Kopfschmerzen, Unruhe, emotionale Labilität mit starken Stimmungsschwankungen auch gegenüber dem Neugeborenen, Realitätsverlust, depressive Verstimmung, Ideenflucht, wahnhafte Erlebnisse, Desorientiertheit, Halluzinationen, Agitiertheit.

Therapie Evtl. stationäre psychiatrische Einweisung, Benzodiazepine, Antidepressiva, Neuroleptika, z.B. Haloperidol 3–10 mg tägl. p.o. (z.B. Haldol®), alternativ atypische NL, z.B. Zyprexa® 5–15 mg.

Prognose Beginn 1–4 Wo. post partum, bei erster Episode gute Prognose, aber hohe Rezidivgefahr bei nächster Geburt.

Postpartale neurotische Störung

Etwa 15% der Mütter.

Prädisposition Erstgebärende (v.a. < 20 J.), präpartale Depression, Schwangerschaftskonflikte (v.a. in der Frühschwangerschaft), unverheiratet, > 6 Geschwister im Elternhaus, Trennung von einem Elternteil (broken home), Partnerschafts- oder finanzielle Probleme, Unzufriedenheit mit Beruf.

Klinik Inkompetenzgefühl bezüglich der Kindesversorgung, Weinen, starke Müdigkeit, Anorexie, Schlafstörungen, Ambivalenz gegenüber dem Kind, Hypochondrie.

Diagnostik Psychiatrische Untersuchung.

Differenzialdiagnosen Neurotische Störungen anderer Genese (☞ 20).

Therapie Psychother., soziale Unterstützung, ggf. Pflegemutter für Säugling, bei schwerer depressiver Störung stationäre Aufnahme und Behandlung entsprechend der Richtlinien bei affektiver Störung (☞ 18.5).

Prognose Beginn innerhalb von 6 Wo. bis zu 1 J. post partum, individuell unterschiedlicher Verlauf in Abhängigkeit von den psychodynamischen Ursachen.

Missbrauch und Abhängigkeit von psychotropen Substanzen

23

Inhalt

Heike Mentrup

766	**23.1**	**Grundlagen**
766	23.1.1	Klinische Aspekte
771	23.1.2	Ausgesuchte rechtliche Aspekte
772	**23.2**	**Alkohol**
772	23.2.1	Alkoholabhängigkeit
775	23.2.2	Alkoholfolgekrankheiten
780	**23.3**	**Drogen und Medikamente**
780	23.3.1	Cannabis
781	23.3.2	Kokain
782	23.3.3	Inhalanzien
782	23.3.4	Phencyclidin und Arylcyclo-hexamin
783	23.3.5	Amphetamine und Sympatho-mimetika
785	23.3.6	Halluzinogene
786	23.3.7	Opiate
789	23.3.8	Benzodiazepine
791	23.3.9	Barbiturate
791	23.3.10	Mischanalgetika
792	**23.4**	**Polytoxikomanie**

Intoxikationen ☞ 3.7, Prädelir und Delir ☞ 22.1

23.1 Grundlagen

Störungen durch den Gebrauch von psychotropen Substanzen (z.B. Alkohol), wie Intoxikation, Missbrauch, Abhängigkeit, psychotische Störungen Demenz, etc.

23.1.1 Klinische Aspekte

Häufigkeit Etwa 8% aller Bundesbürger leiden an einer Substanzabhängigkeit (Alkohol 2,5–4,5 Mio. Betroffene, Medikamente 1 Mio. Betroffene, illegale Drogen etwa 150.000 Betroffene). Davon sind 25% < 30 J. (v.a. Drogenkonsum), 75% > 30 J. (v.a. Alkoholkonsum). Häufig Konsum mehrerer Stoffe (Polytoxikomanie).

Ätiologie
Multifaktoriell:
- Genetische Faktoren: Am ehesten polygenetisches Geschehen, Gewichtung bei Entstehung einer Abhängigkeit in etwa psychosozialen Faktoren entsprechend.
- Biologische Faktoren: Psychotrope Substanzen aktivieren das interne mesolimbische Belohnungssystem (Dopamin↑ im Nucl. accumbeus) und bewirken so Wohlbefinden und Euphorie.
- Psychologische Faktoren: (Familiäre) Vorbilder, Lernprozesse durch Umfeld.
- Soziale Faktoren: Kosten, Verfügbarkeit, kulturelle Tradition, Arbeitssituation.

! Merke
- Es gibt keine definierte prämorbide Persönlichkeitsstruktur!
- So genannte „Partydrogen“: Amphetamine, -derivate, Halluzinogene, Kokain. V.a. jugendliche Konsumenten.

Klinische Erscheinungsbilder

Tab. 23.1 Klinik bei Substanzmissbrauch

Gruppe	Symptom	Halluzinogene	Kokain	Amphetamine	Opioide	Ethanol	Barbiturate	Benzodiazepine
NS	Psychomotorische Erregung	×	×	×	(×)	(×)		(×)
	Epileptische Anfälle	×	×	×	×	×		
	Hyperreflexie	(×)	(×)	(×)			(×)	
	Hypo-/Areflexie				×	×	×	×
	Bewusstseinstrübung		(×)		×	×	×	×
	Koma		(×)		×	×	×	×
	Atemlähmung	×	(×)		×	×	×	×
	Hypothermie				×	×	×	
	Hyperthermie	×	×	×				
	Muskelschwäche							×
	Polyneuropathie				×	×		
GIT	Übelkeit, Erbrechen	×		×	×		×	
	Durchfall							
	Speichelfluss							
	Mundtrockenheit			×				
	Abdominalschmerz							
	Ikterus							
Lunge	Bronchokonstriktion							
	Lungenödem				×		×	
	Dyspnoe				(×)	×	(×)	
Herz	Hypotonie	×			×		×	(×)
	Hypertonie	×	×	×				
	Bradykardie	×			×		×	
	Tachykardie	×	×	×	(×)	×		
	VES				(×)		×	
	AV-Block				(×)		×	

Tab. 23.1 Fortsetzung

Gruppe	Symptom	Halluzinogene	Kokain	Amphetamine	Opioide	Ethanol	Barbiturate	Benzodiazepine
Augen	Miosis	(×)			×		×	
	Mydriasis	(×)	×	×		×		(×)
	Sehstörung				×			

× = typisches Symptom (×) = gelegentliches Symptom

Akute Intoxikation (*ICD-10 F1x.0,* ☞ 3.7): Vorübergehendes, spezifisches Sy. nach Einnahme einer psychotropen Substanz mit Störungen des Bewusstseins, kognitiver Funktionen, des Verhaltens, der Affektivität und der Wahrnehmung.

Schädlicher Gebrauch (*ICD-10 F1x.1*): Unangemessener Konsum einer Substanz mit schädigenden somatischen oder psychosozialen Folgen, jedoch ohne körperliche oder psychische Abhängigkeit. Er kann in eine Substanzabhängigkeit übergehen.

Substanzabhängigkeit (*ICD-10 F1x.2*): Substanzgebrauch mit mind. 3 der folgenden Punkte: Starker Wunsch/Zwang zum Substanzkonsum („craving“), Kontrollfähigkeit ↓ (bezüglich Beginn, Ende und Menge des Konsums), körperliches Entzugssy. nach Absetzen oder Reduktion der Einnahme, Toleranzentwicklung (Dosis ↑), Vernachlässigung anderer Interessen, anhaltender Substanzkonsum trotz Nachweis schädlicher Folgen.

Entzug (*ICD-10 F1x.3/4*): Psychische (v.a. Angst, Depression, Schlafstörungen) und körperliche Symptome nach Absetzen oder Reduktion einer Substanz. Besserung durch erneute Substanzeinnahme. Komplikation durch Delir (☞ 22.1).

! Erhöhte Suizidgefahr bei Medikamenten- und Drogenabhängigen! 10–15% der Pat. mit einer Abhängigkeitserkrankung begehen Selbstmord.

Psychotische Störungen (*ICD-10 F1x.5*): In zeitlichem Zusammenhang mit Substanzgebrauch Halluzinationen, Wahn, Wahrnehmungsveränderung, Beziehungsideen, psychomotorischer Störung, Änderung des Affektes. Rückbildung innerhalb von 6 Mon.

Amnestisches Sy. Erhalt des Imediatgedächtnisses (Sekundenbereich) bei ausgeprägter Störung des Kurzzeitgedächtnisses und gelegentlicher Störung des Langzeitgedächtnisses.

Restzustand (*ICD-10 Fx.7*): Substanzbedingte Veränderungen der kognitiven Fähigkeiten, des Affektes, der Persönlichkeit oder des Verhaltens. Dazugehörig: Nachhallzustände (flash back, *DD:* Psychotische Störung), Persönlichkeits- oder Verhaltensstörung, affektive Störungen, Demenz.

Soziale Folgen Arbeitsleistung ↓, Unfälle, sozialer Abstieg, berufliche und familiäre Probleme, finanzielle Schwierigkeiten, evtl. rechtliche Probleme (Verkehrsdelikte, Beschaffungskriminalität), substanzinduzierte Eigen- und/oder Fremdgefährdung.

Diagnostik

- An eine Polytoxikomanie (☞ 23.4) denken!
- Anamnese (wichtig auch Fremdanamnese!): Psychiatrische Anamnese inkl., Art des/der Suchtstoffe, Beginn und Häufigkeit der Einnahme, Dosierung, vorangegangene Entzugsbehandlungen, körperliche Folgen, aktuelle Stresssituationen, berufliche Situation, soziale Einbindung, Konflikte mit Gesetz.
- Körperliche Untersuchung: z.B. reduzierter EZ, AZ, foetor ex ore Einstichstellen (Leiste, sublingual), Spritzenabszesse, enge oder weite Pupillen.
- Neurologische Untersuchung: z.B. Ataxie, Nystagmus, Tremor.
- Labor: Drogenscreening im Urin, Medikamentenspiegel i.S. bzw. Blutalkoholkonzentration, Leber-, Nieren-, Gerinnungswerte, E'lyte, BB.
- EEG: Frontal betonte β-Aktivität als möglicher Hinweis auf Benzodiazepin- oder Barbituratabusus.
- CCT: evtl. erweiterte innere und äußere Liquorräume, kortikale Atrophie; Ausschluss eines subduralen Hämatoms oder SHT.

Therapie

Tab. 23.2 Möglichkeiten der stationären oder ambulanten Therapie

Substanz	Stationär	Ambulant
Alkohol	Abruptes Absetzen, bei Bedarf medikamentöser Entzug	Entwöhnung, Nachsorgephase
Kokain, Phencyclidin	Abruptes Absetzen, *Cave:* oft Entwicklung einer Psychose	Nachsorgephase, niemals Entzug!
LSD/Amphetamine	Abruptes Absetzen geschlossen stationär! **Cave:** Suizidgefahr	Nachsorgephase, niemals Entzug!
Benzodiazepine	Langsames Ausschleichen, stationär wegen besserer Kontrolle des Substanzzugriffes	Nachsorgephase, selten auch Entzug
Barbiturate	Langsames Ausschleichen, evtl. abruptes Absetzen und Ther. mit Clomethiazol	Nachsorgephase
Cannabis	Nicht zwingend erforderlich, leichte Entzugssymptome	i.d.R. Entzug
Opioide	Stationär, bei Bedarf medikamentöser Entzug	Nachsorgephase
Inhalanzien	Entzug wegen leichtem Substanzzugriff oft schwierig	
Mischanalgetika	Evtl. stationär	i.d.R. Entzug
Vermittlung alternativer Strategien zur Schmerztherapie		

Kontaktphase Meist ambulant. Kontaktvermittlung kann über Freunde, Verwandte oder einen Sozialdienst erfolgen (ohne eigenen Wunsch des Konsumenten sind Diagn. und Ther. wenig erfolgversprechend). Beinhaltet Diagn., Abklärung der Behandlungsfähigkeit des Pat., Motivierung zur Ther.
Ziele: Anerkennen der eigenen Abhängigkeit, Pat. hält selbst eine Änderung der Situation für notwendig, erkennt seine Hilfsbedürftigkeit, ist bereit Hilfe anzunehmen. Nach Möglichkeit Abstinenzwunsch erarbeiten. Ist dies nicht möglich, ist oberstes Ziel Förderung der Therapiemotivation und Linderung des individuellen Leids.)

Entzugsphase (Entgiftung) Meist stationär abhängig von Substanz, zu erwartenden Entzugssymptomen sowie dem sozialen Umfeld. Abruptes oder stufenweise Absetzen des Suchtstoffes, ggf. medikamentöse Erleichterung des Entzugssy.

Entwöhnungsphase Meist stationär in entsprechenden Fachkrankenhäusern; ambulant in einer psychosozialen Beratungsstelle, Poliklinik oder Fachambulanz unter Einbeziehung der Bezugspersonen; Dauer: 6 Wo. bis 6 Mon. psychodynamisch orientierte psychother. Behandlung, Verhaltens- oder systemische Ther., Anwendung von Entspannungsverfahren (autogenes Training, progressive Relaxation nach Jacobson), Selbstsicherheitstraining, Förderung der Eigenverantwortlichkeit, Erlernen von Strategien zur Rückfallvermeidung („Leben ohne Drogen"), Aufbau pos. Aktivitäten.

Nachsorgephase Selbsthilfegruppen, Hausarzt, Fachambulanzen und betreute Wohngemeinschaften helfen bei der Lebensbewältigung, sozialen Wiedereingliederung und Rückfallprophylaxe.

! Vor einer ambulanten Ther. haben ~35% der Betroffenen eine oder mehrere stationäre Entgiftungen, ~20% eine stationäre Entwöhnung hinter sich, ~10% haben bereits eine ambulante Ther. mitgemacht.

23.1.2 Ausgesuchte rechtliche Aspekte

Fahrtauglichkeit

! 8,6% aller Verkehrsunfälle mit Personenschaden entstehen unter Alkoholeinfluss!

Tab. 23.3 Fahrtauglichkeit unter Alkoholeinfluss

Blutalkoholkonzentration in ‰	Strafrechtliche Konsequenzen einer alkoholisierten Fahrt ohne/mit Unfall ohne Personenschaden
< 0,3 ‰	Keine Strafbarkeit wegen Alkoholgenusses
0,3–0,5 ‰	Bei alkoholbedingtem Unfall ist Pat. strafbar (§ 316 StGB), dann meist Führerscheinentzug (§ 69 StGB). Nachweis erfolgt durch Gutachten
0,5–1,1 ‰	Ordnungswidrigkeit (§ 24a StVG), ahndbar mit Geldstrafe, je nach Voreintragungen zwischen 250 € und 750 € sowie 1–3 Mon. Fahrverbot. Bei alkoholbedingtem Unfall ist Pat. strafbar gemäß §§ 316 oder 315c StGB, daneben i.d.R. Führerscheinentzug. Anordnung einer Entziehungskur (§ 64 StGB) möglich (☞ unten)
1,1–2,0 ‰	Pat. ist strafbar gemäß § 316 StGB, da Fahruntüchtigkeit unwiderlegbar vermutet wird. Führerscheinentzug wird angeordnet. Entziehungskur kann angeordnet werden
2,0–3,0 ‰	Pat. ist nur eingeschränkt schuldfähig (§ 21 StGB). Konnte Pat. vorhersehen, dass er nach der Alkoholeinnahme noch sein Kfz fahren würde, wird § 21 StGB nicht strafmildernd berücksichtigt
> 3,0 ‰	Pat. ist i.d.R. schuldunfähig (§ 20 StGB). Sofern Pat. die Fahrt vorhersehen konnte, bleibt § 20 StGB unberücksichtigt. War die Fahrt unvorhersehbar, wird Pat. wegen Vollrausches (§ 323a StGB) bestraft

- Bei zusätzlicher Einnahme weiterer Drogen oder die Wirkung des Alkohols verstärkender Arzneimittel ist individuell auf das Erscheinungsbild des Pat. und die rauschbedingten Ausfallerscheinungen zu achten.
- Das Führen eines Kfz unter der Wirkung berauschender Mittel (Cannabis, Heroin, Kokain, Amphetamin, MDE, MDMA) wird soweit keine Straftat in Betracht kommt, je nach Voreintragung mit einer Geldbuße zwischen 250 € und 750 € und 1–3 Mon. Fahrverbot geahndet, soweit nicht die nachgewiesene Substanz aus der bestimmungsgemäßen Einnahme eines für einen konkreten Krankheitsfall verschriebenen Arzneimittels herrührt (§ 24a StVG).

Unterbringung

(☞ 1.3.6).
Bei alkoholbedingten Straftaten kommt neben der Unterbringung nach §63 StGB eine Unterbringung zum Zwecke einer Entziehungskur (§64 StGB) in Betracht. Voraussetzung:
Einnahme alkoholischer Getränke oder anderer berauschender Mittel im Übermaß
- Begehung einer rechtswidrigen Tat im Rausch.
- Gefahr weiterer erheblicher rechtswidriger Taten aufgrund einer Substanzabhängigkeit.

! Die Unterbringung gemäß §64 Abs. 1 StGB kann auch als einstweilige Unterbringung nach §126a Abs. 1 StPO im Rahmen eines Ermittlungsverfahrens gegen den Pat. erfolgen.

23.2 Alkohol

(ICD-10 F10.X) Am häufigsten missbrauchte Substanz, da leicht zu beschaffen. Psychische und/oder physische Abhängigkeit. Risiko gesundheitlicher Schäden laut WHO bei länger dauerndem tägl. Konsum > 30 g Alkohol (M) bzw. > 20 g (F).

23.2.1 Alkoholabhängigkeit

(ICD-10 F10.2)
2,5–4,5 Mio. behandlungsbedürftige Alkoholkranke in der BRD (hohe Dunkelziffer). M (~5% der Bevölkerung) > F (2–3% der Bevölkerung).

Ätiologie Multifaktoriell. Genetische Prädisposition (v.a. bei erhöhter Alkoholtoleranz, 5faches Risiko bei Kindern alkoholkranker Eltern), materielles und soziales Umfeld; psychopath. Auffälligkeiten.

Pathophysiologie Chron. Alkoholkonsum führt über die Sedierung zu einer Down-Regulation von GABA-A-Rezeptoren und Heraufregulation der glutamatergen NMDA-Rezeptoren.

Klinik Alkoholdelir (*ICD-10 F10.4*, ☞ auch 22.1), Alkoholfolgeerkr. (☞ 23.3.2).
Rausch (*ICD-10 F10.0*): Verwaschene Sprache, Koordinationsstörungen, Doppelbilder, verlängerte Reaktonszeit, Störung des Temperaturempfindens, Hypothermie, Übelkeit, Erbrechen, Amnesie.
Intoxikation (*ICD-10 F10.0*) ☞ 3.7.
Chron. Konsum (schädlicher Gebrauch, *ICD-10 F10.1*): Ängstlichkeit, Depression, Impotenz, häufige Infektionen, Alkoholfolgekrankheiten, Entzugssymptome bei Alkoholkarenz.
Entzugssy. (*ICD10 F10.3*): *Im Entzug überwiegen glutamaterg vermittelter Exzitation durch veränderte Rezeptorensituation.* Unruhe, Angst, Tremor, starkes Schwitzen, Tachykardie, Hypertonie, Übelkeit, Erbrechen, generalisierte Anfälle (ggf. bis zum Status epilepticus).
Delir (*ICD-10 F10.4*, ☞ 22.1): Halluzinationen, Desorientiertheit, Hypokaliämie, Fieber, Exsikkose, Hypertonie, kardiale Arrhythmien.

Typen der Alkoholabhängigkeit nach Jellinek

α-Trinker: Alkoholmissbrauch, Konflikt-, Erleichterungstrinker. Kein Kontrollverlust, aber undiszipliniertes Trinken. Psychische Abhängigkeit.

β-Trinker: Alkoholmissbrauch, Wochenend-, Gelegenheitstrinker, oft im geselligen Rahmen (Stammtisch). Kein Kontrollverlust; übermäßiger, aber nicht regelmäßiger Alkoholkonsum. Keine Abhängigkeit; evtl. mit Alkoholfolgekrankheiten (☞ 23.2.2).

γ-Trinker: Psychische, später auch physische Abhängigkeit. Abstinenz möglich, oft schwere Räusche, z.T. mit Bewusstseinsverlust (oft notfallmäßige Einweisung). Kontrollverlust.

δ-Trinker: Physische Abhängigkeit, Gewohnheits-, Spiegeltrinker. Tägliches Trinken ohne Kontrollverlust, aber auch ohne Fähigkeit zur Abstinenz. Diagn. oft erst bei schweren Folgekrankheiten (☞ 23.2.2). Bei Abstinenz (z.B. im Krankenhaus) erhöhte Delirgefahr.

ε-Trinker: Alkoholmissbrauch, Dipsomanie, „Quartalssäufer". Episodische Alkoholexzesse mit Kontrollverlust, außerhalb der Exzessphase unproblematisches Trinken. Rein psychische Abhängigkeit. Selten, Auftreten z.B. im Rahmen manisch depressiver Störungen.

Verlauf nach Jellinek

Präalkoholische Phase: Spannungsreduktion durch Alkohol, häufiges Trinken. Leichte Toleranzerhöhung ohne Abhängigkeit.

Prodromalphase: Regelmäßiges Erleichterungstrinken, Räusche mit Erinnerungslücken, heimliches Trinken, dauerndes Denken an Alkohol. Toleranzsteigerung, kein Kontrollverlust.

Kritische Phase: Vergeblicher Versuch der Abstinenz; Toleranzabnahme, Kontrollverlust, soziale Folgen (z.B. Verlust von Freunden und des Arbeitsplatzes), Interessenverlust, häufige Stimmungsschwankungen, Selbstvorwürfe, Verminderung des Sexualtriebs. Zunächst psychische, später auch physische Abhängigkeit.

Chron. Phase: Tagelange Räusche, ethischer Abbau, Trinken auch mit Personen niedrigeren Sozialstatus, morgendliches Trinken, billige Ersatzstoffe, psychische Störungen (Denkbeeinträchtigung, Ängste depressive Verstimmungen), Alkoholfolgekrankheiten, Toleranzverlust.

Diagnostik

Psychiatrische, neurologische und internistische Untersuchung: Ausführliche Anamnese mit direktem Nachfragen, Erfassung von Rausch- und Entzugssymptomen, Alkoholfolgekrankheiten; nach Möglichkeit Fremdanamnese zur Objektivierung der Trinkmengenangaben.

Fragebögen zur Diagnose und DD der Alkoholabhängigkeit: z.B. MALT-Test (Münchner-Alkoholismustest ☞ 1.2.2), TAI (Trierer Alkoholismusinventar), LAST (Lübecker Alkoholabhängigkeits- und -missbrauchs-Screeningtest), AUDIT (Alcohol Use Disorders Identification Test).

Labor: Blutalkoholkonzentration, γ-GT ↑, GOT ↑, GPT ↑, Harnsäure ↑, NH_3 ↑, MCV ↑, Vit. B_{12} ↓, Folsäure ↓, Quick ↓, CDT ↑ (carbohydrate-deficient-transferrine, HWZ 7 Tage, zur Therapiekontrolle geeignet!). Entscheidend ist nicht ein einzelner Parameter, sondern die Gesamtkonstellation.

CCT: Frontale und hoch parietale Hirnatrophie (60–90% d.F.) mit Erweiterung der äußeren und inneren Liquorräume, Atrophie des oberen Kleinhirnwurms; Ausschluss chron. Sub- oder Epiduralhämatome (häufiger bei Alkoholabhängigen mit Bagatelltraumata v.a. im Rausch).

! Bei chron. Alkoholabusus können die Transaminasen normal sein (Leber ist „ausgebrannt").

Differenzialdiagnosen

- Psychiatrische Erkr. (Depression ☞ 18.5, Schizophrenie ☞ 19) mit Alkoholabhängigkeit als Selbstheilungsversuch (30–50% Komorbidität).
- Diabetische Ketoazidose: BZ > 400 mg/dl.
- Hypoglykämie: BZ < 50 mg/dl.
- Enzephalopathie (hepatisch, infektiös): NH_3 ↑, Laktat ↑; Albumin ↓, Quick ↓, CHE ↓, evtl. LP.
- Urämie: Harnstoff ↑, Krea ↑, BGA.
- Thyreotoxikose: T_3 ↑,T_4 ↑.
- SHT, subdurales Hämatom: CCT, MRT.
- Infekt: Fieber, BSG ↑, Leukozytose, CRP ↑.
- Essenzieller Tremor, andere Tremorformen: Anamnese, neurologische Untersuchung.
- Hirnorganisches Psychosy. anderer Genese.

Therapie

Oberstes Ziel der Ther. ist Abstinenz. Kontrolliertes Trinken führt wegen des Kontrollverlustes bei Abhängigkeit i.d.R. nicht zum Erfolg. In der kritischen und chron. Phase der Abhängigkeit werden meist alle Therapiephasen durchlaufen. Bei Alkoholmissbrauch ohne Abhängigkeit und fehlendem Abstinenzwillen kann ein Versuch mit kontrolliertem Trinken gemacht werden.

Kontaktphase Motivierende Gesprächsführung , offene Fragen ohne Wertung, empathisches und reflektierendes Zuhören, Wahrnehmung von Diskrepanzen zwischen Wünschen und Zielen des Pat. und Alkoholkonsum, Erarbeiten einer Änderungsbereitschaft und Therapiemotivation.

Entzug

Immer somatische und psychother. Betreuung.

Ambulant nur bei Pat. ohne Delir oder Krampfanfälle in der Anamnese; in der kritischen Phase der Abhängigkeit (☞ Verlauf). Tägl. Arztbesuche.

Stationär: Immer bei veränderter Vigilanz, psychotischen Symptomen, Delir (~10% aller Entzüge), generalisiertem Krampfanfall (~12% aller Entzüge), Temperatur > 38 °C, schweren körperlichen Begleiterkr., zusätzlicher Einnahme von Benzodiazepinen, Barbituraten. Dauer 1–4 Wo.

- Clomethiazol (Distraneurin® ☞ 22.1), alternativ Clonazepam 2–5 × 100 mg tägl. i.v. (z.B. Tranxillium®), intensive Überwachung.
- Haloperidol bei Unruhe oder Angstzuständen 5 mg langsam i.v. oder 25–100 Tr. p.o. (z.B. Haldol®). *NW:* Dyskinesien, seltener Krampfanfall, Hypotonie. Bei gleichzeitiger oraler Antikoagulation Blutungsgefahr.
- Clonidin zusätzlich bei heftigen vegetativen Symptomen initial 0,15 mg i.v., max. 1,2 mg tägl. (Catapresan®). **Cave:** Hypotonie.
- Ernährung, Flüssigkeits- und E'lytsubstitution 2500–4500 ml tägl. (häufig Hypokaliämie). Thiamin (Vit. B_1) 100 mg tägl. i.v. bis zum Abklingen des Delirs.
- Diazepam bei Krampfanfällen 10 mg i.v. oder als Supp. (z.B. Valium®).
- Laktulose bei NH_3 ↑ 25–40 g tägl. p.o. (z.B. Bifiteral®).
- Bei Hyperthermie Eisbeutel, Wadenwickel.

! Später als 5 Tage nach Absetzen des Alkohols auftretende Krampfanfälle sind Hinweis auf zusätzliche Abhängigkeiten von anderen sedierend wirkenden Substanzen (z.B. Benzodiazepinen), eine vorbestehende Epilepsie (☞ 9.1) oder andere zentralnervöse Erkr.!

Entwöhnung

I.d.R. stationär: Abstinenz fällt den meisten Pat. in einer strukturierten Umgebung leichter. Bei hoher Motivation, guter Fähigkeit zur Strukturierung des Alltags ggf. **teilstationär** (Tagesklinik) oder **ambulant.** Dauer mehrere Wo. bis Mon., daher möglichst gemeindenah unter Einbeziehung des sozialen Umfelds.

Psychologische Betreuung: Einzel-, Gruppen- und Familienther. in Abhängigkeit von den individuellen Bedürfnissen des Pat.

Soziale Betreuung: Organisation der beruflichen Reintegration. Kontaktvermittlung zu Selbsthilfegruppen. Hilfe bei Freizeitgestaltung außerhalb des Suchtumfeldes.

Rückfallprophylaxe mit Acamprosate (Campral®, Anticravingsubstanz): Fördert GABAerge Neurotransmission und mindert dadurch das „craving" (☞ 23.1). Kein Abhängigkeitspotenzial. Nach 1 J. Einnahme sind noch etwa 22% der Abhängigen abstinent. *KI:* Niereninsuff., Abhängigkeit von anderen Suchtstoffen. *Dos.:* < 60 kg 4 × 333 mg tägl. p.o., > 60 kg 3 × 666 mg tägl. p.o., Wirksamkeit endet mit letzter Dosis. *NW:* GIT-Beschwerden, Juckreiz, Exanthem, Krea ↑, Harnsäure ↑, Cholesterin ↑, Erys ↑.

Nachsorgephase Unterstützung durch Suchtberatungsstellen und Selbsthilfegruppen, z.B. Anonyme Alkoholiker Deutschland, Postfach 460227, 80910 München, Tel.: 089/164343.

Prognose Exakte Progn. zu Therapiebeginn meist nicht möglich. Ohne ausreichende Motivation sowie den Willen zur Abstinenz ist eine Behandlung wenig erfolgversprechend. Etwa 76% Abstinente nach stationärer Ther., Abbruch durch den Betroffenen oder aus disziplinarischen Gründen in etwa 23%. Etwa 66% Abstinente nach planmäßigem ambulantem Therapieende, dauerhaft jedoch nur 30–40%. Mehrere Ther. sind häufig erforderlich und auch möglich. Deutlich bessere Prognose bei Besuch einer Selbsthilfegruppe.

23.2.2 Alkoholfolgekrankheiten

Internistische Alkoholfolgekrankheiten

Lebererkrankungen

30–50% aller Lebererkr. sind alkoholbedingt. 95% aller stationär behandelten Alkoholiker haben erhöhte Transaminasen.

Fettleber: wahrscheinlich ab einem tägl. Alkoholkonsum von > 60 g (1,5 l Bier) bei M und > 25 g (0,6 l Bier) bei F. *Klinik:* Evtl. Druck im Oberbauch, meist keine Symptome. *Diagn.:* Oberbauchsono, Leber prallelastisch vergrößert, normale Transaminasen.

Alkoholhepatitis: Bei etwa 30% der Pat. mit Alkoholkonsum über die oben angegebenen Grenzwerte hinaus. Auslöser ist ein Alkoholexzess bei chron. Abusus, hohe Letalität. *Klinik:* Druck im Oberbauch, Ikterus, Übelkeit, Erbrechen. *Diagn.:* GOT ↑, GPT ↑, GOT > GPT, Bili ↑, Cholesterin ↑, Triglyzeride ↑.

Leberzirrhose: ~50% der Zirrhosen sind alkoholbedingt. *Klinik:* Spider naevi, Caput medusae, Ikterus, Aszites. *Diagn.:* GOT ↑, GPT ↑, BSG ↑, Fe i.S. ↑, Quick ↓, Albumin ↓, γ-Globuline ↑, IgA ↑, CHE ↓, evtl. NH_3 ↑, evtl. K^+ ↓.

Zieve-Sy.: Trias aus alkoholtoxischem Leberschaden mit Ikterus, hämolytischer Anämie, Hyperlipidämie. *Klinik:* Akute Oberbauchschmerzen, Übelkeit, Erbrechen, evtl. Diarrhö, Dyspnoe, Schwindel. *Diagn.:* GOT ↑, GPT ↑, AP ↑, indirektes Bili ↑, Triglyzeride ↑↑, LDH ↑, Haptoglobin ↓.

Gastrointestinale Erkrankungen **Akute oder chron. Pankreatitis:** 30–40% der akuten, 80% der chron. Pankreatitiden sind alkoholbedingt. *Klinik:* Akut mit plötzlichem Oberbauchschmerz, oft gürtelförmig, Übelkeit und Erbrechen; chron. rezid. mit nicht kolikartig auftretendem Schmerz, Nahrungsintoleranz, Diab. mell. *Diagn.:* Abdomen diffus druckschmerzhaft, Subileus, Fieber, Tachykardie, Amylase ↑, Lipase ↑, BB (Leukozytose), CT.

Ösophagus-Ca: Dysphagie, Gewichtsverlust. *Diagn.:* Endoskopie mit Biopsie, ggf. CT.

Gastritis, erosive Gastritis, Ösophagitis, Mallory-Weiss-Sy. (vertikale Schleimhauteinrisse am ösophagogastralen Übergang durch Erbrechen). *Klinik:* Oberbauchschmerzen, Dysphagie, Übelkeit, Erbrechen, Hämatemesis. *Diagn.:* Gastroskopie mit Biopsie, bei Blutung gleichzeitig Sklerosierung.

Ösophagusvarizen: Diagn. meist erst bei lebensbedrohlicher Hämatemesis, Gastroskopie mit Versuch der Sklerosierung.

Gastrointestinale Ulzera: Häufigkeit gegenüber Normalbevölkerung um 13% erhöht (bei gleichzeitiger Fettleber oder Zirrhose 24%). *Klinik:* Schmerzen im Oberbauch, Übelkeit, Völlegefühl, Inappetenz. *Diagn.:* Endoskopie mit Biopsie.

! Bei strikter Alkoholkarenz günstige Prognose!

Herzerkrankungen **Alkoholische Kardiomyopathie:** Dilatative Kardiomyopathie (ca. 1% der Alkoholabhängigen). *Ätiol.:* Multifaktorielle Entstehung, ab tägl. Alkoholkonsum > 1,4 g/kg. *Klinik:* Links- und Rechtsherzinsuff., Angina pectoris, Rhythmusstörungen, Synkopen. *Diagn.:* Rö-Thorax, EKG, Echokardiographie. *Progn.:* Abhängig von Auswurfrate des linken Ventrikels zum Diagnosezeitpunkt. 10-Jahres-Überlebensrate 10–20%.

Stoffwechselstörungen

- Hyperlipidämie: Triglyzeride ↑, Cholesterin ↑, initial v.a. HDL-Cholesterin ↑.
- Hyperkortisolismus: Vollmondgesicht mit Plethora, Stiernacken, Stammfettsucht, Hypercholesterinämie.
- Hypogonadismus: Libido- und Potenzverlust, Oligo- oder Amenorrhö.
- Alkoholinduzierte hepatische Porphyrie: Tox. Alkoholwirkung bei angeborenem, latentem Defekt eines Leberenzyms. *Klinik:* Blasenbildung am Handrücken, Hyperpigmentation. *Diagn.:* Nachdunkelnder Urin, Porphyrine in Urin und Stuhl.

Neurologische Folgekrankheiten

Alkoholpolyneuropathie ☞ 14.4, Zentrale pontine Myelinolyse ☞ 17.5.2.

Alkoholische Kleinhirnatrophie Zerebelläre Degeneration, v.a. des vorderen und oberen Kleinhirnwurms und des medialen Kleinhirnvorderlappens. Bis zu 50% der Alkoholabhängigen; Beginn i.d.R. 50.–60. Lj.

Klinik: Koordinationsstörung v.a. der unteren Extremitäten (Stand- und Gangataxie). U.U. okulomotorische Störungen (sakkadierte Blickfolge, Blickrichtungsnystagmus). Tremor, Dysarthrie, Muskelhypotonus, ☞ auch 13.2.

Diagn.: Im CCT Atrophie des Kleinhirns, Erweiterung des 3. Ventrikels und der Cisterna magna, Verbreiterung der Sulci und Fissuren.

Differenzialdiagnosen

- Toxisch: Medikamente (z.B. Phenytoin, Barbiturate, Zytostatika), Schwermetalle, Lösemittel.
- MS (☞ 8): Sensibilitätsstörungen, Spastik, Pyramidenbahnzeichen, Augenmuskellähmungen.
- Zerebelläre Heredoataxie (☞ 13.2.4): Löwenstimme, HN-Störungen, Pyramidenbahnzeichen.
- Olivo-ponto-zerebelläre Atrophie (☞ 13.2.6): Rigor, Akinese, Tremor, Inkontinenz, Demenz.
- Paraneoplastische Kleinhirndegeneration: Tumornachweis (v.a. Bronchial-, Ovarial-, Mamma-Ca, Hodgkin-Lymphom), Autoantikörper in Abhängigkeit vom Primärtumor (Hu, Ri, Yo, Tr, CV_2).

Ther.: Alkoholabstinenz, Vit. B_1 initial 50 mg i.v. und 50 mg i.m., später 50 mg tägl. i.m., Krankengymnastik.

Verlauf und Progn.: Rascher Beginn, keine Progredienz bei Alkoholabstinenz und guter Ernährung, prinzipiell reversibel.

Alkoholische Myopathien

Tab. 23.4 Alkoholische Myopathien

	Akute alkoholische Myopathie	**Hypokaliämische Alkoholmyopathie**	**Chron. alkoholische Myopathie**
Klinik	Akute Rhabdomyolyse (☞ 15.7.4), i.d.R. Verschonung der Augen- und Kopfmuskulatur. **Cave:** Gefahr des akuten Nierenversagens	Schmerzlose, proximal betonte Paresen, keine Myoglobinurie	Schmerzlose Atrophie und Schwäche der proximalen Extremitätenmuskulatur (v.a. Beckengürtel), oft Kardiomyopathie und PNP
Diagnostik	*EMG:* Myopathisches Muster (☞ 2.2.4), evtl. Muskelbiopsie (Einzelfasernekrosen und Vakuolenbildung)		
	K^+ ↑, CK ↑, Myoglobinurie	BB, Transaminasen ↑, CK ↑, $K^+ < 2$ mval/l, Ursache für Hypokaliämie suchen (z.B. GIT-Ulkus)	Transaminasen ↑, γ-GT ↑, selten auch CK ↑

Tab. 23.4 Fortsetzung

	Akute alkoholische Myopathie	Hypokaliämische Alkoholmyopathie	Chron. alkoholische Myopathie
Therapie	Behandlung des akuten Nierenversagens, strikte Alkoholabstinenz	K^+ *oral:* Bananen, Orangensaft, Trockenobst oder KCl p.o.(z.B. Rekawan®) *Cave:* Dünndarmulzera, viel Flüssigkeit zugeben! K^+ *i.v.* (Intensivüberwachung) 20–40 ml KCl 7,45% (1 ml = 1 mmol) in 500 ml NaCl 0,9% über Infusionspumpe (10–20 mmol/h, im Extremfall bis 40 mmol/h), bis zu 100–200 mmol tägl. **Cave:** Kammerflimmern. K^+ schädigt die Venen; peripher maximal 40 mmol/l, sonst ZVK Bilanzierung, Diurese sichern (> 50 ml/h), Blasenkatheter	Alkoholabstinenz, ausgewogene Ernährung, Krankengymnastik
Verlauf	Hohe Letalität. Rückbildung der motorischen Störungen im Laufe von Wo. und Mon. möglich	Ausbildung der Paresen innerhalb von Tagen bis Wo., Rückbildung unter Ther. innerhalb von 1–2 Wo.	Subakuter oder chron. Beginn, unter Alkoholkarenz günstige Prognose. Oft auch subklinische Verläufe

Retrobulbärneuropathie („Tabak-Alkohol-Amblyopie")

Ätiol.: Sehstörung durch Demyelinisierung von N. opticus (v.a. papillomakuläres Bündel), Chiasma und Tractus opticus als Folge von Mangelernährung, Pellagra, Vit.-B_{12}-Mangel (☞ 17.9), Alkohol- und Tabakmissbrauch; etwa 0,5% der behandelten Alkoholiker.
Klinik: Verschwommensehen, Störung des Farbensehens (v.a. Rot-Grün-Diskrimination); Visusabnahme, Gesichtsfeldausfälle (meist bilateral-symmetrisch).
Diagn.: Funduskopie (leichte temporale Abblassung).
Ther.: Vit.-B-Substitution, ausreichende Ernährung.
Verlauf: Unter Ther. Heilung möglich.

Marchiafava-Bignami-Syndrom **Ätiol.:** Unbekannt; seltene Erkr. mit Degeneration des Balkens und frontaler Hirnregionen nach mehr als 20-jährigem Alkoholgenuss (≥ 2 l Rotwein tägl.).
Klinik: Rasch progrediente Demenz, vegetative Störungen, Verwirrtheitszustände mit Sprachstörungen, plötzliche Bewusstseinsstörung, zerebrale Anfälle, spastische Muskeltonuserhöhung, path. Reflexe, Trismus.

Diagn.: Im EEG abnorme, asymmetrische θ- und δ-Potentiale, v.a. rechts vorne temporal und parietal. Im CCT Atrophie des Corpus callosum, des Frontal- und Parietallappens.
DD: Hirntumoren, Gefäßprozesse, Traumen.
Verlauf: Meist akuter bis subakuter Beginn, progredienter Verlauf und letaler Ausgang innerhalb von Tagen bis wenigen Mon.

Subakute Enzephalopathie mit epileptischen Anfällen (SESA-Syndrom)

Klinik: Multiple fokal-neurologische Ausfälle, z.B. Hemiparese, Aphasie, Hemianopsie. Fokale und generalisierte epileptische Anfälle.
Diagn.: EEG (periodische lateralisierte steile Potenziale = PLED).
DD: Enzephalitis, vaskuläre Läsionen.
Progn.: Letalität bis 40%.

Psychiatrische Folgekrankheiten

Alkoholhalluzinose

(ICD-10 F10.5, ☞ 22.3.4) Selten, M : F = 4 : 1, v.a. zwischen 40. und 50. Lj.
Klinik: Meist akustische Halluzinationen (drohender, vorwurfsvoller Inhalt). Pat. reagiert mit Rechtfertigungsversuchen, Depression, Angst.
DD: Schizophrenie (☞ 19), Einnahme anderer Suchtstoffe (z.B. LSD, Meskalin, Cannabis, Kokain ☞ 23.3.1, 23.3.2).
Progn.: In 80% Abklingen bei Alkoholkarenz und unter Neuroleptika (☞ 19.1.7). Rezidive möglich. Selten Übergang zu chron. Halluzinose oder Korsakow-Sy. (☞ 17.3).

Wernicke-Enzephalopathie (Polioencephalitis haemorrhagica superior, ☞ 17.3) Etwa 5% der neuropath. Sektionen, davon allerdings nur etwa 20% klinisch diagnostiziert.

Prädelir und Delir ☞ 22.1, alkoholbedingte amnestische Störung (*ICD-10 F10.6,* ☞ 22.3.1), Korsakow-Sy. (*ICD-10 F10.6,* ☞ 17.3).

Alkoholembryopathie
Häufigste Ursache geistiger Behinderungen!
Ätiol.: Alkohol passiert die Plazentaschranke. Beim Abbau entstehendes Azetaldehyd beeinträchtigt die Synthese von Proteinen und Nukleinsäuren. Schäden der Frucht v.a. in kritischer und chron. Phase der Abhängigkeit.
Klinik: Intrauteriner und postpartaler Minderwuchs, Untergewicht, geistige Retardierung, Mikrozephalus, Hyperaktivität, Muskelhypotonie, Fazies: Asymmetrisch enge Lidspalten, Stupsnase, schmales Oberlippenrot, fehlendes Philtrum; Missbildungen (häufig Herzfehler, Anomalien der äußeren Genitalien), hohe perinatale Sterblichkeit.
Ein Schwangerschaftsabbruch ist aus kindlicher Ind. bei fortgeschrittener Abhängigkeit möglich.

23.3 Drogen und Medikamente

23.3.1 Cannabis

(ICD-10 F12.X) Haschisch, Marihuana (Wirksubstanz: Tetrahydrocannabinol) wird geraucht, seltener oral (in Tee, Kuchen) eingenommen, häufig in Kombination mit härteren Drogen. Einsteigerdroge (bis zu 25% der Bevölkerung hat mind. 1 × im Leben Cannabiskontakt), psychische Abhängigkeit, körperliche Abhängigkeit fraglich nach langjährigem Abusus, geringe Toleranzentwicklung. Hauptsuchtstoff bei etwa 2% der Betroffenen (~2 Mio. regelmäßige Konsumenten in Deutschland), insgesamt 15% der behandelten M, 10% der behandelten F nehmen zumindest zeitweise Cannabis. Seit 1998 verschreibungsfähig (Marinol®). Beschaffung über Internationale Apotheke zur Antiemesis bei Zytostatikatherapie, Appetitsteigerung bei Malignom oder AIDS-bedingter Kachexie.

Klinik

Rausch
(ICD-10 F12.0)

- Nach 5–30 Min. Stimmungsveränderung mit Euphorie, Entspannung, grundloser Heiterkeit, Aggression ↓, Sedierung.
- Antrieb ↓: Passivität, Apathie, Spontaneitätsverlust.
- Wahrnehmungsveränderungen mit Intensitätssteigerung optischer und akustischer Erlebnisse, Veränderung des Raum- und Zeiterlebens, Illusionen, Pseudohalluzinationen, seltener Halluzinationen.
- Konzentrations- und Aufmerksamkeitsstörungen, erhöhte Ablenkbarkeit, Kritikschwäche.
- Störungen der Denkabläufe mit Gedankenabreißen, bruchstückhaftem Denken, Ideenflucht, Steigerung und qualitative Änderung der Denkabläufe bis hin zu Wahnvorstellungen.
- Ab einer Plasmakonzentration von 7 ng/ml Störung automatisierter Bewegungen (z.B. Fahrverhalten).
- Atypische Wirkungen: Depressive Verstimmung, Angst, Unruhe, Agitiertheit, Desorientiertheit, Verrwirrtheit, aggressive Impulse, Panikreaktionen („Horrortrip"), Suizidversuch.

Intoxikation *(ICD-10 F12.0)* ☞ 3.7.

Chronischer Konsum
(Schädlicher Gebrauch ICD-10 F12.1)

- Psychotische Störung mit Wahn oder Halluzinationen, Angststörungen. *DD:* Paranoid halluzinatorische Psychose mit Cannabis-Selbstmedikation.
- Langfristig amotivales Sy.: Teilnahmslosigkeit, Gleichgültigkeit (wechselnd mit Euphorie); Antrieb, Belastbarkeit ↓. *DD:* Hebephrenie.
- Durch Rauchen obstruktive Atemwegserkr. (Teergehalt höher als in normalen Zigaretten) und Bronchial-Ca. (5 Joints enthalten die Karzinogenmenge von 20 Zigaretten).
- Teratogene Wirkung in Schwangerschaft.

Entzug (*ICD-10 F12.3*): Unruhe, Schlaflosigkeit, Konzentrations- und Antriebsstörungen, Appetitmangel, Übelkeit, Reizbarkeit, Schwitzen, Albträume. Ähnlichkeit mit grippalem Infekt.

Diagnostik Anamnese, Fremdanamnese, Substanznachweis im Urin.

Therapie Bei Abhängigkeit ambulanter Entzug möglich unter strenger Kontrolle, da nur leichte Entzugssymptome (oft erst nach 1 Wo.). Bei Unruhe niedrig potente Neuroleptika (☞ 19.1.7), z.B. Promethazin 75–150 mg (z.B. Atosil®), Levomepromazin 75–150 mg (z.B. Neurocil®) bis zum Abklingen der Beschwerden.

23.3.2 Kokain

(ICD-10 F14.X) Wird geschnupft, gespritzt oder geraucht („crack"). Wirkung: Lokalanästhetisch, indirekt sympathomimetisch. Starke psychische, keine physische Abhängigkeit oder Toleranzentwicklung. Etwa 1% der Behandelten nimmt Kokain. Deutlicher Zuwachs der Kokainkonsumenten (> 10% jährlich), v.a. > 25 J.

Klinik

Rausch
(ICD-10 F14.0)

- Euphorisches Stadium: Antrieb ↑ mit Rede- und Bewegungsdrang, realistische Selbsteinschätzung ↓, Selbstüberschätzung, Angst und Alltagssorgen ↓, Kontaktfähigkeit ↑ bis zur Distanzlosigkeit.
- Rauschstadium mit ängstlicher Gereiztheit, Wahnideen, akustischen, optischen und taktilen Halluzinationen.
- Anschließend depressive Stimmungslage, Angst, Suizidgedanken, Erschöpfung, Antriebslosigkeit. Dadurch wird die wiederholte Einnahme und damit die Abhängigkeitsentwicklung begünstigt.
- Verlauf oft in „run" und „crash": Tagelange Intox. mit nachfolgendem Zusammenbruch.

Intoxikation (*ICD-10 F14.0*) ☞ 3.7.

Chron. Konsum (*schädlicher Gebrauch, ICD-10 F14.1*): Dysphorie, Antriebsstörung mit Apathie, Affektlabilität. Evtl. paranoide Psychose (☞ 19.6) mit Verfolgungswahn und Halluzinationen (oft taktil), Halluzinationen ohne Wahn, zerebrale Krampfanfälle, intrakranielle Blutung (☞ 6.3), Hirnatrophie. Abmagerung, Atrophie der Nasenschleimhaut (Nasenbluten), Leberschäden, RR-Steigerung mit akuter Herzinsuff.

Entzug (*ICD-10 F14.3*): Dysphorische Verstimmung (z.B. Depression, Reizbarkeit, Angst) mit suizidalen Tendenzen, Verfolgungsideen, Antrieb ↓ oder psychomotorische Unruhe. Erschöpfung, Schlaflosigkeit oder Hypersomnie, Schwitzen, Frösteln, Übelkeit und Erbrechen. *DD:* Depressive Störung (☞ 18.5).

Diagnostik V.a. psychiatrische Anamnese (Halluzinationen, Suizidalität), Fremdanamnese, körperliche Untersuchung, RR, BB, Leberwerte.

Therapie

- Geschlossen stationärer Entzug: bei Abhängigkeit.
- Haloperidol bei paranoider Psychose z.B. 10 mg tägl. p.o. (z.B. Haldol®, ☞ 19.1.7).
- Antidepressiva: Bei depressiver Verstimmung (**Cave:** Suizidalität ↑) z.B. Citalopram 20 mg p.o. (Cipramil®, ☞ 18.6.3). Unter stationären Bedingungen ggf. kurzzeitig Komb. mit Benzodiazepinen, wie Diazepam 5–10 mg p.o. (z.B. Valium®), v.a. bei Angst- und Erregungszuständen oder zerebralen Krampfanfällen.
- Psychother. Betreuung während Entwöhnung.

23.3.3 Inhalanzien

(ICD-10 F18.X). Organische Lösungsmittel, wie Klebstoff- und Nitroverdünner oder Nagellackentferner (z.B. Aromatische Kohlenwasserstoffe Toluen und Xylen, Ketone, Azeton und Butanon, Ester Ethyl- und Isopropylacetat, etc.), werden „geschnüffelt", d.h. aus einem Behälter (z.B. Plastiktüte) inhaliert. Narkotische Wirkung, initiale Exzitation, später ZNS-dämpfend. Psychische Abhängigkeit und Toleranzentwicklung. V.a. Jugendliche aus ärmeren Bevölkerungsschichten. In Deutschland haben bis zu 10% der 10- bis 25-Jährigen Erfahrung mit Inhalanzien, etwa 1% sind Konsumenten (meist Kurzzeitkonsumenten, die wegen NW aus eigener Initiative aufhören). Einstiegsdroge, meist kombiniert mit härteren Substanzen.

Klinik

! Todesfälle durch Ersticken bei Inhalation aus Plastiktüte oder „sudden sniffer's death" durch toxischen Herzkreislaufstillstand.

Rausch
(ICD-10 F18.0)
- Exzitation: Unruhe, Tachykardie, Erregung, Schwindel, Übelkeit, z.T. Euphorie.
- Rauschstadium: Illusionäre Verkennung, Halluzinationen (v.a. optisch); Übergang in Schlaf.

Intoxikation (*ICD-10 F18.0*): ☞ 3.7

Chron. Konsum
(Schädlicher Gebrauch, ICD-10 F18.1)
- Appetitstörungen, Gewicht ↓, zerebrale Krampfanfälle.
- Folgekrankheiten: Knochenmarksdepression, Leber- und Nierenschäden, Optikusschäden, toxische PNP (☞ 14.4.5). Nach langjährigem Missbrauch neurologisches Defektsy. mit schweren zerebralen Leistungseinbußen, zerebellären und Pyramidenbahnzeichen oder schizophreniformen Psychosen; evtl. Hirnatrophie.

Entzug (*ICD-10 F18.3*): i.d.R. ohne körperliche Symptome. Wichtig ist Nachsorge (leichter Substanzzugriff).

Diagnostik Anamnese, ausführliche körperliche und neurologische Untersuchung, BB, Leberwerte, evtl. CCT, EEG, EKG.

Therapie Abruptes Absetzen, Nachsorge!

Prognose Bei Abhängigkeit aufgrund der Folgeschäden eher ungünstig.

23.3.4 Phencyclidin und Arylcyclohexamin

Billige Drogen, so genannte „designer drugs", z.B. Phencyclidin (PCP, „Angel Dust", „Supercoke", „Freebase") werden geschluckt, geschnupft oder geraucht. V.a. junge Konsumenten, soziale Randgruppen. Insgesamt selten: 0,2% der Abhängigen Einnahme v.a. durch 15- bis 25-Jährige (3–9%). Starke psychische ohne physische Abhängigkeit, rasche Toleranzentwicklung. Verwandte Substanzen mit ähnlicher Wirkung wie Phencyclidin (☞ 23.3.4) = Entaktogene: MDA (3,4-Methylendioxyamphetamin = „love drug"), MDMA (M-methylendioxymetamphetamid = „Ecstasy"), MDE (3,4-Methylendioxymetamphetamid = „Eve").

Klinik bei Arylcyclohexaminabusus

Rausch (*ICD-10 F15.0*): Wirkbeginn nach 2–30 Min., Rauschdauer 3–6 h, seltener bis zu 48 h. Euphorie, unvermittelter Umschlag in Aggression und Gewalt oder in Angst und Depressivität, außerdem Nystagmus, Ataxie und Erhöhung des Muskeltonus.
Intoxikation (*ICD-10 F15.0*): ☞ 3.7.
Chron. Konsum (*schädlicher Gebrauch, ICD-10 F15.1*): Paranoid-halluzinatorische Symptome oder depressive Reaktionen, schwere kognitive Beeinträchtigungen.
Entzug (*ICD-10 F15.3*): „Flash back" (Auftreten von psychotischen Symptomen) bis zu einem J. nach Absetzen möglich.

Klinik bei Entaktogeneinnahme

- Hypervigilanz, Antrieb ↑, Euphorie, Entspannung, Introspektion, Empathie, verändertes Zeiterleben, Wahrnehmungsstörung (optisch, taktil, akustisch), Angstzustände (v.a. bei MDMA-Einnahme), Halluzinationen, Verlust der Ich-Kontrolle. Protrahierte psychiatrische Störungen (Angst- und Panikstörung, depressive Störung, Suizidalität ↑, paranoides Erleben, aggressives Verhalten).
- RR ↑, Tachykardie, Arrhythmie bis zu Kammerflimmern.
- Hyperhidrosis, Schwindel, Übelkeit, Mydriasis, Mundtrockenheit, Hyperreflexie, Harndrang, Akkommodationsstörung, Störung der Thermoregulation.
- DIC, Rhabdomyolyse, evtl. Tremor, selten aplastische Anämie.
- Epileptische Anfälle, zerebrovaskuläre Infarkte, SAB, Sinusvenenthrombose. Fragliche Neurotoxizität von MDMA über Schädigung des zentralen serotonergen Systems.
- Selten hepatotoxisch.
- Nacheffekte 3–4 Tage nach Einnahme: Abgeschlagenheit, Verstimmung. Kopfschmerz. Selten Angstzustände.

Diagnostik Anamnese, Fremdanamnese, klinische Untersuchung, evtl. Substanznachweis i.S.

Therapie

In der Akutsituation

Sedierung z.B. mit Diazepam 5–10 mg p.o. oder i.v. (z.B. Valium®), ruhige Umgebung, Förderung der Ausscheidung mit Magenspülung, Urinansäuerung mit Vitamin C, Diuretika wie Furosemid 20 mg p.o. oder i.v. (z.B. Lasix®).

- Haloperidol: Bei paranoid halluzinatorischen Symptomen 5–10 mg p.o. (z.B. Haldol®).
- Antidepressiva: evtl. bei depressiver Symptomatik (☞ 18.6.3).
- Entzug i.d.R. ohne körperliche Begleitsymptome. Entwöhnung und Nachsorge, da starke psychische Abhängigkeit.

23.3.5 Amphetamine und Sympathomimetika

(ICD-10 F15.X). Amphetamin, Metamphetamin, Amfetaminil (Captagon®), Methylphenidat (Ritalin®) werden geschluckt oder i.v. injiziert. V.a. psychische Abhängigkeit und Toleranzentwicklung, die einige Wirkungen (z.B. die Schlafhemmung) ausnimmt. Keine eindeutige physische Abhängigkeit. Früher Verwendung als Appetitzügler. Heute Verschreibung nur noch in Einzelfällen, z.B. bei Narkolepsie (☞ 9.2.2) oder kindlichem Hyperaktivitätssy. (☞ 24.10); Substanzen fallen unter das Betäubungsmittelgesetz. Bis zu 10% der Bevölkerung nehmen einmal im Leben Amphetamine.

Klinik bei Amphetaminabusus

Rausch (*ICD-10 F15.0*): Euphorie, Gefühl der erhöhten körperlichen und geistigen Leistungsfähigkeit, Hyperaktivität, Ermüdung ↓, Schlaflosigkeit, Appetit ↓.

Intoxikation (*ICD-10 F15.0*): ☞ 3.7.

Chronischer Konsum
(Schädlicher Gebrauch, ICD-10 F15.1)

- Überaktivität, nachfolgend Erschöpfung, Einschlafstörungen.
- Unzusammenhängendes Denken und Ideenflucht, Aggressivität, Kritikfähigkeit ↓, Dysphorie, Stimmungslabilität, Angst, evtl. Delir (☞ 22.1), zerebrale Krampfanfälle (☞ 9.1).
- Abmagerung, Hypertonie, Tremor, Nierenschäden.
- Stereotype Bewegungen (z.B. rhythmisches Kauen, Zähneknirschen).
- Paranoid halluzinatorische Störung („Weckaminpsychose") mit optischen, akustischen und taktilen Halluzinationen. Kann auch nach Absetzen über Mon. weiterbestehen.

Entzug (*ICD-10 F15.0*): Für etwa 1 Wo. depressive Verstimmung mit Suizidgefahr, Apathie, Lethargie, Konzentrationsstörung, Erschöpfung, Schlafbedürfnis ↑, Muskelschmerzen, Darmkrämpfe, Heißhungerattacken.

!

- Wegen der Einschlafstörung häufig parallel Barbituratabusus bzw. -abhängigkeit.

Diagnostik

- Anamnese, Fremdanamnese.
- Körperliche Untersuchung: Mydriasis, Tachykardie, Hypertonie.
- Labor: Substanznachweis i.S. und Urin (bei stark konzentriertem oder alkalischem Urin evtl. falsch neg.).

Differenzialdiagnosen Schizophrenie (☞ 19), affektive Störung (☞ 18), Einnahme anderer Drogen (Anamnese, Substanznachweis), hyperthyreote Krise (TSH ↓, fT_3 ↑, fT_4 ↑), Phäochromozytom (Katecholaminbestimmung im 24-h-Urin).

„Liquid Ecstasy" = γ-Hydroxybuttersäure

Wirkung: In geringen Mengen Euphorie, Antrieb ↑, Wirkungsverstärkung zentralnervös wirkender Substanzen. In höherer Dosierung Myalgie, Myoklonie, Übelkeit, Erbrechen, Atemnot, retrograde Amnesie, Sedation bis zur Bewusstlosigkeit.

Ther.: Gabe von Physostigmin.

Therapie

- Stationäre Aufnahme und Verlaufsbeobachtung: Verhaltensauffälligkeiten lassen mit Abfluten der Amphetamine innerhalb von 1–3 Tagen nach.
- Entzug: Wegen Gefahr der Suizidalität immer geschlossen stationärer Amphetaminentzug, ggf. Behandlung mit Antidepressiva (☞ 18.6.3). Bei Erregungszuständen und Angst auch kurzfristig Behandlung mit Benzodiazepinen, wie Diazepam 5–10 mg p.o. oder i.v. (z.B. Valium®).
- Haloperidol bei persistierender Amphetaminpsychose 5–10 mg p.o. oder i.m. (z.B. Haldol®).

23.3.6 Halluzinogene

(ICD-10 F16.X) LSD, Mescalin und Psylocybin werden v.a. oral eingenommen. Psychische Abhängigkeit mit Toleranzentwicklung, keine körperliche Abhängigkeit. Etwa 0,4% der Abhängigen, tendenziell zunehmend. V.a. Jugendliche. Etwa 10% der Bevölkerung nehmen einmal im Leben ein Halluzinogen.

Klinik bei Halluzinogenabusus

Rausch
(ICD-10 F16.0)

- Initial: Schwindel, Tachykardie, innere Unruhe, abhängig von Ausgangssituation auch Angst, Depression, Verzweiflung.
- Rausch bis zu 8 h Dauer mit „psychedelischem Erleben": Form- und Farbhalluzinationen, illusionäre Verkennung, Intensivierung und Verzerrung der Wahrnehmungsinhalte, Zönästhesien, Veränderungen des Raum- und Zeiterlebens, Pseudohalluzinationen mit wahnhafter Interpretation, Panikattacken, Koordinationsstörungen.
- Sympathomimetische Effekte: Mydriasis, Tachykardie, Hyperthermie, Hyperreflexie, Hypertonie, Tremor, Übelkeit.
- Erholungsphase: Allmähliches Ausklingen.
- Nachwirkphase: Erschöpfung, quälende depressive Verstimmung, innere Anspannung, Unruhe, Angst.

Intoxikation (*ICD-10 F16.0*): ☞ 3.7.

Chronischer Konsum
(Schädlicher Gebrauch, ICD-10 F16.1)

- Interessenverlust, Apathie, Störung des Farbsehens, Tremor, Koordinationsstörungen, depressive Störungen mit Suizidgefahr (z.T. vor Missbrauch und Abhängigkeit bestehend ☞ 18.5), paranoid-halluzinatorische Störungen mit meist optischen Halluzinationen.
- Mydriasis, Tachykardie, Schwitzen, Palpitationen

Entzug (*ICD-10 F16.3*): Auftreten von flash-backs (v.a. optische Halluzinationen oder Fehldeutungen optischer Wahrnehmungen ohne erneute Substanzeinnahme) bis zu 6 Mon. nach Absetzen möglich.

Diagnostik Anamnese, Fremdananmese, körperliche und psychiatrische Untersuchung.

Therapie Im Rausch ruhige Umgebung mit möglichst wenig externen Stimuli, beruhigende Gespräche.
Stationär geschlossener Entzug wegen erhöhter Suizidgefahr, evtl. Sedierung mit Benzodiazepinen, wie Diazepam 5–10 mg (z.B. Valium®). Bei Unruhe und Angst, wenn nicht durch andere Maßnahmen beherrschbar. Bei flash back oder paranoid halluzinatorischer Psychose evtl. Neuroleptika (☞ 19.1.7), z.B. Haloperidol 5–10 mg (Haldol®).

23.3.7 Opiate

(ICD-10 F11.X). Opiate, wie Morphium und Heroin, werden injiziert oder geschluckt, neuerdings auch häufig geraucht oder geschnupft. Zentrale Wirkung: Analgetisch, euphorisierend und zentral dämpfend. Intensive psychische und physische Abhängigkeit, rasche Toleranzentwicklung. Opiathaltige Betäubungsmittel sind für medizinisches Personal relativ leicht erreichbar; daher in dieser Gruppe häufig Abhängige („Morphinisten"). Hohe Beschaffungskriminalität. Etwa 13% der Abhängigen (etwa 100 000 Abhängige in Deutschland). Ungefähr 1% der Bevölkerung nimmt einmal im Leben Heroin.

! Bei intravenöser Injektion erhöhtes Infektionsrisiko für Hepatitis B, C, Lues und AIDS durch gemeinsame Benutzung der Spritzenbestecke.

Klinik bei Opiatabusus

Rausch (*ICD-10 F11.0*): Sedierung, manchmal mit Enthemmung, Stimulation, Euphorie, realistische Selbsteinschätzung ↓, Selbstüberschätzung.

Intoxikation (*ICD-10 F11.0*): ☞ 3.7.

Chronischer Konsum

(Schädlicher Gebrauch, ICD-10 F11.1)

- Vegetativum: Vagotonie mit Hypotonie, Bradykardie, Miosis; Diarrhö oder spastische Obstipation, Schlafstörungen, Atemdepression.
- ZNS: Affektlabilität, Stimmungsschwankungen mit Depressionen, Antriebserlahmung und optischen Halluzinationen.
- Potenz und Libido ↓, Amenorrhö, schlechter AZ und EZ, zunehmende soziale Desintegration.
- Folgekrankheiten: Hepatitis B und C, Lues und AIDS durch infizierte Injektionsbestecke und Beschaffungsbedingungen (Prostitution), Thrombozytopenie, Rhabdomyolyse mit konsekutivem Nierenversagen, Endokarditis.

Entzug

(ICD-10 F11.3)

Schwere der Symptome ist abhängig von Abhängigkeitsdauer und Dosis:

- V.a. milde vegetative Symptome: Rhinorrhö, Tränenfluss, Niesen, Schwitzen, Gähnen.
- „Cold turkey": Mydriasis, Gänsehaut, graue Gesichtsfarbe, Unruhe, periorale Muskelzuckungen, Hyperalgesie, Kreuzschmerzen, gastrointestinale Symptome mit Appetitlosigkeit und Durchfall (bei Auskultation „tobender" Darm).
- Tachykardie, Tachypnoe, Hypertonie, Hyperthermie, aggressive Reizbarkeit, Schlaflosigkeit.
- Selten: Anhaltendes Erbrechen und Diarrhö, Muskelkrämpfe, Schock, Hyperglykämie.

Diagnostik

- Anamnese.
- Körperliche Untersuchung: Miosis, Injektionsstellen, Spritzenabszesse.
- Labor: Nachweis von Opiaten im Urin (z.B. drug test opiates), immer serologische Untersuchung auf Hepatitis, Lues und HIV.

Entzug

! Merke

- Beginn der Entzugssymptomatik 4–6 h nach Absetzen des Opiats, Höhepunkt nach 32–72 h, Dauer 2–3 Wo. abhängig von der Halbwertszeit des konsumierten Opiats.
- Zerebrale Krampfanfälle während eines Opiatentzugs deuten auf Polytoxikomanie (z.B. Barbiturate, Benzodiazepine, Alkohol, Kokain) hin.

Geschlossen stationär. Meist nur im Stadium des „cold turkey" (s.o.).

- Verbale Beruhigung („talking down").
- Clonidin zur Erleichterung der vegetativen Symptomatik 0,3–1,2 mg tägl. p.o. oder i.v. (Catapresan®) *oder* Doxepin 150 bis max. 300 mg tägl. p.o. (z.B. Aponal®, **cave:** schrittweise aufdosieren!).
- Levomethadon bei lebensbedrohlichen Symptomen zum langsamen Entzug, beginnend mit 25–50 mg tägl. p.o. (L-Polamidon®), Rückfallprophylaxe mit Naltrexon (z.B. Nemexin®).
- Progn.: Abbruch in ~30%, hohe Rückfallquote.

„Ultrakurz-Entzug" = „Turbo-Entzug"

Ind.: Nur bei ausschließlich opiatabhängigen Pat. ohne anästhesierelevante Erkr.

Vorgehen: Applikation eines Opiatantagonisten (Naloxon oder Naltrexon) i.v. während einer Intubationsnarkose, weitere orale Gabe initial unter intensivmedizinischer Überwachung. Linderung der Entzugssymptome mit Clonidin (s.o.).

NW: Bradykardie, $K^+ \downarrow$.

Dauer etwa 1 Wo., Abbruch bei bis zu 10% der Patienten.

Substitutionsbehandlung mit Levomethadon

Alle Substitutionsmittel haben ein Abhängigkeitspotenzial!

Präparate: Levomethadon (L-Polamidon®) oder D,L-Methadon-Razemat.

Ind.: Lebensbedrohliche Zustände im Entzug, fortgeschrittene manifeste HIV-Infektion, letztes Trimenon der Schwangerschaft (niedrig dosiert, etwa 20 mg tägl.), schwere konsumierende Erkr. oder opiatpflichtige Schmerzzustände.

KI: Frühfälle (Heroinabhängigkeit < 6 J. Dauer), erhöhter Hirndruck, Polytoxikomanie, keine aktuelle Opiatabhängigkeit, manipulative oder antisoziale Persönlichkeit.

Vorgehen: Tägliche Abgabe von Levomethadon nur in nicht injizierbarer, trinkfertiger Form durch den Arzt (ärztlichen Vertreter oder ärztliches Hilfspersonal) selbst, am Wochenende Vertretung durch ärztlich autorisierte Pflegeperson möglich. Engmaschige Urinkontrollen in unregelmäßigen Abständen (1–2 × /Wo.), Ausschluss der Einnahme weiterer Drogen, psychosoziale Betreuung, evtl. supportive Psychother. (bei entsprechender Motivation), Alkoholkarenz (Gefahr der Mischintoxikation).

Take-Home-Verordnung: Mitgabe und eigenverantwortliche Einnahme des Substitutionsmittels für 7 Tage. Voraussetzungen: 6-monatige Substitution und mind. 3 Mon. kein Anhalt für Beigebrauch, „stabiler" Pat. mit fortgeschrittener sozialer Reintegration, keine Anhalt für Selbst- oder Fremdgefährdung durch Beigebrauch oder nicht bestimmungsgemäßen Gebrauch des Substitutionsmittels, eindeutige familiäre, soziale, berufliche oder medizinische Notwendigkeit, Absprache mit der psychosozialen Beratungsstelle. Initial nur für kurze Zeiträume. Mind. 1 ×/Wo. ärztliches Gespräch, unregelmäßige Urinkontrolle.

! Bei Take-Home-Verordnung Aufklärung des Pat. über sachgemäße und kindersichere Lagerung des Substitutionsmittels sowie Gefahren für andere Personen, insbesondere Kinder.

Dos.: Anfangsdosis 20–50 mg, je häufiger der Abhängige gespritzt hat, umso mehr. Steigerung um 2,5–5 mg tägl., wenn < 12 h Entzugserscheinungen auftreten bis zur Erhaltungsdosis von bis zu 0,5–0,8 mg/kg Levomethadon tägl.
Ziel: Keine Entzugssymptome, keine Euphorie. Nach Möglichkeit wöchentliche Reduktion um 5 mg. Oft ist Abstinenz nicht zu erreichen, daher möglichst keine kurzfristige zeitliche Begrenzung. Aber: Kriminalität ↓, AIDS-Risikoverhalten ↓, soziale Integration ↑.
NW: Schwitzen, Übelkeit, Miosis, Obstipation, Miktions- und Potenzstörungen, Amenorrhö, Schlaf- und Konzentrationsstörungen, Gewichtszunahme.

! Trotz ärztlicher Überwachung intravenöse Injektion von Levomethadon → Gefahr von allergischen Reaktionen, Spritzenabszessen, Thrombosen.

Substitutionsbehandlung mit Buprenorphin

! Alle Substitutionsmittel haben ein Abhängigkeitspotenzial!

Präparat: Sublingualtabl. (Subutex®) seit 02/2002 zugelassen.
Ind.: Substitution i. R. medizinischer, sozialer und psychotherapeutischer Maßnahmen, Erstsubstitution bei relativ kurzer Suchtdauer.
KI: Schwere respiratorische Insuff., schwere Leberinsuff., Alkoholeinnahme, -abhängigkeit oder Delirium tremens, gleichzeitige Einnahme von MAO-Hemmern oder Benzodiazepinen, Pat. < 18 J. **Cave bei:** Störungen des Atemzentrums und der Atemfunktion, Hirndruck ↑, Prostatahypertrophie mit Restharnbildung, obstruktiven und entzündlichen Darmerkrankungen, Hepatitis. Strenge Indikationsstellung in Schwangerschaft und Stillzeit.
Vorgehen: Tägl. Abgabe (☞ Methadon). **Cave:** Verabreichung erst nach sicherem Ausschluss eines Beigebrauchs anderer zentral dämpfender Substanzen!
Dos.: Möglichst niedrige Einzeldosis (mit 1 × 2–4 mg tägl. beginnend), Erstgabe mind. 4 h nach Einnahme eines Opiats oder bei ersten Entzugssymptomen. Dosiserhöhung unter ärztlicher Aufsicht entsprechend der klinischen Wirksamkeit bis max. 24 mg tägl. Nach Stabilisiserung und Dosisfindung evtl. zwei- oder dreitägige Gabe der doppelten oder dreifachen Dosis unter Aufsicht (in Umstellungsphase Überwachung 2–4 h nach Einnahme der erhöhten Dosis wg. Risiko der Überdosierung).

! Merke
- Dosisreduktion bei Asthma bronchiale, respiratorischer Insuff., Nieren- oder Leberinsuff.
- Sorgfältige Überwachung bei EKG-Veränderungen (insbes. QT-Zeitverlängerungen) und Elektrolytstörungen (v. a. Hypokaliämie).
- Überdosierung: Atemdepression (bis zur Beatmungspflicht), Miosis, Erbrechen, Obstipation, Kopfschmerzen, Harnverhalt.

Nebenwirkungen: Abhängigkeit, Toleranzentwicklung, Entzugssymptome (Nervosität, Angst), Schwitzen, Frieren, Muskelrigidität, Sedierung, Übelkeit und Erbrechen, Bauchschmerzen, Diarrhö, Obstipation. EKG: QT-Zeit ↑, Tränen- und Nasensekretion ↑. *Selten:* Atemdepression, Ohnmacht, RR ↓, Halluzinationen, Lebernekrose. Bei ausgeprägter Drogenabhängigkeit Auslösung eines Entzugs.

Unterstützung einer Entwöhnungstherapie mit Naltrexon (Nemexin®)

Reversibler Opioidantagonist, daher Wirkungslosigkeit gleichzeitig eingenommener Opiate.

Ind.: Frühfälle (Heroinabhängigkeit < 6 J.), gute soziale oder wiederherstellbare Integration, tragfähige Beziehung zum Therapeuten, definiertes Behandlungsziel, Opioidkonsum, möglichst vor Substitutionsther. mit Methadon.

KI: Polytoxikomanie, Heroinabhängigkeit > 6 J., manipulative Pat., vor Opiatentzug, schwere Leberfunktionsstörung, akute Hepatitis, Schwangerschaft, Stillzeit.

Ziel: Abstinenzerhaltung in den ersten 6 Mon. nach Langzeitther., nach Abbruch einer Naltrexonbehandlung ist eine Wiederholung durchaus gerechtfertigt (günstigere Progn. als bei Erstbehandlung).

Vorgehen: Ausführliche Aufklärung des Pat. über Wirkungsweise, v.a. über die Gefahr eines Atemstillstands nach Absetzen von Naltrexon bereits durch geringe Mengen Heroin (☞ unten), Einnahme unter Aufsicht in Arztpraxis oder Drogenberatungsstelle (im Urlaub Überwachung der Einnahme durch ärztlich autorisierte Person möglich), Einnahmedauer 6–12 Mon., Komb. mit Suchtberatung und psychosozialer Begleitther. (mind. 1 Sitzung/Wo.), Kontrolle der Transaminasen.

Vor Ersteinnahme neg. Urintest auf Opiate erforderlich, damit durch Naltrexon kein Entzugssy. induziert wird; außerdem etwa 5 Tage Wartezeit nach Heroin, 12 Tage nach Levomethadon, 6 Tage nach Kodein und Dihydrocodein. Bei hoher Dosierung längere Wartezeit.

Dos.: Initial 25 mg, tritt innerhalb von 1 h kein Entzugssy. auf, erneut 25 mg, Anschlussdosis 50 mg tägl. oder je 100 mg montags und mittwochs sowie 150 mg freitags. Bei Bedarf kann die Dosis verdoppelt oder – bei Auftreten von NW – halbiert werden.

NW: Provokation eines Entzugssy. bei Ersteinnahme und noch bestehender Heroinwirkung. Ther. mit Clonidin 0,075 mg p.o. über den Tag verteilt (z.B. Catapresan® ☞ vorne), bei starkem Erbrechen s.c. oder i.m. für 3 Tage unter Fortsetzung der Naltrexonther., selten allergische Reaktionen, Appetitminderung, Verdauungsstörungen, Anstieg der Transaminasen (v.a. bei Pat. mit chron. Hepatitis); bei Hinweis auf progrediente Leberschädigung Halbieren oder Absetzen der Medikation.

! Toleranzverlust nach Ende der Behandlung, d.h. bereits kleine Mengen von Heroin führen zu schwerem Rauschzustand oder sogar zu Atemstillstand!

23.3.8 Benzodiazepine

(ICD-10 F13.X). Aufnahme oral, i.v., i.m., rektal. Frühzeitig psychische Abhängigkeit. Nach längerer Einnahme physische Abhängigkeit mit oder ohne Dosissteigerung („low-dose-dependency"). F (6,0%) > M (0,5%). Zwischen Alkohol, Benzodiazepinen und Barbituraten besteht Kreuztoleranz. Etwa 1,7% aller Abhängigen (v.a. > 30. Lj.). Dunkelziffer der iatrogenen Abhängigkeit! Etwa 30–40% der > 60-Jährigen erhalten Langzeitverordnungen von Medikamenten mit Abhängigkeitspotenzial!

Klinik bei Benzodiazepinabusus

Rausch (*ICD-10 F13.0*): Kein Rauschzustand im eigentlichen Sinn.

Intoxikation (*ICD-10 F13.0*): ☞ 3.7.

Chron. Konsum (*schädlicher Gebrauch, ICD-10 F13.1*): Stimmungslabilität, Verlangsamung, Abstumpfung sowie Gedächtnisstörungen, Dysarthrie, Ataxie, Nystagmus, Gewichtsverlust.

Entzug (*ICD-10 F13.3*): Langsame Entwicklung, Vollbild nach 1–2 Wo. Nach 1–7 Tagen (in Abhängigkeit von HWZ) Angst, starke innere Unruhe, Schlaflosigkeit, Albträume, vegetative Symptome (Schwitzen, Tachykardie), depressive Verstimmung, Muskelschmerzen und -zuckungen, Tremor, Nausea, Appetit ↓, Kopfschmerz, verschwommenes Sehen. Evtl. Empfindlichkeit ↑ oder ↓ gegenüber Sinnesreizen (Makropsie, Mikropsie, Hyperakusis), Derealisations- und Depersonalisationsphänomene. Zerebrale Krampfanfälle bis zum Status epilepticus bis zu 3 Wo. delirante und psychotische Symptome. *DD:* Alkoholentzug (☞ 23.2.1).

Diagnostik

- Anamnese.
- Labor: Nachweis von Benzodiazepinmetaboliten i.S. und Urin.
- EEG (☞ 2.2.1): Frontal betonte β-Wellenaktivität, die im Berger-Versuch nicht unterdrückt wird, Allgemeinveränderung.

Therapie

Ambulanter Entzug: Nur in Einzelfällen, bei hochmotivierten Pat. und strengen EEG-, Urin- und Serumkontrollen.

Stationär: Bei erfolglosem ambulanten Entzug, bei deliranten oder wahnhaften Entzugssymptomen oder Krampfanfällen in der Anamnese (☞ unten).

Vorgehen: Langsame Reduktion (höchstens 25% der zuletzt eingenommenen Dosis pro Woche), in Einzelfällen auch Umstellung auf Standardbenzodiazepin (z.B. Diazepam) in ausreichender Dos. (Testdosis zur Ermittlung der Toleranzschwelle. *Ziel:* Keine Entzugssymptome, möglichst wenig Sedierung) und schrittweise Reduktion, z.B. initial um 40%, dann weitere 10% tägl. *Nachteil:* Lange stationäre Aufenthaltszeit. Alternativ evtl. rasche Reduktion oder abruptes Absetzen unter Ther. mit Carbamazepin 600–800 mg tägl. p.o. (z.B. Tegretal®).

Bei Komplikationen

Paranoid-halluzinatorische Symptomatik: Haloperidol 3–10 mg tägl. p.o. (z.B. Haldol®), *Nachteil:* Senkung der Krampfschwelle.

Krampfanfälle: Akute Ther. ☞ 3.4, Prophylaxe nach erstem Anfall mit Phenytoin 3 × 100 mg tägl. p.o. (z.B. Phenhydan®), alternativ Carbamazepin einschleichend mit 100 mg p.o., langsame Steigerung in 100-mg-Schritten (z.B. Tegretal®, ☞ 9.1.2).

Bei unbeherrschbaren Krämpfen: Statusther. dann Wiederansetzen der Benzodiazepine, bzw. erneute Höherdosierung, u.U. bis auf Anfangsdosis und anschließend langsame Reduktion; regelmäßige EEG-Kontrolle auf Krampfpotenziale.

Schwere depressive Verstimmung: Sedierende Antidepressiva, z.B. Doxepin initial 3 × 25 mg tägl. p.o. oder als Kurzinfusion i.v., langsam steigern bis 150 mg (z.B. Aponal®, ☞ 18.6.3).

Bei Mischabhängigkeit (meist mit Alkohol, ☞ 23.2.1): Entzug mit Clomethiazol (z.B. Distraneurin®), Dosierung wie im Prädelir (☞ 22.1).

! Auch nach jahrelangem Konsum ther. Dosen ohne Dosissteigerung können nach dem Absetzen schwere Entzugserscheinungen auftreten („low-dose-dependency").

23.3.9 Barbiturate

ICD-10 F13.X. Psychische und physische Abhängigkeit mit Toleranzentwicklung durch Enzyminduktion. Durch die Griffnähe und verschärfte Verschreibungspraxis ist v.a. medizinisches Personal betroffen. F (6.0%) > M (0,5%). Etwa 1,7% der Abhängigen, v.a. > 30 Lj. Bezüglich iatrogener Abhängigkeit s. 23.3.8.

Klinik bei Barbituratabusus

Rausch (*ICD-10 F13.0*): Kein eigentlicher Rauschzustand.
Intoxikation (*ICD-10 F13.0*): ☞ 3.7.
Chron. Konsum (*schädlicher Gebrauch, ICD-10 F13.1*): Dysarthrie, Ataxie, Nystagmus und Gewichtsverlust, Sexualtrieb ↓. Euphorie, Gleichgültigkeit, Feindseligkeit, Aggressivität, Depression, emotionale Labilität, Antriebsarmut mit Verlangsamung, Denk-, Konzentrations- sowie Gedächtnisstörungen.
Entzug (*ICD-10 F13.3*): Nach 12–16(–72) h, je nach Halbwertszeit Unruhe, Angst, Agitation, illusionäre Verkennung, Halluzinationen, zerebrale Krampfanfälle bei 75% der Pat. (☞ 9.1). Übelkeit, Erbrechen, Appetit ↓, Gewicht ↓, Schwäche, autonome Hyperaktivität (Tachykardie, Schwitzen, orthostatische Hypotension), Schlaflosigkeit. Tremor, Ataxie, Hyperreflexie, enthemmte Fremdreflexe, Myoklonien. *DD:* Alkoholentzug (☞ 23.2.1).

Diagnostik

- Labor: γ-GT ↑ bei normalen Transaminasen und AP, Substanznachweis in Blut und Urin.
- EEG (☞ 2.2.1): Frontal betonte β-Wellenaktivität, die im Berger-Versuch nicht unterdrückt wird, evtl. Allgemeinveränderungen.

Therapie

- Schrittweiser Entzug: Pentobarbital (z.B. Neodorm®, Repocal®) in gewohnter Dosis, dann tägl. Reduktion um 10 mg. *Nachteil:* Lange Dauer.
- Alternativ: Rascher Entzug mit Clomethiazol (☞ 23.2.1). **Cave:** Abhängigkeitspotenzial. *KO:* Delir (☞ 22.1), Krampfanfälle (☞ 9.1, ☞ 3.4): Initialther. (☞ 3.4), nach erstem Anfall Prophylaxe ☞ 23.3.8.

23.3.10 Mischanalgetika

Mischpräparate, z.B. mit Kodein, Koffein, Barbituraten, Benzodiazepinen, Opiaten, entsprechend Abhängigkeit vom Barbiturattyp (☞ 23.3.9), Benzodiazepintyp (☞ 23.3.8), Opiattyp (☞ 23.3.7). V.a. bei chron. Schmerzsy. Psychische und physische Abhängigkeit, je nach missbrauchter Substanz, F > M.

Klinik Abhängig von der Zusammensetzung des Präparates.
Chron. Konsum: Gleichgültigkeit, Müdigkeit, Abgestumpftheit, Dysphorie, Konzentrations- und Aufmerksamkeitsstörungen, Verlangsamung, Kopfschmerzen.
Folgeerkr.: Gastritis, GIT-Ulzera (NW der NSAID), allergische und hämorrhagische Diathesen, Analgetikanephropathie, -kopfschmerz.

Diagnostik

- Anamnese.
- Labor: γ-GT, BB, Krea, E'lyte, Eiweiß im Urin. Substanznachweis im Urin.
- EEG: z.B. frontale β-Wellenaktivität bei Benzodiazepin- oder Barbituratabusus.

Therapie

- Abruptes Absetzen bei hochmotivierten Pat. unter ambulanten Bedingungen, bei ambivalenten Pat. oder nach Rückfällen unter stationären Bedingungen.
- Vorgehen in Abhängigkeit von der Substanz, mit begleitendem Schmerzprotokoll durch Pat.
- Zur Schmerzther. Amitriptylin 25–50 mg als Retardpräparat abends (z.B. Saroten®).
- Zusätzlich psychother. Maßnahmen (v.a. Verhaltensther., Erlernen anderer Verhaltensstrategien als den Griff zur Tablette), evtl. weitere Schmerz beeinflussende Ther., z.B. Biofeedback, Körperther., TENS.

23.4 Polytoxikomanie

(ICD-10 F19.X) Abhängigkeit von mehreren psychotropen Substanzen aus verschiedenen Gruppen. Häufig sind Alkohol oder Amphetamine in Komb. mit Benzodiazepinen und Barbituraten. Auch häufig sind Opiate kombiniert mit Cannabis, Benzodiazepinen, Alkohol.

Mischentzug

(ICD-10 F19.3)
Mehrgipfeliger Entzugsverlauf (je nach HWZ der eingenommenen Substanzen).

Klinik Zunächst Zeichen des Opiatentzugs (☞ 23.3.7), am 2.–3. Tag delirante Symptomatik bei Barbiturat- und Alkoholbeteiligung, häufig mit Entzugskrampfanfällen. Später Gipfel bei Benzodiazepinbeteiligung (in Abhängigkeit von HWZ) mit starken vegetativen Symptomen, deliranter Symptomatik und häufig erneuten Entzugskrampfanfällen.

Diagnostik

- Anamnese, Fremdanamnese.
- Labor: Frühzeitiges Drogenscreening im Urin (Substanzgruppenbestimmung); quantitativer Substanznachweis i.S.
- EEG (☞ 2.2.1): Frontal betonte β-Aktivität als Hinweis auf Benzodiazepin- oder Barbituratabusus.

Therapie Entzug immer stationär, möglichst geschlossen psychiatrisch, intensive Überwachung der Vitalfunktionen. U.u. nur Teilentzug, d.h. nur 1 Substanz.

- Chlorprothixen 50–150 (max. 600) mg tägl. p.o. (z.B. Truxal®)
- Bei Krampfanfällen akute Ther. (☞ 3.4), Prophylaxe mit Phenytoin 3 × 100 mg tägl. p.o. (z.B. Phenhydan®), weitere Dosierung nach Plasmaspiegel. Bei Anfallsstatus Intensivtherapie (☞ 3.4.2).

24 Kinder- und Jugendpsychiatrie

Inhalt

Ulrike Schäfer

794 **24.1 Grundlagen**
794 24.1.1 Ätiologie
794 24.1.2 Diagnostik
796 24.1.3 Therapieprinzipien
797 24.1.4 Nicht medikamentöse Therapie
798 24.1.5 Medikamentöse Therapie
803 **24.2 Emotionale Auffälligkeiten**
803 24.2.1 Angstsyndrome
804 24.2.2 Depressionen
805 24.2.3 Zwangssyndrome
805 24.2.4 Ticstörung und Tourette-Syndrom
806 24.2.5 Psychosomatische Symptome
807 **24.3 Verhaltensauffälligkeiten**
807 24.3.1 Hyperkinetische Störung
808 24.3.2 Störung des Sozialverhaltens
808 **24.4 Entwicklungsstörungen**
808 24.4.1 Sprech- und Sprachentwicklungsstörung
810 24.4.2 Enuresis
811 24.4.3 Enkopresis
812 24.4.4 Schlafstörungen
813 **24.5 Schulbezogene Probleme**
813 24.5.1 Schulreife
813 24.5.2 Teilleistungsstörungen
815 24.5.3 Vermeiden des Schulbesuches
815 **24.6 Entwicklungskrisen der Adoleszenz**
816 **24.7 Autistische Entwicklungsstörung**
817 **24.8 Beeinträchtigung der geistigen Entwicklung**
819 **24.9 Deprivation und Misshandlung**
819 24.9.1 Deprivationssyndrom
820 24.9.2 Kindesmisshandlung und sexueller Missbrauch
821 **24.10 Psychosen aus dem schizophrenen Formenkreis**
821 24.10.1 Schizophrene Psychosen

24.1 Grundlagen

24.1.1 Ätiologie

Psychische Auffälligkeiten im Kindesalter sind meist durch die WW mehrerer Faktoren (multifaktoriell) determiniert: Man unterscheidet Entstehungsbedingungen, begünstigende, auslösende, verfestigende und bedeutungsgebende Bedingungen.

Biologische Faktoren Genetisch (z.B. Down-Sy., Phenylketonurie, Tay-Sachs-Sy., Fragiles-X-Sy.).

Konstitutionelle Faktoren Geschlecht; Unterschiede in Temperament, Aktivität, Sensibilität, vegetativer Regulation, Stimmungen, Integrationsfähigkeit.

Somatische Faktoren Körperliche Erkr., Behinderungen, angeborene oder früh erworbene ZNS-Funktions- oder Strukturanomalien, z.B. Alkoholembryopathie.

Psychosoziale Faktoren Individuelle Vulnerabilität, Erziehungsverhalten, gestörte Eltern-Kind-Beziehung, Trennungs- und Verlusterfahrungen, chron. Beziehungsstörungen, Desorganisation oder soziale Benachteiligung der Familie (Deprivationsbedingungen ☞ 24.9.1).

Entwicklungsalter Verhaltensauffälligkeiten sind auch vom Entwicklungsalter abhängig:
Kleinkindzeit: Ängste (Schlafstörungen, Pavor nocturnus, Phobien) und Zwangsphänomene bei Gefährdung der Zuneigung von Beziehungspersonen.
Schulzeit: Konflikte infolge einheitlicher Leistungsanforderungen und individueller Lernvoraussetzungen bei Schuleintritt. Mögliche Folgen: Schulängste, körperliche Reaktionen vor und/oder auf dem Schulweg, z.B. Erbrechen, Rückzugstendenzen.
Pubertät: Unsicherheiten des Jugendlichen in der Beziehung zu sich selbst (Identität, Selbstwertgefühl, Selbstschätzung). Der Umgang mit Normen, Regeln und Forderungen kann je nach Situation zu Aggressionen, Depressionen und Regressionen führen. Ernsthafte Entwicklungskrisen, wie Anorexia nervosa.

! Während der Entwicklungsphase beeinflussen sich biologische und psychologische Prozesse gegenseitig.

24.1.2 Diagnostik

Grundlage sind verbale und nonverbale Kommunikation mit Eltern und Kind. Der beteiligte Erw. (Arzt, Psychotherapeut, Psychologe) sollte sich als Variable verstehen, die das Verhalten von Kind, Jugendlichen und Eltern mit beeinflusst.
Bei der Bewertung spezieller Verhaltensweisen, wie Einnässen, müssen Alter, individueller Entwicklungsstand und soziokulturelle Unterschiede berücksichtigt werden. Grundsätzlich können vorübergehende Verhaltensauffälligkeiten auch während der normalen Entwicklung auftreten.

! Empfehlung

Der Begriff Verhaltensstörung sollte nicht verwendet werden, da er überwiegend dem Kind neg. Eigenschaften zuschreibt. Ein Schaden für den Pat. durch (häufig stigmatisierende) Etikettierung muss vermieden werden.

Bei Mitteilungen im Zusammenhang mit psychischen Störungen muss besonders sorgfältig geprüft werden, ob durch die Offenbarung nicht Rechte von Kindern, Jugendlichen oder Eltern verletzt werden. Es geht meistens um besonders schutzbedürftige Privatgeheimnisse (§ 203 StGB), bei dem eine ausdrückliche Einwilligung der Eltern, des Jugendlichen und des Kindes u.U. auch dann notwendig ist, wenn eine Einwilligung durch schlüssiges Handeln vermutet werden könnte.

Anamnese

Vorstellungsanlass: Welches Problem liegt vor? Wie ist das Ausmaß der Belastung oder Beeinträchtigung durch das Problem? Welche Faktoren lösen das Problem aus oder unterhalten es? Welche Ressourcen gibt es? Welche Vorstellungen und Erwartungen hat die Rat suchende Familie?

! Bei allen kinderpsychiatrischen Störungen ist an folgende Symptombereiche zu denken: Emotionale Symptome, Verhaltensprobleme, Entwicklungsstörungen, Beziehungsschwierigkeiten.

Familienanamnese: Ausführlich, einschließlich aktueller Lebenssituationen.
Eigenanamnese mit prä-, peri- und postnatalen Risikofaktoren, Entwicklung in der Säuglings- und Kleinkindzeit, statomotorischer (= Erlernen des Stehens und der Bewegung) und sprachlicher Entwicklung, Sauberkeitsentwicklung, Krankheiten.
Psychosoziale Anamnese: Verhaltensauffälligkeiten während der Vorschulzeit (z.B. im Kindergarten), Probleme bei Einschulung und Schulverlauf, Kontakte zu Gleichaltrigen, Interessen und Freizeitgestaltung, familiäre Situation. Wem erscheint welches Verhalten aufgrund welcher Maßstäbe auffällig?

Psychopathologische Befunderhebung

- Äußerliches Erscheinungsbild, Kontakt- und Beziehungsfähigkeit.
- Emotionen (Stimmungen, Affekte, Angst, psychomotorischer Ausdruck), Denkinhalte (Ängste, Phantasien, Träume, Denkstörungen, Selbstkonzept, Identität), kognitive Funktionen.
- Sprache, Motorik (Tics, Stereotypien, Jaktationen, Automutilation).
- Soziale Interaktionen, wie Beziehungen in Schule, Familie, Gleichaltrigengruppe, Freundeskreis.

! Meistens liegen Symptome aus mehreren Bereichen vor. Symptome können zur sozialen Beeinträchtigung (z.B. in der Familie, Schule, Gleichaltrigenkontakt), zur Belastung im Eigenerleben des Kindes und zur Beeinträchtigung von anderen führen.

Neurologischer und pädiatrischer Status (neurologische Zeichen, dysmorphe Merkmale, Hautstigmata, Motorik) Evtl. EEG (☞ 2.2.1), Rö-Nativaufnahmen, CCT (☞ 2.3.2), MRT (☞ 2.3.3), Liquoranalyse (☞ 2.1.2), EMG (☞ 2.2.4), NLG (☞ 2.2.3), Basis-Laborparameter, Chromosomenanalyse, Stoffwechseluntersuchung (z.B. Aminosäurenscreening), Audiometrie, Visusprüfung.

Psychologische Untersuchungsverfahren Je nach Fragestellung Verfahren zur Feststellung des Entwicklungsstandes, der allgemeinen Lern- und Leistungsmöglichkeiten (z.B. HAWIK-R, K-ABC, CFT1, CFT 20), spezieller Teilleistungsstörungen (z.B. Rechtschreibtest, Rechentest); Aufmerksamkeitserfassung (z.B. D2-Test); Erfassen der Persönlichkeitsentwicklung. (z.B. Sceno-Test, Satzergänzungstest, Schwarzfuß-Test, Düss-Fabeln-Test).
Ergänzend können Fragebogenverfahren zur Erfassung spezifischer Aspekte zur Anwendung kommen (z.B. Angstfragebogen für Schüler, Depressionsinventar für Kinder und Jugendliche).

! Wesentliche Voraussetzung für die Effektivität von Diagn. und Ther. sind Echtheit, Empathie und das Akzeptieren der Wünsche und Befürchtungen aller Familienmitglieder.

24.1.3 Therapieprinzipien

Interdisziplinäre Zusammenarbeit von Kinder- und Jugendpsychiatern, Kinder- und Jugendlichenpsychotherapeuten, klinischen Psychologen, Heilpädagogen, Pädagogen, Logopäden, Krankengymnasten, Erziehern und Pflegepersonal. Meist ambulant in den kinder- und jugendpsychiatrischen Ambulanzen und Facharztpraxen. In der Grundversorgung sind zusätzlich die Erziehungsberatungsstellen wichtig, evtl. auch Unterstützung durch Dienste im Jugendhilfebereich. Unbedingt erforderlich sind genaue Absprachen und Informationsaustausch zwischen den verschiedenen, in Anspruch genommenen Diensten.
Grundlage: Maßnahmen, die Veränderungen im psychosozialen Kontext (Schule u./o. Familie) bewirken sollen. Daneben Psychother. und Übungsbehandlungen zur Veränderung der individuellen Erfahrungen und Fähigkeiten des Kindes.
Medikamente: Können die körperlichen Voraussetzungen des Lernens und des Verhaltens verändern. Immer begleitende Elternberatung notwendig.

Beratung und Therapie können die Familie
- Unterstützen: z.B. Beratung der Eltern und Lehrer über Bedürfnisse und Möglichkeiten des Kindes; Unterstützung der Familie beim Verstehen und der Bewältigung der Probleme.
- Ergänzen: durch Therapeuten z.B. Übungsbehandlungen, Verhaltensther., Gesprächsther., tiefenpsychologisch fundierte Ther.
- Ersetzen: Stationäre Einrichtung.

Beispiele für effektive Therapien:
- Medikation bei Aufmerksamkeitsdefizit- /Hyperaktivitätsstörungen.
- Verhaltenstherapie bei Einkoten und Einnässen.
- Familientherapie bei Anorexia nervosa.
- Verhaltenstherapie und Medikation bei Zwangsstörungen.
- Medikation bei Ticstörungen und affektiven oder schizophrenen Psychosen.
- Kognitive Verhaltenstherapie bei jugendlichen Depressionen.
- Verhaltenstherapeutische Ansätze bei Schulverweigerung.

24.1.4 Nicht medikamentöse Therapie

Wirkungen der therapeutischen Kommunikation

- Eröffnung von Einsichten in Beziehungswirklichkeit, Relativität von Erfahrungen, irrationale Erwartungen, Befürchtungen, Vermeidungen.
- Entdecken von alternativen Verhaltens- und Beziehungsmöglichkeiten in der therapeutischen Interaktion.
- Bestätigung/Bekräftigung veränderter Erfahrungen und Verhaltensregeln.
- Lernen am Verhaltens- und Beziehungsmodell des Psychotherapeuten.
- Unspezifische Erweiterung der Beziehungserfahrungen außerhalb der bisherigen Beziehungssysteme.
- Stützung von Selbstwertvorstellung und Selbstvertrauen durch unvoreingenommenes Interesse des Psychotherapeuten.

Elternberatung

Häufigste Intervention, sehr hoher Stellenwert.

Wenn Eltern wegen Verhaltensauffälligkeiten, Entwicklungsschwierigkeiten oder Lernstörungen ihrer Kinder zum Arzt kommen, stehen sie vor Problemen, deren Klärung oder Lösung sie sich selber nicht mehr zutrauen oder die ihnen von anderer Seite (Schule, Behörde) nicht zugetraut werden.

Vorgehen Aktuelle Erwartungen, Bedürfnisse und Befürchtungen der Eltern aufnehmen, Einbringen der vom Therapeuten oder Arzt gewonnenen Erkenntnisse in diesen aktuellen Zusammenhang. Gemeinsames Erarbeiten einer konkreten Umsetzung.

Kinder-Kontaktgespräch

Mit den Kindern über die Gründe des Arztbesuches sprechen. Sie sollten sich in ihren Wünschen und Befürchtungen angenommen fühlen. Je nach Alter und Problemlage gibt es unterschiedliche Möglichkeiten, Entwicklungsstand, Hoffnungen und Enttäuschungen, Wünsche und Ängste, Selbstbild und Beziehungserleben des Kindes kennen zu lernen: Beachten des nonverbalen Verhaltens, gemeinsames Handeln im Spiel, Gespräch. Psychologische Untersuchung ☞ 1.2.2.

Psychotherapie bei Kindern und Jugendlichen

! Im Kindesalter überwiegt als Medium das Spiel, im Jugendalter das Gespräch. Immer parallel beratende Elternarbeit!

Funktionelle Therapie Wichtiger Stellenwert. Psychomotorische Übungsbehandlung, Motother., sensorische und integrative Ther., Wahrnehmungstraining nach Frostig, KG und Logopädie.

Psychoanalyse und Tiefenpsychologie Überprüfung und Korrektur verfestigter Beziehungserfahrungen in einer therapeutischen Einzelbeziehung oder Gruppe. Bei Kindern kommt die Spieltherapie zur Anwendung (Spiel als Hauptmedium), bei Jugendlichen das Gespräch. Indikationen z.B. Ablösungskonflikte, Selbstwertproblematik, Adoleszentenkrisen, ängstlich gehemmte Verhaltensweisen.

Verhaltenstherapie

Erkenntnisse über Vorgänge des Lernens und Verlernens werden in Plänen zur Veränderung von Handlungsweisen und Denkweisen umgesetzt (Lernen alternativer Verhaltensweisen). Das Kind muss wissen, was es tun soll, wie es handeln soll und wann es handeln soll.

Indikationen Häufig bei Ängsten und Phobien. Kognitive Verhaltensther. bei Depressionen. Bei hyperaktivem und impulsivem Verhalten mögliche Anwendung der sozial kognitiven Lerntheorie (eine Form der Verhaltensther.).

Vorgehen Genaue Analyse der Situationen, in denen unerwünschtes Verhalten auftritt (Erfahrung für das Kind, anwesende Personen, Örtlichkeiten, Tageszeit, Situation). Dann genaue Beschreibung des Verhaltens (was passiert, Zeitpunkt des Beginns, Häufigkeit, Schweregrad, Dauer der Episoden). Anschließend Konsequenzen (Zuwendungsverhalten, soziale Konstellationen, Auswirkungen auf Geschwister und Eltern).
Um erwünschtes Verhalten zu fördern, sind pos. Verstärkungen (Belohnung), neg. Verstärkungen (Wegfall des aversiven Stimulus), Einsatz eines Modells, Einüben von Fähigkeiten, z.B. im Rollenspiel, Beseitigung interferierender Bedingungen nötig.

Familientherapie Ziel der Familientherapie ist die Änderung von Beziehungsstrukturen des Familiensystems. Psychische Störungen von Kindern und Jugendlichen weisen u.U. auf eine Problematik innerhalb der familiären Beziehungen hin. Familienbeziehungen und individuelle psychische Störungen beeinflussen sich wechselseitig. Die Familie kann wesentlich zur Bewältigung psychischer Störungen von Kindern und Jugendlichen beitragen. *Ind.:* z.B. bei Anorexia nervosa und jugendlicher Delinquenz.

Gesprächstherapie Verstehen und Wiedergabe der Empfindungen und Überlegungen. *Ziel:* Neue Einsichten, Möglichkeiten der Veränderung und der Problemlösung entdecken.

24.1.5 Medikamentöse Therapie

Grundsätze der Psychopharmakotherapie

Bedeutung Strenge Indikationsstellung! Klare Indikationen bei Psychosen aus dem schizophrenen Formenkreis; Depressionen; hyperkinetischen Störungen, Zwangsstörungen. Sie sollten nur von Ärzten mit gebietsspezifischen Kenntnissen verschrieben und überwacht werden. Bei richtiger Dos. und angemessener Ind. ist die Psychopharmakother. von großem Nutzen. Allerdings ist zu bedenken: Placeboeffekte bei Kindern und Jugendlichen 30–40 %.

Information Eltern, Kinder und Jugendliche müssen gründlich über Ind., therapeutische Wirkungen, NW, Dosis, Zeitpunkt und Dauer der Einnahme aufgeklärt werden.

Beratung Besonders einfühlsam, weil sich Kinder und Jugendliche häufig nicht als „normal" fühlen (und durch Medikamenteinnahme stigmatisiert), die Eltern zeigen Sorgen vor Abhängigkeiten.

Besondere Pharmakokinetik Durch rasche hepatische Verstoffwechselung bei Kindern oft höhere Dosis pro Gewicht notwendig als bei Erwachsenen, in der mittleren bis späten Adoleszenz jedoch pharmakologisch ähnlich wie bei Erwachsenen.

Methylphenidat

Stimulanz.

Präparat z.B. Ritalin®.

Indikationen Hyperkinetische Störung, hyperkinetische Störung des Sozialverhaltens.

Bei Stimulanzienther. Immer begleitend Verhaltensther. und Elternberatung.

Dosierung 0,3–1,0 mg/kg tägl. p.o.

Nebenwirkungen (Selten) dysphorische Verstimmung (je nach Ausprägung evtl. Absetzen erforderlich), Einschlafstörung (deswegen nicht abends!), Appetit ↓ (meist nur initial), Größenwachstum ↓ (reversibel, kein Einfluss auf die prospektive Endlänge), Tics und Stereotypien. Sehr vereinzelt RR ↑ (regelmäßige RR-Kontrollen).

Prognose In 70 % deutliche Besserung. Keine Abhängigkeit bei Kindern und Jugendlichen.

! Merke
- Bei Greifen der Verhaltensther. Auslassversuch durchführen.
- Bei Nonrespondern alternative Medikation: Imipramin, Desipramin, Pipamperon, Moclobemid.

Klassische Neuroleptika

(☞ 19.1.7).

Indikationen Schizophrenie, Manie, schwere Ticerkr. (☞ 12.6), schwere Zwangssy., Nonresponder auf Stimulanzien bei Vorliegen eines HKS, Verhaltensstörungen bei geistiger Behinderung.

Dosierung

Tab. 24.1 Dosierung klassischer Neuroleptika bei Jugendlichen (Beispiele)

Medikament	Initialdosis (mg/kg tägl.)	Erhaltungsdosis (mg/kg tägl.)
Haloperidol (z.B. Haldol®)	0,025–0,05	0,15–0,3
Levomepromazin (z.B. Neurocil®)	0,5–2	2–4
Pimozid (z.B. Orap®)	0,003–0,1	0,03–0,1
Promethazin (z.B. Atosil®)	0,5–2	2–4
Sulpirid (z.B. Dogmatil®)	1–2	5–10
Je nach Ausprägung der Erkr. evtl. auch Höherdosierung erforderlich.		

Nebenwirkungen Mundtrockenheit, Herz-Kreislaufstörungen, EKG-Veränderungen, extrapyramidale Sy. wie Früh- und Spätdyskinesien, Parkinsonoid, Akathisie, Entzugsdyskinesien, Transaminasenerhöhung, Leukopenie, selten malignes Neuroleptikasy., EEG-Veränderungen (☞ 2.2.1). Geringere NW bei Sulpirid, Risperidon, Olanzapin und Clozapin.

! Bei Therapieresistenz gegenüber klassischen Neuroleptika oder ungenügendem Ansprechen auf die neu eingeführten Atypika ist eine Clozapinbehandlung (z.B. Leponex®) möglich: Initial stationär, immer spezielle Herstellerhinweise beachten, Verordnung nur gegen Revers möglich (☞ 19.1.7).

Benzamide

Präparate Sulpirid (z.B. Dogmatil®), Tiaprid (z.B. Tiapridex®).

Indikationen
- Sulpirid: Tic-Störungen, psychotische Episoden, ängstliches Verhalten mit Neigung zu Verstimmungen, leicht ausgeprägte Zwangsgedanken.
- Tiaprid: Tic-Störungen.

Dosierung Sulpirid ☞ Tab. 24.1, Tiaprid ☞ 24.1.4.

Nebenwirkungen Anfänglich Müdigkeit, manchmal Appetitsanregung.

Neu eingeführte atypische Neuroleptika

Präparate Risperidon (Risperdal®), Olanzapin (Zyprexa®), Amisulprid (Solian®). Zu Quetiapin (Seroquel®) und Ziprasidon (Zeldox®) liegen keine Daten bei Jugendlichen vor.

Indikationen Nach aktuellem Kenntnisstand müsste die antipsychotische Behandlung mit atypischen Neuroleptika beginnen, allerdings liegt keine Zulassung im Jugendalter vor. Die Substanzen haben jedoch ein geringeres NW-Risiko bezüglich der Entwicklung von Spätdyskinesien. Risperidon gilt als Mittel der 2. Wahl bei Ticerkr. (☞ 24.2.4).

Dosierung Die Dosisangaben können nur orientierend sein, individuelle Dosisanpassungen sind erforderlich.
- Risperidon: Initialdosis 0,25 mg tägl. für 1 Wo., danach um 0,25 mg/Wo. steigern bis 2 mg tägl. (bei Jugendlichen auch 3–4 mg tägl. möglich).
- Olanzapin: Tagesdosis 10–15 mg tägl.
- Amisulprid: 200–400 mg tägl. (evtl. individuell auch höhere Tagesdosis erforderlich).

Nebenwirkungen Gewichtszunahme insbes. unter Olanzapin.

Antidepressiva

(☞ 18.6.3).

! Ob trizyklische Antidepressiva bei depressiven Kindern und Jugendlichen wirken, wird kontrovers in der Literatur beschrieben, deswegen sind SSRI vorzuziehen.

Präparate Trizyklische Antidepressiva (z.B. Imipramin, Clomipramin)

Indikationen Depressionen; Enuresis (nach Absetzen hohe Rückfallquote), Zwangssymptome, Schulphobien, Hyperaktivität (wenn Stimulanzien nicht ausreichend wirken).

Kontraindikationen Schizophrene Psychose (☞ 19), depressive Verstimmungen im Vorfeld einer Schizophrenie, Epilepsie, Leber- und Nierenschäden, Harnverhalt, Glaukom, akute Intoxikationen, kardiale Schäden.

Dosierung Wegen individueller Schwankungen der Eliminationshalbwertzeiten sind die erforderlichen Dosen außerordentlich unterschiedlich! Deshalb nur orientierende Dosisangaben möglich. Ggf. Plasmakonzentrationsbestimmung und Höherdosierung notwendig!

Tab. 24.2 Dosierung von Antidepressiva bei Kindern und Jugendlichen (Beispiele)

Medikament	Tägl. Initialdosis	Tägl. Erhaltungsdosis
Imipramin (z.B. Tofranil®)	5–10 J.: 10–20 mg	30 mg
	10–14 J.: 20–50 mg	50–75 mg
	14–18 J.: 50–100 mg	75–100 mg
Clomipramin (z.B. Anafranil®)	5–10 J.: 10–20 mg	30 mg
	10–14 J.: 20–50 mg	50–75 mg
	14–18 J.: 50–100 mg	75–100 mg

Nebenwirkungen Mundtrockenheit, Tachykardie, Verlängerung der PQ-Zeit, Kardiotoxizität, Hypotension, vegetative Symptome, Akkomodationsschwäche, BB-Veränderungen, Harnverhalt sowie Auslösen von Krampfanfällen, Sedierung.

! Merke
- Wirkbeginn nach 2–4 Wo.
- Regelmäßige BB-, Lebertransaminasen-, EKG- und EEG-Kontrollen!

Selektive Serotonin-Wiederaufnahmehemmer (SSRI)

Präparate Lediglich Fluvoxamin (Fevarin®) ist bei Zwangserkr. im Kindes- und Jugendalter zugelassen. Zu den anderen SSRI, wie Sertralin, Paroxetin und Citalopram, liegen ausländische Studien vor, die pos. Wirkungen belegen. Eine Zulassung in Deutschland liegt aber nicht vor.

Indikationen Zwangsstörungen, Depressionen, soziale Phobie, evtl. bei elektivem Mutismus, evtl. auch bei Hyperaktivität und Panikstörungen.

Dosierung Die Dosisangaben sind orientierend, individuelle Anpassungen sind erforderlich.

Tab. 24.3 Serotonin-Wiederaufnahmehemmer bei Jugendlichen

Medikament	Initialdosis	Tägl. Erhaltungsdosis
Fluoxetin (Fluctin®)	5 mg tägl. p.o.	20 mg tägl. p.o.
Fluvoxamin (Fevarin®)	25–50 mg tägl. p.o.	200 mg tägl. p.o.
Paroxetin (Seroxat®)	10 mg tägl. p.o.	20 mg tägl. p.o.
Sertralin (Zoloft®)	25 mg tägl. p.o.	50 mg tägl. p.o.
Citalopram (Cipramil®)	20 mg tägl. p.o.	40 mg tägl. p.o.

Nebenwirkungen Gastrointestinale Beschwerden, vermehrte innere Unruhe.

Monoaminoxidasehemmer (MAOI)

Präparat Moclobemid (Aurorix®).

Indikationen Hyperaktivitätsstörungen, bei Depressionen noch unsichere Datenlage.

Dosierung 300–600 mg tägl. p.o. (> 12 J.).

Nebenwirkungen Schlafstörungen, Schwindel, Übelkeit, Kopfschmerzen, Mundtrockenheit.

Lithium

(☞ 18.6.1).

Präparate z.B. Quilonum®, Hypnorex retard®.

Indikationen Prophylaxe bei manisch depressiver Erkr., ther. bei akuten Manien im Jugendalter, emotional ausgelöste schwere aggressive Durchbrüche, Voraussetzung ist hohe Kooperationsbereitschaft des Pat.

Kontraindikationen Herzkreislauferkr., Nierenerkr., Hypothyreose, Diuretikabehandlung.

Nebenwirkungen Tremor, Übelkeit, Magenschmerzen, Struma, Akne, leichte Diarrhö, Polyurie, Polydipsie.

Dosierung
- Allmählicher Dosisaufbau unter regelmäßigen Spiegelkontrollen.
- Plasmaspiegel (12 h nach der letzten Einnahme) prophylaktischer Bereich 0,6–0,8 mmol/l, ther. Bereich 1,0–1,2 mmol/l.

! Merke
- Intox.! Individuelle Dosierung erforderlich. Lithium hat nur einen geringen ther. Bereich!
- Regelmäßige Kontrollen von T_3, T_4, TSH, EKG, BB, E'lyten, Krea-Clearance, Krea, Halsumfang.

Carbamazepin
Bei bipolaren Krankheitsverläufen im Jugendalter auch Prophylaxe mit Carbamazepin möglich. Dosierung einschleichend. Tagesdosis je nach Spiegel, Bereich 8–10(–12) µg/ml.

Tranquilizer

(☞ 26.2).

Grundsätzlich nur selten und kurzfristig wegen hoher Abhängigkeitsgefahr!

Indikationen und Dosierung Akute Angstsymptome, schwere Phobien und Zwangssy. als begleitende Maßnahme (z.B. Diazepam 2–10 mg tägl.), therapeutisch beim Status epilepticus, z.B. Diazepam 5–10 mg i.v. (z.B. Valium®) oder Clonazepam 1–2 mg i.v. (z.B. Rivotril®).

Kontraindikationen Drogenabhängigkeit, Suchtentwicklung.

24.2 Emotionale Auffälligkeiten

(ICD-10 F93). Beeinträchtigtes Befinden des Kindes. Häufiger Anlass für die Vorstellung von Kindern und Jugendlichen.

24.2.1 Angstsyndrome

(ICD-10 F93.0, F93.1, F93.2)

Ätiologie Belastende Umweltfaktoren, wie Trennungserfahrung (z.B. KH-Aufenthalt), Erkr. oder Verlust von Beziehungspersonen (Tod, Scheidung). Angst – insbesondere Trennungsangst – entsteht aus bedrohlichen und aktuellen Trennungsereignissen, die mit engen Bezugspersonen verbunden sind. Familiär gehäuftes Auftreten, soziale Verfolgung, materielle Not. Eltern können adaptiv oder path. Modellfunktion für die Art der Angstbewältigung haben. Die drei häufigsten Angststörungen sind Trennungsangststörung, generalisierte Angststörung und spezifische Phobien.

Klinik Körperliche Symptome, wie Herzfrequenz ↑, Schwitzen, Erröten, Erblassen, Kälte- oder Hitzewallungen, trockener Mund. Gesteigerte Aufmerksamkeit.
Trennungsangststörung: Unrealistische Ängste der Kinder, dass ihren Eltern etwas zustoßen könnte, Sorgen um Krankheiten oder unvorhersehbare Umstände, die zu einer Trennung von ihren Eltern führen könnte, häufig dann Widerstand oder Verweigerung, die Schule zu besuchen. Abendliche Trennungsprobleme, die zu Einschlafstörungen führen können oder auch Schlafen im eigenen Zimmer verhindern.
Generalisierte Angststörung: Sorgen um die Zukunft, früheres Verhalten und persönliche Kompetenzen, meist begleitet von innerer Anspannung, mangelnder Entspannungsfähigkeit, niedrigem Selbstwertgefühl und somatischen Beschwerden.
Spezifische Phobien: Angst vor Tieren am häufigsten zwischen dem 2. und 4. Lj. Furcht vor Dunkelheit oder Fantasiefiguren zwischen dem 4. und 6. Lj. Furcht vor Tod oder Krieg besonders häufig bei Jugendlichen.

Diagnostik ☞ 20.2.2.

Differenzialdiagnosen Angst bei schizophrenen, depressiven oder organischen Psychosen (☞ 20.2), Autismus (☞ 24.7), Oligophrenie (☞ 24.8), Angst der Kinder bei psychotischen Müttern mit Wahnbildung (Induktionswirkung).

Therapie Beratung der Eltern, Verhaltensther., evtl. SSRI, Entspannungstraining, kognitive Therapie, bei Phobien schrittweise Desensibilisierung.

24.2.2 Depressionen

(ICD-10 F32) Oft schwer zu erkennen: Symptomatik ist unterschiedlich (abhängig von Geschlecht, Alter und Intelligenz) und kann sich von der depressiven Symptomatik Erw. unterscheiden. Symptome müssen mind. 2 Wo. bestehen, um eine depressive Episode anzunehmen.

Ätiologie
- Biologisch: Neuroendokrine Faktoren, Neurotransmitterstörungen.
- Genetisch, familiär gehäuft.
- Psychosozial: Deprivation, Mangel an pos. Verstärkung, ungünstige Familienverhältnisse („broken home"), familiäre Dysfunktionen, Depressionen der Mutter, Zeiten materieller Not („Elendsdepression"), widrige Lebensereignisse, Überforderung von schwach begabten Kindern, autoritär-repressiv oder vernachlässigend verwahrlosende Erziehungsstile, gelernte Hilflosigkeit.
- Bei Säuglingen mögliche Auslösung eines Depressionssy. durch Trennung von der geliebten Bezugsperson (☞ 24.9.1).

Klinik Traurige Grundstimmung, Freudlosigkeit, Antriebsstörungen, Unsicherheitsgefühl, Angst, Gehemmtheit und Isolierungstendenzen, niedriges Selbstwertgefühl, Selbstvorwürfe, Hilflosigkeit, Schuldgefühle, Hoffnungslosigkeit, Konzentrationsstörungen, Vergesslichkeit, Unruhezustände, Kontaktschwäche, Aggressivität, Enuresis (☞ 24.4.2), Schlafstörungen, mutistische Verhaltensweisen, Weinen, Weglaufen, Erziehungs- und Schulschwierigkeiten.
Kleinkinder: Psychosomatische Symptome, z.B. Schlafstörungen, Schreien, Appetitstörungen, Nabelkoliken, motorische Stereotypien, Kopfschmerzen.
Schulkinder: Traurige Grundstimmung, ängstlich gereizte Unsicherheit, Spiel- und Lernhemmung, Konzentrationsstörungen, verminderte Aufmerksamkeit und Ausdauer, Nasch-, Fett- oder Magersucht, Zündeln. Oft Missdeutung dieser Verhaltensweisen als „Faulheit, Passivität, Bequemlichkeit, Bösartigkeit, Leistungsschwäche und Gleichgültigkeit" durch Eltern, Lehrer, Gleichaltrige und andere Bezugspersonen. Zunehmende Außenseiterposition der Kinder durch passiv gehemmtes aber auch agitiert aggressives Verhalten.
Ältere Schulkinder und Jugendliche: Vermehrtes Grübeln, Minderwertigkeitsgefühle, Bedrücktsein, psychosomatische Beschwerden, Kopfschmerzen, Suizidgedanken und -versuche.

Diagnostik ☞ 18.5. Klassifikation: Dysthymie (F34.1), Anpassungsstörung mit depressiver Stimmung (F43.2), depressive Episode (F32).

Differenzialdiagnosen Beginnende Schizophrenie, hirnorganische Schädigungen, Epilepsie, heredodegenerative Erkr. (z.B. Chorea Huntington), nach schweren Infektionen (Meningitis, Enzephalitis, Chorea minor).

Therapie Immer mehrdimensional: Interpersonale Psychother., Verhaltensther., Elternberatung, Milieuänderung, Heilpädagogik, evtl. Antidepressiva (☞ 18.6.3), bei bipolaren Verläufen Lithium oder Carbamazepin.

24.2.3 Zwangssyndrome

(ICD-10 F42)

Ätiologie V.a. genetische Faktoren, neurophysiologische und biochemische Ursachen werden diskutiert. Psychosoziale Faktoren sind weniger bedeutsam.

Klinik, Diagnostik ☞ 20.3. Es gibt wenig Unterschiede zwischen den klinischen Erscheinungen der Zwangsstörungen bei einem Kind und einem Erwachsenen. Die häufigsten Zwangshandlungen sind Waschen, Säubern, Wiederholen, Kontrollieren und Berühren. Die häufigsten Zwangsgedanken haben zum Inhalt: Beschmutzung, Katastrophen und Symmetrie.

Differenzialdiagnosen Normale Kindheitsrituale, depressive Störungen, autistische Störungen, geistige Behinderung mit Stereotypien und Autostimulation und/oder -mutilation, organische Psychosy. (nach Enzephalitis, SHT, bei Epilepsien), Anorexia nervosa (☞ 21.3.1) beginnende Schizophrenie, Tourette-Sy. und Ticstörung (häufig von Zwang begleitet).

Therapie Verhaltensther., SSRI (z.B. Fluvoxamin, Sertralin, Fluoxetin), Clomipramin (z.B. Anafranil®, ☞ 18.6.3).

24.2.4 Ticstörung und Tourette-Syndrom

Tics

(ICD-10 F95) M > F, bes. 7.–12. Lj.

Ätiologie Multigenetisch, evtl. bei Z.n. bakteriellen Infektionen (Streptokokken, Mykoplasmen und Borrelien). V.a. in Situationen erhöhter Anspannung, z.B. Beginn der Schulzeit, oft vorübergehend.

Klinik Plötzlich einschießende, repetitive, unwillkürliche, zwecklose kurze Bewegungen umschriebener Muskelgruppen oder vokale und verbale Äußerungen.

- Einfache motorische Tics: Augenblinzeln, Grimassieren, Schulterrucken.
- Einfache vokale Tics: Grunzen, Schnüffeln, Bellen.
- Komplexe motorische Tics: Haare zurückstreichen, Berühren, sich im Kreis drehen.
- Komplexe vokale Tics: Wörter oder Sätze ausstoßen.
- Symptom- und Lokationswechsel möglich.

Große Variabilität bezüglich Zahl, Art, Häufigkeit und Intensität. Zunahme durch Spannung, können willkürlich für Min. bis h unterdrückt werden. Häufig zusätzlich depressive Verstimmung, Angst, zwanghafte Symptome. HKS in 24–60 % (☞ 24.9).

Gilles-de-la-Tourette-Sy. (*ICD-10 F 95.2*): Chron., motorische und vokale Tics (mind. 2 motorische und 1 vokaler Tic und länger als 1 J. und vor dem 21. Lj. auftretend).

Differenzialdiagnosen Chorea (☞ 12.3), Athetose, Myoklonien, Tremor (☞ 12.1.1), Stereotypien, Zwangsphänomene (☞ 4.19.5). Epilepsie (Absencen).

Therapie
- Informationen über medizinische Störung (Kinder sind nicht „frech"!), Informationen über mangelnde neuronale Hemmung im corticosubcorticalen motorischen Regelkreis.
- Nichtbeachten der Symptome (oft ausreichend). Bei begleitenden emotionalen Störungen Psychother., ggf. Verhaltensther, Entspannungstraining.

Medikamentöse Therapie: Benzamide oder Neuroleptika
Ind.: Tourette-Sy.; Tics nach Gabe von Stimulanzien ohne Remission nach Absetzen; vokale Tics; motorische Tics, die länger als 1 J. bestehen; Tics mit Zwangssymptomen; motorische Tics und selbstdestruktives Verhalten.
Vorgehen
Risperidon und Tiaprid sind wegen geringerer NW den anderen Alternativen vorzuziehen. Wenn Zwangssymptome assoziiert sind, zusätzlich SSRI oder Clomipramin, wenn HKS-Symptome assoziiert sind evtl. zusätzlich Stimulanziengabe.
- 1. Wahl: Tiaprid 5–6 mg/kg tägl. p.o. (z.B. Tiapridex®). Behandlung über mind. 1 J. erforderlich! Zu Beginn volle Dosis innerhalb von 3–4 Tagen; Absetzen immer ausschleichend: Reduktion um ¼–½ Tbl. alle 4–6 Wo.
- 2. Wahl: Risperidon (Risperdal®), initial 0,25 mg tägl.; in 1-wöchigem Abstand um 0,25 mg steigern bis 2 mg tägl. (bei Jugendlichen 3–4 mg tägl.).
- 3. Wahl: Pimozid 1–12 mg tägl. p.o. (z.B. Orap®).
- 4. Wahl: Haloperidol 2–10 mg tägl. p.o. (z.B. Haldol®), mit 0,25 mg abendlich beginnen, jeden 5. Tag um 0,25 mg steigern bis Symptomreduktion von 50–70 %, ohne dass NW aufgetreten sind. In den ersten Wo. evtl. zusätzlich Biperiden, (Akineton®) wegen der extrapyramidalen NW.

NW: ☞ 19.1.7. **Cave:** Grundsätzlich ausführliche Aufklärung!

Prognose Rate der Spontanremission 50–70 %, daher Aufklärung und Elternberatung.

24.2.5 Psychosomatische Symptome

(ICD-10 F44, F45)

Ätiologie Stress kann eine Vielzahl von somatischen Beschwerden hervorrufen (z.B. Kopfschmerzen, Übelkeit, Bauchschmerzen, Durchfall), somatische Beschwerden können als Folge von psychischen oder sozialen Faktoren entstehen (z.B. nach Ärger, Hänselein), Modelle in der Familie.

Klinik 10–25 % der Kinder im Alter von 3–9 J. haben wiederkehrende Bauchschmerzen im Zusammenhang mit psychischen Belastungen. Chron. Müdigkeitssy. (körperliche Müdigkeit, schlechte Stimmungslage und bei einem ⅓ depressive Störungen). Konversionsstörungen (motorische oder sensorische Funktionsbeeinträchtigungen).

Diagnostik ☞ 20.6.

Differenzialdiagnosen Psychische Induktionen (Nachahmung), körperliche Erkr. (entsprechende Diagn. ist wichtig!).

Therapie Abhängig vom Ausprägungsgrad stationäre Ther., Verhaltensther., Familienther.

24.3 Verhaltensauffälligkeiten

24.3.1 Hyperkinetische Störung

(ICD-10 F90.0) Aufmerksamkeitsstörungen mit Hyperaktivität oder Attention Deficit Hyperactivity Disorder (ADHS), Impulsivität und leichte Erregbarkeit. Meist Beginn vor dem 6. Lj., Jungen : Mädchen = 3–9 : 1. Mind. 6 Mon. bestehend.

Ätiologie Erbliche Disposition, evtl. verminderte neuronale Hemmung (besonders Frontalhirn, Basalganglien, motorischer Kortex und Kleinhirn), neurochemisches Ungleichgewicht (Dopamin und Noradrenalin), evtl. Verstärkung der Symptome durch bestimmte Nahrungsmittel. Fraglich alkoholtoxische Wirkung in der Schwangerschaft.

Klinik Ausgeprägte, ungehemmte Überaktivität, psychomotorische Unruhe, Reizhunger, geringe motorische und emotionale Impulskontrolle, geringe Frustrationstoleranz. Konzentrationsschwäche, gesteigerte Ablenkbarkeit, verminderte Aufmerksamkeitsdauer. Rascher Stimmungswechsel, emotionale Impulsivität, Wutanfälle. Dadurch häufig Regelverletzungen und Störverhalten. Unfälle durch Nichterkennen von Gefahrenquellen.
Im Schulalter: Schulleistungsstörungen, soziale Isolation im Klassenverband als „fröhlicher Klassenkasper", aber auch aggressive Impulsdurchbrüche; evtl. Dissozialität mit Lügen und Entwendungen: Gehäuft Koexistenz von HKS und Teilleistungsstörungen (LRS), Störung des Sozialverhaltens, motorische Entwicklungsbeeinträchtigungen und/oder Sprachentwicklungsstörung (☞ 24.5.1). Durchgängigkeit der Symptome.

Diagnostik Genaue Familienanamnese (familiäre Belastung, unruhige Familienverhältnisse), prä-, peri- oder postnatale Entwicklung. Verhaltensbeobachtungen. **Cave:** Kinder können im Einzelkontakt ruhig und wenig ablenkbar erscheinen. Fragebogen nach Conners für Eltern und Lehrer, Testpsychologische Untersuchungen.

Differenzialdiagnosen Entwicklungsbedingte Hyperaktivität als normale Reifungsvariante, hirnorganische Psychosy. (☞ 22), Oligophrenie (☞ 24.7), psychogene Hyperaktivität (emotionale Spannungen, chron. Konflikte, Angst, Depressionen), Manie, Deprivationssy. (☞ 24.11), Psychosen (☞ 24.12.), akute und chron. Intox. (☞ 23, z.B. Blei), Hyperaktivität als Folge eines Sozialisationsdefizits (z.B. zerrüttete Familien) Tics, Chorea, tief greifende Entwicklungsstörungen.

Therapie (☞ 24.2.2) Medikamentöse Behandlung mit Stimulanzien (z.B. Risperidon, Methylphenidat), in Kombination mit Verhaltenstherapie und Elternberatung. Bei Nonrespondern Imipramin, Desipramin, Pipamperon. 5–10 % der hyperaktiven Kinder profitieren von einer oligoantigenen Diät.

Prognose Unruhe bessert sich, aber Aufmerksamkeitsstörungen können bis ins Erwachsenenalter bestehen bleiben. Liegt zusätzlich eine Störung des Sozialverhaltens vor, so besteht ein hohes Risiko für eine dissoziale Entwicklung und/oder Substanzmissbrauch.

24.3.2 Störung des Sozialverhaltens

(ICD-10 F 90.1)

Ätiologie Umgebungssituation einflussreicher als genetische Disposition. Aggressive Kinder neigen dazu, neutrale Äußerungen anderer Personen als Angriff fehl zu interpretieren. Psychische Störungen der Eltern, elterliche Kriminalität, Erziehungspraktiken mit Wut und Ärger gegenüber dem Kind sowie Mangel an elterlicher Wärme.

Klinik

Jüngere Kinder: Oppositionell-trotzige Störung (häufige Temperamentsausbrüche, rechthaberisch, gezieltes Ärgern von anderen, leicht reizbar und ärgerlich, oft wütend und vorwurfsvoll, gehässig und rachsüchtig).

Ältere Kinder: Kriterien für Störung des Sozialverhaltens: Fängt oft Streit an, benutzt beim Streiten gefährliche Waffen, ist grausam gegenüber Menschen oder Tieren, Stehlen mit Gewaltanwendung, Feuer legen, Zerstörung von Eigentum, oft nachts ohne Erlaubnis unterwegs, häufiges Schuleschwänzen.

Begleitende Merkmale: Psychiatrische Symptome (Hyperaktivität, Depressionen, Angst), Ausbildungsversagen (schlechte Schulabschlüsse), schlechte interpersonelle Beziehungen.

Differenzialdiagnosen Anpassungsstörung, Hyperaktivität, subkulturelle Abweichungen, autistische Störungen, normale Kinder bei zu hohen, unrealistischen Erwartungen von Eltern und Lehrern.

Therapie Kindsbezogen (Verhaltensmodifikation, Training von Problemlösefähigkeiten und Sozialfähigkeiten, bei Vorliegen von Hyperaktivitätsstörungen Stimulanzientherapie), familienbezogen (Familienberatung und soziale Unterstützung, Elterntraining). Präventionsprogramme (z.B. in Schulen).

Prognose Schlechter Verlauf bei frühem Beginn, hoher Anzahl und Häufigkeit von Symptomen, situative Durchgängigkeit (zu Hause, Schule und andernorts), begleitender Hyperaktivität, psychiatrischen Auffälligkeiten bei den Eltern.

24.4 Entwicklungsstörungen

24.4.1 Sprech- und Sprachentwicklungsstörung

Sprachentwicklungsverzögerung

(ICD-10 F80) Mit 2–2,5 J. nur 3–4 Wörter bzw. keine Sprachentwicklung am Ende des 3. Lj.

Ätiologie Entwicklungsbedingte Sprachstörung, Hörschädigung, geistige Behinderung, psychosoziale Benachteiligungen (verminderte äußere Anregungen), genetische Faktoren, frühkindlicher Autismus, Jungen sind häufiger betroffen als Mädchen.

Klinik Verzögerung der Expressivsprache und des Sprachverständnisses. Stammeln, Dyslalie (z.B. Sigmatismus – Lispeln) sowie Dys- oder Agrammatismus (Störung der Syntax = Wort-

und Satzbildung). Häufig Komb. mit multiplen Entwicklungsverzögerungen. Gefahr der sozialen Isolation und Auftreten kinderpsychiatrischer Probleme.

Diagnostik Spontansprache, Prüfwörter, Audiometrie, entwicklungsneurologische und -psychologische Untersuchung, (andere Entwicklungsbeeinträchtigungen?), EEG.

Therapie Hörhilfe bei Vorliegen einer Hörminderung, Logopädie, evtl. Spielther., Verhaltensther., evtl. Elternberatung, Heilpädagogik (☞ 24.1.3).

Prognose Risiko erhöht, LRS, Angststörungen, Probleme in sozialen Beziehungen und Aufmerksamkeitsstörungen zu entwickeln. Störungen als Folge von Hänseleien, Frustrationen und sozialer Isolation.

Stottern

(ICD-10 F98.5) Beginn meist im Vorschulalter, Jungen sind 2–10 × häufiger betroffen. Tonisch (initialer Spannungszustand) oder klonisch (Wiederholung einzelner Phoneme).

Ätiologie Ursache noch nicht bekannt. Möglicherweise Hyperaktivität im Bereich des prämotorischen Kortex.

Diagnostik Entwicklungsneurologische, entwicklungspsychologische, pädaudiologische Untersuchung. Erkennen situativ wirkender Faktoren (Familie, Schule) und intrapsychischer Bedingungen. EEG (allgemeine Hirnreife).

Differenzialdiagnosen

Poltern *(ICD-10 F98.6):* Silben- oder Wortwiederholungen, überstürzter Redefluss als Ausdruck von Impulsivität. Durch Bitte, ruhig zu sprechen, deutliche Besserung.
Physiologisches Entwicklungsstottern (Auftreten im Alter von 3–5 J.): Gefahr der sek. Fixierung durch Hänseleien, besorgt-ungeduldige sowie leistungsorientiert-anspruchsvolle Umgebung, frustrierendes Üben, sinnloses Wiederholenlassen. Das physiologische Entwicklungsstottern sollte beim Kind nicht beachtet werden.

Therapie Elternberatung, Abbau Symptom verstärkender Reaktionen der Umgebung (Kind weniger kritisch bezüglich des Sprechverhaltens behandeln), Logopädie, Sprachheilpädagogik, Atemübungen, evtl. Medikation mit Tiaprid. Falls bereits sek. Sprechangst und/oder sek. Vermeidungsverhalten besteht, zusätzlich Verhaltensther.

Sprechverweigerung (Mutismus)

(ICD-10 F94.0) Verstummen nach Abschluss der Sprachentwicklung bei intaktem Sprechvermögen. Meist psychogene Störung im Sinne einer Sprechverweigerung, selektiv (auf bestimmte Menschen oder Situationen bezogen) oder total. Insgesamt relativ selten. Meist im frühen Vorschul- oder Schuleingangsalter beginnend, selten nach dem 9. Lj.

Ätiologie Fragliche Entwicklungsverzögerung, traumatische Erfahrung, innerfamiliäre Konflikte. Begleitende Symptome: Angst, Depression, Enuresis, Enkopresis, Hyperaktivität und Tics. Besonders hohe Rate an sozialer Ängstlichkeit, in der Vorgeschichte verzögerte Sprechentwicklung, familiär häufig soziale Ängste oder selektiver Mutismus bei Eltern oder Geschwistern.

Klinik Meist Weigerung in der Schule zu sprechen, oft einhergehend mit sozialen Ängsten.

Diagnostik ☞ 24.1.2.

Differenzialdiagnosen Aphasien, Hörstummheit, Hörstörungen, symptomatischer Mutismus bei Psychosen, schwere Sprachstörungen, frühkindlicher Autismus (☞ 24.7), vorübergehender Mutismus, z.B. unmittelbar nach Schuleintritt.

Therapie Psychother. Verfahren, besonders Verhaltensther., Sprechther., Familienther., Elternberatung (☞ 24.1.1), evtl. Einsatz von SSRI.

24.4.2 Enuresis

(ICD-10 F98.0) Unkontrolliertes Einnässen ohne organische Läsionen nach dem abgeschlossenen 4. Lj.

Einteilung

- Primär: Das Kind war nie trocken.
- Sekundär: Kind war mind. 6 Mon. trocken. Häufigstes Manifestationsalter 5.–6.Lj.
- Enuresis nocturna: Nächtliches Einnässen, mit 80 % häufigste Form.
- Enuresis diurna: Einnässen am Tage.

Ätiologie

Primäre Enuresis

- Homologe hereditäre Belastung, familiär gehäuftes Auftreten.
- Zu frühe Reinlichkeitserziehung, die zur Fixierung des Kindes auf das Unvermögen der Blasenkontrolle führt.
- Belastende Lebensbedingungen.
- Verspätete Entwicklung der Blasenkontrolle, z.B. bei isolierter Reifungsverzögerung des ZNS oder bei allgemeiner geistiger, aber auch bei emotionaler Retardierung (Mangel an Zuwendung, Überforderung, Deprivation, ☞ 24.9.1).

Sekundäre Enuresis Aktuelle Konflikte oder Enttäuschungssituationen (z.B. Geburt eines Geschwisterkindes, Krankenhausaufenthalt, Unfälle, Trennung von der Mutter), depressive Zustände (regressive Tendenz).

Diagnostik **Psychologische Untersuchung:** Begleitende andere Entwicklungsprobleme? Begleitendes Einkoten? Ängste? Entwicklungsstörungen von Sprache und/oder Motorik?
Klinische Untersuchung: Allgemeine und urologische (Phimose, Balanitis, Meatusstenose, Entzündungen oder Fehlbildungen); neurologischer Status (Reithosenanästhesie, Analreflex, Bulbokavernosusreflex, Sphinktertonus).
Urin: Harnwegsinfekt ausschließen, Miktionsprotokoll, Urinkultur.

Differenzialdiagnosen

- Urologisch: z.B. Abflusshindernisse, Missbildungen, Entzündungen; Harnwegsinfekte.
- Internistisch: Diab. mell., Diabetes insipidus; gestörter Tag-Nacht-Rhythmus der ADH-Produktion.
- Neurologisch: WS-Fehlbildungen mit neurologischen Ausfällen, neurogene Blasenentleerungsstörung (z.B. Sakrumdysplasie). Bei seltenem nächtlichem Einnässen Schlafepilepsie ausschließen.
- Psychiatrische Probleme, z.B. vermehrte Ängstlichkeit.

Therapie

Information, dass nächtliches Einnässen hohe Spontanremission aufweist, Ther. meist erst nach 5. oder 6. Lj.

Ältere Kinder mit zur Verantwortung ziehen (z.B. Bettwäsche wechseln und Wäsche waschen lassen). *Retentions-Kontroll-Training:* Am Tage bei Verspüren des Harndranges den Urin so lange wie möglich zurückhalten, den Miktionsvorgang kurz unterbrechen und erst nach kurzer Pause die Blase entleeren. *Ziel:* Erhöhung von Blasenvolumen und Sphinktertonus.

Ab dem ~7. Lj.: Weckapparat (Klingelmatratze oder -hose) bei entsprechender Therapiemotivation des Kindes. Kind muss über ein eigenes Zimmer verfügen. *Prinzip:* Bei Feuchtigkeit wird die Aufmerksamkeit des Kindes durch einen Klingel- oder Summton auf die Blasenentleerung gelenkt. Alarmgeräte wirken über klassische und operante Konditionierung, Anwendung erfolgt über Monate. **Cave:** Rückfälle nach Weglassen des Klingelapparates, evtl. Belastungserprobung voranschalten: Bei Einsatz des Klingelapparates größere Mengen Flüssigkeit am Abend verabreichen.

Sonnen-Wolkenkalender: Als Verstärker führen lassen. Das Kind kennzeichnet trockene Nächte mit einer Sonne, Nächte, in denen eingenässt wurde, mit einer Wolke. Mit Kind und Bezugspersonen werden Belohnungen bei einer entsprechenden Anzahl von „Sonnen" vereinbart. Individuelle Absprachen und Belohnungen sind notwendig!

Medikamentöse Ther.: Strenge Ind. wegen hoher Rückfallquote nach Absetzen. *KI:* Kinder < 6 J. Imipramin 1–2,5 mg/kg tägl. abends p.o. (z.B. Tofranil®), max. 60 mg tägl. (☞ 18.6.3). Nicht länger als 3 Mon. Bessere Wirkung von Desmopressin 20–40 µg tägl. (Minirin® als Nasenspray), jedoch erst ab 7. Lj. **Cave:** Wasserintox., evtl. in Kombination mit Einsatz des Alarmgerätes.

! Immer begleitende Elternarbeit. Unsinnig sind Bestrafungen, Beschimpfungen und abendlicher Flüssigkeitsentzug.

Prognose Günstig, hohe Spontanremission (jährliche Quote von Spontanheilung etwa 10–15 %). Eltern und Kind darüber aufklären, zumal diese Tatsache schon zur Beruhigung beiträgt.

24.4.3 Enkopresis

(ICD-10 F98.1) Regelmäßige unwillentliche Stuhlentleerung in die Kleidung ohne organische Läsion. Auftreten nach dem 4. Lj. 1 × im Mon. über einen Zeitraum von mind. 3 Mon. Jungen häufiger als Mädchen. Prim. und sek. Enkopresis (Kriterien wie bei Enuresis, ☞ 24.4.2) im Verhältnis 1 : 1.

Ätiologie Zwanghafte Reinlichkeitserziehung, intrafamiliäre Beziehungsstörungen, sozioökonomische Deprivation (☞ 24.9.1). Auslösefaktoren z.B. Trennungserfahrung. Zu unterscheiden: Verstopfung mit Überlauf, missglücktes Sauberkeitstraining, Toilettenphobie, stressbedingter Verlust der Mastdarmkontrolle, provokatives Einkoten.

Klinik Meist tagsüber. Sowohl Absetzen größerer Kotmassen als auch nur geringe Schmutzspuren in der Unterwäsche. Die verschmutzte Wäsche wird von den Kindern häufig versteckt. Meist kombiniert mit emotionalen Auffälligkeiten (48 % Enuresis, vorwiegend primär; 33 % Schlafstörungen; 25 % Essstörungen, dissoziales Verhalten; 17 % HKS, ☞ 24.9).

Diagnostik Ausschluss somatischer Erkr., ansonsten ☞ 24.1.2.

Differenzialdiagnosen Wurmbefall (Wurmeier im Ausstrich), Megakolon (Rö), Sphinkterschwäche (digitale oder tonometrische Bestimmung), geistige Behinderung.

Therapie Bei zusätzlich bestehender Obstipation (Überlaufenkopresis) symptomatische Maßnahmen wie Abführmittel, Einläufe und Ernährungsumstellung. Psychother. (Spiel- oder Gesprächsther.), Verhaltensther. (u.a. Toilettentraining) bei Toilettenphobie (Kinder fürchten sich vor dem Toilettengang, weil sie glauben, dass dort z.B. ein Ungeheuer lebt.) Gesprächs- oder Spielther. zum Angstabbau, Heilpädagogik und Elternberatung (☞ 24.1.3).

Prognose Hohe Rate am Spontanremission, nach der Pubertät äußerst selten; je gestörter die familiären Beziehungen sind, desto anhaltender kann die Enkopresis bestehen.

24.4.4 Schlafstörungen

(ICD-10 F51) ☞ 25. Schlafstörungen sind oft nur vorübergehend!

Ätiologie Bei kleineren Kindern überwiegend durch Trennungsängste oder Angst vor Dunkelheit, selten auch Angstträume; häufig durch Aufregung vor dem Schlafengehen (Fernsehen!), abendliche Unruhe im Haus und erhöhte Angstbereitschaft. Verschiedene Formen: Ein- und Durchschlafstörungen, Störungen des Schlaf-/Wachzyklus, episodisches Auftreten von Verhaltensauffälligkeiten (Parasomnie), exzessive Tagesmüdigkeit.

Klinik

Pavor nocturnus *(ICD-10 F51.4):* Angstsymptomatik mit plötzlichem nächtlichem Aufschreien (in der ersten Hälfte der Nacht), Jammern und Weinen bei getrübtem Bewusstsein; keine emotionale Beeinträchtigung, gute Prognose.

Noctambulismus bzw. **Somnambulismus** (Schlafwandeln, *ICD-10 F51.3):* Koordinierte Handlungsabläufe während des Schlafes (während der ersten Hälfte des Nachtschlafes), die kaum angstvoll erlebt werden, überwiegend im Kleinkindesalter, erhöhtes Unfallrisiko. Keine Beziehung zur Epilepsie.

Hypersomnien: Anfallsartige Schlafzustände. Ursächlich: Kleine-Levin-Sy. (*ICD-10 G47.8*), Narkolepsie (*ICD-10 G47.4* ☞ 9.2.2), Schlafapnoe-Sy. (*ICD-10 G47.3*).

Differenzialdiagnosen Dämmerzustände (☞ 9.1.6), Temporallappenepilepsien (☞ 9.1.4), Rolandi-Epilepsie, Schlafprobleme im Rahmen anderer kinderpsychiatrischer Auffälligkeiten (Tourette-Sy., Aufmerksamkeitsstörung, LRS, Depressionen, Angststörungen, Autismus).

Therapie Elternberatung, Ritualisierung mit Zuwendung zum Kind vor dem Schlafengehen, Aufklärung über Trennungsängste besonders bei Einschlafproblemen, pragmatische Vorschläge, z.B. Licht anlassen, Ausschalten potenzieller traumatischer Erfahrungen.

24.5 Schulbezogene Probleme

24.5.1 Schulreife

Problematik des Schulbesuchs: Auswahl der Schulform; neue, evtl. schwierige soziale Beziehungen (Lehrer, Mitschüler); identische Leistungsbewertung bei unterschiedlichen Lernvoraussetzungen; Überforderung, auch durch unangemessenen Ehrgeiz der Eltern.
Aufgabe der Schule: Bewahrung und ggf. Wiederherstellung von Selbstvertrauen und Lernbereitschaft des Kindes.
Schulfähigkeitsuntersuchung: Hör- und Sehprüfung. Prüfung der Visuomotorik, Zeichenfertigkeit, differenzierten optischen Wahrnehmung, der Erfassung von Formen, Größen-, Mengen- und Ordnungsverhältnissen. Erfassen des geistig seelischen, sozialen, motorischen und sprachlichen Entwicklungsstandes sowie umschriebener Entwicklungsrückstände. Die soziale Anpassungsfähigkeit des Kindes ist eine wichtige Voraussetzung für die erfolgreiche Einschulung.

! Die Beurteilung der Schulreife ist nur eingeschränkt möglich: Im Zweifelsfall ist Zurückstellen besser als das Risiko des Versagens. Alternativen sind Kindergärten mit Vorschulbildung, Schulkindergärten, Vorklassen. Bei Teilleistungsschwäche oder Wahrnehmungsstörungen spezifische Übungen (z.B. Ergotherapie, Psychomotorikgruppe, Frostig-Therapie).

24.5.2 Teilleistungsstörungen

(ICD-10 F81). Umschriebene Entwicklungsstörungen.

Lese-Rechtschreib-Schwäche (LRS, Legasthenie)

(ICD-10 F81.0) Häufigste Form der Teilleistungsstörungen.

Ätiologie Differenzierungs- und Einprägungsschwäche im visuellen und akustischen Bereich oder Beeinträchtigung der visuomotorischen Koordination: Störung der Orientierung, der Informationsaufnahme, -verarbeitung, -speicherung, Integration und Expression. Genetische Disposition.

Klinik Leistungen im Lesen und/oder Schreiben sind deutlich herabgesetzt bei mind. durchschnittlichen allgemeinen Lern- und Leistungsmöglichkeiten und Fehlen einer Sinnesbehinderung. Verwechslung visuell (b–p–d–q, ie–ei) oder akustisch (d–t) ähnlicher Buchstaben, Buchstabenumstellungen oder -auslassungen, unzureichende Durchgliederung von Wörtern und Sätzen. Mögliche begleitende Störungen sind Hyperaktivität und Störungen des Sozialverhaltens.

Diagnostik

! Häufig Diagnosestellung erst bei Auftreten sek. Probleme (störendes aggressives Verhalten wegen andauernder Misserfolge!). Oft Verkennung der Kinder als „faul“ oder „dumm“, wodurch ein Circulus vitiosus beginnt.

- Neurologische, augenärztliche und HNO-ärztliche Untersuchung, evtl. pädaudiologische Untersuchung.
- Prüfung der akustischen Differenzierung und Merkfähigkeit (z.B. Mottier), der visuellen Wahrnehmung und Visuomotorik (z.B. Benton, Bender-Gestalt-Test) und der sprachlichen Fähigkeiten (z.B. psycholinguistischer Entwicklungstest).
- Durchführung eines standardisierten Rechtschreibtests (DRT, WRT), Prüfung der Lesefähigkeit (z.B. Züricher Lesetest).
- Erfassen der allgemeinen Lern- und Leistungsmöglichkeiten (z.B. HAWIK-R, CFT1, CFT20, K-ABC).

Differenzialdiagnosen Herabgesetzte allgemeine Lern- und Leistungsmöglichkeit; psychogene Lernhemmung bei intra- oder interpersonalen Konflikten.

Therapie Außerschulische Einzelbehandlung (speziell ausgebildeter Legasthenietherapeut). Neben dem Erwerb des Lesens und Schreibens Wiederaufbau des Selbstvertrauens, Entlastung der Eltern von der Hausaufgabenbetreuung.

- Hinweis auf längerfristige Behandlung (~1 h/Wo. über 1–1,5 J.).
- Finanzierung der Ther. nach dem Bundessozialhilfegesetz und KJHG, wenn seelische Behinderung droht oder vorliegt.
- Die zuständigen Lehrer sollten (mit Einwilligung der Eltern) über die Teilleistungsstörung informiert werden, um dem Kind Entlastungsmöglichkeiten zu geben.

Prognose Umso besser, je früher LRS erkannt und behandelt wird. Je länger LRS unerkannt besteht, desto größer ist die Gefahr sek. emotionaler Probleme (Selbstvertrauen ↓, fehlende Lernmotivation, Schulunlust, Ängstlichkeit, Frustrationsintoleranz, Misserfolgsorientiertheit). Begünstigung einer dissozialen Entwicklung (bis zu 25 %).

Dyskalkulie (Rechenschwäche)

(ICD-10 F81.2)

Ätiologie Visuelle Wahrnehmungsstörungen, Speicherdefizite, impulsiver kognitiver Stil.

Klinik Rechenleistung liegt unter Niveau bei durchschnittlichen allgemeinen Lern- und Leistungsmöglichkeiten. Als Folge von dem Leistungsversagen kommt es häufig zu Ängstlichkeit.

Diagnostik Ausführliche psychologische Untersuchung (IQ-Test, Rechentest).

Therapie Spezifische Trainingsprogramme, Dyskalkuliether. (von Rechenschwächetherapeuten durchgeführte Behandlung), Finanzierung nach dem KJHG und BSHG, wenn seelische Behinderung vorliegt oder droht. Bei zusätzlich bestehenden emotionalen Beeinträchtigungen Psychother.

Prognose Zur Prognose liegen keine Daten vor. Es ist aber anzunehmen, dass sich umso eher möglicherweise emotionale Beeinträchtigungen, wie vermehrte Ängstlichkeit, vermeiden lassen, je früher die Ther. beginnt.

24.5.3 Vermeiden des Schulbesuches

Fernhalten von der Schule durch die Eltern, Fernbleiben aus Unlust („Schuleschwänzen") (ICD-10 F91.2) bzw. Schulangst (Furcht vor Bewertungsvorgängen oder Beziehungsproblemen in der Schule) oder Schulverweigerung oder schulphobisches Verhalten (ICD-10 F93.0, Trennungs- und Verlustängste sowie Kränkungsängste).

Ätiologie V.a. beim schulphobischen Verhalten älterer Schulkinder depressive Verstimmung, familiäre Interaktionsprobleme.

Klinik Verweigerung des Schulbesuchs, körperliche Beschwerden (Kopfschmerzen, Bauchschmerzen, Schwächegefühl, Übelkeit) ohne organpath. Befund. Beschwerden treten nicht am Wochenende oder in den Ferien auf, Kinder halten sich in der Nähe der Eltern auf, gehen weniger gern zur anderen Kindern, können dort nicht übernachten. Bei Jugendlichen zusätzlich sozialer Rückzug. Auslösende Faktoren: z.B. Lehrerwechsel, Schulwechsel, Verlust eines Freundes, Umzug, körperliche Erkrankungen.

Differenzialdiagnosen Schulverweigerung als Folge einer emotionalen Störung, Schuleschwänzen bei Störung des Sozialverhaltens.

Therapie Vorrangiges Ziel: Rasche Rückführung in den Schulalltag, evtl. über stufenweise Rückführung, graduelle Desensibilisierung, evtl. Familientherapie, Verhaltenstherapie. Bei zusätzlichem Vorliegen von Panikattacken evtl. SSRI-Einsatz, bei Depression zusätzlich Antidepressiva (SSRI).

Prognose Bei Vorliegen einer ausgeprägten Schulphobie sollte frühzeitig therapeutisch interveniert werden, da sonst Gefahr der Chronifizierung besteht. Katamnesen zeigen, dass diese Kinder häufig psychisch auffällig bleiben, besonders treten Phobien und emotionale Störungen auf.

24.6 Entwicklungskrisen der Adoleszenz

Adoleszenz: Zeit zwischen Erscheinungen der körperlichen Reifemerkmale (Pubarche, Menarche, Spermarche) und Aufnahme der Beziehungsform und Aufgaben Erwachsener. Beginn und Dauer individuell unterschiedlich.

In dieser Zeit Ablösung und Wiederbindung von/an die Eltern, Auseinandersetzung mit dem neuen Körperschema, Übernahme neuer sozialer Rollen, Entwicklung der Ich-Identität. Neben äußeren Veränderungen veränderte Erwartungen, Rollenangebote, neue Aktivitäts- und Beziehungsbedürfnisse im sozialen Bereich. Typischerweise Konflikte mit Erw.

Mögliche Krisen: z.B. Anorexia (*ICD-10 F50.0*, ☞ 21.3.1) bzw. Bulimia nervosa (*ICD-10 F50.2* ☞ 21.3.1), Substanzmissbrauch (☞ 23), Suizidalität (☞ 3.8.3). Krisenentwicklung ist abhängig von den Besonderheiten der emotionalen und sozialen Entwicklung, der aktuellen Lebenssituation, des Gleichaltrigenkontaktes, der Ausbildung und der somatischen Voraussetzungen.

Suizidalität im Jugendalter

☞ 3.8.3. Verhältnis Suizidversuch : vollendeter Suizid = 31 : 1. Beide sind im Kindesalter sehr selten. Prävention und Verhinderung der Wiederholung eines Suizidversuches sind oberstes Gebot.

! Merke

- Wiederholungsrisiko bei Jugendlichen 10 %. 1 % der Jugendlichen, die einen Suizidversuch begehen, sterben innerhalb von 2 J. an einem vollendeten Suizid!
- Kinder oder Jugendliche, die einen Suizidversuch unternehmen, haben sich häufig schon längere Zeit mit den konkreten Möglichkeiten des Suizidversuches befasst und auch darüber gesprochen. **Cave:** Suiziddrohungen sind immer ernst zu nehmen.
- Die Ausführung des Suizidversuches ist umso ernsthafter ausgestaltet, je tief greifender die psychische Störung ist.

Ätiologie Auslösende Faktoren, wie disziplinäre Krisen (Schule, Kontakt mit Polizei), Beziehungs- und Selbstwertprobleme. Auch bei Depressionen, psychiatrischen Erkr., Störungen des Sozialverhaltens. Häufigste Methode ist die Intox. mit Medikamenten.

Klinik **Alarmsymptome:** Vereinsamung, Grübeln, Teilnahmslosigkeit, Leistungsabfall und Weglauftendenzen.

Diagnostik Umstände des Suizidversuches klären, Klärung der suizidalen Absicht, auslösende und prädisponierende Faktoren klären, Modell für suizidales Verhalten, soziales Netzwerk, psychopath. Befund (psychiatrische Störung).
Für eine ernsthafte suizidale Absicht spricht: Suizidhandlung wurde ausgeführt, während der Betroffene allein war. Der Zeitpunkt wurde so gewählt, dass ein Auffinden kaum möglich gewesen wäre. Es wurden Vorbereitungen getroffen, weil der Tod erwartet wurde. Es wurden vorher Leute von der suizidalen Absicht informiert und ein Abschiedsbrief zurückgelassen.

Therapie Nach einem Suizidversuch ist es wichtig, das Signal ernst zu nehmen, suizidale Überlegungen des Pat. zu verstehen, die Beziehungen wiederherzustellen und alternative Problemlösungen gemeinsam mit Pat. und Eltern zu entwickeln.
☞ 3.8.3. Einzeltherapie, um Problemlösungsfähigkeiten des Jugendlichen zu verbessern, ferner Stressbewältigungsmanagement, stationäre Krisenintervention, evtl. Langzeittherapie.

24.7 Autistische Entwicklungsstörung

(ICD-10 F 84.)= tief greifende Entwicklungsstörung

Ätiologie Genetische Faktoren, mangelnde Funktion neuronaler Netzwerke, Beeinträchtigung bei der Verknüpfung von Wahrnehmungen innerhalb, aber auch zwischen den Sinnesbereichen im Sinne einer ZNS-Funktionsschwäche. Die Wahrnehmungsintegration ist beeinträchtigt: Vestibulär-kinästhetisch-taktil, taktil-visuell, visuell-auditiv.

Klinik

- Soziale Beeinträchtigungen (mangelhafte Beziehung zu Personen, Unvermögen, Bindungen aufzubauen, kaum Blickkontakt).

- Kommunikationsprobleme: Mangel an Mimik und Gestik, Sprachverständnisstörung, Echolalien, autonome Wortbildung, „du“ statt „ich“ (Pronominalumkehr), Unfähigkeit, Sprache als Kommunikationsmittel einzusetzen.
- Begrenzte oder sich stereotyp wiederholende Aktivitäten/Zeremonien/Rituale: Isolierte Interessen, Stereotypien, Bevorzugung von Nahrezeptoren, panikartige Reaktion bei Veränderungen.
- Früher Beginn (bis zum 36. Lebensmonat).

Begleitende Merkmale Beeinträchtigung der Intelligenz, epileptische Anfälle (bei Jugendlichen mit autistischer Entwicklung und einer Beeinträchtigung der geistigen Entwicklung in über 30 % Grand-mal-Epilepsie auftretend), psychiatrische Probleme (aggressive Durchbrüche, Selbstverletzungen, ritualistisches Verhalten, leichte Störbarkeit bei Außenreizen, Phobien).

Diagnostik Früherkennungszeichen: Keine oder selektive Reaktion auf akustische und visuelle Reize, Ausbleiben des Lächelns nach 3. Lebensmon., des Armausstreckens nach 6. Lebensmon., des Nachahmens nach 10. Lebensmon., ungewöhnlich ruhiges Verhalten oder lange dauernde unerklärliche Erregungs-, Wein- oder Schreiphasen.

Differenzialdiagnosen Asperger-Sy. (kaum oder keine Sprachbeeinträchtigung, gestörtes Einfühlungsvermögen, umschriebene Interessen, motorische Ungeschicklichkeit), Rett-Sy., Fragiles-X-Sy., Oligophrenie (? 24.7), Taubheit, Rötelnembryopathie.

Therapie Verhaltensther., Heilpädagogik, sensomotorische Übungsbehandlung, Musikther. Schwerpunkte: Aufbau sozialer Kontakte und sprachlicher Fähigkeiten, Elternberatungs- und -betreuungsarbeit auch zur Krankheitsbewältigung (Selbsthilfegruppen für Eltern).
Neuroleptika (? 19.1.6) bei motorischer Unruhe und Affektdurchbrüchen. Antikonvulsiva bei epileptischen Anfällen.

Prognose Je nach Ausprägung zwischen starker Behinderung und Unfähigkeit zur selbstständigen Lebensführung bis hin zur selbständiger Lebensführung und Berufsintegration. Günstig sind gute allgemeine Lern- und Leistungsmöglichkeiten und Sprachaneignung bis zum 5. Lj.

24.8 Beeinträchtigung der geistigen Entwicklung

Oligophrenie, geistige Entwicklungsstörung. Nach WHO leicht (IQ 55–70 → ICD-10 F70), mittelgradig (IQ 40–55 → ICD-10 F71) oder ausgeprägt (IQ < 40 → ICD-10 F72). 6 ‰ der Bevölkerung. Verbunden mit einer Beeinträchtigung des Verhaltens, der Problemlösefertigkeiten, Lebensbewältigungstechniken und sozialen Fertigkeiten. Drei grundlegende funktionale Einheiten des ZNS (in Wechselwirkung stehend): Regulation des Aktivitätstonus, Informationsaufnahme-Verarbeitung-Speicherung, Programmierung; Regulation.

Ätiologie Milieu- und Umweltfaktoren (starke Beeinträchtigung der Intelligenzentwicklung möglich)
Anlagebedingt (z.B. Oligophrenia vera):
- Angeborene oder früh erworbene Struktur- und/oder Funktionsabweichung des ZNS: Genetische Ursachen und vererbte Fehlbildungssy. (z.B. Marfan-Sy., Lawrence-Moon-Biedl-Sy.).

- Stoffwechselanomalien: z.B. Phenylketonurie, Ahornsirupkrankheit, Tay-Sachs-Sy., Wilson-Krankheit (☞ 12.4).
- Neurokutane Sy.: z.B. tuberöse Sklerose, Recklinghausen-Krankheit (☞ 13.3.1).
- Chromosomenanomalien: z.B. Down-Sy., Martin-Bell-Sy. (Fragiles-X-Sy.), Klinefelter-Sy., Turner-Sy.
- Endokrine Anomalien: z.B. Hypothyreose.
- Störung der embryonalen Entwicklung: z.B. häufig Alkohol-, seltener Rötelnembryopathie.
- Pränatal erworbene Hirnschäden: z.B. durch Toxoplasmose, Zytomegalie, Lues, Listeriose.
- Pränatale Fehlbildungen des ZNS: z.B. Dandy-Walker-Sy. (☞ 11.7.3), Arnold-Chiari-Sy. (☞ 11.7.4), Aquäduktfehlbildungen mit Hydrozephalus (☞ 13.5).
- Perinatal erworbene Hirnschäden: O_2-Mangel, Blutungen, Hyperbilirubinämie.
- Postnatale erworbene Hirnschäden: z.B. nach Keuchhusten und postvakzinalen Enzephalitiden, Neugeborenenerythroblastose, Hirntraumen (☞ 16.1).

Prävention **Primär:** Alkoholenthaltung der Mutter während der Schwangerschaft, Rötelnimpfung der jungen Mädchen, Fruchtwasseranalyse durch Amniozentese (bei erhöhtem Fehlbildungsrisiko), Ultraschalluntersuchung.
Sekundär: z.B. Aminosäurescreening bei Neugeborenen, Untersuchung auf Galaktosämie, Hypothyreose, Impfungen (z.B. Haemophilus, Influenza, Keuchhusten), genetische Beratung und Prävention der sozialen Ausgrenzung (z.B. integrierte Kindergärten bzw. Schulklassen).

Klinik
- Geistige Behinderung ist selbst keine psychiatrische Störung, jedoch Risikofaktor: Bei leichter geistiger Behinderung ein Drittel mit zusätzlichen psychiatrischen Diagnosen, bei schwerer geistiger Behinderung etwa die Hälfte.
- Leichtgradige geistige Behinderung: Unterschiedlich, z.B. emotionale und/oder dissoziale Störungen, Hyperaktivitätsstörungen.
- Schwerere Form: Unruhezustände, Stereotypien, autistische Sy. (☞ 24.9), Psychosen (☞ 24.12), Hyperaktivitätsstörungen, Selbstverletzungen.
- Additiv wirken soziale Ablehnung, innerfamiliäre Störungen, Störungen der sozialen Beziehung und institutionelle Deprivation.
- Spezifische Probleme: z.B. Lesch-Nyhan-Sy. mit selbst verletzendem Verhalten, Fragiles-X-Sy. mit sozialer Angst, Prader-Willi-Sy. mit Überessen, kongenitale Röteln mit autistischen Verhaltensweisen, fetales Alkoholsy. mit Hyperaktivität.

Diagnostik **Anamnese:** Vorgeschichte, Familienanamnese, Schwangerschafts- und Geburtskomplikationen (Mutterpass und Vorsorgeheft zeigen lassen), Auffälligkeiten in der Neugeborenenzeit, Hinweise auf vorangegangene Enzephalitiden, Krampfanfälle, statomotorische und sprachliche Entwicklung.
Körperliche Untersuchung: (internistisch neurologischer Status), z.B. Hautanomalien, dysmorphe Zeichen, Fehlbildungen, Kopfumfangsmessung. Ausschluss von Seh- u./o. Hörbeeinträchtigungen.
Psychologische Leistungstests zur Untersuchung der allgemeinen Lern- und Leistungsmöglichkeiten.
Labor: Standardlabor, Seroreaktion auf Lues, Toxoplasmose, Phenylketonurie und andere Stoffwechselerkr., Chromosomenanalyse.
Apparative Diagn.: Rö, CCT oder MRT, EEG.

Therapie

- Am wichtigsten ist die Früherkennung!
- Frühförderung der Kinder anstreben, Beratung der Eltern, v.a. zur Krankheitsbewältigung.
- Multidimensionale Ther.: Verhaltensther. (Erlernen von Fertigkeiten der Selbstfürsorge, Verhaltensmodifikation bei selbst verletzendem Verhalten u./o. Stereotypien), sonderpädagogische Förderung, KG, Logopädie und Familienberatung, Familienther.
- Evtl. medikamentöse Behandlung mit Neuroleptika (vorrübergehend, nie dauerhaft!) bei Eskalation von aggressiven Verhaltensweisen, ausgeprägten Stereotypien, Hyperaktivität, Selbstverletzung.
- Verlauf und Prognose sind abhängig vom Einzelfall (je nach Ausprägung der Intelligenzminderung) und den Bedingungen der Förderung. Bei den leichten Formen und bei adäquater Förderung schaffen es 50–80 % der Betroffenen später ein Leben ohne Hilfe zu erreichen. Von besonderer Wichtigkeit ist die soziale Anpassungsfähigkeit.

24.9 Deprivation und Misshandlung

24.9.1 Deprivationssyndrom

(ICD-10 F94.2) Psychischer Hospitalismus, Trennungssy.

Ätiologie Fehlende oder eingeschränkte beständige Zuwendung während der ersten 2 Lj. (Fehlen oder Verlust der Eltern oder Störung der Elternschaft durch Misshandlung und/oder Vernachlässigung). Potenzielle Deprivationsbedingungen: Trennung oder Verlust der Eltern, Krankenhausaufenthalte, Heimunterbringungen.

Klinik Je nach Zeitpunkt und Ausmaß der Deprivation unterschiedliche Ausprägungen von Initiativlosigkeit, Interessenverlust, Entwicklungsverzögerungen, Bewegungsstereotypien, vermehrter körperlicher Anfälligkeit, Enuresis (☞ 24.4.2), Aggressivität, Störungen des Sozialverhaltens, Fehlen des Grundvertrauens in die Zuverlässigkeit zwischenmenschlicher Beziehungen (Voraussetzung für soziales Lernen).
Frühkindliche Gedeihstörung: Gewicht unter der 3. Perzentile ohne körperliche Erkr.; Entwicklungsstörungen, vermindertes Lächeln und Vokalisation, fehlende ängstliche Reaktion beim Verlassenwerden, Ausbleiben des Fremdelns.
Entwicklungsstörung mit psychosozialem Minderwuchs: Körpergröße unter der 3. Perzentile; verzögerte Epiphysenreifung, hochgradig abnormes Essverhalten mit Stehlen und Horten von Essen, Störungen des Schlaf-Wachrhythmus, herabgesetzte Schmerzempfindlichkeit, ausgeprägte Entwicklungsverzögerung, evtl. Enuresis (☞ 24.4.2), Enkopresis (☞ 24.4.2) und aggressives Verhalten.

Therapie Reversibilität sowohl der körperlichen als auch der psychischen Auffälligkeiten durch Aufhebung der deprivierenden Bedingungen.

Primärprävention

- Gewährleistung von geschützten und gesicherten ersten Beziehungen für das Neugeborene.
- Uneingeschränktes Besuchsrecht für Eltern bei Behandlung von Kindern im Krankenhaus zur Vermeidung des Hospitalisierungssy.

- Möglichst gleichzeitige Aufnahme von Mutter oder Vater.
- Vorbereitung des Kindes auf die stationäre Behandlung und kindgerechte Krankenhausstrukturen.

24.9.2 Kindesmisshandlung und sexueller Missbrauch

Kindesmisshandlung

(ICD-10 Z61.6)

Ätiologie Entwicklungsbeeinträchtigungen der Eltern oder aktuelle belastende Lebensumstände bei den Eltern (dadurch Überforderung durch Erziehungsaufgaben). Zum Teil sind misshandelnde Eltern selber Opfer von Misshandlungen gewesen.
Zu unterscheiden sind: Körperliche Misshandlungen (herbeigeführte Verletzungen, Münchhausen-Stellvertreter-Sy.), Vernachlässigung (Mangel an körperlicher und/oder medizinischer Fürsorge, Mangel an emotionaler Nähe, unzureichende Stimulation), emotionaler Missbrauch (Feindseligkeit, unangemessene Forderungen, Drohungen das Kind zu verlassen), sexueller Missbrauch (penetrierend, nicht penetrierend, innerfamiliär, außerfamiliär).

Klinik **Battered-child-Sy.:** Schwerste Form der Kindesmisshandlung mit Frakturen der langen Röhrenknochen und Weichteilschwellungen. Hinweise auf Misshandlung: Unterernährung, striemenförmige Hautveränderungen, Blutergüsse, Verbrennungsmale, zahlreiche Narben, multiple Knochenbrüche in unterschiedlichen Heilungsstadien, subperiostale Blutungen und subdurale Hämatome (☞ 16.2.2), retinale Blutungen. Die Kinder sind in ihrem Verhalten häufig ängstlich, überangepasst, verschüchtert, suchen bei Eltern wenig Schutz.
Münchhausen-Stellvertreter-Sy.: Mütter erfinden oder erzeugen bei ihrem Kind (Stellvertreter) körperliche Symptome.
Kindesvernachlässigung: Entbehrung von Nahrung, Kleidung und Unterkunft, häuslicher Regeln und Aufsicht, Mangel an emotionaler Zuwendung, Mangel an kognitiver Stimulation.
Emotionaler Missbrauch: Eltern verhalten sich extrem feindselig gegenüber dem Kind, Zurückweisung und Liebesentzug, Aufmerksamkeitsentzug, Unbeständigkeit im Verhalten, Drohungen, das Kind zu verlassen, unangemessene Belastungen und Forderungen.

Sexueller Missbrauch

(ICD-10 Z61.4) Erzwungenes sexuelles Verhalten und/oder sexuelle Aktivität zwischen einem Kind und einem Erw. In Prävalenzerhebungen gaben etwa 2 % (F : M = 3–4 : 1) der Befragten an, im Kindesalter von Erw. einmal, z.T. auch mehrfach zu vaginalem, analem oder oralem Geschlechtsverkehr gezwungen worden zu sein. Andere Formen sexuellen Missbrauchs mit Körperkontakt gaben bis zu 12 % der Frauen an. Sehr stark schwankende Angaben über Häufigkeit wegen fehlender Differenzierung der Begriffe: Vaginal-, Anal- oder Oralverkehr mit und ohne Anwendung von Gewalt, andere sexuelle Körperkontakte, Exhibitionistenkontakte, verbale Belästigung, pornographische Stimulation ohne Körperkontakt.

! Die Kinder bzw. Jugendlichen können und dürfen nicht verantwortlich gemacht werden!

Bei sexuellem Missbrauch sind die Täter in der Regel Männer, 10 % der Taten werden von Frauen begannen. Innerhalb der Familie sind die Väter und die Stiefväter häufig die Täter. Mädchen, die mit einem Stiefvater aufwachsen, sind 6 × häufiger gefährdet, Opfer eines sexuellen Missbrauchs zu werden. Täter außerhalb der Familie sind oft dem Kind Vertraute oder Freunde der Familie (Nachbarn, Freunde der Familie, Lehrer, Babysitter usw.).

Klinik Die unmittelbaren Auswirkungen von sexuellem Missbrauch sind unspezifisch. Die psychischen Auffälligkeiten infolge des sexuellen Missbrauchs sind enthemmtes triebhaftes Verhalten bei Kleinkindern mit ungewöhnlich aktivem Interesse an eigenen Genitalien oder an denen anderer Kinder, Distanzlosigkeit gegenüber Fremden, nicht altersgemäße sexuelle Aktivitäten mit Gleichaltrigen, exzessive Masturbation, spielerische Imitation der Tat, sexuell provozierendes Auftreten. Im Schulkind- und Jugendalter Blockierungen und Ängste in der Sexualentwicklung, funktionelle Sexualstörungen, Promiskuität, sexuell aggressives Verhalten, gestörte Geschlechtsrollenidentität.
Da oft Täter im Nahbereich des Kindes, existenzielle Verunsicherung, Angst vor Trennungen, Angst vor Körperkontakt durch geliebte Bezugspersonen. Zusätzlich unerklärliches Schulversagen, plötzliches Abfallen der Schulleistungen, Konzentrationsstörungen, plötzliches Weglaufen und sozialer Rückzug, Drogen- und Alkoholprobleme, Selbstverletzungen, Suizidversuche und depressiver Rückzug.

Therapie Grundsätzlich sollte das ärztliche Handeln eher durch präventive und ther. Überlegungen als durch strafrechtliche Maßnahmen bestimmt sein. Ziel muss sein, das Kind/den Jugendlichen vor weiteren Missbrauchserlebnissen zu schützen. Unter Umständen bedeutet das auch die Herausnahme des Kindes aus der Familie, wenn der Täter in dieser lebt, um dann unter dem Schutz der stationären Bedingungen weitere Schritte (z.B. Einschaltung des Jugendamtes) einzuleiten.

24.10 Psychosen aus dem schizophrenen Formenkreis

(ICD-10 F20) Schwerwiegende Abweichung im Fühlen, Denken und Handeln, mit einer Veränderung des Verhaltens, der Entwicklungsrichtung, selbstverständlicher Bedeutungsgehalte und der Eigenwahrnehmung in kaum mehr einfühlbarer Weise.

24.10.1 Schizophrene Psychosen

☞ 19. Prävalenz 0,4 %. Vor Pubertät und Adoleszenz selten. 4 % beginnen vor dem 14. Lj. und 0,1–1 % vor dem 10. Lj.

Ätiologie Multifaktoriell mit individuellem Bedingungsgefüge, genetische Disposition, biochemische Faktoren (Überempfindlichkeit dopaminerger Rezeptoren im Bereich des limbischen Systems); Störung der neuronalen Entwicklung, psychosoziale Faktoren (z.B. High-expressed-emotion-Familien) sind als Auslöser und für den Verlauf bestimmend. Erworbene oder ererbte Reizaufnahme-, Verarbeitungs- und Erfassungsschwäche.

Klinik

Insgesamt dem Erwachsenenalter ähnlich.

Kindliche schizophrene Psychosen: Bis zu 50 % Prodomalerscheinungen: Verstimmungen, regressives Verhalten, dissoziale Handlungen, Angst, mutistische Reaktionen, verminderte Konzentration und Unruhe. Kaum produktive Symptomatik, wie Wahn und Halluzinationen, wenn diese auftritt, dann überwiegend weniger komplex als im Erwachsenenalter. Eher finden sich Störungen des Antriebes, der Emotionalität, Motorik und Sprache, Interesselosigkeit bei Spielen, Zwangsgedanken und Zwangshandlungen.

Präadoleszenz: Wahnsymptome können ausgebildet werden, v.a. zönästhetische Symptome (Leibgefühlsstörungen), später auch paranoide Symptome (Beziehungs- Beeinflussungsideen, Verfolgung).

Adoleszenz: Häufig Leistungseinbrüche, Interessenverlust, Antriebsminderungen und depressive Verstimmungen. Ähnlich der Schizophrenie bei Erw. (☞ 19). Größenwahn, religiöse oder depressive Wahnideen, Liebeswahn, Halluzinationen.

Diagnostik Meist erst im Verlauf, zumal verminderte Schulleistungen und Auffälligkeiten, die wie „dumme Streiche" imponieren, auch in anderen Zusammenhängen auftreten. Die hebephrene Form der Schizophrenie mit im Vordergrund stehendem Interessenverlust, läppischer Stimmung und affektiver Verflachung beginnt typischerweise im Jugendalter.

Neurologische Untersuchung, Laborscreening, EEG, CCT und/oder MRT (z.B. MS, Tumoren), Liquorstatus.

Differenzialdiagnosen

Kinder: Organisch bedingte psychische Störungen (☞ 22), Intox. (☞ 3.7), entzündliche ZNS-Erkr. (☞ 7), Tumoren (☞ 10), Stoffwechselstörungen, Epilepsie (☞ 9.1), Landau-Kleffner-Sy., neurodegenerative Erkr., Autismus.

Jugendliche: Zusätzlich reaktive Psychosen, Borderline-Störungen und drogeninduzierte Psychosen, Manie.

Therapie Mehrdimensional, meist stationär, Pharmakother. Sulpirid, Clozapin, Olanzapin, Risperidon, Buthyrophenone, Phenothiazine (☞ 19.1.7), Heilpädagogik, stützende Psychother., Elternberatung, Ergother., frühzeitige rehabilitative Maßnahmen, Training sozialer Fertigkeiten.

Prognose Beste Prädiktoren bei früh einsetzender Schizophrenie: Hohes prämorbides Funktionsniveau und rasche Erholung von der ersten Episode.

25

Schlaf

Inhalt

Jürgen Klingelhöfer _ Martina Näher-Noé

824 **25.1 Physiologie des Schlafes**
824 25.1.1 Normaler Schlafablauf
825 25.1.2 Bedeutung des Schlafes
825 **25.2 Diagnostik**
825 25.2.1 Schlaf-EEG
828 25.2.2 Polysomnographie
828 **25.3 Insomnie**
833 **25.4 Parasomnien**
833 25.4.1 Aufwachstörungen (Arousalstörungen)
834 25.4.2 REM-Schlafparasomnie (Verhaltensstörung im REM-Schlaf; Schenck-Syndrom)
834 25.4.3 Weitere Parasomnien
835 **25.5 Narkolepsie**
838 **25.6 Restless-legs-Syndrom**
839 **25.7 Schlafapnoe**
841 **25.8 Schlaf und Schlaganfall**
841 25.8.1 Schlafbezogene Atemstörungen und Schlaganfall
842 25.8.2 Schlaf und hämodynamisch bedingter Schlaganfall
842 25.8.3 Schlaganfall und Schlaf

25.1 Physiologie des Schlafes

Schlaf: Periodisch auftretende physiologische Veränderung des Bewusstseins mit Erlöschen der zielgerichteten Motorik und Herabsetzung vegetativer Funktionen. Im Allgemeinen sind die Augen geschlossen und die Empfänglichkeit für äußere Reize ist vermindert, es besteht jedoch Wahrnehmungsbereitschaft für Weckreize. Der Schlaf folgt einer zirkadianen Rhythmik und dient der Erholung des Organismus.

Differenzialdiagnosen Bewusstseinstrübung, Koma (reduzierte/fehlende Weckbarkeit, ☞ 3.1.2), Narkose (reduzierte/fehlende Weckbarkeit), Hypnose, dissoziative Störungen (☞ 20.5).

25.1.1 Normaler Schlafablauf

Schlafstadien

Verschiedene Schlafstadien (☞ 25.2). Tiefschlafphasen nehmen im Laufe der Nacht ab, REM-Stadien und leichte Schlafphasen werden länger.

Non-REM-Schlaf

- Einschlafstadium (Stadium 1), mitteltiefer Schlaf (Stadium 2), Tiefschlaf (Stadium 3 und 4).
- Dauer: Jeweils 70–80 Min.
- Anteilsmäßige Verteilung: 75%.

REM-Schlaf

- Rapid Eye Movements = schnelle Augenbewegungen unter den geschlossenen Lidern.
- Dauer: Jeweils 20 Min.
- Anteilsmäßige Verteilung: REM-Schlaf 25%.

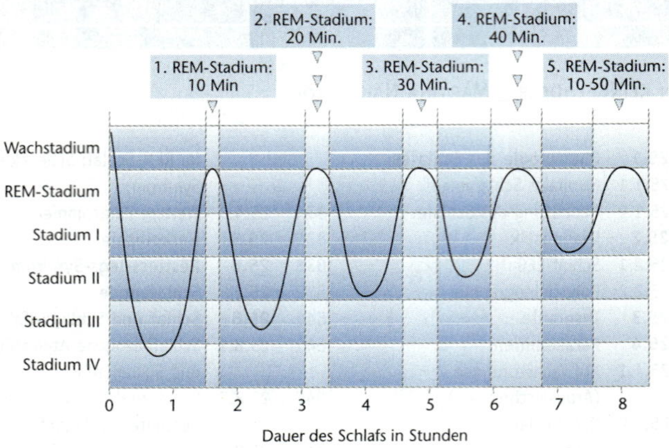

Abb. 25.1 Ablauf und Dauer der Schlafstadien

25.1.2 Bedeutung des Schlafes

„Der Schlaf ist für den ganzen Menschen, was das Aufziehen für die Uhr“ (Schopenhauer)
- Erholung des Organismus, lebensnotwendig.
- Tiefschlafphasen: Körperliche Regeneration, wichtige Stoffwechselvorgänge wie Ausschüttung von Wachstumshormon bei Kindern.
- REM-Schlaf-Phasen: Haupttraumphasen, Anpassungsfunktionen des Gehirns, Überführung von Gedächtnisinhalten ins Langzeitgedächtnis.
- Totaler Schlafentzug führt zu Müdigkeit, Konzentrationsunfähigkeit, Halluzinationen.
- Gesamtschlafdauer nimmt mit zunehmendem Alter kontinuierlich ab.
- Der erwachsene Mensch „verschläft“ etwa ein Drittel seines Lebens.

25.2 Diagnostik

25.2.1 Schlaf-EEG

Spezifische Form des EEGs, das physiologischerweise einen typischen Ablauf mit den verschiedenen Schlafphasen zeigt.

Auswertung Die Schlaf-EEG-Diagn. umfasst neben der üblichen EEG-Ableitung die Messung der Augenbewegungen (EOG = Elektrookulogramm) und des Muskeltonus (EMG = Elektromyogramm) des M. submentalis (EEG-Grundtypen ☞ 2.2.1). Zur Beurteilung wird das EEG in einzelne Epochen von 20 bzw. 30 Sek. unterteilt.

Schlafstadien Die Einteilung der Schlafstadien erfolgt nach Rechtschaffen und Kales (1968).

Tab. 25.1 Merkmale der 6 Schlafstadien im Schlaf-EEG

	EEG	EOG	EMG
Wachstadium	Mehr als 50% α-Aktivität, Zeichen der Vigilanzminderung möglich (α-Reduktion und Amplitudenminderung, hypnagoge frontale Thetaserien)	Langsame horizontale Augenbewegungen = Slow Eye Movements (SEM)	Muskeltonus hoch, zum Teil Bewegungsartefakte
NREM-Stadium I	Zerfall des α-Grundrhythmus mit mindestens 50% meist flacher, unregelmäßiger Theta- und Deltaaktivität, Vertexwellen (mono- oder biphasische, oberflächenneg. Wellen mit Amplitude bis 200 µV, Dauer 170–250 msec, umschriebenes Ausprägungsmax. zentral).	Zunahme der SEM	Tonische Muskelaktivität hoch

Tab. 25.1 Fortsetzung

	EEG	EOG	EMG
NREM-Stadium II	Auftreten von Schlafspindeln und K-Komplexen (*Schlafspindeln:* kurze Wellenfolgen mit relativ stabiler Frequenz und an- und absteigender Amplitude, Frequenz 12–14/Sek., Amplitude > 50 µV, von frontal bis okzipital ausgeprägt. *K-Komplexe:* 1. Komponente negative Spitze, 2. Komponente primär neg., dann pos. langsame Welle, Amplitude mind. 75 µV, Dauer mind. 500 msec, frontozentrales Maximum). Zusätzlich höher gespannte Delta-Aktivität < 20% möglich, im frühen Stadium II auch noch Vertex-Wellen	Keine Augenbewegungen	Tonische Muskelaktivität
NREM-Stadium III	20–50% Delta-Wellen < 3 Hz, Amplitude mind. 75 µV	Keine Augenbewegungen	Abnahme der tonischen Muskelaktivität
NREM-Stadium IV	Mehr als 50% Deltawellen < 3 Hz, Amplitude mind. 75 µV	Keine Augenbewegungen	Abnahme der tonischen Muskelaktivität
REM-Schlaf	Ähnlich Schlafstadium NREM I mit flacher unregelmäßiger Alpha-Theta-Aktivität. Auftreten von Sägezahnwellen möglich	Typische, sakkadenartige, in Clustern auftretende schnelle Augenbewegungen = Rapid Eye Movements (REM)	Stark verminderter bis aufgehobener Muskeltonus

! Stadium NREM III und IV werden oft auch als „slow wave sleep“ (SWS) bezeichnet.

Schlafprofil

Pro Nacht werden 4–6 Schlafzyklen (Zyklus = Non-REM-Phasen mit nachfolgender REM Phase) durchlaufen. Der Anteil der SWS-Phasen pro Zyklus nimmt mit zunehmender Schlafdauer ab, dafür längere REM-Phasen gegen Morgen.

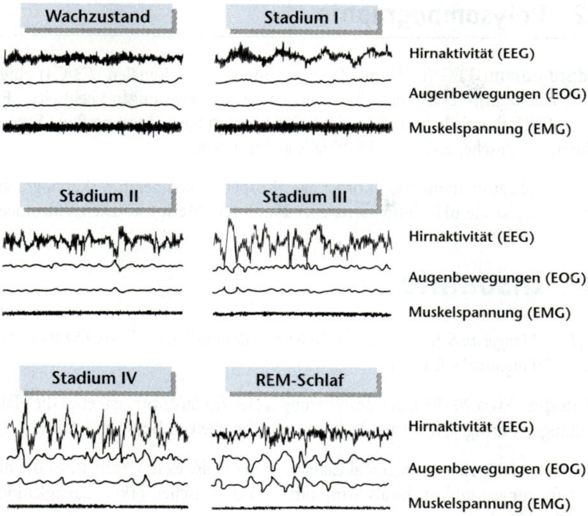

Abb. 25.2a Abbildung der verschiedenen Schlafstadien mithilfe EEG, EOG und EMG. Quelle: P. Hannemann, Schlafapnoe-Syndrom und Schnarchen © 2002 Jopp/Oesch Verlag Zürich

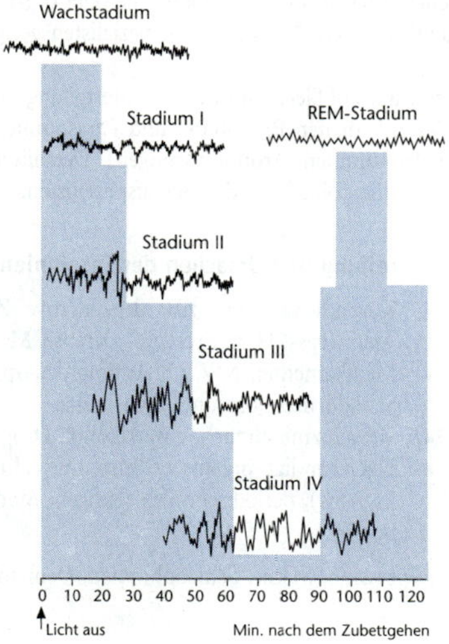

Abb. 25.2b Schlafmuster: Verlauf des 1. Schlafzyklus vom Einschlafen bis zur 1. REM-Phase mit den dazugehörigen EEG-Kurven

25.2.2 Polysomnographie

Standardprogramm EEG (meist nur Registrierung von 2–4 Kanälen (C3/C4) aufgrund begrenzter Kanalanzahl), EOG der horizontalen Augenbewegungen beidseits, EMG des M. mentalis, EKG, thorakale und abdominale Atembewegungen, Atmungsflow, Sauerstoffsättigung, Schnarchgeräusche, EMG des M. tibialis anterior bds.

Optional Ösophagusmanometrie, Körperlage, Körperkerntemperatur, Kapnographie, Beatmungsdruck, ösophagale pH-Metrie, arterieller Blutdruck. Meist zusätzlich Videometrie.

25.3 Insomnie

Insomnie (I.) = Mangel an Schlafqualität und/oder Schlafquantität. (ICD-10: F51.0 nicht organische Insomnie, G47.0 organische Insomnie).

Epidemiologie Etwa 20–30% der Bevölkerung haben Schlafstörungen, etwa die Hälfte davon ist behandlungsbedürftig. Oft verminderte Leistungsfähigkeit in Beruf und Alltag.

Klassifikation **ICD-10** (International Classification of Diseases): Organische oder nicht organische Schlafstörungen und solche als Symptom einer psychischen Erkr.; Klassifikation unübersichtlich in der Handhabung.
DSM (Diagnostic and Statistical Manual of Mental Disorders; ☞ Tab. 25.1): Insomnien komb. mit einer anderen psychiatrischen Krankheit (nicht organisch), Insomnien mit bekannter organischer Ursache, prim. Schlaflosigkeit (ohne psychiatrische oder organische Krankheit). Gliederung einfach und übersichtlich, auch für Nichtschlafspezialisten geeignet; neueste Version ist DSM-IV.
ICSD (International Classification of Sleep Disorders): Unterteilung in Dyssomnien (Störungen von innen, außen oder des zirkadianen Rhythmus) und Parasomnien (Störungen des Schlaf-Wach-Übergangs, andere Parasomnien, Arousalstörungen). Detaillierte Angaben über diverse Formen von Schlafstörungen, die „Bibel“ für den Schlafspezialisten.

Tab. 25.2 Einteilung und Ursachen der Insomnien nach DSM

Zugrunde liegender organischer Faktor	• Körperliche Erkr., z.B. degenerative ZNS-Erkr., Hirnschäden, Atemwegs-, Herz-Kreislauf-, Krebs-, Magen-Darm-, Nierenerkr. • Medikamenten-NW, z.B. Antibiotika, Appetitzügler, Neuroleptika, Schilddrüsenhormone, Zytostatika. • Substanzmissbrauch, z.B. Alkohol, Drogen. • Eigenständige organische Insomnie: „Ruhelose Beine“ (Restless-Legs-Sy.), periodische Bewegungen, Atemstillstände (Schlafapnoe-Sy.).
Anderweitige psychische Störung	Depression, Manie, Schizophrenien, Demenz.

Tab. 25.2 Fortsetzung

Prim. Insomnie (oft chronifiziert)	• Psychogen-psychoreaktiv: Schlafstörungen infolge emotionaler Belastungen und einer gestörten Erlebnisverarbeitung. • Prim. psychophysiologisch: Physiologische, kognitive oder emotionale Erregungsstörungen liegen zugrunde. • Idiopathisch: Beginn der Krankheit wird in die Kindheit datiert. • Sonderform: *Exogene Insomnie*: Auslösung durch Stress, Belastungssituationen, Änderungen der Schlafgegebenheiten, Schlaf störende Außeneinflüsse, nächtliches Essen und Trinken.
Begleitsymptom andersartiger Schlafstörungen	• Störungen des Schlaf-Wach-Rhythmus: Zeitzonenwechsel (jet lag), Schichtarbeit. • Parasomnien: Einwirken abnormer Ereignisse auf den (Ein-) Schlafprozess wie Schlafwandeln, nächtliches Zähneknirschen (Bruxismus) u.a. • Hypersomnien: (Tages-)Schläfrigkeit mit Schlafattacken, auch bei Patienten mit Schlafapnoesy., periodischen Bewegungen der Beine oder Narkolepsie.

Ätiologie (☞ Tab. 25.2)

Lebensführung: Schlafrhythmus entspricht nicht der individuellen Lebens- und Belastungssituation (z.B. Schichtarbeit, Zeitzonenwechsel, überlange Schlafzeiten bei alten Menschen, Nickerchen am frühen Abend), störende äußere Einflüsse (z.B. Lärm, Licht), Genussmittel (koffeinhaltige Getränke, Alkohol).

Psychosoziale Belastungsfaktoren: z.B. beruflicher Stress, Prüfungen, Paarkonflikt, bei Kindern Trennungs- oder Schulangst, aber auch freudige Ereignisse.

Psychiatrische Erkr.: Depression (☞ 18), Manie (☞ 18), schizophrene Psychosen (☞ 19), Missbrauch und Abhängigkeit von Alkohol und anderen psychotropen Substanzen (☞ 23), Demenz (☞ 22.2), Delir (☞ 22.1).

Allgemeine Erkr.: Schmerzen (ausreichende Analgesie (☞ 26.1), Ateminsuff. (z.B. Asthma, chron. Bronchitiden), Herzinsuff., Verdauungs-, Miktionsstörungen (z.B. Pollakisurie infolge Prostatahypertrophie), Hyperthyreose.

Arzneimittel-NW: Koffein (Antitussivum, Appetitzügler), Theophyllin, Ephedrin (Asthma- und Grippemittel, Antitussiva), Antidepressiva v.a. der Desipramingruppe (noradrenerge Wirkung → psychomotorische Aktivierung), Antiepileptika (z.B. Ethosuximid), Parkinsonmittel, wie Amantadin (z.B. PK-Merz®), Biperiden (z.B. Akineton®), Bromocriptin (z.B. Pravidel®), Levodopa (z.B. in Madopar®), Hormone (Thyroxin, Glukokortikoide → morgendliche Gabe), Chinolone (Gyrasehemmer), Zytostatika.

Schlafstörung nach Abusus von Tagessedativa: Entzugsinsomnie bei fallendem Sedativaspiegel.

Klinik

- Schlafbeschwerden: Nicht einschlafen können, häufiges Kurzerwachen, langes Wachliegen; Schlaf unruhig, flach und nicht erholsam, gesteigerte kognitive Aktivität.
- Einschlafstörung: Verzögertes Einschlafen um mind. 30 Min. Häufig bei akuten Insomnien, „Abschaltstörung" bei psychosozialen Belastungssituationen.
- Durchschlafstörung: Häufiges Aufwachen nach dem ersten Einschlafen, oberflächlicher, wenig erholsamer Schlaf. Häufiger bei chron. Insomnien.
- Früherwachen: Vorzeitiges Aufwachen von mind. 1 h. Häufiger bei organischen und insbes. psychiatrischen Erkr. (z.B. Depression).
- Kombination der verschiedenen Insomnieformen.
- Beschwerden in Bezug auf die Tagesbefindlichkeit: Physisch (z.B. Müdigkeit, Muskelschmerzen, Unwohlsein) und psychisch (z.B. Konzentrations- und Leistungsschwäche, überwiegendes Beschäftigtsein mit der Schlafschwierigkeit, Depressivität).
- Häufig Diskrepanz zwischen subjektiven Beschwerden des Pat. und objektiven Daten (z.B. messtechnisch fassbaren Störungen im Schlaflabor).

Diagnostik

- Exploration: Beschwerden erfragen; Einbeziehung des Bettpartners.
- Körperliche und psychiatrische Untersuchung.
- Technische Standardverfahren: Labor, EKG u.a.

Polysomnographie: Untersuchungen im Schlaflabor. *Vorteil:* Sicheres Erkennen organischer Störungen, wie Schlafapnoen (schlafgebundene Atemstillstände) oder periodischer Beinbewegungen (Restless-legs-Sy.); *Nachteil:* Hohe Kosten, Anpassungsprobleme der Pat. an die Laborsituation. *Alternative:* Ambulante Messsysteme mit Aufzeichnung des Ruheaktivitätsprofils durch Handgelenkaktograph.

Schlafprofil (nach Rechtschaffen und Kales): Standardauswertung. Beschreibt Art und Schwere der Störung, erleichtert die Therapieplanung; *Nachteile:* Weitgehend willkürlich festgelegte Kriterien, problematisch bei Schlafbeschwerden ohne objektivierbaren Befund (Fehlwahrnehmung des Pat.).

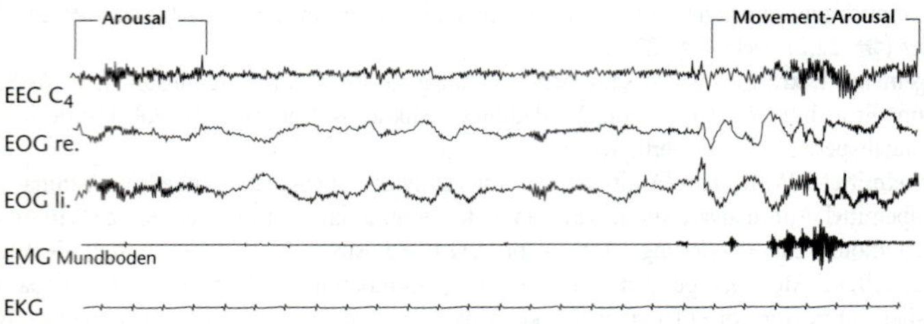

Abb. 25.3 Polysomnographische Aufzeichnung eines Arousals und eines „movement arousals". Quelle: G. Hajak, E. Rüther, Insomnie – Schlaflosigkeit © Springer-Verlag Berlin Heidelberg 1995

Schlaf-EEG: Frequenzbeschleunigungen des EEG (Mikroarousals) ermöglichen Abgrenzung von normalem und gestörtem Schlaf. Je höher die Zahl der Arousals, desto mehr ist die Nachtruhe fragmentiert. Anhäufungen von Mikroarousals bei Schlafgestörten häufiger als bei Schlafgesunden.

Nicht medikamentöse Therapie

- Aufklärung des Pat., Empfehlungen zur Schlafhygiene, d.h. Veränderung von Verhaltensweisen, die den Schlaf neg. beeinflussen (Schlafhygiene): z.B. Einhalten der individuell notwendigen Schlafmenge, regelmäßige Schlafzeiten, Verzicht auf Tagesnickerchen (besonders am frühen Abend), angenehme Schlafbedingungen, ausgewogene Ernährung, abendliche Alkohol- und Koffeinkarenz, vermehrte körperliche Aktivität am Tag.
- Entspannungsverfahren (☞ 20.9.6): z.B. progressive Muskelrelaxation, autogenes Training.
- Allgemeine verhaltensther. Interventionen, z.B. Stimuluskontrolle, Schlafrestriktion, Gedankenstopp.
- Spezifische Psychother.: z.B. Verhaltensther. (☞ 20.9.2), interpersonelle Psychother.

Hypnotikatherapie Medikation nur nach differenzialdiagn. Abklärung, Aufklärung und Schlafhygieneberatung, nicht pharmakologischen Therapieverfahren und psychother. psychosomatischen Therapieformen. Pharmakother. orientiert sich an der Symptomkonstellation, organischen und/oder psychiatrischen Begleiterkr., der Persönlichkeit und der Medikamentenvorgeschichte des Pat.

Substanzauswahl Kennzeichen des optimalen Hypnotikums (Schlafmittels): Rasche Wirksamkeit, subjektiv und objektiv verbesserter Schlaf, Erhalt des natürlichen Schlafmusters, keine Tagesbeeinträchtigung, kein Abhängigkeitspotenzial, keine Toleranzentwicklung, große ther. Breite/keine Atemlähmung bei Überdosierung. Allerdings erreicht kaum ein Hypnotikum alle diese Eigenschaften: So haben Benzodiazepine eine große ther. Breite und geringe Tolerenzentwicklung, führen jedoch zu Veränderungen des natürlichen Schlafmusters, haben ein (auch „low-dose"-) Abhängigkeitsrisiko mit Entzugsrisiko.

! Länger dauernder oder regelmäßiger Hypnotikagebrauch fördert die Ausbildung von Gewöhnung und Abhängigkeit.

Grundsätze

- Pat. bereits bei der erstmaligen Verordnung über das Risiko der Hypnotikaabhängigkeit aufklären.
- Dauergebrauch durch zeitlich begrenzte Verordnung ausschließen, kleine Einzeldosen und Packungsgrößen (N1) verordnen, Dosis möglichst schon in der 1. Wo. reduzieren oder Dosierungsintervall vergrößern.
- Hypnotika beeinträchtigen die Fahrtüchtigkeit auch über den Nachtschlaf hinaus (Hangover). Die zentral dämpfende Alkoholwirkung wird verstärkt.

! **Merke**

- Kombinationspräparate, Barbiturate, Methaqualon und Bromcarbamide sind als Hypnotika obsolet.
- Clomethiazol sollte außer im Rahmen der Alkoholentgiftung nur noch bei schwersten, anders nicht behandelbaren Schlafstörungen unter sorgfältiger Nutzen/Risiko-Abwägung eingesetzt werden.

Einschlafstörung **Chloralhydrat** 250–1000 mg (max. 2000 mg) p.o. (z.B. Chloraldurat rot®), in Dos. ≤ 1000 mg kaum Veränderung des natürlichen Schlafmusters.
„Non-Benzodiazepin-Hypnotika" Zolpidem 10 mg (z.B. Stilnox®) und Zopiclon 7,5 mg (Ximovan®), strukturchemisch von Benzodiazepinen verschieden, aber ähnlicher Wirkungsmechanismus. Seltener Abhängigkeitsentwicklung, Reboundinsomnie nach Absetzen sowie Hang-over.
Benzodiazepine: Mit mittellanger Wirkdauer: Lormetazepam (z.B. Noctamid®), Oxazepam (z.B. Adumbran®), Flunitrazepam (z.B. Rohypnol 1®); Dosierung ☞ Durchschlafstörung. Mit kurzer Wirkdauer Brotizolam 0,125–0,25 mg (Lendormin®), Triazolam 0,125–0,25 mg (Halcion®).
Antihistaminika: Doxylamin 25–50 mg p.o. (z.B. Mereprine®), Diphenhydramin 50 mg p.o. (z.B. Sediat®).

Durchschlafstörung Sedation am Folgetag gewünscht oder tolerabel:
Chloralhydrat 250–1000 mg (max. 2000 mg) p.o. (z.B. Chloraldurat blau®) oder 500–1000 mg (max. 2000 mg) p.o. (z.B. Chloraldurat® 500).
„Non-Benzodiazepin-Hypnotika": Zolpidem 10 mg (z.B. Stilnox ®) und Zopiclon 7,5 mg (Ximovan®).
Benzodiazepine: Mit mittellanger Wirkdauer Lormetazepam 0,5–2 mg p.o. (z.B. Noctamid®), Oxazepam 30 mg p.o. (z.B. Adumbran®), Flunitrazepam 0,5–1 mg p.o. (z.B. Rohypnol 1®). Mit langer Wirkdauer Nitrazepam 2,5–5 mg p.o. (z.B. Eatan N®), Flurazepam 30 mg p.o. (z.B. Dalmadorm®). **Cave:** Hang-over am Folgetag!

Nächtliche Unruhezustände im Alter Niedrig potentes Neuroleptikum mit sedierender Wirkung, z.B. Pipamperon 20–80 mg p.o. (Dipiperon®) oder Melperon 25–100 mg p.o. (Eunerpan®).

! Merke
- Benzodiazepine wegen Gefahr der paradoxen Reaktion vermeiden; keine Sedierung tagsüber.
- Cave bei Kombination/höherer Dosierung anticholinerg wirksamer Substanzen wegen Gefahr des anticholinergen Delirs.

Sonderfälle

Alkoholabusus: Diazepam 2–10 mg p.o. (z.B. Valium®) oder Clomethiazol 2–4 Kps. p.o. (z.B. Distraneurin®). **Cave:** Hohes NW-Risiko bei Komb. mit Alkohol! Rasche Abhängigkeitsentwicklung!
Depression (☞ 18): Psychomotorisch dämpfendes Antidepressivum (☞ 18.6.3) z.B. Amitriptylin 25–75 mg p.o. (z.B. Saroten®), alternativ Mirtazapin (Remergil®) 15–30 mg p.o. (günstigeres NW-Profil).
Manische (☞ 18) **und schizophrene** (☞ 19) **Psychose:** Niedrig potentes Neuroleptikum mit sedierender Wirkung, ggf. in Komb. mit hochpotentem Neuroleptikum (☞ 19.1.7).
Schlafstörungen bei Myasthenia gravis (☞ 15.3.1): Psychomotorisch dämpfendes Antidepressivum wie Amitriptylin 25–75 mg p.o. (z.B. Saroten®) oder niedrig potentes Neuroleptikum mit sedierender Wirkung, keine Benzodiazepine!

! Merke
- Keine Hypnotika bei Schlafapnoe-Sy.
- Schlafmittel sind lediglich Hilfsmittel! Sie beheben nicht die Ursache einer Schlafstörung. Bevor Hypnotika verordnet werden, Schlafstörungen aufgrund von exogenen Ursachen und Allgemeinerkr. ausschließen.

25.4 Parasomnien

Parasomnien sind Störungen mit nächtlichen motorischen und/oder affektiven Phänomenen. Die wesentliche klinische Relevanz besteht in der Differenzialdiagnose zu Epilepsien, besonders des Kindes- und Jugendalters. Parasomnien bedürfen jedoch nicht immer einer spezifischen medikamentösen Behandlung.

25.4.1 Aufwachstörungen (Arousalstörungen)

Schlafwandeln (Somnambulismus, ICD-10 F51.3), Pavor nocturnus (ICD-10 F51.4).

Ätiologie Unbekannt, familiäre Häufungen möglich. Diskutiert werden genetische und entwicklungsbedingte Faktoren (altersgebundenes Auftreten!), psychologische Faktoren und Auslösung durch Fieber/Medikamente (u.a. Chlorpromazin, Lithium, Amitriptylin, Betablocker) bes. bei Schlafwandeln im Erwachsenenalter beschrieben.

Epidemiologie

- Überwiegend Kinder bis 12. Lebensjahr, meist Spontanremission in Pubertät.
- Schlafwandeln: Persistenz bis ins Erwachsenenalter bei etwa 3% möglich, sonst Spontanremission. Prävalenz im Erwachsenenalter: insgesamt 1–6%.

Klinik

Schlafwandeln: Aus dem Tiefschlaf heraus Auftreten von zum Teil *komplexen Verhaltensmustern*, u.a. mit ziellosem Umherwandern, Umhertragen von Dingen bis zum Verlassen des Hauses. Augen dabei weit geöffnet, gläserner Blick, kaum Kommunikation möglich. Amnesie für Ereignis.
Pavor nocturnus: Plötzliches Erwachen aus dem Tiefschlaf heraus, initial meist lauter Schrei als Ausdruck massiver Angst und Panik, Aufrichten im Bett. Zeichen autonomer Aktivierung wie Tachykardie, Tachypnoe, Hautrötung und Mydriasis. Typisch ist eine oft *sehr lebhafte* motorische Aktivität wie z. B. umherwälzen im Bett, gegen die Wand schlagen, umherrennen, Verlassen des Hauses – Verletzungsgefahr! Amnesie für Ereignis.

Diagnostik

- Fremdanamnese, Videometrie: komplexe motorische Phänomene erkennbar, jedoch ohne streng stereotype repetitive Haltungs- und Bewegungselemente (DD epileptische Anfälle).
- Polysomnographie: oft hypersynchrone Deltaaktivität zu Beginn der Episoden, aus Tiefschlaf heraus, meist erstes Drittel der Nacht.

Differenzialdiagnosen ☞ Tab. 25.2

Therapie

- Bei Kindern meist keine medikamentöse Behandlung erforderlich, Aufklärung der Eltern, Schlafhygiene, Schutz vor Verletzungen (Verschließen von Fenstern und Türen, Entfernung gefährlicher Gegenstände).
- Benzodiazepine zur Nacht, z.B. Clonazepam 0,5–2 mg (z.B. Rivotril®), Diazepam 5–10 mg (z.B. Valium®), evtl. trizyklische Antidepressiva (z.B. Imipramin).
- Ggf. Psychotherapie (bes. im Erwachsenenalter).

25.4.2 REM-Schlafparasomnie (Verhaltensstörung im REM-Schlaf; Schenck-Syndrom)

Ätiologie Idiopathisch (~60%). Symptomatisch bei neurologischen Erkr., wie Parkinson-Sy., zerebrovaskulären Erkr., posttraumatisch, neoplastisch, entzündlich, medikamentös getriggert, besonders Antidepressiva (SSRI, trizyklische Antidepressiva, MAO-Hemmer), Entzugssy.

Epidemiologie Hauptsächlich im Erwachsenenalter, besonders ältere Menschen.

Klinik Wiederholte Aufhebung der Muskelatonie im REM-Schlaf. Dadurch wird komplexe motorische Ausgestaltung von Trauminhalten (meist bedrohlichen Charakters) möglich: heftige Bewegungen, Umsichschlagen, Sprechen und Schreien, Aufstehen, Eigen- und Fremdverletzung (besonders Bettnachbar), Sachbeschädigung. Teilweise nach Erwachen bedrohliche Trauminhalte erinnerlich.

Diagnostik Fremdanamnese. Polysomnographie mit simultaner Videometrie: Episoden aus REM-Schlaf (d.h. frühestens 90 Min. nach Einschlafen), dabei bzw. wiederholt in REM-Phasen abnorm hoher Muskeltonus im EMG, Wiederholungen während einer Nacht möglich.

Differenzialdiagnosen ☞ Tab. 25.2

Therapie Clonazepam 0,5–2 mg z.N. (z.B. Rivotril®). Alternativ Carbamazepin z.N., evtl. trizyklische Antidepressiva (Imipramin, Amitriptylin).

25.4.3 Weitere Parasomnien

Meist harmlose Phänomene ohne Notwendigkeit einer Behandlung: Störungen des Schlaf-Wach-Übergangs wie Schlafstörungen durch rhythmische Bewegungen (z.B. Jactatio capitis nocturna), Einschlafzuckungen, nächtliche Wadenkrämpfe, Sprechen im Schlaf. Sonstige: Bruxismus (evtl. Anpassung einer Bissschiene), nächtliche paroxysmale Dystonie.

Differenzialdiagnosen komplexer nächtlicher motorischer Phänomene

Somnambulismus/Pavor nocturnus: Bevorzugt Kindesalter. Erstes Nachtdrittel aus NREM 3–4 polymorphe motorische Muster sehr variabler Dauer (meist > 5 Min.), 1–4 Attacken/Mon., keine Cluster.

REM-Schlafparasomnie: Bevorzugt Erwachsene oder ältere Menschen. Häufig 2. Nachthälfte, aus REM-Schlaf. Leitsymptom ist Aufhebung der Muskelatonie, z.T. bedrohliche Trauminhalte erinnerlich.

Psychiatrische Erkr.: Dissoziative Störungen (☞ 20.5), Delir (☞ 22.1), Verwirrtheitszustände bei Demenz (☞ 22.2). Auftreten aus Wachphasen, psychiatrische Anamnese, psychopathologischer Befund.

Nächtliche Frontallappenanfälle (☞ 9.1.4): Hohe Anfallsfrequenz pro Nacht und Monat, Auftreten in Clustern, Anfälle von kurzer Dauer (10–30 Sek.), repetitive, stereotype Muster (z. B. tonische Haltungsschablonen, hypermotorische Anfälle). Am häufigsten aus NREM 2. **Cave:** EEG kann hier auch iktual ohne sichere epilepsietypische Aktivität sein!

Weitere epileptische Anfallsformen mit nächtlichem Auftreten (☞ 9)

- Grand-mal-Anfälle (Schlaf-Grand-mal): Meist in Einschlafphase oder 1–2 h vor Erwachen, evtl. Zungenbiss oder Einnässen.
- Temporallappenanfälle: Nachts möglich, jedoch seltener, geringe Anfallsfrequenz, keine Cluster, typische Semiologie mit oralen Automatismen und Nestelbewegungen.
- Tonische Anfälle: z. B. bei Lennox-Gastaut-Sy.

Epilepsieformen des Kindesalters mit häufigen epileptischen Anfällen im Schlaf (☞ 9.1.5)

- Im Schlaf-EEG erfolgt eine deutliche Provokation epilepsietypischer Aktivität!
- Lennox-Gastaut-Sy.: Bes. tonische Anfälle.
- Rolando-Epilepsie: Bes. einfach fokale motorische oder sensorische Anfälle, vereinzelt Grand mal.
- ESES-Sy.: Anhaltende Spike-wave-Entladungen während des Schlafes, manifeste Anfälle können fehlen.
- Landau-Kleffner-Sy.: Erworbene Aphasie + fokale/generalisierte Anfälle.

25.5 Narkolepsie

(ICD-10 G47.4) Prävalenz liegt bei 25–50/100 000 Einwohner, Erkrankungsgipfel um 3. Lebensjahrzehnt.

Ätiologie Genaue Ätiol. unbekannt, bei 50% familiäre Häufung, Fehlfunktion der Schlaf-Wach-Regulation im Hirnstamm/Hypothalamus vermutet (Symptome sind Phänomene von dissoziiertem/partiellem REM-Schlaf). Symptomatisch nach SHT, Enzephalitis, endokrinen Erkr., Myopathien, MS.

Klinik/Leitsymptome

- Übermäßige Schläfrigkeit mit wiederholt auftretenden Tagesnickerchen oder unwillkürlichem Einnicken nahezu tägl., über mind. 3 Mon.
- Plötzliche Muskelschwäche mit bilateralem Verlust des die Körperhaltung stabilisierenden Muskeltonus bei intensiven Gefühlsempfindungen (Kataplexien).
- Nebenmerkmale: Schlafparalyse, hypnagoge Halluzinationen, Verhaltensautomatismen, unterbrochene Hauptschlafepisode.

Monosymptomatisch mit Schlafanfällen am Tag oder polysymptomatisch mit mehreren Symptomen parallel. Erhöhte Tagesschläfrigkeit abhängig von situativer Monotonie, nahtloser Übergang in Tagesschlafepisoden, evtl. *imperativer Schlafdrang* („Schlafanfall“, Hypersomnie) am Tag, Dauer Min. bis 2 h, danach ist Pat. wieder für 2–3 h gut leistungsfähig.

Kataplexie: Bei 70–90% der Pat. vorkommend (pathognomonisch!). Plötzlicher Verlust des Muskeltonus mit Bewegungsunfähigkeit, z.T. in Zusammenhang mit affektgeladenen Situationen ohne Einschränkung des Bewusstseins oder der Vitalfunktionen. Dauer Sek. bis Min. mit schlagartiger Erholung. Manifestation meist innerhalb von 2 Jahren nach Schlafattacken, vereinzelt auch davor.

Schlaflähmung („Wachanfall“): 25% der Narkolepsiepat. Minutenlange Bewegungs- und Sprechunfähigkeit beim Schlaf-Wach-Übergang durch Sleep-onset-REM-Phasen (REM-Phasen 10–15 Min. nach dem Einschlafen) mit starker motorischer Hemmung. Oft mit hypnagogen Halluzinationen. Erhaltenes Bewusstsein.

Hypnagoge Halluzinationen: 25% der Narkolepsiepat. Als quälend oder bedrohlich erlebte visuelle, taktile, kinetische oder akustische Halluzinationen beim Einschlafen.
Schlafrhythmusstörung: Verfrühtes Einschlafen, verfrühte erste REM-Phasen, häufiges Erwachen, vermehrter Stadienwechsel und Körperbewegungen, Wachliegephasen ↑.
Automatisches Handeln: Automatisches Weiterführen monotoner Tätigkeiten im Halbschlaf (Non-REM-assoziiert).

Diagnostik Anamnese; Nachweis des HLA-DR2-Antigens, häufige Assoziationen mit HLA-DQw1-Antigen.
EEG: Polysomnographische Ableitungen: Einschlaflatenz < 5 Min., Sleep-onset-REM-Phasen (< 20 Min. nach dem Einschlafen auftretende REM-Phasen), abnormes nächtliches Schlafprofil mit fraktionierten und dissoziierten Schlafstadien, weniger Tiefschlafphasen, Erwachen in zweistündigen Abständen.
MSLT (Multiple Sleep Latency Test): 5 × Ableitung einer Polysomnographie tagsüber in ruhiger Umgebung (Pat. soll versuchen einzuschlafen).
- Schlaflatenz < 5 Min. = pathologisch.
- Schlaflatenz 5–10 Min. = grenzwertig.
- Schlaflatenz > 10 Min. = normal.
- Testende 15 Min. nach Einschlafen oder nach 20-minütigem Wachen.

Differenzialdiagnosen
- Intrakranielle Raumforderungen (3. Ventrikel, Hypothalamus, Hypophyse, Hirnstamm), ☞ 10.6.
- Idiopathische Hypersomnie = Dauerschläfrigkeit bei ungestörtem Nachtschlaf.
- Schlafapnoe-Sy. (☞ 25.7).
- Kleine-Levin-Sy.: Hyperphagie, Hypersomnie, Hypersexualität.
- Endokrine Erkr. (Hypothyreose, Addison-Krankheit).
- Epileptische Anfälle (besonders psychomotorische Anfälle), ☞ 9.
- Nicht epileptische anfallsartige Phänomäne: Sturzanfälle, psychogene Anfälle, Synkopen (☞ 9.2.1), paroxysmale hypo-/hyperkaliämische Lähmungen.

Allgemeine Therapie Ausreichender, regelmäßiger Nachtschlaf, zusätzlich Mittagsschlaf, ausgewogene Ernährung; stimulierende Getränke; Alkohol und Nikotin meiden; regelmäßig Sport treiben; Einüben individueller Praktiken; Beratung über sinnvolle lebenspraktische Maßnahmen (Verzicht auf Schicht- und Nachtarbeit sowie Arbeit an gefährlichen Maschinen und Teilnahme am Straßenverkehr), Organisation von Arbeitsabläufen.

Medikamentöse Therapie

Modafinil
Wirkt bei 92% der Pat. insbesondere gegen Tagesschläfrigkeit, hemmt wohl GABA-Freisetzung.
Präparat: Vigil®, BTM-pflichtig.
Ind.: Mittel der 1. Wahl bei Narkolepsie mit und ohne Kataplexie.
Dos.: 2–4 × 100 mg tägl. p.o., bei schwerer Nieren-/Leberinsuff. halbe Dosis.
NW: Kopfschmerz, Unruhe, Appetit ↓, Hautreaktionen, Tremor, bukkofaziale Dyskinesien, Hyperkinesien, zerebrale Krampfbereitschaft ↑, Angst, Depression, Euphorie, Übelkeit, Erbrechen, Diarrhö, AP ↑, Herzklopfen, RR ↑, Selten Verwirrtheit, Tinnitus, Extrasystolen.

KI: Bekannte Suchterkr., schwere Angstzustände, schwere Leber- und Nierenerkr., RR ↑, Herzkreislauferkr.
WW: Keine parallele Ther. mit Prazosin.
L-Dopa (☞ 12.2.4) bei seltenen narkoleptischen Attacken bis zu 6 × 125 mg tägl. p.o., alternativ bei narkoleptischen und kataplektischen Anfällen Selegilin (☞ 12.2.4).

Pemolin Präparat: Tradon®.
Ind.: Tagesschläfrigkeit.
Dos.: 1–2 × 20 mg tägl. p.o.
NW: Leberfunktionsstörungen, Senkung der Krampfschwelle, Appetitlosigkeit, Kopfschmerz, Übelkeit, Magenbeschwerden, Benommenheit, Depression, Hautreaktionen.
KI: Eingeschränkte Leberfunktion

Amfetaminil Präparat: AN 1®.
Ind.: Tagesschläfrigkeit.
Dos.: 1–3 × 10 mg tägl. morgens p.o.
NW: Appetit ↓, Magenschmerzen, Tachykardie, Angina pectoris, Unruhe, Tremor, Hypertonie, Euphorie, Kopfschmerz, Schwindel, Mundtrockenheit, Diarrhö oder Obstipation. Bei hohen Dosen Erregung, Angst, Halluzinationen. *Selten:* intrazerebrale Blutungen. Suchtpotenzial.
KI: Depressive Störung, Anorexie, Gilles-de-la-Tourette-Sy., Schizophrenie, AVK, Phäochromozytom, Hyperthyreose, Engwinkelglaukom, Blasenentleerungsstörung, Tachykardie, Angina pectoris, Z.n. Hirninfarkt.

! Keine gleichzeitige Einnahme von MAO-Hemmern oder Alkohol!

Methylphenidat Präparat: z.B. Ritalin®, BTM-pflichtig.
Ind.: Tagesschläfrigkeit.
Dos.: 2–6 × 10 mg tägl. p.o.
NW: Appetit ↓, Schwitzen, Dyskinesie, Akkommodationsstörung, Hyper- oder Hypotonie, Angina pectoris, Arthralgie, Fieber, Leuko-, Thrombopenie, Anämie, Kopfschmerz, Schwindel, Übelkeit, Tremor, Mundtrockenheit, Erregung, Suchtgefahr.
KI: Hyperthyreose, Phäochromozytom, Engwinkelglaukom, Blasenentleerungsstörung, Arrhythmie, Tachykardie, Angina pectoris, Psychosen.

Serotonin-Wiederaufnahmehemmer Ind.: Behandlung der kataplektischen Attacken und der Schlaflähmung.
Präparate und Dos.: Clomipramin initial 25 mg tägl. morgens, Zieldosis 50–200 mg tägl. in 1–2 Einzeldosen (Anafranil®); Fluoxetin 20 mg tägl. Tag (Fluctin®), alternativ MAO-A-Hemmer, wie Tranylcypromin.

! Narkolepsie und Führerschein
Die Fahrtauglichkeit bei Narkolepsie muss individuell nach den vorherrschenden Symptomen beurteilt werden, bei persistierenden Symptomen ist von Fahruntauglichkeit auszugehen (☞ 9.1.7).

25.6 Restless-legs-Syndrom

(ICD 10 G25.8) Syndrom der unruhigen Beine. Prävalenz mind. 5% der Allgemeinbevölkerung, unterdiagnostiziert.

Ätiologie **Idiopathisches RLS:** Häufig positive Familienanamnese (30% aut.-dom.). Angenommen wird Störung im Dopaminstoffwechsel, möglich wäre Fehlfunktion von Nervenzellen im Hirnstamm und Thalamus oder von spinalen Mustergeneratoren.

Sekundäres RLS: möglicherweise hervorgerufen durch:
- Niereninsuff.: Bei 20–40% der Dialysepat.
- Eisenmangel: Verminderte Funktion des eisenhaltigen D2-Dopaminrezeptors.
- Stoffwechselstörungen oder Vitaminmangel: Hypo- bzw. Hyperthyreose; Folsäure- und Vit.-B_{12}-Mangel.
- Medikamente: Neuroleptika (dann DD Akathisie), Antidepressiva, einige Kalziumantagonisten, koffeinhaltige Medikamente.
- Rheumatoide Arthritis, Borreliose.
- Schwangerschaft: Bei 10–30%, Reversibilität nach der Entbindung.

Klinik

Minimalkriterien 1–4:
1. Bewegungsdrang der Extremitäten assoziiert mit sensiblen Symptomen (Dysästhesien, spontane Parästhesien, Schmerzen).
2. Motorische Unruhe.
3. Auftreten bzw. Verschlechterung der Symptome in Ruhe (Liegen, Sitzen), Linderung der Symptomatik durch aktive Bewegung.
4. Verschlechterung der Symptome am Abend oder in der Nacht.

Zusätzliche klinische Zeichen: Schlafstörungen, unwillkürliche Bewegungen im Schlaf (PLMS – periodic limb movements in sleep) oder im Wachzustand, normaler neurologischer Status, Exezerbation unter Immobilisierung oder Medikamenten (Neuroleptika).

Diagnostik Polysomnographie (PLMS).

Differenzialdiagnosen Akathisie, Polyneuropathie mit „burning feet", Krampi, Syndrome mit Myalgie, vaskuläre Störungen: Venöse Insuff., Erythromelalgie, arterielle Verschlusskrankheit.

Therapie

Sekundäres RLS Ursachenorientierte Behandlung (s.o.), in der Schwangerschaft Folsäure und Eisensubstitution.

Primäres RLS Symptomatische Besserung durch verschiedene Medikamentengruppen. Im Sinne der Entstehungshypothese einer Störung im Dompaminstoffwechsel, Besserung durch Parkinsonmedikamente. Einmaldosis abends oder Abenddosis und zusätzliche nächtliche Dosis oder Kombination mit Retardpräparat.

Levodopa (L-Dopa) Madopar® 62,5 bis 4 Kps. tägl., Nacom® 250 mg bis 2 Tabl. tägl. (☞ 12.2.4).
Dopaminerge Substanzen: z.B. Bromocriptin bis 3 × 2,5 mg tägl. (z.B. Pravidel®) **Cave:** NW, wie psychotische Symptome (☞ 12.2.4).

Carbamazepin z.B. 100–300 mg abends (z.B. Tegretal®), evtl. NW, wie Nystagmus (☞ 9.1.2).
Clonidin bis 4 × 75 mg tägl. (z.B. Catapresan®).
Benzodiazepine und Opiate: Nur bei akuten Exazerbationen (keine Dauermedikation!), z.B. Clonazepam bis 2 mg abends (z.B. Rivotril®), L-Polamidon® Hoechst 5 mg im „Notfall".

Prognose

Sekundäres RLS: Bei Schwangerschaft Reversibilität nach der Entbindung; bei Dialyse Besserung nach Nierentransplantation.
Primäres RLS: Chron. Verlauf, teilweise mit beschwerdefreien Intervallen. Meist gut therapierbar (über 85% Ansprechen auf ersten Therapieversuch mit Levodopa).

> Kontakt zu Selbsthilfegruppen: Deutsche RLS – Vereinigung e.V., Schillerstr. 3a, 80336 München, Tel: 089/55028880, www.restless-legs.org.

25.7 Schlafapnoe

(ICD-10 G47.3) Schlafapnoen = schlafgebundene Atemstillstände (Apnoephasen > 10 Sek. häufiger als 10/h). Schlafapnoe-Sy. (SAS) = Krankheitsbild mit Atempausen, verbunden mit Schnarchgeräuschen; Absinken des Sauerstoffgehalts im Schlaf.

Epidemiologie Etwa 1–5% der Bevölkerung in den westlichen Ländern leidet an SAS, vorwiegend Männer nach dem 50. Lj. Risikofaktoren sind Hypertonus, Adipositas und Tagesschläfrigkeit. SAS ist Risikofaktor für Schlaganfall (☞ 25.8).

Ursachen Adipositas, intranasale Stenosen, Veränderungen im Bereich von Rachen, Kehlkopf, Deformitäten der Kiefer, Herzinsuff., Enzephalitis (☞ 7), Hirnstammtumoren (☞ 10), bilaterale Läsionen von Medulla oblongata, oberem Halsmark, Shy-Draeger-Sy. (☞ 12.2.3), Poliomyelitis (☞ 11.4.3), Myasthenia gravis (☞ 15.3.1) u.a.

Klinik **Obstruktives SAS:** Obstruktion der oberen Atemwege (oft Kollabieren des Pharynx), kein Luftstrom an Mund und Nase bei thorakalen und diaphragmalen Atembewegungen („Pickwick-Syndrom" (veralt.) = alveoläre Hypoventilation mit/ohne Apnoephasen, mit/ohne Adipositas). *Klinik:* Schlaffragmentierung und -defizit, Schnarchen, Tagesschläfrigkeit. Hypertonie, Rechtsherzbelastung bis Cor pulmonale. Während Apnoe Bradykardie, danach Tachykardie.
Exspiratorische Apnoe oder Hypopnoe: Ventilationsvolumen unter 50% des Wachniveaus. Atemstillstand beginnt mit Ausatmen (breath holding attacks), gepresste Stöhnlaute.
SAS mit zentralen Apnoephasen: Minderung des zentralen Atemantriebs mit Atemstillstand im Schlaf ohne nachweisbare thorakale oder diaphragmale Atembewegungen und ohne Obstruktion der oberen Luftwege. *Ätiol.:* idiopathisch, symptomatisch (Ausschluss eines Hirnstammprozesses). *Klinik:* Erwachen mit Erstickungsgefühl, Hyperventilation. Merkfähigkeitsstörungen, Kopfschmerzen, seltener Tagesschläfrigkeit. Hypertonie, Cor pulmonale.

Diagnostik Allgemeine klinische und HNO-ärztliche Untersuchung.
Polygraphie: Atmungsaufzeichnung an mind. 2 Kanälen (Mund/Nase, Thorax/Abdomen); zur Erstdiagn. und zur regelmäßigen Kontrolle unter Therapie insbesondere auch bei zentralem SAS. Zwei Methoden:

- Polygraphische Ganznachtableitung mit differenzierter Atmungsregistrierung (4 Kanäle) und Messung der O_2-Sättigung des Hämoglobins (EEG-Assistenz notwendig).
- Screeningmethode mit 1-Kanalregistrierung der O_2-Sättigung des Hämoglobins (Oxymeter Fa. Schubart, Wiesbaden) oder des partiellen O_2-Druckes im Gewebe (Oxycapnomonitor Fa. Hellige, Freiburg), EEG-Assistenz nicht notwendig.

Untersuchung der Vigilanz: Vigilanztest nach Quatember und Maly (Wiener-Test-System); keine sicheren Unterschiede zwischen Narkolepsien und SAS nachweisbar.

Therapie **Allgemeine Maßnahmen:** Gewichtsregulierung, regelmäßiger und ausreichender Nachtschlaf, Alkohol- und Nikotinverzicht, Schlaf- und Beruhigungsmittelkarenz, Vermeidung der Rückenlage im Schlaf, Schlaf in halb sitzender Position, kein Schlaf in Höhen von mehr als 1000 m ü.M.

Mechanische Maßnahmen

CPAP = Continuous Positive Airway Pressure: Kontinuierliche Luftdruckerhöhung in den oberen Atemwegen auf 5–15 cmH_2O durch Nasenmaske mit Behebung des neg. Inspirationsdrucks.
Zungenvakuumprotraktor: Festhalten der Zunge im ballonförmigen Hohlraum einer Kunststoffvorrichtung; durch Vakuumbildung wird Rückfall des Zungengrundes auf die Atemwege verhindert; Problem: Wundreiben der Zunge nach 3–4 h.
Esmarch-Prothese: Vorschieben des Unterkiefers und Fixierung in Aufbissstellung, Offenhalten der oberen Atemwege wird erreicht; Prothese verbleibt während der Nacht im Mund.

Operative Methoden

Beseitigung von Stenosen im Nasen-Rachen-Raum reduziert lediglich die Apnoeanfallszahl, falls SAS erst einmal entwickelt; Vorsicht bei Tonsillektomien an adipösen Pat.!
Uvulopalatopharyngoplastik: Entfernung von Fett- und Bindegewebe im Bereich des Oropharynx, Durchschneiden und Teilen der Uvula; ebenfalls Verminderung der Apnoezahl, kein vollständiges Verschwinden des SAS.
Chirurgische Ventralverlagerung der Mandibula bei Pat. mit Mikro- und Retrogenie.
Tracheotomie: Radikalste Methode, nur bei schwerster Tagesschläfrigkeit, schweren Herzrhythmusstörungen und mehr als 60 Apnoephasen pro Stunde (Kriterien: Bradykardie < 40/Min., während Apnoe Asystolie, ventrikuläre Tachykardie, O_2-Sättigung $< 50\%$, Cor pulmonale).

Medikamentöse Behandlung Acetazolamid (z.B. Diamox®) führt zur metabolischen Azidose und erhöht damit Atemantrieb, wird bei zentralem SAS eingesetzt. Atemstimulanzien haben meist geringe Wirkung, mäßige Erfolge mit Medroxyprogesteronen (z.B. Clinovir®). Trizyklische Antidepressiva wirken REM-Schlaf unterdrückend, z.B. Protryptilin, Clomipramin (Anafranil®).

25.8 Schlaf und Schlaganfall

Mehr als ein Drittel aller Schlaganfälle treten während des Schlafs oder in den frühen Morgenstunden auf!

25.8.1 Schlafbezogene Atemstörungen und Schlaganfall

Epidemiologie Bei schlafbezogenen Atemstörungen wie regelmäßigem Schnarchen oder Schlafapnoe-Sy. (☞ 25.7) signifikant erhöhtes Schlaganfallrisiko. Bis zu 22% aller Pat. mit erstmaligem Schlaganfall wiesen bereits längere Zeit vor dem Schlaganfall ausgeprägte schlafbezogene Atemstörungen auf.

Ätiologie und Klinik
- Bei vielen Schlafapnoe-Pat. exzessive nächtliche RR-Schwankungen und -Anstiege (auch bei tagsüber normotonem RR) → erhöhtes Risiko der Artheroskleroseentwicklung.
- Störung des Volumenhaushalts durch neg. Druckschwankungen während der Apnoephasen → kardiale Volumenbelastung, gesteigerte Diurese und Natriurese mit der Folge einer Pseudopolyglobulie.
- Bei Schlafapnoe-Pat. Sympathikusaktivierung (Plasmaadrenalinkonz. ↑) und Thrombozytenaktivität ↑.
- Während Apnoe-Episoden Hypoxie, Herzrhythmusstörung und Zunahme der Strömungsgeschwindigkeit in den Gehirn versorgenden Arterien möglich → Mikro- und Makroangiopathie.
- Bei Schlafapnoe path. Schlafprofil mit reduziertem REM-Schlaf, Fehlen von Tiefschlafstadien 3 und 4, am Ende der Apnoe-Episode EEG-Arousal.
- Bei einigen Schlafapnoe-Pat. morgendliche reduzierte CO_2-Reaktivität → Risikofaktor für morgendlichen Schlaganfall.

Diagnostik
- 24-h-RR-Messung zur Erfassung nächtlicher RR-Schwankungen und -erhöhungen.
- Transkranielle Dopplersonographie (TCD) zur Erfassung dynamischer Änderungen der Hirnperfusion im Schlaf, schlafstadienbezogene Analyse der Strömungsgeschwindigkeiten (FV), Bestimmung der CO_2-Reaktivität.
- Polysomnographie zeigt pathologisches Schlafprofil, reduzierten REM-Schlaf, Fehlen von Tiefschlafstadien, EEG-Arousals.
- Diagnostik bei Schlaganfall ☞ 6.2.3.

Therapie Nasale CPAP-Therapie, weitere Therapiemöglichkeiten der Schlafapnoe ☞ 25.7.

25.8.2 Schlaf und hämodynamisch bedingter Schlaganfall

Ätiologie und Klinik

- Häufig vergrößerte zirkadiane Blutdruckvariation durch hypertone RR-Werte tagsüber und ausgeprägter Blutdruckreduktion während des Schlafs.
- Path. eingeschränkte Vasomotorenreaktivität als Zeichen einer stark verminderten zerebrovaskulären Reservekapazität.
- Durch Hypertonie Verschiebung der Autoregulationsgrenzen zu höheren Werten, sodass ein nächtlicher Blutdruckabfall nur unzureichend kompensiert werden kann → nachts kritische Verminderung der Hirndurchblutung → neurologische Defizite beim nächtlichen oder morgendlichen Erwachen.
- Nach dem akuten hämodynamischen Hirninfarkt häufig prolongierte Blut-Hirn-Schrankenstörung als Korrelat wiederholter nächtlicher Ischämien.

Diagnostik

- 24-Stunden-RR-Messung, Ermittlung der nächtlichen RR-Werte.
- Doppler- und Duplexsonographie.
- Weitere Diagnostik bei Schlaganfall ☞ 6.2.3.

Therapie Trotz „Erfordernishochdruck“ Therapieversuch mit ACE-Hemmern, da bei morgendlicher Einmalgabe leichte Senkung der hypertonen Tageswerte bei weitgehend unveränderten nächtlichen Durchschnittswerten und damit Normalisierung der zirkadianen Blutdruckvariation, Readjustierung der unteren Autoregulationsgrenze zu tieferen RR-Werten sowie Verbesserung der zerebrovaskulären Reservekapazität.

25.8.3 Schlaganfall und Schlaf

Ätiologie Hirnstamm- und Thalamusstrukturen sind entscheidend für den Schlaf-Wach-Rhythmus, daher nach Infarkt (oder anderen neurologischen Störungen) in diesen Lokalisationen häufig schwere Störungen des Schlaf-Wach-Rhythmus oder Insomnien. Auch bei zerebrovaskulärer Insuff. und vaskulärer Demenz (und anderen Demenzformen) sind alle Formen von Schlafstörungen möglich.

Klinik Insomnien, umgekehrter Schlaf-Wach-Rhythmus, Hypersomnien.

Therapie Bei Verordnung/Auswahl einer Hypnotikamedikation bei Pat. mit Z.n. Hirninfarkt oder zerebrovaskulärer Insuff. an NW in Bezug auf RR (Gefahr des nächtlichen RR-Abfalls) denken. Daher zunächst nicht medikamentöse Therapie mit Verbesserung der Schlafhygiene (☞ 25.3, Tagesstrukturierung mit körperlicher Aktivität und Reduktion von „Nickerchen“ am Tag). Vor Verordnung von Hypnotika sorgfältige Diagnostik (☞ 25.8.2, 26.2.2)!

Pharmakotherapie

26

Inhalt

Cord-Michael Becker

844	**26.1**	**Schmerztherapie**
844	26.1.1	Grundlagen
846	26.1.2	WHO-Stufenschema
847	26.1.3	Antipyretisch wirkende Analgetika
849	26.1.4	Nicht steroidale Antiphlogistika (NSAID)
852	26.1.5	ZNS-wirksames Nichtopioid-Analgetikum
852	26.1.6	Opioide
857	26.1.7	Adjuvante Schmerztherapie
858	**26.2**	**Therapie von Schlafstörungen, Erregungs- und Spannungszuständen**
858	26.2.1	Substanzauswahl
859	26.2.2	Benzodiazepine und verwandte Substanzen
867	26.2.3	Antihistaminika
868	26.2.4	Weitere Hypnotika
869	26.2.5	Sedierung durch Neuroleptika
870	**26.3**	**Therapie der Spastik**
870	26.3.1	Substanzauswahl
875	**26.4**	**Antikoagulation**
875	26.4.1	Heparin
878	26.4.2	Kumarinderivate
880	**26.5**	**Hemmung der Immunreaktion**
880	26.5.1	Glukokortikoide
882	26.5.2	Weitere Immunsuppressiva
885	**26.6**	**Funktionsstörungen des Magen-Darm-Traktes**
885	26.6.1	Erbrechen
887	26.6.2	Magenprotektion
891	26.6.3	Obstipation
893	**26.7**	**Arzneimittelinteraktionen**
898	**26.8**	**Arzneitherapie bei Leberschädigung**
899	**26.9**	**Sofortmaßnahmen bei anaphylaktischem Schock**
900	**26.10**	**Arzneimittel in der Schwangerschaft**

26.1 Schmerztherapie

Schmerzen führen zu Störungen des seelischen Befindens und des vegetativen Systems. Analgetika sind immer indiziert:

- Wenn eine kausale Behandlung der Schmerzursache nicht möglich ist oder nicht zur Analgesie führt.
- Wenn keine KI (z.B. akutes Abdomen) gegen die geplante Ther. bestehen.

Abgesehen von besonderen Ind. (z.B. Tumorschmerz, Neuralgie) sollte eine analgetische Monother., ggf. unterstützt durch Adjuvanzien, angestrebt werden.

26.1.1 Grundlagen

Schmerztherapie nach Indikationen

Tumorschmerz Stufenschema ☞ 26.1.2.

Schmerzen des Bewegungsapparates und der Haut Antipyretisches Analgetikum:

- Paracetamol 1–3 × 0,5–1 g tägl. p.o. oder als Supp. (z.B. ben-u-ron®).
- Acetylsalicylsäure 1 × 0,5 bis 3 × 1 g tägl. p.o. (z.B. Aspirin®).
- Ibuprofen 2–3 × 200–400 mg tägl. p.o. (z.B. Aktren®).

Kopfschmerzen Je nach Kopfschmerzform (☞ 5.1):

- Akut (z.B. bei Spannungskopfschmerz, Migräne, Sinusitis): antipyretisches Analgetikum (s.o.).
- Bei schwerstem Kopfschmerz (z.B. bei SAB, Hirnblutung): Opioide, wie Tramadol 50–100 mg p.o., langsam i.m., s.c., i.v. injizieren (z.B. Tramal®), oder Buprenorphin 3–4 × 0,4–0,8 mg tägl. s.l. oder 3–4 × 0,3 mg tägl. langsam i.m., i.v. injizieren! (Temgesic®).

Neuralgie (☞ 5.1.7) Antiepileptika v.a. bei Trigeminus- und Glossopharyngeusneuralgie:

- Carbamazepin 200–1000 mg tägl. p.o. (z.B. Tegretal®, ☞ 9.1.2).
- Phenytoin 100–300 mg tägl. p.o. (z.B. Phenhydan®, ☞ 9.1.2). *NW:* Verstärkte Suppression der Leukopoese v.a. nach Zytostatikather. (Antiepileptikaspiegel, BB, Leber- und Nierenwerte kontrollieren).

Viszeraler, postoperativer Schmerz

- Schwaches Opioid (☞ 26.1.6), wie Tramadol 1–3 × 50–100 mg tägl. p.o. (z.B. Tramal®).
- Starke Opioide (☞ 26.1.6):
  - Morphin: 2 × 1–2 Retardtbl. p.o.; 10–30 mg s.c./i.m. (individuell dosieren).
  - Buprenorphin: 3–4 × 0,4–0,8 mg tägl. s.l. oder 3–4 × 0,3 mg tägl. i.m. oder langsam i.v.
  - Pethidin: 25–100 mg tägl. p.o., i.m. , langsam i.v., s.c., i.v. Max. 500 mg tägl. (Dolantin®).
  - Pentazocin: 50–100 mg tägl. p.o.; 30 mg tägl. langsam i.v. (mind. 2 Min.), i.m., s.c. (Fortral®).

Kolikschmerz Therapieversuch mit Nitroglycerin 0,8–1,6 mg s.l. (z.B. Nitrolingual®) bei leichten Koliken der abführenden Gallen- und Harnwege.

- Wenig spasmogenes Opioid: z.B. Tramadol 50–100 mg i.v., p.o. (z.B. Tramal®) oder Pentazocin 30 mg i.v. (z.B. Fortral®) über mind. 2 Min. langsam injizieren oder Pethidin 25–100 mg über 1–2 Min. langsam i.v. injizieren (z.B. Dolantin®).

- Kombiniert mit Spasmolytikum: z.B. N-Butylscopolamin 20–40 mg i.v. (z.B. Buscopan®), max. Tagesdosis 100 mg oder Atropin 0,5–1 mg i.v.
- Bei anhaltend starken Schmerzen ist die Gabe von Metamizol (z.B. Novalgin®, ☞ 26.1.4) möglich, KI und Schockgefahr v.a. bei i.v.-Gabe beachten!

Dysmenorrhö, Zahnschmerzen Antipyretisches Analgetikum (s.o.).

Schmerztherapie nach Schmerzdauer

Tab. 26.1 Schmerztherapie nach Schmerzdauer

Dauer	Typ	Therapie
Akut	Kopfschmerzen (☞ 5.1), Verstauchungen, Zahnschmerzen	Ein- oder mehrmalige Bedarfsmedikation mit antipyretischen Analgetika (☞ 26.1.3); z.B. Paracetamol, ASS, Ibuprofen
Länger anhaltend	Tumorschmerz, Neuralgie, Arthrose	Antipyretische Analgetika (v.a. bei Arthrose) oder Opioide in geregelter Dosierung nach festem Zeitplan, um konstanten Wirkspiegel zu erzielen und Wiederauftreten von Schmerz zu unterdrücken (☞ 26.1.2)
Chronisch	Tumorschmerz	Analgetika nach Stufenschema (☞ 26.1.2) mit Adjuvanzien

Therapie chronischer Schmerzen nicht maligner Ursache

Ther. multimodal und individuell gestalten mit systemischer Gabe von Analgetika, äußerliche Ther., z.B. durch Einreibung mit Capsaicin-Flüssigkeit (Capsamol®), Nervenblockaden, Strahlenther., psychologische Mitbehandlung, rückenmarksnahe Analgesie, transkutane Nervenstimulation (TENS); interdisziplinäre Zusammenarbeit z.B. mit Schmerzambulanz.

- Monosubstanzen statt Kombinationspräparat einsetzen, um die jeweiligen Wirkungen und NW besser beurteilen zu können.
- Wenn ein Erfolg mit anderen Pharmaka oder physikalischen Therapieverfahren (z.B. TENS) ausbleibt, können Opioide verordnet werden. **Cave:** Opioidabhängigkeit.
- Opioide wegen Gefahr der Entzugssymptomatik ausschleichen, keine Komb. verschiedener Opioide wegen Gefahr des Antagonismus.
- Paracetamol kann bei strenger Indikationsstellung auch während Schwangerschaft und Stillzeit eingesetzt werden; Opioide (Ausnahmen bei strenger Indikationsstellung ☞ 26.10) und NSAID sind kontraindiziert.

26.1.2 WHO-Stufenschema

Analgetisches Stufenschema der WHO
- Analgetikather. der Schmerzintensität anpassen und ggf. durch Adjuvanzien ergänzen.
- Opioide wegen entzündlicher Umgebungsreaktion bei Tumoren (z.B. Knochenmetastasen) mit antiphlogistischen Analgetika kombinieren.
- Bei unzureichendem Therapieerfolg zur nächsten Therapiestufe übergehen, damit die Pat. möglichst lange schmerzfrei leben können.
- Durch festes Therapieschema therapeutischen Wirkspiegel sichern!

1. Stufe: Leichter bis mäßiger Schmerz
- Antipyretische Analgetika (☞ 26.1.3): Paracetamol 1–3 × 0,5–1 g tägl. p.o. (z.B. ben-u-ron®, max. 4 g tägl.), ASS 1–3 × 0,5–1 g tägl. p.o. (z.B. Aspirin®).
- Nicht steroidale Antiphlogistika (NSAID ☞ 26.1.4): Ibuprofen 2–3 × 200–400 mg tägl. p.o. (z.B. Brufen®, max. 1200 mg tägl.); Diclofenac 2 × 25–50 mg tägl. p.o., initial 150 mg tägl. (z.B. Voltaren®, max. 150 mg tägl.).

2. Stufe: Mittelgradiger Schmerz
Schwaches Opioid (☞ 26.1.6)
- Tilidin in fixer Komb. mit Naloxon bis zu 4 × 20–40 Tr. tägl. oder 1–2 Kps. tägl. (Valoron N®, max. 400 mg Tilidin tägl.).
- Tramadol 1–3 × 50–100 mg tägl. p.o. (z.B. Tramal®, max. 400 mg tägl.).
- Dihydrocodein 2 × 60 mg tägl. p.o. (z.B. DHC 60 Mundipharma®).

Schwaches Opioid und antipyretisch wirkendes Analgetikum
- Freie Komb. Analgetikum der Stufe 1 mit Opioid der Stufe 2.
- Kodein in fixer Komb. mit Paracetamol (z.B. Gelonida®, Nedolon P®) bis zu 4 × 1–2 Tbl. tägl. oder bis zu 3 × 1 Supp. tägl.
- Kodein mit ASS (z.B. Dolviran® N, Praecineural®) bis zu 3 × 1–2 Tbl. tägl. oder bis zu 3 × 1 Supp. tägl.

3. Stufe: Starker und stärkster Schmerz
Starkes Opioid und antipyretisch wirkendes Analgetikum
- Morphin bei langfristiger Ther. bevorzugen; 10–30 mg tägl. p.o. retard; s.c. oder i.m. (initial 10 mg) oder 5–10 mg langsam i.v. (z.B. MST®, MSR®); rektal 6 × 1 Supp. (MSR®). Bei Gewöhnung höher dosieren (bis 400–1000 mg tägl.).
- Buprenorphin 3–4 × 0,2–0,4 mg tägl. s.l. oder 3–4 × 0,3 mg tägl. i.v. (z.B. Temgesic®).
- Zusätzlich Analgetikum der Stufe 1.

1.–3. Stufe
Adjuvanzien (☞ 26.1.7): Neuroleptika, Antiemetika, Antidepressiva, Antiepileptika, Calcitonin, Glukokortikoide.

26.1.3 Antipyretisch wirkende Analgetika

Prostaglandinfreisetzung durch Gewebeschäden, Entzündungen und andere Ursachen sensibilisiert periphere Schmerzrezeptoren. Bei leichten bis mittelschweren Schmerzen wirken Hemmstoffe der Cyclooxygenase (Enzym der Prostaglandinsynthese) analgetisch. Dosissteigerung über die empfohlenen Werte hinaus führt nicht zur Erhöhung der analgetischen Wirkung.

! Die chron. Einnahme von Analgetika mit Prostaglandinsynthesehemmung
- Kann zum Analgetikakopfschmerz führen (Circulus vitiosus! ☞ 5.1.5).
- Reduziert den Schutz der Magenschleimhaut (Ulzera).
- Fördert die Bronchokonstriktion (asthmoide Überempfindlichkeitsreaktion).
- Kann die Nierenfunktion beeinträchtigen (Analgetikanephropathie bei Daueranwendung der NSAID).

Paracetamol

Präparate z.B. ben-u-ron®, Tbl. und Kps. à 500 mg; Supp. à 500 mg/1000 mg.

Dosierung 1–3 × 0,5–1 g tägl. (max. 4 g tägl.).

Kinetik HWZ 1–4 h.

Indikationen Bevorzugtes, gut verträgliches Analgetikum, da nicht ulzerogen. Mittel der Wahl bei gleichzeitiger Antikoagulanzienther., bei Salizylatempfindlichkeit sowie bei Kindern. Wirkt antipyretisch, aber nicht antiphlogistisch. Wegen möglicher Leber- und Nierenschäden nicht über längeren Zeitraum verordnen.

Kontraindikationen Nieren- und Leberschäden, hereditärer Glukose-6-Phosphat-Dehydrogenasemangel (Gefahr der hämolytischen Anämie). *Gravidität:* Strenge Indikationsstellung.

Nebenwirkungen Überempfindlichkeitsreaktion (Urtikaria, Bronchospasmen, Blutbildstörungen), Nieren- und Leberschäden bei Überdosierung und chron. Einahme.

Wechselwirkungen Induktion von Leberenzymen infolge Alkoholabusus, Antiepileptika, Rifampicin u.a. steigern die Hepatotoxizität von Paracetamol.

Intoxikation
Nach Einnahme von > 8–10 g (Plasmaspiegel > 200 mg/ml nach 4 h) droht mit einer Latenz von bis zu 2 Tagen Leberversagen.
Klinik: Übelkeit, Erbrechen, Abdominalschmerz.
Antidot: Acetylcystein i.v. (Fluimucil Antidot®), Intensivther.

Acetylsalicylsäure

Präparate z.B. Aspirin®, ASS ratiopharm®, Alka-Seltzer-Brause®, Tbl. und Kautbl. à 500 mg, Brausetbl. à 400 mg; Injektionslösung à 500 mg/5 ml (Thrombozytenaggregationshemmung).

Dosierung

- p.o.: 1 × 0,5–3 × 1 g tägl., aufgelöst mit reichlich Flüssigkeit nach den Mahlzeiten einnehmen.
- i.v.: 0,5–1 g (z.B. Aspisol® als Kurzinfusion).

Kinetik Rasche Wirkung durch i.v. Gabe oder p.o. Gabe (Brausetbl.: Schnelle Resorption); HWZ der Metaboliten 3 h, bei Überdosierung bis 22 h.

Indikationen Leichte bis mittelgradige Schmerzen (z.B. Kopfschmerzen, Schmerzen des Bewegungsapparates, Knochenmetastasen), wegen antiphlogistischer Wirkung (> 3 g tägl.) bei entzündlicher Schmerzursache zu bevorzugen. Entzündungen, Fieber, Erkältungskrankheiten. Thrombozytenaggregationshemmung zur Thrombose- und Embolieprophylaxe.

Kontraindikationen Blutungsneigung und Antikoagulation, GIT-Beschwerden und -Ulzera, Salizylat- oder Analgetikaintoleranz (asthmoide oder kutane Reaktionen), Asthma (hoher Anteil der Asthmatiker zeigt Analgetikaintoleranz), Niereninsuff. (mögliche Verschlechterung der Nierenfunktion), Glukose-6-Phosphat-Dehydrogenasemangel. Wegen Gefahr des Reye-Sy. (postinfektiöses Leberversagen mit Hirnödem) bei Kindern und Jugendlichen vermeiden. *Gravidität:* Strenge Indikationsstellung, *KI* im 3. Trimenon.

Nebenwirkungen Überempfindlichkeitsreaktionen (Bronchospasmen; kutane Reaktionen, z.B. Ekzeme), GIT-Störungen (okkulte Magenblutungen).

Wechselwirkungen Antikoagulanzien und Valproat (Blutungsgefahr ↑), Barbiturate (Blutspiegel ↑), Glukokortikoide (GIT-Ulzera), Methotrexat (Toxizität ↑), Sulfonylharnstoffe (Gefahr der Hypoglykämie), Spironolacton und Furosemid (verminderte Wirkung), NSAID (gegenseitige Verstärkung unerwünschter Wirkungen).

Intoxikation ☞ 3.7.

Metamizol

Präparate z.B. Baralgin M®, Novalgin®, Novaminsulfon®, Tbl. und Filmtbl. à 500 mg, Tr. à 500 mg/ml, Amp. à 900 mg/2500 mg, Injektionslösung à 500 mg/ml.

Dosierung 1–2 × 0,5–1 × 1 g tägl. p.o./i.v.; max. Tagesdosis: 1 g i.v., langsam injizieren (max. 1 ml/Min.) oder als Kurzinfusion (Bereitschaft zur Schockther.). **Cave:** Regelmäßig BB, Leberwerte und Nierenfunktion kontrollieren.

Indikationen Analgetische, antipyretische und spasmolytische Wirkung. Ind. aufgrund seltener, aber gravierender NW streng begrenzt: Koliken v.a. der ableitenden Gallen- und Harnwege, Tumorschmerzen, akute starke Schmerzen nach Verletzungen oder OP. Hohes Fieber, das auf andere Maßnahmen nicht anspricht.

Kontraindikationen Pyrazolallergie und Analgetikaintoleranz, Granulozytopenie, Glukose-6-Phosphat-Dehydrogenasemangel, Porphyrien. Parenterale Gabe nicht bei Hypotension (< 100 mmHg systolisch) oder instabiler Kreislaufsituation. *Gravidität:* Strenge Indikationsstellung, nicht im 1. und 3. Trimenon (Störung der Hämatopoese, vorzeitiger Verschluss des Ductus Botalli, Wehenhemmung).

Nebenwirkungen
- Überempfindlichkeit: Agranulozytose (zunehmendes Risiko bei wiederholter Anwendung, Letalität 25%), Hautreaktionen bis zum Lyell-Sy., Schock, Bronchospasmus.
- Kreislauf: Hypotension.

Wechselwirkungen Verminderter Serumspiegel von Ciclosporin.

Intoxikation
Klinik: Bewusstseinstrübung, Konvulsionen, Rotfärbung des Harns, Kreislaufkollaps, Atemlähmung.
Ther.: Antikonvulsive Ther. mit Diazepam, Intensivther. mit Giftentfernung.

26.1.4 Nicht steroidale Antiphlogistika (NSAID)

NSAID mit kurzer HWZ sind v.a. bei entzündlich verursachten Schmerzen (z.B. Bewegungsapparat, Entzündungsreaktion bei Tumoren) indiziert, Verträglichkeit vielfach besser als bei ASS. Magenbelastung bei selektiven Hemmstoffen der Cyclooxygenase 2 (Celecoxib, Rofecoxib) geringer ausgeprägt, höhere Therapiekosten.

Ibuprofen

Präparate z.B. Anco®, Brufen®, Contraneural®, Dolgit®, Optalidon®, Tabalon®, Dragees und Filmtbl. à 200 mg/400 mg; Retardkps. à 400 mg/800 mg.

Dosierung 2–3 × 200–400 mg tägl. p.o. (max. Tagesdosis 1200 mg); während oder nach Mahlzeiten mit reichlich Flüssigkeit unzerkaut einnehmen.

Indikationen Leichte bis mittelgradige Schmerzen, wegen antiphlogistischer Wirkung auch bei entzündlicher Schmerzursache. Fieber bei Erkältungskrankheiten, Entzündungen. Rheumatische Erkr., akuter Gichtanfall.

Kontraindikationen Hämorrhagien, GIT-Ulzera, Ibuprofenüberempfindlichkeit und Analgetikaintoleranz, Porphyrie, systemischer Lupus erythematodes, Mischkollagenosen. Kinder < 6 J. *Gravidität:* Strenge Indikationsstellung, *KI* im 3. Trimenon.

Nebenwirkungen
- ZNS: Kopfschmerz, Schwindel, Schlaflosigkeit.
- GIT: Magenschmerzen, okkulte Blutungen, Ulzera, Übelkeit.
- Überempfindlichkeit: Exanthem, Pruritus, asthmoide Reaktion.
- Kreislauf: Hypotension, periphere Ödeme, Nierenfunktionsstörungen.

Wechselwirkungen
- Erhöhte Blutspiegel von Phenytoin und Digoxin.
- Verminderte Wirkung von Diuretika und Antihypertonika.
- Erhöhte Blutspiegel von Ibuprofen durch Lithium, Kalium sparende Diuretika; Probenecid, Sulfinpyrazon (verzögerte Ausscheidung).
- In Komb. mit Glukokortikoiden, NSAID erhöhtes Risiko für GIT-Blutungen und -Ulzera.

Intoxikation
Klinik: Abdominelle Schmerzen, GIT-Blutungen, hämorrhagische Diathese.
Ther.: Giftentfernung, Intensivther., Substitution von Vit. K.

Diclofenac

Präparate z.B. Benfofen®, Voltaren®, Drg. à 25 mg/50 mg, Supp. à 50 mg/100 mg; Retardpräparat à 100 mg.

Dosierung 2 × (25–)50 mg tägl.; einmalige Initial- und Maximaldosis 150 mg tägl.

Indikationen Schmerzhafte Schwellungen und Entzündungen, bei Tumorscherzen in Komb. mit Opioid (Stufe 2 und 3 ☞ 1.1.2), rheumatische Erkr., Arthrosen, akuter Gichtanfall.

Kontraindikationen Störungen der Blutbildung, GIT-Ulzera, Diclofenac- und Analgetikaintoleranz, Porphyrie. Kinder < 6 J. *Gravidität:* Strenge Indikationsstellung, *KI* im 3. Trimenon.

Nebenwirkungen
- ZNS: Kopfschmerz, Schwindel, Schlaflosigkeit.
- GIT: Okkulte Blutungen, Ulzera, Übelkeit.
- Überempfindlichkeit: Exanthem, Pruritus, asthmoide Reaktion.
- Kreislauf: Hypotonie (Blutdruckabfall bis zum Schock), periphere Ödeme, Nierenfunktionsstörungen.

Wechselwirkungen
- Erhöhte Blutspiegel von Lithium, Phenytoin, Digoxin und Methotrexat.
- Verminderte Wirkung von Diuretika.
- In Komb. mit Glukokortikoiden, NSAID erhöhtes Risiko für GIT-Blutungen und -Ulzera, in Komb. mit Kalium sparenden Diuretika erhöhtes Risiko für Hyperkaliämie.
- Verminderte Blutspiegel von Diclofenac durch ASS, Phenobarbital.

Intoxikation
Klinik: Abdominelle Schmerzen, GIT-Blutungen, hämorrhagische Diathese.
Ther.: Giftentfernung, Intensivther., Substitution von Vitamin K.

Celecoxib

Präparat Celebrex®, Hartkapseln à 100 mg/200 mg.

Dosierung 1–2 × 200 mg tägl. p.o. (max. Tagesdosis 400 mg), Dosisanpassung bei Pat > 65 J.

Indikationen Entzündliche Gelenkerkr. bei chron. Polyarthritis, aktivierte Arthrosen bei Erwachsenen.

Kontraindikationen Überempfindlichkeit gegen Sulfonamide, Analgetikaintoleranz, GIT-Ulzera, schwere Herz-, Leber- und Nierenerkrankungen. Kinder. *Gravidität:* Strenge KI, sichere Antikonzeption bei Frauen in gebärfähigem Alter.

Nebenwirkungen

- Kreislauf: Flüssigkeitsretention, periphere Ödeme, Nierenfunktionsstörungen.
- GIT: Bauchschmerzen, Dyspepsie, okkulte Blutungen, Ulzera, Übelkeit.
- ZNS und Muskulatur: Depression, Schwindelgefühl, erhöhter Muskeltonus.
- Überempfindlichkeit: Photosensibilität, Exanthem, Hautexfoliation, asthmoide Reaktion.

Wechselwirkungen

- Warfarin: Verlängerung der Prothrombinzeit.
- Nephrotoxizität von Ciclosporin und Tacrolimus erhöht.
- Erhöhte Blutspiegel von Dextromethorphan, Antidepressiva, Neuroleptika (Substrate des CYP-2D6-Systems).
- Lithiumspiegel erhöht.
- Verminderte Wirkung durch CYP-2C9-Induktoren (Carbamazepin, Barbiturate).

Rofecoxib

Präparat Vioxx®, Tbl à 12,5 mg/25 mg, Suspension 25 mg/5 ml.

Dosierung Initialdosis 1 x 12,5 mg tägl. p.o. (max. Tagesdosis 25 mg, **Cave:** Ältere Pat.).

Indikationen Entzündliche Gelenkerkr. infolge chron. Polyarthritis, aktivierte Arthrosen bei Erwachsenen.

Kontraindikationen GIT-Ulzera, dekompensierte Herz-, Leber- und Nierenerkr., Analgetikaintoleranz, Hypertonie, Ödeme, Kinder. *Gravidität:* Strenge Indikationsstellung, *KI* im 3. Trimenon.

Nebenwirkungen

- GIT und Leber: Dyspepsie, Übelkeit, Ulzera, okkulte Blutungen, Übelkeit, Lebertoxizität mit Erhöhung der Serumtransaminasen.
- Blutbild und Kreislauf: Verminderung von Hb und Erythrozyten, Leuko- und Thrombopenie, Flüssigkeitsretention, periphere Ödeme, Nierenfunktionsstörungen mit Anstieg von Kreatinin und Blutharnstoff.
- ZNS und Muskulatur: Depression, Verwirrtheit, Schwindelgefühl, erhöhter Muskeltonus, Parästhesien, Verschwommensehen, Tinnitus.
- Überempfindlichkeit: Photosensibilität, Pruritus, Ekzem, atopische Dermatitis, Bronchospasmus.

Wechselwirkungen

- Verstärkte Wirkung/erhöhte Plasmaspiegel von Lithium, Warfarin (Verlängerung der Prothrombinzeit), Ciclosporin und Tacrolimus (erhöhte Nephrotoxizität).
- Wirkungsabschwächung: ACE-Hemmer, β-Blocker, Diuretika.

Intoxikation
Ther. mit Giftentfernung aus GIT, Hämodialyse nicht wirksam, Intensivther.

26.1.5 ZNS-wirksames Nichtopioid-Analgetikum

Flupirtin

Muskelrelaxierend wirkendes Analgetikum, das den NMDA-Subtyp des Glutamatrezeptors indirekt blockiert.

Präparat z.B. Katadolon®, Kps. à 100 mg, Supp. à 150 mg; Kinder > 6 J. Supp. à 75 mg.

Dosierung 3–4 × 1 Kps./Supp. tägl. (max. 3 × 2 Kps./Supp. tägl.); Kinder ab 6 J.: 3–4 × 1 Supp. tägl. (max. Tagesdosis 300 mg).

Kinetik HWZ 9 h.

Indikationen Kurzfristige Applikation (max. 4 Wo.!) bei Neuralgien (☞ 5.1.7), Tumor- und vasomotorischen Schmerzen (Migräne ☞ 5.1.1), Zahnschmerzen, Dysmenorrhö.

Kontraindikationen Hepatopathien, v.a. hepatische Enzephalopathie, Myasthenia gravis, Kinder < 6 J. *Gravidität:* Strenge Indikationsstellung, *KI* in der Stillzeit wegen Übertritt in die Muttermilch.

Nebenwirkungen
- ZNS: Sedierung, Müdigkeit (Reaktionsvermögen !), Schwindel, erniedrigte zerebrale Krampfschwelle bei Kindern.
- GIT: Magenbeschwerden, Übelkeit.
- Überempfindlichkeit: Exanthem, Pruritus.

Wechselwirkungen
- Erhöhte Wirkung von Alkohol, Sedativa, Muskelrelaxanzien.
- Erhöhte Transaminasen v.a. in Komb. mit Paracetamol (Kontrollen ab 2. Wo.), falsch pos. Nachweis von Bilirubin und Urobilinogen in Harnteststreifen, Grünfärbung des Urins bei höherer Dos.

26.1.6 Opioide

Opioide wirken auf die zentrale Schmerzverarbeitung und unterscheiden sich in ihrer intrinsischen Aktivität an spezifischen Rezeptoren. Antagonistische (Naloxon, z.B. Narcanti®) oder partial antagonistische (Levallorphan, z.B. Lorfan®) Opioide verdrängen Morphin aus der Rezeptorbindung und heben dessen pharmakologische Wirkung ganz oder teilweise auf. Einige Opioidanalgetika sind Partialagonisten oder -antagonisten, wie Pentazocin (Fortral®) und Buprenorphin (Temgesic®), ihre max. analgetische Wirkung ist geringer als die agonistischer Opioide wie Morphin oder Pethidin (Dolantin®).

! Chron. Opioidgabe führt zur Toleranzentwicklung, anschließender Entzug zu einem Abstinenzsy. mit Unruhe, Anspannung und vegetativen Symptomen. Während kontinuierliche Opioidmedikation mit konstanten Blutspiegeln selten eine iatrogenen Abhängigkeit bewirkt, fördert unregelmäßige Opioidgabe mit intermittierenden Entzugsphasen (Drogenhunger bei abfallendem Blutspiegel) den Missbrauch.

Allgemeine Pharmakologie

Indikationen Mittelgradige, starke und stärkste Schmerzen, Tumor- und postop. Schmerzen. Durch Komb. mit antipyretisch wirkenden Analgetika (☞ 26.1.3) und Adjuvanzien (☞ 26.1.7) lässt sich eine Reduktion der analgetisch wirksamen Dosis erreichen.

Kontraindikationen Kinder < 1 J., Opioidabhängigkeit, chron. Ateminsuff. (Emphysem, Ventilationsstörungen, Cor pulmonale), Hypothyreose (Verstärkung der zentralen Hemmung), Hypovolämie (Gefahr des Kreislaufkollaps), erhöhter Hirndruck, Epilepsie. Akutes Abdomen, entzündliche und obstruktive Darmerkr. (Divertikulitis, Kolitis).

Nebenwirkungen **Toleranz:** Bei kontinuierlicher Gabe nachlassende Wirkung, Gewöhnung. **Psyche:** Sedation, verminderte Reaktionsfähigkeit, dysphorische Reaktion; Abhängigkeitsbildung; nur bei Abhängigen Euphorie.
Vegetative Funktionen: Atemdepression (ab etwa 4facher analgetischer Dosis), Übelkeit, Erbrechen (ggf. Antiemetikum oder Neuroleptikum), Harnretention durch Miktionsstörung, Miosis.
GIT: Tonuserhöhung der Ring- und Sphinktermuskulatur, dadurch verminderte Peristaltik, Magenentleerung (bis 12 h; **Cave:** OP-Fähigkeit), spastische Obstipation (Laxanzien, z.B. Laktulose; weniger obstipierend wirken z.B. Tramadol, Tilidin, Buprenorphin), Drucksteigerung in Gallen- und Pankreasgängen, Tonussteigerung des Sphincter Oddi (**Cave:** Gallengangskoliken, Sekretstau im Pankreas).
Kreislauf: Hypotension (reduzierter Gefäßtonus).

Wechselwirkungen Verstärkte zentral dämpfende Wirkung von Alkohol, Barbituraten, Phenothiazinen (Neuroloeptika), trizyklischen Antidepressiva.

Intoxikation ☞ 3.7.

Schwache Opioide

Allgemeine Pharmakologie der Opioide ☞ oben. Ind. sind mittelgradige und starke Schmerzen, v.a. nach op. Eingriffen. Unterliegen in geringen und mittleren Dosierungen nicht der Betäubungsmittel-Verschreibungsverordnung (BtMVV).

Tilidin und Naloxon

Präparat Valoron N®, Kps. à 50 mg Tilidin und 4 mg Naloxon, Lösung à 50 mg/ml Tilidin und 4 mg/ml Naloxon.

Dosierung Bis zu 4 × 20–40 Tr. tägl.; bis zu 4 × 1–2 Kps. tägl. (max. 400 mg Tilidin tägl.; ab 615 mg tägl. BtmVV).

Kinetik Wirkdauer 1–4 h. Tilidin akkumuliert bei Nierenfunktionsstörungen (renale Eliminierung).

Nebenwirkungen Dosissteigerung infolge von Gewöhnung an Tilidin kann zur Entzugssymptomatik durch Akkumulation des Antagonisten Naloxon führen.

Tramadol

Präparat z.B. Tramal®, Kps. à 50 mg, Tr. à 50 mg/0,5 ml entspr. 20 Tr., Supp. à 100 mg, Amp. à 50 und 100 mg.

Dosierung 1–3 × 50–100 mg tägl. (max. 4 × 100 mg tägl.).

Kinetik Nach oraler Gabe gut verfügbar, Wirkdauer etwa 6 h.

Nebenwirkungen Atemdepression gering ausgeprägt, ausgeprägte Übelkeit, Blutdruckabfall und asthmoide Reaktion (durch Histaminausschüttung) bei starker körperlicher Belastung besonders häufig.

Dihydrocodein

Präparat z.B. DHC 60/90/120 Mundipharma®, Retardtbl. à 60 mg/90 mg/120 mg des DHC-Tartratsalzes.

Dosierung 2 × 1 Retardtbl. p.o. (initial 60 mg) unzerkaut mit Flüssigkeit einnehmen. Dosis individuell anpassen. Besonders niedrig dosieren bei höherem Alter, Hypothyreose, Einschränkung der Leber- oder Nierenfunktion, Prostatahypertrophie.

Kinetik Lange HWZ, Wirkdauer 8–12 h.

Kontraindikationen Pankreatitis, Ventilationsstörungen.

Nebenwirkungen Ausgeprägte Verminderung des Reaktionsvermögens, Auslösung von Asthmaanfällen.

Wechselwirkungen Komb. mit MAO-Hemmern und trizyklischen Antidepressiva erhöht das Risiko von NW.

Dextropropoxyphen

Präparat z.B. Develin ret.®, Retardkps. à 150 mg.

Dosierung 2 × 1 Retardkps. unzerkaut nach den Mahlzeiten, bei schweren Schmerzen max. 4 Kps. tägl.

Kinetik HWZ 3–5 h.

Indikationen Neuritiden, Neuralgien, Schmerzen nach OP, rheumatische Erkr. oder Arthrose.

Kontraindikationen Nicht für Kinder < 12 J.

Fixe Kombinationen mit Kodein

Kodein ist als Analgetikum nur in Komb. mit antipyretisch wirksamen Analgetika erhältlich. In antitussiver Dosierung wirkt Kodein noch nicht analgetisch.

! Gewöhnung durch Toleranzentwicklung und Missbrauch möglich. Dosierung der fixen Komb. nicht steigern, da nur ein Wirkungsverlust des Opioides, nicht jedoch des antipyretisch wirksamen Analgetikums eintritt.

Kinetik HWZ von Kodein 3 h.

Kontraindikationen Für Mischpräparate gelten neben den Gegenanzeigen der Opioide auch die von Paracetamol bzw. ASS (☞ 26.1.3). Zusätze von Koffein sind obsolet.

Nebenwirkungen Kodein besitzt eine stärker obstipierende Wirkung, die bereits bei Normaldosis die adjuvante Gabe von Laxanzien (☞ 26.6.3) erforderlich machen kann.

Kodein und Paracetamol **Präparate**

- Tbl.: z.B. Gelonida®, Nedolon P® (Paracetamol 500 mg, Kodein 30 mg).
- Supp.: talvosilen® (Paracetamol 1000 mg, Kodein 20 mg), talvosilen forte® (Paracetamol 500 mg, Kodein 30 mg), Optipyrin® (Paracetamol 1000 mg, Kodein 60 mg).

Dos.: Bis zu 4 × 1–2 Tbl. tägl.; bis zu 3 × 1 Supp. tägl.

Kodein und ASS **Präparate:** z.B. Dolviran® N Tbl. (ASS 500 mg, Kodein 30 mg), Praecineural® Supp. (ASS 500 mg, Kodein 40 mg).
Dos.: Bis zu 3 × 1–2 Tbl. bzw. bis zu 3 × 1 Supp. tägl.

Starke Opioide

Allgemeine Pharmakologie der Opioide ☞ oben. Starke Opioide unterliegen der Betäubungsmittel-Verschreibungsverordnung (BtMVV). Für den Stationsbedarf ist der leitende Krankenhausarzt (bzw. Stellvertreter) verschreibungsberechtigt, Sicherungs- und Dokumentationspflicht beachten. Betäubungsmittel dürfen nur verschrieben werden, wenn ihre Anwendung begründet ist, d.h. wenn die erforderliche Schmerzlinderung anderweitig nicht erreicht werden kann. Einschleichend und individuell dosieren, Ther. nach festem Schema durchführen.

Morphin

Präparate z.B. Morphin Merck® Amp. à 10 mg/20 mg; MST Mundipharma® Tbl. à 10 mg/30 mg/60 mg/100 mg/200 mg; MSR Mundipharma® Supp. à 10 mg/20 mg/30 mg.

Dosierung 2 × 1–2 Retardtbl. p.o. unzerkaut mit Flüssigkeit einnehmen; 10–30 mg s.c./i.m. (initial 10 mg); 5–10 mg langsam i.v. (**Cave:** Atemdepression, Blutdruckabfall), 6 × 1 supp. (MSR®). Bei Gewöhnung Dosiserhöhung, die therapeutische Breite ist durch die Atemdepression (ca. 4fache analgetische Dosis) begrenzt.

BtMVV Verschreibbare Höchstmenge in 30 Tagen 20000 mg.

Indikationen Schwere Schmerzen, Mittel der Wahl bei Langzeitther. (z.B. Retardpräparat MST p.o.).

Nebenwirkungen Anhaltende Sedierung, Miktionsstörungen. Bei Therapiebeginn häufig Erbrechen, daher Antiemetika (☞ 26.6.1), wie Metoclopramid 4 × 10 mg tägl. (z.B. Paspertin®), oder niedrig dosiert Neuroleptika, wie Haloperidol 4 × 0,5–1 mg tägl. (z.B. Haldol®).

Buprenorphin

Partialantagonist, analgetisch weniger wirksam als Morphin.

Präparat Temgesic® Sublingualtbl. à 0,2 mg, Amp. à 0,3 mg.

Dosierung 3–4 × 1–2 Tbl. tägl. s.l.; 3–4 × 1 Amp. tägl. i.v.

Kinetik Schnelle Inaktivierung in der Leber, daher s.l. zur Vermeidung der Pfortaderpassage. Infolge hochaffiner Rezeptorbindung geringe Wirkdosis und lange Wirkdauer. Wirksamkeit wird durch Dosiserhöhung nicht wesentlich gesteigert.

BtMVV Höchstmenge der Verordnung in 30 Tagen 150 mg.

Indikationen Wegen längerer Wirkdauer (6–10 h) v.a. bei Tumorschmerz.

Nebenwirkungen Abhängigkeitspotenzial angeblich geringer als bei Morphin, Sedierung und Schwindel stärker ausgeprägt. Störungen der Orthostase, Schwitzen.

Wechselwirkungen Wirkung von MAO-Hemmern verstärkt.

Intoxikation
Bei schwerer Atemdepression künstliche Beatmung. **Cave:** Naloxon (z.B. Narcanti®) ist weitgehend unwirksam.

Pethidin

Präparat Dolantin®, Tr. (50 mg/ml entprechend 24 Tr.), Supp. à 100 mg, Amp. à 50 mg/100 mg.

Dosierung 25–100 mg Einzeldosis p.o., i.m., s.c. und i.v. (langsam injizieren 0,5–2 ml in 1–2 Min.); Supp. 100 mg. Max. Tagesdosis 500 mg.

BtMVV Verschreibbare Höchstmenge in 30 Tagen 10.000 mg.

Kinetik p.o. schneller Wirkungseintritt nach etwa 15 Min., kurze Wirkdauer von 1–2 h. Akkumulation des prokonvulsiven Metaboliten Norpethidin.

Indikationen Starke Schmerzen, z.B. akuter Myokardinfarkt, Gefäßspasmen. Kolikschmerz, Spasmen der Hohlorgane (v.a. Niere, Gallenwege: Geringere Tonussteigerung der glatten Muskulatur). Kurz dauernde Schmerzen, z.B. nach op. diagn. Eingriffen. Ungeeignet zur analgetischen Dauerther.

Kontraindikationen Epilepsie, Niereninsuff.

Nebenwirkungen Erhöhung der Krampfneigung, orthostatischer Kollaps.

Wechselwirkungen Komb. mit MAO-Hemmern erhöht das Risiko der Atemdepression und fördert die Krampfneigung. **Cave:** Nicht mit natriumbikarbonathaltigen Injektionslösungen mischen.

Antidot: Nur Naloxon (Narcanti®), da Levallorphan (Lorphan®) unwirksam.

Pentazocin

Partialantagonist, analgetisch weniger wirksam als Morphin

Präparat Fortral®, Tbl. à 25 mg, Kps. à 50 mg, Supp. à 50 mg, Amp. à 30 mg.

Dosierung 50–100 mg Einzeldosis p.o., supp.; 30 mg/Einzeldosis i.m., s.c., i.v. (langsam injizieren, mind. 2 Min.). Max. Tagesdosis 360 mg. Verschreibbare Höchstmenge in 30 Tagen 15 000 mg.

Kinetik Wirkdauer 3–4 h; Verlängerung der Serum-HWZ bei Störungen der Leber- oder Nierenfunktion, Verminderung bei Rauchern.

Indikationen Mäßig starke bis starke Schmerzen, Ungeeignet zur analgetischen Dauerther.

Kontraindikationen Myokardinfarkt, koronare Herzkrankheit (Steigerung des pulmonalarteriellen und des arteriellen Druckes), Porphyrie.

Nebenwirkungen Übelkeit stärker als bei Morphin; Dysphorie; v.a. im Alter bei wiederholter Anwendung Verwirrtheitszustände bis zu psychotischen Reaktionen mit Halluzinationen (5–15%). Bei Morphinabhängigen kann Pentazocin eine Entzugssymptomatik auslösen (partialantagonistische Wirkung). Fibrosierungen an den Injektionsstellen.

26.1.7 Adjuvante Schmerztherapie

Adjuvanzien unterstützen die Wirkung von Analgetika, ohne diese zu ersetzen. Antidepressiva besitzen bei Spannungskopfschmerz eine eigene analgetische Wirkung. Bei Neuralgien und neuropathischen Schmerzen sind Antiepileptika indiziert.
Antiepileptika ☞ 9.1.2

Antidepressiva

(☞ 18.6.3).

Indikationen Unterstützung der Analgetikather. v.a. bei psychogener Überlagerung. Stimmungsaufhellung, Präparatewahl entsprechend der gewünschten psychomotorischen Wirkung.

Dosierung

- Psychomotorisch dämpfende Antidepressiva: Amitriptylin (z.B. Saroten®) oder Doxepin (z.B. Aponal®) jeweils 10–10–25 mg tägl. p.o.; individuell dosieren, max. Tagesdosis 150 mg p.o.
- Stimmungsaufhellende oder psychomotorisch aktivierende Antidepressiva: Imipramin (z.B. Tofranil®) oder Clomipramin (z.B. Anafranil®) jeweils 25–25–0 mg tägl. p.o. Max. Tagesdosis 150 mg p.o., ggf. mit Amitriptylin 25 mg abends p.o. (z.B. Saroten®) komb.

Calcitonin

Präparat z.B. Karil®. Initialdosis 100–200 IE tägl. bis zum Ansprechen der Symptomatik, anschließend individuelle Erhaltungsdosis durch Minderung der Tagesdosis oder Verlängerung der Dosierungsintervalle ermitteln.

Indikationen Knochenschmerzen bei osteolytischen Primärtumoren oder Metastasen (Hemmung der Osteoklasten); Phantomschmerz, Neuralgien.

Nebenwirkungen Verstärkte Suppression der Leukopoese insbes. nach Zytostatikather. (Antiepileptikaspiegel, BB, Leber- und Nierenwerte kontrollieren).

Glukokortikoide

(☞ 26.5.1).

Präparate und Dosierung **Dexamethason** initial bis zu 100 mg i.v. (z.B. Fortecortin®), anschließende Reduktion auf Erhaltungsdosis 2–8 mg tägl. p.o.
Prednison (z.B. Decortin®), Prednisolon (z.B. Decortin® H), initial 20–60 mg p.o. (Prednisolon ggf. bis 100 mg tägl.), reduzieren auf Erhaltungsdosis von 5–10 mg tägl. p.o.

Indikationen
- Tumorinfiltration in Nervenplexus oder Knochen in Komb. mit antipyretischen Analgetika.
- Kompressionschmerzen peripherer Nerven und des RM sowie Kapselspannungsschmerzen parenchymatöser Organe (abschwellende Wirkung, v.a. Dexamethason.
- Muskelschmerzen entzündlicher Ursache (Myositiden, Polymyalgia rheumatica; ☞ 15.4.2) v.a. Prednison oder Prednisolon.
- Cluster-Kopfschmerz (☞ 5.1.4).

Nebenwirkungen Cushing-Sy., Osteoporose, Immunsuppression, Magenulzera. Ther. zeitlich begrenzt nach absteigendem Dosierungsschema durchführen.

Antiemetika

(☞ auch 26.6.1).

Präparate Metoclopramid 4 × 10 mg tägl. (z.B. Paspertin®); Haloperidol 4 × 0,5 mg tägl. (z.B. Haldol®, ☞ 19.1.7).

Indikationen Übelkeit, Erbrechen, Schwindel bei Opioidther.

Laxanzien

Präparate Laktulose 10–20 g tägl. p.o. (z.B. Bifiteral®); Senna-Glykoside (z.B. Agiolax®); Füll- und Quellstoffe.

Indikationen Spastische Obstipation nach Morphin, Kodein u.a. Opioiden.

26.2 Therapie von Schlafstörungen, Erregungs- und Spannungszuständen

! Symptomatische Erregungszustände (z.B. Schmerzen, Stoffwechselentgleisungen, Harnverhalt) ausschließen oder kausal behandeln!

26.2.1 Substanzauswahl

Reaktiver Erregungszustand Diazepam 2–10 mg tägl. p.o. (z.B. Valium®).

Epileptischer oder postiktaler Erregungszustand Diazepam 5–10 mg i.v. (z.B. Valium®), Clonazepam 2 mg i.v. (z.B. Rivotril®).

Agitierte Depression (☞ 18)

- Psychomotorisch dämpfendes Antidepressivum (☞ 18.6.3), z.B. Mirtazapin (Remergil®) 15–30 mg. Wenn keine KI gegen trizyklische Antidepressiva bestehen, Saroten 50–150 mg möglich (langsam aufdosieren!).
- Benzodiazepine ggf. zusätzlich, um die Wirklatenz der Antidepressiva zu überbrücken, z.B. Lorazepam 3–7,5 mg tägl. p.o. (z.B. Tavor®), Oxazepam 3 × 25–50 mg p.o. (z.B. Adumbran®) oder Alprazolam 0,75–1,5 mg tägl. p.o. (z.B. Tafil®).

Schizophrene Psychosen, Manien (☞ 18/19) Niedrigpotente Neuroleptika (☞ 19.1.7), z.B. Promethazin 1–3 × 25–150 mg tägl. p.o. (z.B. Atosil®), Perazin 3 × 10–50 mg tägl. p.o. (z.B. Taxilan®) oder Levomepromazin initial 3 × 5–10 mg tägl. p.o. (z.B. Neurocil®), auf bis zu 75–100 mg tägl. p.o. erhöhen. Alternativ Olanzapin (Zyprexa®) 10–20 mg.

Delirante motorische Unruhezustände im Alter z.B. Haloperidol (z.B. Haldol®) 1–5 mg, Pipamperon (z.B. Dipiperon®) 20–80 mg oder Clomethiazol 3 × 1–2 Kps. tägl. oder 3 × 5–10 ml Mixtur tägl. p.o. (Distraneurin®). **Cave:** Benzodiazepine und Barbiturate wegen Gefahr der paradoxen Reaktion vermeiden!

Alkoholentzugdelir (☞ 22.1)

- Diazepam 5–50 mg tägl. p.o., ggf. höher dosieren (z.B. Valium®).
- Clomethiazol 2–4 Kps. oder 10–20 ml Mixtur p.o., ggf. wiederholen oder höher dosieren (Distraneurin®) Kontraindikationen kardiopulmonale Vorerkr.

Situativ bedingte Angst- und Spannungszustände Benzodiazepine mit längerer Wirkdauer, wie Lorazepam 3–7,5 mg tägl. p.o. (z.B. Tavor®), Oxazepam 30 mg tägl. p.o. (z.B. Adumbran®), Prazepam 10–30 mg tägl. p.o. (z.B. Demetrin®). Bei länger anhaltender belastender Lebenssituation: SSRI, z.B. Citalopram (Cipramil®) 20 mg p.o.

Angstzustände bei depressivem Syndrom SSRI wie Citalopram (Cipramil®) 20–40 mg p.o.; bei initial notwendiger Sedierung Mirtazapin (Remergil®) 15–30 mg. TZA wie Amitriptylin (Saroten®) nur, wenn keine KI vorliegen.

26.2.2 Benzodiazepine und verwandte Substanzen

Werden als Hypnotika, Anxiolytika und zentrale Muskelrelaxanzien eingesetzt. Durch spezifische Bindung an den $GABA_A$-Rezeptor fördern sie die neuronale Hemmung. Der partiale Benzodiazepinantagonist Flumazenil (Anexate®) verdrängt die agonistischen Benzodiazepine aus ihrer Rezeptorbindung und hebt die ZNS dämpfende Wirkung auf. Flumazenil eignet sich als Antidot bei Benzodiazepinintox. (☞ 3.7). Zolpidem und Zopiclon sind ebenfalls Agonisten am $GABA_A$-Rezeptor, aber keine Benzodiazepine.

Gemeinsame Eigenschaften

! Merke

- Benzodiazepine besitzen ein ausgeprägtes Abhängigkeitspotenzial, besonders bei den kurz wirksamen Substanzen. Das Abhängigkeitspotenzial von Zolpidem und Zopiclon scheint geringer zu sein.
- Ihre Toxizität ist gegenüber anderen Pharmaka mit ähnlicher Ind. gering.
- Sorgfältige Aufklärung des Pat. über das Abhängigkeitspotenzial ist dringend erforderlich.
- Niedrig dosieren, Therapiedauer begrenzen!

Indikationen

- Ein- und Durchschlafstörungen (abhängig von HWZ der jeweiligen Wirkstoffe), Sedierung bei schweren somatischen Erkr. (akuter Myokardinfarkt), diagn. oder op. Eingriffen.
- Ausgeprägte Angstzustände (max. 6 Wo.!), schwere reaktive Ausnahmezustände (Belastungen durch situative Krisen), begrenzte Ind. bei Einleitung einer antidepressiven Ther. (☞ 18.6.3).
- Stationäre Behandlung des Delirium tremens bei Alkoholentzug (☞ 22.1).
- Antiepileptische Ther. (Status epilepticus, Anfallsprophylaxe, ☞ 9.1.2).
- Zentral wirksame Muskelrelaxanzien bei Lumbalgien, Bandscheibenvorfällen, Spastik.

Kontraindikationen

- Überempfindlichkeit gegen Benzodiazepine.
- Alkohol-, Medikamenten- oder Drogenabhängigkeit, Alkohol- oder Medikamentenintox.
- Alter < 18 J., außer zur operativen Prämedikation und antiepileptischen Ther.
- Myasthenia gravis (☞ 15.3.1), spinale und zerebelläre Ataxien, Schlafapnoe (Gefahr des respiratorischen Arrest). Engwinkelglaukom, Ateminsuff. mit Hyperkapnie, schwere Leberfunktionsstörungen (z.B. cholestatischer Ikterus).
- Gravidität und Stillzeit: Strenge Indikationsstellung, im 3. Trimenon Gefahr einer Entzugssymptomatik des Neugeborenen mit Floppy-infant-Sy. *KI* in der Stillzeit wegen Übertritt in die Muttermilch.

Kinetik Ausgeprägte pharmakokinetische Unterschiede zwischen den einzelnen Benzodiazepinen:

Triazolam (z.B. Halcion®): Rascher Wirkungsverlust (kurze HWZ) durch schnelle Ausscheidung und metabolische Inaktivierung → Hypnotikather. ohne Sedierung am Folgetag (**Cave:** Abhängigkeitspotenzial).

Diazepam (z.B. Valium®): Metabolischer Abbau über aktive Zwischenstufen, die bei wiederholter Gabe kumulieren (lange HWZ) → Anxiolyse und Sedierung mit sofortigem Wirkungseintritt und langer Wirkdauer.

Chordiazepoxid (z.B. Librium®): Verzögert eintretende Wirkung, da es selbst inaktiv ist und erst zu aktiven Metaboliten verstoffwechselt wird → Anxiolyse und Sedierung, wenn ein schneller Wirkungseintritt nicht erforderlich ist.

! Bei höherem Alter und reduziertem AZ veränderte Metabolisierungsraten; Dosierung reduzieren (z.B. halbe Hypnotikadosis) oder auf andere Pharmaka zurückgreifen.

Nebenwirkungen

- Abhängigkeitsbildung v.a. bei Wirkstoffen mit kurzer HWZ (Entzugsgefühle bei schnell fallendem Blutspiegel). Nach mehrwöchiger Ther. (> 4 Wo.) Entzugssymptome durch ausschleichendes Absetzen vermeiden.
- Reduziertes Reaktionsvermögen, Schläfrigkeit, Benommenheit, bei länger wirkenden Benzodiazepinhypnotika auch als hang-over am Folgetag.
- Paradoxe Reaktion mit Erregungszuständen v.a. im Alter oder bei hirnorganischen Störungen, anterograde Amnesie (v.a. bei Benzodiazepinen mit kurzer HWZ).
- Atemdepression und bronchiale Hypersekretion (**Cave:** Bei vorbestehender respiratorischer Insuff.).
- Überempfindlichkeitsreaktion.

- Muskelschwäche, Ataxie, Doppelbilder, Nystagmus (insbes. bei hoch dosierter Langzeitbehandlung).
- Akutes Engwinkelglaukom.

Wechselwirkungen Verstärkung der zentral sedierenden Wirkung von Alkohol, Hypnotika und Analgetika (kontraindiziert bei akuten Intox.), Neuroleptika, Antidepressiva, Lithium. Wirkungsverstärkung von Muskelrelaxanzien. Verlängerte Wirkung bestimmter Benzodiazepine durch Cimetidin (z.B. Tagamet®) infolge verzögerten Abbaus.

Benzodiazepine mit kurzer Wirkdauer

Triazolam

Präparat z.B. Halcion® Tbl. à 0,25 mg, -mite Tbl. à 0,125 mg.

Indikationen Strenge Indikationsstellung, nur zur kurzfristigen Behandlung von klinisch bedeutsamen Einschlafstörungen.

Kontraindikationen Depression, hirnorganische Veränderungen.

Dosierung 0,125–0,25 mg unmittelbar vor dem Schlafengehen, bei älteren Pat. 0,125 mg tägl.

Kinetik HWZ 2–4 h, aktive Metaboliten 3–8 h.

Nebenwirkungen Retrograde Amnesie nach Einnahme, Reboundphänomene mit Unruhe- und Angstzuständen, Alpträumen, Somnambulismus.

Wechselwirkungen Antibiotika (INH, Erythromycin, Makrolide) und orale Kontrazeptiva können die sedierende Wirkung von Triazolam verstärken.

Brotizolam

Präparat z.B. Lendormin® Tbl. à 0,25 mg.

Kinetik HWZ 4–8 h, aktive Metaboliten 10 h; längere HWZ bei älteren Pat.

Dosierung 0,25 mg unmittelbar vor dem Schlafengehen, bei älteren Pat. 0,125–0,25 mg tägl.

Indikationen Ein- und Durchschlafstörungen.

Nebenwirkungen v.a. bei älteren Pat. hang-over, Schwindel, Alpträume.

Midazolam

Präparat z.B. Dormicum® Amp. à 5 mg, 15 mg (5 mg/ml); kann in NaCl 0,9 % oder Glukose 5 % verdünnt werden, die verdünnte Lösung ist für 24 h stabil. Lacktbl. à 7,5 mg.

Dosierung
- Status epilepticus: 10–15 mg i.m. unter Beatmungsbereitschaft.
- Basissedation bei diagn./op. Eingriffen in Lokalanästhesie: 2,5 mg i.v. 5–10 Min. vor dem Eingriff, bei Bedarf nach 2 Min. 1 mg nachinjizieren; 1 (max. 2) Lacktbl. p.o. 30–60 Min. vor dem Eingriff.
- Prämedikation bei Narkose: 3,5–7 mg i.m. 20–30 Min. vor Narkoseeinleitung.

- Narkoseeinleitung: 10–15 mg i.v., individuelle Dosierung der Nachinjektionen zur Aufrechterhaltung der Narkose. Wegen fehlender Analgesie zusätzlich Analgetika erforderlich. Komb. mit Ketamin oder Anticholinergika möglich.

Kinetik HWZ 1,5–2,5 h. Verlängerte Wirkung bei Herz-, Nieren- und Leberinsuff. sowie Adipositas.

Indikationen Narkoseprämedikation, Kurzhypnotikum bei op. oder diagn. Eingriffen (z.B. Ätheranalgesie in Komb. mit Ketamin/Ketanest®), Notfallbehandlung des Status epilepticus. **Cave:** Anwendung nur unter Notfallbereitschaft (Atemstillstand), Überwachung des Pat. über mind. 3 h nach der letzten Gabe von Midazolam. Für mind. 12 h nach der letzten Gabe keine Verkehrs- und Maschinenfähigkeit des Pat.

Kontraindikationen Akute Ateminsuffizienz.

Nebenwirkungen Atemdepression bis zum Atemstillstand v.a. bei schneller Injektion. Muskelschmerzen, Laryngo- und Bronchospasmus, schockartige Überempfindlichkeitsreaktionen. Exazerbation endogener Psychosen (Schizophrenie, endogene Depression), paradoxe Reaktionen bei hirnorganischen Veränderungen, Somnambulismus.

Wechselwirkungen Wirkungsverstärkung, v.a. Verstärkung der Atemdepression durch Komb. mit anderen zentral dämpfenden Pharmaka, Ranitidin, Antihypertensiva, Erythromycin. Midazolam verstärkt die Wirkung von Antihypertensiva und Vasodilatatoren.

Benzodiazepine mit mittellanger Wirkdauer

Alprazolam

Präparate z.B. Cassadan®, Tafil®, Tbl. à 0,5 mg/1 mg.

Dosierung p.o. 0,75–1,5 mg tägl., bei Panikattacken max. 2 × 2 mg tägl. Behandlung der akuten Angstzustände auf wenige Tage begrenzen, max. Anwendungsdauer 3 Mon., ausschleichen.

Kinetik HWZ 12–15 h.

Indikationen Angst- und Spannungszustände, Panikattacken, Kombinationsther. der leichten bis mittelschweren Depression mit einem Antidepressivum.

Nebenwirkungen Agitiertheit, Konzentrations-, Leberfunktionsstörungen, vermehrter Sekretfluss (**Cave:** Respiration).

Wechselwirkungen Erhöhte Serumspiegel durch Ranitidin, Erythromycin.

Bromazepam

Präparate z.B. Bromazanil®, Lexotanil®, Normoc®, Tbl. à 6 mg.

Dosierung 3–6 mg tägl. p.o. ca. 1 h vor dem Schlafengehen. In Einzelfällen Dosis schrittweise steigern; tägl. Maximaldosis ambulant 2 × 6 mg, stationär 3 × 6 mg.

Kinetik HWZ 15–30 h. Dosierung wegen variabler Resorption und Bioverfügbarkeit individuell anpassen.

Indikationen Angst- und Spannungszustände sowie dadurch verursachte Schlaflosigkeit.

Flunitrazepam

Präparate z.B. Fluinoc 1®, Rohypnol 1®, Tbl. à 1 mg, Amp. à 2 mg, nur zur Narkoseprämedikation und -einleitung.

Dosierung 0,5–1 mg vor dem Schlafengehen p.o. (ambulant max. 2 mg p.o., stationär max. 4 mg p.o.).

Kinetik HWZ 18 h, aktive Metaboliten 20–30 h.

Indikationen Klinisch bedeutsame Ein- und Durchschlafstörungen (z.B. psychogen, psychotisch oder organisch bedingt).

Kontraindikationen Störungen der Nierenfunktion, Psychosen, Engwinkelglaukom.

Nebenwirkungen Allergische Reaktionen, Laryngospasmus. **Cave:** WW mit Alkohol, Kontrazeptiva.

Lorazepam

Präparat z.B. Tavor®, Tbl. à 0,5 mg/1 mg/2,5 mg, -Expidet (lyophilisierte Plättchen) à 1 mg/ 2,5 mg.

Dosierung Bei Schlafstörungen 0,5–1 mg als Einzelgabe p.o., als Tranquillizer 3–7,5 mg tägl. p.o.; 2 mg i.v.

Kinetik HWZ 13–18 h.

Indikationen Angst- und Unruhezustände (auch als Zusatzmedikation zur Ther. endogener Psychosen), Sedierung vor op. und diagn. Eingriffen, Durchschlafstörungen.

Lormetazepam

Präparat z.B. Noctamid®, Tbl. à 0,5 mg/1 mg/2 mg.

Dosierung 0,5–2 mg p.o. vor dem Schlafengehen.

Kinetik HWZ 10–15 h.

Indikationen Ein- und Durchschlafstörungen, Narkoseprämedikation.

Nebenwirkungen Verstärkung der Symptomatik im Schub einer endogenen Psychose, Suizidgefahr durch Verstärkung einer Depression.

Oxazepam

Präparate z.B. Adumbran®, Praxiten®, Tbl. à 10 mg, -forte Tbl. à 50 mg.

Dosierung Bei Schlafstörung 10–30 mg p.o. vor dem Schlafengehen; anxiolytische Ther. initial 2 × 5 mg tägl. p.o., ggf. auf 3 × 10 mg steigern, bei ausgeprägter Sedierung auf 3 × 5 mg begrenzen. Bei schweren Angst- und Erregungszuständen psychotischer Genese als Zusatzmedikation 3 × 25–50 mg (für wenige Tage).

Kinetik HWZ 5–15 h, vergleichsweise langsame Resorption.

Indikationen Angst- und Unruhezustände sowie dadurch verursachte Schlafstörungen.

Benzodiazepine mit langer Wirkdauer

Merke

- WW mit Antihypertonika, Herzglykosiden, Antikogulanzien, Antidiabetika, Kontrazeptiva.
- Therapieerfolg und Plasmaspiegel regelmäßig kontrollieren.
- Die anhaltende Benzodiazepinwirkung führt auch bei einmaliger Gabe zu Sedierung und Einschränkung des Reaktionsvermögens während des Folgetages; dadurch verminderte Verkehrs- und Maschinenfähigkeit.

Nitrazepam

Präparate z.B. Dormo-Puren®, Eatan N®, imeson®, Radedrom®, Tbl. à 5 mg, Tr. à 5 mg/ml (1 ml = 20 Tr.).

Dosierung Schlafstörungen 2,5–5 mg p.o. als Einzelgabe; antiepileptische Ther. 2,5–5 mg tägl. p.o. als Einzelgabe.

Kinetik HWZ 20–50 h.

Indikationen Durchschlafstörungen, Krampfanfälle (Blitz-Nick-Salaam-Krämpfe im frühen Kindesalter).

Nebenwirkungen Verschleimung der Atemwege.

Flurazepam

Präparate z.B. Dalmadorm®, Flurazepam Riker®, Staurodorm®, Lacktbl. à 30 mg, Kps. à 15 mg/30 mg.

Dosierung 30 mg p.o. mit Flüssigkeit ca. 30 Min. vor dem Schlafengehen einnehmen, bei älteren Pat. auf 15 mg reduzieren.

Kinetik HWZ 1,5 h. **Cave:** Aktive Metaboliten 50–100 h.

Indikationen Ein- und Durchschlafstörungen, insbes. bei Angstzuständen.

Nebenwirkungen Bei erstmaliger Gabe bittere Geschmacksempfindungen; euphorische Reaktionen, Photosensibilisierung. Erhöhungen von Leberenzymen und Bili (regelmäßige Laborkontrollen).

Prazepam

Präparat z.B. Demetrin®, Tbl. à 10 mg.

Dosierung Schlafstörungen 10 mg p.o.; anxiolytische Ther. 10–30 mg tägl. p.o. in mehreren Einzeldosen (z.B. 5–5–10 oder 10–0–10).

Kinetik Prazepam wird in der Leber in den aktiven Metaboliten Desmethyldiazepam (HWZ: 50–90 h) umgewandelt.

Indikationen Angst-, Spannungs- und Erregungszustände; Schlafstörungen, wenn eine anxiolytische Ther. auch am Tage gewünscht wird.

Diazepam

Nicht als Schlafmittel geeignet, soweit nicht auch Sedation am Tage angestrebt wird!

Präparat z.B. Valium®, Tbl. à 2 mg/5 mg/10 mg, Amp. à 10 mg, Mikroklistier à 5 mg/ 10 mg.

Dosierung 2–10 mg tägl. p.o./rektal; 2–10 mg i.v. als Einzeldosis langsam injizieren (**Cave:** Atemdepression), ggf. nach 3–4 h wiederholen. Tägl. Maximaldosis 10–30 mg. Rektale Appl. im Krampfanfall, falls Venenwege nicht zugänglich sind.

Kinetik HWZ 30–50 h, aktiver Metabolit Desmethyldiazepam (HWZ 50–80 h).

Indikationen Angst- und Spannungzustände, neurogene Muskelspasmen, radikuläres Sy., Tetanus, Krampfanfälle, Status epilepticus, Sedierung vor op./diagn. Eingriffen.

Wechselwirkungen Minderung der sedierenden Wirkung von Diazepam durch Theophyllin, Verstärkung durch Omeprazol (z.B. Antra®).

Clorazepat

Präparat z.B. Tranxilium®, Kps. à 5 mg/10 mg/20 mg, Filmtbl. à 20 mg, 50 mg, Amp. à 10 mg (zur Basissedierung vor op./diagn. Eingriffen).

Dosierung 10–20 mg tägl. p.o.; 50–100 mg i.v. als Einzeldosis langsam injizieren (**Cave:** Atemdepression).

Kinetik Clorazepat wird in der Leber in den aktiven Metaboliten Desmethyldiazepam (HWZ 50–80 h) umgewandelt.

Indikationen Angst- und Spannungzustände, Prämedikation vor op. Eingriffen, Schlafstörungen nur, wenn eine anxiolytische Ther. auch am Tage gewünscht wird.

Clobazam

Präparat Frisium®, Tbl. à 10 mg/20 mg.

Dosierung 10–30 mg tägl. p.o.

Kinetik HWZ 18–42 h, langsame enterale Resorption, wird in den aktiven Metaboliten Desmethyldiazepam (HWZ 50–120 h) umgewandelt.

Indikationen Angst- und Spannungzustände, antiepileptische Zusatzther.

Kontraindikationen Lithiumintoxikation.

Nebenwirkungen GIT-Störungen, Obstipation, anhaltende Bewusstseinstrübung bei längerem Gebrauch.

Wechselwirkungen Verstärkte Wirkung von Analgetika, Antiepileptika (Blutspiegelkontrolle).

Chlordiazepoxid

Präparate z.B. Multum®, Radepur®, Tbl. à 5 mg/10 mg/25 mg, Drg. à 10 mg.

Dosierung 5–30 mg tägl. p.o. Max. Tagesdosis 60 mg, maximale Einzeldosis 30 mg. Dosis bei höherem Alter und hirnorganischen Funktionsstörungen reduzieren.

Kinetik Wegen langsamer Resorption wird der max. Plasmaspiegel nach 2–6 h erreicht (HWZ 10–18 h), wird in aktive Metaboliten (HWZ 20–80 h) umgewandelt.

Indikationen Angst- und Spannungzustände, Schlafstörungen nur, wenn eine anxiolytische Ther. auch am Tage gewünscht wird.

Nebenwirkungen Menstruationsstörungen, Galaktorrhö, Gefahr der Suizidalität.

Clonazepam

Präparate z.B. Antelepsin®, Rivotril®, Tbl. à 0,5 mg/2 mg, Tr. à 2,5 mg/ml, Amp. à 1 mg (erst unmittelbar vor der Appl. verdünnen, enthält Alkohol).

Dosierung Oral: Ambulante antiepileptische Ther. (☞ 9.1.2) mit langsamem Dosisaufbau (um ca. 0,5 mg/Wo. steigern) einleiten, bis der gewünschte Blutspiegel oder eine Dosierung von 0,2 mg/kg tägl. erreicht ist. Beim Absetzen ausschleichen (0,25 mg/Wo.), um Entzugssymptome zu vermeiden.
I.v.: Bei Status epilepticus oder Grand-mal-Serie zunächst einmalig 1–2 mg langsam injizieren (max. 0,5 mg/Min.); ggf. anschließend i.v. über Perfusor, dazu 4–6 mg mit NaCl 0,9 % auf 50 ml verdünnen, 2–6 ml/h perfundieren. Tageshöchstdosis 20 mg.

Kinetik HWZ 40 h, Abnahme der Wirkung bei längerer Ther.

Indikationen Krampfanfälle (☞ 9.1), Status epilepticus (☞ 3.4.2), Myoklonien.

Kontraindikationen Tonische Krampfanfälle können durch Clonazepam verstärkt werden.

Nebenwirkungen Sedierung, Zunahme der Bronchial- und Speichelsekretion. Entzugssy. nach abruptem Absetzen.

Wechselwirkungen Reduzierte Plasmakonzentration von Clonazepam bei Komb. mit Phenytoin und anderen Antiepileptika. Absolutes Alkoholverbot.

Verwandte Substanzen mit kurzer bis mittellanger Wirkdauer

Zolpidem

Präparate z.B. Bikalm®, Stilnox®, Filmtbl. à 10 mg.

Dosierung p.o. 10 mg, im Alter und bei Leberinsuff. 5 mg, kurz vor dem Schlafengehen.

Kinetik HWZ 2 h.

Indikationen Kurzzeitther. von Schlafstörungen.

Kontraindikationen Wie Benzodiazepine, u.a. Benzodiazepinabhängigkeit; Kinder < 15 J.

Nebenwirkungen Kopfschmerzen, Schwindel, allergische Hautreaktionen.

Wechselwirkungen Verstärkung der zentralen Dämpfung durch andere Pharmaka und Alkohol, verminderte Serumspiegel durch Phenytoin, Phenobarbital (Enzyminduktion).

Zopiclon

Präparate z.B. Ximovan®, Filmtbl. à 7,5 mg.

Dosierung 7,5 mg p.o., kurz vor dem Schlafengehen, im Alter 1/2 Tbl. (3,75 mg).

Kinetik HWZ 3,5–6,5 h, verlängert bei Leberdysfunktion.

Indikationen Schlafstörungen.

Kontraindikationen Wie Benzodiazepine, u.a. Benzodiazepinabhängigkeit.

Nebenwirkungen Bitter metallischer Geschmack, Gedächtnisstörungen.

Wechselwirkungen Verstärkung der zentralen Dämpfung durch andere Pharmaka, erhöhte Serumspiegel und Wirkdauer bei Cyp3A4–Enzymhemmung (z.B. Erythromycin).

26.2.3 Antihistaminika

Die rezeptfreien H_1-Rezeptorblocker Diphenhydramin und Doxylamin wirken sedierend und antiallergisch. Cave: *Ausgeprägte anticholinerge Eigenschaften; Erregungszustände bei Kindern.*

Diphenhydramin

Präparate z.B. Emesan®, nervo-OPT-N®, Sediat®; Tbl. à 50 mg/25 mg.

Dosierung Erwachsene vor dem Schlafengehen 50 mg p.o., Jugendliche 25 mg p.o.

Kinetik HWZ 6 h.

Indikationen Einschlaf- und Durchschlafstörungen, Antiemetikum (☞ 26.6.1).

Kontraindikationen Blasenentleerungsstörungen mit Restharnbildung (z.B. bei Prostataadenom), Asthma bronchiale, Engwinkelglaukom, GIT-Ulzera. Einnahme von MAO-Hemmern, Epilepsie (Senkung der Krampfschwelle).

Nebenwirkungen Minderung des Reaktionsvermögens, Erregungszustände bei Überdosierung oder bei Kindern. Mundtrockenheit, Miktionsstörungen, GIT-Störungen (Tonuserhöhungen).

Wechselwirkungen Wirkungsverstärkung von zentral dämpfenden Pharmaka, Alkohol und MAO-Hemmern.

Doxylamin

Präparate z.B. Mereprine®, Sedaplus®; Drg./Kps./Tbl. à 25 mg, Sirup à 250 mg/100 ml.

Dosierung Jugendliche und Erw. vor dem Schlafengehen 25–50 mg p.o.

Kinetik HWZ 8–10 h.

Indikationen Einschlaf- und Durchschlafstörungen, Unruhezustände, Enuresis nocturna (Minderung des Blasentonus). Allergische Reaktionen (Heuschnupfen, Konjunktivits, Insektenstiche). In niedriger Dos. auch für Kinder.

Kontraindikationen Blasenentleerungsstörungen mit Restharnbildung (z.B. bei Prostataadenom), Asthma bronchiale, Engwinkelglaukom, GIT-Ulzera. Einnahme von MAO-Hemmern, Epilepsie (Senkung der Krampfschwelle).

Nebenwirkungen Minderung des Reaktionsvermögens, Erregungszustände nach Überdosierung bei Kindern. Mundtrockenheit, Miktionsstörungen, GIT-Störungen (Tonuserhöhungen).

Wechselwirkungen Wirkungsverstärkung von zentral dämpfenden Pharmaka und Alkohol.

26.2.4 Weitere Hypnotika

Clomethiazol

Präparat Distraneurin®, Kps. à 192 mg, Filmtbl. à 500 mg, Mixtur à 50 mg/ml, Amp. à 800 mg/100 ml.

Dosierung
- Verwirrtheits-, Erregungszustände: 3 × 1–2 Kps. tägl. oder 3 × 5–10 ml Mixtur tägl., über ca. 2 Wo., danach Dosisreduktion.
- Alkoholentzugsy.: 2–4 Kps. bzw. Filmtbl. oder 10–20 ml Mixtur, ggf. nach 30–60 Min. 2 Kps. bzw. Filmtbl. oder 10 ml Mixtur, bei ausbleibender Sedierung wiederholen. Maximaldosis 6–8 Kps. bzw. Filmtbl. oder 20–40 ml Mixtur in 2 h. Ther. nicht > 10–14 Tage, ausschleichend absetzen.

Kinetik HWZ 3–5 h.

Indikationen Verwirrtheits- und Erregungszustände in höherem Lebensalter, Prädelir und Delirium tremens bei Alkoholentzug, Status epilepticus und Eklampsie.

Kontraindikationen Akute Alkoholintoxikation.

Nebenwirkungen Atem- und Kreislaufdepression. Parenterale Gabe wegen der erhöhten Gefahr der Atemdepression und Hypotension nur in Intubationsbereitschaft unter stationären Bedingungen möglich. Gefahr der Abhängigkeitsbildung.

Wechselwirkungen Wirkungsverstärkung von Barbituraten, Psychopharmaka und Cimetidin. Gleichzeitiger Alkoholgenuss kann lebensbedrohlich sein!

Chloralhydrat

Im Gegensatz zu den Benzodiazepinen scheint Chloralhydrat die Schlafphasen nicht zu stören.

Präparate Chloraldurat®, Kps. rot à 250 mg (sofortige Auflösung); Kps. blau à 250 mg (verzögerte Auflösung im Dünndarm); Kps. à 500 mg (beide Wirkkomponenten).

Dosierung
- Einschlafstörungen, Erregungszustände: 1–4 (max. 8) Kps. rot.
- Durchschlafstörungen: 1–4 (max. 8) Kps. blau oder 1–2 (max. 4) Kps. 500.
- Unruhezustände: 1–2 (max. 4) Kps. 500.

Kinetik HWZ in Serum 4 Min., Metaboliten 2–3 h.

Indikationen Schlafstörungen (abhängig von der Galenik als Einschlaf- oder Durchschlafmittel).

Kontraindikationen Leberfunktionsstörungen, Kumulationsgefahr bei Nieren- und Herzinsuff.

Nebenwirkungen Bei rektaler Appl. Schleimhautreizung; selten Verwirrtheitszustände, Übelkeit.

Wechselwirkungen Gegenseitige Wirkungsverstärkung mit Alkohol, Verstärkung der oralen Antikoagulation.

26.2.5 Sedierung durch Neuroleptika

(☞ 19.1.7). Niedrigpotente Neuroleptika wirken stark sedierend, jedoch kaum bei schizophrener Plussymptomatik. Im Vergleich zu hochpotenten Neuroleptika sind vegetative NW ausgeprägter, das Risiko extrapyramidalmotorischer Bewegungsstörungen aber geringer. Zur Ther. nicht psychotischer Unruhezustände dieses Risiko der niedrigpotenten Neuroleptika gegenüber z.B. dem Abhängigkeitspotenzial der Benzodiazepine abwägen.

! Depotneuroleptika sind in akuten Situationen absolut kontraindiziert!
Zur Ther. der Schlafstörung bei älteren Pat. und bei KI von Benzodiazepinen (Ventilationsstörungen, Myasthenia gravis) niedrigpotente Neuroleptika einsetzen: Sie haben nur selten paradoxe Wirkungen und führen nicht zur Abhängigkeit.

Promethazin

Präparate z.B. Atosil®, Filmtbl. à 25 mg, Tr. à 20 mg/ml (20 Tr. ≅ 1 ml bei 1 mg/Tr.), Amp. à 50 mg.

Dosierung Schlafstörungen 25 mg abends p.o.; Unruhezustände 1–3 × 25–150 mg tägl. i.m./i.v., i.d.R. intragluteal.

Indikationen Auch bei Asthma, Emphysem, Gastritis und GIT-Ulzera.

Chlorprothixen

Präparate z.B. Truxal®, Drg. à 15 mg/50 mg, Saft, Suspension à 20 mg/ml, Amp. à 50 mg (1 ml).

Dosierung Schlafstörungen 25 mg abends p.o. ; Unruhezustände 1–3 × 25–150 mg tägl. p.o.; 1–2 × 50–100 mg tägl. i.m., i.d.R. intragluteal; 1–2 × 50–100 mg tägl. i.v. (50 mg mit NaCl 0,9 % 5 ml verdünnt).

Pipamperon

Präparate z.B. Dipiperon®, Tbl. à 40 mg, Saft à 40 mg/ml.

Dosierung 3–4 × 20–40 mg tägl., bis max. 360 mg.

Indikationen Angst-/Unruhezustände, Schlaflosigkeit. Dieses Präparat ist besonders gut kreislaufverträglich und daher auch für vegetativ labile und ältere Pat. geeignet.

Levomepromazin

Präparate z.B. Neurocil®, Tbl. à 25 mg/100 mg, Tr. à 40 mg/ml (**Cave:** 1 mg/ Tr.).

Dosierung Von initial 3 × 5–10 mg tägl. p.o. auf bis zu 75–100 mg tägl. p.o. erhöhen (antipsychotische Ther. ☞ 19.1.7).

Indikationen Hochgradige Angst- und Unruhezustände, psychomotorische Erregungszustände, Ther. psychotisch bedingter Schlafstörungen in Komb. mit hochpotentem Neuroleptikum (weitere Ind. ☞ 19.1.7), adjuvante Schmerzther. (☞ 1.1.7).

26.3 Therapie der Spastik

Indikationen zur Therapie sind neurogene Muskelspasmen, Muskelhypertonus und Spastizität der Skelettmuskulatur bei Schädigung des 1. motorischen Neurons, z.B. bei MS, Schlaganfall oder spinalem Querschnitt.

! Bei spastischen Pat., z.B. Paraparesen bei fortgeschrittener MS, ermöglicht der erhöhte Extremitätentonus den Erhalt eines Restes an motorischen Funktionen (Erfordernistonus, „spastisches Stehen"). Die Ther. sollte sich deshalb darauf beschränken, das Auftreten schmerzhafter Muskelspasmen zu verhindern, und den Muskeltonus nur soweit zu normalisieren, dass keine funktionsbehindernde Parese in den Vordergrund der Symptomatik tritt.

26.3.1 Substanzauswahl

Baclofen (perorale Applikation)

Agonist am inhibitorisch wirkenden $GABA_B$-Rezeptor, hemmt bevorzugt den monosynaptischen MER, weniger ausgeprägt polysynaptische Fremdreflexe.

Präparate z.B. Lioresal®, Baclofen ratiopharm®, Tbl. à 5 mg/10 mg/25 mg.

Dosierung Initial 3 × 5 mg tägl. p.o., einschleichend in Abständen von 3 Tagen um 5 mg/Einzeldosis aufdosieren bis zu einer ther. Dosis von 30–75 mg tägl.; Ther. am klinischen Bild orientieren (**Cave:** Muskelschwäche, Sedation). Reduzierte Dos. bei eingeschränkter Nierenfunktion. *Kontrollen:* Serumenzyme (GOT, AP) bei Leberkrankheiten, Blutzucker bei Diab. mell.

Kinetik HWZ 3–4 h.

Kontraindikationen Epilepsie, Bulbärparalyse (Verstärkung der Symptomatik), Niereninsuff.

Nebenwirkungen Muskuläre Hypotonie, Sedierung und Minderung des Reaktionsvermögens, Schwindel, Minderung der Krampfschwelle. Die Häufigkeit von NW nimmt im höheren Lebensalter zu.

Wechselwirkungen Verstärkte Muskelhypotonie bei gleichzeitiger Gabe trizyklischer Antidepressiva. Komb. mit zentralwirksamen Pharmaka verstärkt die Sedierung, Komb. mit Antihypertonika die blutdrucksenkende Wirkung.

! Bei schwerster Spastik reicht die orale Maximaldosis nicht aus, um eine merkbare Reduktion der Spastik zu erreichen.

Baclofen (intrathekale Applikation)

Agonist am inhibitorisch wirkenden $GABA_B$-Rezeptor, hemmt bevorzugt den monosynaptischen MER, weniger ausgeprägt polysynaptische Fremdreflexe.

Präparat Lioresal® intrathekal; Testampulle ± 0,05 mg/ml, Infusionslösung: Amp. à 10 mg/20 ml oder 10 mg/5 ml.

Dosierung **Testdosis:** 0,025–0,05 mg als Bolus mittels Lumbalpunktion oder über Katheter. **Cave:** Anschließend über 4–8 h Atmung, RR, Puls kontrollieren! Bei ausbleibender klinischer Wirkung Bolus mit 0,05–0,1 mg am Folgetag wiederholen.
Nach Katheterimplantation Initialdosis mit 2facher Testdosis, danach schrittweise Dosiserhöhung um max. 10–30 % der vorigen Tagesdosis innerhalb von 24–48 h (vorsichtiger bei bulbären Symptomen).
Zur Dauerther. niedrigstmögliche Dos., Erhaltungsdosis 0,3–0,8 mg tägl., bei Wirkungsverlust Baclofen absetzen und mit Morphinsulfat intrathekal überbrücken (nur stationär!).

Indikationen Resistenz gegenüber Standardther. (mind. ein Antispastikum oral aufdosiert bis zum Auftreten ausgeprägter NW). Anlage einer Dauerinfusion intrathekal (z.B. Lioresal intrathekal®) über Katheter und subkutan implantierte Pumpe durch spezialisierte Zentren, Bereitschaft zur Intensivther. Engmaschige Nachsorge erforderlich.

Kontraindikationen Epilepsie, Alter < 18 J., Störungen der Liquorpassage, autonome Dysfunktion, Sphinkterhypertonie der Blase.

Nebenwirkungen Bulbäre Symptome, Gangstörung, Dislokation, Ruptur oder Infektion des Katheters.

Tizanidin

α_2-Rezeptor-Agonist, hemmt bevorzugt polysynaptische Fremdreflexe.

Präparat z.B. Sirdalud®, Tbl. à 2 mg/4 mg/6 mg.

Dosierung Initial 3 × 2 mg tägl. p.o., in halb- bis einwöchigen Abständen um 2–4 mg bis zu einer Tagesdosis von 12–24 mg erhöhen (max. 36 mg tägl., bei längerer Anwendung max. 12 mg tägl.). Die Ther. orientiert sich am klinischen Bild (Muskelschwäche, Sedation, Nieren- und Leberfunktion).

Kinetik HWZ 3–5 h.

Kontraindikationen Nicht bei Kindern anwenden. Vorsicht bei kardiovaskulären Krankheiten (EKG-Kontrollen), Nieren- und Leberschäden (Serumenzyme kontrollieren).

Nebenwirkungen Sedierung und Minderung des Reaktionsvermögens, Schwindel; bei höherer Dos. Verwirrtheitszustände und RR-Abfall. Vorübergehender Anstieg der Leberenzyme, bei länger als 4–6 Wo. anhaltendem Anstieg Tizanidin absetzen.

Wechselwirkungen Komb. mit Antihypertonika kann zu stärkerem RR-Abfall führen. Die Alkoholwirkung wird verstärkt.

Dantrolen

Hemmt die Freisetzung von Kalzium aus dem sarkoplasmatischen Retikulum des Muskels und interferiert so mit der Kraftentfaltung. Bei allen Formen der Spastik wirksam.

Präparat z.B. Dantamacrin®, Kps. à 25 mg/50 mg, Injektionslösung à 20 mg/60 ml.

Dosierung **p.o.:** Initial 2 × 25 mg tägl., anschließend die Dosis stufenweise auf 4 × 25 mg tägl., 3 × 50 mg tägl. und 4 × 50 mg tägl. steigern; die max. Tagesdosis (400 mg) darf nicht länger als 2 Mon. gegeben werden.
i.v.: Bei maligner Hyperthermie gebrauchsfertige Infusionslösung innerhalb von 6 h über zentralen Venenweg applizieren (**Cave:** Gefäßläsion). 2,5 mg/kg schnell infundieren, ggf. bis zum Verschwinden der Symptome mehrfach wiederholen; die anschließende Erhaltungsdosis beträgt 2,5 mg/kg über 24 h. Zur Ther. der malignen Hyperthermie können Gesamtdosen um 30 mg/kg erforderlich werden.

Kinetik HWZ 7–8 h. *Gravidität:* Kontraindiziert.

Kontraindikationen Funktionsstörungen der Leber, kardiopulmonale Erkr. Nicht bei Kindern < 5 J. anwenden.

Nebenwirkungen Minderung des Reaktionsvermögens, überwiegend bei Therapiebeginn Müdigkeit und Schwindel. Muskuläre Hypotonie v.a. bei i.v.-Gabe. Hepatotoxizität bis zur Arzneimittelhepatitis mit Ikterus bereits bei Dos. < 200 mg tägl. Regelmäßige Kontrolle der Leberenzyme. Infusionslösung kann zu einer Läsion der Gefäßwände bis zum Gefäßverschluss führen.

Wechselwirkungen Nicht gleichzeitig mit Pharmaka applizieren, die in den Kalziumstoffwechsel eingreifen (z.B. Kalzium, Kalziumantagonisten, wie Verapamil); Injektionslösung nicht mit anderen Pharmaka mischen.

Memantin

Antagonist am Ionenkanal eines neuronalen Glutamatrezeptors (NMDA-Rezeptor).

Präparate Akatinol Memantine®, Filmtbl. à 10 mg, Tr. 10 mg/g (20 Tr. = 1 g), Amp. à 10 mg.

Dosierung Mit Tagesdosis von 10 mg p.o., i.v. beginnen, wöchentlich um 10 mg tägl. steigern, bis Erhaltungsdosis von 20–30 mg tägl. (in 2–3 Einzelgaben) erreicht ist. Ggf. Initialdosis und wöchentliche Steigerung auf 5 mg tägl. beschränken. Letzte Gabe am frühen Nachmittag (Schlafstörungen).

Kinetik HWZ 65 h.

Indikationen Spastik, Parkinson-Krankheit, Koma nach SHT.

Kontraindikationen Funktionsstörungen der Leber, schwere Verwirrtheitszustände.

Nebenwirkungen Minderung des Reaktionsvermögens, Schwindel und Übelkeit, Unruhe, Schlafstörungen (nicht abends geben!).

Wechselwirkungen Nicht mit Amantadin kombinieren! Wirkungsverstärkung von Neuroleptika, Anticholinergika, Barbituraten, Dantrolen und Baclofen.

Benzodiazepine

(☞ auch 26.2.3)

Fördern die präsynaptische Hemmung des MER und senken den Muskeltonus. Sie sind auch zur Behandlung schmerzhafter Myogelosen bei Bandscheibenvorfällen geeignet.

Tetrazepam

Stärker Muskel relaxierend, weniger sedierend als Diazepam.

Präparat z.B. Musaril®, Filmtbl. à 50 mg.

Kinetik HWZ 18 h.

Dosierung

- Ambulante Ther.: Initial 1 × 25 mg tägl. p.o., langsame Aufdosierung um 25 mg tägl. bis zum Erreichen der ther. Dos. von 2 × 50–100 mg tägl.
- Stationäre Ther.: Aufdosierung um 50 mg tägl. p.o. bis zum Erreichen der ther. Dos. von 2 × 150–200 mg tägl. p.o.
- Bei Absetzen ausschleichende Minderung der Tagesdosis.

Kontraindikationen Benzodiazepinüberempfindlichkeit, Alkohol-, Medikamenten- oder Drogenabhängigkeit. Myasthenia gravis, spinale und zerebelläre Ataxien. Schlafapnoe, Ateminsuff. mit Hyperkapnie. Höheres Lebensalter, schwere Funktionsstörungen der Leber. *Gravidität:* Strenge Indikationsstellung im 3. Trimenon.

Nebenwirkungen Überempfindlichkeitsreaktion. Minderung des Reaktionsvermögens, Sedierung. Paradoxe Reaktion mit Erregungszuständen im Alter. Gefahr der Abhängigkeitsbildung, nach längerer Anwendung kann abruptes Absetzen zu einem Entzugssy. führen. Muskelschwäche, Ataxie, Doppelbilder, Nystagmus (v.a. bei hoch dosierter Langzeitbehandlung), Atemdepression (v.a. bei vorbestehender respiratorischer Insuff.).

Wechselwirkungen Wirkungsverstärkung von Muskelrelaxanzien und zentral wirksamen Pharmaka.

Diazepam 3 × 10 mg tägl. p.o. (z.B. Valium®).

Clonazepam Langsamer Dosisaufbau bis 6 mg tägl. p.o., max. 12 mg tägl. (z.B. Rivotril®) unter Kontrolle des Blutspiegels. Ausschleichend absetzen, um Entzugssymptome zu vermeiden.

Botulinustoxin

Klinisch wird das Neurotoxin Typ A des Botulismuserregers (Clostridium botulinum) verwendet. Botulinustoxin blockiert die präsynaptische ACH-Freisetzung an der motorischen Endplatte durch enzymatische Spaltung eines Vesikelproteins. Führt zu einer 8–12 Wo. anhaltenden neuromuskulären Entkopplung mit klinisch feststellbarer Muskelschwäche. Bei akzidenteller Verteilung werden auch andere cholinerge Synapsen blockiert.

Präparat z.B. Botox®, Trockensubstanz in Injektionsflaschen, zur lokalen intramuskulären Injektion. Aktivitätsangabe in mouse units (MU/E).

Dosierung Injektion in den medialen und lateralen M. orbicularis oculi initial 6,25–12,5, max. 25 IE/Auge; max. 100 IE pro Behandlung. Bei Behandlung anderer Muskeln entsprechende Aufteilung der Dosis (max. 400 MU).

Kinetik Wirkung setzt nach 2(–4) Tagen ein, max. Wirkung nach 2 Wo., Nachlassen der Wirkung 8–12 Wo. nach Behandlung. In seltenen Fällen Therapieresistenz, möglicherweise durch AK-Bildung.

Indikationen Blepharospasmus, Torticollis spasticus, (bisher) 2. Wahl bei oromandibulärer Dystonie, Schreibkrampf. Fokale Tonuserhöhungen, z.B. bei Wernicke-Mann-Bild mit Hemispastik.

Kontraindikationen Kinder; strenge Indikationsstellung bei jungen Pat. Infektionen im Injektionsbereich, Myasthenia gravis, Lambert-Eaton-Sy.

Nebenwirkungen Muskelschwäche, bei Anwendung am Auge mit Blepharoptose, Lagophthalmus und Winkelblockglaukom. Nicht auszuschließen sind Atem-, Schluck-, Miktions- und kardiale Überleitungsstörungen.

Wechselwirkungen Muskelrelaxation ↑ durch Aminoglykoside, Spectinomycin, Muskelrelaxanzien, Anästhetika.

ıtikoagulation

2(eparin

ɔolymerer Aminozucker (Glukosaminoglykan), der zahlreiche Schwefelsäurereste trägt. xbildung mit Heparin wird das Plasmaprotein Antithrombin III (AT III) aktiviert, das ktivität der aktivierten Gerinnungsfaktoren Xa und in höherer Dosierung auch IIa .ı) blockiert. Bei AT-III-Mangel (< 70%) verliert Heparin seine Wirkung, ggf. AT III sub- ıren.

Heparin ist in zwei Zubereitungen verfügbar:
- **Unfraktioniertes Heparin:** Molekulargewicht 1000–50000, Therapiekontrolle durch PTT oder Thrombinzeit, HWZ 1–2 h (dosisabhängig).
- **Niedermolekulares Heparin** mit Molekulargewicht 4000–8000 besitzt eine längere HWZ (~3 h) und muss daher seltener injiziert werden. Gegenüber Faktor IIa weitgehend inaktiv, Therapiekontrolle nur durch Faktor-Xa-Tests möglich.

Low-dose-Heparinisierung

Indikationen Prophylaxe von Thromboembolien v.a. bei Immobilisation > 18 h täglich:
- Neurologische Erkr.: Hemi- oder Tetraparese, Paraparese bis zum voll ausgebildeten Querschnittsy., GBS, Myasthenia gravis, auch bei Hirnblutungen und lakunären Infarkten.
- Internistische Erkr.: Thromboembolien, Kardiomyopathie, schwere Herzinsuff., pAVK, maligne Tumoren, Polyglobulie, DIC (Low-dose-Heparin im Frühstadium).

Dosierung
- Unfraktioniertes Heparin: 3 × 5000 IE s.c. tägl. oder 2 × 7500 IE s.c. tägl. (z.B. Liquemin®).
- Niedermolekulares Heparin: 1 Fertigspritze s.c. mit 15 mg/tägl. morgens (z.B. Fragmin P®) oder Fraxiparin® (1 Fertigspritze s.c. mit 36 mg/tägl.).

Therapiekontrolle PTT durch Low-dose-Schema und niedermolekulares Heparin nicht verändert, Kontrolle nicht erforderlich. Überwachung der Thrombozytenzahl wegen Gefahr der Thrombozytopenie.

Full-dose-Heparinisierung

Indikationen
- Nur nach Diagnosesicherung im CCT: Zerebrale Ischämie ☞ 6.2.4 (**Cave:** Außerhalb einer thromboembolischen Genese, z.B. infolge kardialer Emboliequelle, liegt eine „indikationsfremde Verordnung" vor, da der ther. Nutzen bisher nicht gesichert ist.), Sinusvenenthrombose ☞ 6.5.1.
- Herzinfarkt (v.a. nach Lyse), Herzklappenersatz, Arterienkonduit, extrakorporaler Kreislauf (z.B. Hämodialyse).
- Thromboembolien, frische Venenthrombose, Lungenembolie, DIC.

Kontraindikation (☞ auch 6)

Absolute Kontraindikationen: Hämorrhagische Diathese, manifeste Blutung, floride Kolitis, Ösophagusvarizen, Lungenerkr. mit hohem Blutungsrisiko (kavernöse Tbc, ektasen), heparininduzierte Thrombopenie Typ II, Heparinallergie.

Relative Kontraindikationen OP vor < 10 Tagen (je nach Schwere der OP und Möglichk Blutstillung), symptomatische Nephrolithiasis, akute Pankreatitis, vor geplanten Arterien- Organpunktionen (z.B. auch Angiographie, Spinal-, Periduralanästhesie). Hierzu sollen Qu > 50%, aPTT < 40 Sek., Thrombozyten > 40/nl sein, therapierefraktärer arterieller Hypertonu (RR > 180/105 mmHg).

Dosierung Vor Therapieeinleitung Blutprobe für Laborkontrolle der PTT dann unfraktioniertes Heparin 2 × (12500–)17500 IE tägl. s.c. (z.B. Liquemin®), Dosisanpassung entsprechend der PTT (Laborkontrolle nach 6 h).

Tab. 26.2 Therapeutische i.v.-Heparinisierung mit unfraktioniertem Heparin nach aPTT

	aPTT	Unfraktioniertes Heparin	Kontrolle der aPTT
Beginn	Normal	80 IE/kg Bolus, dann 18 IE/kg/h	Nach 6 h
Dann nach aPTT	< 35 Sek.	80 IE/kg Bolus, dann um 4 IE/kg/h erhöhen	Nach 6 h
	35–45 Sek.	40 IE/kg Bolus, dann um 2 IE/kg/h erhöhen	Nach 6 h
	46–70 Sek.	Unverändert	Am nächsten Tag
	71–90 Sek.	Infusion um 2 IE/kg/h vermindern	Am nächsten Tag
	> 90 Sek.	1 h Pause, dann um 3 IE/kg/h vermindern	Nach 6 h
Beispiel für 70 kg	Normal	Initialer Bolus 5600 IE, dann 10000 IE/50 ml NaCl 0,9% mit 6 ml/h	Nach 6 h, weiter nach aPTT

Therapiekontrolle PTT und Thrombinzeit auf das 2- bis 2,5-fache des Ausgangswertes einstellen. Blutentnahme nicht aus Venenzugang oder Extremität der Heparininfusion. Überwachung der Thrombozytenzahl wegen Gefahr der Thrombozytopenie.

! Merke
- Heparin nicht mit anderen Pharmaka in einer Infusion mischen.
- Häufigster Fehler: Unzureichende PTT-Verlängerung.
- Infektion durch mangelnde Kanülenhygiene (**Cave:** Steriler Infusionswechsel).

Maßnahmen bei Komplikationen

Überschießende PTT-Verlängerung: Heparindauerinfusion absetzen und Laborkontrolle nach Therapiepause (1–1,5 h), Infusion mit reduzierter Dosis fortsetzen.

Vorgehen bei Blutungen: Lokale Blutstillung, Protamin (z.B. Protamin 1000 i.v./5000 i.m. Roche®) als Infusion i.v. (1 ml Protaminhydrochlorid neutralisiert 1000 bzw. 5000 IE Heparin). *NW:* Unverträglichkeitsreaktionen bis zum Schock v.a. bei Allergie gegen Fischeiweiß. Bei alleiniger Gabe oder Überdosierung kann Protamin als Antithrombin wirken (Verlängerung der PTT) und dadurch selbst zu Blutungen führen.

Nebenwirkungen Blutungen (schwer in 2–5 % während Full-dose-Heparinisierung), allergische Reaktion, heparininduzierte Thrombopenie, Hemmung von Wundheilung und Kallusbildung, reversibler Haarausfall, Anstieg von Leberenzymen und LDH, Osteoporose (nach Anwendung > 2 Mon.), Hautnekrosen, vegetative Störungen, Hypoaldosteronismus. Interaktionen mit anderen Pharmaka ☞ 26.7.

Heparininduzierte Thrombopenie Typ I Wahrscheinlich vermehrte Thrombozytensequestration durch heparininduzierte Hemmung der Adenylatzyklase mit gesteigerter Plättchenaggregation. Etwa 1–5 % bei Gabe von unfraktioniertem Heparin, unter niedermolekularen Heparinen seltener.

Diagn.: Akut oder 2–4 Tage nach Heparingabe milde, komplikationslose Thrombozytopenie (100–150/nl).

Ther.: Keine. Oftmals spontane Rückbildung auch unter (kritisch zu überdenkender) Fortführung der Heparingabe nach 1–5 Tagen. **Cave:** Heparininduzierten Thrombopenie Typ II → engmaschige Bestimmung der Thrombozyten.

Heparininduzierte Thrombopenie Typ II Immunreaktion, bei der Antikörper zumeist an den Heparin-PF4-Komplex und an das Gefäßendothel binden und über den thrombozytären RcγIIA Rezeptor zur Plättchenaktivierung und erhöhten Thrombozytenclearence durch das RES führen. In etwa 40 % venöse oder arterielle Gefäßverschlüsse („White-Clot-Sy."), Blutungen < 5%.

Inzidenz: 0,1–1 % bei Gabe von unfraktioniertem Heparin i.v, unter niedermolekularen Heparinen seltener, bei s.c.-Gabe sehr selten.

Diagn.: 6–14 Tage (bei Re-Exposition Stunden) nach Heparingabe Abfall > 50% der Thrombozyten (zumeist auf < 100/nl). Als Screening Plättchenaggregationstest (PAT), zur Bestätigung heparininduzierten Plättchenaktivierungsassay (HIPAA) oder ^{14}C-Serotoninfreisetzungstest, Ausschluss anderer Ursachen einer Thrombozytopenie. Nachweis von heparinassoziierten antithrombozytären Antikörpern.

Ther.: Heparin sofort absetzen (Normalisierung der Thrombozytenzahl nach 5–7 Tagen). Alternativ:

- Zwingende Ind. zur Antikoagulation: Rekombinantes Hirudin, wie Lepirudin 0,1 mg/kg/h i.v. (Refludan®).
- Gefäßverschlüsse: Lepirudin 0,4 mg/kg Bolus i.v., dann 0,15 mg/kg/h i.v., ggf. Lysetherapie oder Embolektomie.
- Lyse: Lepirudin 0,2 mg/kg Bolus i.v. dann 0,1 mg/kg/h i.v.
- Steuerung nach Ecarinzeit, evtl. aPTT.
- Nach Austestung (!) Heparinoid Danaparoid-Natrium z.B. 2500 U Bolus i.v. (Orgaran®, über internationale Apotheke), dann 400 U/h für 4 h, dann 150–200 U/h i.v., später 2 × 750–1250 U s.c. tägl.
- Später überlappend Kumarine (☞ 26.4.2); frühzeitige Plasmapherese; Immunglobuline von fraglichem Nutzen.

Prognose: Letalität nach sofortigem Absetzen 12–23 %.

26.4.2 Kumarinderivate

Kompetitive Hemmung der Vitamin-K-abhängigen Proteine der Gerinnungsfaktoren II, VII, IX, X, Protein C und S in der Leber, dadurch Verlust der Kalziumaktivierung dieser Gerinnungsfaktoren.

Indikationen

- Jede Langzeitantikoagulation.
- Vorhofflimmern bei Pat. > 65 J. oder erhöhtes thromboembolisches Risiko.
- Nach kardioembolischem zerebralen Insult und Ausschluss einer Hämorrhagie lebenslang. Ind. umstritten.
- Nach Phlebothrombosen vom Becken-Oberschenkel-Typ und Lungenembolien 3–12 Mon., bei Rezidiven oder Hyperkoagulabilität z.B. aufgrund AT-III-, Protein-C- oder Protein-S-Mangel evtl. lebenslang.
- Z.n. Herzinfarkt, dilatative Kardiomyopathie, Z.n. prothetischem Klappenersatz.

Kontraindikation

Absolute Kontraindikationen

KI der High-dose-Heparinisierung (☞ 26.4.1) mit Ausnahme der heparinind. Thrombopenie Typ II und Heparinallergie, außerdem DIC, Quick < 60% vor Therapiebeginn (evtl. abklärungsbedürftiger Leberschaden), Schwangerschaft (teratogen), vor und während Lysether. oder OP.

Relative Kontraindikationen

Epilepsie, chron. Alkoholismus, Nephrolithiasis, Stillzeit, mangelnde Compliance.

Vorgehen

- Überlappend mit ther. Heparinisierung, da initial prokoagulatorischer Effekt.
- Therapiebeginn: Bei distalen venösen Thrombosen ab 1. Tag, bei massiver iliofemoraler Thrombose oder Lungenembolien ab 3.–7. Tag (falls keine Lyse), Gabe am besten abends.
- Tägl. Gerinnungskontrolle bis angestrebter Bereich erreicht ist, dann Absetzen des Heparins und Dosierung nach Quick- bzw. INR-Wert (s.u.; Kontrolle zunächst alle 1–2 Tage, nach Ermittlung der Erhaltungsdosis 1–2 × wöchentlich, danach 1–2 × monatlich bei guter Compliance). Engmaschigere Kontrollen z.B. bei interkurrenten Infekten, Verordnung interferierender Pharmaka.
- Gute Patientenaufklärung (möglichst dokumentieren), Ausstellen eines „Antikoagulanzienpasses", Verzicht auf Selbstmedikation mit rezeptfreien Medikamenten, Beachten der nahrungsabhängigen Vit.-K-Aufnahme (Informationsbogen), Vorsicht mit Alkohol, ASS u.a.

Dosierung Reduktion der Initialdosis bei Quick < 90%, ebenso bei leichtgewichtigen Pat. oder schwerer Allgemeinerkrankung.

Die „intermediäre" Antikoagulation (INR 2,0–3,0) scheint für die meisten Ind. auszureichen. Ausnahmen: Prävention von Thrombembolien bei Kunstherzklappen und Pat. nach Myokardinfarkten mit erhöhtem Thrombembolierisiko (INR 2,5–3,5).

Phenprocoumon (Marcumar®, HWZ ~5 Tage): 1. Tag 12–18 mg, 2. Tag 6–12 mg, 3. Tag nach Quick- bzw. INR-Wert 1,5–4,5 mg tägl. p.o.

Warfarin (Coumadin®, HWZ ~40 h): 1.-3. Tag 15–20 mg tägl., dann nach Quick- bzw. INR-Wert, Erhaltungsdosis 2,5–10 mg tägl.

INR (international normalized ratio) Internationaler Standard zur Überwachung der Kumarinther. (standardisiert mit WHO-Referenz-Thromboplastin), da Quick-Wert aufgrund unterschiedlicher Qualität der in verschiedenen Test-Kits benutzten Thromboplastine schwankt. Exakte Umrechnung Quick in INR daher nur mit Kenntnis des Thromboplastins möglich; ggf. im Hauslabor erfragen.

Umrechnung Quick in INR (Beispiel)

INR 1,0	Quick 100%
INR 1,5–2,5	Quick 50–30%
INR 2,0–3,0	Quick 35–25%
INR 3,0–4,5	Quick 25–15%

Nebenwirkungen U.a. Blutung (schwere Blutungen 1,7–2,4% pro Jahr, letale 0,2–0,7% pro Jahr), Allergie, Kumarinnekrose (s.u.), Übelkeit, Erbrechen, Diarrhö, Ikterus („Kumarinhepatitis"), Haarausfall, Exanthem, NNR-Insuff. (selten). Zahlreiche Interaktionen mit anderen Pharmaka (☞ 26.7).

Tab. 26.3 Komplikationsmanagement bei oraler Antikoagulation

Situation	Vorgehen	Wirkungseintritt
INR erhöht, aber < 6, keine Blutung	Nächste Gaben aussetzen, Dosis reduzieren	
INR 6–10, keine Blutung	Vit. K_1 1–2 mg p.o. (10–20Tr. Konakion ®) oder Vit. K_1 1–2 mg langsam (10–20 Min.) i.v. (Konakion® MM)	Nach 8–16 h
INR > 10, keine Blutung	3 mg Vit. K_1 i.v., Kontrolle der INR alle 6 h, ggf. erneut Vit. K_1	8–12 h
INR > 20, keine Blutung	Vit. K_1 10 mg wiederholt alle 12 h i.v., evtl. PPSB* i.v., INR alle 6 h kontrollieren	8–12 h, bei PPSB-Gabe sofort
Elektive OP, keine Blutung	Vit. K_1 1–2 mg p.o. oder langsam (10–20 Min.) i.v., Kontrolle vor OP und alle 6 h	Nach 8–16 h
Relevante Blutung oder Notfall-OP	PPSB* i.v. und Vit. K_1 10 mg wiederholt alle 12 h i.v., INR alle 6 h kontrollieren	Sofort

*1 E PPSB/kg i.v. hebt Quick-Wert um etwa 1%, falls nicht verfügbar 10–20 ml/kg FFP

Kumarinnekrose („Marcumarnekrose")

Hautnekrose infolge hämorrhagischer Infarzierung durch hyaline Thromben infolge initialer Hyperkoagulabilität. Meist am 3.–5. Tag der Kumaringabe. Inzidenz 0,01–0,1%, v.a. bei Frauen 60.–70.Lj.

Ätiol.: Protein-C-Mangel, Adipositas, Östrogenmangel, Infekt.

Forts. ▶

Klinik: Schmerzhafte, überwärmte und derb infiltrierte Rötung (*Stadium I*, DD: Phlegmone), später prallelastisch und scharf begrenzt mit petechialen Einblutungen und livider Verfärbung (*Stadium II*, DD: Einblutung), blasige Epidermolyse mit hämorrhagischer, z.T. tief blauschwarzer Nekrose (*Stadium III*). Prädilektionsstellen: Mammae, Hüften, Gesäß, Oberschenkel.
Ther.: Keine Standardther., evtl. Antikoagulation (High-dose-Heparinisierung), Fibrinolyse, Lokalther., Op. Bei strenger Indikationsstellung später erneute, vorsichtige einschleichende Kumaringabe.
Progn.: Letalität bis 15%, Rezidiv in 20%.

26.5 Hemmung der Immunreaktion

! Neurologische Indikationen
Intervallther. bei MS, Myelitis (☞ 14.5), Myasthenia gravis (☞ 15.3.1), Immunvaskulitis (☞ 6.6), Autoaggressionskrankheiten, chron. GBS (☞ 14.5).

26.5.1 Glukokortikoide

Tab. 26.4 Glukokortikoide

Wirkstoff	Handelsname	Glukokortikoide Wirkung	Mineralokortikoide Wirkung	Cushingschwelle (mg tägl.)
Hydrocortison (Cortisol)	z.B. Scheroson F®	1	1	30
Prednison, Prednisolon	z.B. Decortin® (H)	4	0,8	7,5
Methylprednisolon	z.B. Urbason®	5	–	6
Dexamethason	z.B. Fortecortin®	25	–	1,5
Fludrocortison	z.B. Astonin H®	10	125	–
Aldosteron	z.B. Aldocorten®	–	3000	–

Indikationen Antiödematöse Wirkung bei intrakranieller Raumforderung durch Tumoren (bevorzugt Dexamethason), nicht bei zerebralen Ischämien; idiopathische periphere Fazialisparese (☞ 4.2.2); Cluster-Kopfschmerz (☞ 5.1.4) Immunsuppression; Unterdrückung allergischer Reaktionen (Asthma, Hauterkr.; bevorzugt Prednisolon); maligne Lymphome; Substitutionsther. bei Hypokortizismus (Addison-Krankheit).

! Faustregeln für das klinische Management

- Routinediagn. vor Therapiebeginn: BB, Stuhl auf okkultes Blut, Nüchtern-BZ, Rö-Thorax. Bei Dauerther. regelmäßig wiederholen.
- Tagesdosis immer morgens geben (Ausnahme: Atemwegsobstruktion).
- Chron. Erkr.: Auch bei schweren Symptomen Dos. so sparsam wie möglich (Reduktionsversuche), möglichst nicht langfristig über der Cushingschwelle dosieren, um schwere, z.T. irreversible NW zu vermeiden.
- Verringerung der NNR-Suppression: Intermittierende oder *Alternate-day-Gabe* (jeden 2. Morgen 1,5- bis 2fache Tagesdosis) anstreben. „*NNR-schonende*" parenterale ACTH-Ther. z.B. bei MS möglich, für nichtstationäre Pat. aber ungeeignet.
- Notfälle: Großzügig dosieren und i.v. verabreichen, z.B. Prednison 100–250 mg (z.B. Decortin®). *NW* bei Kurzzeitther. gering. Bei vitaler Ind. (z.B. Hirnödem, Leukämie) ebenfalls hoch dosieren.
- (Nur) bei Therapiedauer über der Cushingschwelle > 1 Wo. Dosis über mehrere Wo. bis Mon. stufenweise reduzieren.

Nebenwirkungen

- Diabetogene Wirkung: Hyperglykämie, Glukosurie, Steroiddiabetes.
- Fettstoffwechselstörung: Stammfettsucht, Vollmondgesicht, Fettsäurespiegel ↑.
- Osteoporose: 50 % bei Langzeitbehandlung. Prophylaxe:
  - Kalziumsubstitution: 1–1,5 g tägl. p.o. (1 l Milch = 1 g).
  - Substitution von Östrogen bei Frauen in der Postmenopause oder mit Glukokortikoid-induzierter Amenorrhö (z.B. Kliogest® 1 × 1 Tabl. tägl. p.o.).
  - Einsatz eines Thiazids und Kalium sparenden Diuretikums bei Hyperkalziurie.
  - Substitution von 1α,25-Dihydroxycolecalciferol = Calcitriol, z.B. 0,25 µg tägl. (z.B. Rocaltrol®) oder Colecalciferol = Vitamin D_3 3 × 1000 mg tägl. (z.B. Vigantoletten®).
- Blutbildveränderung: Thrombos ↑, Erys ↑, Neutrophile ↑ (Eselsbrücke: „*TEN plus*"); Eosinophile ↓, Basophile ↓, Lymphos ↓.
- Immunschwäche: Infektgefährdung.
- Katabole Wirkung: Neg. Stickstoffbilanz, Wachstumshemmung, Osteoporose, Muskelschwäche und -ermüdbarkeit.
- Magenschleimhautgefährdung: evtl. Prophylaxe mit Ranitidin 300 mg tägl. p.o. z.N. (z.B. Zantic®), alternativ Misoprostol 2 × 200 µg tägl. p.o. (z.B. Cytotec®).
- Endokrines Psychosyndrom: Euphorie, Depression, Verwirrung, Halluzination.
- Auge: „Nach 1 Wo. Hornhautulkus, nach 1 Mon. akuter Glaukomanfall, nach 1 Jahr Katarakt" – Letzteres bei 20 % nach 1 J. Ther. über Cushing-Schwelle.
- Kapillarbrüchigkeit: Petechien, Purpura, Ekchymosen.
- Haut: Atrophie (auch bei Lokalther.), Akne, Striae rubrae.
- NNR-Atrophie: Kortisonentzugssy. (Schwäche, Schwindel, Schock bei Belastung) vor Absetzen der Dauertherapie Cortisolprofil (endogene Cortisolproduktion).
- Wasserretention, Hypertonie, Hypokaliämie, metabolische Alkalose (Mineralokortikoidwirkung), Myopathie, Atrophie der Hüft- und Oberschenkelmuskulatur (CK erhöht!).

Kontraindikationen (Relative) KI sind GIT-Ulzera inkl. Ulkusanamnese, Osteoporose, Psychosen, Tuberkulose, Herpes simplex, Herpes zoster, Varizellen; Schutzimpfungen, Glaukom, Hypertonie, Diab. mell., Kindesalter, Stillzeit (→ abstillen), Schwangerschaft (strenge Indikationsstellung).

26.5.2 Weitere Immunsuppressiva

Azathioprin

Aus Azathioprin wird in der Leber 6-Mercaptopurin, ein Antimetabolit (Purinantagonist) der Nukleinsäuresynthese, gebildet. Azathioprin wirkt stärker auf T- als auf B-Lymphozyten und hemmt somit bevorzugt die zelluläre Immunabwehr.

Präparat z.B. Imurek®, Tbl. à 25 mg/50 mg.

Dosierung Initial 2,5 mg/kg tägl. p.o einschleichend, z.B. jede Wo. um 25 mg tägl. erhöhen. Reduktion in Abhängigkeit vom klinischen Verlauf und der Leukozytenzahl. Therapieziel 3000–4000/µl; Bei Absinken < 3500/µl Reduktion auf 2 × 25 mg p.o., < 3000/µl 1 × 25 mg p.o., < 2500/µl Unterbrechung der Behandlung. Wirkbeginn erst nach 3–6 Mon. Therapiedauer zunächst 2–3 J. Ausschleichen in dreimonatigen Intervallen um jeweils 25 mg. Dosisreduktion bei gleichzeitiger Allopurinoleinnahme und Niereninsuff. *Kontrollen:* BB (Leukos, Thrombos), Leberwerte, BZ im 1. Mon. 2 x/Wo., anschließend 1 x/Mon., nach 3 Mon. vierteljährlich.

Indikationen MS (☞ 8) mit > 2 Schüben pro J. und schweren neurologischen Defiziten, GBS (☞ 14.5.1), Myasthenie (☞ 15.3.1).

Kontraindikationen Gravidität, Stillzeit, Knochenmarksdepression, Leberschäden, Thiopurinmethyltransferase-Mangel.

Nebenwirkungen Übelkeit, Erbrechen, Knochenmarkdepression, Alopezie, Cholestase, Leberzellnekrose allergische Reaktion, RR-Abfall, Herzrhythmusstörungen, evtl. erhöhtes Tumorrisiko.

Wechselwirkungen Xanthinoxidasehemmer (Allopurinol) verstärken Azathioprinwirkung, Wirkungsverstärkung von Muskelrelaxanzien.

! Strikte Kontrazeption während der Ther. und bis 6 Mon. nach Absetzen von Azathioprin. Bei gleichzeitiger Gabe von Glukokortikoiden wird knochenmarksdepressiver Effekt verschleiert.

Cyclophosphamid

Cyclophosphamid ist ein alkylierendes Zytostatikum, das die Zellteilung durch chemische Quervernetzung der DNA nachhaltig hemmt. B- und T-Zellen reagieren bei mittlerer Dosierung gleichermaßen empfindlich.

Präparate z.B. Endoxan®, Injektionsflasche à 100 mg/200 mg/500 mg oder 1000 mg.

Dosierung Induktion mit 600 mg/m^2 Körperoberfläche i.v. über 1 h an Tagen 1, 3 und 5. Kombinieren von Prednison 100 mg i.v. (z.B. Decortin®) mit Mesna 12 mg/m^3 i.v. (Uromitexan®) i.v. 1 h vor sowie 4,8 und 12 h nach Endoxangabe zur Verringerung der Blasentoxizität. Therapieziel 3000–4000/µl Leukos und klinische Besserung innerhalb von 2 Wo. Bei ausbleibendem Erfolg Wiederholung des Schemas. Erhaltungsther. mit 1 × 600 mg/m^2 KO alle 2 Mon. abhängig vom klinischen Verlauf.

Indikationen Chron. progredienter Verlauf der MS, der durch andere Maßnahmen nicht zu beeinflussen ist.

Kontraindikationen Gravidität, Stillzeit, schwere Nierenfunktionsstörungen, akute Infektionen, schwere Knochenmarkdepression.

Nebenwirkungen Potenziell karzinogen und teratogen, Risiko sek. Neoplasien ist erhöht, Infertilität. Blasentoxizität mit hämorrhagischer Zystitis, Knochenmarkdepression, reversible Alopezie, Übelkeit, Erbrechen, Appetitlosigkeit, Leberschäden, Nierenschäden.

Wechselwirkungen Allopurinol verstärkt Knochenmarkdepression, Blutzuckersenkung durch orale Antidiabetika verstärkt.

! Strikte Kontrazeption während der Ther. und bis 3 Mon. nach Absetzen von Cyclophosphamid. Sorgfältige Mundhygiene einhalten.

Methotrexat

Das Coenzym Tetrahydrofolsäure ist für die Synthese von Purinen und Pyrimidinen (Nukleobasen von DNA und RNA) unverzichtbar, Purine wirken zusätzlich als interzelluläre Botenstoffe auf Lymphozyten. Der Folsäureantagonist Methotrexat ist ein Antimetabolit, der die Umwandlung des Vitamins Folsäure in Tetrahydrofolsäure blockiert. Im Gegensatz zur Immunsuppression wird die Hemmung der Zellteilung durch das Endprodukt Folinsäure (Citrovorum-Faktor/Leucovorin®, nicht aber Folsäure!) wieder aufgehoben.

Präparate z.B. Methotrexat, MTX, Farmitrexat®, Lantarel®, Metex®, Tbl. à 2,5 mg/7,5 mg/10 mg, Injektionsflasche à 25 mg/ml, 50 mg/2 ml, 500 mg/20 ml, Infusionslösung: 250 mg/500 mg/1000 mg oder 5000 mg.

Dosierung Therapieschema abhängig von der Indikation.
Immuntherapie: Initial 7,5–15 mg p.o. 1 × wöchentlich abends über 6 Mon. (schriftlicher Einnahmeplan für Pat.), bei unzureichender Wirkung Dosissteigerung nach 6 Wo. auf 25 mg i.v./Wo. Danach bei Remission Dosis abhängig vom klinischen Verlauf schrittweise reduzieren um 2,5 mg nach jeweils 3 Mon.
Tumortherapie: Intrathekale Gabe (☞ 10.6.12), systemische Stoßtherapie (Dos. etwa 100fach höher als bei Immunther.) nur entsprechend anerkannter Behandlungsschemata und bei Erfahrung in der Tumortherapie.
Kontrollen (1.–3. Monat: 1–2 × wöchentlich, 4.–6. Mon.: monatlich, danach vierteljährlich): Untersuchung von Mundhöhle und Rachen (Schleimhautveränderungen), Lungenfunktion. BB (einschließlich Diff.-BB), Krea, Harnstoff, Leberenzyme (Transaminasen, alkalische Phosphatase), Bilirubin

Indikationen
- Chron. progredienter Verlauf der MS, der durch andere Maßnahmen nicht zu beeinflussen ist.
- Tumorther.: Leptomenigeale Metastasen, Meningeosis carcinomatosa und leucaemica (☞ 10.6.12).

Kontraindikationen Gravidität, Stillzeit, Infektionen, Lungenfibrose, Niereninsuff., Leberschaden, insulinpflichtiger Diabetes mellitus, Alkoholabhängigkeit, schwere Knochenmarkdepression.

Nebenwirkungen

- Potenziell karzinogen und teratogen. Knochenmarkdepression, Appetitlosigkeit, Übelkeit, Erbrechen (Ther.: Metoclopramid), Leberschäden, Nierenschäden, Alopezie.
- Intrathekale Therapie: Akut: Aseptische Meningitis, subakut: Krampfanfälle, Myelopathie, chron.: Progrediente Leukenzephalopathie, insbes. bei Kombination mit vorheriger (!) Bestrahlung.

Wechselwirkungen Toxizität verstärkt durch Allopurinol, knochenmarkdepressive Substanzen, Sulfonamide, Cotrimoxazol, Rofecoxib, NSAID (bei hoch dosierter Ther.).

! Strikte Kontrazeption (auch bei männlichen Pat.) während der Ther. und bis 3 – 6 Mon. nach Therapieende.

Ciclosporin

Zyklisches Peptid, das an einen zytosolischen Rezeptor (Cyclophylin) bindet. Die Bildung von Zytokinen (v.a. Interleukin 2) wird gehemmt und damit die Proliferation von antigenreaktiven T-Lymphozyten unterdrückt. Im Gegensatz zur zellulären Immunreaktion ist die Antikörperbildung nicht wesentlich reduziert. Tacrolimus (Prograf®; Ind.: *Prophylaxe der Transplantatabstoßung) wirkt ähnlich wie Ciclosporin, führt aber häufiger zu neurotoxischen NW (Tremor, Kopfschmerzen, Parästhesien, Depression).*

Präparat Sandimmun®, Kps. à 25 mg/100 mg, Amp. à 50 mg/ml, Lösung p.o. à 100 mg/ml.

Dosierung Therapieschema abhängig von der Indikation.
Autoimmunerkr.: Initial 2,5 mg/kg verteilt auf 2 Einzeldosen tägl., nach 6 Wo. Dosis schrittweise anpassen bis max. 5 mg/kg. Nach 3 Mon. auf niedrigste Wirkdosis reduzieren, bei ausbleibender Wirkung nach 6 Mon. absetzen.
Transplantation: Höher dosieren mit initial bis 15 mg/kg, Blutspiegel kontrollieren.
Kontrollen: Blutspiegelbestimmung bei Autoimmunerkr. nur im Einzelfall. Bei Transplantation generell erforderlich, Blutspiegel im ther. Fenster halten (200–600 ng/ml Vollblut); BB (Leukos, Thrombos), Krea (mind. 14-tägig, ab 4. Mon. mind. monatlich, bei Anstieg > 30% Dosisreduktion), Harnstoff, Bili, Leberenzyme.

Indikationen Medikament der 2. Wahl zur Langzeitimmunsuppression bei Myasthenia gravis (☞ 15.3.1), rheumatischen Erkr. (auch in Kombination mit Methotrexat ☞ 26.5.2, Glukokortikoiden ☞ 26.5.1), Transplantationsmedizin.

Kontraindikationen Gravidität, Niereninsuff.

Nebenwirkungen Nierentoxizität, Hyperurikämie, Elektrolytstörungen, Hypertonus, Lebertoxizität, Appetitlosigkeit, Hypertrichose, Gingivahyperplasie, Dysmenorrhö.

Wechselwirkungen Keine Komb. mit Tacrolimus, nephrotoxischen Medikamenten (z.B. Aminoglykoside, Cotrimoxazol). Anstieg des Serumspiegels bei Komb. mit Erythromycin, Amphotericin B, Diltiazem, Verapamil, Steroiden (z.B. Glukokortikoide und orale Kontrazeptiva), Grapefruit. Senkung des Serumspiegels durch Antiepileptika, Tuberkulostatika, Metamizol.

26.6 Funktionsstörungen des Magen-Darm-Traktes

26.6.1 Erbrechen

Zunächst soweit möglich Ursache des Erbrechens beheben (z.B. Hirndruck, emetisch wirkende Pharmaka, Magenulkus). Symptomatische Ther. durch zentral wirkende Rezeptorantagonisten am muskarinischen Rezeptor, am Dopamin- (D_2-), Histamin- (H_1-) und am 5-HT_3-Rezeptor (Serotoninrezeptor). Exzessives Erbrechen führt zu E'lytverschiebungen (hypochlorämische Alkalose).

Substanzauswahl

Kinetosen und Läsionen des Gleichgewichtsorgans:

- Antihistaminika: Dimenhydrinat 3–4 × 50–100 mg tägl. p.o. (z.B. Vomex A®) oder Meclozin 25–50 mg tägl. p.o. (z.B. Peremesin®).
- Anticholinergika: Scopolamin 0,1–1 mg tägl. p.o.; Membranpflaster (z.B. Scopoderm TTS®).

Migräne (☞ 5.1.1).
Metoclopramid 10–20 mg p.o. (z.B. Paspertin®) oder Domperidon 10–20 mg p.o. (z.B. Motilium®). Ther. des Erbrechens trägt auch zur verbesserten Resorption von oralen Analgetika bei.

Metabolisches Erbrechen Urämie, diab. Ketoazidose.

- Antihistaminika: Dimenhydrinat 3–4 × 50–100 mg tägl. (z.B. Vomex A®).
- Dopaminrezeptorantagonisten: Metoclopramid (z.B. Paspertin®, Dosierung ☞ oben).
- Phenothiazine (nur begrenzte Zeit anwenden): Promethazin 1–3 × 25–50 mg tägl. (z.B. Atosil®), Perphenazin 3–4 × 4 mg tägl. (z.B. Decentan®).

Medikamentöses Erbrechen z.B. Opioide, Hormone.
Dopaminrezeptorantagonisten (z.B. Domperidon), Phenothiazine (z.B. Promethazin, Perphenazin, Triflupromazin).

Schwach emetische Zytostatika Dopaminrezeptorantagonisten (z.B. Metoclopramid), Phenothiazine (z.B. Promethazin, Perphenazin).

Stark emetische Zytostatika

- Serotoninrezeptorantagonist (5-HT_3-Rezeptor): Ondansetron 8 mg i.v., 2 × 8 mg tägl. p.o. (Zofran®).
- Glukokortikoide: Dexamethason 20 mg i.v. (z.B. Fortecortin®) vor Chemother., anschließend 4 × 8 mg alle 6 h über 24 h.

Radiatio Ondansetron (Zofran®) ☞ oben.

Gastrointestinale Ursachen Metoclopramid (z.B. Paspertin®) ☞ oben.

Schwangerschaftserbrechen Ther. bei leichteren Formen nicht indiziert!

- Phenothiazine (unter strenger Indikationsstellung): Promethazin 25–50 mg p.o. abends (z.B. Atosil®).
- Benzamide (nicht im 1. Trimenon): Metoclopramid 10–20 mg p.o. (z.B. Paspertin®) oder Domperidon 10–20 mg p.o. (z.B. Motilium®).

Anticholinergika und Antihistaminika

Hemmung von muskarinischen Rezeptoren durch das Anticholinergikum Scopolamin und unselektive Antihistaminika scheint die Empfindlichkeit der Vestibulariskerne gegenüber Reizen aus dem Gleichgewichtsorgan zu vermindern.

Scopolamin

Präparat z.B. Scopoderm TTS®, Membranpflaster à 0,5 mg über 72 h.

Dosierung Membranpflaster 4–6 h vor Reiseantritt anlegen, max. Wirkdauer ~72 h.

Indikationen Schwindel, Übelkeit und Erbrechen bei Kinetose.

Kontraindikationen Bradykardie, Engwinkelglaukom, Kinder < 10 J.

Nebenwirkungen Mydriasis, Akkomodationsstörungen, Mundtrockenheit.

Wechselwirkungen Verstärkte Wirkung von Alkohol und zentral wirksamen Pharmaka (trizyklische Antidepressiva, Amantadin).

Dimenhydrinat

Präparat z.B. Vomex A®, Drg. à 50 mg, Depot-Drg. à 200 mg, Supp. à 150 mg, i.v.-Injektionslösung Amp. à 65 mg, i.m.-Injektionslösung Amp. à 100 mg.

Dosierung 3–4 × 50–100 mg tägl. p.o. oder 1–2 × 200 mg tägl. (depot), 3–4 × 150 mg tägl. supp.; vor Reiseantritt 50 mg p.o.

Indikationen Schwindel, Übelkeit und Erbrechen.

Kontraindikationen Epilepsie (Senkung der Krampfschwelle), zerebrale Raumforderung. Gegenanzeigen der Anticholinergika (z.B. Blasenentleerungsstörungen z.B. bei Prostataadenom, Asthma bronchiale, Engwinkelglaukom, GIT-Ulzera).

Nebenwirkungen Sedierung (Reaktionsvermögen !), anticholinerge Wirkung (Tachykardie, Mydriasis, Akkomodationsstörungen, Mundtrockenheit).

Wechselwirkungen Gegenseitige Wirkungsverstärkung mit Alkohol, zentral dämpfenden Pharmaka. Nicht mit Aminoglykosidantibiotika kombinieren (Maskierung von Symptomen der Ototoxizität).

Dopaminantagonisten (inkl. Phenothiazine)

Erhöhen den Magentonus, regen die Peristaltik an und fördern die Magenentleerung. Phenothiazine (z.B. Promethazin, Perphenazin, Triethylperazin, Triflupromazin) sollen als Antiemetika nur begrenzte Zeit angewendet werden.

Präparate und Dosierung **Metoclopramid:** z.B. Gastrosil®, Paspertin®, Tbl./Kps. à 10 mg, Tr. à 4 mg/ml, Supp. à 20 mg, Amp. à 10 mg. Dosierung 10–20 mg p.o.; 20 mg supp.; 10 mg i.v.
Domperidon: Motilium®, Filmtbl. à 10 mg, Tr. à 10 mg/ml. Dosierung 10–20 mg p.o.
Promethazin: z.B. Atosil®, Drg. à 25 mg, Sirup à 1 mg/ml, i.v./i.m.-Injektionslösung à 50 mg/Amp. Dosierung 1–3 × 25–50 mg tägl.
Perphenazin: z.B. Decentan®, Drg. à 4 mg, Tr. à 4 mg/ml [1 ml entsprechen 20 Tr.], Tbl. à 8 mg. Dosierung 3–4 × 4 mg tägl.

Kontraindikationen Extrapyramidalmotorische Störungen, v.a. Parkinson-Krankheit (Zunahme der Dopaminmangelsymptomatik durch Dopaminantagonisten), Epilepsie, Stillzeit. Hyperprolaktinämie durch Blockade der dopaminergen Sekretionshemmung der Hypophyse (**Cave:** Prolaktinabhängiges Mamma-Ca.). Mechanischer Ileus.

Nebenwirkungen Dyskinesien (*Ther.:* Biperiden), Galaktorrhö und Gynäkomastie infolge Hyperprolaktinämie.

Wechselwirkungen Metoclopramid und Domperidon nicht mit Phenothiazinen, trizyklischen Antidepressiva oder MAO-Hemmern kombinieren. Die beschleunigte Magenentleerung führt zu einer schnelleren Resorption von anderen Pharmaka.

Ondansetron

Selektiver 5-HT_3-Rezeptorblocker, äußerst wirksam gegen das durch Zytostatika (z.B. Cisplatin) induzierte Früherbrechen bei Chemother.

Präparat Zofran®, Filmtbl. à 4 mg/8 mg, Amp. à 4 mg/8 mg.

Dosierung 4(–8) mg i.v. vor Zytostatikagabe, anschließend je 4 mg i.v. oder p.o. 4 h und 8 h nach Zytostatikagabe.

Kontraindikationen Kinder.

Nebenwirkungen Sedierung, Kopfschmerzen, Mundtrockenheit, Obstipation durch Verminderung der Mobilität des unteren Darmtraktes.

26.6.2 Magenprotektion

Indikationen

- Hyperazidität, Refluxösophagitis, Gastritis, Prophylaxe und Ther. des Ulcus ventriculi et duodeni, bei Nachweis von Helicobacter pylori in Komb. mit Antibiotika.
- Prophylaktischer Magenschutz wird erforderlich bei Glukokortikoidther., Antiphlogistikagabe, Intensivther.

! Am wirksamsten sind die Protonenpumpeninhibitoren (z.B. Omeprazol, Lansoprazol)!

Antazida

Neutralisieren durch Bindung von Protonen die Magensäure und können durch Komplexbildung die enterale Resorption anderer Pharmaka hemmen. Aluminiumsalze haben einen obstipierenden Effekt, während Magnesiumsalze laxierend wirken. Diese Effekte heben sich in Kombinationspräparaten weitgehend auf.

Präparate und Dosierung **Aluminiumhydroxid** (z.B. Aludrox®, Tbl. à 440 mg; Suspension à 5,8 g/100 ml). Dosierung 4–5 × 440–880 mg tägl.
Aluminium-magnesium-silicahydrat (z.B. Gelusil®-Lac/-Liquid, Tbl. à 0,5 g; Suspension à 2 g/ 12 ml). Dosierung mehrmals tägl. × 1–2 × 0,5 mg p.o. oder Inhalt von 1–2 Beuteln einnehmen.
Magaldrat (z.B. Riopan®, Komplex aus Magnesiumhydroxid und Aluminiumhydroxid, Gel à 800 mg/Beutel mit 10 ml, Tbl. à 400 mg/ 800 mg). Dosierung 4 × 1 Beutel tägl. p.o. oder 1–2 × 400 mg tägl. oder 1 × 800 mg tägl. nach den Hauptmahlzeiten und vor dem Schlafengehen.
Aluminium- und Magnesiumhydroxid kombiniert (z.B. Maaloxan®, Suspension à 0,23 Aluminiumhydroxid und 0,4 g Magnesiumhydroxid in 10 ml, Tbl. à 100 mg Al./200 mg Mg, -forte Kautbl. à 200 mg Al./400 mg Mg.). Dosierung 2–4 Tbl. oder 1–2 Kautbl. forte oder 1–2 Beutel 60 Min. nach den Mahlzeiten und vor dem Schlafengehen.

Indikationen Magenschleimhautreizung, Sodbrennen. Aluminiumhydroxid zur ther. Phosphatbindung bei chron. Niereninsuff.

Kontraindikationen Hypophosphatämie, Obstipation, Kolonstenosen.

Nebenwirkungen **Aluminiumsalze:** Minderung der enteralen Phosphatresorption mit der Gefahr der Osteomalazie; bei chron. Einnahme Möglichkeit der Aluminiumenzephalopathie infolge Aluminiumresorption (erhöht durch säurehaltige Getränke) und Kumulation; Obstipation.
Magnesiumsalze: Kumulationsgefahr bei Niereninsuff., Diarrhö.

Wechselwirkungen Aufgrund einer Resorptionsminderung verschiedener Pharmaka sollte eine Pause von etwa 2 h zwischen der Einnahme von Antazida und anderen Medikamenten liegen.

Sucralfat

Bildet eine Schutzschicht über der Schleimhaut von Magen und Duodenum. Wirkt nicht Säure neutralisierend, setzt aber unter Säureeinfluss Aluminium frei.

Präparat z.B. Ulcogant®, Tbl. à 1 g; Granulat à 1 g/Beutel; Suspension à 1 g/Messbecher.

Dosierung 4 × 1 g tägl. p.o., bei längerer Behandlung 2 × 1 g tägl.

Kontraindikationen Niereninsuffizienz.

Nebenwirkungen Obstipation, Nausea. Möglichkeit der Kumulation von Aluminium bei Niereninsuff. (1 g Sucralfat enthält 190 mg Aluminium).

Wechselwirkungen Resorptionsminderung verschiedener Pharmaka, v.a. von Tetrazyklinen, Phenytoin und Digoxin, daher sollten diese Medikamente 2 h vor Sucralfat eingenommen werden.

H_2-Blocker

Hemmen die Sekretion von Magensäure an den Belegzellen der Magenschleimhaut. Vor Beginn einer Ther. sind maligne Ulzera auszuschließen.

Präparate und Dosierungen **Cimetidin:** z.B. Tagamet®, Filmtbl. à 200 mg, Oblong-Filmtbl. à 400/800 mg, Amp. à 200 mg/400 mg/1000 mg (100 mg/ml). HWZ ~2 h. *Dos.:* 800 mg tägl. p.o. in 3 Einzelgaben zur Akutther., höhere Dosierung bei Zollinger Ellison-Sy.; 400 mg tägl. zur Prophylaxe, vorzugsweise vor dem Schlafengehen. 200 mg langsam i.v. (mind. 2 Min. injizieren), höhere Dosen nur nach Verdünnung oder als Infusion (max. 80 mg/h) geben.
Famotidin: z.B. Ganor®, Pepdul®, Filmtbl. à 40 mg, mite-Filmtbl. à 20 mg, Amp. à 20 mg. *Dos.* Akutther. über 4–8 Wo. mit 40 mg tägl. p.o. abends, bei Zollinger Ellison-Sy. 4 × 20 mg p.o.; zur Rezidivprophylaxe 20 mg tägl. abends. 20 mg langsam i.v. (mind. 2 Min.) injizieren, anschließend alle 12 h wiederholen, bei Zollinger Ellison-Sy. höhere Dos.
Ranitidin: z.B. Sostril®, Zantic®, Filmtbl. à 150 mg/300 mg, Amp. à 50 mg/5 ml. HWZ 2,5–3 h, Dosisreduktion bei eingeschränkter Nierenfunktion. *Dos.:* Akutther. mit 300 mg tägl. p.o. (abends) oder 2 × 150 mg tägl., Prophylaxe mit 150 mg tägl. vor dem Schlafengehen; bei Zollinger Ellison-Sy. 3 × 150 mg tägl., ggf. steigern. 3–4 × 50 mg langsam i.v. (mind. 2 Min.) oder als Kurzinfusion.

Kontraindikationen Strengste Indikationsstellung bei Kindern und Jugendlichen, Infektion mit Helicobacter pylori. *Gravidität:* Strengste Indikationsstellung.

Nebenwirkungen Übelkeit oder Diarrhö. Bei Langzeitther. antiandrogene Wirkung mit Gynäkomastie, Potenzstörungen. Kopfschmerzen, v.a. im Alter Verwirrtheitszustände. Passagere Erhöhung der Leberenzyme und des Serumkreatinins. Hemmung der Talgsekretion, Exantheme und allergische Überempfindlichkeitsreaktionen (BB-Veränderungen, Bronchospasmen), Muskelschmerzen, PNP.

Wechselwirkungen Verstärkung und Verlängerung der Wirkung von oralen Antikoagulanzien, Phenytoin, Benzodiazepinen (z.B. Diazepam), β-Blocker, Lidocain durch verminderten Abbau in der Leber; Erhöhung des Serumspiegels von Carbamazepin.

! Merke
- Cimetidin hemmt hepatischen Abbau anderer Pharmaka stärker als andere H_2-Blocker, Funktionsstörungen der Leber verstärken diese Wechselwirkung.
- Ranitidin hemmt den hepatischen Abbau anderer Pharmaka geringer als andere H_2-Antagonisten.
- Unter Ranitidin Schleiersehen durch Akkommodationsstörungen, Erhöhung des intraokulären Drucks, Herzrhythmusstörungen möglich.

Protonenpumpenhemmer

Unterdrücken die Säuresekretion durch Hemmung der Protonenpumpe (H^+/K^+-ATPase der Belegzellen); gelten als Mittel der 1. Wahl zur Ther. und Rezidivprophylaxe von Ulcus ventriculi und Ulcus duodeni. Vor Beginn einer Ther. maligne Ulzera ausschließen!

Omeprazol

Präparate Antra®, Gastroloc®, Amp. à 40 mg; magensaftresistente Kps. à 20 mg/40 mg.

Dosierung Akutther. mit 20(–40) mg tägl. p.o.; bei Zollinger Ellison-Sy. initial 2 × 40 mg tägl. 10–20 mg tägl. i.v. zur Akutther.

Kinetik HWZ 40 Min.

Indikationen Ulcus ventriculi et duodeni, Zollinger-Ellison-Sy., peptische Refluxösophagitis. Unterstützende Ther. von Blutungen im oberen GIT (i.v. Gabe).

Kontraindikationen Dauerther. über 8 Wo., bei schwerer Refluxösophagitis über 1 J.

Nebenwirkungen Schwindel, Kopfschmerzen, depressive und aggressive Reaktionen, reduziertes Reaktionsvermögen. GIT-Beschwerden (Übelkeit, Diarrhö, Obstipation, Meteorismus), Pankreatitis. Exantheme und BB-Veränderungen.

Wechselwirkungen Verzögerung des Abbaus von Warfarin, Diazepam und Phenytoin.

Lansoprazol

Präparate Agopton®, Lanzor®; magensaftresistente Kps. à 15 mg/30 mg.

Dosierung

- Eradikation von Helicobacter pylori: Tripeltherapie über 7 Tage mit 2 × 30 mg p.o. plus Antibiotikakombination aus Amoxicillin 2 × 1000 mg tägl. (z.B. Binotal®) und Clarithromycin 2 × 250–500 mg tägl. (z.B. Klacid®).
- Ulkusleiden, Refluxösophagitis: 1 × 30 mg p.o. über 2 Wo. (Ulcus duodeni) bzw. 4 Wo. (Ulcus ventriculi/Refluxösophagitis), ggf. Verlängerung auf 4–8 Wo, max. 60 mg tägl.

Kinetik HWZ 1,5 h, Abbau über CYP2C19 (pharmakogenetischer Polymorphismus).

Indikationen Ulcus ventriculi et duodeni nach endoskopischer Diagnosesicherung, Eradikation von Helicobacter pylori bei Ulkusleiden, Zollinger-Ellison-Sy., peptische Refluxösophagitis, Langzeittherapie zur Rezidivprophylaxe.

Kontraindikationen Schwere Leber- oder Nierenfunktionsstörung, Carbamazepin. *Gravidität, Stillzeit:* Strenge Indikationsstellung.

Nebenwirkungen Schwindel, Müdigkeit, Magen- oder Abdominalschmerzen, Diarrhö, Mundtrockenheit und Candidiasis der Speiseröhre, Agranulozytose.

Wechselwirkungen Resorption durch Sucralfat beeinträchtigt, Digoxin-Plasmaspiegel erhöht (Kontrolle!).

26.6.3 Obstipation

Obstipation und Defäkationsstörungen sind häufige Symptome bettlägeriger und gelähmter Pat. Therapieziel ist nicht der tägliche Stuhlgang, spätestens an jedem 4. Tag sollte aber abgeführt werden.

! Bei manifester Obstipation verschiedene Möglichkeiten der Anregung der Darmtätigkeit ausprobieren, Pat. reagieren unterschiedlich.

Neurologische Indikationen für abführende Therapie

- Querschnittlähmung, Paraplegie, Tetraplegie, z.B. bei GBS, Myasthenie, MS, Myelitis, spinalen Prozessen Darmatonie infolge Ausfalls des Parasympathikus und Tonussteigerungen der äußeren Sphinkter.
- Intrakranielle Blutungen: Vermeiden der durch durch Bauchpresse verursachten Blutdruckspitzen.
- Intensivmedizin.
- Zusätzlich: Darmentleerung vor Diagnostik (Endoskopien).

Kontraindikation Mechanischer Ileus.

Prophylaktische Anregung der Darmtätigkeit bei bettlägerigen Pat.
- Darmentleerungstraining zu festgelegten Tageszeiten mit Darmmassage (KG), warmen Bauchwickeln.
- Schlackenreiche Kost, Füll- und Quellmittel: Backpflaumen, Früchtewürfel, Weizenkleie, Leinsamen. Auf ausreichende Flüssigkeitsaufnahme achten.

Standardabführmittel

Laktulose

Präparat z.B. Bifiteral®.

Dosierung 3 × 1 Esslöffel tägl. bei SAB.

Kontraindikationen Galaktoseintoleranz.

Nebenwirkungen Meteorismus, Übelkeit, Erbrechen, E'lytverluste.

Wechselwirkungen Verstärkte Herzglykosidwirkung durch K^+-Verluste.

Senna-Glykoside

Präparate z.B. Agiolax®, Liquidepur®.

Dosierung 1–4 Teelöffel mit viel Flüssigkeit tägl., Liquidepur 1 × ½–1 Teelöffel.

Kontraindikationen Gravidität (Abort).

Nebenwirkungen K^+-Verlust bei längerer Anwendung.

Wechselwirkungen Verstärkte Herzglykosidwirkung durch K^+-Verlust.

Weitere Abführmittel

- Hydragoge Abführmittel: Bisacodyl (z.B. Dulcolax® Supp.).
- Klysmen, Glycerol-Zäpfchen, (z.B. Glycilax®), Gas bildende Zäpfchen (z.B. Lecicarbon® CO_2-Laxans).
- Hohe oder tiefe Einläufe mit warmem oder kaltem Wasser mit oder ohne Glycerol.
- Rizinusöl.

! Abführschema bei Querschnittspat.: jeden 2. Tag prophylaktisch abführen mit Liquidepur® 5–15 ml p.o., 6 h später 1 × 1 Lecicarbon® Supp. + 1 × 1 Glycolax®-Supp., bei mangelndem Erfolg nach 30 Min. wiederholen.

Abführmittel bei Reflux

Bei gleichzeitig bestehendem Reflux sind orale Laxanzien wirkungslos. Daher Komb. mit Pharmaka, die die Magenmotilität anregen:

Metoclopramid

Präparate z.B. Gastrosil®, Paspertin® (☞ 26.6.1), Amp. à 10 mg/50 mg; Saft à 4 mg/ml; Supp. à 200 mg/10 mg; Tbl. à 10 mg.

Dosierung 3 × 1 Amp. i.v., 3 × 1 Tbl. oder 5 ml Saft tägl. p.o.

Kontraindikationen Epilepsie, extrapyramidale Störungen, Komb. mit MAO-Hemmern, Stillzeit.

Nebenwirkungen Spätdyskinesien (☞ 19.1.7), Parkinsonismus (☞ 12.2), Müdigkeit, Schwindel, Ruhelosigkeit.

Ultima Ratio

Nur mit Monitorüberwachung wegen drohender cholinerger NW (v.a. Bradykardie und Hypotonie).

Neostigmin kombiniert mit Dexpanthenol

Präparate z.B. Prostigmin® Amp. 0,5 mg und Bepanthen® Amp. à 500 mg.

Dosierung Jeweils 2 Amp. in 50 ml NaCl 0,9 % über Perfusor in 1 h infundieren, bei ausbleibendem Erfolg nach 6 h jeweils 4 Amp., steigerbar auf max. jeweils 8 Amp. i.v. über Perfusor in 2–3 h.

Kontraindikationen Asthma, Obstruktionsileus, Myokardinfarkt mit Herzinsuff. und Bradykardie, Gravidität.

Nebenwirkungen Bradykardie bis zum Herzstillstand, Hypotonie, Bronchospasmen, vermehrte Schweißsekretion, GIT-Krämpfe. *Antidot:* Atropin.

Ceruletid

Präparat z.B. Takus®, Amp. à 40 µg.

Dosierung 1 Amp. auf 500 ml NaCl 0,9 % mit 2 ng/kg/Min. i.v.; 0,3 µg/kg i.m.

Kontraindikationen Gravidität, Schock, Pankreatitis, Obstruktionsileus, obstruktive Cholelithiasis, Niereninsuff., kardiovaskuläre Erkr.

Nebenwirkungen Hypotonie, GIT-Krämpfe, Schweißausbrüche. *Antidot:* Atropin.

Darmspülung mit hyperosmolaren Flüssigkeiten

Dosierung 1–4 l.

Kontraindikationen Ileus, auch paralytischer.

Nebenwirkungen Hyperhydratation.

26.7 Arzneimittelinteraktionen

! Merke
- Nicht mit **Glukose** zusammen infundieren: Furosemid, Ampicillin, Hydralazin, Chinin, Urokinase.
- Nicht mit **NaCl** zusammen infundieren: Amphotericin, Lidocain, Nitroprussid.
- Nicht mit **$NaHCO_3$:** Ca^{2+}, Dobutamin, Dopamin, Piperacillin, Adrenalin, Noradrenalin.
- Nicht verschiedene Medikamente in einer Infusionslösung miteinander mischen.

Acetylsalicylsäure und Derivate Nicht steroidale Antiphlogistika, Anthranilsäure-, Arylessigsäure-, Arylpropionsäurederivate, Oxicame.
- W ↑ von allen Medikamenten, die die Blutungsneigung verstärken (Kumarine, Heparin, andere NSAID, Alkohol, Glukokortikoide).
- Urikosurische W ↓ von Probenecid und Sulfinpyrazon.
- Blutzucker senkende W ↑ von Sulfonylharnstoffen.
- PS ↑ von Barbituraten, Digoxin, Lithium, Phenytoin.
- Toxizität ↑ von Methotrexat.

Aluminiumhaltige Medikamente z.B. Aluminiumhydroxid in Antazida. Resorption ↓ (bis zu 90 %) von Tetrazyklinen und Gyrasehemmern, deshalb Einnahme der Antibiotika mind. 1–2 h später.

Anticholinergika z.B. Atropin, Scopolamin: W ↑ durch Amantadin, tri- und tetrazyklische Antidepressiva, Antihistaminika (H_1-Blocker), Chinidin, Dopaminantagonisten (z.B. Metoclopramid), Neuroleptika.

Antidepressiva, tri- und tetrazyklische z.B. Amitriptylin, Desipramin, Imipramin, Maprotilin, Mianserin, Trazodon.
- Antihypertensive W ↓ von Clonidin, Guanethidin, Reserpin.
- Sympathomimetische W ↑ von Katecholaminen.
- W ↑ von Anticholinergika.
- Zentraldämpfende W ↑ von Sedativa, Neuroleptika, Antihistaminika, Alkohol.
- Proarrhythmische W ↑ von Antiarrhythmika (Klasse 1a), Digitalis.

Barbiturate, Primidon

- W ↓ von oralen Kontrazeptiva, Benzodiazepinen, Chloramphenicol, Kumarinen, Digitoxin, Doxycyclin, Glukokortikoiden, Griseofulvin, Phenytoin, Zytostatika.
- W ↑ von und durch Alkohol bzw. zentral dämpfende Pharmaka.
- W ↑ durch Valproinsäure und MAO-Hemmer.
- Toxizität ↑ von Methotrexat.

Benzodiazepine

- W ↑ von und durch zentral wirksame Pharmaka, Alkohol.
- W ↑ von Muskelrelaxanzien, Analgetika, Lachgas.
- W ↑ durch Cimetidin.
- W ↑↓ mit zentralwirksamen Antihypertensiva, β-Blockern und Kumarinen.

β-Blocker (auch Augentropfen)

- Verstärkter kardiodepressiver Effekt (z.B. AV-Block) von Antiarrhythmika, Kalziumantagonisten vom Verapamil-/Diltiazemtyp.
- Verstärkte RR-Senkung bei zentral wirkenden Antihypertensiva: z.B. Reserpin, Methyldopa, Clonidin.
- Cimetidin erhöht Spiegel von Metoprolol, Propranolol.
- Insulin/Sulfonylharnstoffe: Hypoglykämie durch Hemmung der Gegenregulation.

Carbamazepin

- Kumarine, orale Kontrazeptiva: Wirkungsminderung durch Enzyminduktion.
- Isoniazid, Erythromycin, Verapamil, Diltiazem, Cimetidin erhöhen den Serumspiegel von Carbamazepin.

Ciclosporin

- Nephrotoxizität erhöht durch Aminoglykoside, Cotrimoxazol, ACE-Hemmer, Kalium sparende Diuretika.
- Serumspiegel kontrollieren:
  - Erhöhte Serumspiegel durch Kalziumantagonisten (z.B. Diltiazem, Verapamil), Doxycyclin, Erythromycin und andere Makrolidantibiotika, Steroide (z.B. Cortison, orale Kontrazeptiva), Grapefruit (!).
  - Niedrigere Serumspiegel durch Antiepileptika, Antituberkulotika, Metamizol.

Digitalisglykoside

Verstärkte Digitaliswirkung

- Erhöhte Serumspiegel durch Ca^{2+}-Salze i.v. (Kontraindikation!), Captopril, Chinidin.
- Erhöhte Toxizität durch K^+- und Mg^{2+}-Verluste, z.B. durch ASS, Diuretikather.; chron. Laxanzienabusus, Amphotericin B, Cortison, Penicillin G, ACTH.
- Durch Reserpin, Phosphodiesterasehemmer, Sympathomimetika und Succinylcholin Gefahr von Herzrhythmusstörungen bis zur ventrikulären Tachykardie.
- Bei Komb. mit trizyklischen Antidepressiva Gefahr von Bradykardien und AV-Blockierungen.

Zusätzlich für Digitoxin: Spiegel erhöht durch Verapamil, Diltiazem, Abbau erhöht durch Enzyminduktoren (z.B. Phenytoin, Rifampicin, Phenobarbital, Spironolacton).

Zusätzlich für Digoxin: Spiegel erhöht durch Amiodaron, Antibiotika (Erythromycin, Tetrazykline), Kalziumantagonisten, Chinidin, Flecainamid, Propafenon, Rifampicin, Spironolacton. Wirkung ermindert: Metoclopramid, Neomycin, Sulfasalasin, Phenytoin.

Reduzierte Wirkung Resorptionshemmung und Elimination v.a. von Digitoxin beschleunigt z.B. durch Aktivkohle, Colestyramin.

Dopaminantagonisten

z.B. Alizaprid, Bomoprid, Metoclopramid

- Wirkungsabschwächung durch Anticholinergika.
- Wirkungsverstärkung von zentral dämpfenden Medikamenten und Alkohol, Neuroleptika, trizyklischen Antidepressiva und MAO-Hemmern (extrapyramidale NW erhöht, Komb. vermeiden).

Glukokortikoide

- NSAID: Erhöhte gastrointestinale Blutungsgefahr.
- Cumarinderivate: Verminderte Antikoagulationswirkung.
- Herzglykoside: Wirkung wird durch glukokortikoidinduzierte Hypokaliämie verstärkt.
- Thiazid- und Schleifendiuretika: Verminderte Diuretikawirkung, Hypokaliämie.
- Phenytoin: Erhöhter Phenytoinspiegel.
- Primidon, Rifampicin, Phenytoin, Barbiturate: Verminderte Kortikoidwirkung.
- Antidiabetika: BZ senkende Wirkung ↓.
- Östrogene und „Pille“ verstärken antiinflammatorische und mineralokortikoide Wirkung. Thromboserisiko ↑.
- ACE-Hemmer: BB-NW verstärkt.
- Chloroquin, Methoquin: Myopathie, Kardiomyopathien.

Heparin

- In Komb. mit oralen Antikoagulanzien, NSAID, ASS verstärktes Blutungsrisiko.
- Wirkungsabschwächung von basischen Medikamenten, z.B. Chinin.
- Nitro i.v.: Heparinwirkung abgeschwächt.

Insulin **BZ-Senkung verstärkt** durch Amphetamine, Anabolika, ASS, β-Blocker, Clofibrat, Cyclophosphamid, MAO-Hemmer, Methyl-Dopa, Reserpin, Tetrazykline.
BZ-Senkung vermindert durch Diuretika, Glukokortikoide, Heparin, Lithium, Nikotinsäure und -derivate, orale Kontrazeptiva, Phenothiazine, Phenytoin, Schilddrüsenhormone, Sympathomimetika, trizyklische Antidepressiva. Verminderte Alkoholtoleranz.

Kalziumantagonisten

Nifedipintyp

z.B. Isradipin, Nisoldipin, Nitrendipin

- Verstärkte Wirkung von RR senkenden Medikamenten, z.B. Diuretika, auch Psychopharmaka.
- Digoxinspiegel erhöht.
- Chinidinspiegel erniedrigt.
- Wirkungsverstärkung durch Cimetidin, Ranitidin.

Verapamiltyp

z.B. Verapamil, Diltiazem, Gallopamil

- Kardiodepressiver Effekt (z.B. AV-Block) verstärkt durch Antiarrhythmika, β-Blocker, Inhalationsanästhetika.
- Ciclosporin-, Carbamazepin-, Theophyllin- und Digoxinspiegel werden erhöht.
- Lithiumspiegel wird erniedrigt.
- Wirkungsverstärkung durch Cimetidin, Ranitidin.
- Verstärkte Wirkung von RR senkenden Med., auch Diuretika und Vasodilatatoren.
- Verstärkte Wirkung vom Muskelrelaxanzien.

Kontrazeptiva, orale

- Beschleunigter Abbau (und damit Wirkungsbeeinträchtigung) durch Barbiturate, Breitbandantibiotika (z.B. Ampicillin, Tetracyclin), Carbamazepin, Phenylbutazon, Phenytoin, Primidon, Rifampicin.
- Verstärkte, verlängerte Wirkung von Metoprolol, Imipramin, Paracetamol, einigen Benzodiazepinen, Griseofulvin, Vit. C.

Kumarine **Verstärkte Antikoagulationswirkung durch** Alkohol (akut), Allopurinol, Amiodaron, Anabolika, Androgene, Antibiotika, Antibiotika (Cephalosporine, Chloramphenicol, Cotrimoxazol, Makrolide, Metronidazol, Sulfonamide, Tetrazykline), Chinin, Chinidin, Cimetidin, Dihydroergotamin, Dipyridamol, Disulfiram, Etacrynsäure, Fibrate (z.B. Clofibrat, Bezafibrat), NSAID, orale Kontrazeptiva, Plasminogen-Aktivatoren, Propafenon, Schilddrüsenhormone, Sulfinpyrazon, Tolbutamid, trizyklische Antidepressiva, Valproinsäure.

Abgeschwächte Antikoagulationswirkung durch Alkohol (chronisch), Antihistaminika, Antazida, Barbiturate, Carbamazepin, Chloralhydrat, Colestyramin, Glukokortikoide, Griseofulvin, Haloperidol, Mercaptopurin, orale Kontrazeptiva, Rifampicin, Thiouracil, Vit. K.

L-Dopa, Selegelin Wirkungsabschwächung durch Neuroleptika, Opioide, Pyridoxin (Vit. B_6), Reserpin.

- Antihypertensiva (verstärkte RR-Senkung).
- Katecholamine (verstärkte Wirkung).

Lithiumsalze

- Kardio- und neurotoxische Wirkung verstärkt durch Saluretika, NSAID, Methyldopa.
- Verstärkte Strumabildung bei gleichzeitiger Gabe von Iodverbindungen.
- Wirkung vermindert durch Acetazolamid.

MAO-Hemmer

- Bei Wechsel nach Absetzen eines MAO-Hemmers etwa 14 Tage Pause, da der Spiegel sich erst nach 3–10 Tagen normalisiert.
- Wirkungsverstärkung von Sympathomimetika (**Cave:** RR-Abfall), Antidiabetika (Hypoglykämie), Antiparkinsonmittel, Antidepressiva (Erregung, Delir, Krämpfe), Opioide, Sedativa, Alkohol.

Methotrexat Methotrexattoxizität erhöht durch Barbiturate, Metamizol, NSAID, Phenytoin, Probenecid, Sulfonamide, Tetrazykline.

Neuroleptika

Phenothiazin-, Thioxanthen-, Azaphenothiazin- und Butyrophenonderivate

- Gegenseitige Wirkungsverstärkung durch zentral dämpfende Pharmaka, Alkohol, Propranolol, trizyklische Antidepressiva und Lithium (**Cave:** Neurotoxische Symptome bei Lithium).
- Verstärkte Wirksamkeit von Anticholinergika, Antihypertensiva (RR-Abfall) und Phenytoin.
- Verminderte Wirksamkeit von α-Methyldopa, Clonidin, Guanethidin (verminderte RR-Senkung) und Dopaminagonisten (z.B. Bromocriptin, Amantadin).
- Verminderte Wirksamkeit der Neuroleptika durch Koffein, Enzyminduktoren (z.B. Barbiturate, Carbamazepin).
- Verstärkte Rate von NW der Neuroleptika bei gleichzeitiger Gabe von Dopaminantagonisten (z.B. Metoclopramid).

Penicilline

- Antazida vermindern Penicillinresorption.
- Allopurinol erhöht Exanthemrate nach Ampicillingabe auf 20%.
- Wirkungsabschwächung oraler Kontrazeptiva.

Phenytoin

- Chloramphenicol, Disulfiram, Isoniazid, Kumarine, Sulfonamide, erhöhen den Phenytoinserumspiegel.
- Erhöhte Methotrexattoxizität.
- Verminderte Wirksamkeit von Östrogenen, Gestagenen, Kortison, Kalziumantagonisten.

Schleifendiuretika

Bumetanid, Etacrynsäure, Etozolin, Furosemid, Piretanid, Torasemid

- Verstärkung der Wirkung von curareähnlichen Muskelrelaxanzien, Digitalis, Glukokortikoiden und Laxanzien (K^+- und/oder Mg^{2+}-Mangel); RR senkenden Medikamenten (**Cave:** ACE-Hemmer), Lithium, Theophyllin.
- Wirkung von Antidiabetika ↓.
- Oto- und Nephrotoxizität verstärkt von Aminoglykosiden, Cephalosporinen, Cisplatin.
- NSAID: Abschwächung der diuretischen und antihypertensiven Wirkung, **Cave** ANV bei Hypovolämie.

Sulfonylharnstoffe

Orale Antidiabetika, z.B. Tolbutamid

- Verstärkte Hypoglykämie: ACE-Hemmer, Anabolika, ASS, β-Blocker Clonidin, Chloramphenicol, Cyclophosphamid, Fenfluramin, Fibrate (Clofibrat, Benzafibrat), Kumarine, Miconazol, Pentoxifyllin, Phenylbutazonverbindungen, Reserpin, Sulfonamide, Tetrazykline.
- Verminderte Blutzuckersenkung: β_2-Mimetika, Barbiturate, Chlorpromazin, Diuretika, Glukokortikoide, Östrogene/Gestagene, Phenytoin, Rifampicin, Schilddrüsenhormone.
- Verminderte Alkoholtoleranz.

Tetrazykline

- Verminderte Resorption durch Antazida, Eisenpräparate, Adsorbenzien, Milch.
- Verstärkte Wirkung von Kumarinen und nicht depolarisierenden Relaxanzien.
- Erhöhte Nephrotoxizität durch Furosemid und Aminoglykoside.
- Ciclosporin- und Methotrexattoxizität ↑.

Theophyllin und andere Methylxanthine

- Erhöhte Serumspiegel durch Allopurinol, Cimetidin, Gyrasehemmer, Makrolide.
- Beschleunigter Metabolismus durch Rauchen, Barbiturate, Rifampicin, INH, Phenytoin, Carbamazepin.
- Wirkung von Lithium vermindert.

Thiaziddiuretika

- Verstärkte Hypokaliämie bei Komb. mit Laxanzien und Glukokortikoiden.
- Verminderte BZ-Senkung von Insulin und Sulfonylharnstoffen, besonders bei zusätzlicher β-Blocker-Gabe.
- Anstieg des Lithiumserumspiegels.
- Abschwächung der diuretischen Wirkung von Thiaziden durch nicht steroidale Antiphlogistika.
- In Komb. mit Ciclosporin A Hyperurikämie.
- ACE-Hemmer: Überschießender RR-Abfall.

26.8 Arzneitherapie bei Leberschädigung

Folgende Faktoren beeinträchtigen die Arzneitherapie bei Leberschädigung

- Eingeschränkter Metabolismus.
- Hypoproteinämie: erhöhte Toxizität von Pharmaka mit hoher Proteinbindung.
- Hämorrhagische Diathese: Vorsicht bei Antikoagulation und antiphlogistischer Therapie.
- Hepatische Enzephalopathie: Symptome können durch zentral wirksame Pharmaka, aber auch durch Diuretika (→ Hypokaliämie), verstärkt werden.
- Flüssigkeitsretention, die durch Steroide und Antiphlogistika verstärkt werden kann.

Tab. 26.5 Pharmaka bei Leberschädigung

Hohes Risiko (Medikament vermeiden bzw. max. 25–50% der Normaldosis)	Allopurinol**, Androgene*, Chlorpromazin**, Clomethiazol, Demipramin, Erythromycin*, Glyceroltrinitrat, Halothan**, Imipramin, INH*,**, Labetalol, Lidocain, MAO-Hemmer**, Metformin, Methyldopa, Metoprolol, Mexitil, Nortriptylin, Östrogene*, Pentazocin, Pethidin, Phenacetin, Phenytoin**, Prazosin, Probenecid, Propranolol, Pyrazinamid, Tetrazykline*, Tocainamid, Sulfonamide**, Sulfonylharnstoffe**, Valproinsäure*
Mittleres Risiko (Reduktion auf 50% der Normaldosis)	ASS, Barbiturate, Chinidin, Chloramphenicol, Clindamycin, Diazepam, Digitoxin, Fusidinsäure, Indometazin, Metamizol, Metronidazol, Na-Nitroprussid, Paracetamol (in hoher Dosis*), Procainamid, Verapamil

Tab. 26.5 Fortsetzung

Geringes Risiko (In der Regel normale Dosis möglich)	Captopril, Digoxin, Furosemid, Lorazepam, Naproxen, Nifedipin, Oxazepam, PAS**, Penicillin, Phenylbutazon **, Spironolacton, Thiazide
Mögliche *toxische* (dosisabhängige, unten mit * markiert) und *allergische* (dosisunabhängige, mit ** markiert) Leberschädigungen von an sich indizierten Medikamenten, die bei bereits vorhandener Leberschädigung die Substanzauswahl einschränken.	

26.9 Sofortmaßnahmen bei anaphylaktischem Schock

Ein anaphylaktischer Schock ist selten, aber immer lebensbedrohlich.

Erste Anzeichen beachten: Schweißausbruch, Übelkeit, Zyanose! Sofortmaßnahmen ohne Verzögerung einleiten!

Management

- Weitere Allergenzufuhr sofort unterbinden.
- Großlumige i.v.-Zugänge legen, 3-Wege-Hahn, Kopf-Oberkörper-Tieflage.
- Adrenalin: 0,25–1 mg, verdünnt in 10 ml NaCl 0,9 % oder Epinephrin-Fertigspritze (1 : 10 000) verwenden, davon 1 ml langsam injizieren ggf. nach 10 Min. wiederholen.
- Rasche Volumenzufuhr, z.B. Ringer 1–2 l als Druckinfusion, kolloidale Plasmaersatzlösung (z.B. Humanalbumin 5 %).
- Glukokortikoide: z.B. Methylprednisolon 100–500 mg i.v. (z.B. Urbason®).
- Theophyllin bei Bronchospastik 480 mg langsam i.v. (z.B. Euphyllin®).
- Bei Larynxödem Intubation oder Koniotomie.
- Antihistaminika: z.B. Clemastin 2–4 mg i.v. (Tavegil®).
- Wärmeentzug bei > 39 °C, z.B. Wadenwickel.
- 24 h intensive Überwachung obligat: spontanes Wiederauftreten der Symptomatik ohne erneute Allergenzufuhr möglich.

26.10 Arzneimittel in der Schwangerschaft

Bei Verordnung in Schwangerschaft und Stillzeit sind ausschließlich die jeweils aktuellen Hinweise des Herstellers maßgeblich. Vgl. Risikogruppen in der Roten Liste (Seiten mit grüner Leiste).

! Beratungsstellen z.B. in Berlin (0 30–30 68 67 34), Tübingen (0 70 71–2 98 48 01 oder -2 98 26 81) und Jena (0 36 41–93 32 30 oder -93 00).

Tab. 26.6 Arzneimittelgabe in der Schwangerschaft; verändert nach: H. Spielmann und R. Steinhoff: Taschenbuch der Arzneiverordnungen in Schwangerschaft und Stillperiode, Urban & Fischer Verlag, 2001.
Erklärungen am Ende der Tabelle!

Arzneimittel	1.–12. SSW	13.–39. SSW	Um die Geburt	Stillperiode
Acetylsalicylsäure	(+)	(+)	–	(+)
Aminoglykosidantibiotika	–	–	–	+
Amphotericin B (systemisch)	–	(–)	(–)	+
Amoxycillin	+	+	+	+
Ampicillin	+	+	+	+
Ascorbinsäure	(+)	+	+	+
Atropin	(+)	(+)	(+)	(+)
Barbiturate	–	(+)	(+)	+
Benzodiazepine	(–)	(–)	–	*
β-Blocker (vorwiegend β_1)	(+)	+	+	(+)**
β-Mimetika (vorwiegend β_2)	(+)	+	(+)	+
Bromhexin	–	(+)	(+)	+
Bromocriptin	–	–	–	(–)
ACE-Hemmer	–	–	–	(+)
Carbamazepin	(–)	(–)	(–)	+
Carbimazol	–	(–)	(–)	(+)
Cephalosporine	(+)	+	+	+
Chloroquin	(+)	(+)	(+)	+
Chlorpromazin	–	(+)	(+)	–
Cimetidin	–	(–)	–	–
Clomethiazol	–	–	(+)	(–)
Clotrimazol	(+)	+	+	+

Tab. 26.6 Fortsetzung

Arzneimittel	1.–12. SSW	13.–39. SSW	Um die Geburt	Still-periode
Cotrimoxazol	–	(+)	(+)	***
Cromoglicinsäure	–	+	+	+
Dextran	+	+	+	+
Diclofenac	–	(+)	–	(+)
Digoxin/Digitoxin	+	+	+	+
Dihydralazin	(+)	+	+	+
Dihydroergotamin	–	(+)	–	+
Diphenhydramin	–	–	–	(+)
Doxylamin	(+)	(+)	(+)	(+)
Erythromycin	(+)	+	+	+
Fenbufen	–	(+)	–	+
Fentanyl	–	–	–	–
Furosemid	–	(–)	(–)	(+)
Fusidinsäure	(+)	+	+	+
Glukokortikoide	–	(–)min	(–)min	(–)min
Glyceroltrinitrat	(+)	+	+	+
Haloperidol	–	–	–	(+)
Halothan	(+)	(+)	(+)	+
Heparin	(+)	+	+	+
Hydrochlorothiazid	–	(–)	(–)	(+)
Ibuprofen	–	(+)	–	+
Imipramin	–	(+)	–	+
Indometacin	–	(+)	–	–
Insulin (Human-)	+	+	+	+
Kodein	–	(–)	(–)	(+)
Kumarine	–	(–)	–	****
Iodid (Substitution)	+	+	+	+
Lidocain	(–)	(–)	–	+
Lithiumsalze	–	–	–	–

Tab. 26.6 Fortsetzung

Arzneimittel	1.–12. SSW	13.–39. SSW	Um die Geburt	Stillperiode
Mebendazol	(+)	(+)	(+)	+
Meclozin	+	+	–	+
Meprobamat	–	(+)	(+)	–
Metamizol	–	(–)	–	–
Methoxyfluran	(+)	(+)	(+)	+
α-Methyldopa	–	+	+	+
Methylergometrin	–	–	(–)	–
Metoclopramid	(+)	(+)	(+)	(+)
Metronidazol	–	–	–	°
Miconazol (lokal)	–	+	+	+
Nalidixinsäure	–	+	+	–
Naloxon	–	(+)	(+)	+
Nifedipin	–	(+)	(+)	–
Nystatin	(+)	(+)	(+)	+
Opioide	–	–	(–)	°°
Orale Antidiabetika	–	–	–	–
Oxytozin	–	–	(–)min	+
Paracetamol	(+)	(+)	(+)	+
Penicilline	+	+	+	+
Penicillamin	–	–	–	(–)
Pentazocin	–	(+)	(+)	(+)
Pethidin	–	(+)	(–)	(+)
Phenylbutazon	–	(–)	–	(+)
Phenytoin	(+)	(+)	(+)	+
Prazosin	–	–	–	–
Primaquin	–	(+)	(+)	+
Primidon	(–)	(–)	(–)	+
Probenecid	(+)	(+)	(+)	–
Promethazin	–	(+)	(–)	(+)

Tab. 26.6 Fortsetzung

Arzneimittel	**1.–12. SSW**	**13.–39. SSW**	**Um die Geburt**	**Still-periode**
Propylthiouracil	(–)min	(–)min	(–)min	+
Prostaglandine	–	–	(–)min	–
Pyrimethamin	(+)	(+)	–	+
Ranitidin	–	–	–	–
Radiopharmaka	–	(+)	(–)	–
Reserpin	–	(–)	–	(+)
Rifampicin	–	–	–	+
Spironolacton	–	–	–	(+)
Streptokinase	(–)	(–)	(–)	+
Sulfonamide	–	(–)	–	***
Tetrazykline	–	–	–	+
Theophyllin	(+)	(+)	(+)	+
Thiamazol	–	(–)	–	(+)
Thyroxin (L-)	(+)	+	+	+
Tranexamsäure	–	–	–	–
Valproinsäure	(–)	(–)	(-)	+
Vasopressin	–	–	–	–
Verapamil	–	(+)	(+)	+
Vit.-D-Substitution	+	+	+	+
Vitamin K 1	–	(–)	(+)	+
Virustatika	(–)	(–)	(–)	(–)

– Nicht empfohlen oder kontraindiziert (ggf. Stillpause).
(–) Verordnung nur im Ausnahmefall.
(–) Verordnung in Minimaldosis möglich.
(+) Bei strenger Indikationsstellung anzuwenden.
\+ Indikationsgerecht zu verordnen.

* Medikament der Wahl beim Status epilepticus.
** Nicht geben: Sotalol, Atenolol, Acebutolol, Mepindolol.
*** Nicht in den ersten 4 Wo.
**** Evtl. Warfarin, Acenocoumarol.
° Möglichst nur Einzeldosis.
°° Pethidin oder Dextropropoxyphen.

Referenzbereiche und Differenzialdiagnose pathologischer Laborparameter

27

Arno Dormann

Die mit + bis +++ bezeichneten Laborwerte sollen zur Orientierung dienen, ob es sich um einen Standardlaborwert oder um sehr spezielle diagnostische Verfahren für sehr seltene Erkr. oder teure Untersuchungen handelt. Differenzen von Klinik zu Klinik sind möglich.

- +Basisdiagnostik.
- ++Weitergehende Diagn., speziell internistische Pat,
- +++Sehr spezielle Diagn.
- *Normwerte nach:* L. Thomas, Labor und Diagnose, 5. Aufl., Med. Verlagsgesellschaft, Marburg (2000) und Dormann A., Wege T., Luley C.; Lightfaden Laborwerte, Urban & Fischer Verlag, München (2001).
- *Sortierprinzip:* Alphabetisch, griechische Buchstaben sowie Ziffern ignorierend. Nur eine Namensangabe. Weitere Synonyme ☞ Index.

ACE +++ angiotensin converting enzyme	Serum. Methodenabhängig	
	↑: Sarkoidose (Beurteilung der Krankheitsaktivität) und andere Granulomatosen, Hyperthyreose, HIV-Infektion, chron. Lungenerkr., Plasmozytom, Speicherkrankheiten	↓: Bei Einnahme von ACE-Hemmern, nicht bei ACE-Rezeptorantagonisten
ADH +++ antidiuretisches Hormon	EDTA-Plasma (rasch verarbeiten). 0–6,7 pg/ml	
	↑: Akute intermittierende Porphyrie, Lungenerkr., Hirnerkr., paraneoplastisch, v.a. bei Bronchialkarzinom, auch bei anderen Malignomen	↓: Zentraler Diab. insipidus, Alkoholismus, nephrotisches Sy.
AFP +++ (α_1-Fetoprotein)	Serum. < 3 ng/ml	
	Tumormarker für prim. Leberzell-Ca (bei Erstdiagn. zu 90 %), Keimzelltumoren (Hoden, Ovar), GIT-Tumoren. *DD:* Cholangiozelluläres Ca und die meisten Lebermetastasen AFP *nicht* ↑: Bei anderen Lebertumoren und benignen Lebererkr. *Unregelmäßig* ↑: Bei Hepatitis, Leberzirrhose und Hämochromatose	
Albumin i. S. +	Serum. 60,6–68,6 % bzw. 35–52 g/l (Harn < 20 mg/l)	
	Stark ↑: Hyperproteinämie (☞ Ges.-Eiw.) **Mäßig ↑:** Hypoglobulinämien. Falsch hohe Werte durch Hb, Lipide	**Stark ↓:** Hypoproteinämie (☞ Ges.-Eiw.) **Mäßig ↓:** Hyperglobulinämien (☞ Serume'phorese)

Aldosteron, freies +++	Serum (gefroren). 12–150 ng/l. Bettruhe mind. 2 h vor Blutentnahme, 2- bis 6facher Anstieg nach 2 h Orthostase (Bestimmung unter Orthostase möglich). Wenn nicht kontraindiziert, 8 Tage vor dem Test Antihypertensiva, Diuretika, β-Blocker, Laxanzien, Glukokortikoide, Antidepressiva; 3 Wo. vorher Aldosteronantagonisten absetzen. *Captopril-Suppressionstest:* 2 h nach Gabe von 25 mg Captopril	
	↑: Prim. und sek. Hyperaldosteronismus, renale Hypertonie, Bartter-Sy., Phäochromozytom, Hyperthyreose, Renin produzierender Nierentumor, ACTH-Überproduktion, Gravidität; Dehydratation, Anorexia nervosa; Diuretika	↓: Prim. NNR-Insuff., Hypopituitarismus; AGS; Diab. mell. *Captopril-Suppressionstest:* Bei prim. keine und bei sek. Hyperaldosteronismus deutliche Konzentrationsabnahme
Alkalische Phosphatase (AP) +	Serum. *Erw.:* 60–180 U/l (Gesamt-AP). *Kinder:* < 10 Tage 110–450 U/ l, < 12 Mon. 110–700 U/l, < 8 J. 110–600 U/l, < 15 J. 110–700 U/l (meist Knochen-AP)	
	↑: Cholestase (z.B. Hepatitis, Verschlussikterus, biliäre Zirrhose, Ther. mit Antiepileptika, Chlorpromazin, Thiamazol, Östrogene, Gestagene); ossär (z.B. Knochenmetastasen, Rachitis, Osteomalazie, Paget-Krankheit, Osteomyelosklerose, Marmorknochenkrankheit, Frakturheilung, Neoplasien mit Knochenbeteiligung). Hyperparathyreoidismus, Cushing-Sy.; Sarkoidose; Mononukleose; Niereninsuff., Nieren-Ca	↓: (Selten) hereditär; Anämie; Proteinmangel; Hypophosphatämie; Hypothyreose; hypophysärer Zwergwuchs; Achondroplasie. **Cave:** Erniedrigung meist ohne klinische Relevanz
AMA (antimitochondriale AK) +++	Serum	
	Positiv: Fast 100 % bei prim. biliärer Zirrhose (PBC) (M2-Fraktion hochspezifisch), ferner bei Lues II (M1-Fraktion), SLE (M5-Fraktion) und medikamenteninduziertem LE (M3-Fraktion), anderen Formen (chron.) Hepatopathien, Kardiomypathien. **Cave:** Bei unklaren Fällen Subtypisierung	
δ-Aminolävulinsäure +++	20 ml Sammelurin lichtdichtes Gefäß (Labor nachfragen). < 7,5 mg/24 h	
	↑: Porphyrien, Bleivergiftung	
Ammoniak ++	EDTA-Plasma (gefroren). *F* 19–82 µg/dl = 11–42,4 µmol/l; *M* 25–95 µg/dl = 13–50 µmol/l	
	↑: Leberausfallskoma (150–400 µg/dl = 88–240 µmol/l), Leberzerfallskoma (100–200 µg/dl = 58–116 µmol/l)	
α-Amylase +	Serum. 40–130 U/l (laborabhängig). Bei unklaren Veränderungen Amylase im Urin bestimmen	
	↑: Pankreatitis, Pankreasaffektionen, Parotitis, Parotisaffektionen, Makroamylasämie, Niereninsuff. **Cave:** Zur DD pankreasspezifische Lipase bestimmen!	

ANA (= ANF) +++	Serum. < 1 : 160	
	Positiv: SLE (in 95–100 %), medikamenteninduzierter Lupus erythematodes (95 %), diskoider Lupus erythematodes (20–50 %), Sharp-Sy. (100 %), Sklerodermie (30–90 %), CREST-Sy. (95 %), Sjögren-Sy. (50-95 %), RA (10–60 %), Uveitis (60 %), autoimmune chron. aggressive Hepatitis (45–100 %), prim. biliäre Zirrhose (40 %), andere (chron.) Lebererkr. (~30 %). Weitere Differenzierung durch Fluoreszenzmuster!	**Cave:** Unter Immunsuppression falsch neg. Ergebnisse
ANCA +++ antineutrophile zytoplasmatische AK	Serum	
	cANCA (= zytoplasmatisch betont) ↑: Bei Wegener-Krankheit (hochspezifisch) pANCA (= perinukleär betont) ↑: z.B. bei Panarteriitis, rapid progressiver GN, Churg-Strauss-Sy.	
Antistreptokokken-AK +++ ASL, ADNase	Serum. < 1 : 80	
	↑: Infektion mit β-hämolysierenden Streptokokken meist Serotyp A, z.B. Endokarditis, akute GN, Scharlach, Erysipel	
Anionenlücke ++	Serum. 8–16 mmol/l; Formel: $Na^+ - (Cl^- + HCO_3^-)$. Zur Klassifizierung von Azidosen	
	↑: Diab. Koma, Intox. (ASS, Methanol), chron. und akuter Hypoxie, iatrogene parenterale Fehlernährung (z.B. Fruktose-Überinfusion), erbliche Stoffwechseldefekte	↓: Bromismus, Plasmozytom, Lithiumintox.
ANP (ALP) +++ alkalische Neutrophilenphosphatase	Mehrere Blutausstriche aus EDTA-Blut. ANP-Index 10–100	
	↑: Myelofibrose, Polycythaemia vera, leukämoide Reaktion, Perniziosa, essenzielle Thrombozythämie	↓: CML, paroxysmale nächtliche Hämoglobinurie
α_1-Antitrypsin +++	Serum. *Erw.* 190–350 mg/dl, *Kinder* 150–400 mg/dl	
	↑: Auf das 2- bis 3fache bei Akut-Phase-Reaktionen (☞ CRP)	↓: Homozygoter oder heterozygoter Mangel (Leberzirrhose, Lungenemphysem). α_1-Antitrypsinmangel. Mangel ist unwahrscheinlich, wenn α_1-Fraktion in E'phorese normal (☞ α_1-Globuline, Serum-E'Phorese)

APC-Resistenz +++ (Resistenz gegen aktiviertes Protein C = Faktor V Leiden)	Diagnostik der Thrombophilie bei jüngeren Pat. mit Thrombosen oder Thrombembolien, häufigste hereditäre Ursache einer Thrombophilie. Interferenz mit Lupusantikoagulans möglich. APC-Ratio < 2,3; > 1,5 → Heterozygotie APC-Ratio < 1,5 → Homozygotie Phenprocoumon und Heparin können die Messung stören. PCR-Analysen sind teurer und weniger spezifisch.	
AT III ++ (Antithrombin III)	Zitratblut. 70–120 % = 0,14–0,39 g/l	
	↑: Phenprocoumonther., Cholestase, Vit.-K-Mangel	↓ (erhöhtes Thromboserisiko): Angeborener AT-III-Mangel, Leberzirrhose, Sepsis, nephrotisches Sy., Z.n. großen OP oder Traumata, Initialphase der Heparinther., orale Kontrazeptiva
Bence-Jones-Proteine +++	50 ml 24-h-Sammelurin. Negativ	
	↑: Monoklonale Gammopathie, selten bei Leukämien und Tumoren	
Bilirubin, direktes (= konjugiertes) **Gesamtbilirubin**	Bilirubin, direktes < 0,6 mg/dl = < 10,3 µmol/l Gesamtbilirubin < 1,1 mg/dl = < 18,8 µmol/l	
	↑: *Hepatozelluläre Ursachen:* Hepatitis, Leberzirrhose, toxische Schädigung, Sepsis, Rechtsherzinsuff. *Cholestatische Ursachen:* Fettleber, Leberabszess, Lebertumoren, Schwangerschaft, Verschlussikterus, idiopathisch. *Medikamentös:* Indometacin, Methyldopa, Tetrazykline, Phenothiazine, Östrogene, anabole Steroide, Zytostatika uns Antituberkulotika Ikterus sichtbar, wenn Gesamtbili > 2 mg/dl (> 34 µmol/l)	
Bilirubin, indirektes (= unkonjugiertes) = Gesamtbili – direktes Bili	↑: *Hämolytische Ursachen:* Hämolytische Anämie, Blutzerfall (Hämatomresorption, Lungeninfarkt, intestinale Blutung), Polycythaemia vera, Shunt-Hyperbilirubinämie. *Hepatozelluläre Ursachen* wie beim direkten Bili. Außerdem Icterus juvenilis intermittens, Hyperthyreose, portokavaler Shunt; Rifampicin, Glukokortikoide, Rö-KM. *Cholestatische Ursachen* wie beim direkten Bili (hier direktes Bili weitaus stärker erhöht) *Faustregel:* ↑ weist auf prähepatische Störung hin	
Bilirubin im Urin + (= konjugiertes Bili, da freies Bili nicht nierengängig)	Urin. Negativ	
	Nachweis immer path. Erkr. mit erhöhtem konjugiertem Serumbilirubin, z.B. Leberparenchymschäden, Hepatitis, Zirrhose, Cholestase (Verschlussikterus)	Kein Urobilinogen nachweisbar bei totalem Gallenwegsverschluss

Blutkörperchensenkungsgeschwindigkeit (BSG) + nach Westergreen	Stark altersabhängig. *F* (< 50 J.) < 20, (> 50 J.) < 30; *M* (< 50 J.) < 15, (> 50 J.) < 20 Neuere Norm für 1-h-Wert: *F:* (Alter +10)/2, *M:* Alter/2. Von vielen Autoren jedoch niedrigere Werte angegeben **↑:** Entzündungen, Inf. (bes. bakteriell), Nekrose, Schock; postop.; Anämie; Leukämie; Dys-, Paraproteinämie; Gravidität ↑↑↑ (Sturzsenkung): Plasmozytom; Niereninsuff.; Metastasen; rheumatische Erkr.; Thyreoiditis; Sepsis **↓:** Polycythaemia vera, Polyglobulie, Herzinsuff., allergische Krankheiten, Sichelzellanämie
CDT ++ (kohlenhydratdefizientes Transferrin = Asialotransferrin)	Serum. < 20 % Gesamttransferrin **↑:** Alkoholkonsum ≥ 60 g tägl. für mind. 1 Wo., chron. Exposition gegenüber organischen Lösemitteln, Hepatopathien nicht alkoholischer Genese, hereditäre Stoffwechselstörungen (selten). **Cave:** CDT hat eine relativ lange HWZ im Serum und eine höhere diagn. Sensitivität und Spezifität als die übrigen Parameter, die als Hinweis auf einen Alkoholabusus angesehen werden können (γ-GT, DeRitis-Quotient > 1, MCV ↑), ein erhöhtes CDT ist kein Beweis für Alkoholabusus.
C-Peptid ++	Serum. Basal 1,1–3,6 ng/ml. Maß für endogene Insulinproduktion **↑:** Oft bei Diab. mell. Typ 2b, Insulinom **↓:** Immer bei Diab. mell. Typ 1, auch Diab. mell. Typ 2, pankreatopriver Diab.
CA12-5 +++	Serum. < 35 IE/ml; < 65 IE/ml bei benignen Erkr. **↑:** Tumormarker für Ovarial-Ca. Bei anderen Malignomen Erhöhungen möglich (v.a. bei Bronchial-Ca, gynäkologische Tumoren und Pankreas-Ca). *DD:* Benigne Erkr. der Adnexe, Schwangerschaft (in 30 % erhöht), Leberzirrhose, Colitis Crohn, Colitis ulcerosa, Cholestase
CA 15-3 +++	Serum. < 37 IE/ml **↑:** Tumormarker für Mamma-Ca (geeignet für Verlaufskontrolle); *DD:* Ovarial-Ca, andere Malignome, Pankreatitis, Cholangitis, Leberzirrhose
CA 19-9 +++	Serum. < 37 IE/ml **↑:** Pankreas-Ca. Bei Erstdiagn. in 80 % pos. In Komb. mit CEA allgemeiner Marker für GIT-Tumoren. *DD:* Pankreatitis, Cholangitis, Ulzera, Colitis Crohn, Colitis ulcerosa, Cholestase
Calcitonin (hCT) +++	Serum, rasch verarbeiten. < 30 pg/ml Grauzone bis 100 pg/ml **↑:** Diagn. und Verlaufskontrolle des medullären Schilddrüsen(C-Zell)-Ca. Leicht erhöhte Spiegel bei Bronchial-Ca, Pankreas-Ca und metastasiertem Mamma-Ca. möglich. **Cave:** Nach Pentagastrinstimulation zeigen auch kleine C-Zell-Ca mit normalen Basalspiegeln massiven Anstieg

CEA +++	Serum. < 5 µg/ml. Raucher Werte bis 10 µg/ml	
	↑: Bei max. 30 % aller lokal wachsenden (relativ häufig bei Kolorektal-, Pankreas-, Mamma-, Zervix-, und Ovarial-Ca) und 60 % aller fortgeschrittenen Ca. Bleibt auch 2–4 Wo. postop. erhöht **Mäßig ↑:** Leberzirrhose, akute Pankreatitis, Lungenemphysem, Bronchitis, Colitis ulcerosa (bis 20 µg/l) **Nicht ↑:** Lymphome, Sarkome und Melanome	
Chlorid +	Serum. 99–110 mmol/l (= mval/l). Änderung meist parallel zu Na^+ und gegensinnig zum HCO_3^-	
	↑: Alle Ursachen der Hypernatriämie; prim. Hyperparathyreoidismus mit Azidose, Niereninsuff., hypermetabole Zustände; Carboanhydrasehemmer und Kortikoide; exogene Säurezufuhr	↓: Hyponatriämie; metabolische Azidose, respiratorisch Alkalose; Cushing-Sy.; Bromidintox.; Gentamicin **Cave:** Zur DD ggf. BGA
Cholesterin + ☞ auch **HDL**- und **LDL**-Chol.	Serum. < 5,17 mmol/l = < 200 mg/dl. Mäßiges Risiko < 6,7 mmol/l = < 260 mg/dl	
	↑: Prim. Hyperlipoproteinämie, v.a. Typ II, III, V; Hypothyreose; Cholestase; biliäre Zirrhose; nephrotisches Sy.; Anorexia nervosa; Gammopathien; Gicht, Diab. mell., Alkoholismus; Glukokortikoide, Retinoide, Androgene	↓: Malabsorption, Maldigestion, Mangelernährung; Kachexie; Steatorrhö; Gallensäureverlustsy.; Lebererkr.; Hyperthyreose; α-β-Lipoproteinämie, Hypo-α-Lipoproteinämie
Cholinesterase (ChE) +	Serum. Normwert stark methodenabhängig	
	↑: Fettleber; funktionelle Hyperbilirubinämie; Adipositas; Hyperthyreose; nephrotisches Sy.; exsudative Enteropathie	↓: Schwere Lebererkr. (hier meist auch Albumine ↓ und Quick ↓); chron. Infektionen; akute Intox., Ther. mit Zytostatika, Urämie, schwere Anämie, CHE-, MAO-Hemmer, Chlorpromazin
Chymotrypsin im Stuhl +++	3 verschiedene Stuhlproben. > 3 IE/g. Vorher Pankreasenzyme für > 5 Tage absetzen.	
	↓: Hochspezifisch, jedoch nur mäßig sensitiv für schwere exokrine Pankreasinsuff., Gluten sensitive Enteropathie, pankreozibale Asynchronie.	
$α_2$-Coeruloplasmin +++	Serum. 20–55 mg/dl	
	↑: Entzündungen als Akut-Phase-Protein, Schwangerschaft, Einnahme oraler Kontrazeptiva	↓: Wilson-Krankheit, exsudative Enteropathie, nephrotisches Sy., Proteinverlust anderer Ursache

Coombs-Test ++	**Direkt:** Vollblut → Nachweis inkompletter Erythrozyten-AK.	**Indirekt:** Serum → Nachweis inkompletter Serum-AK
	+: Transfusionszwischenfall, autoimmunhämolytische Anämie, M. haemolyticus neonatorum, Autoimmunhämolyse	+: Inkomplette Auto-AK bei hämolytischen Anämien, Fremdblutreaktion z.B. Fötus Rh^+, Mutter Rh^-
C-reaktives Protein (CRP) +	Serum. 0,5 mg/dl	
	↑: Akut-Phase-Protein, daher gleiche Veränderungen wie BSG, jedoch weniger störanfällig. Idealer Verlaufsparameter entzündlicher Erkr., normaler CRP-Wert schließt systemische bakterielle Infektion praktisch aus	
CYFRA 21 +++	Serum. < 3,3 ng/ml	
	↑: Plattenepithel-Ca der Lunge (Sensitivität ~60 %). Verlaufsparameter bei Blasen-Ca. Leicht erhöhte Werte bei schwerer Leber- und Niereninsuff.	
Differenzialblutbild		
Neutrophile +	EDTA-Blut. 1,8–7,7/nl, 59 % der Leukos	
	↑: Nicht virale Infektionen, z.B. Pneumonie, Tbc, Systemmykose; Coma diabeticum, hepaticum und uraemicum, Neoplasien; akute Blutung, Hämolyse, Schock; Gichtanfall; myeloproliferative Sy.; Impfungen; Transfusionsreaktion; Glukokortikoide	↓: Sepsis, Typhus, Brucellose, einige virale Infekte, Zytostatika, Thyreostatika, allergisch. Hypersplenismus, KM-Infiltration durch maligne Zellen
Lymphozyten + Diff.: (+++)	EDTA-Blut. 1,5–4,0/nl; 34 % der Leukos. B-Lymphos 70–350/µl (3–12 %), T-Lymphos 750–2400/µl (55–80 %), CD_4^+-Zellen/Helferzellen 550–1350/µl (30–50 %), CD_8^+-Zellen (Suppressorzellen) 200–850/µl (20–35 %), Ratio CD_4/CD_8 = 0,7–1,9 NK (Natural-Killer-Zellen) 30–320/µl (5–10 %)$^+$	
	↑: Keuchhusten, Tbc, Lues, Brucellose; Röteln, Mononukleose, Zytomegalie, Hepatitis A, Viruspneumonie, ALL (Lymphoblasten), CLL, malignes Lymphom, Waldenström-Krankheit, SLE	↓: Miliar-Tbc; Malignome, v.a. Lymphome, Hodgkin-Lymphom, SLE; AIDS (v.a. CD_4-Lymphos ↓!), Antikörpermangelsy.; Zytostatika, Glukokortikoide, Strahlen
Eosinophile Granulozyten +	EDTA-Blut. < 0,45/nl, 2–4 % der Leukos	
	↑: Allergische Erkr. (z.B. Asthma, Neurodermitis, Rhinitis allergica); Parasiten; eosinophiles Lungeninfiltrat, eosinophile Gastroenteritis und Zystitis, Scharlach, Infektion in Remission; Kollagenosen; akute Sarkoidose; Addison-Krankheit, Malignome, CML, Hodgkin-Lymphom, Endocarditis fibroplastica	↓: Typhus; Masern; Cushing-Sy., Glukokortikoide

Basophile Granulozyten +	EDTA-Blut. < 0,2/nl, < 0,5 % der Leukos	
	↑: Nephrotisches Sy.; Colitis ulcerosa; Myxödem; chron. hämolytische Anämie; CML; Basophilenleukämie; Stress; Schwangerschaft; Splenektomie; Fremdeiweißinjektion, orale Kontrazeptiva	
Monozyten +	EDTA-Blut. < 0,8/nl, 4 % der Leukos	
	↑: Mononukleose; Tbc, Lues, Brucellose, bakterielle Endokarditis, akute Infektion in Remission; reaktiv nach Agranulozytose; Sarkoidose, Colitis ulcerosa, Colitis Crohn; Malaria; Trypanosomiasis; CML, malignes Lymphom, Monozytenleukämie, Ca; Lipidspeicherkrankheiten; SLE	
Retikulozyten ++	EDTA-Blut. *F:* 0,63–2,2 %; *M:* 0,9–2,71 %; mikroskopisch 0,5–2 %	
	↑: Nach Hypoxie, Blutverlust; bei hämolytischer Anämie (z.B. bei Zieve-Sy.), „Retikulozytenkrise" 4–10 Tage nach medikamentöser Ther. von Eisen-, Vit.-B_{12}- und Folsäuremangelanämien, Leberzirrhose	↓: Aplastische Anämie, megaloblastäre Anämie, Thalassämie, sideroblastäre Anämie; Knochenmarkinfiltration; Erythrozytenbildungsstörungen. Nach Zytostatika, Bestrahlung
Thrombozyten+	EDTA-Blut. 140000–400000/µl. **Cave:** Pseudothrombozytopenie. Bei Thrombopenie immer initial einmalig Thrombos aus Zitratblut (idealerweise direkt ins Labor gebracht) bestimmen	
	↑: Reaktiv nach Blutverlust, bei Entzündung, Polyzythämie, Leukämie, nach Splenektomie	↓: *Verbrauch:* Blutung, Infektion, Sepsis (Verbrauchskoagulopathie), medikamentös-tox. heparininduzierte Thrombopenie), Hyperspleniesy., Auto-AK, hämolytisch urämisches Sy. *Verminderte Bildung:* (nach Zytostase/Radiatio, Aplasie oder Infiltration des Knochenmarks, medikamentös-toxisch, Vit.-B_{12}-, Folsäure-, Fe-Mangel *Selten:* Fanconi-Sy., Wiskott-Aldrich-Sy.
Eisen (Fe^{2+}) ++	Serum. *F* 37–145 µg/dl = 6,6–26 µmol/l; *M* 60–160 µg/dl = 10,6–28,3 µmol/l	
	↑ **mit Ferritin ↑, Transferrin ↓:** Prim. oder sek. Hämochromatose, sideroblastische Anämie, Hämolyse, ineffektive Erythropoese (Thalassämie, megaloblastische Anämie), Porphyrie, Bleiintox., Leberschädigung, Östrogenmedikation	↓ **mit Ferritin ↓, Transferrin ↑:** Blutungsbedingter Eisenverlust, Resorptionsstörung nach Magen- oder Dünndarmresektion , Malnutrition, Malabsorption, Gravidität, Dialysepat. ↓ **mit Ferritin↑, Transferrin ↓** (Verteilungs- oder Verwertungsstörung): Malignome, chron. Entzündung

Eisenbindungskapazität (EBK) +++	Serum. Totale EBK (TEBK): 258–436 µg/dl = 48–78 µmol/l Transferrinsättigung = Serumeisen/TEBK = 16–45 %	
	TEBK ↑: Echter Eisenmangel (gelegentlich ist TEBK-Erhöhung Frühsymptom, TEBK ↑, Transferrinsättigung ↓) Schwangerschaft (infolge gesteigerter Transferrinsynthese und gesteigertem Eigenbedarf)	**TEBK** ↓: Chron. Infektionen, Entzündung, Malignome, chron. Niereninsuff., Hämochromatose; Proteinverluste (Transferrin ↓, TEBK ↓), Hb-Synthesestörung (z.B. Porphyrie)
Erythropoetin +++	Serum. 6–25 IE/l	
	↑: Anämien nicht renaler Genese, Polyglobulien, hypernephroides Ca, Hämangioblastom, Hepatom, Myome, Schwangerschaft	↓: Chron. Niereninsuff., Polycythaemia vera
Erythrozyten (Erys) +	EDTA-Blut. *F* 4–5,1/pl. *M* 4,5–5,9/pl	
	↑: Dehydratation; chron. respiratorische Insuff.; Höhenkrankheit; Androgenther., Polyglobulie, Polycythämia vera	↓: 6 h nach akuter Blutung. Alle Ursachen der Anämie
Erythrozytenindices +	**MCV** = mittleres korpuskuläres Volumen (Hkt/Erys): 80–96 fl **MCH** = mittleres korpuskuläres Hb (Hb/Erys): 28–33 pg	
	Erythrozytenindices erlauben eine morphologische Klassifizierung von Anämien: *Normozytäre und normochrome Anämie* (MCV und MCH normal): Blutverlust und Hämolyse, chron. Zweiterkr., Knochenmarkhypoplasie und Myelophthise *Mikrozytäre und hypochrome Anämie* (MCV ↓ und MCH ↓): Eisenmangel und -verwertungsstörungen, Thalassämie, Sphärozytose, Bleiintox. *Makrozytäre und hyperchrome Anämie* (MCV ↑, MCH normal): Vit.-B_{12}- und Folsäuremangel. C_2H_5OH-Konsum. *DD* Anämie	
Ferritin ++	Serum. *F* 13–651 µg/l. *M* 4–665 µg/l	
	↑: Bei erhöhtem oder normalem Serumeisen, z.B. bei Hämochromatose, Transfusionshämosiderose, ineffektiver Erythropoese, Lebererkr. Bei Plasmazytom und malignen Lymphomen. Trotz Serumeisenmangel bei Malignomen, chron. Entzündung	↓: Latenter und manifester Eisenmangel, bei Letzterem Ferritin < 15 µg/l. Proteinverlust, Gravidität, akuter Blutverlust (Ferritin sinkt nach 2 Wo.)
Fibrinogen ++	Zitratblut. 200–450 mg/dl	
	↑: Akut-Phase-Protein (☞ CRP)	↓: Schwere Lebererkr., -zirrhose; Kachexie, schwere OP; fibrinolytische Ther.

Folsäure +++	Serum. 3,6–16,9 ng/ml i.S. (8,2–38,3 nmol/l). Im Ery 175–700 ng/ ml (396,6–586,2 nmol/l)
	↓: v.a. Folsäuremangel als Ursache megaloblastärer Anämie, beweisend ist eine intraerythrozytäre Folsäurekonz. < 175 ng/ml. Vit. B_{12} bestimmen, MAS, Alkoholismus, Malnutrition (sehr selten), Gravidität, Folsäureantagonisten, Bandwurm
FSP, Fibrinspaltprodukte ++	Zitratblut. < 1 mg/l
	↑: Akute Verbrauchskoagulopathie, Thrombosen, Lungenembolie, Hyperfibrinolyse, Leberzirrhose, Spätschwangerschaft, Medikamente: Furosemid, ADH-Analoga, Nikotinsäurederivate
Gastrin +++	Serum. < 115 pg/ml. Vor Abnahme säuresuppressive Ther. 3–4 Tage pausieren
	↑↑: Zollinger-Ellison-Sy. ↑: Chron. atrophische A-Gastritis (mit und ohne Perniziosa), Ulcus duodeni, benigne Magenausgangsstenose, „excluded antrum" bei Z.n. Billroth II, Protoneninhibitoren, Koffein, Antazida, H_2-Blocker
Gesamteiweiß +	Serum 66–83 g/l
	↑: Komp. Leberzirrhose; Sarkoidose; Paraproteinämien (☞ γ-Globuline); Dehydratation („Pseudohyperproteinämie": Bei Eiweißverlust und Dehydratation erhöhte Eiweißwerte möglich!) ↓: Malnutrition, Malabsorption, Maldigestion; Leberzirrhose; nephrotisches Sy., GN, chron. Niereninsuff. Ménétrier-Krankheit, mechanischer Ileus; chron. Blutung; großflächige Verbrennungen, Amyloidose; Peritonitis; Hyperthyreose; Hyperhydratation
GLDH ++ Glutamatdehydrogenase	Serum. *M* < 4,0 U/l, *F* < 3 U/l
	↑↑: Schwere Rechtsherzinsuff., akuter Leberzellnekrose, z.B. Intox. mit Pilzen. Halothan, Arsen, Aflatoxin, Tetrachlorkohlenstoff ↑: Verschlussikterus, Metastasenleber, C_2H_5OH-Abusus, Leberzirrhose, Virushepatitis
Gliadin-AK +++	Serum. Nicht nachweisbar.
	↑: Glutensensitive Enteropathie, Colitis Crohn, Colitis ulcerosa, IgA-Nephritis
α-Globuline ++	Serum. α_1-Globulin 1,4–3,4 % des Gesamteiweißes, α_2-Globulin 4,2–7,6 % des Gesamteiweißes
	↑: Akute Entzündung, postop., posttraumatisch, Herzinfarkt, Verbrennung (α_1 ↑, α_2 ↑); Ca, Sarkome (α_1 [↑], α_2 ↑); Gallenwegsverschluss, nephrotisches Sy. (α_2 ↑) ↓: Hypoproteinämien (☞ Gesamteiweiß); α_1-Antitrypsinmangel; TBG-Mangel, Wilson-Krankheit; Haptoglobinmangel, akute Virushepatitis, chron. aktive Hepatitis

β-Globuline ++	Serum. 7,0–10,4 %. Enthält β-Lipoproteine, Transferrin, z.T. IgM und IgA	
	↑: Paraproteinämien (☞ γ-Globuline); nephrotisches Sy.; Hyperlipidämie; Amyloidose; Verschlussikterus; Septikämie; Bechterew-Krankheit, Panarteriitis nodosa; Gravidität	↓: Chron. Lebererkr.; AK-Mangel-Sy.; Defektdysproteinämien
γ-Globuline (IgG) ++	Serum. 12,0–17,7% des Gesamteiweißes	
	↑: Paraproteinämien (E'phorese: schmalbasige, spitze γ-Zacke, ☞ Abb. 27.1): Waldenström-Krankheit, Plasmozytom, Schwerkettenkrankheit., chron. Entzündung, Ca, Verschlussikterus	↓: Kongenitale Agammaglobulinämie; nephrotisches Sy.; exsudative Enteropathie; Amyloidose; Sepsis; Cushing-Sy.; Benzolintox.; Glukokortikoide, ACTH, Immunsuppressiva, Strahlenther.
Glomeruläre Basalmembran-antikörper (GBMAK) +++	Serum	
	↑: Rapid progressive GN, Goodpasture-Sy.; seltener bei anderen Nephritisformen erhöht	
Glukose+	Kapillarblut. Nüchtern 55–100 mg/dl = 3,31–5,6 mmol/l	
	↑: Diab. mell., Cushing-Sy., Hyperthyreose, Akromegalie, Phäochromozytom, Hyperaldosteronismus, Pankreas-A-Zell-Tumor; ZNS-Insult oder -Tumor, Enzephalitis; Herzinfarkt; Fieber; Schock; Niereninsuff.; Hypothermie; CO-Intox.; Diuretika, Glukokortikoide, Nikotinsäure, Kontrazeptiva, Phenothiazine, Phenytoin	↓: Hunger; Malabsorption; renal bedingte Glukosurie; Anstrengung; Fieber; großes Ca; Postgastrektomiesy.; Alkohol; Leberausfall; Glykogenosen, Fruktoseintoleranz, Galaktosämie; Hypophyseninsuff., NNR-Insuff., Hypothyreose; Hyperinsulinismus: Inselzellhyperplasie, Antidiabetika; β-Blocker
Glukose im Urin +	Urin. < 150 mg/l = < 0,83 mmol/l	
	↑ **mit Hyperglykämie:** Alle Hyperglykämien mit Überschreitung der Nierenschwelle (~150 mg/l = 10 mmol/l). ↑ **ohne Hyperglykämie:** Fanconi-Sy., Pyelonephritis (idiopathisch); Tubulusschäden der Niere, chron. interstitielle Nephritis, tox. Nephropathie, Schockniere; Bleiintox.; Gravidität	
Glutamat-Oxalacetat-Transferase (GOT, ASAT) +	Serum. *F* < 15 IE/l. *M* < 18 IE/l	
	↑↑↑: Akute Hepatitis, akut toxische Schädigung ↑↑: Myokardinfarkt, Muskeltrauma, neurogene Muskelatrophie, Muskeldystrophie, Leberstauung, akute Pankreatitis, Lungenembolie, Hirninfarkt ↑: Hoch dosierte Ther. mit ASS, Heparin, Leberzirrhose, infektiöse Mononukleose, nach kardiopulmunaler Reanimation, Defibrillation, i.m. Injektion	

Glutamat-Pyruvat-Transaminase (GPT, ALAT) +	Serum. *F* < 19 IE/l. *M* < 23 IE/l	
	↑↑↑: Akute Hepatitis, akut toxische Schädigung ↑↑: Infektiöse Mononukleose, Zirrhose, Leberstauung, chron. aktive Hepatitis ↑: Akute Pankreatitis, Herzinfarkt, hepatozelluläres Karzinom, diffuse Lebermetastasierung, hoch dosierte Ther. mit ASS, Heparin	
γ-Glutamyl-Transferase (γ-GT). +	Serum. *F* 4–18 IE/l. *M* 6–28 IE/l	
	↑↑↑: Verschlussikterus, cholestatische Hepatitis, akute schwere tox. Leberschädigung ↑↑: Akute und chron. aktive Hepatitis (Viren, Alkohol, autoimmun), prim. biliäre Zirrhose, alkoholtoxische Zirrhose, hepatozelluläres Karzinom, diffuse Lebermetastasierung, Pankreatitis, Antikonvulsiva, Sedativa, Rifampicin u.a. ↑: Unkomplizierte akute Hepatitis, Stauungsleber, Fettleber, chron. Alkoholabusus	
Hämatokrit (Hkt.) +	EDTA-Blut. *F* 37–48 %. *M* 40–50 %	
	↑: Dehydratation; Polyglobulie; Polycythaemia vera	↓: Anämien; Hyperhydratation
Hämoglobin (Hb) +	EDTA-Blut. *M* 13,0–18,0 g/dl, *F* 11,0–16,0 g/dl	
	↑: Dehydratation; Polyglobulie; Polycythaemia vera. ZNS-Insulte, -Tumoren, Enzephalitis	↓: Anämien; SLE, Colitis Crohn; chron. Niereninsuff., chron. GN; paroxysmale nächtliche Hämoglobinurie; Hyperhydratation; Knochenmarkinfiltration und -verdrängung
Glykosyliertes Hämoglobin ++	EDTA-Blut. *HbA1* 5–8 %, *HbA1c* < 7 % *Zielwert für Diabetiker:* Bis 8 % (laborabhängig). Maß für die Serumglukosekonz. der letzten 6–8 Wo.	
	↑: Hyperglykämie. *Falsch hoher Wert* bei Niereninsuff. und Hyperlipoproteinämie	↓: Hämolytische Anämie, nach Blutung, Aderlass, Insulinom *Falsch gute Werte* durch häufige Hypoglykämie-Episoden
Haptoglobin ++	Serum. 30–200 mg/dl	
	↑: Akut-Phase-Protein, Entzündungen, Nekrosen	↓: Hämolyse
Harnsäure +	Serum. *F* 2,0–5,7 mg/dl = 119,2–339,8 µmol/l. *M* 2,0–7,0 mg/dl = 119,2–417,3 µmol/l	
	↑: Gicht, Lesch-Nyhan-Sy.; Leukämien, Polycythämia vera; nekrotisierende Malignome; Eklampsie, Niereninsuff.; Schock, Diab. mell., Myxödem, Hyperparathyreoidismus, Akromegalie; Laktatazidose; Hyperlipidämie Typ IV; Psoriasis; Fasten; Adipositas; Alkoholismus; Diuretika, Antituberkulotika und Zytostatika	↓: Idiopathisch; renale Tubulusdefekte; schwere Lebernekrosen, Wilson-Krankheit; multiples Myelom; SIADH; Xanthinurie; Zystinose; Gravidität; Schwermetallintox.; Allopurinol, Probenecid, Phenylbutazon, Glukokortikoide, Rö-KM, Expektoranzien

Harnstoff (Urea)+	Serum. 10–48 mg/dl = 2–8 mmol/l	
	↑: Niereninsuff., proteinreiche Kost, Resorption von Blut im GIT, Katabolie bei Postaggressionsstoffwechsel, Glukokortikoiden, postop.; schwere Herzinsuff., Exsikkose	↓: Schwere Lebererkr., metabolische Azidose
HbA, HbA_1, HbA_{1c} ++	☞ Glykosiliertes Hämoglobin	
HBDH ++ Isoenzym 1 der LDH (☞ LDH)	Serum. 50–140 IE/l	
	↑: *Myokardinfarkt:* HBDH-Aktivität > 40 % der LDH-Aktivität. Anstieg nach 6–12 h, Max. nach 30–72 h, Normalisierung nach 10–20 Tagen *Hämolyse:* HBDH-Aktivität > 60 % der LDH-Aktivität. Muskeldystrophie	
β-HCG +++ Choriongonadotropin	Serum. < 5 IE/l, postmenopausal < 10 IE/l	
	↑: Gonadale und extragonadale Keimzelltumoren, v.a. Chorion-Ca, Blasenmole, andere Malignome (v.a. Pankreas-Ca, VIPom, und Magen-Ca). Schwangerschaftsnachweis (> 10 IE/l spricht für Gravidität)	
HDL-Cholesterin ++	Serum. *F* > 1,68 mmol/l (65 mg/dl). *M* > 1,45 mmol/l (55 mg/dl). Etwa 25 % des Gesamtcholesterins	
	Mäßiges Risiko für Herzkreislauferkr.: *F* 1,15–1,68 mmol/l (45–65 mg/dl), *M* 0,9–1,45 mmol/l (35–55 mg/dl). *Hohes Risiko: F* < 1,15 mmol/l (< 45 mg/dl), *M* < 0,9 mmol/l (< 35 mg/dl)	
HLA humane Leukozytenantigene +++	HLA-B-27: EDTA-Blut, andere HLA-Typen Heparinblut (20–40 ml)	
	HLA-B-27 positiv: Bechterew-Krankheit. Andere HLA-Typen vor Transplantation bestimmen	
Homovanillinsäure i.U. +++	< 10,0 mg/Tag. 20 ml Sammelurin, angesäuert mit 10 ml Eisessig oder 10 % Salzsäure. Schwere körperliche Aktivität meiden, möglichst keine Barbiturate, ASS, Antihypertonika mit Beeinflussung der Adrenalinausschüttung (8 Tage Therapiepause), keine Rö-KM, die während der Sammelperiode über Niere ausgeschieden werden. Verzicht auf Alkohol, Kaffee, Tee, Vit. B, Bananen.	
	↑↑: Phäochromozytom, Neuroblastom, Ganglioneurom, schwere arterielle Hypertonie ↑: Karzinoid, Cushing-Sy., akuter Myokardinfarkt ↔: Bei krisenhafter Hypertonie kann der Befund auch bei Phäochromozytom normal sein, wenn nicht während einer Blutdruckkrise gesammelt wurde. Zusätzliche sinnvolle Untersuchungen: Adrenalin i.U., Noradrenalin i.U., Dopamin i.U.	

IgA ++	Serum. 54–264 IE/ml = 0,9–4,5 g/l	
	Isoliert ↓: Häufigstes Ak-Mangel-Sy. (gehäuft „schleimhautvermittelte" Infekte) **Nicht isoliert ↑:** Monoklonale Gammopathien, Infektionen, Autoimmunerkr.	
IgG, IgM	☞ Globuline	
Insulin-Antikörper +++	Serum. < 40 mIE/l	
	↑: Insulinunterempfindlichkeit bzw. erhöhter Insulinbedarf	
INR (international normalized ratio)	Ther. Bereich 2,0–4,5 2,0–3,0 bei tiefer Beinvenenthrombose, Lungenarterienembolie, Vorhofflimmern 3,0–4,5 bei Klappenersatz	
Kalium (K^+) +	Serum. 3,6–4,8 mmol/l	
	↑: *Verminderte renale Ausscheidung:* Niereninsuff., Kalium sparende Diuretika; Hypoaldosteronismus, NNR-Insuff. *Verteilungsstörung:* Azidose, massive Hämolyse, Zellzerfall. Succinylcholin *Falsch hohe* Werte durch zu langes Stauen, Hämolyse und Thrombozytose	↓: *Renale Verluste:* Diuretika, Glukokortikoide; Hyperaldosteronismus, Cushing-Sy. *Enterale Verluste:* Diarrhö, Erbrechen, Fisteln, Laxanzien *Verteilungsstörung:* Metabolische Alkalose, perniziöse Anämie, Anbehandlung des diab. Komas
Kalium im Urin ++	Urin. 30–100 mmol/24 h, zur DD: Na^+, BGA	
	↑: Polyurische Phase des ANV; interstitielle Nephritis; renal-tubuläre Azidose; Fanconi-Sy.; Bartter-Sy.; Hyperaldosteronismus; Cushing-Sy., Conn-Sy.; Hyperkalzämiesy.; Diab. mell.; metabolische Azidose und Alkalose; Diuretika, ACTH, Glukokortikoide, Aminoglykoside, Hunger	↓: Erbrechen; Durchfall; GIT-Drainagen, Sonden, Fisteln; oligurische Nephropathien (GN, Pyelonephritis, Nephrosklerose, Salzverlustniere), Addison-Krankheit; extrarenale Urämie; Laxanzienabusus
Kalzium +	Serum. 2,2–2,65 mmol/l = 8,8–10,6 mg/dl. Albuminabweichung → gleichsinnige Kalziumabweichung	
	↑: Paraneoplastisch, endokrin, v.a. prim. und tertiärer Hyperparathyreoidismus; Immobilisation; Sarkoidose; Paget-Krankheit; Thiazide; Vit. D, Vit. A, Lithium, Kationenaustauscher. *Falsch hohe Werte* durch langes Stauen bei Blutabnahme	↓: Vit.-D-Stoffwechselstörungen; Hypoproteinämie (nephrotisches Sy., Leberzirrhose); Hypoparathyreoidismus; Hyperphosphatämie; akute nekrotisierende Pankreatitis; Furosemid, Antiepileptika, Glukokortikoide

Kardiolipin-Antikörper +++	Serum. Negativ.	
	Positiv: SLE, PBC, RA, idiopathische thrombozytopenische Purpura, Klärung von falsch pos. VDRL-Test durch AK	
Katecholamine i.U. +++	Adrenalin < 20 µg/24-h-Urin, Noradrenalin < 125 µg/24-h-Urin, Dopamin < 450 µg/24-Urin, Gesamtkatecholamine 125 µg/24-h-Urin. 20 ml eines 24-h-Sammelurins, angesäuert mit 10 ml Eisessig oder Salzsäure 10 % (Rücksprache Labor). Urin vor Entnahme des Aliquots gut mischen. Schwere körperliche Aktivität meiden, möglichst keine Barbiturate, ASS, Antihypertonika mit Beeinflussung der Adrenalinausschüttung (8 Tage Therapiepause). Keine Rö-KM, die während der Sammelperiode über Niere ausgeschieden werden. Verzicht auf Alkohol, Kaffee, Tee, Vit. B, Bananen	
	↑↑: Phäochromozytom, Neuroblastom, schwere arterielle Hypertonie ↑: Karzinoid, Cushing-Sy., akuter Myokardinfarkt ↔: Bei krisenhafter Hypertonie kann der Befund auch bei Phäochromozytom normal sein, wenn nicht während einer Blutdruckkrise gesammelt wurde.	
Kohlendioxid-partialdruck (pCO_2) +	36–44 mmHg = 4,8–5,9 kPa	
	↑: Respiratorische Azidose; kompensatorisch bei metabolischer Alkalose; alveoläre Hypoventilation, z.B. Pneumonie; Vitien; Schock; Pickwick-Sy.	↓: Respiratorische Alkalose, Hyperventilation; kompensatorisch bei metabolischer Azidose; Hitzschlag; Höhenkrankheit
Komplement +++	Serum. Gesamtkomplement 19,5–60 mg/dl, *C1-Esteraseinhibitor* 16–33 mg/dl quantitativ, bzw. 70–130 % enzymatische Aktivität; *C3-Faktor* 55–120 mg/dl; *C2-Faktor* 2,2–3,4 mg/dl	
	↑: Autoimmun- und rheumatologische Erkr., akute und chron. Infektionen	↓: Synthesestörung, erhöhter Verbrauch (z.B. SLE), GN (membranoproliferativ, postinfektiös), chron. und akute Infektionen, angeboren *C1-Esteraseinhibitor:* Angioneurotisches Ödem *C2:* Angeboren, rezid. Infekte *C3:* Rezid. Infekte, GN, Kryoglobulinämie
Kreatinin +	Serum. 0,6–1,36 mg/dl (44–120 µmol/l)	
	↑: Chron. Niereninsuff. (bei > 50%iger Reduktion der Nierenleistung), akutes Nierenversagen, akuter Muskelzerfall (Trauma, Verbrennung, akute Muskeldystrophie), Akromegalie	↓: Verminderte Muskelmasse, Gravidität, vermehrte Nierendurchblutung z.B. bei Diab. mell. Typ 1

Kreatinin-Clearance ++	Serum und Urin. Normwert altersabhängig	
	↓: Minderung der GFR z.B. bei Niereninsuff. im Stadium der vollen Kompensation, auch bei normalem Serum-Krea. Bei Serum-Krea > 3 mg/dl (> 260 µmol/l) wenig aussagekräftig	
Kreatinphosphokinase (CK) gesamt +	Serum. Temperaturabhängig *M* < 80 IE/l, *F* < 70 IE/l; Anteil CK-MM an Gesamt-CK > 95 %	
	↑: *Herz:* Infarkt (DD Frühdiagn. + GOT; Spätdiagn. + LDH; Anteil Isoenzym CK-MB an Ges.-CK mind. 6 %); entzündlich oder tox.; nach Defibrillation, Herzmassage, Koronarangiographie *Muskulatur:* Entzündlich oder toxisch; Dystrophien; i.m. Injektion, Trauma; Rhabdomyolyse, Hypokaliämie, Hypophosphatämie, Hyperthermie *ZNS:* Blutung, Tumor, Meningitis, Enzephalitis, Krampfanfall, Schock; Hypothyreose; Lungenembolie; Lithium, Schlafmittelintox.	
Kupfer (Cu^{2+}) ++	Serum. 70–140 µg/dl =11–22 µmol/l. Urin 10–60 µg/24 h	
	↑: Leberzirrhose, Hämochromatose, Verschlussikterus; akute und chron. Entzündung; Anämie; Nekrose; Malignome, v.a. Leukämien, Hodgkin-Lymphom, Mamma-Ca; Gravidität im letzten Trimenon, orale Kontrazeptiva	↓: Wilson-Krankheit (Urin-Kupferausscheidung > 100 µg/24 h, Coeruloplasmin ↓), nephrotisches Sy.; Malabsorption, längerfristige parenterale Ernährung; Bechterew-Krankheit; Kwashiorkor
Laktat ++	Natriumfluorid-Blut oder Liquor. Serum 5–15 mg/dl, (< 1,8 mmol/l), Liquor 10,0–19,1 mg/dl (1,1–2,1 mmol/l)	
	↑ **Liquor:** Bakterielle Meningitis > 30 mg/dl, korreliert mit Ausmaß des zerebralen Ödems und der Bewusstseinstrübung beim Hirninfarkt ↑ **Serum:** Gewebshypoxien (wichtiger Frühindikator z.B. bei Mesenterialinfarkt), bakterielle Sepsis, Schock, metabolische Azidose (sek. bei dekomp. Diab. mell., postop.), Sport	
LDH (**Laktatdehydrogenase**) +	Serum. 120–240 IE/l. Summe der 5 Isoenzyme.	
	↑: Herzinfarkt (Spätdiagn.), Myokarditis, Myopathie, kardiale Leberstauung, Hepatitis, Mononukleose, tox. Leberschäden, Gallenwegserkr., Malignome, Lungeninfarkt, perniziöse und hämolytische Anämien *Isoenzyme* (Diff. Selten notwendig und teuer +++): *LDH1 + LDH2* ↑: Hämolyse, Myokardinfarkt, gestörte Erythropoese, Keimzelltumor *LDH3* ↑: Thrombozytenzerfall, Lungenembolie, Tumoren (v.a. hämatologische) *LDH 4+ LDH5* ↑: Leber-, Gallenwegs- und Skelettmuskelerkr.	

LDH/HBDH-Quotient ++	Serum. 1,38–1,64 LDH1 = HBDH 68–135 IE/l	
	↑: Leberparenchymschäden	↓: Herzinfarkt (Spätdiagn. Quotient bis 20. Tag < 1,3); Hämolyse, DIC
LDL-Cholesterin ++	Serum. < 150 mg/dl (< 3,9 mmol/l). Großteil des Gesamtcholesterins.	
	Mäßiges Risiko für Herzkreislauferkr.: 150–190 mg/dl (3,9–4,9 mmol/l) *Hohes Risiko:* > 190 mg/dl (> 4,9 mmol/l) Zielwert nach Myokardinfarkt oder Bypass: < 100 mg/dl	
Leukozyten (Leukos) + ☞ Diff-BB	EDTA-Blut. 4,4–11,3/nl. Veränderungen der Leukos insgesamt spiegeln meist Verschiebung bei den Neutrophilen wider	
	Neutrophile ↑: Nicht virale Infektionen, z.B. Pneumonie, Tbc, Mykose; Coma diabeticum, hepaticum und uraemicum, Neoplasien; Dermatitis herpetiformis, akute Blutung, Hämolyse, Schock; Gichtanfall; myeloproliferatives Sy.; Impfungen; Transfusionsreaktion; Glukokortikoide	**Neutrophile ↓:** Bei fortgeschrittener Sepsis, Typhus, Paratyphus, Miliar-Tbc, Brucellose, Influenza, Masern, Mumps, Röteln, Mononukleose; SLE, Hypersplenismus, Agranulozytose
Lipase +	Serum. Stark methodenabhängig < 190 IE/l	
	↑: ☞ Amylase. Ausmaß der Erhöhung korreliert nicht mit Schwere der Erkr. Bei akuter Pankreatitis Lipase länger als Amylase erhöht, Niereninsuff.	
Magnesium (Mg^{2+}) +	Serum. 2–3 mg/dl (0,8–1,2 mmol/l)	
	↑: Oligurie, Niereninsuff.; Mg^{2+}-haltige Infusionen, orale Mg^{2+}-„Substitution", Laxanzien und Antazida	**↓:** Parenterale Ernährung, Alkoholismus, Magensaftverlust; Diarrhö; Pankreatitis; Plasmozytom; Gravidität; Diuretika, Cisplatinther., idiopathisch
Met-Hb, Methämoglobin +++	EDTA-Blut. <1 %	
	↑: Raucher, familiär, durch Sulfonamide und Nitrate (< 15 % asymptomatisch, 16–45 % zunehmende Zyanose, 45–70 % schwere Zyanose, > 70 % fakultativ letal)	
β_2-Mikroglobulin +++	*Serum* < 2,5mg/l < 60 J., < 3,0 mg/l > 60 J. *Urin* < 0,4 mg/dl	
	Serum ↑: AIDS, multiples Myelom, Autoimmunerkr., GN, manchmal bei Abstoßungsreaktion **Urin ↑:** Renale tubuläre Schädigung v.a. durch Schwermetalle (Cadmium, Quecksilber etc.)	
Myoglobin ++	Serum. *F* < 65 µg/l, *M* < 75 µg/l	
	↑: Myokardinfarkt (meist 1,5–2 h nach Ereignis), Crush-Niere, Skelettmuskelerkr. (auch Ischämie), Nierenversagen (akut), maligne Hyperthermie	

Natrium (Na^{+}) +	Serum. 135–144 mmol/l	
	↑: Diarrhö; Fieber, Schwitzen, mangelnde Wasserzufuhr; Polyurie; Diab. insipidus; zentrale Osmoregulationsstörung; Hyperaldosteronismus; Glukokortikoide; Diuretika	↓: Erbrechen, Durchfall, renale Salzverluste; Verbrennungen, Trauma; osmotische Diurese (Diab. mell.), Hypoaldosteronismus, SIADH; Porphyrie; Diuretika, Antidiabetika, Zytostatika, Sedativa, trizyklische Antidepressiva
Natrium (Na+) im Urin ++	Urin. 3–6 g/24 h, 100–260 mmol/24 h. Bei Fasten ↓ bis nahe 0	
	↑: Nierenversagen; Salzverlustniere; Schwartz-Bartter-Sy.; Fanconi-Sy.; Hypoaldosteronismus; SIADH (Na+ auch im Serum ↓), Wasserintox., Alkalose; Ketoazidose; alimentär	↓: Alimentär; Erbrechen; Diarrhö; Pankreatitis; nephrotisches Sy., verminderte glomeruläre Filtration, dekomp. Leberzirrhose, dekomp. Herzinsuff., Cushing-Sy.; Stress; postop.
Neopterin +++	Serum. < 2,5 ng/ml	
	↑: AIDS, andere Infektionskrankheiten, hämatologische Erkr., Keimzelltumoren, Autoimmunerkr., Abstoßungsreaktion	
NSE +++ Neuronen-spezifische Enolase	Serum. < 12 ng/ml	
	↑: Kleinzelliges Bronchial-Ca zur Verlaufskontrolle nach Chemother. APU-Dom (z.B. Karzinoid), andere neuroendokrine Tumoren, metastasierende Seminome, Marker für zerebrale Hypoxie	
Osmolalität +	Serum. 280–296 mosmol/kg Faustregel zur Abschätzung der Serumosmolalität = 2 × Na^{+} + Glukose+ Harnstoff-N (Konz. in mmol/l). **Cave:** Regel gilt nicht, wenn andere osmotisch wirksame Substanzen stark erhöht sind, z.B. hyperosmolares Koma!	
	Serumosmolalität ↓; Na^{+} ↓: Erkr. mit Hypervolämie und Hyponatriämie, z.B. Herzinsuff., Leberzirrhose, prim. Polydipsie **Serumosmolalität normal; Na^{+}↓:** Pseudohyponatriämie (z.B. Hyperlipoproteinämie, Makroglobulinämie)	**Serumosmolalität↑, Na^{+}↑:** ☞ Hypernatriämie **Serumosmolalität ↑, Na^{+} ↓:** „water-shift-Hyponatriämie“; größere Mengen osmotisch aktiver Substanzen im Plasma (z.B. Alkohol, retentionspflichtige Substanzen, Glukose)
	Urin 50–1400 mosmol/kg	
	Urinosmolalität ↑: Diarrhö, Fieber, Volumenmangel	**Urinosmolalität ↓:** Diab. insipidus centralis und renalis, osmotische Diurese z.B. Glukose

PAP (= PSP, prostataspezifische saure Phosphatase) +++	Serum. < 5 ng/ml ↑: Marker für Erkennung und Progression des Prostata-Ca, spezifischer ist PSA (☞ PSA). *DD:* Prostataadenom (meist < 8 µg/l). **Cave:** Bei Manipulation an der Prostata erhöht, deshalb 48 h vor PAP-Bestimmung keine rektale Untersuchung
Paraproteine im Urin Monoklonale Immunglobuline +++	↑: *Obligat:* Waldenström-Krankheit, Plasmozytom, Schwerkettenkrankheit *Symptomatisch* in niedrigen Titern bei Ca, Sarkomen, Kälteagglutininkrankheit, Lebererkr. Bei Jüngeren immer path.
Parathormon +++ (PTH)	Serum, rasch verarbeiten. Intaktes PTH 15–65 ng/l = 1,5–6,5 pmol/l. Optional gleichzeitige Bestimmung der längerlebigen Fragmente C-terminal- und mittelregionales Parathormon um Sensitivität und Spezifität zu erhöhen, meist Rücksprache mit Labor notwendig **Parathormon/Fragmente ↑↑ Phosphat i.S. ↑, Ca^{2+} i.S. ↓:** Sek. Hyperparathyreoidismus bei Niereninsuff. **Parathormon/Fragmente ↑, Phosphat i.S. ↓, Ca^{2+} i.S. ↑:** Prim. Hyperparathyreoidismus **Parathormon/Fragmente ↑, Phosphat i.S. ↓, Ca^{2+} i.S. ↓:** Sek. Hyperparathyreoidismus bei Malabsorptionssy. **Parathormon/Fragmente ↑, Phosphat i.S. ↑, Ca^{2+} i. S. ↓:** Pseudo-Hypoparathyreoidismus **Parathormon/Fragmente ↓:** Hypoparathyreoidismus, Tumorhyperkalzämien
Partielle Thromboplastinzeit (PTT) +	Zitratblut. 18–40 Sek.; methodenabhängig. Maß für *intrinsic system* ↑: Hämophilie A und B; Hyperfibrinolyse; schwere Lebererkr.; Verbrauchskoagulopathie; angeborene Faktorenmangelsy., Monitoring der Heparinther.; Ther. mit Vit.-K-Antagonisten (z.B. Marcumar®, Monitoring über Quickwert ☞ 26.4.2)
pH +	Arterielles Blut oder arterialisiertes Kapillarblut. 7,35–7,45 ↑: Dekomp. Alkalose *Metabolisch:* Enteraler oder renaler Säureverlust, Hypokaliämie, medikamentös *Respiratorisch:* Hyperventilation ↓: Dekomp. Azidose *Metabolisch:* Diab. mell., Laktatazidose, Alkaliverlust *Respiratorisch:* Hypoventilation
Phosphat (anorganisch) ++	Serum. 2,6–4,5 mg/dl = 0,84–1,45 mmol/l ↑: Niereninsuff. wenn GFR < 25 ml/Min., katabole Zustände, phosphathaltige Laxanzien und Infusionen; Vit.-D-Zufuhr ↓: Sepsis, Alkoholismus, Vit.-D-Mangel, Malabsorption, Erbrechen, Diarrhö; renal-tubuläre Defekte, Azidose, prim. Hyperparathyreoidismus, Diuretika; respiratorische Alkalose, Anorexia nervosa, Ther. Coma diab.

Plasmathrombinzeit (PTZ, TZ) +	Zitratblut. 17–24 Sek.; methodenabhängig. Maß für „gemeinsame Endstrecke" der Gerinnung
	↑: DIC durch Hyperfibrinolyse; Hypo- und Dysfibrinogenämie; Heparinther. (Therapieziel: 2- bis 3fach verlängerte TZ) Gerinnungsdiagn.
pO_2	☞ Sauerstoffpartialdruck
Porphyrine im Urin +++ (☞ δ-Aminolävulinsäure)	Urin. Gesamtporphyrine (G): < 150 µg/l (< 180 nmol/l) oder < 200 µg/24 h (< 24 nmol/24 h) δ-Aminolävulinsäure (A) < 6 mg/l (< 45,8 µmol/l) oder < 7,5 mg/24 h, (< 57 µmol/l) Porphobilinogen (P) 0–2,0 mg/24 h (0–8,8 µmol/24 h) Uroporphyrine (U) < 20 µg/24 h (< 24 nmol/24 h) Koproporphyrine (K) 100–300 µg/24 h (150–460 nmol/24 h)

Porphyrieform	G	A	P	U	K
Kongenitale erythropoetische P.	↑↑	n	n	↑↑↑	↑↑
Protoporphyrie	x	n	n	n	x
Akute intermittierende P.	(↑↑)	(↑↑↑)	(↑↑↑)	↑↑	n
Hereditäre Koproporphyrie	(↑↑)	(↑↑↑)	(↑↑)	↑	↑↑
P. variegata	(↑↑)	(↑↑↑)	(↑↑↑)	↑	↑↑
P. cutanea tarda	↑↑	x	n	↑↑↑	↑
Akute Bleiintox.	↑↑	↑↑	x	↑	↑↑
Chron. Bleiintox.	↑	↑	n	x	↑↑

x = variabel; () = nur im Anfall ↑ ; n = normal

Prolaktin +++	Serum. *M* 0,62–12,5 ng/ml (20–400 µU/ml). *F* 0,62–15,6 ng/ml (20–500 µU/ml), postmenopausal < 9,7 ng/ml (< 310 µU/ml), gravide < 200 ng/ml (< 6500 µU/ml). Entnahme morgens, Pat. nicht gestresst, zuvor keine Brustpalpation.
	↑↑ (> **5000 µU/ml):** Makroadenom der Hypophyse ↓: Menopause ↑ (> **500 µU/ml):** Mikroadenom der Hypophyse, Amenorrhö und andere Zyklusstörungen, paraneoplastisch, hypernephroides Ca, Bronchial-Ca, Einnahme von Neuroleptika, Antiemetika, Stillzeit, Hypothyreose
Protein im Urin ++	Urin. < 150 mg/24 h. > 3,5 g/24 h beweist glomerulären Schaden. Die Biuretmethode ist durch Mezlozillin und Azlozillin störbar.
	↑: *Renal:* Chron. GN, Pyelonephritis, interstitielle Nephritis, Glomerulosklerose, Gichtniere, Zystenniere, nephrotisches Sy.; EPH-Gestose; Kollagenosen; Quecksilberchloridintox. *Extrarenal:* Dekomp. Rechtsherzinsuff.; Fieber; Anämie; Schock; nach Krampfanfällen; Leichtkettenparaproteinämien; Erkr. von Ureteren, Blase, Prostata und Urethra; Gravidität, Orthostase, Hyperlordose; Nierenvenenthrombose

Protein C +++	Zitratblut. 70–140%	
	↓: Erhöhte Thromboembolieneignung bei familiärem Protein-C-Mangel. Kumarine, Vit.-K-Mangel, DIC, Leberfunktionsstörungen	
Protein S +++	Zitratblut, am besten freies Protein bestimmen. *Funktionelle Aktivität* 60–145 %. *Immunologisch:* Freies Protein S 0,23–0,49 IE/ml, Protein-S-Antigen 0,67–1,25 IE/ml, C4-bindendes Protein 0,65–1,40 IE/ml	
	↓: Erhöhte Thromboembolieneignung bei familiärem Protein-S-Mangel. Kumarinther., Vit.-K-Mangel, disseminierte intravasale Verbrauchskoagulopathie, Leberfunktionsstörungen	
PSA (prostataspezifisches Antigen) +++	Serum. < 2,7 µg/l	
	↑: Bei Prostataadenom (in 98 % jedoch < 10 µg/l) und Prostata-Ca. Bei V.a. immer PAP (☞ PAP) mitbestimmen!	
Quick + (Thromboplastinzeit, TPZ)	Zitratblut. 70–120 %; laborabhängig. Maß für das *extrinsic system* der Gerinnung	
	↓: Lebererkr.; Verbrauchskoagulopathie; Hypofibrinogenämie; Vit.-K-Mangel; angeborene Faktorenmangel II, VII, X; Hemmkörper gegen Faktor II, VII, X, z.B. SLE; AT-III-Überschuss; Ther. mit Vit.-K-Antagonisten (ther. Bereich 15–25 %; ☞ 26.4.2)	
Reninaktivität (im Plasma) +++	EDTA-Plasma gefroren. *Angiotensin I (A I):* 0,2–1,5 ng/ml/h; *nach 30 Min. Stehen* 1,5–4,0 ng/ml/h. Östrogene 2 Monate, Diuretika 3 Wo., Antihypertonika 1 Wo., Clonidin/Methyldopa 2 Tage vorher absetzen	
	↑: Renovaskuläre Hypertonie, Renin sezernierende Tumoren (Nierenzell-Ca, Bronchial-Ca), Bartter-Sy., Medikamente (z.B. Diuretika, Laxanzien, orale Kontrazeptiva, Lakritze)	↓: Prim. Hyperaldosteronismus (Conn-Sy.), bei Glukokortikoiden, Enzymdefekte
Retikulozyten ++	☞ Differenzialblutbild	
Rheumafaktor ++	Serum. Werte testabhängig: Latexfixationstest < 1 : 80, Waaler-Rose-Test < 1 : 32	
	↑: Rheumatoide Arthritis (im Gelenkpunktat sehr spezifisch; in 65–90 %), Kollagenosen, schwere Infekte, verschiedene chron. Erkr., bei Gesunden im höheren Lebensalter, v.a. Frauen (bis 20 %) Neg. Test schließt rheumatologische Erkr. nicht aus.	

Sauerstoffpartialdruck (pO_2) [BGA] +	Arterielles Blut oder arterialisiertes Kapillarblut. 70–104 mmHg = 9,5–13,9 kPa. *Sauerstoffsättigung* (O_{2sat}) 94–98 %, im Alter niedriger. pO_2 und O_{2sat} verändern sich stets gleichsinnig.	
	↓: *Lungenerkr.:* Entzündung, Ödem, Asthma bronchiale, Ca, Emphysem, Infarkt, Embolie *Zirkulatorische Ursachen:* Schock, Kreislaufkollaps, Herzrhythmusstörungen, Herzinsuff., Rechts-links-Shunt *Behinderung der Atemexkursion:* Rippenfraktur, Pleuraerguss, Pneumothorax, degenerative Thoraxveränderungen *O_2-Mangel* der Luft, Hypoventilation	
SCC (= TA4) +++ Squamous-cell-carcinoma-Antigen	Serum. < 2(–3) ng/ml	
	↑: Plattenepithel-Ca von Zervix, Ösophagus, Anus, Lunge, HNO-Bereich. Relativ gute Diskrimination zu benignen Erkr.	
Standardbikarbonat ($StHCO_3$) +	Arterielles Blut oder arterialisiertes Kapillarblut. 22–26 mmol/l; alte Einheit Basenüberschuss (BE). *Umrechnung:* BE = $StHCO_3$–24	
	↑: Metabolische Alkalose; kompensatorisch bei respiratorischer Azidose (pCO_2 ↑)	↓: Metabolische Azidose; kompensatorisch bei respiratorischer Alkalose (pCO_2↓)
T_4/TBG-Quotient ++	Serum. 3–5	
	↑: 7,6–14,8 bei Hyperthyreose	↓: 0,2–2 bei Hypothyreose
T_4-Lymphozyten-Subpopulation +++ (= OKT_4^+= CD_4)	EDTA-Blut. 30–50 % der Lymphos (> 1/nl)	
	↓: Bei Defektimmunopathien, typisch beim ARC und AIDS-Vollbild; passager bei Virusinfektionen, Autoimmunerkr. und fortgeschrittenen Tumoren	
Serumelektrophorese ++ ☞ Globuline		
Thyreoglobulin (TG) +++	Serum. 13–30 mg/l (220–510 nmol/l)	
	↑: Follikuläres und papilläres Schilddrüsen-Ca (→ Rezidiverfassung)	
Thyreoidea stimulierendes Hormon (TSH) ++	Serum. Basal 0,4–4,5 mIE/l	
	↑: Hypothyreose, auch schon im Latenzstadium	↓: Hyperthyreose, Schilddrüsenhormonüberdosierung

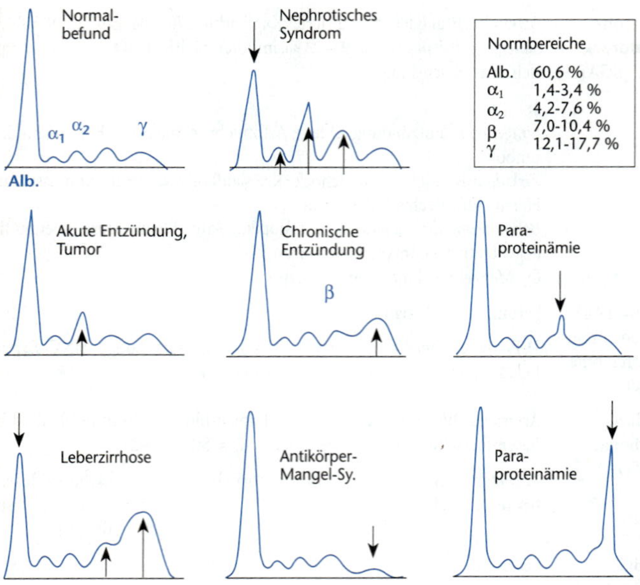

Abb. 27.1 Serumelektrophorese

Thyroxin (T_4) ++ freies Thyroxin (fT_4) ++ T_3 ☞ Triiodthyronin	Serum. T_4 45–115 µg/l = 55–160 nmol/l, bei Schwangeren bis 50 % ↑. fT_4 8–20 ng/l = 10–26 pmol/l	
	↑: Hyperthyreose: Basedow-Krankheit, autonomes Adenom, Anfangsstadium einer Thyreoiditis, Hypophysentumor, Blasenmole, Iodmedikation. TBG-Vermehrung bei Gravidität, Östrogenther.	↓: Hypothyreose: Iodmangel, Thyroxinsynthesedefekt, chron. Thyreoiditis, Schilddrüsenresektion, antithyreoidale Substanzen, Lithium; Hypophyseninsuff., TBG-Mangel
Thyroxin bindendes Globulin (TBG) ++	Serum. 14–28 mg/l = 220–510 nmol/l	
	↑: Hypothyreose; chron. Lebererkr., akute Hepatitis; Gravidität; Östrogen produzierender Tumor; Östrogene, Kontrazeptiva	↓: Hyperthyreose; chron. Lebererkr.; Malnutrition; nephrotisches Sy.; Akromegalie, Cushing-Sy., Androgen produzierender Tumor; Thyreostatika, Lithium, Androgene, Anabolika, Glukokortikoide

TPA (tissue polypeptide antigen) +++	Serum. < 60 IE/l	
	↑: „Markiert" 80 % aller fortgeschrittenen Malignome (unspezifisch). *DD*: Hepatitis, Pneumonie und anderen Infektionen, Diab. mell., Dialysepat; bleibt 4–8 Wo. postop. erhöht	
Transferrin ++	Serum. 2,0–3,6 g/l	
	↑: Eisenmangel, Gravidität, Hormonther. (Östrogene, Gestagene)	↓: Chron. oder akuter Eiweißmangel (z.B. Leberzirrhose), Entzündungen, Hämochromatose, Hämosiderose, Tumorleiden
Triglyzeride +	Serum. < 160 mg/dl (< 1,8 mmol/l). Blutprobe nach 12 h Nahrungskarenz abnehmen. Ggf. auch Belastungstest 6 h nach Frühstück mit 100 g Fett	
	↑: Prim. Hyperlipoproteinämien außer Typ IIa; Herzinfarkt, Diab. mell.; Adipositas; Hypothyreose; Lebererkr., Verschlussikterus; nephrotisches Sy., Gravidität; Cortisol, Östrogene	↓: Schwere Anämien; konsumierende Erkr., Marasmus, Hunger; Hyperthyreose; Verbrennung, exsudative Enteropathie; α-β-Lipoproteinämie
Triiodthyronin (T_3) ++ **freies** (fT_3) ++	Serum. T_3 0,9–1,8 µg/l = 1,4–2,8 nmol/l, fT_3 2,5–6 pg/ml = 3,8–9,2 pmol/l	
	↑: Wenn T_4 erhöht; Iodmangel; bei T_3-Ther. isolierte T_3-Hyperthyreose ohne T_4-Erhöhung	↓: Wenn T_4 ↓; außerdem T_4-T_3-Konversionshemmung, z.B. durch Glukokortikoide, Amiodaron, Propranolol, KM. Schwere Allgemeinerkr.
Troponin T kardiales Troponin T ++	Serum. < 0,1 µg/l	
	↑: Myokardinfarkt (Frühdiagnose, max. 3 h nach Ischämie, bis 3 Wo. pos.), Beurteilung der Reperfusion nach Lyse oder Akut-PTCA und indirekt der Infarktgröße. Myokardschäden nach Trauma (z.B. Kontusion) und postop., Myokarditis. *Falsch pos.* Ergebnisse bei Niereninsuff. möglich.	
TZ (Thrombinzeit) ++	Zitratplasma. 14–20 Sek.	
	↑: Heparinther., Störung der Fibrinpolymerisation, Fibrinogenmangel, Dysfibrinogenämie ↔: Hämophilie A und B, Willebrand-Jürgens-Sy.	
Urobilin + Urobilinogen	Urin.	
	↑: Hämolytischer Ikterus, Leberparenchymschäden, Infektionen	

Vitamin B_{12} +++	Serum. 200–600 pg/ml (145–440 pmol/l)	
	↓: Magenaffektionen, Z.n. Gastrektomie, A-Gastritis (Atrophie der Schleimhaut), Intrinsic-factor-Mangel, Intrinsic-factor-Ak, chron. entzündliche Darmerkr. mit Befall des terminalen Ileums (Colitis Crohn), bakterielle Fehlbesiedlung, z.B. nach Antibiose, Sprue, perniziöse Anämie mit oder ohne funikuläre Myelose, Parasitenbefall (Fischbandwurm)	
Vitamin D_3 (25–OH-Cholecalciferol) +++	Serum. *Erw.:* 30–70 pg/ml = 75–175 pmol/l. *Kinder* 40–100 pg/ml = 100–250 pmol/l	
	↑↑: Substitutionsther., Hyperparathyroidismus (primär), Sarkoidose, Hyperkalzämie	↓↓: Erbliche, Vit.-D-abhängige Rachitis Typ I ↓: Niereninsuff., nephrotisches Sy.
Zink (Zn) +++	Serum. 74–139 µg/l = 0,94–1,77 µmol/l	
	↑: Iatrogen, Selbstmedikation	↓: Akrodermatitis enteropathica, Wundheilungsstörungen, mehrwöchige parenterale Störungen, chron. Diarrhö, entzündliche Darmerkr., Alkoholismus, Systemerkr., nach OP oder Infarkt
Zirkulierende Immunkomplexe +++	Serum (frisch oder gefroren). < 0,01 g/l	
	↑: SLE, RA, Infektionen (CMV, Toxoplasmose, Hepatitis, Malaria), auch bei Colitis Crohn, Colitis ulcerosa	

Index

28

A

α-Amylase, Labor, DD 907
A-Betalipoproteinämie 481
α-Dihydroergocriptin 456
α-Liponsäure
– bei Parästhesien 495
– bei PNP 260, 545
α_1-Antitrypsin, Labor, DD 908
α_1-Fetoprotein, Labor, DD 906
α_2-Coeruloplasmin, Labor, DD 911
Aachener Aphasietest 29
Abacavir 334
ABCD-Regel 110
Abduzensparese 181
Abführmittel 891
– bei Reflux 892
Absence 376, 381
– Status 134
Abszess
– epiduraler 309, 432
– spinaler 311
– subduraler 432
Abusus
– Alkohol 772
– Amphetamin 784
– Arylcyclohexamin 783
– Cannabis 780
– Kokain 781
– Lösemittel 782
– Mischanalgetika 791
– Phencyclidin 783
Acamprosate 775
ACE, Labor, DD 906
Acetylsalicylsäure 279, 847
– bei Migräne 243
– bei Nervenschmerzen 495
– bei Spannungskopfschmerz 246
– bei Tumorschmerz 844
– Vergiftung 159
– WW 893
Achillessehnenreflex 13
Aciclovir
– bei Herpes zoster 258
– bei Herpes-simplex-Enzephalitis 326
– bei viraler Enzephalitis 325
– bei Zosterenzephalitis 329
– bei Zostermyelitis 329
Activities of Daily Living 28
acute inflammatory demyelinating poly-radiculoneuropathy 552
Adamkiewicz-Arterie 429
Adams-Stokes-Anfall 390
Addison-Krankheit 627
Adduktorenreflex 13
Adenom
– basophiles 413
– chromophobes 414
– eosinophiles 413
ADH, Labor, DD 906
Adie-Syndrom 185
Adoleszenz 815
Adrenalin
– bei anaphylaktischem Schock 899
– bei Kammerflimmern 112
– Reanimation 111
Adson-Manöver 214, 527
Affektinkontinenz 237
affektive Episode, gemischte 650
affektive Störung 636
– anhaltende 649
– bei Schizophrenie 668
– MdE 52
– saisonale 650
Affektlabilität 237
Affektstarre 238
Affektverflachung 668
Agarophobie 690
Ahornsirupkrankheit 482
AIDS 330
AIDS-Demenz-Komplex 332
Akalkulie 226
Akathisie 445, 675
Akinese 444
Akoasmen 236
Akromegalie 413, 762
Akrophobie 218
Aktinomykose 324
Aktionstremor 199
Akustikusneurinom 411
akute disseminierte Enzephalomyelitis 355
akute schizophreniforme Störung 684
akute vorübergehende psychotische Sörung 684
ALAT, Labor, DD 917
Albendazol, bei Echinokokkose 341
Albinismus 189
Albumin, Labor, DD 906
Albuminquotient 57
Aldosteron 880
– Labor, DD 907
Alexie 226
Alexithymie 739
Alkalidiurese 154
alkalische Phosphatase, Labor, DD 907
Alkohol
– Abhängigkeit 772–773
– Embryopathie 779
– Folgekrankheiten 775
– Halluzinose 779
– Myopathie 628, 777–778
– Schlafstörung bei 832
all-ulnar-hand 503
Allodynie 16, 252
Almotriptan 244
Alogie 667
Alprazolam 461, 862
– bei agitierter Depression 859
– bei Panikstörung 691
– bei Phobie 691
Alternativpsychose 384, 760
Aluminiumhydroxid 888
– bei Hyperphosphatämie 620
Alzheimer-Krankheit 752
Amantadin 454, 456
– bei Parkinson-Krise 138
Ambivalenz 238, 668
Amfetaminil 784
– bei Narkolepsie 837
Amimie 444
Amiodaron, bei Kammerflimmern 112
Amisulpirid
– Kinder/Jugendliche 800
Amisulprid 677
– bei Minussymptomatik 680
– bei postschizophrener Depression 679
– bei Schizophrenie 673
– bei Stupor 171
– Kinder/Jugendliche 800
Amitriptylin 656
– bei agitierter Depression 859
– bei akuter Belastungssituation 695
– bei Angstneurose 692
– bei atypischem Gesichtsschmerz 252
– bei Chorea Huntington 461
– bei Dysthymie 687
– bei Fibromyalgie 579
– bei Herpes zoster 258
– bei Muskelverspannung 495
– bei neuropathischem Schmerz 253
– bei Parästhesien 495
– bei Phantomschmerz 256
– bei PNP 545
– bei postzosterischer Neuralgie 259
– bei progressiver supranukleärer Ophthalmoplegie 452
– bei schmerzhafter PNP 260
– bei Somatisierungsstörung 701
– bei Spannungskopfschmerz 246
– bei Stupor 171
– bei zentralem Schmerz 257

– bei Zosterganglionitis 329
– Schmerztherapie 857
– WW 893
Amitriptylinoxid 656
Ammoniak, Labor, DD 907
Amnesie
– dissoziative 698
– transiente globale 228
amnestisches Syndrom 757
Amöbiasis 340
Amoxicillin
– bei Borreliose 319
– bei Schädelfraktur 590
Amphetamin
– Abusus 784
– motorische Rehabilitation 267
– Vergiftung 160
Amphotericin B
– bei Amöbenmeningoenzephalitis 340
– bei zentralnervösen Mykosen 338
– Sekundärprophylaxe bei Kryptokokkenmeningitis 335
Ampicillin, bei Meningitis 130
Amprenavir 334
amyatrophe Lateralsklerose 472
Amygdalo-Hippokampektomie, selektive 372
Amylo-1,6-Glukosidasemangel 574
Analgesie 16
Analgetika, antipyretische 847
Analgosedierung bei Hirndruck 125
Analreflex 14
Aneurysma
– asymptomatisches 289
– inkomplett geklipptes 288
– mykotisches 289
– paralytisches 289
– traumatisches 289
– zerebrales 285
Anfall, epileptischer 358
– Abscence 376
– Akuttherapie 132
– astatischer Anfall 377
– bei Tumoren 394
– fokaler 377
– grand-mal 374
– Jackson-Anfall 378
– komplex fokaler 379
– myoklonischer 376
– posttraumatischer 599
– psychogener 391
– Serie 132
– tonischer 376
Anfälle
– MdE 52
Angel dust 783
Angiitis
– allergische 296
– zerebreale 295
Angiographie, zerebrale 98
– bei Hirntumoren 401
– bei Hyperthyreose 98
Angiom 396
– spinales 430
Angiopathie, postpartale zerebrale 298
Angst 235, 688
– Attacke 691
– episodisch paroxysmale 691
– Kinder/Jugendliche 803
– Neurose 692
Angst-Glückspsychose 684
Angststörung 688
– generalisierte 692
Kinder/Jugendliche 803
– organisch bedingte 759
Anionenlücke, DD 908
Anisokorie 185
Anorexia nervosa 727
Anosmie 192, 399
Anosognosie 26, 226
ANP, Labor, DD 908
Anpassungsstörung 694, 696
Anstrengungskopfschmerz, benigner 250
Antazida 888
– WW 893
anteriore Temporallappenresektion 372
Antibasalmembran-Autoantikörper 916
Anticholinergika 454, 457
– WW 893
Antidepressiva 656
– bei Epilepsie 383
– Kinder/Jugendliche 800
– Schmerztherapie 857
– Vergiftung 160
– WW 893
Antidiabetika, orale, WW 897
Antiemetika 858
Antiepileptika 364
– in der Schwangerschaft 385
– in der Stillzeit 387
Antigen, prostataspezifisches 926
Antikoagulation 878
– Komplikationsmanagement 879
Antikörper, Labor, DD 907
Antithrombin III, Labor, DD 909
Antriebsarmut 238
Antriebshemmung 238
Antriebssteigerung 238
Aortenenklappenstenose 390
Aortenklappeninsuffizienz 390
Aortenklappenstenose 390
apallisches Syndrom 600
APC-Resistenz, Labor, DD 909
Aphasie 225
– amnestische 226
– Broca 225
– globale 225
– subkortikale 226
– transkortikale gemischte 226
– transkortikale motorische 226
– transkortikale sensorische 226
– Wernicke 225
Apnoetest 602
Apomorphin, bei Parkinson-Krise 138
Apomorphin-Test 449
Apraxie 226
Arachnoiditis 435
Arachnopathie 435
Arbeitsunfähigkeit 46
Arbeitsunfall 44
arc de cercle 391
Armplexusläsion 520
Armplexusneuropathie, kryptogenetische 529
Armplexusparese
– MdE 53
Armschmerzen 213
Armvorhalteversuch 10
Arnold-Chiari-Syndrom 439
Arousal 830
Arsen 548
Arteria-spinalis-anterior-Syndrom 429
Arteriitis
– Drogen 296
– Takayasu 296
– temporalis 295
– zerebrale 316
Arylcyclohexamin 783
Arzneimittel
– bei Leberschaden 898
– in der Schwangerschaft 900
– Interaktionen 893
ASAT, Labor, DD 916
Ascorbinsäuremangel 632
Asperger-Syndrom 817
Aspergillose 337
Astereognosie 16
Astrozytom 408
Ataxie 202, 478
– aut.-rez. vererbte 481–482
– sensible 202
– spinale 202
Athetose 444

athetose double 487
Atropin
– bei cholinerger Krise 137
– bei Liquorpunktion 56
– bei spinaler Läsion 427
– Reanimation 112
attention deficit hyperactivity disorder 807
Attest, ärztliches 42
Auffassung 232
Aufklärungspflicht 36
Aufmerksamkeitsbelastungstest 27
Aufmerksamkeitsstörung 807
Aufwachstörung 833
Augenhintergrund, Spiegelung 5
Augenmuskellähmung 181
Augenstellung bei Bewusslosigkeit 113
Aura 375
– Migräne 242
Ausfallsymptome, sensible 207
Austauschtransfusion bei Vergiftungen 154
Autismus 668
– MdE 52
autogenes Training 712
Aversionsverfahren 709
Axonotmesis 493
Azathioprin 562, 882
– bei chronischem GBS 554
– bei multipler Sklerose 350
– bei Paraproteinämie 549
– bei Polymyalgia rheumatica 567
– bei Polymyositis 566
– bei vaskulitischer PNP 550
Azetazolamid bei episodischer Lähmung 578

B

β-Blocker, WW 894
β-Interferon
– bei Herpes-simplex-Enzephalitis 326
β_2-Mikroglobulin, Labor, DD 922
Baastrup-Krankheit 212
Babesiose 340
Babinski-Zeichen 14
Baclofen 468
– bei multipler Sklerose 354
– bei Trigeminusneuralgie 251
– bei zerebellären Erkrankungen 480
– Detrusor-Sphinkter-Dyssynergie 222
– intrathekal 871
– peroral 870
– Vergiftung 160
Baker-Zyste 515
Balkendurchtrennung 373
Ballismus 445
Baló-Krankheit 356
Bandscheibenvorfall
– thorakaler 536
– zervikaler 534
– lumbaler 537
Bannwarth-Syndrom 318
Bárány-Zeige-Versuch 18
Barbiturate
– Abusus 791
– Vergiftung 161
– WW 894
Basilarismigräne 242
Bassen-Kornzweig-Syndrom 481
Battered-child-Syndrom 820
Bauchhautreflex 14
BCNU 407
Beatmungsfrequenz 111
Bechterew-Krankheit 212
Bedeutungswahn 234
Beeinträchtigungswahn 234
Befehlsautomatismus 238, 668
Behçet-Krankheit 297
Behinderung 47
Behr-Syndrom 479
Beinplexusläsion 522
Beinschmerzen 215
Beinvorhalteversuch 10
Belastungsreaktion, akute 695
Belastunsstörung, posttraumatische 695
Bell-Phänomen 192
Bence-Jones-Protein, Labor, DD 909
benign intracranial hypertension 123
Benommenheit 231
Benperidol 676
Benzamide, Kinder/Jugendliche 800
Benzodiazepine 860
– Abusus 789
– bei Durchschlafstörung 832
– bei Einschlafstörung 832
– bei Schizophrenie 673–674
– bei Spastik 873
– Vergiftung 162
– WW 894
Benzoylegonin 166
Benzylpenicillin bei Neurolues 317
Berger-Effekt 65
Beriberi 629
Berufshilfe 44
Berufskrankheit 44
Berufsunfähigkeit 46
Besinger score 560
Beta-EEG 65
Betahistin bei Menièrekrankheit 219
Betreuung 36, 672
Bewegungsschwindel 217
Bewegungsstörung 697
Bewegungsstereotypien 668
Bewegungstherapie 713
Bewusstsein 231
Bewusstseinseinengung 231
Bewusstseinseintrübung 231
Bewusstseinsstörung 112
– Differenzialdiagnosen 301
– qualitative 231
– quantitative 231
Bewusstseinsverminderung 231
Bewusstseinsverschiebung 231
Beziehungswahn 234
Bicandatumindex 460
Bickerstaff-Enzephalitis 308
Bilharziose 342
Bilirubin, Labor, DD 909
Bimastoidlinie 91
Bing-Horton-Syndrom 247
Binswanger-Krankheit 271
Biopsie
– bei Hirntumoren 402
– offene 402
– stereotaktische 402
Biopsien 106
Biotinmangel 631
Biperiden 457
– bei akuter Dyskinesie 138
– bei Frühdyskinesie 674
– bei postschizophrener Depression 679
– bei Schizophrenie 674
– bei tardiver Dyskinesie 463
bipolare affektive Störung
– Therapie 652
Bizepssehnenreflex 12
Blei 548
– Vergiftung 163
Blepharospasmus 466
Blickparese
– horizontale 184
– vertikale 184
Blinkreflex 78
Blitz-Nick-Salaam-Syndrom 380
Blitzschlag 608
Blutbild 912
Blutung
– intraspinale 431
– intrazerebrale 281
– spinale 431
– subarachnoidale 284
– Ventrikeleinbruch 283

Boeck-Krankheit 550
Borderline-Typus 721
Bornaprin 457
Bornholm-Krankheit 566
Borreliose 318, 549
Botulinustoxin 163, 467, 874
Botulismus 163
bouffe delirante 684
Bourneville-Pringle-Krankheit 484
Brachialgia paraesthetica nocturna 507–508
Brachialgie 526
Bragard-Handgriff 531
Brillenhämatom 589
Broca-Aphasie 225
Bromazepam 862
Bromocriptin 455–456
– bei Akromegalie 413
– bei Chorea Huntington 461
– bei Prolaktinom 413
– bei Restless-legs-Sy. 838
Brotizolam 861
– bei Einschlafstörung 832
Brown-Séquard-Syndrom 421, 431
Brudzinski-Zeichen 15, 300
BSG, Labor, DD 910
Budipin 454
Bulbärparalyse 194
– progressive 477
Bulimia nervosa 729
Bupidin 457
Buprenorphin 855
– bei Hirntumor 404
– bei Kopfschmerzen 844
– bei Meningitis 130
– bei Nervenschmerzen 496
– bei viszeralem Schmerz 844
– Intoxikation 856
– Substitutionstherapie 788
Burning-feet-Syndrom 542
Buspiron bei Angstneurose 692

C

C-Peptid, Labor, DD 910
C-reaktives Protein, Labor, DD 912
CA 125, CA 15-3, CA 19-9, Labor, DD 910
Cabergolin 455–456
CADASIL 756
Café-au-lait-Flecke 483
Calcitonin
– bei Hyperkalzämie 623
– bei Phantomschmerzen 256
– Labor, DD 910
– Schmerztherapie 857
– zur Schmerztherapie 857
Candidose 337
Cannabis 780
– Vergiftung 164
Capsaicin bei PNP 260
Carbachol bei Detrusorhyporeflexie 222
Carbamazepin 365
– bei Arachnopathie 435
– bei Benzodiazepinentzug 790
– bei bipolarer affektiver Störung 652
– bei Demenz 750
– bei Herpes zoster 259
– bei Neuralgie 844
– bei Neuroborreliose 320
– bei Neuromyotonie 573
– bei neuropathischem Schmerz 253
– bei Parästhesien 495
– bei Phantomschmerz 256
– bei PNP 545
– bei postzosterischer Neuralgie 259, 329
– bei Restless-legs-Sy. 839
– bei schizoaffektiver Störung 682
– bei schmerzhafter PNP 260
– bei Tabes dorsalis 317
– bei tardiver Dyskinesie 463
– bei Trigeminusneuralgie 251
– bei zentralem Schmerz 257
– Kinder/Jugendliche 803
– Vergiftung 164
– WW 894
Carbohydratantigene, Labor, DD 910
Carnitin-Palmitoyl-Transferase-Mangel 576
Carnitinmangel 576
Cauda-equina-Syndrom 539
CDC-Klassifikation 330
CEA, Labor, DD 911
Cefotaxim
– bei Borreliose 319
– bei Fleckfieber-Enzephalitis 323
– bei Hirnabszess 310
– bei Meningitis 130
– bei Schädelfraktur 590
– bei septischer Sinusvenenthrombose 294
Ceftriaxon
– bei Borreliose 319
– bei Borreliose-PNP 549
– bei Hirnabszess 310
– bei Leptospirose 321
– bei Meningitis 130
Celecoxib 850
Central-core-Krankheit 578
cerebral salt waste syndrome 144
Ceruletid 892
– bei spinaler Läsion 427
Chaddock-Zeichen 14
chaining 709
Chamberlain-Linie 91, 438
Charcot-Marie-Tooth-Erkrankung 551
Charcot-Trias 203, 346–347
Cheiralgia paraesthetica 502
Chemonukleolyse 539
Chemotherapie 406
Chiasmasyndrom 399
Child-Pugh-Score 617
Chinidin 339
Chinin
– bei Malaria 339
– bei Muskelkrämpfen 495
– bei PNP 545
Chloralhydrat 868
– bei Durchschlafstörung 832
– bei Einschlafstörung 832
Chloramphenicol bei Fleckfieber-Enzephalitis 323
Chlordiazepoxid 865
– bei Angstzuständen 859
– bei Entzugsdelir 746
– bei organischer Halluzinose 759
Chlorid, Labor, DD 911
Chloroquin
– bei Malaria 339
– bei zerebraler Amöbiasis 340
Chlorpromazin bei Tetanus 140
Chlorprothixen 676, 869
– bei Dämmerzustand 383
– bei Mischentzug 792
– bei psychiatrischem Notfall 171
– bei Schizophrenie 673
Cholesterin
– HDL, Labor, DD 918
– Labor, DD 911
– LDL, Labor, DD 922
cholinerge Krise 136
Cholinesterase, Labor, DD 911
Cholinesterasehemmer 561
Chordiazepoxid 860
Chorea 444, 458
– Sydenham 462
– Huntington 460
Choreoathetose 458
– paroxysmale kinesiogene 459
– paroxysmale nicht kinesiogene dystone 459
Choriongonadotropin, Labor, DD 918
Chorionkarzinom 298

chronic fatigue syndrome 705
chronic inflammatory demyelinating polyneuropathy 553
chronisch paroxysmale Hemikranie 248
Churg-Strauss-Angiitis 296
Chvostek-Zeichen 139
Chymotrypsin, Labor, DD 911
Ciclosporin 884
– bei Myasthenia gravis 562
Cimetidin 889
Ciprofloxacin, bei Legionellose 324
Citalopram 654
– bei Demenz 750
– bei Kokainentzug 781
– bei postschizophrener Depression 680
– bei schizodepressiver Störung 682
– Kinder/Jugendliche 801–802
CK, Labor, DD 921
Claudicatio intermittens
– neurogene 540
– spinalis 216
Clemastin bei anaphylaktischem Schock 899
Clindamycin
– bei Toxoplasmose 339
– Sekundärprophylaxe bei Toxoplasmose 335
Clobazam 367, 865
– bei Angstzuständen 859
Clomethiazol 746, 868
– bei Alkoholentzug 774
– bei Alkoholentzugsdelir 859
– bei deliranter Unruhe 859
– bei Schlafstörungen 831
Clomipramin 657
– bei Kataplexie 837
– bei Muskelverspannung 495
– bei Phobie 691
– bei PNP 545
– bei posttraumatischer Belastungsstörung 696
– bei potszosterischer Neuralgie 329
– bei Stupor 171
– bei Zwangsneurose 693
– Kinder/Jugendliche 800
– Schmerztherapie 857
Clonazepam 367, 468, 866
– bei akuter Dyskinesie 138
– bei Alkoholentzug 774
– bei Anfallsserie 133
– bei Aufwachstörung 833
– bei Erregungszustand 858
– bei fokalem Status 134
– bei Grand-mal-Status 134
– bei Myoklonus 202
– bei paraneoplastischem Syndrom 417
– bei Phobie 691
– bei Restless-legs-Sy. 839
– bei Spastik 874
– bei Stiff-man-Syndrom 574
– bei Tics 469
– bei Tinnitus 221
– bei Trigeminusneuralgie 251
– Kinder/Jugendliche 803
Clonidin
– bei Alkoholentzug 774
– bei Entzugsdelir 747
– bei Hirninfarkt 276
– bei Opiatentzug 787
– bei Restless-legs-Sy. 839
Clopidogrel 279
Clorazepat 865
– bei Angstzuständen 859
Clozapin 677–678
– bei Manie 652
– bei postschizophrener Depression 679
– Kinder/Jugendliche 800
– Vergiftung 168
Cluster-Kopfschmerz 247
Cobalaminmangel 631
Cockayne-Syndrom 482
Coenästhesie 236
cold turkey 786
Colestyramin
– bei Antidepressivavergiftung 160
– bei Barbituratvergiftung 161
– bei Carbamazepinvergiftung 164
Coma vigile 600
Commotio
– cerebri 583, 591
– spinalis 603
complete stroke 272
Compressio cerebri 583
Computertomographie 93
– bei akutem subduralen Hämatom 596
– bei cronischem subduralen Hämatom 597
– bei Hirndruck 123
– bei Hirnischämie 272
– bei SHT 584
– bei zerebralen Infektionen 302
– kraniale 93
– spinale 96
COMT-Hemmer 454, 457
Conn-Krankheit 627
continuous positive airway pressure 840
Continuous-wave-Dopplersonographie 83
Contusio
– cerebri 583, 591
– spinalis 604
Coombs-Test, Labor, DD 912
Cotrimoxazol
– bei Meningitis 131
– bei Neurobrucellose 323
– bei Nokardiose 324
– bei Whipple-Krankheit 320
craving 768
Cremasterreflex 14
Creutzfeldt-Jakob-Krankheit 335
cross sign 450
cross-dressing 725
CRPS (komplexes regionales Schmerzsyndrom) 253
Cushing-Syndrom 413, 627, 762
Cyclandelat zur Migräneprophylaxe 245
Cyclophosphamid 882
– bei multipler Sklerose 352
– bei Polymyositis 566
CYFRA 21, Labor, DD 912

D

δ-Aminolävulinsäure 907
D-Penicillamin bei Bleivergiftung 163
Dämmerzustand 383
– traumatischer 761
Dandy-Walker-Syndrom 439
Danebenreden 667
Dantrolen 872
– bei malignem neuroleptischen Syndrom 141, 675
– bei maligner Hyperthermie 142
– bei zerebellären Erkrankungen 480
Dauerrente 44
Decarboxylasehemmer 468
Degeneration, kortikobasale 452
Dehydroemetin bei zerebraler Amöbiasis 340
Delavirdin 334
Delir 613, 744
– bei SHT 592
– traumatisches 761
delta sign 293
Demeclocyclin bei SIADH 143
Demenz 747
– akute organische 613
– Diagnostik 28
– frontotemporale 755
– Multi-Infarkt- 754

– subkortikale vaskuläre 754
Denken
– eingeengtes 233
– umständliches 233
– Verlangsamung 232
Denkhemmung 232
Denkstörung
– formale 232, 667
– inhaltliche 233, 667
Densinstabilität bei Polyarthritis 536
Dentato-rubro-pallido-Luysian-Atrophie 459
Depersonalisation 237, 668, 705
Depression 636
– Kinder/Jugendliche 804
– postschizophrene 670, 679
– Psychodynamik 661
– Schlafstörung bei 832
– Therapie 653
depressive Episode 686
depressive Störung
– organische 757
– rezid. kurze 650
Deprivationssyndrom 819
Derealisation 236, 668, 705
Dermatomyositis 564
Desensibilisierung
– bei Angststörungen 689
– systematische 709
Desferoxamin bei Dialyseenzephalopathie 621
Desipramin, WW 893
Desmopressin bei Enuresis 811
Detrusor-Sphinkter-Dyssynergie 222
Detrusorhyperreflexie 222
Detrusorhyporeflexie 222
déviation conjuguée 184
Devic-Syndrom 356
Dexamethason 880
– bei Bilharziose 342
– bei Hirndödem 126
– bei HIV-ZNS-Lymphom 333
– bei intraspinalem Tumor 437
– bei Kontrastmittelallergie 105
– bei Meningitis 306
– bei Zystizerkose 341
– bei Zytostatika-Erbrechen 885
– Schmerztherapie 858
Dexpanthenol 892
– bei spinaler Läsion 427
Dextropropoxyphen 854
Diadochokinese 19
Diagnosefindung, psychiatrische 230
Dialektisch behaviorale Ther. nach Marsha Linehan 722
Dialyse-Dysequilibrium-Syndrom 620
Dialyseenzephalopathie 621
Dialysekopfschmerz 250
Diaminodiphenylsulfon, bei Lepra-PNP 550
Diarrhö, induzierte 153
Diastematomyelie 442
Diazepam 860, 865
– bei Akathisie 675
– bei akuter Dyskinesie 138
– bei Alkoholentzug 774
– bei Alkoholentzugsdelir 859
– bei Amphetaminentzug 784
– bei Anfallsserie 133
– bei Angstzuständen 859
– bei Aufwachstörung 833
– bei Cannabisvergiftung 164
– bei Chorea Sydenham 462
– bei Dämmerzustand 383
– bei Delir 746
– bei Entzugsdelir 746
– bei Erregungszustand 858
– bei fokalem Status 134
– bei Grand-mal-Status 134
– bei Halluzinogenentzug 785
– bei Hirntumor 404
– bei Hyperventilationstetanie 139
– bei Kokainentzug 781
– bei lumbaler Wurzelkompression 538
– bei Muskelverspannung 495
– bei organischem Wahnsyndrom 758
– bei organischer Halluzinose 759
– bei Phencyclidineinnahme 783
– bei psychiatrischem Notfall 171
– bei Spastik 874
– bei tardiver Dyskinesie 463
– bei zervikaler Wurzelkompression 535
– Kinder/Jugendliche 803
Dibenzepin bei Dysthymie 687
Diclofenac 850
– bei Karpaltunnelsyndrom 509
– bei lumbaler Wurzelkompression 538
– bei Migräne 243
– bei Muskelverspannung 495
– bei Schleudertrauma 607
– bei zervikaler Wurzelkompression 534
– Intoxikation 850
Dicloxacillin bei septischer Sinusvenenthrombose 294
Didanosin 334
Differenzialblutbild 912
digastrische Linie 91
Digitalis, WW 894
Dihydrocodein 854
Dihydroergotamin bei Cluster-Kopfschmerz 248
Dihydroergotoxin 751
Diltiazem, WW 896
Dimenhydrinat 886
– bei Bewegungsschwindel 217
– bei Kinetose 885
– bei metabolischem Erbrechen 885
– bei neuronitis vestibularis 218
Dimetinden bei Kontrastmittelallergie 105
Diphenhydramin 867
– bei Einschlafstörung 832
Diphosphonat 623
Diplomyelie 442
Dipyridamol 279
dissociation cytoalbuminique 552
dissoziative Störung 697
Distigminbromid bei spinaler Läsion 427
Distraneurin® 746
Domperidon 887
– bei Migräne 243, 885
– bei Schwangerschaftserbrechen 886
Donepezil 751
Dopamin bei urämischer Enzephalopathie 620
Dopaminagonisten 453, 455
Dopaminantagonisten, WW 895
Doppelbilder 178
Dopplersonographie
– extrakranielle 83
– transkranielle 88
double depression 649, 686
Down-Syndrom, MdE 52
Downbeatnystagmusschwindel 220
Doxepin 657
– bei Angstneurose 692
– bei Dysthymie 687
– bei Opiatentzug 787
– bei Somatisierungsstörung 701
– Schmerztherapie 857
Doxycyclin
– bei Borreliose 319
– bei Leptospirose 321
– bei Neurobrucellose 323
– bei Neurolues 317
– bei Q-Fieber 321
– bei Rückfallfieber 322
– bei Tetanus 140
– bei Whipple-Krankheit 320
Doxylamin 867

– bei Einschlafstörung 832
Drehschwindel 190, 217
Drogenarteriitis 296
drop-attack 391
Duchenne-Aran-Atrophie 477
Duplexsonographie 85
– transkranielle 88
Durafistel 291
Durchgangssyndrom 744, 762
Durchschlafstörung 830
Dysarthria-clumsy-hand-Syndrom 271
Dysarthrie 195
Dysästhesie 15
Dysdiadochokinese 203
dyskaliämische Lähmung 137
Dyskalkulie 814
Dyskinesie
– akute, Therapie 138
– senile oromandibuläre 466
– tardive 463
Dyskonnektionssyndrom 373
Dysmetrie 203
Dysmorphophobie 704
Dyspareunie 734
Dysphorie 237
Dysplasie, fibromuskuläre 297
Dyssynergia cerebellaris myoclonica 478
Dysthymie 649, 686
Dystonia musculorum deformans Oppenheim 467
Dystonie 445
– fokale 465
– generalisierte 467
– L-Dopa-sensitive 468
Dystrophin 568

E

Echinokokkose 341
Ecstasy 783–784
Edrophoniumchlorid 136, 559
Efavirenz 334
Eifersuchtswahn 234
Eineinhalbsyndrom 184
Einklemmung 120
– lokalisationsspezifische Zeichen 398
Einschlafstörung 830
Einschlusskörpermyositis 565
Einweisung, unfreiwillige 672
Einwilligungserklärung 34
Einzelpsychoanalyse 706
Eisen, Labor, DD 913
Eisenbindungskapazität, Labor, DD 914
Ejaculatio praecox 733
Eklampsie 298
Ekmnesie 232
Elektroenzephalographie 62
– Auswertung 64
– bei Epilepsie 359–361
– bei SHT 585
– bipolare Ableitung 62
– Langzeitableitung 63
– Provokationsverfahren 63
– Schlafableitung 63, 825
– unipolare Ableitung 62
– unregelmäßige 65
Elektrokrampftherapie 660
Elektromyographie 79
– bei Schlaf-EEG 825
Elektroneurographie 74
Elektronystagmographie 82
Elektrookulographie, bei Schlaf-EEG 825
Elektrotrauma 608
Eletriptan 244
Elternberatung 797
Emery-Dreifuss-Syndrom 570
Emissionscomputertomographie 102
Empfindungsstörung 697
Empyem
– epidurales 309
– subdurales 310
End-of-dose-Akinese 455
Endarteriitis 760
Enhancement 94
Enkopresis 811
Entacapon 457
Entaktogen 783
Entgiftung 770
Entspannungsverfahren 712
Entwicklungsstörung
– autistische 816
– geistige 817
– Sprache 808
Entwicklungsstottern, physiologisches 809
Entwöhnungsphase 770
Entzug 768
Enuresis 810
Enzephalitis
– Akuttherapie 130
– Bickerstaff- 308
– EEG 305
– eitrige 305
– Fleckfieber- 322
– Herd- 308
– Herpes simplex 326
– limbische 416
– MRT-Befund 303
– virale 325
Enzephalomyelitis, akute disseminierte 355
Enzephalopathie 612
– bei Hyperparathyreoidismus 625
– bei Hyperthyreose 623
– bei Hypoparathyreoidismus 625
– bei Hypothyreose 624
– bei NNR-Erkrankung 625
– bei Pankreatitis 625
– bei Porphyrie 625
– familiäre spongiforme 336
– hepatische 615
– subakute mit epileptischen Anfällen 779
– subkortikale arteriosklerotische 271, 754
– urämische 619
Ependymom 410
– intraspinales 436
Epidermoid 396, 412
Epikonussyndrom 422
Epilepsia partialis continua Kozernikov 378
Epilepsie 358
– Berufswahl 387
– Bewerbungen 388
– chirurgische Therapie 372
– EEG bei 359–361
– Flugreisen 389
– Führerschein 388
– Genetik 373
– Haftung 388
– juvenile myoklonische 381
– Kindergärten 387
– Kriminalität 388
– Malariaprophylaxe 385
– MdE 52
– medikamentöse Therapie 362
– mit myoklonisch astatischen Anfällen 380
– Operationen bei 384
– pharmakoresistente 371
– Rolandi 382
– Schutzimpfungen 384
– Schwangerschaft 385
– Sport 387
– Stillen bei 387
– Studium 387
– vestibuläre 219
– Wehrdienst 387
– Wesensänderung 382
EPM-Syndrom 674
Erbrechen
– Differenzialdiagnosen 301
– induziertes 152
Erdheim-Tumor 412
Ergotamin, bei Cluster-Kopfschmerz 249

Erklärungswahn 234
Erregungsstörung 733
Erregungszustand, akuter 170
Errektionsstörung 733
Erwerbsunfähigkeit 46
Erythromycin
- bei Aktinomykose 324
- bei Legionellose 324
- bei Neurolues 317
- bei Rückfallfieber 322
Erythropoetin, Labor, DD 914
Erythroprosopalgie 247
Erythrozyten, Labor, DD 914
Esmarch-Handgriff 110
Esmarch-Prothese 840
Essstörung 726
Etacrynsäure bei urämischer Enzephalopathie 620
Ethambutol bei Neurotuberkulose 315
Ethanol
- Ketoazidose 165
- Vergiftung 164
Ethosuximid 367
Euphorie 237
evozierte Potenziale
- akustische 68
- motorische 70
- somatosensible 72
- visuelle 67
Examensangst 690
Exhibitionismus 737
Extremitätenataxie 202

F

F-Welle 77
facies myopathica 556–557, 569, 571
Fahr-Krankheit 625
Fallfinger 501
Fallfuß 515
Fallhand 501
Faltenzunge 193
Famciclovir bei Herpes zoster 258
Familientherapie 681, 712
- Kinder/Jugendliche 798
Famotidin 889
fatale familiäre Insomnie 336
Fazialisparese 193
Fehlbildungstumor, intraspinaler 436
Felbamat 369
Fentanyl bei Hirndruck 126
Ferritin, Labor, DD 914
Fetischismus 737
Fettleber 775
Fibrinogen, Labor, DD 914
Fibrinspaltprodukte, Labor, DD 915
Fibrom 396
Fibrosesyndrom, kongenitales 188
Fieber, Differenzialdiagnosen 301
Finger-Nase-Versuch 18
Fistel, zerebrale 291
Flaschenzeichen 507
flashback 696
Fleckfieber-Enzephalitis 322
flexibilitas cerea 238, 670
flooding 709
floppy infant 476, 557, 568
Flucloxacillin
- bei Hirnabszess 310
Fluconazol, Sekundärprophylaxe bei Kryptokokkenmeningitis 335
Flucytosin bei zentralnervösen Mykosen 338
Fludrocortison 880
- bei Shy-Drager-Syndrom 451
Flumazenil 162
Flunarizin zur Migräneprophylaxe 245
Flunitrazepam 863
- bei Durchschlafstörung 832
Fluoxetin 654
- bei Depersonalisationssyndrom 706
- bei Dysthymie 687
- bei Kataplexie 837
- bei Panikstörung 691
- bei Phobie 691
- bei Zwangsneurose 693
- Kinder/Jugendliche 802
- motorische Rehabilitation 267
Flupentixol 676
Fluphenazin 676
Flupirtin 852
- bei Muskelverspannung 495
- bei Schleudertrauma 607
Flurazepam 864
- bei Durchschlafstörung 832
Fluvoxamin
- Kinder/Jugendliche 801–802
fogging-effect 94
fokalneurologische Symptome
- Differenzialdiagnosen 301
Folie à deux 684
Folinsäure
- bei Toxoplasmose 339
- Sekundärprophylaxe bei Toxoplasmose 335
Folsäure
- Labor, DD 915
- Mangel 631
Folteropfer 696
Foraminotomie 535
Forbes-Krankheit 574
forcierte Diurese 154
Formulargutachten 43
Fosfomycin
- bei Hirnabszess 310
- bei Meningitis 130
- bei spinalem Abszess 432
Foster-Kennedy-Syndrom 399
freckling 483
Freebase 783
freezing 458
Fremdreflex 14
Friedmann-Syndrom 381
Froment-Zeichen 503
Frontalhirnsyndrom 759
frontotemporale Demenz 755
Frovatriptan 244
Frozen-shoulder-Syndrom 499
Frühdyskinesie 674
Früherwachen 830
Frühsommer-Meningoenzephalitis 327
Fugue, dissoziative 699
Führerschein
- bei Narkolepsie 837
- bei Epilepsie 388
Full-dose-Heparinisierung 875
funikuläre Myelose 547
Furcht 235
Furosemid
- bei urämischer Enzephalopathie 620
- WW 897
Fußklonus 12

G

γ-Glutamyl-Transferase, Labor, DD 917
Gabapentin 369
- bei diabetischer PNP 495
- bei essenziellem Tremor 200
- bei Herpes zoster 258
- bei Migräne 245
- bei Neuroborreliose 320
- bei neuropathischem Schmerz 253
- bei orthostatischem Tremor 200
- bei Phantomschmerz 256
- bei postzosterischer Neuralgie 259
- bei schmerzhafter PNP 260
- bei trigeminusneuralgie 251
Galantamin 751

Ganciclovir bei Zytomegalievirusinfektion 329
Gangataxie 202
Gangliogliom 411
ganglionäre lokale Opioidanalgesie 253
Ganglionitis, virale 325
Gangliosidose 482
Gangliozytom 411
Gangprüfung 19
Garcin-Syndrom 399
Garin-Bujadoux-Bannwarth-Syndrom 318
Gastrin, Labor, DD 915
Gastritis 776
Gaumensegelparese 8, 194
Gaumensegeltremor 200
Gedächtnis 232
Gedankenabreißen 233
Gedankenassoziation 667
Gedankenausbreitung 237
Gedankendrängen 233
Gedankeneingebung 237
Gedankenentzug 237
Gedankensperrung 233
Gefühllosigkeit 237
Gentamicin
– bei Meningitis 131
– bei spinalem Abszess 433
Germinom 411
Gerstmann-Sträussler-Scheincker-Syndrom 336
Gesamteiweiß, Labor, DD 915
Geschlechtsidentität, gestörte 724
Gesichtsfeldprüfung, fingerperimetrische 5
Gesichtsneuralgie
– MdE 51
Gesichtsschädelfraktur 589
Gesichtsschmerz, atypischer 252
Gesprächsführung 21
Gesprächstherapie
– Kinder/Jugendliche 798
Gestaltungstherapie 713
Gestationspsychose 762
Getriebenheit 237
Giemsa-Färbung 58
Giftelimination
– primäre 152
– sekundäre 154
Giftinformationszentren 151
Gilles-de-la-Tourette-Syndrom 468, 805
Ginkgo biloba 751
Glabellareflex 14
Glasgow-Coma-Scale 115
Glatirameracetat bei multipler Sklerose 352
Glaubersalz 153
GLDH, Labor, DD 915
Gliadin-AK 915
Gliedergürteldystrophie 569
Gliedertaxe 45
Glioblastom 409
Gliom, intramedulläres 436
GLOA 251, 253, 255–256, 259
Global Deterioration Scale 28
Globuline, Labor, DD 915
Glossopharyngeusneuralgie 250
Glukokortikoide
– bei akutem GBS 553
– bei Arachnopathie 435
– bei Chorea Sydenham 462
– bei Cluster-Kopfschmerz 249
– bei Herpes zoster 259
– bei Hirndödem 126
– bei Hirntumor 404
– bei intraspinalem Tumor 437
– bei komplexem regionalem Schmerzsyndrom 254
– bei Lambert-Eaton-Syndrom 564
– bei Meningitis 306
– bei Mononeuritis 260
– bei multipler Sklerose 350
– bei Myasthenia gravis 562
– bei Myxödemkoma 624
– bei Neuroborreliose 320
– bei Neurotuberkulose 314
– bei thyreotoxischer Krise 624
– bei Zosterganglionitis 329
– Osteoporose bei. 881
– Schmerztherapie 858
– WW 895
– zur Immuntherapie 880
Glukose
– bei Anfallsserie 132
– bei Grand-mal-Status 134
– Labor, DD 916
– WW 893
Glykogenose 574
Glyzerin bei Hirndödem 126
Gnomenwade 568
Gonalgia paraesthetica 514
Gonarthrose 215
Gordon-Zeichen 14
Gower-Zeichen 568
Gramfärbung 58
Grand-mal-Anfall 374
Grand-mal-Status 134
Granulozyten, Labor, DD 912
Grimassieren 668
Größenwahn 235
Grübeln 233
Gruppentherapie 711
Gubler-Schwellung 501
Guillain-Barré-Syndrom 552
– Akuttherapie 135
Gummata, zerebrale 316
Günz-Zeichen 92
Gürtelrose 328
Gutachten 41
– freies 43
gyral enhancement 293

H

H-Reflex 77
HAART 333
Hachinski-Ischämie-Skala 28
Halbbasissyndrom 399
Hallgren-Syndrom 479
Halluzination 668
– akustische 236
– gustatorische 236
– optische 236
– taktile 236
Halluzinogene
– Abusus 785
– Vergiftung 166
Halluzinose, organische 758
Halofantrin bei Malaria 339
Haloperidol 676
– bei Alkoholentzug 774
– bei Amphetaminpsychose 784
– bei Chorea Huntington 461
– bei Delir 746
– bei Demenz 750
– bei Entzugsdelir 747
– bei Ethanolvergiftung 166
– bei Gestationspsychose 763
– bei Halluzinogenentzug 785
– bei Kokainentzug 781
– bei Manie 652
– bei organischem Wahnsyndrom 758
– bei organischer Halluzinose 759
– bei Phencyclidineinnahme 783
– bei psychiatrischem Notfall 171
– bei Schizophrenie 673–674
– bei Tics 469
– Kinder/Jugendliche 799, 806
– zur Schmerzutherapie 858
Halsrippe 214
Hämangiom, kavernöses 292
Hämatokrit, Labor, DD 917
Hämatom, epidurales
– intraspinales 431
– zerebrales 594
Hämatom, intrazerebrales 598
Hämatom, retroperitoneales 514
Hämatom, subdurales
– intraspinales 431

– zerebrales 596
– zerebrales chronisches 597
Hämatomyelie 431
Hamilton-Anxiety-Scale 30
Hamilton-Depressions-Skala 30
Hämodialyse 154
Hämodilution nach Hirninfarkt 278
Hämoglobin, Labor, DD 917
Hämoperfusion 154
hangman's fracture 426, 603
Haptoglobin, Labor, DD 917
Harnblasenstörungen 221
Harnsäure, Labor, DD 917
Harnstoff, Labor, DD 918
Hartnup-Krankheit 482, 625
Haschisch 780
Hautantwort, sympathische 82
HAWIE 29
HAWIK 29
HbA1c, Labor, DD 917
HBDH, Labor, DD 918
Head-Zone 211
Heberden-Knötchen 213
HELLP-Syndrom 298
Helminthose 341–342
Hemiballismus 445
Hemicrania continua 248
Hemispasmus facialis 192
Hemisphärektomie, subtotale 372
Heparin 875
– bei Hirnblutung 283
– bei Hirninfarkt 276
– WW 895
hepatische Enzephalopathie 615
Hepatitis
– Alkohol- 775
– Valproinsäure- 366
Herdenzephalitis 308
Herniation
– hintere Schädelgrube 121
– transtentorielle 120, 122
Heroin 786
Herpes
– sine herpete 258
– zoster 258, 328
Herpes-simplex-Enzephalitis 326
Herpin-Janz-Syndrom 381
Herxheimer-Reaktion 318
Herzdruckmassage 111
Herzneurose 704
Hinterstrangläsion 423
Hippel-Lindau-Syndrom 485
Hirnabszess 309
– MRT-Befund 303
Hirndruck
– chronische Steigerung 123
– Liquorpunktion 124
– Messung 124
– Steigerung 120
Hirninfarkt 262, 268
Hirnmetastasen 414
Hirnnervenschäden. MdE 50
Hirnnervenuntersuchung 3
Hirnschädigungen
– MdE 51
Hirnstammreflexe bei Bewusstlosigkeit 113
Hirnszintigraphie 102
Hirntod, dissoziierter 602
Hirntumoren
– Entfernung 405
– Radiotherapie 405
Hirudin 877
HIV-Enzephalopathie 760
HIV-Infektion 330
HIV-RNA 332
hochaktive antiretrovirale Therapie 333
Hoffmann-Tinel-Zeichen 206, 507, 515
Höhenangst 690
Höhenlokalisation 423
Höhenschwindel 218
Hohmann-Handgriff 215
Homovanillinsäure, Labor, DD 918
Horner-Syndrom 120, 186
Horrortrip 166
Horton-Syndrom 295
Houndsfield-Einheiten 93
Howship-Romberg-Phänomen 512
humane Leukozytenantigene, Labor, DD 918
humanes Immundefizienzvirus 330
Hustenkopfschmerz, benigner 250
Hustenreflex bei Bewusstlosigkeit 113
HWS-Distorsion 605
Hydantoinsyndrom 385
Hydrocephalus occlusivus 439
Hydrocortison 880
Hydroxytryptophan bei Myoklonus 202
Hydrozephalus
– communicans 488
– nach SAB 287
– occlusivus 489
Hypalgesie 16
Hypästhesie 16
Hyperabduktionssyndrom 526
Hyperalgesie 16
Hyperästhesie 16
Hyperekplexie, familiäre 202
Hyperinsulinismus 627
Hyperkalzämie 623
hyperkinetische Störung 807
Hypermnesie 232
Hyperparathyreoidismus 627
Hyperpathie 16, 206
Hypersomnie
– prolongierte 601
hypertensive hypervolämische Hämodilution 287
Hyperthyreose 762
– Enzephalopathie bei 623
Hyperventilation 63
– moderate kontrollierte 125
– Tetanie 138
Hypnotika 831
– bei Hirndruck 126
hypochondrische Gedanken 235
hypochondrische Störung 701
Hypoglykämie 762
– Synkope bei 390
Hypokalzämie 623
– Akuttherapie 139
Hyponatriämie 621
– hypervolämische 622
– hypovolämische 622
– normovolämische 621
Hypophosphatämie 547
Hypophyseninsuffizienz 762
Hypophysentumor 412
Hypophysitis 309
Hyposmie 192
Hypothermie bei Hirndruck 125
Hypothyreose 762
– Enzephalopathie bei 624
Hypovitaminosen 629

I

Ibuprofen 849
– bei Migräne 243
– bei Stumpfschmerz 255
– bei Tumorschmerz 844
– Intoxikation 850
Ich-Störung 236, 668
Ideen, überwertige 233
Ideenflucht 233
Ilioinguinalsyndrom 212
Illusion 235
Imipramin 657
– bei ängstlicher Persönlichkeitsstörung 720
– bei Dysthymie 687
– bei Enuresis 811
– bei Gestationspsychose 763
– bei Neurasthenie 705

– bei Phobie 691
– bei schmerzhafter PNP 260
– Kinder/Jugendliche 800
– Schmerztherapie 857
– WW 893
Immunadsorption bei Myastenia gravis 562
Immunglobulin
– bei MS 352
– Labor, DD 919
Immunglobuline
– bei akutem GBS 135, 553
– bei MMN 554
– bei myasthener Krise 136
– bei Myasthenia gravis 562
– bei paraneoplastischem Syndrom 417
Immunsuppression nach Hirninfarkt 278
Immunsuppressiva 882
Impression, basiläre 438
Impulsiv-petit-mal 381
Impulskontrolle, gestörte 734
Inaktivitätsatrophie, arthrogene 499
inching 75
Incisura-scapulae-Syndrom 498
Indinavir 334
Indometacin
– bei chronisch paroxysmaler Hemikranie 248
– bei Hemicrania continua 248
– bei zervikaler Wurzelkompression 534
induzierte wahnhafte Störung 684
infantile Zerebralparese 487
Infarkt, migränöser 243
Inkohärenz 233
INR 879
Insomnie 828
– fatale familiäre 336
Instinktbewegung 19
Insulin
– Antikörper 919
– WW 895
Intelligenztest 29
Interferon bei multipler Sklerose 351
Interkostalneuralgie 212, 519
international normalized ratio 879, 919
Interpersonelle Psychotherapie
– bei Depression 660
intravenöse regionale Sympathikusblockade 253
Invaliditätsversicherung 45
Iodid
– bei thyreotoxischer Krise 624
Ipecacuanha-Sirup 152
Ischämie, zerebrale 262, 268
– Schwangerschaft 298
Isoniazid, bei Neurotuberkulose 314

J

Jackson-Anfall 378
Jackson-Michaelicus-Anfall 378
Jarisch-Herxheimer-Reaktion 318
Jeans-Krankheit 511
Jendrassik-Handgriff 10
Johanniskraut, bei Dysthymie 687

K

K-Komplexe 826
Kalium, Labor, DD 919
Kallostomie 373
Kalottenfraktur 589
Kalzium, Labor, DD 919
Kalziumantagonisten, WW 895
Kamerad-Schnürschuh-Syndrom 519
Kammerflimmern 112
Kardiolipin-Antikörper 920
Kardiomyopathie, alkoholische 776
Karotis-Sinus-Cavernosus-Fistel 291, 591
Karotisangiographie 98
Karotisdruckversuch 21
Karotissinussyndrom 390
Karpaltunnelsyndrom 508
Karpopedalspasmen 138
Kataplexie 835
Katatonie, perniziöse 670
Katecholamine, _ Labor, DD 920
Kaudasyndrom 422, 432
Kausalgie 206, 253
Kayser-Fleischer-Kornealring 463–464
Kearns-Sayre-Syndrom 575
Kernig-Zeichen 15, 300
Ketoazidose, alkoholische 165
Kiefersperre 140
Kiloh-Nevin-Syndrom 509
Kinder-Kontaktgespräch 797
Kinderlähmung 434
Kindesmisshandlung 820
Kindling-Phänomen 358
Klappmesserphänomen 199
Klaustrophobie 690
Kleinhirn
– Degeneration 478
– Astrozytom 408
– Atrophie, alkoholische 776
– Brückenwinkeltumor 411
– Funktionsstörungen 202
Kleptomanie 735
Klientenzentrierte Gesprächspsychotherapie 711
Klippel-Feil-Syndrom 438
Knie-Hacken-Versuch 18
Knippsreflex 12
Kodein 855
– und Acetylsalicylsäure 855
– und Paracetamol 855
Koenen-Tumoren 484
kohlenhydratdefizientes Transferrin, Labor, DD 910
Kohletherapie 153
Kokain 781
– Vergiftung 166
Kokzygodynie 212
Kolloidzysten 412
Koma 112, 114, 231
Kombinationskopfschmerz 246
Kompartmentsyndrom 492
Komplement, Labor, DD 920
komplexes regionales Schmerzsyndrom 253
Konditionieren
– operantes 708
– verdecktes 709
Konfabulation 232
Konflikt 22
Konfliktarten 22
konjugierte Blickwendung 113
Kontaktphase 770
Kontrastmittelallergie 104
Kontrazeptiva, WW 896
Konussyndrom 422
Konversionsstörung 697
– Kinder/Jugendliche 806
Konzentration 232
Konzentrationsstörung
– Kinder/Jugendliche 804
Konzentrationsstörung, Kinder/Jugendliche 807
Kopfschmerz 208
– (post-)koitaler 250
– bei Tumoren 395
– benigner Anstrengungs- 250
– benigner Husten- 250
– Cluster- 247
– Dialyse- 250
– Differenzialdiagnosen 300
– Differenzialdiagnostik 127
– entzündlich bedingter 130
– medikamenteninduzierter 249
– Migräne 242
– postpunktioneller 210

– Spannungskopfschmerz 246
– zervikogener 247
Koprolalie 469
Kopropraxie 469
Kornealreflex 6–7, 122
– bei Bewusstlosigkeit 113
Körperhalluzination 236
Korsakow-Syndrom 618
– traumatisches 592, 761
kortikales Umschneiden 373
Kortisonentzugssyndrom 881
kostoklavikuläres Syndrom 526
Kraftgrade 9
Krallenhand 503
Kraniopharyngeom 412
Kreatin-Clearance, Labor, DD 921
Kreatinin, Labor, DD 920
Kreislaufstillstand 110
Krise
– akinetische 137
– cholinerge 136
– hypokalzämische 139
– myasthene 136
– thyreotoxische 624
Krisenintervention 174
Krokodilstränen 192
Kryotherapie 495
Kryptokokkose 337
Kugelberg-Welander-Atrophie 476
Kulissenphänomen 8
Kumarine 878
– nach Hirninfarkt 279
– Nekrose 879
– WW 896
Kunsttherapie 713
Kupfer, Labor, DD 921
Kuru-Kuru 337

L

L-Dopa 453, 455, 468
– bei orthostatischem Tremor 200
– bei Parkinson-Krise 138
– bei PNP 545
– bei Restless-legs-Sy. 838
– motorische Rehabilitation 267
– WW 896
L-Dopa-Psychose 455
L-Polamidon® 787
L-Thyroxin bei Myxödemkoma 624
Labyrinthläsion, akute 219
Lacertus-fibrosus-Syndrom 507
Lagerungsschwindel 217
– benigner paroxysmaler 218
– zentraler 219
Lähmung
– akute 135
– dyskaliämische 137
– psychogene 10
Laktat, Labor, DD 921
Laktulose 858, 891
Lambert-Eaton-Syndrom 564
Lamivudin 334
Lamotrigin 368
– bei bipolarer affektiver Störung 652
– bei Trigeminusneuralgie 251
Lance-Adams-Syndrom 202
Landry-Guillain-Barré-Strohl-Syndrom 552
Lasègue-Zeichen 15, 300, 531
LDH, Labor, DD 921
Le-Fort-Einteilung 589
Leberzirrhose 615, 775
Legasthenie 813
– MdE 52
Legionellose 324
Leitungsaphasie 225
Leitungsblock 75
Lennox-Gastaut-Syndrom 380
Lepirudin 877
Lepra 550
Leptospirose 321
Leriche-Syndrom 424
Leukodystrophie
– adrenoleuko-dystrophische 481
– metachromatische 481
Leukozyten, Labor, DD 922
Levetiracetam 370
– bei Myoklonus 202
Levomepromazin 676, 870
– bei Cannabisabusus 781
– bei Hirntumor 404
– bei Manie 859
– bei Schizophrenie 673, 859
– Kinder/Jugendliche 799
Levomethadon
– bei Opiatentzug 787
– Substitutionsbehandlung 787
Levopromazin bei spinaler Läsion 427
Lewy-Body-Demenz 753
Lhermitte-Zeichen 15, 345, 347, 534
Lichtbogen 608
Lichtempfindlichkeit 178
Lichttherapie 660
Lidocain
– bei Phantomschmerz 256
– bei Spannungskopfschmerz 248
– bei Tabes dorsalis 317
Liftschwindel 217
Lipase, Labor, DD 922
Lipidspeichermyopathien 576
Liquid Ecstasy 784
Liquor
– Druckmessung 56
– Filtration bei Meningitis 307
– Fistel 589
– Punktion 56
– Punktion bei Hirndruck 124
– Szintigraphie 102
– Untersuchung 57
Liquorbefund
– bei Arteria-spinalis-anterior-Syndrom 429
– bei Boeck-Krankheit 550
– bei eitriger Meningitis 306
– bei GBS 552
– bei Hirntumoren 401
– bei Meningeosis carcinomatosa 415
– bei Meningitis 303–304
– bei multipler Sklerose 348
– bei Myelitis 434
– bei Neurotuberkulose 313
– bei PNP 544
Liquorrhö 586
Lisch-Knötchen 483–484
Lisurid 455–456
– bei Parkinson-Krise 138
Lithium
– bei bipolarer affektiver Störung 652
– bei Cluster-Kopfschmerz 249
– bei Manie 651
– bei schizoaffektiver Störung 682
– bei schizomanischer Störung 682
– bei SIADH 143
– bei thyreotoxischer Krise 624
– Kinder/Jugendliche 802
– Vergiftung 167
– WW 896
Little-Krankheit 487
Lobektomie 372
Locked-in-Syndrom 601
Loge-de-Guyon-Syndrom 504
Logorrhö 238, 667
Lopinavis 334
Lorazepam 863
– bei agitierter Depression 859
– bei akuter Belastungssituation 695
– bei Anfallsserie 133
– bei Angstzuständen 859
– bei Delir 746
– bei fokalem Status 134
– bei Grand-mal-Status 134
– bei Panikstörung 691
– bei psychiatrischem Notfall 171

– bei Schizophrenie 673–674
Lormetazepam 863
– bei Durchschlafstörung 832
Louis-Bar-Syndrom 482
love drug 783
low-dose-dependency 790
Low-dose-Heparinisierung 875
Lower-level-depression 721
Lupus erythematodes, systemischer 296
lyme-disease 318
Lymphadenopathiesyndrom 331
Lymphozyten, Labor, DD 912
Lyssa-Virus 327

M

M.-rectus-abdominis-Syndrom 520
Madopar® 455
Magaldrat 888
Magenneurose 704
Magenschutz 888
Magenspülung 152
Magnesium
– bei Migräne 245
– bei Muskelkrämpfen 495
– bei PNP 260
– Labor, DD 922
magnetic evoked sympathetic skin response 224
Magnetresonanztomographie 96
– bei Hirndruck 123
– bei Meningeosis carcinomatosa 415
– bei SHT 586
– bei zerebralen Infektionen 302
Magnetstimulation 70
Malaria 339
– Prophylaxe bei Epilepsie 385
Malformation, arteriovenöse 290, 430
maligne Hyperthermie 142
malignes neuroleptisches Syndrom 675
– Akuttherapie 141
Mallory-Weiss-Syndrom 776
Manie, Therapie 651
maniforme Störung, organische 757
Manirismen 667–668
Mannit bei Hirndödem 126
Mantelkantensyndrom 197
MAO-B-Hemmer 454
MAO-Hemmer 456
– bei Leberschaden 898
– Kinder/Jugendliche 802
– Vergiftung 167
– WW 896
Maprotilin 657
– WW 893
Marburg-Trias 347
Marchiafava-Bignami-Syndrom 778
Marcumarnekrose 879
Marcus-Gunn-Syndrom 188
Marihuana 780
Marinesco-Sjögren-Syndrom 479
Marinol® 780
Martin-Gruber-Anastomose 503
Massenblutung, hypertensive 282
Masseterreflex 6, 79
Matrizentest von Raven 29
McArdle-Krankheit 574
McArdle-Zeichen 347
McGregor-Linie 91
McRae-Linie 91
Mebendazol 565
– bei Echinokokkose 341
Meclozin bei Kinetose 885
medikamenteninduzierter Kopfschmerz 249
Medikamentennebenwirkung, neurologische 633
Medulloblastom 410
Mees-Nagelbänder 169
Mefloquin bei Malaria 339
Mehrgläserprobe 286
Meige-Syndrom 466
MELAS-Syndrom 575
Melkerson-Rosenthal-Syndrom 193
Melperon
– bei Delir 746
– bei Demenz 750
– bei nächtlicher Unruhe 832
– bei organischem Wahnsyndrom 758
– bei organischer Halluzinose 759
Memantine 751
Menière-Krankheit 219
Meningeom 409, 436
Meningeosis carcinomatosa 415
Meningismus 209, 300
– Differenzialdiagnosen 300
Meningitis
– Akuttherapie 130
– chronische luische 316
– EEG 305
– eitrige 305
– Liquorbefund 304
– Liquordiagnostik 303
– lymphozytäre 325
– MRT-Befund 302
– Pneumokokken 307
– spinale 316
– virale 325
Meningoenzephalitis
– akute 331
– virale 325
Meralgia paraesthetica 511
Merkfähigkeit 232
MERRF-Syndrom 575
Mescalin 785
Metamizol 848
– bei Migräne 243
– bei spinaler Läsion 427
– Intoxikation 849
Metamphetamin 784
Metastasen
– Gehirn 414
– intraspinale 436
Methämoglobin, Labor, DD 922
Methotrexat 883
– bei Meningeosis carcinomatosa 415
– bei multipler Sklerose 353
– bei Polymyositis 566
– WW 896
Methylphenidat
– Abusus 784
– Kinder/Jugendliche 799
Methylprednisolon 880
– bei anaphylaktischem Schock 899
– bei Arachnopathie 435
– bei Kontrastmittelallergie 105
– bei spinaler Läsion 427
Metixen 457
Metoclopramid 887, 892
– bei Migräne 243, 885
– bei Schwangerschaftserbrechen 886
– zur Schmerztherapie 858
Metoprolol
– bei Amphetaminvergiftung 160
– zur Migräneprophylaxe 245
Metronidazol
– bei Hirnabszess 310
– bei zerebraler Amöbiasis 340
Mexiletin
– bei myotoner Dystrophie Curschmann-Steinert 572
– bei Paramyotonia congenita Eulenberg 573
Mezlocillin
– bei Herpes-simplex-Enzephalitis 326
– bei spinalem Abszess 432
Mianserin bei Angstneurose 692
Mickey-Mouse-Sign 450
Miconazol bei Amöbenmeningoenzephalitis 340
Midazolam 861

– bei Hirndruck 126
– bei Liquorpunktion 56
Migraine accompagnée 242
Migraine sans Migraine 242
Migräne 242
– Akuttherapie 244
– Aura 242
– familiäre hemiplegische 242
– Infarkt 243
– komplizierte 242
– MdE 51
– mit Aura 242
– ohne Aura 242
– ohne Kopfschmerz 242
– ophthalmoplegische 242
– retinale 242
Mikroaneurysma 288
mikrovaskuläre Dekompression nach Janetta 251
Miktionssynkope 390
Milieutherapie bei Schizophrenie 681
Millard-Gubler-Syndrom 271
Miller-Fisher-Syndrom 552
Minderung der Erwerbsfähigkeit 44, 50
Mini-Mental-State 28
Mini-Mental-Status-Test 749
Minnesota Multiphasic Personality Inventory 30
Minor-Schweißversuch 20
Mirtazapin 656
– bei Dysthymie 687
Mischanalgetikaabusus 791
Mischentzug 792
Missbrauch, sexueller 821
Misstrauen 235
Mitbewegungen, pathologische 15
Mitoxantron bei multipler Sklerose 353
Moclobemid 658
– bei Demenz 750
– bei Dysthymie 687
– bei Panikstörung 691
– bei Phobie 691
– Kinder/Jugendliche 802
Modafinil bei Narkolepsie 836
Modelllernen 710
Modified Card Sorting Test 28
Monokelhämatom 589
Mononeuritis multiplex 260, 543
Monozyten, Labor, DD 913
Morphin 855
– Abusus 786
– bei Herpes zoster 258
– bei viszeralem Schmerz 844
Morton-Neuralgie 517–518
movement arousal 830
Moya-Moya-Syndrom 297
MR-Angiographie 100
Müdigkeitssyndrom, Kinder/Jugendliche 806
Multi-Infarkt-Demenz 754
Multicore-Krankheit 579
multimodale Therapieprogramme
– bei somatoformer Schmerzstörung 703
multiple Sklerose 344
– Schwangerschaft bei 354
Multiple Sleep Latency Test 836
multiples Myelom 549
Multisystematrophie 450
Münchhausen-Syndrom 738, 820
Münchner Persönlichkeitstest 31
Münchner Alkoholismustest 31
Musiktherapie 713
Muskelbiopsie 106, 558
Muskeldystrophie 568
– Becker 568
– Duchenne 568
– facio-scapulo-humerale 569
– Landouzy-Déjerine 569
Muskeleigenreflex, Auslösung 10
Muskelschwäche 196
– hysterische 198
Muskulatur, Untersuchung 9
Mutismus 238, 667, 809
– akinetischer 601
myasthene Krise 136
Myasthenia gravis 558
– Medikamente bei 563
– neonatale 563
– Operation bei 563
– Schlafstörung bei 832
– Schwangerschaft 563
Myatrophie, proximale 543
Myelinolyse, zentrale pontine 622
Myelitis 311
– spinale 316
– virale 325
Myelo-CT 101
Myelographie 101
Myelopathie
– HIV 332
– nekrotisierende 417
– toxische 424
– zervikale 535
Myoglobin, Labor, DD 922
Myoklonie 381
Myoklonus 201
– bei Epilepsie 201
– essenzieller 201
– physiologischer 201
– symptomatischer 201
Myoklonusepilepsie, progressive 381
Myopathie 614
– alkoholische 628, 777–778
– alkoholische hypokaliämische 777–778
– bei HIV 627
– endokrine 626
– Lipidspeicher- 576
– mitochondriale 575
– zidovudinassoziierte 628
Myositis
– Einschlusskörper 565
– eosinophile 565
myotone Dystrophie Curshmann-Steinert 571
Myotonia congenita Thomsen 573
Myotonia paradoxa 556
Myotonien 571
Myxödemkoma 624

N

N.-interosseus-anterior-Syndrom 509
NaCl, WW 893
Nacom® 455
Naevus flammeus 486
Naloxon 853
– bei Opioidvergiftung 169
Naltrexon 787, 789
Naproxen
– bei Entzugskopfschmerz 249
– bei Migräne 243
– zur Migräneprophylaxe 245
Naratriptan 244
Narkolepsie 835
Natrium, Labor, DD 923
Natriumbikarbonat, Reanimation 112
Natriumsulfat 153
Nebenschilddrüsenerkrankung 625
Negativismus 238, 668
Neglekt 17, 226
Nelfinavir 334
Nemaline-Myopathie 579
Neologismen 233, 667
Neopterin, Labor, DD 923
Neostigmin 561, 892
– bei spinaler Läsion 427
Nervenbiopsie 106
Nervendehnungszeichen 15
Nervennaht 496
Nervenschädigung 492
Nervenschaden
– Hirnnerven 590–591
Nervenstimulation, repetitive 78
Nervenzelltumor 411

Nervus
- abducens 5, 181
- accessorius 8, 194, 497
- axillaris 499
- cutaneus femoris lateralis 511
- cutaneus femoris posterior 513
- facialis 7
- femoralis 514
- fibularis 515
- genitofemoralis 511
- glossopharyngeus 8, 194
- gluteus 512
- hypoglossus 8
- iliohypogastricus 510
- ilioinguinalis 511
- ischiadicus 518
- medianus 506
- musculocutaneus 500
- obturatorius 512
- oculomotorius 5, 181
- olfactorius 3
- opticus 5
- peroneus 515
- pudendus 513
- radialis 501
- recurrens 194
- statoacusticus 7
- suprascapularis 498
- thoracicus longus 498
- tibialis 517
- trigeminus 6
- trochlearis 5, 181
- ulnaris 503
- vagus 8, 194
- verstibulocochlearis 7

Neuralgie 206
- postzosterische 259, 329

neuralgische Myatrophie 529
Neurapraxie 75, 493
Neurasthenie 705
Neurinom, intraspinales 436
Neuroakanthozytose 452, 458
Neuroblastom 411
Neuroborreliose 318
Neurobrucellose 323
Neurofibromatose v. Recklinghausen 483
Neuroleptika
- atypische 677
- bei Schizophrenie 673
- Depotpräparate 679
- Kinder/Jugendliche 799
- schnell lösliche 673
- WW 897

Neurolues 315
Neurolyse 496
Neuromyelitis optica 356
Neuromyopathie 417
Neuromyotonie 573
Neuronen-spezifische Enolase, Labor, DD 923
Neuronitis vestibularis 218
Neuropathia
- patellae 514

Neuropathie
- akute motorische axonale 552
- multifokale motorische 554

Neuropsychologie 25
Neurose 686
- depressive 686
- hysterische 697, 700
- MdE 52
- postpartale 763

Neurosyphilis 315
Neurotmesis 493
Neurotuberkulose 312
- Liquorbefund 313

Neutrophile, Labor DD 912
Nevirapin 334
Niacin bei Hartnup-Krankheit 625
Niacinmangel 630
Nicergolin 751
nicht steroidale Antiphlogistika 849
- NW 893

Nicolau-Syndrom 512
Niederspannungs-EEG 65
Nifedipin, WW 895
Nimodipin 751
- bei Subarachnoidalblutung 287

Ninhydrintest 20
Nissl-Alzheimer-Endarteriitis 760
Nitrazepam 864
- bei Durchschlafstörung 832

Noctambulismus 812
Nokardiose 324
Non-REM-Schlaf 824
Normaldruckhydrozephalus 488
Nortriptylin bei Dysthymie 687
Notfall, psychiatrischer 32
NREM-Stadium 825
Nukleosidanaloga 334
Nukleotomie
- offene 538
- perkutane lumbale 538

Nymphomanie 732
Nystagmus 6, 113, 188, 217

O

Obturatoriusneuralgie 512
ocular bobbing 113, 190
ocular tilt reaction 184
Off-Phasen-Dystonie 455
OKT4/OKT8-Quotient 332
Okulomotoriusparese 181
okulozephaler Reflex 122
- bei Bewusstlosigkeit 113

Olanzapin 677
- bei Depression 659
- bei Manie 652
- bei postschizophrener Depression 679
- bei Schizophrenie 673
- bei Stupor 171
- Kinder/Jugendliche 800
- Vergiftung 168

Oligodendrogliom 410
oligoklonale Banden
- bei Infektionen 304
- bei multipler Sklerose 348

Oligophrenie 817
Omeprazol 890
On-Off-Phase 455
Ondansetron 887
- bei Zytostatika-Erbrechen 885

Oneirophrenie 684
Ophthalmoplegia
- externa 181
- interna 181
- plus 575

Ophthalmoplegie, internukleäre 184
Opiate 852
Opioide 853
- Abusus 786
- Vergiftung 168

Opipramol
- bei Bewegungsstörung 698

Opisthotonus 140, 300
Oppenheim-Zeichen 14
Opsoklonus 190
Opsoklonus-Myoklonus 416
Optikusatrophie 399
Optikusgliom 413
Optikusneuritis 346
Orbicularis-oculi-Reflex 78
Orbicularis-oris-Reflex 15
organisches Psychosyndrom 761
Orgasmusstörung 733
Orientierung 231
Orthostase-Phänomen 254
Osmolalität, Labor, DD (Serum, Urin) 923
Osmotherapie bei Hirnödem 126
Ösophagusvarizen 776
Osteochondrom 396
Osteom 396
Oszillopsien 191
Oxazepam 863
- bei agitierter Depression 859
- bei Angstzuständen 859
- bei Durchschlafstörung 832

– bei Tinnitus 221
Oxcarbazin 365
Oxybutynin Detrusor-Sphinkter-Dyssynergie 222

P

Paartherapie 712
– Masters und Johnson 732
Pädophilie 738
Paget-Schroetter-Syndrom 214
painful arc 499
Palmomentalreflex 20
Pancake-Hämatom 597
Pancoast-Tumor 527
Pancuronium bei Tetanus 140
Pandy-Test 57
Panenzephalitis, chronische 330
Panikstörung 691
Pankreatitis 614, 776
– Enzephalopathie bei 625
PANSS 30
Pantothensäuremangel 631
Paracetamol 847
– bei Hirndruck 125
– bei Hirntumor 404
– bei lumbaler Wurzelkompression 538
– bei Meningitis 130
– bei Migräne 243
– bei Nervenschmerzen 495
– bei Schleudertrauma 607
– bei SHT 587
– bei Spannungskopfschmerz 246
– bei spinaler Läsion 427
– bei Tumorschmerz 844
– bei zervikaler Wurzelkompression 534
– Intoxikation 847
Parakinese 238
Paramyotonia congenita Eulenberg 573
paraneoplastisches Syndrom 416–417
Paraphilie 736
Paraproteinurie, Labor, DD 924
Parasitose, endogene 341–342
Parasomnie 833
Parästhesie 15, 206
Parasuizid 172
Parathormon, Labor, DD 924
Parathymie 238, 668
Parese 9
– schlaffe 423
– spastische 422
Parinaud-Syndrom 184, 399
Parkinson-Demenz-ALS-Komplex 449
Parkinson-Krankheit 446
– atypische Symptome 448
– Krise 137
Parkinson-Syndrom 446
– sekundäres 449
Parkinsonoid 674
Paroxetin 654
– bei ängstlicher Persönlichkeitsstörung 720
– bei Demenz 750
– bei Dysthymie 687
– bei Panikstörung 691
– bei Phobie 691
– bei Zwangsneurose 693
– Kinder/Jugendliche 801–802
Parsonage-Turner-Syndrom 529
Partialepilepsie, benigne mit zentrotemporalen sharp-waves 382
partielle Thromboplastinzeit
– Labor, DD 924
Patellarklonus 12
Patellarsehnenreflex 13
Pavor nocturnus 812, 833
pCO_2, Labor, DD 920
PCV 407
Peak-dose-Dyskinesie 455
Pelizaeus-Merzbacher-Erkrankung 459
Pellagra 630
Pemolin bei Narkolepsie 837
Penicillin G
– bei Aktinomykose 324
– bei Chorea Sydenham 462
– bei Hirnabszess 310
– bei Leptospirose 321
– bei Meningitis 130–131
– bei Pneumokokkenmeningitis 307
– bei Tetanus 140
– WW 897
Pentazocin 856
– bei Kolikschmerz 844
– bei viszeralem Schmerz 844
Perazin 676, 870
– bei Manie 859
– bei Schizophrenie 673, 859
Pergolid 455–456
Periarthropathia humeroscapularis 213
Perilymphfistel 219
periodic limb movements in sleep 838
Perkussionsmyotonie 571
perkutane Thermokoagulation, Ganglion Gasseri 251
Perphenazin 887
– bei metabolischem Erbrechen 885
Perseveration 233
persistant vegetative state 600
Persönlichkeit, Untersuchung 30, 716
– anankastische 719
– ängstliche 719
– asthenische 720
– dissoziale 723
– emotional instabile 721
– histrionische 719
– narzisstische 723
– organisch bedingte 759
– paranoide 718
– schizoide 718
Perversion 736
Pes equinovarus 515
Pethidin 856
– bei Hirndruck 125
– bei Kolikschmerz 844
– bei viszeralem Schmerz 844
pH, Labor, DD 924
Phakomatose 483–484
Phalen-Zeichen 508
Phantomschmerz 255
Phantomsensationen 256
Phencyclidin 783
Phenobarbital 366
– bei Grand-mal-Status 134
Phenothiazin, WW 897
Phenoxybenzamin
– Detrusor-Sphinkter-Dyssynergie 222
– Detrusorhyporeflexie 222
Phenoxymethylpenicillin bei Neurolues 317
Phenprocoumon 878
Phenytoin 365
– bei fokalem Status 134
– bei Grand-mal-Status 134
– bei Herpes-simplex-Enzephalitis 326
– bei Mischentzug 792
– bei myotoner Dystrophie Curschmann-Steinert 572
– bei Neuralgie 844
– bei Neuromyotonie 573
– bei Trigeminusneuralgie 251
– Vergiftung 169
– WW 897
Phobie 235, 690
– Kinder/Jugendliche 803
– soziale 690
– spezifische 690
Phoneme 236
Phosphat, Labor, DD 924
Phosphorylasemangel 574
Photostimulation 63

Physostigmin
– bei Amphetaminvergiftung 160
– bei Antidepressivavergiftung 160
– bei Ethanolvergiftung 166
– bei Intoxikation mit Anticholinergika 747
– bei zentralem anticholinergen Syndrom 142
Pierre-Nonne-Marie-Krankheit 483
Pimozid 468, 676
– bei Tics 469
– bei Zwangsneurose 693
– Kinder/Jugendliche 799, 806
Pineoblastom 411
Pineozytom 411
Pipamperon 676
– bei Delir 746
– bei Demenz 750
– bei Korsakow-Syndrom 592
– bei nächtlicher Unruhe 832
– bei organischem Wahnsyndrom 758
– bei organischer Halluzinose 759
Piracetam 751
– bei Myoklonus 202
– bei progressiver Myoklonusepilepsie 382
Piriformis-Syndrom 512, 519
Plasmapherese
– bei akutem GBS 135, 553
– bei myasthener Krise 136
– bei Myasthenia gravis 562
– bei Vergiftungen 154
Plasmathrombinzeit, DD 925
Plasmozytom 549
– intraspinales 436
Pleozytose 58, 303, 313, 348
Plethora 413
Plexus
– lumbosacralis 529
– neuritis 529
– cervicobrachialis 524
– Papillom 410
Pneumatozele 591
pO_2, Labor, DD 927
Polioencephalopathia haemorrhagica superior 618
Polioenzephalitis, diffuse 416
Poliomyelitis anterior akuta 434
Poltern 809
Polygraphie 840
Polymyalgia rheumatica 213, 567
Polymyositis 564
Polyneuritis 552
– chronisch idiopathische 553
Polyneuropathie 541
– alkoholtoxische 548
– chronisch entzündliche 553
– diabetische 546
– hereditäre 551
– infektiöse 549
– medikamentös-toxische 548
– neoplastische 549
– Schmerzen 260
– toxische 548
– urämische 547
– vaskulitische 550
Polyphagie 730
Polyradikulitis 552
Polysomnographie 63, 828
Polytoxikomanie 792
Pompe-Krankheit 574
Porphyrie
– akute intermittierende 547
– Enzephalopathie bei 625
Positronen-Emissionscomputertomographie 103
Post-Polio-Syndrom 435
Postamputationssyndrom 255
Postdiskektomiesyndrom 540
postkommotionelles Syndrom 592
postkontusionelles Syndrom 592
postzosterische Neuralgie 259, 329
Pramipexol 455–456
Prazepam 864
– bei Angstzuständen 859
Praziquantel 565
– bei Bilharziose 342
– bei Zytizerkose 341
Prednisolon 880
– bei Chorea Sydenham 462
– bei komplexem regionalem Schmerzsyndrom 254
– bei Lambert-Eaton-Syndrom 564
– bei MMN 554
– bei multipler Sklerose 350
– bei Myasthenia gravis 562
– bei Neuroborreliose 320
– bei paraneoplastischem Syndrom 417
– bei Status migraenosus 245
– bei thyreotoxischer Krise 624
– bei Zosterganglionitis 329
– zur Schmerztherapie 858
Prednison 880
– bei Chorea Sydenham 462
– bei chronischem GBS 554
– bei Fazialisparese 193
– bei Herpes zoster 259
– bei Mononeuritis 260
– bei multipler Sklerose 350
– bei Myasthenia gravis 562
– bei Neurotuberkulose 314
– bei Paraproteinämie 549
– bei Polymyalgia rheumatica 567
– bei Polymyositis 566
– bei vaskulitischer PNP 550
– bei zerebraler Vaskulitis 295
– zur Schmerztherapie 858
Primidon 367
– bei essenziellem Tremor 200
– bei Myoklonus 202
– bei orthostatischem Tremor 200
– WW 894
Primitivreflex 19
PRIND 272
Prionenerkrankungen 335
Procain-Penicillin bei Neurolues 317
progressive multifokale Leukoenzephalopathie 332
progressive Muskelrelaxation 712
progressive Paralyse 316
progressive stroke 272
Prolaktin, Labor, DD 925
Prolaktinom 413
Promethazin 676, 869, 887
– bei Akathisie 675
– bei Cannabisabusus 781
– bei Demenz 750
– bei Manie 859
– bei metabolischem Erbrechen 885
– bei myasthener Krise 137
– bei Schizophrenie 859
– bei Schwangerschaftserbrechen 886
– Kinder/Jugendliche 799
Pronator-teres-Syndrom 507, 509
Propafenon bei Kammerflimmern 112
Propanolol
– bei dystonem Tremor 200
– bei essenziellem Tremor 200
Propranolol
– bei Akathisie 675
– bei Angstneurose 692
– bei Migräne 245
– bei tardiver Dyskinesie 463
– bei thyreotoxischer Krise 624
prostataspezifische Phosphatase, Labor, DD 924
prostataspezifisches Antigen, Labor, DD 926
Protamin 876
Protaminchlorid bei SHT 587
Proteaseinhibitoren 334
Protein
– C, Labor, DD 926
– S, Labor, DD 926
Proteinurie, Labor, DD 925

Pseudobulbärparalyse 194
Pseudodemenz 753
Pseudoptosis 188
Pseudotabes
– alcoholica 548
– diabetica 546
Pseudotumor cerebri 123
Psychalgie 702
Psychoanalyse
– bei Angststörungen 689
– bei Depression 661
– bei Dysthymie 687
– Kinder/Jugendliche 797
psychoanalytische Fokaltherapie 707
Psychodrama 711
psychodynamische Therapie 681
psychogener Anfall 133
Psychopathologie 23
Psychopharmaka-Notfälle 175
Psychose
– akute organische 613
– postpartale 763
– schizophrene 666
– schizophrene, Jugendliche 821
– Schlafstörung bei 832
– Steroid- 614
– zykloide 684
Psychosomatose 739
– Kinder/Jugendliche 806
Psychosyndrom, hirnorganisches 761
Psychotherapie
– bei Manie 652
– bei Schizophrenie 680–681
– expressive 708
– kognitive 710
– psychoanalytische 707
Psylocybin 785
Ptosis, DD 187
Pupillenstarre 186
Puppenkopfphänomen 122
Pyknolepsie 381
Pyramidenbahnläsion 422
Pyramidenbahnzeichen 14
Pyrazinamid bei Neurotuberkulose 314
Pyridostigmin 561
– bei myasthener Krise 136
Pyridoxin 630
Pyrimethamin
– bei Toxoplasmose 339
– Sekundärprophylaxe bei Toxoplasmose 335
Pyrimethamin-Sulfadoxin
– bei Malaria 339
Pyritinol 751
Pyromanie 735

Q

Q-Fieber 321
Quantitativer Sudomotor-Axon-Reflex-Test 224
Querschnittlähmung 420
– Abführmittel bei 892
– inkomplette 442
Querschnittsyndrom 432
Quetiapin 677
Quick, Labor, DD 926

R

Rabies 327
Radialisparese 501
Radikulitis 311
– spinale 316
Radiotherapie
– Hirntumoren 405
– interstitielle 406
– konventionelle 405
Radiusperiostreflex 12
Ranitidin 889
– bei Kontrastmittelallergie 105
– Stressulkusprophylaxe 427
rapid cycling 645
Rasmussen-Syndrom 372
Ratlosigkeit 237
Rausch, pathologischer 165
Rebound-Phänomen 19
Reboxetin 655
Rechenschwäche 814
Reflexklonus 12
Refsum-Syndrom 481, 551
Rehabilitation
– motorische nach Apoplex 266
Reiberschema 59
Reithosenanästhesie 422
Reizbarkeit 237
Reizpleozytose 58
Reizschwindel, physiologischer 217
Reizstrombehandlung 495
REM-Schlaf 824
REM-Schlafparasomnie 834
Renin, Labor, DD 926
Rentenversicherung, gesetzliche 46
Restless-legs-Syndrom 542, 838
rete mirabilis 297
Retentions-Kontroll-Training 811
Retikulozyten, Labor, DD 913
Retikulozytenkrise 913
Retinol 629
Retrobulbärneuropathie 778
Reverse-Transkriptase-Inhibitoren, nicht nukleosidale 334
Reye-Syndrom 616
Rezidivprophylaxe, Manie 652
Rhabdomyolyse 576
Rheumafaktor, Labor, DD 926
Rhomboideusparese 497
Riboflavinmangel 630
Riche-Cannieu-Anastomose 503
Riesenaneurysma 288
Riesenzellarteriitis 295, 567
Rifampicin
– bei Amöbenmeningoenzephalitis 340
– bei Neurobrucellose 323
– bei Neurotuberkulose 314
– Chemoprophylaxe bei HiB 307
– Chemoprophylaxe bei Meningokokken 307
Rigor 198, 444
rimmed vacuoles 565
Ring-Enhancement 94
Rinne-Versuch 8
Risperidon 677
– bei Stupor 171
– Depot 679
– Kinder/Jugendliche 800, 806
– Vergiftung 168
Risus sardonicus 140
Ritonavir 334
Rivastigmin 751
Rizatriptan 244
Robertson-Pupillen 186
Rofecoxib 851
– bei Muskelverspannung 495
– Intoxikation 851
Rolandi-Epilepsie 382
Romberg-Versuch 19
Röntgen
– Schädel 90
– Wirbelsäule 92
Ropinirol 455–456
Rossolimo-Reflex 13
Rotatorenmanschettenruptur 499
Rötelnpanenzephalitis, progressive 330
rtPA bei Mediainfarkt 278
Rückenmarksschäden, MdE 52, 421
Rückenschmerzen 211
Rückfallfieber 322
Rucknystagmus 83
Rumpfataxie 202
Rumpfnerven 519
Rumpfschmerzen 211

S

Sachverständiger 41
Sadomasochismus 737
Salaam-Spasmus 380
Salbengesicht 446
Salt-and-pepper-Retina 575
Saphenusneuropathie 514
Saquinavir 334
Sarkoglykanopathie 569
Sarkoidose 550
Sarkom, intraspinales 436
Satyriasis 732
Sauerstoffsättigung, Labor, DD 927
Saure-Maltase-Mangel 574
Scapula alata 497
SCC, Labor, DD 927
Schädelfraktur 589
– offene 593
Schädelhirntrauma
– bei Kindern 593
– Einteilung 583
– offenes 593
Schädelprellung 588
Schädeltumor 396
Schellong-Test 21, 389
Schenck-Syndrom 834
Scheuermann-Krankheit 211
Schilddrüsendiagnostik 927
Schilder-Krankheit 356
Schistosoma 342
schizoaffektive Störungen 682
schizodepressive Störung 682
schizomanische Störung 682
Schizophasie 667
schizophrene Reaktion 684
schizophrenes Residuum 670, 680
Schizophrenia simplex 670
Schizophrenie
– akute 684
– hebephrene 670
– katatone 670
– MdE 52
– paranoide 670
– Stadien 670
– Subtypen 670
– undifferenzierte 670
schizotype Störung 683
Schlaf
– Bedeutung 825
– Beschwerden 830
– Hygiene 831
– Muster 827
– nach Schlaganfall 842
– Profil 826
Schlaf-EEG 825
Schlafanfall 835
Schlafapnoe-Syndrom 839
Schlafentzug 825
– bei Depression 660
Schlafmitteltherapie 831
Schlafprofil 830
Schlafstadien 65–66, 824
Schlafstörung 828
– Kinder/Jugendliche 812
Schlafwandeln 812, 833
Schlaganfall 262
– bei Schlafapnoe 841
– Schlaf nach 842
Schleudertrauma 605
Schlucksynkope 390
Schmerz
– Bewältigungstraining 704
– neuropathischer 252
– Therapie 844
– zentraler 257
Schnüffeln 782
Schock
– anaphylaktischer 899
– spinaler 604
Schrankenstörung 57–58, 313, 552
Schreibkrampf 467
Schuldwahn 234
Schuleschwänzen 815
Schulfähigkeitsuntersuchung 813
Schüller-Aufnahme 90
Schulphobie 815
Schulreife 813
Schultergelenkluxation 499
Schultermyatrophie 529
Schutzimpfungen
– bei Epilepsie 384
– bei multipler Sklerose 354
Schwangerschaft
– Arzneimittel bei 900
– bei Epilepsie 385
– bei multipler Sklerose 354
– bei Myasthenia gravis 563
Schwangerschaftschorea 459, 462
Schwangerschaftserbrechen 886
Schwankschwindel 217
– bei MS 219
– phobischer 220
Schwartz-Bartter-Syndrom 143, 621
Schweigepflicht 36
– Gutachten 42
Schweißsekretionsstörungen 224
Schwellkörper-Autoinjektions-Therapie 732
Schwerbehinderte 47
Schwerpunktpolyneuropathie 543
schwimmende Bulbi 113
Schwindel 217
– medikamentöser 220
– peripher vestibulärer 218
– psychogener 220
– somatosensorisch zervikaler 220
– visueller 220
Schwurhand 506
Scopolamin 886
– bei Bewegungsschwindel 217
– bei Kinetose 885
– Detrusor-Sphinkter-Dyssynergie 222
Seddon-Klassifikation 493
Segawa-Syndrom 468
Sehstörung 178
Sekundärprophylaxe
– nach Hirninfarkt 279
Selbstbeschädigung 239
Selbstsicherheitstraining 710
Selbstüberschätzung 235
Selegilin 456
– WW 896
Selektiver Reminding-Test 27
selektive Serotonin-Wiederaufnahmehemmer
– Kinder/Jugendliche 801
Senna-Glykoside 891
Sensibilitätsstörungen 423
Serratusparese 497
Sertralin 654
– bei Demenz 750
– bei Dysthymie 687
– bei Zwangsneurose 693
– Kinder/Jugendliche 801–802
Serumelektrophorese 927
SESA-Syndrom 779
Sexualpräferenz, gestörte 736
sexuelle Devianz 736
sexuelles Verlangen
– gesteigertes 732
– vermindertes 732
shaken-baby-syndrome 593
shaping 709
short-lasting unilateral neuralgiform headache with conjunctival injection and tearing 248
Shuntimplantation 489
– bei Hirnblutung 283
Shy-Drager-Syndrom 450
Siebenmann-Syndrom 399
Sildenafil 732
Simpson-Test 559
Simulation 738
Single-Photonen-Emissionscomputertomographie 102
Sinusvenenthrombose
– blande 292
– postpartale 298
– septische 294

Sjögren-Syndrom 297
Skalenussyndrom 214, 526
skew deviation 113, 184
Sklerose
– entzündliche diffuse 356
– konzentrische 356
Slow-Virus-Infektion 330
Somatisierungsstörung 700
somatoforme Schmerzstörung 702
somatoforme Störung 700
Somnambulismus 812, 833
Somnolenz 114, 231
Sonnen-Wolkenkalender 811
Sopor 114, 231
Sorbit, bei Hirndödem 126
Sotalol bei Kammerflimmern 112
Sozialgericht 47
Sozialverhalten, gestörtes 808
Soziotherapie bei Schizophrenie 681
Spannungskopfschmerz 246
Spastik 198
– Therapie 870
Spastische Spinalparalyse 474
Spätdyskinesie 675
Spätschizophrenie 666
SPECT 449
Spermatikusneuralgie 511
Spielsucht 735
Spina bifida dorsalis 440
spinale Muskelatrophie 475
Spinalparalyse, luetische 316
Spondylodiszitis 311
Sprachentwicklungsverzögerung 808
Sprachuntersuchung 29
Sprachzerfall 667
Sprechverweigerung 809
Standard-Bikarbonat, Labor, DD 927
Standataxie 202
start-hesitation 458
Startle-Erkrankung 202
Status epilepticus
– Akuttherapie 133
– fokaler 134
– grand-mal 134
Status migraenosus 243
Stauungspapille 5, 191
Stavudin 334
Steele-Richardson-Olszewski-Syndrom 451
Stenvers-Aufnahme 90
Steppergang 204, 515
Stereognosie 16
Steroidpsychose 614
Stiff-man 573
Stimmenhören 236
Stimulanzien, Kinder/Jugendliche 799
Stottern 809
Strachan-Syndrom 629
Strahlenmyelopathie 437
Strahlennekrose, zerebrale 406
Strahlenschaden 610
Streptomycin bei Neurotuberkulose 313, 315
stroke like episodes 575
Strukturiertes Inventar für anorektische und bulimische Essstörungen 31
Strukturiertes klinisches Interview für dissoziative Störungen 31
Strukturiertes klinisches Interview für DSM-IV 30
Strümpell-Zeichen 15
Struther's Ligament 508
Stumpfschmerz 255
Stupor 171, 238
Sturge-Weber-Syndrom 486
Sturzsenkung 910
subakut sklerosierende Panenzephalitis 330
Subarachnoidalblutung 284
– intraspinale 432
– ohne Aneurysma 288
– Schwangerschaft 298
– spinale 288
Subclavian-Steal 84, 271
subkortikale arteriosklerotische Enzephalopathie 754
subkortikale vaskuläre Demenz 754
Subokzipitalpunktion 56
Substanzabhängigkeit 766
Subtraktionsangiographie, digitale 98
Sucralfat 888
sudden sniffer's death 782
Sudeck-Syndrom 253, 524
suicide-headache 247
Suizid 172
Suizidalität 239
– bei schizophrener Psychose 668
– Jugendliche 816
Sulcus-ulnaris-Syndrom 505
Sulfadiazin
– bei Toxoplasmose 339
Sulfonylharnstoffe
– WW 897
Sulpirid 461, 676
– Kinder/Jugendliche 799–800
Sumatriptan 244
– bei Cluster-Kopfschmerz 248
SUNCT 248
Supercoke 783
Supinatorlogensyndrom 502
Suralisneuralgie 519
Suxinutin 367
sympathetically maintained pain 255
Sympathikusblockade 255–256, 259
– intravenöse regionale 253
sympathische Reflexdystrophie 253
sympathischer Hautreflex 224
Symptome
– extrapyramidale 613
– zerebelläre 613
Syndrom
– Adie 185
– amnestisches 757
– apallisches 600
– Arnold-Chiari 439
– Arteria-spinalis-anterior 429
– Asperger 817
– Bannwarth 318
– Bassen-Kornzweig 481
– Battered-child 820
– Behr 479
– Bing-Horton 247
– Blitz-Nick-Salaam 380
– Brown-Séquard 421, 431
– bulbäres 122
– Burning-feet 542
– Cauda-equina 539
– Chiasma 399
– Cockayne 482
– Cushing 413, 627, 762
– Dandy-Walker 439
– der inadäquaten ADH-Freisetzung 143
– Devic 356
– Dialyse-Dysequilibrium 620
– dienzephales 120, 122
– Dysarthria-clumsy-hand 271
– Eineinhalb 184
– Emery-Dreifuss 570
– Epikonus- 422
– EPM 674
– Foster-Kennedy 399
– Friedmann 381
– Frontalhirn- 759
– frozen-shoulder 499
– Garcin 399
– Garin-Bujadoux-Bannwarth 318
– Gerstmann-Sträussler-Scheincker 336
– Gilles-de-la-Tourette 468, 805
– Guillain-Barré 552
– Hallgren 479
– HELLP 298

– Herpin-Janz 381
– Hippel-Lindau 485
– Horner 120, 186
– Horton 295
– Incisura-scapulae 498
– Kamerad-Schnürschuh 519
– Kearns-Sayre 575
– Kiloh-Nevin 509
– Klippel-Feil 438
– Konus 422
– Korsakow 618
– kostoklavikuläres 526
– Lacertus-fibrosus 507
– Lambert-Eaton 564
– Lance-Adams 202
– Landry-Guillain-Barré-Strohl 552
– Lennox-Gastaut 380
– Leriche 424
– locked-in 601
– Loge-de-Guyon 504
– Louis-Bar 482
– Lymphadenopathie 331
– malignes neuroleptisches 141, 675
– Mallory-Weiss 776
– Marchiafava-Bignami 778
– Marcus-Gunn 188
– Marinesco-Sjögren 479
– Meige 466
– MELAS 575
– Melkerson-Rosenthal 193
– MERFF 575
– mesenzephales 122
– Millard-Gubler 271
– Miller-Fisher 552
– Moya-Moya 297
– Münchhausen 738, 820
– Nicolau 512
– organisches amnestisches 613
– Paget-Schroetter 214
– paraneoplastisches 416–417
– Parinaud 184, 399
– Parsonage-Turner 529
– Piriformis 512, 519
– pontines 122
– Posdiskektomie 540
– Post-Polio- 435
– postenzephalitisches 760
– postkommotionelles 592
– postkontusionelles 592
– Pronator-teres 507, 509
– Rasmussen 372
– Refsum 481
– Restless-legs 542, 838
– Reye 616
– Schenck 834
– Schlafapnoe 839
– Schwartz-Bartter 143, 621
– Segawa 468
– SESA 779
– Shy-Drager 450
– Siebenmann 399
– Sjögren 297
– Skalenus 526
– Strachan 629
– Sturge-Weber 486
– Subclavian-Steal 84, 271
– Sudeck 253, 524
– Sulcus-ulnaris 505
– Steele-Richardson-Olszewski 451
– Stiff-man 573
– Tarsaltunnel 517
– Tay-Sachs 482
– Tetanie 138
– Thoracic-outlet 526
– Tietze 212, 520
– Vertebral 531
– Vogt-Koyanagi-Harada 296
– Wallenberg 271
– Waterhouse-Friedrichsen 308
– Weber 271
– Wernicke-Korsakow 618
– West 380
– zentrales anticholinerges 141
– zerebrales Salzverlust- 144
– Zieve 775
Synkope
– pressorisch post-pressorische 390
– trigeminovagale 391
– vasovagale 390
Syringobulbie 441
Syringomyelie 441
Syringostomie 442

T

T1-Wichtung 98
T2-Wichtung 98
Tabak-Alkohol-Amblyopie 778
Tabes dorsalis 316
Taboparalyse 316
Tacrolimus 884
Tagegeldversicherung 45
Takayasu-Arteriitis 296
Tanztherapie 713
Tarsaltunnelsyndrom
– hinteres 517
– vorderes 516
Tau-Protein 752
Tay-Sachs-Syndrom 482
Teilleistungsstörung 813
Telescoping 256
Temporallappenepilepsie 379
– psychische Störungen 382
Tensilontest 136, 559
Terminalschlaf 375
Testverfahren, neuropsychologisches 27
Tetagam® 140
Tetanie, hypomagnesiämische 139
Tetanie-Syndrom 138
Tetanus 139
Tetrabenazin 461, 468
– bei Chorea Huntington 461
Tetracyclin
– bei Fleckfieber-Enzephalitis 323
– bei Neurolues 317
Tetrahydrocannabinol 780
Tetrazepam bei Spastik 873
Tetrazykline, WW 897
Thalamushand 207
Thalamusschmerz 257
Thallium 548
Thalliumvergiftung 169
Theophyllin
– bei anaphylaktischem Schock 899
– WW 898
Thermoregulationstest 224
Thersites-Komplex 704
Thiamazol bei thyreotoxischer Krise 624
Thiamin bei Wernicke-Korsakow-Syndrom 618
Thiaminmangel 629
Thiaziddiuretika, WW 898
Thiopental
– bei Grand-mal-Status 134
– bei Hirndruck 126
Thioridazin 676
– bei Alternativpsychose 384
– bei Spätdyskinesie 675
Thoracic-outlet-Syndrom 526
Thrombolyse nach Hirninfarkt 278
Thrombopenie, heparininduzierte 877
Thromboseprophylaxe bei Hirntumor 404
Thrombozyten, Labor, DD 913
Thrombozytenfunktionshemmung
– nach Hirninfarkt 279
Thymektomie 562
Thyroxin bindendes Globulin, Labor, DD 928
Thyroxin, freies, Labor, DD 928
TIA 272
Tiagabin 370
Tiaprid 461, 468
– bei Chorea Huntington 461

– bei Tics 469
– Kinder/Jugendliche 806
Tibialis-anterior-Syndrom, MdE 53
Tibialis-posterior-Reflex 13
Tic 468
– douloreux 250, 469
– Kinder/Jugendliche 805
Tiefenpsychologie, Kinder/Jugendliche 797
Tiefschlaf 825
Tietze-Syndrom 212, 520
Tiger-Augen-Zeichen 459
Tilidin 853
– bei Herpes zoster 258
Timipramin bei Fibromyalgie 579
Tinidazol bei zerebraler Amöbiasis 340
Tinnitus 219–220
Tizanidin 871
– bei multipler Sklerose 354
Tocainid
– bei myotoner Dystrophie Curschmann-Steinert 572
– bei Tinnitus 221
Tocopherol-Mangel 632
Token-Test 29
Tollwut 327
Topektomie 372
Topiramat 369
– bei Migräne 245
– bei Trigeminusneuralgie 251
Torticollis spasticus 465
Tourniquetlähmung 501
Toxoplasmose 338
– MRT-Befund 303
TPA, Labor, DD 929
Tracheotomie bei Schlafapnoe 840
Trailmaking-Test 27
Tramadol 854
– bei Herpes zoster 258
– bei Hirntumor 404
– bei Kolikschmerz 844
– bei Kopfschmerzen 844
– bei lumbaler Wurzelkompression 538
– bei Nervenschmerzen 496
– bei viszeralem Schmerz 844
Tränensekretionsstörung 178
Tranquilizer bei Kindern, Jugendlichen 803
Transferrin, Labor, DD 929
Transferrinsättigung 914
Transitivismus 24
transkranielle repetitive Magnetstimulation 660
Transsexualismus 724
Transsexuellengesetz 725
Transvestitismus 725
– fetischistischer 737
Tranylcypromin 658
– bei Dysthymie 687
– bei Panikstörung 691
– bei Phobie 691
Trapeziusparese 497
Traumphase 825
Trazodon
– bei akuter Belastungssituation 695
– bei Demenz 750
– bei Dysthymie 687
Tremor 199, 444
– aufgaben- und positionsspezifischer 200
– dystoner 200
– essenzieller 200
– Gaumensegel 200
– Holmes 200
– Parkinson-Syndrom 200
– physiologischer 200
– psychogener 201
– rubraler 200
– tardiver 201
– zerebellärer 200
Trendelenburg-Gang 205, 557
Trennungsangst, Kinder/Jugendliche 803
Trennungsstörung, Kinder/Jugendliche 803
Trepanation 126
– bei Hirnblutung 283
Triamcinolon bei Kontrastmittelallergie 105
Triazolam 860–861
– bei Einschlafstörung 832
Trichinella 565
Trichotillomanie 736
Trierer Alkoholismusinventar 31
Trigeminuseintauchreflex 391
Trigeminusneuralgie 250
Triglyzeride, Labor, DD 929
Trihexyphenidyl 457
– bei dystonem Tremor 200
Triiodthyronin, Labor, DD 929
Trimipramin 657
– bei Dysthymie 687
Triple-H-Therapie 287
Triptane 244
Tris-Puffer bei Hirndruck 126
Trismus 140
Trizepssehnenreflex 12
Trochlearisparese 181
Trömner-Reflex 12
Troponin T, Labor, DD 929
Trousseau-Test 139
Tuberkulostatika 313
Tuberöse Hirnsklerose 484
Tumor
– Grading 402
– intraspinaler 425, 436
– Schädel 396
– zerebraler 394
Turbo-Entzug 787
Turm von Hanoi 29
Typus melancholicus 637

U

Übelkeit
– Differenzialdiagnosen 301
Übergangsgeld 44
Übertragungsfokusierte Psychotherapie nach OF Kernberg 722
Ulnarisrinnen-Syndrom 505
Unfallversicherung
– gesetzliche 43
– private 45
Unruhe, motorische 238
Unterberger-Tretversuch 19
Unterbringung
– öffentlich rechtliche 38
– strafrechtliche 40
– zivilrechtliche 39
Urämie 619
Urapidil bei Hirninfarkt 276
Urobilin, Labor, DD 929
Urobilinogen, Labor, DD 909
Urokinase bei Basilaristhrombose 278
Uthoff-Phänomen 347
Uvulopalatopharyngoplastik 840

V

Vaginismus 733
Vagusstimmulation 660
Vagusstimulation 372
Valaciclovir bei Herpes zoster 258
Valoron N® 853
Valproat 366
– bei bipolarer affektiver Störung 652
– bei Cluster-Kopfschmerz 249
– bei Demenz 750
– bei Grand-mal-Status 134
– bei Myoklonus 202
– bei schizoaffektiver Störung 682
– bei Trigeminusneuralgie 251
– Vergiftung 170
– zur Migräneprophylaxe 245

Varicella-Zoster-Infektion 328
Varizellen 328
Vaskulitis
– erregerbedingte 296
– zerebrale 294
Venlafaxin 655
Ventrikeleinbruchblutung 283
Verapamil
– bei Cluster-Kopfschmerz 248
– WW 896
Verarmungswahn 234
Verbigerationen 667
Verfolgungswahn 234
Vergiftung
– Buprenorphin 856
– Diclofenac 850
– Ibuprofen 850
– Metamizol 849
– Paracetamol 847
– Rofecoxib 851
Vergiftungen
– Differenzialdiagnosen 145
– Therapie 155–159
Verhaltenstherapie 708
– bei Angststörungen 689
– bei Dysthymie 688
– bei Panikstörung 691
– Kinder/Jugendliche 798
– kognitive 681
Verhaltenstherapie, kognitive, bei Depression 662
Verletztenrente 44
Verschlusshydrozephalus 489
Vertebralisangiographie 98
Vertebralsyndrom 531
vertebrobasiläre Insuffizienz 219
Vertexwellen 825
Verwirrtheit 227
– akute 170
vestibulookulärer Reflex 122
Vigabatrin 368
Virose, zentralnervöse 325
Visusprüfung 5
Visusverlust, DD 179
Vitamin B_{12}, Labor, DD 930
Vitamin D_3, Labor, DD 930
Vitamin-B12-Mangel 547
Vogt-Koyanagi-Harada-Syndrom 296
Volkmann-Kontraktur, MdE 53
Vollheparinisierung nach Hirninfarkt 277
Vorbeireden 233
Vorderhornläsion 423
Voyeurismus 737
Vulpian-Bernhard-Atrophie 477

W

Wachanfall 835
Wachkoma 600
Wachstadium 825
Wahn 25, 234, 683
– hypochondrischer 234
– nihilistischer 234
– systematisierter 234, 667
Wahndynamik 234
Wahneinfall 234
wahnhafte Störung, anhaltende 683
Wahnidee 234
Wahnstimmung 234
Wahnsyndrom, organisches 758
Wahnwahrnehmung 234
Wahrnehmungsstörungen 668
Waldenström-Krankeit 549
Wallenberg-Syndrom 271
Warfarin 878
Warm-up-Phänomen 571
Wartenbergzeichen 15
Waterhouse-Friderichsen-Syndrom 308
Watschelgang 205, 547
Wearing-off-Phänomen 455
Weber-Syndrom 271
Weber-Versuch 7
Webster-Rating-Scale 447
Wechsler Memory Scale 27
Weckaminpsychose 784
Weckapparat 811
Wegener-Granulomatose 296
Weil-Krankheit 321
Werdnig-Hoffmann-Atrophie 476
Wernicke-Aphasie 225
Wernicke-Enzephalopathie 618
Wernicke-Korsakow-Syndrom 618
Wernicke-Mann-Gangbild 204
West-Syndrom 380
Whipple-Krankheit 320, 614
White-Clot-Syndrom 877
WHO-Stufenschema 846
Wilson-Erkrankung 463
Windpocken 328
Wochenbettpsychose 763
Word Fluency Tests 28
Wundstarrkrampf 139
Würgreflex 8
– bei Bewusstlosigkeit 113
Wurzelkompressionssyndrom
– lumbales 533, 537
– spinales 531
– zervikales 532, 534

Z

Zahlenverbindungstest 27
Zahnradphänomen 199
Zalcitabin 334
Zelluloidballimpression 589
zentrale Prädilektionsparese 502
zentrales anticholinerges Syndrom 141
zerebrales Salzverlustsyndrom 144
zerebrotendinöse Xanthomatose 482
Zerfahrenheit 233, 667
zervikogener Kopfschmerz 247
Zidovudin 334
– Myopathie 628
Zieve-Syndrom 775
Ziprasidon 677
– bei postschizophrener Depression 679
– Kinder/Jugendliche 800
zirkulierende Immunkomplexe, Labor, DD 930
Zisternalpunktion 56
ZNS-Lymphom 415
Zolmitriptan 244
Zolpidem 866
– bei Durchschlafstörung 832
– bei Einschlafstörung 832
Zoophobie 690
Zoplicon 867
– bei Durchschlafstörung 832
– bei Einschlafstörung 832
Zoster 328
– Meningoenzephalitis 329
– Myelitis 329
– Ophthalmicus 328
– oticus 329
Zotepin 677
Zuclopenthixol bei Schizophrenie 673
Zuclopentixol 676
Zungenatrophie, einseitige 194
Zungenkeil 132
Zungenvakuumprotraktor 840
Zwang 235
Zwangshandlung 235
Zwangsidee 235
Zwangsimpuls 235
Zwangsneurose 692
Zwangssyndrom, Kinder/Jugendliche 805
Zyklothymie 649
Zystizerken 565
Zystizerkose 341
– MRT-Befund 303
Zytomegalievirusinfektion 329

Psychische Erkrankungen
Klinik und Therapie

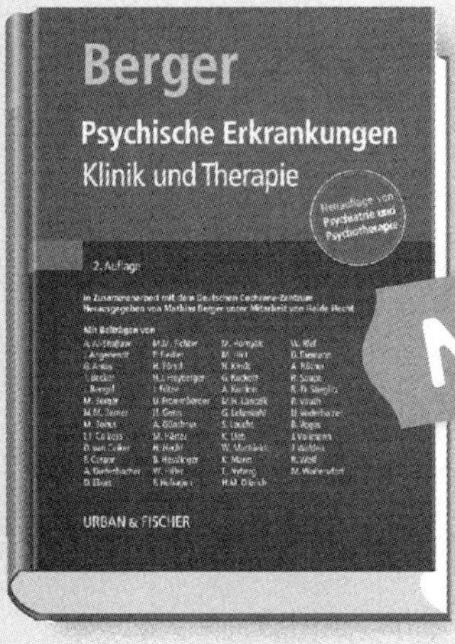

www.urbanfischer.de

2., vollst. neu bearb. Aufl. 2003.
1.280 S., 158 Abb., 322 Tab., geb.
ISBN 3-437-22480-8
€ 129,–
Erscheint ca. September 2003

Psychiatrie und Psychotherapie zum Lernen und Nachschlagen! Hier finden Sie Grundlagen und sämtliche psychische Störungen – systematisch, übersichtlich und praxisbezogen.
In der neu bearbeiteten und aktualisierten 2. Auflage wurden alle gängigen Therapieoptionen in Zusammenarbeit mit dem Cochrane Zentrum einer kritischen evidence-basierten Wertung unterzogen.

Neu in der 2. Auflage:

- **ADHS** des Erwachsenenalters
- **Transkulturelle Psychiatrie** und Migration
- **Deutliche Erweiterung** der Kapitel Psychotherapie, Konsiliar- und Liaisondienst sowie EBM im klinischen Alltag

In allen Kapiteln:

- **Qualitätsgesicherte Methaanalysen** der Therapiemöglichkeiten
- Therapie der Pharmakotherapieempfehlungen bzgl. der **Off-Label** Verordnungen
- **Resümee** als Zusammenfassung am Ende jedes Abschnittes

URBAN & FISCHER

Labor-Normalwerte (Erw.)

Seit 1.1.2002 werden Enzymaktivitäten nicht mehr bei 25 °C, sondern bei 37 °C gemessen. Bislang haben einzelne Labors die Werte auf den alten Standard umgerechnet, es ist aber davon auszugehen, dass ab 1.3.2003 nur noch die bei 37 °C gemessenen Werte Verwendung finden. Im Folgenden werden deshalb, sofern vorhanden, die Werte beider Messmethoden angegeben.

Blut	bisher	SI-Einheiten	Hausinterne Werte
Blutgasanalyse			
Basenüberschuss	2 bis +2 mmol/l		
pH	7,35–7,45		
pCO_2 (art.)	32–46 mmHg	4,3–6,1 kPa	
pO_2 (art.)	71–104 mmHg	9,5–13,9 kPa	
Standard-Bicarbonat	21–26 mmol/l		
Vollblut/Plasma			
BSG	1h: **F:** < 20 (< 50 J.), < 30 (> 50 J.) **M:** < 15 (< 50 J.), < 20 (> 50 J.)		
Erythrozyten	**F:** 4,1–5,1 /pl **M:** 4,5–5,9 /pl		
Fibrinogen	180–350 mg%	1,8–3,5 g/l	
Hkt. (Hämatokrit)	**F:** 36–45 % **M:** 42–50 %		
Hb (Hämoglobin)	**F:** 12,3–15,3 g/dl **M:** 14–17,5 g/dl		
HbA1	5–7,8 %	Diabetiker < 8 (-9) %	
HBE (MCH)	28–33 pg		
Leukozyten	4400–11300/ mm^3	4,4–11,3/nl	
MCHC	33–36 g/dl		
MCV	80–96 fl		
Prothrombinzeit (Quick)	70–120 %	Ther.: 15–25 %	
PTT	ca. 18–40 Sek.	Ther.: 1,5–2fach verl.	
Retikulozyten	**F:** 0,63–2,2 % **M:** 0,9–2,71 %	35–75/nl	
Thrombozyten	136 000 bis 423 000/mm^3	136–423/nl altersabhängig	

Labor-Normalwerte (Erw.)

Blut	bisher	SI-Einheiten	Hausinterne Werte
Thrombinzeit (TZ)	17–24 Sek.	Ther.: 2–3fach verl.	
Serum/Plasma			
Ammoniak	**F:** 19–82 µg/dl **M:** 25–94 µg/dl	11–48 µmol/l 15–55 µmol/l	
α-Amylase	< 120 U/l (25 °C); 30–120 U/l (37 °C)		
Alkalische Phosphatase	**F:** 55–170 U/l **M:** 70–175 U/l (25 °C); 35–105 U/l (37 °C)		
Bilirubin (gesamt)	< 1,1 mg/dl	< 18,8 µmol/l	
Bilirubin (direkt)	< 0,3 mg/dl	< 5 µmol/l	
Blutzucker (nüchtern)	55–100 mg/dl	3,05–5,6 mmol/l	
CEA	1,5–5 µg/l		
CHE	**F:** 2,8–7,4 kU/l **M:** 3,5–8,5 kU/l		
Cholesterin (gesamt)	< 240 mg/dl altersabhängig	< 6,2 mmol/l	
CK	10–80 U/l (25 °C); **F:** 24–170 IE/l, **M:** 24–195 U/l (37 °C)		
CK-MB	< 10 U/l /< 6 % CK		
CRP	< 8,2 mg/l		
Digoxin-Spiegel	0,8–2,0 µg/l	0,9–2,6 nmol/l	
Digitoxin-Spiegel	13–25 µg/l	17–33 nmol/l	
Eisen	**F:** 23–165 µg/dl **M:** 35–168 µg/dl	4–29,5 µmol/l 6,3–30,1 µmol/l	
Ferritin	**F:** 13–651 µg/l **M:** 4–665 µg/l		
GOT (AST)	**F:** < 15 U/l, **M:** < 19 U/l (25 °C); **F:** 10–35 U/l, **M:** 10–50 U/l (37 °C)		
GPT (ALT)	**F:** < 19 U/l, **M:** < 23 U/l (25 °C); **F:** 10–35 U/l, **M:** 10–50 U/l (37 °C)		
γ-GT	6–28 U/l (25 °C); **F:** 9–36 U/l, **M:** 12–64 U/l (37 °C)		